Wenigmann

Phytotherapie

Margret Wenigmann

Phytotherapie

Arzneipflanzen, Wirkstoffe,
Anwendung

Mit 78 Abbildungen

URBAN & FISCHER · München

Anschrift der Autorin:

Margret Wenigmann
Brandenburger Str. 6
79211 Denzlingen

Benutzungshinweis

 = Kontraindikationen

□ = Informationen, Merksätze

▒ = Praktische Hinweise

Deutsche Bibliothek – CIP-Einheitsaufnahme

Wenigmann, Margret:
Phythotherapie: Arzneipflanzen, Wirkstoffe,
Anwendung / Margret Wenigmann. –
München : Urban & Fischer im Verlag
Urban & Schwarzenberg, 1999
ISBN 3-437-55570-7

Programmplanung: Ursula Illig, München
Lektorat: Christel Hämmerle, München
Herstellung: Petra Laurer, München
Zeichnungen: Esther Schenk-Panic, München;
Susanne Schneider, München
Umschlaggestaltung: prepress|ulm GmbH, Ulm

Satz: Typodata, München
Druck: Appl, Wemding
Bindung: Großbuchbinderei Monheim
Printed in Germany

© Urban & Fischer im Verlag
Urban & Schwarzenberg 1999

ISBN 3-437-55570-7

*Für meine Kinder Stefan und Cornelia
in Dankbarkeit und Liebe*

Vorwort

Arzneipflanzen und ihre Zubereitungen haben in Deutschland eine lange Tradition. Eine Allensbach-Umfrage aus dem Jahr 1997 läßt erwarten, daß die hohe Akzeptanz natürlicher Arzneimittel in den nächsten Jahren weiter zunehmen wird. Heute zählen sich bereits 65% der Bevölkerung – gegenüber 52% im Jahr 1970 – zu den Naturheilmittel-Anwendern. Rund ein Drittel aller verkauften Arzneimittel sind pflanzlicher Herkunft, und ihr Verbrauch verzeichnet eine steigende Tendenz. In einigen Bereichen, wie in der Behandlung von Hirnleistungsstörungen, der benignen Prostatahyperplasie, sowie von leichten bis mittelschweren Depressionen und in der Immunmodulation bei banalen viralen Infekten zählen Phytopharmaka zu den meistverwendeten Arzneimitteln. Parallel zur vermehrten Nachfrage durch den Patienten ist in der heutigen Zeit, in der die Arzneipflanzenforschung immer größere Erkenntnisse in der Aufklärung der Wirkstoffe und Wirkmechanismen auf molekularer Ebene gewinnt, auch das Interesse an einer wissenschaftlich fundierten Therapie mit pflanzlichen Arzneimitteln erheblich gewachsen. Seit langem arbeiten viele Herstellerfirmen konsequent und erfolgreich an der Standardisierung und Qualitätskontrolle von Phytopharmaka, und die klinische Forschung liefert immer besseres Beweismaterial für die Wirksamkeit und Sicherheit pflanzlicher Arzneimittel. Auf diese Weise erhält die Phytotherapie trotz abweichender Verankerung im Arzneimittelgesetz von 1976 als „besondere Therapierichtung" den Status einer naturwissenschaftlich begründbaren Behandlungsmethode und ihre Arzneimittel sind integraler Bestandteil einer modernen Pharmakotherapie. Gleichzeitig besinnt sich die Medizin wieder auf die Salutogenese, auf die Stärkung der Heilkräfte von innen. Diesem Anspruch wird die Phytotherapie gerecht, indem sie eine Verbindung zwischen naturwissenschaftlich gesicherten Kenntnissen und naturheilkundlich orientierter Medizin herstellt und somit einen ganzheitlichen Therapieansatz verwirklicht.

Das vorliegende Buch greift diese Verbindung auf. Der erste Teil beinhaltet die theoretischen Grundlagen über Inhaltsstoffe, Wirkungsweise und Zubereitungen der Pflanze als Voraussetzung für die therapeutische Anwendung pflanzlicher Arzneimittel. Die Erläuterung des arzneimittelrechtlichen Hintergrunds und die Betonung von Qualität, Wirksamkeit und Unbedenklichkeit als Basis einer rationalen Phytotherapie sollen aufzeigen, daß Phytopharmaka in vielen Bereichen der Medizin durchaus gleichwertige Behandlungsangebote darstellen und zusätzlich eine Orientierung im Marktangebot ermöglichen. Dem Arzneitee ist ein eigenes Kapitel gewidmet, was seinen Stellenwert als älteste pflanzliche Zubereitung, die auch heute noch ihre Berechtigung hat, hervorheben soll.

Im zweiten Teil steht die Pflanze als Ganzes im Vordergrund. Eine kurze Beschreibung ihrer botanischen Gestalt, ihrer Verbreitung und ihres bevorzugten Standorts soll Anreiz geben, Arzneipflanzen in ihrer natürlichen Umgebung aufzufinden und zu betrachten. Ergänzend dazu ist es ein wesentliches Anliegen, durch die Abbildungen einen Gesamteindruck der Pflanze, die mehr ist als die Summe von nachweisbaren Inhaltsstoffen mit bekannter Struktur, zu vermitteln. Der Exkurs in Mystik und Geschichte soll zum Ausdruck bringen, daß auch kulturelle, spirituelle und emotionale Einflüsse zur Gesamtwirkung beitragen und die Bedeutung der Pflanze zwischen traditioneller Erfahrung der Volksheilkunde und heutiger moderner Pharmakotherapie unterstreichen. Der Schwerpunkt liegt jedoch auf der Anwendung der Arzneipflanzen basierend auf ihrer stofflichen Zusammensetzung. Die Auswahl erfolgte unter dem Gesichtspunkt einer positiven

Monographie der Kommission E als Nachweis der Wirksamkeit, in der die Pflanze selbst und nicht bestimmte Arzneispezialitäten bewertet werden. In vielen Fällen stammt das Bewertungsmaterial allerdings aus den achtziger Jahren oder früher, so daß die Monographien nur Anhaltspunkte liefern, die angesichts neuer Erkenntnisse auf ihre Aktualität hin überprüft werden müssen. Indirekt geschieht dies derzeit im Laufe der Neu- oder Nachzulassung pflanzlicher Arzneimittel, die die entsprechende Pflanze oder Droge als Bestandteil enthalten.

Im dritten Teil werden die in der Phytotherapie besonders relevanten Anwendungsgebiete aufgezeigt. Auf ein für Heilpraktiker bestehendes Behandlungsverbot bestimmter Krankheiten, wie z.B. der benignen Prostatahyperplasie, wird im Text nicht ausdrücklich hingewiesen. Dies gilt in gleicher Weise für die Beachtung der Sorgfaltspflicht im Bereich gynäkologischer Erkrankungen. Bei der Beschreibung der Indikationsgruppen liegt die Betonung auf den Arzneipflanzen und Phytopharmaka, deren Wirksamkeit im Hinblick auf pharmakologische und klinische Daten als ausreichend belegt anzusehen ist. Obwohl in einigen Fällen klinische Studien beispielhaft als Nachweis der Wirksamkeit herangezogen werden, soll damit nicht der Eindruck erweckt werden, daß alle Präparate, für die (noch) keine kontrollierten klinischen Wirksamkeitsstudien vorliegen, plötzlich wertlos sind. In diese Gruppe fallen viele seit langem bewährte Arzneimittel, mit denen zahlreiche Patienten erfolgreich behandelt wurden, auch wenn der therapeutische Effekt nach wissenschaftlichen Maßstäben bisher nicht erklärt werden kann. Unter diesem Aspekt ist auch die Empfehlung eines Arzneitees zu sehen, der in den klassischen Anwendungsgebieten – Erkältungskrankheiten, Magen-Darm-Beschwerden, Blasen-Nieren-Erkrankungen und Nervosität – nach wie vor seine Bedeutung hat. Weiter ist in diesem Zusammenhang zu berücksichtigen, daß für pflanzliche Arzneimittel oft gar nicht der An-

spruch erhoben wird, eine gleichwertige Alternative zu chemisch-synthetischen Präparaten zu sein und ihr Wert deshalb nach anderen Gesichtspunkten beurteilt werden muß. Die aufgelisteten Präparatebeispiele beruhen ausschließlich auf den Angaben der Roten Liste von 1998. Die unter der Vielzahl von Präparaten getroffene Auswahl kann nur subjektiv geschehen und stellt keine grundsätzliche Bewertung dar. Sie spiegelt jedoch den heutigen Wissensstand wider, indem – soweit für das jeweilige Indikationsgebiet verfügbar – Phytopharmaka bevorzugt wurden, die eine exakte und korrekte Deklaration aufweisen. Da im Rahmen des noch nicht abgeschlossenen Nachzulassungsverfahrens unter Umständen Änderungen in der Zusammensetzung oder dem beanspruchten Indikationsgebiet vorgenommen werden, wird sich der Leser vor einer Verordnung jeweils neu informieren müssen, ob das entsprechende Präparat noch mit den hier genannten Angaben übereinstimmt. Verschreibungspflichtige Fertigpräparate wurden aus prinzipiellen Überlegungen nicht aufgenommen. Auch wenn es sich um Extraktpräparate handelt, die im eigentlichen Sinn noch der Phytotherapie zugerechnet werden, sind sie in ihrem Anspruch nicht mit der Definition eines milden Arzneimittels verträglich.

Das vorliegende Buch soll zeigen, daß es sich lohnt, sich mit dem in der Pflanze liegenden Potential zu beschäftigen. Es wendet sich an alle, die die Phytotherapie in ein Behandlungskonzept einbeziehen. Als Orientierungshilfe über Möglichkeiten und Grenzen einer modernen Phytotherapie kann es die Entscheidung erleichtern, in welcher Form pflanzliche Arzneimittel ein Therapiekonzept erweitern oder ersetzen können. Die Phytotherapie beansprucht teils eigenständige Anwendungsgebiete, teils stellt sie eine sinnvolle Ergänzung zu anderen Therapieverfahren dar. Durch die Verbindung von Erfahrungsheilkunde und naturwissenschaftlicher Medizin kann sie das Spektrum an Behandlungsmöglichkeiten in einer den ganzen Menschen umfassenden Weise bereichern. In diesem Sinn soll das Buch dazu beitragen, der Phytotherapie ihren verdienten Platz in der heutigen Medizin zu sichern.

Mein Dank gilt in besonderer Weise Frau Susanne Schneider, die mit der Anfertigung der lebendigen und naturgetreuen Pflanzenzeichnungen das Anliegen realisiert hat, der Pflanze ihren zentralen Raum zu geben. Den MitarbeiterInnen im Verlag Urban & Fischer, in erster Linie Frau Christel Hämmerle, danke ich für die fruchtbare Zusammenarbeit. Bei den Phytopharmaka-Herstellern bedanke ich mich für die Bereitstellung von aktuellen Studienergebnissen, und Literatur zu Arzneipflanzen und ihren Produkten.

Margret Wenigmann
Denzlingen, im Oktober 1998

Geleitwort

Heilpflanzen spielen, wohl seit sich Menschen ihrer Beschwerden bewußt wurden, zunächst einmal in der Erfahrungsmedizin eine grundlegende Rolle. Aus unserem Kulturkreis liegen uns erste, wirklich zusammenhängende pflanzenheilkundliche Ausführungen in einem Werk von DIOKLES VON KARYTOS vor, das 350 Jahre vor unserer Zeitrechnung, also etwa zur Zeit des HIPPOKRATES VON KOS entstand. Darin wurden Pflanzen des östlichen Mittelmeerraumes beschrieben, ihre Zubereitung, Methoden des Sammelns und auch ihre Anwendung am Kranken. Es ist das erste, uns heute bekannte Buch über die Anwendung von Heilpflanzen, oder, wie wir es heute nennen, über die Phytotherapie. Beobachtungen und Erkenntnisse wurden als Erfahrungen gesammelt, dokumentiert und von Generation zu Generation weitergegeben.

Bereits der Grieche GALENOS (129–201 n. Chr.) verfaßte ein vielbändiges Werk über zu dieser Zeit bekannte Heilpflanzen, wobei er schon detaillierte Zubereitungsanweisungen gab, die das ganze Mittelalter hindurch als verbindlich galten. KARL DER GROSSE schrieb in seinen Gesetzbüchern, den Kapitularien, seinen Bürgern im germanisch-römischen Reich Heilpflanzen zur Kultivierung vor, die der Bevölkerung zur Verfügung stehen mußten. Dabei waren zu dieser frühen Zeit vor allem die Klöster Zentren des Anbaus, aber auch des Wissens um die Heilwirkungen der Pflanzen.

Eine Hochzeit der Pflanzenheilkunde und auch ihr Beginn zu einer systematischen Betrachtung waren das 15. und 16. Jh.. THEOPHRASTUS VON HOHENHEIM, genannt PARACELSUS (1493–1541), beschrieb Heilpflanzen seines Kulturkreises und ihre Wirkungen vor allem in seinem Werk „Herbarius" und wetterte gegen Heilpflanzen aus fernen Ländern, die zu seiner Zeit ja auch schon, wenn auch noch sehr zurückhaltend, Verwendung fanden. Die aus dieser Zeit stammenden Pflanzenabbildungen in den Kräuterbüchern von OTTO BRUNFELS, HIERONYMUS BOCK, LEONHARD FUCHS und PIERANDREA MATTHIOLUS stellten die Heilpflanzen mit geradezu fanatischer Treue dar. Eindeutige Abbildungen und Texte, die als Compilationen früherer Schriften zusammengestellt, kritisch hinterfragt und peinlich genau bearbeitet wurden, sind in dieser Zeit entstanden; so kam es sehr rasch zu einer großen Zahl genau bezeichneter und dargestellter Pflanzen. Bereits 1623 beschrieb KASPAR BAUHIN sechstausend Pflanzenarten! Diese Entwicklung wurde durch die Anlage botanischer Gärten unterstützt; so wurde bereits 1487 in Nürnberg durch den Apotheker ÖLLINGER, der auch das erste handgemachte Herbarium hinterließ, ein botanischer Garten angelegt. Später folgten Gärten in Padua (1545), Pisa (1547), Bologna (1567) und Heidelberg (1577). Zur gleichen Zeit entstanden die Herbarien, also Sammlungen getrockneter Pflanzen. Alle diese Voraussetzungen führten dazu, daß sich nun viele Menschen mit Heilpflanzen und ihren Wirkungen bei Krankheiten und Befindensstörungen beschäftigen konnten.

Zum Ende des 16. Jh. machte ein Schüler BOCKS, JAKOBUS THEODORUS TABERNAEMONTANUS aus Bergzabern durch das wohl voluminöseste Werk dieser Art und Zeit mit 2400 Pflanzenabbildungen auf sich aufmerksam, das 1588 seine Erstauflage und 1731 die letzte erfuhr. Aus dem 17. Jh. sind uns z.T. sehr schöne Pflanzenabbildungen überliefert, so z.B. im „Hortus Eystettensis" des Apothekers BESLER. Eine Weiterentwicklung der Phytotherapie fand aber kaum statt. Aus der Alchemie des Mittelalters entwickelte sich die Chemie – die Heilpflanze trat in ihrer medizinischen Bedeutung hinter dekorative Aufgaben zurück, was den Idealen der Barockzeit entsprach.

Die Pflanzenheilkunde hatte sich bis in das 16. Jh. zu einem Heilprinzip entwickelt, das durch genaue Beobachtung und Beschreibung – sowohl der Pflanze als auch ihrer Heilwirkungen – Erfahrungen ermöglichte, die zu dokumentierbaren, wiederholbaren Wirkungen und der bedingten Kenntnis von unerwünschten Nebenwirkungen führte.

Diese sich abzeichnende naturwissenschaftliche Betrachtung verstärkte sich durch die technische Entwicklung Mitte des 19. Jh., in deren Folge sich die Chemie, Physik und auch die Medizin grundlegend veränderten. Eine stürmische Entwicklung der sich zunehmend etablierenden Schulmedizin sowie der chemisch-synthetischen Heilmittel setzte ein, die zu einem beachtlichen Aufschwung der pharmazeutischen Industrie führte.

Erste Ansätze eines Postulates zu wissenschaftlicher Medizin gab es ja schon seit PARACELSUS (1493–1541) und so kam es im 20. Jh. zur Entwicklung hochwirksamer, oft auch sehr gezielt einsetzbarer Substanzgruppen, wie den Diuretika, den Antibiotika, Psychopharmaka, Tuberkulostatika, Cortisone u.a. Aus Heilpflanzen lernte man den Gewinn wirksamer Reinsubstanzen. Das waren vor allem die *Digitalis* (Fingerhut), *Belladonna* (Tollkirsche), *Colchicum autumnale* (Herbstzeitlose) und der *Schlafmohn*, aus dem man das Morphium gewann.

Auch im Bereich der Naturmedizin wurde im 18. und 19. Jh. Kräutermedizin sowohl von bekannten Ärzten wie RADEMACHER und HUFELAN, als auch von Theologen wie SEBASTIAN KNEIPP oder dem Kräuterpfarrer KÜNZLE betrieben. Sie u.a. hatten großen Erfolg bei ihren Mitmenschen mit Anwendungen aus der Volksmedizin, die auf alten Erkenntnissen fußten und von ihnen systematisiert und weiterentwickelt wurden.

In der Kräuterheilkunde kam es dann in unserem Jahrhundert zur Phytochemie, die sich aus der organischen Chemie entwickelte. Die Phytochemie führte die sich auseinanderentwickelnde wissenschaftlich orientierte Hochschulmedizin und die mehr erfahrungsbezogene Kräuterheilkunde praktischer Medizin wieder näher zusammen. Man begann an einer gemeinsamen Sprache zu arbeiten und sich so besser zu verstehen.

Dabei unterstützte auch der Gesetzgeber im Jahre 1976 mit der Herausgabe seines 2. Arzneimittelgesetzes diese Bestrebungen und stufte anthroposophische, homöopathische und pflanzliche Arzneimittel als „besondere Therapierichtungen" in seine Bestimmungen ein. Dabei sollte neben naturwissenschaftlich orientierten Bewertungsmaßstäben auch vorhandenes wissenschaftliches Erkenntnismaterial durch Sachverständigenkommissionen aufbereitet werden. Das mit dem Ziel, Heilpflanzen von Verordnung und Verkauf auszuschließen, die in ihrer Wirksamkeit nicht ausreichend wissenschaftlich belegt sind, oder bei denen das Risiko ihrer Anwendung größer als der Nutzen ist. Die Kommission E (Phytopharmaka) wird alle drei Jahre vom Gesundheitsminister neu berufen. Diese Entwicklung führte auch dazu, daß durch die berufliche Vielfalt der Sachverständigen diese nicht nur sachkundig bei ihren Entscheidungen vorgehen, sondern auch mit der für dieses Fachgebiet erforderlichen Sensibilität.

Jede dogmatische wissenschaftliche „Arroganz" sollte bei einer jeweiligen Beurteilung abzulehnen sein (SCHILCHER). Dabei darf aber auch keine unkritische Übernahme therapeutischer Erfolge aus vornaturwissenschaftlicher Zeit erfolgen, die dann zu einer unberechtigt positiven Bewertung einer Monographie führen würde. Die Bewertung erfolgt vielmehr bei zu untersuchendem Material aus der Erfahrungsheilkunde, wie auch aus traditioneller Medizin auf vier Ebenen:

- der täglichen klinischen Auswertung
- den Mitteilungen von Fallbeschreibungen und Einzelfallstudien
- klinischen Beobachtungsstudien und
- randomisierten, oft doppelblind durchgeführten Studien.

Dabei können sich für eine Beurteilung der Wirksamkeit und Unbedenklichkeit der jeweils zur Diskussion stehenden Heilpflanze diese Ebenen der Erfahrung ergänzen oder einzeln zum Gesamtbild beitragen.

So wissen wir heute, daß nur ein fundiertes Wissen über die Wirkmechanismen Hinweise auf eine Wirksamkeit gibt; aus der Wirksamkeit ergeben sich die Parameter für eine Standardisierung und damit sinnvolle Dosierung eines pflanzlichen Heilmittels. Die Wirksamkeit spielt deshalb in der Pflanzenheilkunde die wesentliche Rolle, da sie auch die beim Patienten subjektiv festgestellten Wirkungen erfaßt. Der Begriff der Wirkung ist dagegen der experimentell festgestellte Nachweis. So gesehen sind Wirkungen für eine Wirksamkeit mitbestimmend. Das wiederum erklärt uns heute, daß standardisierte oder normierte Gesamtextrakte, die dann jeweils aus Hauptwirkstoffen, Nebenwirkstoffen und Begleitstoffen bestehen, in vielen Fällen bessere Effekte, ein größeres Wirkungsspektrum und eine größere therapeutische Breite bei ihrer Anwendung erwarten lassen, als einzeln isolierte Inhaltsstoffe der Pflanze. Voraussetzung für eine exakte Dosis-Wirkungs-Beziehung sind Standardisierungen pflanzlicher Wirkstoffe, die der Hersteller der Phytopharmaka mit hoher pharmazeutischer Qualität herstellen muß. Aber auch der Therapeut muß in seiner Arbeit mit dem Patienten Regeln beachten und über ein hohes Maß an Fachkenntnis verfügen, um optimale Behandlungsergebnisse erzielen zu können und Nebenwirkungen zu vermeiden.

Nur so ist zu erreichen, daß die Phytotherapie heute einen sehr sinnvollen und wissenschaftlich vertretbaren Beitrag zur Behandlung von Krankheiten und auch zur Kostendämpfung im Gesundheitswesen leisten kann.

Nach langen vorbereitenden Arbeiten – Grundlagen hierfür schufen bereits in den 70er Jahren Prof. Dr. RUDOLF FRITZ WEISS und Prof. Dr. SCHILCHER –, wurde 1992 von der Bundesärztekammer in Köln und den Landesärztekammern der BRD eine ärztliche Weiterbildung in Naturheilverfahren institutionalisiert, zu denen ja auch die Phytotherapie gehört.

Zunächst in den Fachverbänden, hier dem Zentralverband der Ärzte für Naturheilver-fahren e.V., dem beide Autoren angehörten, später auch der Gesellschaft für Phytotherapie und der Europäischen Interessengemeinschaft ESCOP (European Scientific Cooperative on Phytotherapy) und den Landesärztekammern wurden die Weiterbildungsinhalte erarbeitet. Den Ärzten für Naturheilverfahren wurde für ihre Weiterbildung vorgeschrieben, sich neben eigenen Studien auch kursmäßig, in vorgeschriebener Stundenzahl, mit Phytotherapie zu befassen. In diesen Kursen wurden die wichtigsten Gebiete konservativer Medizin mit ihren Krankheitsbildern erarbeitet und deren Therapiemöglichkeiten mit Heilpflanzen besprochen. Dabei besagen die Vorschriften auch, daß Kursinhalte durch pharmazeutische, pharmakologische und botanische Fakten zu erweitern sind, um eine umfassende Darstellung der Heilpflanze und ihrer jeweiligen Wirkung und Wirksamkeit zu gewährleisten.

Bei aller Kenntnis moderner Phytochemie sollte der Therapeut wie auch der interessierte Laie nie vergessen, Möglichkeiten unserer Pflanzen auch im Hinblick auf die Volksmedizin, die ja die Mutter unserer heutigen Phytotherapie ist, zu erkennen. Hier treffen wissenschaftliche Betrachtung und Erfahrungen vieler Jahrtausende in der Selbstmedikation zusammen, die verantwortungsvoll praktiziert werden müssen! Viele Pflanzen haben dabei ihren äußerst wichtigen Platz in der Ernährung und wirken sehr bestimmend auf Gesundheit und Wohlbefinden des einzelnen ein. Somit war das Heilen mit Pflanzen in den langen Zeiten der Menschheitsgeschichte ein weiter Weg. Vom Mythos des Altertums über erlernte Erfahrungen vieler Jahrtausende erleben wir heute Phytotherapie als Wissenschaft; aber wenn wir heute auch ohne naturwissenschaftliche Erkenntnisse schlechte Ärzte und Therapeuten wären, Heilen heißt mehr als die Anwendung naturwissenschaftlicher Grundsätze und das gilt auch für die Phytotherapie.

Dr. med. Klaus Ch. Schimmel

Inhaltsverzeichnis

Praxis

GRUNDLAGEN

PHYTOTHERAPIE ALS EIGENSTÄNDIGE BEHANDLUNGSMETHODE

1.1 Geschichtliche Entwicklung

Zu allen Zeiten haben Menschen versucht, mit den Mitteln der Natur, mit Mineralien und vor allem mit Pflanzen zu heilen. Das Wissen über die Anwendung von Heilpflanzen hat seine Wurzeln in der frühesten Menschheitsgeschichte und die Pflanzenheilkunde gehört zu den ältesten Disziplinen der Medizin. Pflanzen waren jahrhundertelang nahezu die einzigen Heilmittel und die ersten Grundstoffe zur Herstellung von Arzneien. Früher dienten Blätter oder Baumbast zum Abdecken und Verbinden von Wunden; noch heute stellen Baumwolle und Zellulosefasern wichtige Rohstoffe in der Verbandstoffindustrie dar. Zahlreiche moderne Arzneistoffe stammen direkt oder in veränderter Form aus Pflanzen. Bekanntestes Beispiel ist die *Weidenrinde*, die bereits HIPPOKRATES im 5. Jh. v. Chr. zur Schmerzbehandlung verwendete, im 19. Jh. wurde daraus der Wirkstoff Salicin isoliert. Die Aufklärung seiner chemischen Struktur und Veränderungen im Molekül führten im August 1897 zur Synthese der Acetylsalicylsäure, die als Aspirin® wohl zum erfolgreichsten Arzneimittel aller Zeiten wurde.

Der erste Anbau von Heilpflanzen erfolgte bereits im 6. Jahrtausend v. Chr. in Indien und China. Die Chinesen glaubten, daß jede Krankheit in der Natur ihr entsprechendes Heilmittel findet. Ihr Arzneischatz umfaßte eine große Anzahl von Heilpflanzen, von denen viele noch heute ihre Bedeutung haben. Europa verdankt den asiatischen Ländern Gewürze wie Pfeffer und Ingwer, Zuckerrohr und eine Reihe von Pflanzen mit langer Tradition, wie z.B. *Rizinus, Rhabarber* und die *Ginsengwurzel.*

Aus der Zeit um 4000 v. Chr. stammen erste Belege der Heilkunst am Persischen Golf. Den Persern war damals schon die antibiotische Wirkung des Schimmelpilzes bekannt. Sie kratzten den Schimmel von den Geschirren ihrer Lastesel und stellten daraus Wundsalben mit keimhemmender Wirkung her. Diese Beobachtung fand im 20. Jh. ihre Bestätigung, als ALEXANDER FLEMING 1928 die bakterienhemmende Wirkung eines Wirkstoffs aus dem Schimmelpilz der Gattung Penicillium entdeckte, den er Penicillin nannte. Aus der altbabylonischen Kultur sind Keilschrifttafeln mit sorgfältig geführten Pflanzenverzeichnissen überliefert, die neben *Fenchel, Koriander* und *Süßholz* auch die stark wirkenden Pflanzen *Bilsenkraut, Schlafmohn* und *Mutterkorn* enthalten. Die wertvollste Überlieferung ist ein ägyptischer Papyrus aus der ersten Hälfte des 17. Jh. v. Chr., in dem etwa 700 Substanzen tierischer und pflanzlicher Herkunft erwähnt werden, darunter *Anis, Kümmel, Leinsamen* und *Hanf.* Der Arzt und Priester IMHOTEP – bei den Ägyptern als Gott verehrt – verordnete den Arbeitern am Bau der Pyramiden Knoblauch und Zwiebeln als antibakterielle Medizin gegen die gefürchtete Ruhr und andere Infektionskrankheiten.

Die Arzneimittel der alten Kulturen des Orients fanden Eingang in die Medizin der Antike. IMHOTEP wurde bei den Griechen unter dem Namen ASKLEPIOS als Gott der Heilkunde verehrt, die Römer kannten ihn als ÄSKULAP. An ihn erinnert noch heute das Symbol der Ärzteschaft, der Äskulapstab mit der

Schlange, die mit ihrem Biß über Leben und Tod entscheidet. Im 5. Jh. v. Chr. gab der berühmte griechische Arzt HIPPOKRATES in seiner Schriftensammlung „Corpus hippocraticum" Anleitungen für die Verwendung pflanzlicher Heilmittel bei zahlreichen Krankheiten, er beschrieb das narkotisch wirkende *Opium*, die *Tollkirsche* und das *Bilsenkraut*. HIPPOKRATES gilt als der Begründer der abendländischen wissenschaftlichen Medizin und als Vorbild medizinischer Ethik. Um 100 n. Chr. wurde die Arzneimittellehre (Materia medica) des römischen Arztes DIOSKURIDES berühmt, in der er die Grundzüge jeder Arzneimitteltherapie zusammenfaßte. Neben Erklärungen zur Herkunft, Zubereitung und Aufbewahrung vieler Pflanzen gibt er in großem Umfang Hinweise zu ihrer Anwendung. Auch CLAUDIUS GALENUS (129 bis 201 n. Chr.), der Leibarzt des römischen Feldherrn MARC AUREL, benutzte viele Pflanzen, die noch heute von medizinischem Interesse sind, wie die *Schafgarbe*, *Meerzwiebel*, *Süßholz* und die *Weidenrinde*. Er stellte Regeln für die verschiedenen Arten der Arzneizubereitung auf und wurde damit zum Begründer der Lehre von den Arzneiformen, die nach ihm Galenik bezeichnet wird. Das Werk der antiken Ärzte war die Grundlage für die Entwicklung der arabischen Medizin. Im 11. Jh. faßte der arabische Arzt und Philosoph AVICENNA in seiner Materia medica das heilkundliche Wissen seiner Zeit zusammen. Darin kamen viele Arzneipflanzen des arabischen, persischen, indischen und griechischen Kulturraums vor. Mit der Übersetzung seines Werkes ins Lateinische im 13. Jh. und der Entwicklung des Buchdruckerkunst im 15. Jh. breitete sich die Anerkennung der arabischen Medizin im Abendland aus. Erstmals konnte das medizinische Wissen schriftlich weitergegeben werden und es entstanden zahlreiche Kräuterbücher. Die Entdeckung Amerikas führte dazu, daß viele überseeische Pflanzen nach Europa importiert wurden. Es wurden weitverzweigte Handelswege aufgebaut, um in den Besitz der kostbaren Rohstoffe und Heilmittel des Fernen Ostens zu gelangen und viele unbekannte Drogen, z.B. die *Chinarinde*, hielten Einzug in Europa. Auch die Kelten und Germanen bereicherten die Medizin der damaligen Zeit. Sie brachten das Wissen über weitere Heilpflanzen mit ein, als wichtigste Pflanze die *Mistel*, die bei den Kelten ein Allheilmittel für fast alle Krankheiten darstellte.

Im frühen Mittelalter wurden durch das Abschreiben der alten Handschriften die Klöster zu Zentren der Medizinkultur. Berühmt wurde im 12. Jh. in Deutschland die Äbtissin HILDEGARD VON BINGEN. Sie verfaßte zahlreiche medizinische und naturwissenschaftliche Schriften, darunter die großen Werke „Physica" (Naturkunde) und „Causae et curae" (Heilkunde). Ihre Schriften haben große Bedeutung für die Entwicklung der deutschen Heilkräuternamen, die hier zum ersten Mal in größerer Zahl neben den lateinischen Bezeichnungen aufgeführt sind. In den frühen Kräuterbüchern wurden die Heilpflanzen anhand von Bildern beschrieben, die nach der lebenden Pflanze gemalt waren. Im 16. Jh. wurden die antiken Texte überarbeitet, die beschriebenen Pflanzen identifiziert, mit botanischen Bezeichnungen versehen und im Holzschnitt abgebildet. Damit wurde die Grundlage für ein wissenschaftliches botanisches System geschaffen. Ein bekannter Botaniker-Arzt dieser Zeit war HIERONYMUS BOCK, der sich mit anderen darum bemühte, die teuren Rezeptanfertigungen der Antike durch einheimische Pflanzen zu ersetzen.

Berühmt wurde im Hochmittelalter der Arzt und Naturforscher THEOPHRASTUS BOMBASTUS VON HOHENHEIM, unter dem Namen PARACELSUS bekannt. Er vertrat die moderne Ansicht, daß die Pflanze ein „reines wirksames Prinzip", das „Arcanum" enthält, das von „unreinen und unnützen" Bestandteilen getrennt werden muß. Diese These war die Grundlage einer neuen Art der Arzneistoffgewinnung, der Destillation, und es entstanden die ersten wäßrigen und alkoholischen Pflanzenauszüge.

Im 16. Jh. wurde die Medizin von der Signaturenlehre geprägt, die verstärkt Eingang in die Kräuterbücher fand. Sie besagt, daß bereits die äußere Gestalt einer Pflanze auf die Krankheit und die ihr entsprechende Heilwirkung hinweist. Als klassisches Beispiel galt die *Walnuß*, deren Form an das Knochengerüst des menschlichen Schädels und die beiden Gehirnhälften erinnert und daher zur wichtigsten Arznei bei Kopfleiden und Epilepsie wurde. Gelb gefärbte Pflanzen, z.B. die gelben Blüten des *Schöllkrauts*, der Wurzelstock der *Gelbwurz* oder des *Rhabarbers*, symbolisierten die Wirkung bei Gelbsucht oder Gallenbeschwerden. Rote Pflanzen wie die *Blutwurz* hatten eine Bedeutung als Heilmittel bei Blutungen. Das *Lungenkraut*, das mit seinen doldenförmigen Blütenständen an die verzweigten Bronchialäste erinnert, fand Verwendung bei Lungenkrankheiten, die leberähnlich geformten Blätter des *Leberblümchens* bei Leberleiden. Die Signaturlehre war auch eine Art Merkhilfe bei der mündlichen Weitergabe medizinischer Erfahrung. Heute findet sie wieder in der Homöopathie Beachtung.

Eine entscheidende Wende trat im 19. Jh. mit der Entwicklung der Naturwissenschaften und den Fortschritten in der Medizin ein. Ein Meilenstein war 1805 die Isolierung des Morphins aus dem *Opium*, dem eingetrockneten Milchsaft des Schlafmohns, durch den Apotheker FRIEDRICH WILHELM SERTÜRNER. Die Bezeichnung Morphin oder Morphium, wie es früher genannt wurde, leitet sich von Morpheus, dem griechischen Gott des Traums ab und weist auf seine starke, schmerzlindernde Wirkung hin, die den ersehnten Schlaf herbeiführt. In den folgenden Jahren wurden zahlreiche Inhaltsstoffe altbekannter Heilpflanzen isoliert und als Reinsubstanzen hergestellt, die dann weiteren chemischen oder pharmakologischen Untersuchungen zugänglich waren. Auf diese Weise konnte vielfach überliefertes Wissen und volkstümliche Erfahrung bestätigt werden, und die Pflanzenheilkunde wurde Teil einer wissenschaftlichen Lehre von den Heilpflanzen.

Als mit dem Aufschwung der Chemie die Synthese vieler neuer Arzneistoffe gelang, trat die Pflanzenheilkunde in den Hintergrund. Erst in den letzten Jahrzehnten wandte man sich im Rahmen eines verstärkten Naturbewußtseins wieder mehr den Pflanzen und ihren Heilmitteln zu, die experimentell und klinisch auf ihre Wirksamkeit hin untersucht wurden. Während sich ein Teil der über Jahrhunderte hinweg verwendeten Heilpflanzen als zu gefährlich erwies oder deren Wirkung nicht bestätigt werden konnte, ist eine große Zahl von Arzneipflanzen und pflanzlichen Wirkstoffen heute selbstverständlicher Bestandteil der modernen Medizin.

1.2   Definitionen

1.2.1 Phytotherapie

Der Begriff Phytotherapie wurde erstmals von dem französischen Arzt HENRI LECLERC (1870–1955) in die Wissenschaft eingeführt. Auf dem 3. Phytotherapiekongreß in Travemünde im Oktober 1991 hat das Kuratorium der Gesellschaft für Phytotherapie e.V. folgende Definition verabschiedet: „Phytotherapie ist die Behandlung und Vorbeugung von Krankheiten bis hin zu Befindungsstörungen durch Pflanzen, Pflanzenteile und deren Zubereitungen. Die Arzneimittel der Phytotherapie werden Phytopharmaka, synonym Phytotherapeutika genannt … Die Phytotherapie ist nicht Alternative, sondern Teil der heutigen naturwissenschaftlich orientierten Medizin. Sie schließt therapeutische Lücken und bietet ergänzende oder adjuvante Möglichkeiten bei der Behandlung und Vorbeugung akuter und chronischer Krankheiten."

Die moderne Phytotherapie ist aus dem Erfahrungsschatz früherer Jahrhunderte hervorgegangen. Als eine der ältesten Therapieformen wird sie heute noch von etwa zwei Dritteln der Weltbevölkerung als primäre und wesentliche medizinische Behandlungsmöglichkeit eingesetzt. Eigenständige Formen haben sich in Indien als Ayurvedische Medizin und in China als Traditionelle Chinesische Medizin entwickelt. Insbesondere in den Entwicklungsländern wird der Phytotherapie für die Zukunft eine Perspektive eingeräumt, da diese Länder durch die Unterversorgung an Ärzten und Medikamenten auf lokal verfügbare Arzneipflanzen angewiesen sind. Aber auch in den Industrieländern hat das Interesse an traditionellen Medizinsystemen stark zugenommen. Aus diesem Grund hat es sich die Weltgesundheitsorganisation (WHO) zur Aufgabe gemacht, die Integration der traditionellen Kräuterheilkunde in das Gesundheitswesen der Länder zu fördern und eine rational begründete Anwendung der Phytotherapie durch die Entwicklung technischer Richtlinien und international anerkannter Standards voranzutreiben. In den letzten Jahren wurden von der WHO sechs Resolutionen zum Thema Arzneipflanzen in der Gesundheitsversorgung verabschiedet. Die heutige Phytotherapie schafft eine Verbindung zwischen volkstümlicher Überlieferung und naturwissenschaftlich fundierten Erkenntnissen. Die genaue Erforschung der Arzneipflanzen, die Aufklärung von Pflanzeninhaltsstoffen und ihrer Wirkungsweise konnte in vielen Fällen jahrhundertelanges Erfahrungswissen bestätigen oder erweitern.

1.2.2 Pflanzliche Arzneimittel – Phytopharmaka

Die Arzneimittel der Phytotherapie werden Phytopharmaka (Singular Phytopharmakon) oder Phytotherapeutika genannt. Die Zulassungsbehörde am Bundesinstitut für Arzneimittel und Medizinprodukte (BfArM) versteht unter Phytopharmaka alle Arzneimittel pflanzlichen Ursprungs, soweit sie nicht Arzneimittel der homöopathischen oder anthroposophischen Therapierichtung sind. Nach dem heutigen Verständnis gilt folgende Definition: Phytopharmaka sind Arzneimittel, die als wirksame Bestandteile ausschließlich Pflanzen, Pflanzenteile oder pflanzliche Bestandteile in naturbelassenem Zustand oder nach Weiterverarbeitung in Form von Zubereitungen enthalten.

Unter diese Definition fallen frische oder getrocknete Pflanzen und Pflanzenteile in geschnittenem oder gepulvertem Zustand, Preßsäfte und Pflanzenauszüge – Extrakte, Tinkturen, Destillate – wenn sie arzneilich wirksame Stoffe enthalten. Als pflanzliche Bestandteile werden Pflanzensäfte, ätherische oder fette Öle und ähnliche Produkte der Pflanze miteinbezogen. Die Besonderheit der Phytopharmaka ist darin zu sehen, daß sie ihrer Herkunft entsprechend immer Vielstoffgemische repräsentieren. Diese Tatsache kommt in der Definition von VOGEL aus dem Jahr 1986 deutlich zum Ausdruck: „Phytopharmaka sind mehr oder weniger, bezüglich des Wirkstoffs oder der Wirkstoffe angereicherte Präparationen aus Pflanzen oder getrockneten Drogen pflanzlicher Herkunft, die neben den Wirkstoffen noch Begleitstoffe – sie mögen Wirksamkeit entfalten oder nicht – enthalten" [44].

Das Zusammenspiel zwischen wirksamen Bestandteilen und natürlichen Begleit- und Ballaststoffen derselben Pflanze – und nicht die Wirkungen genau definierter Einzelstoffe – stellt die Grundlage der Phytotherapie und ihrer Arzneimittel dar. Definitionsgemäß zählen daher isolierte Wirkstoffe aus Pflanzen oder deren chemisch veränderte Derivate nicht zu den Phytopharmaka im engeren Sinn, sie werden als **Reinstoffpräparate** bezeichnet. Arzneimittel, die Kombinationen von pflanzlichen Bestandteilen und chemisch-definierten Stoffen enthalten, gehören ebenfalls nicht zu den Phytopharmaka, auch wenn die chemischen Substanzen aus Pflanzen isolierte Reinstoffe darstellen.

Moderne Phytopharmaka, die im Sinne einer naturwissenschaftlich orientierten Medizin zur Behandlung definierter Krankheiten oder krankhafter Beschwerden eingesetzt werden, enthalten vorwiegend **standardisierte Extrakte.**

Phytotherapeutika

Über Verwendung und Inhalt der Bezeichnung Phytotherapeutika besteht keine Übereinstimmung, sie wird vielfach synonym zu Phytopharmaka gebraucht. Ein Vorschlag aus der Vergangenheit, den Begriff Phytopharmaka allein für stark wirkende Zubereitungen aus isolierten Reinstoffen, wie z.B. das Alkaloid *Atropin* aus der *Tollkirsche,* die Herzglykoside *Digitoxin* oder *Digoxin* aus dem *Fingerhut,* zu verwenden und Mehrstoffgemische aus Drogen und Pflanzenauszügen Phytotherapeutika zu nennen, hat sich nicht durchgesetzt. Im allgemeinen versteht man jedoch unter Phytotherapeutika pflanzliche **Arzneimittel** mit **großer therapeutischer Breite,** d.h. mit einem großen Intervall zwischen therapeutisch wirksamer und toxischer Dosis, bei deren Anwendung keine unmittelbare oder mittelbare Gefährdung der Gesundheit zu befürchten ist.

In älterer Literatur sind noch die Bezeichnungen **Forte-** und **Mite-Phytotherapeutika** zu finden. Diese Begriffe hat WEISS, einer der Begründer der modernen Phytotherapie und langjähriges Mitglied der Expertenkommission am früheren Bundesgesundheitsamt, zur Unterscheidung pflanzlicher Arzneimittel in seinem Lehrbuch geprägt. Als Forte-Phytotherapeutika bezeichnet er sowohl die Zubereitungen aus Pflanzen mit ausgeprägter Wirkung (*Fingerhut und Tollkirsche*), als auch die isolierten Inhaltsstoffe selbst (Herzglykoside bzw. Alkaloide). In jedem Fall steht ein einzelner Wirkstoff oder eine einheitliche Wirkstoffgruppe im Vordergrund, die in erster Linie die Anwendung bestimmt. Im Gegensatz dazu sind unter Mite-Phytotherapeutika mild oder schwach wirkende Pflanzen und ihre Zubereitungen zu verstehen (*Kamille, Pfefferminze*), deren therapeutische Wirksamkeit durch einen natürlichen Komplex verschiedener Inhaltsstoffe und nicht durch eine Substanz allein hervorgerufen wird. Forte-Phytotherapeutika sind v.a. der Behandlung schwererer Krankheitsbilder und der Klinik vorbe-

halten, während Mite-Phytotherapeutika nicht für akute Notfälle geeignet sind und erst nach Einnahme über einen längeren Zeitraum wirken. Diese Art der Charakterisierung pflanzlicher Arzneimittel wurde nicht beibehalten.

Der Zusatz „forte" oder „mite" ist im Bereich der Pharmazie bereits anderweitig besetzt und bezeichnet die Stärke eines Arzneimittels, bezogen auf die enthaltene Menge an gleichem Wirkstoff: So enthält das 1997 in den Markt eingeführte pflanzliche Präparat Sinupret® *forte* gegenüber Sinupret® alle Drogenzubereitungen in doppelter Dosierung; Lanitop® *mite* enthält 0,05 mg des Herzglykosids Methyldigoxin im Gegensatz zu Lanitop® mit 0,1 mg Methyldigoxin.

1.3 Wissenschaftliche Grundlagen der Phytotherapie

Die moderne Phytotherapie ist Teil der wissenschaftlichen Lehre von den Arzneipflanzen, der Arzneipflanzenlehre, die entsprechend den jeweiligen Disziplinen in vier Bereiche untergliedert werden kann:

- Die Aufgabe der **Phytochemie** ist die Aufklärung der chemischen Struktur der Pflanzeninhaltsstoffe, ihre Isolierung, Identifizierung und Charakterisierung unter Berücksichtigung ihrer Verteilung im Pflanzenreich.
- In der **Pharmazeutischen Biologie** werden die biologischen Grundlagen der Pharmazie vermittelt; hier fließen Erkenntnisse aus der Botanik und Zoologie, der Biochemie, der Biotechnologie, der Molekularbiologie, Pharmakologie und Genetik mit ein. Aufgaben und Ziele sind die Gewinnung und Entwicklung biogener Arzneistoffe aus Pflanzen und anderen lebenden Organismen, ihre Verarbeitung und Anwendung. Ein Teilgebiet ist die **Pharmakognosie,** die sich mit den Arzneidrogen und den daraus gewonnenen Wirkstoffen befaßt, mit ihrer Herkunft und Erkennung, mit der Herstellung und den Eigenschaften ihrer Zubereitungen.

- In der **Phytopharmakologie** werden Wirkung, Resorption, Verteilung und Ausscheidung pflanzlicher Arzneistoffe im Organismus untersucht.
- Die **Phytotherapie** ist die Behandlung von Krankheiten und Befindungsstörungen mit pflanzlichen Arzneimitteln.

Alle Gebiete greifen ineinander über, ebenso tragen Bereiche der Botanik als Grundlagenwissenschaft zu einem besseren Verständnis der Pflanzen und ihrer Wirkungsweise bei. Die Pflanzenmorphologie und die Pflanzenanatomie beschreiben die äußere Gestalt bzw. den inneren Aufbau, die Pflanzengeographie vermittelt Kenntnisse über die geographische Verteilung. Die Pflanzentaxonomie hat die Einordnung der Pflanzen in ein natürliches System entsprechend ihrer Merkmale und der genetischen Zusammengehörigkeit zur Aufgabe, die Chemotaxonomie klärt die Verwandtschaft einzelner Gruppen aufgrund chemisch gleicher Inhaltsstoffe. Die Pflanzenphysiologie untersucht Funktion und Leistung pflanzlicher Organismen unter Berücksichtigung äußerer Einflüsse wie Licht, Temperatur, Bodenbeschaffenheit und Zeitpunkt der Ernte auf die Entwicklung sowie auf den Wirkstoffgehalt der Pflanzen.

Die Phytotherapie gehört zu den wissenschaftlich anerkannten Naturheilverfahren, über die jeder Arzt nach der Approbationsordnung Kenntnisse besitzen muß. Da sie sowohl eigenständige Anwendungsgebiete beansprucht als auch sinnvolle Ergänzung in der Behandlung mit chemisch definierten Arzneistoffen ist, kann sie nicht als alternative Medizin, die in Konkurrenz zu anderen therapeutischen Verfahren steht, klassifiziert werden. Die Phytotherapie folgt den allopathischen, d.h. „andersgerichteten" Therapieprinzipien, denen zufolge Krankheitssymptome in der Regel mit gegensätzlich wirkenden Mitteln behandelt werden: So wird z.B. Fieber mit fiebersenkenden Mitteln, Verstopfung mit abführenden Quellstoffpräparaten und Durchfall mit stopfenden Gerbstoffdrogen therapiert.

1.4 Stellung der Phytotherapie in der Medizin und Naturheilkunde

Im Arzneimittelgesetz von 1976 wurden die Phytotherapie, die Homöopathie und die Anthroposophie als „besondere" Therapierichtungen eingestuft. Der Gesetzgeber hat damit zum Ausdruck gebracht, daß die Methoden der Schulmedizin nicht die einzige Grundlage sind, auf die sich wissenschaftliches Erkenntnismaterial für die Zulassung eines Arzneimittels stützen kann. Zur Beurteilung der Zulassungskriterien wurden Sachverständigenkommissionen gebildet, für die phytotherapeutische Stoffgruppe ist die **Kommission E** zuständig. Ihre Mitglieder werden vom Bundesgesundheitsministerium auf Vorschlag der Kammern und Fachgesellschaften der Heilberufe (Ärzte, Apotheker, Heilpraktiker) sowie der pharmazeutischen Unternehmen berufen. Bis zum Herbst 1994 hat die Komission E die vorliegenden Untersuchungsergebnisse zur Wirksamkeit und Unbedenklichkeit der verschiedenen Pflanzen und deren Zubereitungen begutachtet und bewertet, wobei langjährige Erfahrungen der Volksheilkunde miteinbezogen wurden. So kann anstelle von kontrollierten klinischen Studien auch das nach **wissenschaftlichen Methoden aufbereitete Erfahrungsmaterial** eingebracht werden.

Die Phytotherapie ist Teil der naturwissenschaftlich orientierten Medizin und ihre Arzneimittel werden im Sinne einer rationalen medikamentösen Behandlungsmaßnahme eingesetzt.

> Als rational gilt eine Therapie, wenn die Wirksamkeit eines Arzneimittels im jeweiligen Behandlungsfall überprüft wird und eine Fortsetzung der Behandlungsmaßnahme nur bei festgestellter Wirksamkeit erfolgt.

Durch die Einordnung der Phytotherapie als besondere Therapierichtung wurden auch die speziellen Eigenschaften der Phytopharmaka als komplexes Wirkstoffgemisch, das analytisch oft schwer zu erfassen ist, berücksichtigt. Diese Sonderstellung sollte nicht den Eindruck einer minderen Qualität erwecken, gab jedoch in Fachkreisen ungewollt Anlaß zu kontrovers geführten Diskussionen: Einerseits gestehen heftigste Kritiker als Vertreter der theoretisch-naturwissenschaftlichen Schulmedizin pflanzlichen Arzneimitteln allenfalls die Wirksamkeit eines Placebos zu, andererseits verweist die Aufnahme in den medizinischen Prüfungskatalog auf die zunehmende Akzeptanz der Phytotherapie auch von seiten der Ärzteschaft.

Die Forschung im Bereich der Phytopharmaka beschäftigt sich in den letzten Jahren nicht nur mit den Grundlagenwissenschaften und der Qualitätskontrolle, sondern vor allem damit, den Wirksamkeitsanspruch altbewährter Arzneipflanzen und demzufolge den Stellenwert der Phytotherapie wissenschaftlich zu untermauern. Nach und nach werden überzogene und nicht belegte Indikations- und Wirksamkeitsaussagen überprüft und enger gefaßt, die „Indikationslyrik" bestimmter traditionell angewandter Arzneimittel wird im Rahmen des Nachzulassungsverfahrens (s. S. 50) entfallen.

Auf internationaler Ebene hat das Interesse an pflanzlichen Arzneimitteln und ihre Integration in die wissenschaftliche Medizin in den letzten Jahren ebenfalls stark zugenommen. In einer Resolution fordert das Europäische Parlament „alle Arzneimittel ohne Diskriminierung und Ausnahmen nach einheitlichen und wissenschaftlich zuverlässigen Kriterien zu beurteilen" und „... daß ein wissenschaftliches Konzept erstellt wird, das die jahrhundertelangen praktischen Erfahrungen einbezieht, aber auch dem unerläßlichen Anspruch auf wissenschaftliche Genauigkeit genügt." Der Kommission E entspricht auf internationaler Ebene die **ESCOP-Kommission** (European Scientific Cooperative for Phyto-

therapy). Sie wurde 1989 durch den Zusammenschluß phytotherapeutischer Fachgesellschaften sechs europäischer Länder gegründet, weitere Länder haben sich angeschlossen. Ihr Anliegen ist die wissenschaftliche Etablierung der Phytotherapie und die Erstellung einheitlicher Pflanzenmonographien (Euromonographien), die von allen Ländern anerkannt werden. In der EU gibt es, anders als nach bundesdeutschem Recht, keine Sonderregelung für Phytopharmaka im Sinne einer „besonderen Therapierichtung".

1.5 Phytotherapie als natürliche Therapie

Der deutliche Anstieg der Zivilisationskrankheiten in den vergangenen Jahrzehnten sowie ein immer größer werdendes Krankheitsspektrum lassen vorbeugende Maßnahmen zur Stärkung der Gesundheit an Bedeutung gewinnen. Im Zusammenhang mit einer bewußten Lebensführung und im Rahmen der verstärkten Hinwendung zu natürlichen und sanften Therapiemöglichkeiten wächst in der Bevölkerung das Interesse an der Phytotherapie. Phytopharmaka erfreuen sich wachsender Beliebtheit, ihr Anteil nimmt sowohl in der ärztlichen Verordnung als auch in der Selbstmedikation zu. Verbraucher zeigen großes Vertrauen in die Unbedenklichkeit und milde Wirkung pflanzlicher Arzneimittel. Mit dem Präfix „phyto" wird häufig die Eigenschaft „naturgemäß" assoziiert, wie auch der Begriff „pflanzlich" mit „unschädlich" gleichgesetzt wird. Demzufolge werden Phytopharmaka als Alternative zur nebenwirkungsbeladenen Chemie betrachtet, von denen man keine oder nur geringe Nebenwirkungen sowie eine bessere Verträglichkeit erwartet.

Diese Annahmen dürfen jedoch nicht zu einer Art Mystifizierung der Phytotherapie als „ungefährlichste" Therapieform führen, denn auch pflanzliche Arzneistoffe können starke Wirkungen und irreparable Schäden im Organismus hervorrufen, wie das Beispiel vieler alkaloidhaltiger Giftpflanzen zeigt. Zwar schützt in diesem Fall die Verschreibungspflicht des entsprechenden Arzneimittels den Patienten vor unsachgemäßer Anwendung, doch kann der bedenkenlose Gebrauch von Phytopharmaka im Rahmen der Selbstmedikation ebenfalls zu ernstzunehmenden Nebenwirkungen führen: So kann die längerfristige Anwendung der anthranoidhaltigen Abführdrogen *Aloe, Sennesblätter* und *-früchte, Rhabarberwurzel* und *Faulbaumrinde* Kaliumverlust verursachen.

Bereits die Geschichte berichtet vom tödlichen Schierlingsbecher des Sokrates, auch das stark wirksame Morphin, aus dem durch geringfügige chemische Veränderung Heroin entstehen kann, entstammt dem „rein pflanzlichen" Opium. Der berühmte Satz von Paracelsus, nach dem nur die richtige Menge und Anwendung über eine heilende oder schädliche Wirkung entscheidet, gilt in gleicher Weise für Pflanzen und ihre Inhaltsstoffe: „Allein die Dosis macht, daß ein Ding ein Gift sei"!

1.5.1 Ganzheitlicher Therapieansatz

Da sich die Phytotherapie Behandlungsziele, die über Jahrzehnte hinweg in anderen Bereichen der Medizin vernachlässigt wurden, bewahrt hat, bietet sie die Möglichkeit, innerhalb der Schulmedizin, einen ganzheitlichen Therapieansatz zu verwirklichen. In der Phytotherapie begegnen sich Anteile aus naturwissenschaftlicher Fachmedizin, Volksmedizin und Selbstmedikation; spirituelles Wissen über den Zusammenhang zwischen Natur, natürlichen Mitteln und dem menschlichen Organismus fließt mit ein. BOCK definierte 1980 „Phytotherapie … ist ein Naturgeschenk und leuchtet uns wegen ihrer kosmischen Natürlichkeit als ein erster Behandlungsentwurf unmittelbar ein. Generationen haben sich ihrer bedient, Erfahrungen gesammelt und sie als Therapiequelle wie einen historischen Schatz gehütet."

Begriffe wie ganzheitlicher Ansatz, Stärkung der Selbstheilungskräfte fördern den Glauben an die Wirksamkeit und Unschädlichkeit phytotherapeutischer Heilmittel. Sie führen dazu, daß in Lebenssituationen, in denen ein besonderes Bedürfnis nach einer schonenden Therapie besteht – Schwangerschaft, Langzeitbehandlung bei Kindern und alten, geschwächten Menschen – pflanzliche Arzneimittel bevorzugt werden.

Salutogenese

Die hochtechnisierte Apparatemedizin hat in weiten Kreisen die Meinung des Machbaren im Bereich der von außen angestrebten Heilungsprozese in den Vordergrund gerückt. Dabei blieb unbeachtet, daß der Mensch über innere Heilungskräfte verfügt, die unterstützt und gefördert werden können. Im Zeichen dieser Rückbesinnung treten pflanzliche Arzneimittel wieder in den Mittelpunkt. Man erwartet von ihnen als natürliche, komplexe Stoffgemische eine abgerundete, harmonische Wirkung und eine Stärkung der Salutogenese als „Heilung von innen".

ARZNEIPFLANZEN UND ARZNEIDROGEN

2.1 Arzneipflanzen

Unter dem wissenschaftlichen Begriff Arzneipflanzen werden die Pflanzen subsumiert, die
aufgrund ihres Wirkstoffgehalts arzneilich
verwendet werden. Ihre Organe – Blüten,
Früchte, Wurzeln usw. – werden in Form verschiedener Zubereitungen direkt eingesetzt
oder dienen der Gewinnung von Reinsubstanzen und Wirkstoffgemischen. Arzneipflanzen mit großer therapeutischer Breite
werden im allgemeinen Sprachgebrauch, im
Gegensatz zu Giftkräutern, deren Einnahme
zu Vergiftungserscheinungen führt, als *Heil-
kräuter* oder *Heilpflanzen* bezeichnet. Näher charakterisiert werden Arzneipflanzen
durch die Einteilung in Biotypen, Rassen und
chemische Rassen:

- Genetisch einheitliche Pflanzen, die sich
  durch äußere Einflüsse in ihrem Erscheinungsbild und/oder im Wirkstoffgehalt
  unterscheiden, werden in ihrer Gesamtheit
  als **Biotyp** bezeichnet.
- Eine **Rasse** stellt eine Gruppe von Indi-
  viduen einer Art mit gemeinsamen, erblich konstanten Merkmalen dar, die sich
  von den Eigenschaften anderer Gruppen derselben Art unterscheiden. Als
  Voraussetzung für ihren Fortbestand darf
  sie nicht mit anderen Rassen vermischt
  werden und muß auf bestimmte Areale
  beschränkt bleiben. Aus diesem Grund
  spricht man auch von geographischen
  Rassen.
- Unterscheiden sich zwei Rassen vorwiegend durch ihr Inhaltsstoffspektrum,
  werden sie als **chemische Rassen** bezeichnet.

2.1.1 Wildvorkommen und Anbau von Arzneipflanzen

Arzneipflanzen gedeihen als **Wildpflanzen** an
ihrem natürlichen Standort oder werden als
Kulturpflanzen angebaut und züchterisch bearbeitet. Etwa die Hälfte der benötigten Arzneipflanzen und etwa zwei Drittel der verwendeten Arten stammen auch heute noch
aus Wildvorkommen, da manche Pflanzen
sehr langsam wachsen (Sträucher, Bäume)
oder in reichlicher Menge in der Natur vorkommen (Löwenzahn) und sich infolgedessen der Anbau aus ökonomischen Gründen
nicht lohnt. Andererseits sind bei Wildsammlungen verschiedene chemische Rassen mit
variablem Wirkstoffmuster äußerlich oft
nicht zu unterscheiden und das großflächige
Sammeln kann unter Umständen zur Ausrot-
tung der wildwachsenden Pflanzen führen.

Ein **Anbau in der Kultur** erfolgt immer dann,
wenn der Bedarf einer Arzneipflanze nicht
aus natürlichem Bestand gedeckt werden
kann, die betreffende Pflanze unter Natur-
schutz steht oder in dem Gebiet nicht natürlich vorkommt. In einigen Bundesländern
gibt es einen wissenschaftlich unterstützten
Arzneipflanzenanbau hinsichtlich der Inkul-
turnahme von Wildpflanzen, der Standortan-
sprüche, des Saat- und Pflanzgutes, der Be-
standspflege, des Pflanzenschutzes und nicht
zuletzt im Hinblick auf die Wirtschaftlich-
keit.

Um ein qualitativ gleichbleibendes Ausgangsmaterial für die Herstellung hochwertiger
Produkte zu erhalten, ist es wichtig, den Anbau einer Pflanze zu beobachten und durch

strenge Vorgaben und Kontrollen bereits während des Wachstums zu beeinflussen. Die Verwendung von einheitlichem Saatgut sowie die Einhaltung optimierter Anbaubedingungen und Erntezeiten sind weitere Voraussetzungen für die Gewinnung von Arzneidrogen (s. S. 13) mit hochwertiger Qualität.

Der kontrollierte Anbau ermöglicht das Wachstum von Pflanzen mit hohem Wirkstoffgehalt, hält die Gefahr der Verwechslung oder Verfälschung gering und schließt Qualitätsmängel durch Verunreinigungen, mikrobielle Kontamination, unkontrollierbare Rückstände von Pflanzenschutzmitteln und Schwermetallen, die vor allem bei Importware aus Entwicklungsländern immer wieder auftreten, weitgehend aus.

Der biologische Anbau legt Wert auf die Einhaltung natürlicher Bedingungen und berücksichtigt ökologische Gesichtspunkte: Verzicht auf Düngemittel, Ausnutzung natürlicher Schädlingsresistenz und biologische Schädlingsbekämpfung, Vermeidung großer Monokulturen und Schutz natürlicher Lebensräume.

Arzneipflanzenzüchtung

Die Arzneipflanzenzüchtung steht im Vergleich zur Züchtung anderer Nutzpflanzen noch am Anfang ihrer Entwicklung. Zu den angestrebten Zuchtzielen gehören u.a.:
- Optimierung erwünschter und Verminderung unerwünschter Wirkstoffe
- Verbesserung des Ertrags und Erhöhung des Wirkstoffgehalts
- Widerstandsfähigkeit gegenüber Witterungseinflüssen, Krankheiten und Schädlingen
- Verbesserung der Erntebedingungen, z.B. einheitlicher Blühtermin, großer Blütenertrag
- gleichmäßiger Blühhorizont für maschinelle Ernte.

Beispiel Johanniskraut. Für die antidepressive Wirkung von Johanniskraut gilt das Hypericin als wertbestimmender Inhaltsstoff. Nach neueren Er-

kenntnissen sind weitere Substanzen, in erster Linie das Hyperforin, wesentlich an der Wirksamkeit von Johanniskrautextrakten beteiligt. In Studien wurde nachgewiesen, daß die Pflanzen mit dem größten Hypericingehalt in der Regel auch die höchsten Konzentrationen an anderen Bestandteilen aufweisen. Die Firma Bionorica hat nun für den Anbau von Johanniskraut durch Kreuzung mit wildwachsenden Pflanzen einen eigenen Samen entwickelt. Der Anbau erfolgt auf Mallorca, wo günstige Bedingungen für das Wachstum von Pflanzen mit höherem Wirkstoffgehalt herrschen: ein ausgeglichenes Klima mit hoher Sonnenintensität, ein Boden, der weitgehend frei von Pestizid- und Schwermetallrückständen ist. Bisher sind keine Schädlinge vorhanden. Der Hypericingehalt pro Pflanze aus firmeneigenem Anbau ist aufgrund der spezifischen Voraussetzungen dreimal so hoch wie der von Pflanzen anderer Handelsware.

Pflanzenschutz

Der integrierte Pflanzenschutz umfaßt Kulturmaßnahmen wie Standortwahl und Fruchtwechsel, Züchtung resistenter Rassen, biologische Maßnahmen durch Einsatz von Nützlingen sowie die Behandlung von Krankheiten und Schädlingsbefall mit Pflanzenschutzmitteln. Im Arzneipflanzenanbau sollten chemische Pflanzenschutzmittel nach Möglichkeit vermieden werden und der Boden frei von Rückständen aus früheren Behandlungen sein. Dennoch ist nicht auszuschließen, daß diese Mittel zum Teil eingesetzt werden, auch muß mit einer Belastung der Pflanzen durch das Besprühen benachbarter Felder gerechnet werden.

2.1.2 Wirkstoffgehalt der Arzneipflanzen

Schwankungen im Wirkstoffgehalt gehören zu den typischen Eigenschaften der Arzneipflanzen. In besonderem Maße gilt das für Wildpflanzen, doch auch beim Anbau können die Inhaltsstoffe aufgrund geographischer oder klimatischer Gegebenheiten stark variieren. Abhängig von der Auswahl des Saatguts, vom Alter der Pflanze zum Zeitpunkt der Ernte, von ihrer Rasse, sowie von der Bodenbeschaffenheit und der Düngung sind qualitative und quantitative Unterschiede im Wirkstoffgehalt die Folge. Ausschlaggebend für den Gehalt an Wirkstoffen ist ferner der Erntezeitpunkt sowohl im Hinblick auf die Tages- als auch die Jahreszeit wie folgende Sachverhalte zeigen:

- Pflanzen, bei denen sich die Wirkstoffe in Kraut und Blättern befinden, sammelt man im Frühling, Blütenpflanzen zu Beginn oder während der Blüte, Samen und Früchte zur Zeit der Vollreife.
- Wurzeln, Wurzelstöcke und Knollen werden im Herbst geerntet, da die Konzentration an wirksamen Bestandteilen in den unterirdischen Speicherorganen während der Ruheperiode am größten ist.
- Blätter, Blüten und Kräuter sollen nicht während oder kurz nach einer Regenperiode geerntet werden, da durch den Regen wasserlösliche Wirkstoffe ausgeschwemmt oder im feuchten Pflanzenmaterial durch enzymatische Prozesse abgebaut werden.
- Von Pflanzen, die ätherische Öle enthalten, ist morgens oder an kühlen Tagen der höchste Ertrag zu erwarten, Sonnenbestrahlung vermindert den Gehalt.

2.2 Arzneidrogen

Pflanzliche Arzneimittel werden nur selten aus der frischen Pflanze sondern überwiegend aus getrockneten Pflanzenteilen gewonnen.

Drogen sind komplexe Naturstoffe aus dem Pflanzen- und Tierreich, die als **biogene Arzneistoffe** in der Industrie zur Herstellung von Fertigarzneimitteln, Wirkstoffen und pharmazeutischen Hilfsstoffen, Geschmackskorrigentien, Gewürzen und Riechstoffen eingesetzt werden oder als **Arzneidrogen** in die Hand des Patienten gelangen.

Pflanzliche Arzneidrogen sind getrocknete Pflanzen bzw. Teile davon, oder aus Pflanzen gewonnene Produkte (ätherische und fette Öle, Harze, Wachse und isolierte Schleimstoffe), die keine Zellstruktur mehr aufweisen. In der Regel besteht eine Arzneidroge nicht aus der gesamten Pflanze, sondern nur aus bestimmten Pflanzenorganen. Je nach verwendetem Pflanzenteil und abhängig von der Bearbeitung (Trocknung), Lagerung und Herstellung (Zerkleinerungsgrad) können auf diese Weise aus einer Pflanze bereits unterschiedliche Arzneidrogen entstehen. Sie kommen als Ganzdroge oder angemessen zerkleinert – fein bzw. grob geschnitten oder pulverisiert – in den Handel.

Als **Teedrogen** bezeichnet man getrocknete Pflanzenorgane, die keine stark wirkenden Inhaltsstoffe aufweisen und sich als Bestandteile von Tees zur Selbstmedikation durch den Patienten eignen.

Der Ausdruck „drug" bedeutet im angelsächsischen Sprachraum Arzneimittel im allgemeinen, und unterscheidet also nicht, ob die Arzneimittel aus natürlichen Rohstoffen oder synthetisch hergestellt werden. Gleichzeitig werden unter diesem Begriff, ähnlich der Bezeichnung „Drogen" für Rauschgift im deutschen Sprachgebrauch, auch suchterzeugende Rauschmittel verstanden.

Offizinelle Drogen sind in die Arzneibücher aufgenommen, in Monographien beschrieben und mit genauen Prüfvorschriften versehen.

2.2.1 Nomenklatur der Arzneidrogen

Arzneipflanzen und die daraus gewonnenen Drogen werden mit deutschen und lateinischen Namen bezeichnet. Der lateinische Name ist international verständlich und dient der eindeutigen Charakterisierung, während der deutsche (volkstümliche) Name in den einzelnen Gegenden stark variieren kann. Teilweise gilt sogar der gleiche Name für verschiedene Pflanzen. So ist die Bezeichnung „Teufelskralle" für die südafrikanische Pflanze Harpagophytum procumbens bereits für eine heimische Pflanzengattung, Phyteuma spicatum und nigrum, die ährige und schwarze Teufelskralle, vergeben.

In den letzten Jahren hat sich in der lateinischen Nomenklatur im romanischen Sprachraum, vor allem in Frankreich, eine abweichende Form entwickelt, das sogenannte europäische Latein, das von mehreren westlichen Ländern übernommen wurde. Mit der Einführung des Europäischen Arzneibuchs in Deutschland im Jahr 1974 wurde eine internationale Vereinheitlichung angestrebt und das bisher gebräuchliche Altlatein dahingehend abgeändert.

Die botanische Nomenklatur ist ein binäres System, d.h., der lateinische Name einer Arzneidroge (Tab. 2-1) setzt sich aus zwei Teilen zusammen. Der erste Teil nimmt auf die botanische Herkunft Bezug und steht im *Genitiv*, darauf folgt die Bezeichnung des verwendeten Pflanzenteils oder des aus der Droge gewonnenen Produkts im *Nominativ Singular*. Die botanische Bezeichnung leitet sich vom kompletten Artnamen der Pflanze ab (Menthae piperitae folium = Pfefferminzblätter oder Menthae piperitae aetheroleum = Pfefferminzöl, Stammpflanze: *Mentha piperita*),

Tab. 2-1   Lateinische Bezeichnung der Pflanzenteile.

Pflanzenteil	Singular	Plural	Abkürzung	Beispiel entsprechend DAB 1996
Blatt	Folium	Folia	Fol.	Melissae folium – Melissenblätter
Blüte	Flos	Flores	Flor.	Malvae flos – Malvenblüten
Drüse	Glandula	Glandulae		Lupuli glandula – Hopfendrüsen
Frucht	Fructus	Fructus	Fruct.	Foeniculi fructus – Fenchelfrüchte
Fruchtschale	Pericarpium	Pericarpia		Phaseoli pericarpium – Bohnenhülsen
Kraut	Herba	Herbae	Herb.	Solidaginis herba – Goldrutenkraut
Stengel, Stiele		Stipites	Stip.	Dulcamarae stipites – Bittersüßstengel
Samen	Semen	Semina	Sem.	Lini semen – Leinsamen
Wurzel	Radix	Radices	Rad.	Valerianae radix – Baldrianwurzel
Wurzelstock	Rhizoma	Rhizomae	Rhiz.	Tormentillae rhizoma – Blutwurz oder Tormentillwurzelstock
Knolle	Tuber	Tubera		Salep tuber – Salepknollen
Zwiebel	Bulbus	Bulbi	Bulb.	Scillae bulbus – Meerzwiebel
Rinde	Cortex	Cortices	Cort.	Quercus cortex – Eichenrinde
Holz	Lignum	Ligna		Juniperi lignum – Wacholderholz
Zapfen	Strobulus	Strobuli		Lupuli strobulus – Hopfenzapfen
Zweigspitzen		Summitates		Prunes spinosae summitates – Schlehdorntriebe

von der Pflanzengattung (Arnicae flos, Stammpflanze *Arnica* montana) oder nur von der Artenbezeichnung (Anisi fructus, Stammpflanze: Pimpinella *anisum*). In Ausnahmefällen wurde ein historischer Name beibehalten, obwohl er nicht mehr den heute gültigen Regeln entspricht (Sennesblätter, Sennae folium, Stammpflanze: Cassia acutifolia syn. senna bzw. Cassia angustifolia). Zur genauen Kennzeichnung gehören schließlich noch Angaben über die Unterart, Varietät oder chemische Rasse der Stammpflanze, sowie die Benennung des Arzneibuchs, in dem für die entsprechende Droge in einer Monographie ein Standard festgelegt wird (Menthae piperitae folium, DAB 10).

In der bis zu diesem Zeitpunkt gebräuchlichen Bezeichnung wurden die Drogenteile im *Nominativ Plural* vorangestellt, gefolgt vom Gattungsnamen der Pflanze im *Genitiv Singular*. Als Teil des Namens wurde im Gegensatz zur neuen Nomenklatur auch die Drogenbezeichnung großgeschrieben. So wurde aus:

- *Flores* Arnicae: Arnicae *flos* (Arnikablüten)
- *Folia* Salviae: Salviae *folium* (Salbeiblätter)
- *Fructus* Foeniculi: Foeniculum *fructus* (Fenchelfrüchte).

Bei bestimmten Drogen wurde anstelle der Gattung die Art zur Namensgebung herangezogen, beispielsweise bei Kamillenblüten, *Flores Chamomillae* von Matricaria (Gattung) chamomilla (Art). Die nunmehr gültige lateinische Bezeichnung nennt auch in diesem Fall den Gattungsnamen und Kamillenblüten werden zu *Matricariae flos*.

Das Synonym-Verzeichnis des Deutschen Arzneibuchs stellt sicher, daß nach wie vor die Bezeichnungen des Altlateins verwendet werden können. Da heute noch in den Apotheken die Standgefäße fast ausschließlich in dieser Form beschriftet sind, findet man bei Teemischungen neben der deutschen Bezeichnung überwiegend den alten lateinischen Namen.

2.2.2 Botanische Beschreibung der Pflanzenteile

Der morphologische Begriff für ein bestimmtes Pflanzenorgan stimmt nicht immer mit der pharmazeutischen Bezeichnung für die entsprechende Droge überein. So kann eine Blütendroge auch nur aus Teilen der Blüte bestehen (Safran – Croci Stigma besteht nur aus den Narbenschenkeln).

Wurzel-Drogen

Eine Wurzel-Droge besteht aus den Haupt- und Pfahlwurzeln einer Arzneipflanze. Es gibt allerdings auch „Radix-Drogen", die sich aus Wurzeln und Teilen der Sproßachse zusammensetzen. Entweder wurde der Wurzelstock zusammen mit den Wurzeln geerntet, oder der Wurzelstock geht nach unten allmählich in die Wurzel über. Manchmal werden auch unterirdische Teile, bei denen es sich im botanischen Sinn um Rüben handelt, als Wurzeln bezeichnet, wie bei der Enzianwurzel, Gentianae radix.

Beispiele: *Baldrianwurzel – Valerianae radix, Primelwurzel – Primulae radix.*

Wurzelstock-Drogen

Der Wurzelstock ist die unterirdisch wachsende, verdickte Sproßachse ausdauernder Kräuter. Auf der Unterseite ist sie bewurzelt, nach oben hin entwickelt sich jedes Jahr ein neuer Sproß, der nach der Fruchtreife abstirbt.

Beispiele: *Javanische Gelbwurz – Curcumae xanthorrhizae rhizoma, Kalmuswurzelstock – Calami rhizoma.*

Knollen

Knollenförmig angeschwollene Speicherorgane werden als Knollen bezeichnet. Man unterscheidet Wurzelknollen (Salepknollen, Salep tuber) und Sproßknollen (Kartoffeln). Botanisch gesehen sind die Knollen des *blauen Eisenhuts,* Aconiti tuber, kleine Rüben.

Zwiebel

Die Zwiebel ist ein meist unterirdischer Speichersproß, der in den fleischig angeschwollenen Blättern Reservestoffe führt. Eine Zwiebel-Droge muß nicht in jedem Fall aus der gesamten Zwiebel bestehen, manchmal werden wie bei der *Meerzwiebel,* Scillae bulbus, nur die getrockneten, mittleren Zwiebelschuppen verwendet.

Rinden-Drogen

Eine Rinden-Droge stammt von ausdauernden Holzpflanzen nach sekundärem Dickenwachstum. Es wird der Teil der Sproßachse oder Wurzel verwendet, der außerhalb des Kambiumrings liegt. Dabei wird für jede Arzneidroge festgelegt, ob sie aus dem gesamten außenliegenden Gewebe oder nur einem Teil davon, aus Stamm- oder Wurzelrinde, besteht.

Beispiele: *Eichenrinde – Quercus cortex, Faulbaumrinde – Frangulae cortex.*

Hölzer, Holz-Drogen

Das vom Kambium nach innen gebildete Dauergewebe wird als Holz bezeichnet. Holzdrogen stammen von Wurzeln oder Sproßteilen älterer Bäume oder Sträucher („Holzpflanzen"), sie haben heute kaum mehr eine Bedeutung.

Beispiele: *Sandelholz – Santali lignum, Wacholderholz – Juniperi lignum.*

Blatt-Drogen

Eine Blatt-Droge besteht aus den Laubblättern einer Pflanze. Ein Laubblatt gliedert sich in den Blattgrund, den Blattstiel, der auch fehlen kann, und in eine geteilte oder ungeteilte Blattspreite. Die Bildung von Nebenblättern ist oft typisch für bestimmte Familien. Zur Bestimmung der Pflanze sind die Form des Blattes, die Ausbildung des Blattrands und die Nervatur von Bedeutung. Zu den charakteristischen Merkmalen zählen ebenfalls die Ausgestaltung der Epidermis mit verschiedenartigsten Haarbildungen, dem Bau der Spaltöffnungen, sowie das Vorkommen von Schleimzellen und Exkreträumen.

Beispiele: *Pfefferminzblätter – Menthae piperitae folium, Salbeiblätter – Salviae folium.*

Blüten-Drogen

Morphologisch besteht eine Blüte aus der äußeren Hülle, einem in der Regel grün gefärbten Kelch aus einzelnen Kelchblättern. Nach innen folgt eine meist auffällig gefärbte Blumenkrone, die von den Kronblättern gebildet wird. Innerhalb der Krone stehen die Staubblätter und die Fruchtblätter. Eine Blüten-Droge kann aus Einzelblüten oder dem gesamten Blütenstand, der Blüte mit oder ohne Kelch bestehen:

Beispiele: *Arnikablüten – Arnicae flos: ganze oder teilweise zerfallene Blütenstände bzw. Blütenkörbchen*
Lindenblüten – Tiliae flos: gesamter Blütenstand zusammen mit einem Hochblatt
Primelblüten – Primulae flos cum calyce, die ganzen Blüten mit Kelch
Ringelblumenblüten – Calendulae flos (bzw. Calendulae flos sine calyce EB6): nur die Randblüten der völlig entfalteten Blütenköpfchen
Gewürznelken – Caryophylli flos: Blütenknospen, keine eigentlichen Blüten.

Frucht-Drogen

Die pharmazeutisch verwendeten Frucht-Drogen gehören überwiegend zu den Einzelfrüchten. Diese Früchte entstehen aus dem Fruchtknoten einer einzelnen Blüte, der aus einem oder mehreren verwachsenen Fruchtblättern gebildet wird. Einzelfrüchte können Öffnungs- oder Schließfrüchte sein. Bei den **Öffnungsfrüchten** springt die Fruchtwand bei der Reife auf und verbreitet die Samen. Vertreter dieser Fruchtform sind die *Hülse* (Sennesfrüchte), der *Balg* (blauer Eisenhut) und die *Kapsel* (Mohn, Anguraté-Pflanze). Im Gegensatz dazu wird bei den **Schließfrüchten** der Same zusammen mit der Frucht verbreitet. Je nach Ausbildung der Fruchtwand unterscheidet man die meist vielsamige *Beere* mit fleischiger Fruchtwand (Heidelbeeren), die einsamige *Nuß* (Hagebutten) oder die *Steinfrucht* (Oliven). Zu den Schließfrüchten zählen als Sonderformen die *Spaltfrucht* der Doldengewächse (Anis, Fenchel) und die *Achäne* der Korbblütler (Mariendistelfrüchte).

Kraut-Drogen

Als Kraut bezeichnet man den oberirdischen Teil der Pflanzen mit nicht verholzendem Stengel. Kräuter werden in der Regel zur Blütezeit gesammelt. Sie bestehen aus den oberen Sproßteilen, den Laubblättern und Blüten.

Beispiele: *Thymian – Thymi herba, Wermutkraut – Absinthii herba.*

Samen-Drogen

Samen entwickeln sich aus der befruchteten Samenanlage und werden von allen Samenpflanzen gebildet. Die zur Arzneidroge verwendeten Samen stammen von Öffnungsfrüchten wie *Kapseln* (Leinsamen, Lini semen), *Hülsen* und *Schoten* (schwarzer und weißer Senf), oder aus *Beeren* (Brechnuß) und *Steinfrüchten* (Kaffeebohnen).

2.2.3 Qualität der Arzneidrogen

Ernte und Trocknung

Von großer Bedeutung für die Qualität und den Wirkstoffgehalt der Arzneidroge sind die richtige Ernte, die Art der Trocknung sowie die Aufbereitung und Lagerung. Geachtet wird auf eine schonende Behandlung der Pflanzen, indem beispielsweise Blätter und Triebspitzen geerntet werden, ohne die Sträucher zu verletzen. Wurzeln werden von der feuchten Erde befreit, um eine Schimmelbildung zu verhindern, danach möglichst vorsichtig gewaschen, damit nicht bereits während des Waschvorgangs die Inhaltsstoffe ausgezogen werden.

Daran anschließend werden die Drogen unter natürlichen Bedingungen im Freien oder bei nicht zu hohen Temperaturen – Blüten bis 40 °C, Blätter, Kraut und Samen bis 50 °C und Wurzeln bis 60 °C – in Trocknungsanlagen getrocknet. Während des Trocknungsprozesses werden Zellmembranen zerstört und Enzyme freigesetzt, die nun mit den Wirkstoffen reagieren und diese verändern können. Da sich labile Inhaltsstoffe bereits durch spontan ablaufende Reaktionen zersetzen, diese Abbauvorgänge jedoch unterbrochen werden, sobald der Wassergehalt unter 10% sinkt, muß die Trocknung möglichst schnell und unmittelbar nach der Ernte, ohne lange Transportwege, erfolgen.

Bei der Aufbereitung der Frischpflanze ist die Konservierung mittels Wasserentzug die gebräuchlichste und zugleich wirtschaftlichste Methode. Es entsteht eine lagerfähige Arzneidroge, die bis zu ihrer Weiterverarbeitung durch den verminderten Wassergehalt weitgehend widerstandsfähig gegen Fäulnis und Pilzbefall ist.

Verunreinigungen von Drogen

Arzneidrogen können durch andere Pflanzenteile (z.B. Stengelteile in einer Blüten-Droge), Sand oder Insekten verunreinigt sein. Problematischer jedoch sind Rückstände von Pflanzenschutz- und Begasungsmitteln, Düngemitteln und Schwermetallen (z.B. Cadmium im Leinsamen), die nur mit aufwendigeren Analysemethoden nachzuweisen sind. Für Lebensmittel besteht eine Höchstmengenverordnung für Pflanzenbehandlungsmittel, nach der bestimmte Grenzwerte nicht überschritten werden dürfen, die sinngemäß auf Drogen anzuwenden ist. Das Europäische Arzneibuch bzw. das DAB 1996 schreibt bereits die Prüfung auf 34 Pestizide vor. Demnach sind pharmazeutische Unternehmen verpflichtet, im Rahmen der Qualitätskontrolle bei der Herstellung von Phytopharmaka entsprechende Rückstandsanalysen durchführen zu lassen. Im Gegensatz dazu können Pflanzen, die an Straßenrändern oder auf Feldern wachsen und für den eigenen Bedarf gesammelt werden, hohe Konzentrationen an Pflanzenschutzmitteln und Schwermetallen aufweisen.

Lagerung

Unsachgemäße Lagerung sowie die Einwirkung von Feuchtigkeit, erhöhter Temperatur oder Licht können die Qualität der Arzneidrogen rasch mindern und beeinträchtigen, da die Verdunstung flüchtiger Stoffe oder enzymatische Reaktionen einen Wirkstoffverlust verursachen und zu Veränderungen in der Zusammensetzung des Inhaltsstoffmusters führen. Dabei spielen vor allem bei Ätherisch-Öl-Drogen der Zerkleinerungsgrad und die Art der Aufbewahrung, z.B. in Aromaschutzverpackung, eine Rolle. Bestimmte Drogen haben eine besonders kurze Lagerfähigkeit, beispielsweise zersetzen sich die charakteristischen Bittersäuren *Humulon* und *Lupulon* der Hopfenzapfen bereits vom Zeitpunkt der Ernte an und sind spätestens nach einem Jahr nicht mehr vorhanden. Während der Lagerung ist ein Befall durch Bakterien oder Pilze, die giftige Stoffwechselprodukte bilden, möglich. Auch Schadstoffe aus der Luft können aufgenommen werden. Eine ordnungsgemäße Lagerung muß darauf abzielen, Zersetzungsprozesse zu verhindern, zumindest jedoch zu verzögern.

Drogenmonographie

Zur Qualitätssicherung der **nicht bearbeiteten Rohdroge** dienen die Drogenmonographien der Arzneibücher, die anhand amtlicher Prüflinien genau festgelegt sind. In ihnen werden die Merkmale der Droge zusammengefaßt sowie ein Mindestgehalt an wirksamen Bestandteilen vorgeschrieben. In Deutschland ist hierfür die jeweils gültige Fassung des Deutschen Arzneibuchs (DAB) maßgebend. Das DAB ist eine Sammlung anerkannter pharmazeutischer Regeln zur Qualität, Prüfung, Lagerung, Abgabe und Bezeichnung von Arzneimitteln. Es wird laufend dem jeweiligen Wissensstand angepaßt und eine Neufassung mit Ziffern, z.B. DAB 10, in den letzten Jahren mit der Jahreszahl, in dem es in Kraft tritt, gekennzeichnet. Eine Vielzahl von Drogen bezieht sich auf den unverändert gültigen Qualitätsstandard des DAB 10 von 1991. Seit September 1997 besteht die gültige Fassung des Deutschen Arzneibuchs aus zwei Teilen: dem DAB 1997 als Nachfolgewerk des DAB 1996, das nur noch die für Deutschland allein geltenden Arzneibuchvorschriften enthält, und der amtlichen deutschen Fassung des Europäischen Arzneibuchs 1997 (PH. Eur. 1997). Die deutschsprachige Ausgabe des Europäischen Arzneibuchs gilt für Deutschland, Österreich und die Schweiz.

Aufbau einer Drogenmonographie

Eine Drogenmonographie ist wie folgt aufgebaut:
* Bezeichnung der Droge: Haupttitel deutsch, Untertitel lateinisch
* Beschreibung
* Sensorische Eigenschaften
* Makroskopische Beschreibung
* Mikroskopische Beschreibung
* Prüfung auf Identität
* Prüfung auf Reinheit
* Gehaltsbestimmung
* Lagerung
* Hinweise.

Sinnesprüfungen geben bereits wichtige Hinweise auf Verwechslungen, Verfälschungen und Verunreinigungen. Viele Drogen besitzen einen typischen Geruch und Geschmack. Abweichungen davon, ein schwacher oder fauliger Geruch, deuten auf einen Verlust an wichtigen Inhaltsstoffen (ätherischen Ölen), oder möglicherweise auf verdorbene Ware hin. Auch der Geschmack ist für viele Drogen charakteristisch, wie die Empfindung zusammenziehend oder adstringierend bei Gerbstoffdrogen. Zu den Sinnesprüfungen gehören Angaben zur Farbe und die Feststellung der Konsistenz durch Betasten, Drücken, Brechen oder Zerreiben der Drogenprobe. So fühlt sich Kalmuswurzel weich und schwammig an, ein Brüchigwerden zeigt verdorbene Ware an. Anschließend wird die Droge auf ihre morphologische und anatomische Beschaffenheit hin makroskopisch und mikroskopisch untersucht.

Die Prüfung auf **Identität** dient zur Unterscheidung verschiedener Varietäten der Pflanze mit unterschiedlichem Wirkstoffgehalt. Der Identitätsnachweis erfolgt auf chemischem Wege durch Farbreaktionen oder mittels Dünnschichtchromatographie. Die extrahierbaren Inhaltsstoffe der Droge liefern bei der Auftrennung im geeigneten Lösungsmittel ein charakteristisches Muster, das für jede Pflanze typisch ist und anhand dessen eine eindeutige Identifizierung erfolgen kann. Im industriellen Maßstab wird das Wirkstoffprofil von Drogenextrakten und entsprechenden Zubereitungen durch Hochdruckflüssigkeitschromatographie (HPLC) oder bei flüchtigen Substanzen durch Gaschromatographie erstellt.

Bei der **Reinheitsprüfung** geht es darum, fremde, möglicherweise gesundheitsschädliche Beimengungen aufzufinden, die zu einer Wertminderung der Droge beitragen. Entspricht die Droge aufgrund der Identitäts- und Reinheitsprüfung den Arzneibuchanforderungen, wird eine **Gehaltsbestimmung** durchgeführt. Die quantitative Bestimmung kann eine große Zahl von Inhaltsstoffen erfassen (z.B. alle in Ethanol löslichen), eine Gruppe von Inhaltsstoffen (z.B. ätherische Öle oder Flavonoide) oder nur Einzelstoffe.

Zum Schluß werden Hinweise zur **Lagerung** gegeben wie „dicht verschlossen", „vor Licht geschützt", „vor Feuchtigkeit geschützt". Die Lagertemperatur soll möglichst unter 25 °C liegen. Zur Dauer der Lagerung enthalten die Arzneibuchmonographien keine Angaben.

3

BIOLOGISCHE UND PHARMAKOLOGISCHE GRUNDLAGEN

3.1 Stoffwechsel der Pflanzen

Die Pflanzen sind im allgemeinen hinsichtlich ihrer Versorgung mit energiereichen, lebensnotwendigen Aufbaustoffen **autotroph,** d.h., sie sind in der Lage, aus den anorganischen Grundstoffen Kohlendioxid und Wasser organische Kohlenstoffverbindungen aufzubauen. In Gegenwart von grünem Blattfarbstoff, dem Chlorophyll, wird Lichtenergie in chemische Energie umgewandelt und in Form von Glucose gespeichert. Dieser Prozeß, die Assimilation des Kohlenstoffs oder Photosynthese, ist die Existenzvoraussetzung für die **heterotrophen** Organismen Tier und Mensch, die ihre Körpersubstanz nur aus organischem, von Pflanzen gebildetem Material gewinnen können. Der pflanzliche Stoffwechsel kann in den Primär- und Sekundärstoffwechsel unterteilt werden.

Die **Produkte** des **Primärstoffwechsels** sind für die Aufrechterhaltung eigener Lebensfunktionen wichtige Verbindungen. Hierzu gehören Kohlenhydrate, Fette und Proteine. Entsprechend ihrer Funktion sind sie überall im Pflanzenreich verbreitet und kommen in allen Zellen vor. Sie nehmen aktiv oder passiv am Stoffwechselgeschehen teil, dienen der Pflanze zur Energiegewinnung, als strukturelle Zellbausteine (Gerüsteiweiße, Zellulose) oder als Speicherstoffe (Stärke). Für den Menschen haben sie Bedeutung als Faserlieferanten (Zellulose, Baumwolle), als Nahrungsquelle (Eiweiß, Fette, Stärke und Zucker) oder zum Teil als pharmakologische Wirkstoffe (Fette, Monosaccharide, Aminosäuren).

Die **Produkte** des **Sekundärstoffwechsels** sind niedermolekulare Verbindungen, die durch besondere Syntheseleistungen – häufig nur in einem Entwicklungsstadium – bestimmter Pflanzen entstanden sind. Ihre Verbreitung in der Natur ist begrenzt, manchmal nur auf eine Pflanzengattung beschränkt. Sekundäre Pflanzenstoffe sind keine integrierten Bestandteile der lebenden Zelle. Sie haben auch keine erkennbare physiologische Funktion im Primärstoffwechsel der Pflanze, sondern stellen oftmals Exkrete dar, die in speziellen Zellen abgelagert werden. Für die Pflanze haben sie hauptsächlich Schutzfunktion. Sie dienen der Abwehr von Schädlingen und Krankheiten, als Fraßschutz vor Tieren oder sie helfen der Pflanze als Wachstumsregulatoren ihren Standort gegenüber anderen Pflanzen zu behaupten.

Im Sekundärstoffwechsel der Pflanze werden alle Substanzen gebildet, die als Wirkstoffgruppen in der Phytotherapie Bedeutung erlangt haben. Sie sind Bestandteile der lebenden Pflanze und gelangen als Inhaltsstoffe in die entsprechenden Arzneidrogen. Hinsichtlich ihrer chemischen Gewinnung und Funktion können die Inhaltsstoffe weiter klassifiziert werden:

- Als **Drogeninhaltsstoffe** werden alle charakteristischen Einzelbestandteile der Pflanze bezeichnet, die durch Extraktion mit Wasser, Alkohol oder anderen organischen Lösungsmitteln gewonnen werden können. Zu den Drogeninhaltsstoffen gehören sowohl die therapeutisch wirksamen Substanzen als auch Begleit- und Ballaststoffe wie Zellulose, Stärke, Wachse und Fette. Ein Drogeninhaltsstoff kann gleichzeitig Inhaltsstoff des entsprechenden pflanzlichen Arzneimittels sein, jedoch gelangen nicht alle Bestandteile der Pflanze – abhängig vom Lösungsmittel und Herstellungsverfahren – in das Arzneimittel.

- **Wirksamkeitsbestimmende Inhaltsstoffe** sind chemisch definierte Stoffe oder Stoffgruppen, an die die therapeutische Wirksamkeit gebunden ist. Sie können sich in der gesamten Pflanze oder nur in einzelnen Teilen wie Blüten, Blättern usw. befinden. Sie bestimmen im wesentlichen das Einsatzgebiet der Pflanze.
- **Begleitstoffe** tragen zur Wirksamkeit und zum Spektrum an erwünschten und unerwünschten Wirkungen bei; sie beeinflussen die Löslichkeit und Verfügbarkeit im Körper. Zu den Begleitstoffen zählen Elektrolyte und Spurenelemente, Flavonoide, Saponine und Schleimstoffe, soweit sie nicht selbst wirksamkeitsbestimmend sind.

3.2 Wirkstoffe der Pflanzen

3.2.1 Fette und Öle

Eigenschaften

Fette sind Verbindungen von **Glycerin** (Glycerol), einem dreiwertigen Alkohol, mit höheren **Fettsäuren.** Die natürlich vorkommenden Fette sind komplexe Gemische aus **Triacylgiceriden,** d.h., das Glycerin ist mit drei, meist verschiedenartig gebauten Fettsäuremolekülen verknüpft. Die Fettsäuren der Pflanzen sind in der Regel unverzweigt, langkettig und mit einer geraden Anzahl von Kohlenstoffatomen versehen. Sie können **gesättigt** oder durch Doppelbindungen im Molekül **ungesättigt** sein. Fettsäuren werden in der Literatur durch eine Kurzschreibweise gekennzeichnet, z.B. Linolsäure 18 : 2 (9, 12), aus der die Zahl der Kohlenstoffatome (18) und Doppelbindungen (2), sowie deren Position (an Stelle 9 und 12 der Kette) ersichtlich werden.

Öle sind grundsätzlich in gleicher Weise als Triacylglyceride aufgebaut. Sie sind bei Zimmertemperatur flüssig und unterscheiden sich von den festen Fetten durch den tieferen Schmelzpunkt, der aus dem höheren Anteil ungesättigter Fettsäuren resultiert. Zur Unterscheidung zu den ätherischen Ölen werden sie auch als fette Öle bezeichnet.

Fette sind Reservestoffe der Pflanze, die der Energieversorgung dienen. Sie werden aus Stärke aufgebaut und können wieder in Kohlenhydrate umgewandelt werden. Speicherorte sind vor allem Samen, seltener Fruchtfleisch, Wurzeln oder Knollen. Die meisten Speisefette stammen aus *Samen,* als Fruchtfleischfette haben nur Olivenöl und das Öl der Ölpalme größere Bedeutung. Die Gewinnung der Fette erfolgt durch Kalt- oder Heißpressen, Ausschmelzen oder Extraktion mit leicht flüchtigen Lösungsmitteln.

Essentielle Fettsäuren

Im Körper sind bestimmte Enzyme in der Lage, in gesättigte Fettsäuren an definierten Positionen Doppelbindungen einzuführen. Offensichtlich sind zum Aufbau körpereigener Lipide noch weitere ungesättigte Fettsäuren nötig, die mit der Nahrung zugeführt werden müssen. Diese Fettsäuren werden als essentielle Fettsäuren, nach der Stellung ihrer Doppelbindung als Omega-3- und/oder Omega-6-Fettsäuren, bezeichnet.

Essentielle Fettsäuren werden im menschlichen Organismus zur **Bildung** sogenannter **Eikosanoide** gebraucht, zu denen die Gewebehormone Prostaglandine, Leukotriene und Thromboxane gehören. Ein Mangel an essentiellen Fettsäuren kann Hautveränderungen hervorrufen, sowie eine erhöhte Kapillardurchlässigkeit verursachen und die Entstehung von Herz-Kreislauf-Erkrankungen fördern. In den letzten Jahren wurden die in Fischölkonzentraten vorkommenden Omega-3-Fettsäuren verstärkt beachtet, deren Einnahme der Atheroskleroseprophylaxe dient und das Infarktrisiko senken soll. Als pflanzliches Öl ist das Leinöl besonders reich an Omega-3-Fettsäuren.

Essentielle Phospholipide – Pflanzenlecithin

Phospholipide sind Verbindungen aus Glycerin, Fettsäuren, Phosphorsäure und einer Alkoholkomponente. Ist Cholin die Alkoholkomponente, werden sie auch als Lecithine bezeichnet. Lecithine sind als Zusatzstoffe in zahlreichen Lebensmitteln (Schokolade, Margarine) enthalten oder werden in der pharmazeutischen Industrie als Emulgatoren und Stabilisatoren verwendet. Bei längerdauernder Anwendung von Phospholipiden wurde eine **Senkung des Serumcholesterinspiegels** beobachtet.

Obwohl die Fettsäuren zum Teil zu den essentiellen Fettsäuren gehören, ist die Bezeichnung essentielle Phospholipide nicht ganz zutreffend, da der Körper zur Biosynthese dieser Substanzen fähig ist.

Anwendung

Pflanzenfette werden als Speiseöle (Oliven-, Sonnenblumen-, Maiskeimöl) verwendet, in der pharmazeutischen Industrie als Lösungs- und Suspensionsmittel und in der kosmetischen Industrie als Grundstoffe zur Herstellung von Salben und Badeölen eingesetzt.

Äußerlich werden Pflanzenfette in der Dermatologie bei **trockenen Hauterkrankungen** (z.B. Psoriasis) oder zum Aufweichen von Krusten verwendet. In emulgierter Form dringen sie in die Haut ein und werden vor allem bei trockener, schuppiger und rauher Haut als reizlindernd und glättend empfunden.

Innerlich können Pflanzenfette die **Resorption fettlöslicher Arzneistoffe** unterstützen. Ihre Einnahme führt zur Entleerung der Gallenblase, gleichzeitig wird die Dünndarmperistaltik stimuliert. Einzelne Pflanzenfette haben zusätzlich eine spezifische Wirkung, wie beispielsweise das abführend wirkende Rizinusöl.

3.2.2 Kohlenhydrate

Die Bezeichnung Kohlenhydrate umfaßt eine Gruppe von Naturstoffen, die eine wichtige Funktion im Energiestoffwechsel haben und eine ähnliche Grundstruktur aufweisen. Kohlenhydrate entstehen während der Photosynthese, dem einzigen biochemischen Prozeß, bei dem Lichtenergie dauerhaft in Form chemischer Energie gespeichert wird. Kohlenhydrate werden eingeteilt in:

- Monosaccharide oder Einfachzucker wie Glucose und Fructose, die nicht weiter zerlegt werden können.
- Oligosaccharide, die sich aus zwei bis zehn Einzelbausteinen, den Monosacchariden aufbauen und in diese aufgespalten werden können.
- Polysacccharide, die aus vielen (mehr als 10) Monosacchariden bestehen.

Monosaccharide

Monosaccharide werden nach der Anzahl ihrer Kohlenstoffatome eingeteilt, u.a. in Hexosen (6 C-Atome) und Pentosen (5 C-Atome). Wichtigste Hexosen sind Glucose und Fructose.

Die **Glucose** (Traubenzucker) ist als essentielles Stoffwechselprodukt in allen Pflanzen enthalten, allerdings selten in größeren Konzentrationen. Im technischen Maßstab wird sie aus Stärke gewonnen. Als Drogeninhaltsstoff kommt die Glucose vor allem in *Wurzel-* und *Wurzelstock-Drogen* vor, z.B. in der Baldrian- und Süßholzwurzel.

Die **Fructose** (Fruchtzucker) ist zusammen mit Glucose und Saccharose ein wichtiger Bestandteil vieler süß schmeckender Früchte. Sie ergibt in Verbindung mit Glucose das Disaccharid Saccharose und ist Baustein verschiedener Oligo- und Polysaccharide, u.a. von *Inulin*, dem Reservekohlenhydrat der *Korbblütler*. Im Körper wird die Fructose im Vergleich zu Glucose wesentlich langsamer resorbiert und im Stoffwechsel schneller verwertet. Dadurch hat sie einen geringeren Einfluß auf die Insulinausschüttung und den Blutzucker und wird als Zuckeraustauschstoff für Diabetiker verwendet.

Sorbit ist ebenfalls ein Monosaccharid und chemisch ein Zuckeralkohol. Dieser ist in der Familie der *Rosengewächse*, die viele bekannte Obstsorten umfaßt, weit verbreitet. Im Organismus wird Sorbit zu Fructose umgewandelt, aus der in der Leber schneller und unabhängig von Insulin Glykogen aufgebaut wird. Sorbit eignet sich ebenfalls als Zuckeraustauschstoff, wirkt jedoch in höherer Dosierung abführend.

Disaccharide

Als Disaccharid aus Glucose und Fructose ist die **Saccharose** (Rohrzucker) in vielen Pflanzen enthalten. Wichtigste Zuckerquellen sind das *Zuckerrohr,* ein bis zu 7 Meter hohes, tropisches Gras und die Zuckerrübe, eine zweijährige Pflanze, die im ersten Jahr eine verdickte Rübe bildet. Diese wird geerntet, da im zweiten Jahr durch das Sproßwachstum die Speichersubstanzen der Rübe verbraucht werden würden. Saccharose muß im Körper in seine Bausteine zerlegt werden, um resorbiert zu werden.

Polysaccharide

Polysaccharide (Glykane) sind hochmolekulare Verbindungen, die aus einfachen Bausteinen, den Monosacchariden **Glucose, Fructose, Glucuronsäure** u.a., aufgebaut sind. Abhängig von ihren Eigenschaften haben sie vielfältige Aufgaben als Struktur- und Funktionselemente der Pflanze. Einige, die wasserunlöslich sind, dienen als Gerüstsubstanzen (Zellulose), andere zeigen starkes Quellvermögen, bzw. lösen sich in heißem oder kaltem Wasser. Polysaccharide sind Reservestoffe und übernehmen durch ihr Wasserbindungsvermögen eine wichtige Rolle im Wasserhaushalt der Pflanze (Stärke, Spaltprodukte der Stärke, Dextrine). Bestimmte Polysaccharide, die *Alginate* als charakteristische Zellwandbestandteile der *Braunalgen,* und

die Pektine (s. S. 25) bilden bereits in niedrigen Konzentrationen Gele.

Für die unterschiedlichen Eigenschaften der Polysaccharide sind vier Ebenen des strukturellen Aufbaus ausschlaggebend:

- Primärstruktur: Aufbau und Konstitution der Einzelbausteine, Art der Verknüpfung
- Sekundärstruktur: Anordnung der Grundbausteine, Hinweis auf räumliche Strukturen und Verzweigungsgrad, z.B. lineare Ketten, stark verzweigte Riesenmoleküle. Homoglykane bestehen aus einer Sorte von Grundbausteinen, (Glucane aus Glucose, Fructane aus Fructose), Heteroglykane aus verschiedenartigen.
- Tertiärstruktur: Zusammenschluß zu Gebilden höherer Ordnung, z.B. Doppelbänder, Doppelhelix
- Quartärstruktur: räumliche Anordnung von Bauelementen der Tertiärstrukur als dreidimensionales Netzwerk, z.B. Bildung von Mizellen aus Doppelbändern von Zellulosemolekülen. Der dreidimensionale Aufbau ist für das Wasserbindungsvermögen verantwortlich.

Ebenfalls zur Gruppe der Polysaccharide zählen die Ausscheidungen der Pflanze, die erst nach Verletzung bzw. krankhafter Umwandlung von Zellwandbestandteilen (Zellulose oder Pektine) entstehen, z.B. *Gummi arabicum, Traganth* und *Karaya-Gummi.* Man verwendet sie im Lebensmittel- und Arzneimittelbereich als Füll- und Verdickungsmittel, zur Herstellung von Lutschbonbons oder als Klebemittel.

Stärke

Die Stärke, ein Polysaccharid aus einzelnen **Glucosebausteinen,** besteht aus zwei verschiedenen Glucanen, dem verzweigtkettigen Amylopektin und der aus linearen Glucoseketten gebildeten Amylose. Die Anzahl der Glucoseeinheiten pro Molekül Amylose ist eine charakteristische Größe für die Stärke einer bestimmten Pflanze. So liegt der Polymerisationsgrad der Kartoffelstärke bei 4 500

Glucoseeinheiten, der Getreidestärke zwischen 1 000 bis 2 000 Glucoseeinheiten.

Die Stärke hat als Hautpuder eine therapeutische Bedeutung. Sie wirkt **entzündungswidrig,** indem sie Reize, die durch Reibung von Kleidungsstücken, Windeln oder in Hautfalten entstehen, vermindert und Wundsekrete oder Hautfett aufsaugt. Gleichzeitig wird durch die Oberflächenvergrößerung die Abdunstung erhöht und ein Kühleffekt erzeugt. Durch ihr Quellvermögen wirkt die Stärke auf geschädigter Schleimhaut **reizlindernd.** Da Stärkeprodukte anfällig für Mikroorganismen sind, können sie sich durch Gärungsprozesse leicht zersetzen und sind aus diesem Grund nicht als Babypuder geeignet.

Inulin

In der Familie der *Korbblütler* – seltener in anderen Familien – ist anstelle von Stärke das Inulin als Reservekohlenhydrat anzutreffen. Es gehört zu den Fructosanen, die ganz oder überwiegend aus Fructose als Grundbaustein aufgebaut sind. Ursprünglich wurde es aus *Inula-Arten*, dem *Alant*, Inula helenium, isoliert, woher sich sein Name ableitet. Besonders reich an Inulin sind die Sproßknollen von *Helianthus tuberosus*, einer in Amerika beheimateten nahen Verwandten der Sonnenblume, Helianthus annuus, die das Topinambur liefern. Weitere inulinhaltige Pflanzen sind die *Wegwarte*, Cichorium intybus („Zichorienkaffee"), und die Gemüsepflanzen *Artischocke*, Cynara scolymus und *Schwarzwurzeln.*

Inulin hat einen neutralen, manchmal leicht süßlichen Geschmack und spielt in der **Diabetesdiät** eine Rolle (Topinambur). Es wirkt sättigend, hat jedoch keinen Einfluß auf den Blutzucker, da es zum größten Teil ungespalten in den Dickdarm gelangt. Größere Mengen Inulin können Meteorismus und Durchfall verursachen.

Pektine

Pektine sind hochmolekulare Verbindungen, deren Bausteine sich von den Zuckern ab-

leiten. Ihre auffallendste Eigenschaft ist die Fähigkeit, in wäßriger Lösung von dem Sol in den Gelzustand überzugehen. Pektine sind in vielen Früchten enthalten. Therapeutisch werden sie vor allem **bei Kindern** zur Behandlung von Magen-Darm-Störungen und **Durchfall** eingesetzt (geriebener Apfel, Bananenbrei), da sie durch die Gelierfähigkeit einen Schutzfilm auf der Schleimhaut bilden. Die Hauptwirkung der Pektine beruht vermutlich darauf, daß sie als unverdauliche Stoffe in die unteren Darmabschnitte gelangen, von Darmbakterien abgebaut werden und somit eine Verschiebung des pH-Werts hin zu einem sauren Milieu hervorrufen. Dadurch werden für darmfremde Bakterien, die die Entstehung einer Diarrhö verursachen, ungünstige Lebensbedingungen geschaffen.

Schleimstoffe

Schleimstoffe gehören ebenfalls zu den Polysacchariden. Als Inhaltsstoffe bestimmter Schleimdrogen werden sie an gesonderter Stelle besprochen (s. S. 32).

3.2.3 Ätherische Öle
Eigenschaften

Ätherische Öle sind leicht flüchtige, stark riechende und lipophile Substanzgemische von ölartiger Konsistenz und komplexer Zusammensetzung aus bis zu 50 Einzelbestandteilen. Eine Komponente kann mengenmäßig überwiegen und den Gesamtcharakter des Öls bestimmen. Ätherische Öle sind im Pflanzenreich in den Familien der *Apiaceae* (Doldengewächse), der *Lamiaceae* und *Asteraceae* (Lippen- und Korbblütler) weit verbreitet. Der Pflanze dienen sie wegen ihres starken Dufts als Insektenlockmittel und Fraßschutz. Sie werden als Sekret an abgegrenzten Orten, in Hautdrüsen oder inneren Ölbehältern, gelagert. Zu den Hautdrüsen gehören die Drüsenhaare der Blütenblätter, Drüsenzotten und -schuppen. Innere Ölbehälter sind die Ölstriemen der Früchte von *Anis, Fenchel* und *Kümmel* oder die Ölzellen der *Zitrusfrüchte*.

Ätherische Öle werden durch Wasserdampfdestillation aus den entsprechenden Pflanzenteilen gewonnen. Sie bestehen aus **Monoterpenen** (Menthol, Thymol), **Sesquiterpenen** (*Matricin in Kamillenblüten)* oder **Phenylpropanen.**

Terpene (synonym Isoprenoide, Terpenoide) sind Naturstoffe, die sich durch Vervielfachung einer bestimmten chemischen Grundeinheit aus 5 Kohlenstoffatomen (C_5-Isopren-Einheit) aufbauen. Basiseinheit sind die **Monoterpene**, die aus zwei solcher Einheiten, also aus 10 C-Atomen bestehen. Nach der Anzahl der weiter zum Aufbau benötigten Monoterpene unterscheidet man **Sesquiterpene**, (sesqui = lat. eineinhalb mit 15 C-Atomen), Di- (20 C-Atome), Tri-, Tetraterpene usw. bis hin zu Polyterpenen. Terpene kommen in allen grünen Pflanzen in größter Mannigfaltigkeit vor. Sie sind charakteristisch für einzelne Pflanzenarten und werden daher als „biochemische Muster" zur taxonomischen Kennzeichnung herangezogen. Von den Terpenen leiten sich durch Ringschluß im Molekül die **Sesquiterpenlaktone** oder Diterpenlaktone und die Iridoide ab.

Unter **Phenylpropanen** versteht man Pflanzenstoffe, die biosynthetisch aus den aromatischen Aminosäuren Phenylalanin, Tyrosin und Dihydroxyphenylalanin (DOPA) hervorgehen, aber keinen Stickstoff im Molekül haben.

Beispiele: Ätherisch-Öl-Drogen mit überwiegend Monoterpenen: Pfefferminz-, Melissen-, Salbeiblätter, Thymiankraut, Wacholderbeeren, Fichtennadel- und Eukalyptusöl
Ätherisch-Öl-Drogen mit überwiegend Sesquiterpenen: Kamillenblüten, Javanische Gelbwurz
Ätherisch-Öl-Drogen mit überwiegend Phenylpropanen: Anis-, Fenchelfrüchte, Ingwerwurzel.

Wirkungen

Ätherische Öle durchdringen als stark lipophile Substanzen leicht die Zellmembranen, sie werden vom Magen-Darm-Trakt gut resorbiert und leicht über die Haut aufgenommen. Aus diesem Grund kann auch durch Badezusätze mit hochdosierten ätherischen Ölen eine systemische Wirkung erreicht werden. Ätherische Öle weisen ein **breites Wirkungsspektrum** auf und wirken:

- **entzündungshemmend** – antiphlogistisch: *Kamille, Arnika*
- **blähungstreibend** – karminativ: *Fenchel, Anis, Kümmel*
- **verdauungsfördernd** – choleretisch: *Javanische Gelbwurz*
- **harntreibend** – diuretisch: *Wacholder, Birkenblätter*
- sie **erleichtern** das **Abhusten** – expektorierend: *Thymian*
- **hautreizend,** örtlich durchblutungsfördernd und sind somit zur Anwendung bei Neuralgien und rheumatischen Beschwerden geeignet (*Rosmarin*). Durch die lokale Reizwirkung auf der Haut können reflektorisch über eine bessere Durchblutung innere Organe beeinflußt werden. (Reiztherapie der Head-Zonen).
- **wachstumshemmend** auf Mikroorganismen, wie Bakterien, Viren oder Pilze (*Thymian, Pfefferminze*) und gegen Eingeweidewürmer (*strahlenlose Kamille*).

Allen ätherischen Ölen gemeinsam ist die **Reizwirkung** auf **Chemorezeptoren.** Sie regen den Geruchs- und Geschmackssinn an und werden als Geruchs- und Geschmackskorrigentien oder als Gewürze verwendet. In niedriger Konzentration rufen sie im Rahmen der Aromatherapie eine Änderung des Befindens hervor.

> Pflanzen, die ätherische Öle enthalten, können wie die reinen Öle selbst Allergien auslösen, die nach Einnahme in Form einer Nahrungsmittelallergie und bei äußerlicher Anwendung als Kontaktallergie auftreten.

3.2.4 Alkaloide
Eigenschaften

Alkaloide sind basisch reagierende, stickstoffhaltige und kompliziert gebaute Naturstoffe mit verschiedenartigster Struktur. Sie kommen in vielen Pflanzenfamilien vor, zu den wichtigsten Familien zählen die *Solana-ceae* (Nachtschattengewächse: Tollkirsche, Bilsenkraut), die *Papaveraceae* (Mohnge-wächse: Schlafmohn, Schöllkraut), die *Fa-baceae* (Schmetterlingsblütler: Besenginster) und die *Asteraceae* (Korbblütler: Pyrrolizi-din-Alkaloide im Huflattich). Alkaloide müs-sen nicht in allen Teilen der jeweiligen Pflan-ze enthalten sein. Sie werden in bestimmten Geweben gebildet und können dort gespei-chert oder über Leitungsbahnen in der Pflan-ze verteilt werden.

Alkaloide sind bereits an ihrem Namen als solche zu erkennen. Die genaue chemische Bezeichnung ist oft sehr kompliziert und man hat sich darauf geeinigt, die Trivialbezeichnung auf die Silbe -in enden zu lassen. Der Trivialname leitet sich häufig vom Gat-tungs- oder Artnamen der Pflanze ab (Beispiele: *Atropin* der Tollkirsche, Atropa belladonna; *Berbe-rin* aus dem Sauerdorn, Berberis vulgaris; *Papaverin* aus dem Schlafmohn, Papaver somniferum), von der Drogenbezeichnung (Beispiel *Chinin* von Cortex Chinae, Chinarinde), selten von der Wirkung (Bei-spiel Emetin von emetos = erbrechen) und nur in einem Fall vom Namen des Entdeckers (Beispiel Pelletierin von Pelletier).

Pyrrolizidin-Alkaloide

Pyrrolizidin-Alkaloide kommen in der Fami-lie der *Korbblütler* (Asteraceae) und *Rauh-blattgewächse* (Boraginaceae) vor. Sie haben **keine therapeutische Bedeutung,** bilden je-doch zum Teil **giftige Stoffwechselprodukte** und wirken leberschädigend. In vielen Län-dern gibt es Anwendungsbeschränkungen für den Einsatz von Pyrrolizidin-Alkaloiden. In Europa sind folgende Drogen betroffen:
- *Beinwellwurzel* (Stammpflanze: Symphy-tum officinale)
  Von der innerlichen Anwendung wird abgeraten, bei äußerlichem Gebrauch ist keine Gefährdung gegeben.
- *Huflattichblätter* (Stammpflanze: Tussila-go farfara)
  Sie enthalten verschiede Pyrrolizidin-Alka-loide, teilweise mit lebertoxischer Wirkung. *Tussilagin* hat eine andere Grundstruktur und ist vermutlich nicht toxisch. Insgesamt

ist die Konzentration in den Blättern gerin-ger als in Huflattichkraut und -blüten und nach heutigem Stand der Diskussion ist gegen eine Anwendung unter bestimmten Einschränkungen (s. S. 58, 105 f., 144 f.) nichts einzuwenden. Der Anbau alkaloid-armer Sorten ist möglich.
- *Fuchskreuzkraut* (Stammpflanze: Senecio nemorensis, subspecies fuchsii)
  Für die Droge und ihre Zubereitungen wur-den genotoxische und karzinogene Wir-kungen nachgewiesen. Eine früher übliche Anwendung als „Diabetikertee" ist nicht zu verantworten.

Wirkungen

Alkaloide sind lipophil und in Wasser schlecht löslich, bilden jedoch wasserlösliche Salze. Der Pflanze dienen Alkaloide als Fraß-schutz, da sie im menschlichen und tieri-schen Organismus auffällige Wirkungen her-vorrufen. Abhängig vom einzelnen Alkaloid sind primär das **Zentralnervensystem,** teilwei-se das autonome Nervensystem oder spezifi-sche Bereiche sensibler Nerven betroffen. Nervenfunktionen können angeregt oder gehemmt werden. Seit alters her wurden al-kaloidhaltige Pflanzen als Rausch- und Ge-nußmittel verwendet. Vergiftungen durch Pflanzen sind meist auf Alkaloide zurück-zuführen.

In der Medizin werden Alkaloide haupt-sächlich als **isolierte Reinstoffe** einge-setzt. Durch ihre ausgeprägte pharmako-logische Wirkung unterliegen sie fast aus-schließlich der *Verschreibungspflicht.*

Beispiele: *Bekannte Alkaloide sind das Atropin der Tollkirsche, das Colchicin der Herbstzeitlose, das Ergotamin aus dem Mutterkorn, das Cocain der Cocapflanze, das Codein und Morphin aus dem Schlafmohn, das Nicotin im Tabak.*
Zu den Alkaloiden mit abgeschwächter Wirkung zählt das Chelidonin aus dem Schöllkraut, auch die Purinderivate Coffein und Theophyllin der Kaffeepflanze gehören zur Gruppe der Alkaloide.

3.2.5 Bitterstoffe
Eigenschaften

Bitterstoffe kommen in vielen Pflanzenfamilien vor; von medizinischer Bedeutung sind vor allem die Bitterstoffe der *Gentianaceae* (Enziangewächse: Enzian, Tausendgüldenkraut), der *Lamiaceae* (Lippenblütler: Salbei) und der *Asteraceae* (Korbblütler: Wermut). Es sind unterschiedlich zusammengesetzte Verbindungen, die in der Regel gut mit Wasser extrahierbar sind. Sie leiten sich von den Terpenen ab und werden bestimmten Gruppen zugeordnet:

- **Iridoide und Secoiridoide,** z.B. *Gentiopikrosid* in der Enzianwurzel und im Tausendgüldenkraut
- **Sesquiterpene,** z.B. *Absinthin* und *Artabasin* im Wermutkraut, Bitterstoffe in Schafgarbenkraut, Löwenzahnwurzel und -kraut
- **Sesquiterpenlaktone,** z.B. *Helenalin* in Arnikablüten, Bitterstoffe in der Römischen Kamille
- **Bitterstoffe** mit anderer Grundstruktur sind die im Harz der Hopfenzapfen enthaltenen *Bittersäuren* der Humulon- und Lupulongruppe.

Wirkungen

Bitterstoffe wirken durch ihren bitteren Geschmack **appetitanregend** und **verdauungsfördernd.** Von den Geschmacksknospen der Zunge aus wird reflektorisch eine verstärkte Sekretion von Speichel und Magensaft ausgelöst. Durch die funktionelle Verknüpfung aller Verdauungsorgane werden auch die Leber und die Bauchspeicheldrüse zu vermehrter Sekretion angeregt sowie die Ausschüttung von Galle in den Zwölffingerdarm gefördert.

Bitterstoffdrogen werden fast ausschließlich in Form **wäßriger** oder **alkoholischer Extrakte,** als sogenannte Bittermittel oder Amara verwendet. Da die Wirkung an den bitteren Geschmack gebunden ist, sind Tabletten oder Dragees wenig sinnvoll.

3.2.6 Flavonoide
Eigenschaften

Flavonoide, eine große Klasse von Pflanzeninhaltsstoffen, werden in viele Unterklassen eingeteilt, z.B. Flavone und Flavonole. Wichtige Flavone, von denen sich viele weitere Verbindungen ableiten, sind *Kämpferol* und *Quercetin.* Flavonoide kommen in allen höheren Pflanzen, teilweise mit Zuckerbausteinen glykosidisch gebunden (s. S. 30), vor.

Früher wurden Auszüge bestimmter Pflanzen zum Gelbfärben von Wolle und Baumwolle verwendet, die Inhaltsstoffe dieser Färberdrogen wurden Flavone (von lateinisch flavus = gelb) genannt. Im Laufe der Zeit konnten viele andere Pflanzenstoffe mit gleichem chemischem Aufbau nachgewiesen werden und man bezeichnete die ganze Stoffgruppe als Flavonoide. Chemisch bestehen Flavonoide aus zwei aromatischen Kohlenstoffringen, die über eine C_3-Brücke miteinander verbunden sind. Die Ringe und die C-Kette sind unterschiedlich substituiert. Oxidationsgrad und Ausgestaltung mit weiteren Molekülgruppen bilden die Grundlage für die Einteilung in Unterklassen.

Wirkungen

Fast allen Flavonoiden gemeinsam ist eine **unspezifische Schutzwirkung** auf **Kapillaren** durch Verminderung von Gefäßdurchlässigkeit und -brüchigkeit. Sie zeigen vielfältige pharmakologische Wirkungen und haben **ein breites Anwendungsgebiet:**

- **ödemprotektiv** bei Venenerkrankungen: *Aescin* aus der *Roßkastanie,* *Rutin* aus der *Raute*
- **Erhöhung der Toleranz** gegenüber **Sauerstoffmangel:** *Flavonoide* der *Ginkgoblätter*
- **Radikalfängereigenschaften:** *Flavonoide* der *Ginkgoblätter*
- **Einfluß** auf das **Herz- und Kreislaufsystem:** *Flavonoide* im *Weißdorn*
- **Zellschutzwirkung,** besonders auf Leberzellen: *Silymarin-Komplex* der *Mariendistel*

- **hemmend** auf die **Bildung von Prostaglandinen** und entzündungserrregenden Stoffen: *Silymarin-Komplex*
- **krampflösend:** *Flavonoide* in *Kamillenblüten* und *Römischer Kamille*
- **harntreibend:** *Flavonoide* in *Birkenblättern* und *Schachtelhalmkraut.*

3.2.7 Gerbstoffe

Eigenschaften

Gerbstoffe sind wasserlösliche Verbindungen von hohem Molekulargewicht, die in früheren Zeiten zum Gerben von Leder verwendet wurden. Sie werden unterteilt in **kondensierte Gerbstoffe** oder kondensierte Proanthocyanidine und in **hydrolysierbare Gerbstoffe** oder Gallotannine. Kondensierte Proanthocyanidine bauen sich aus mehreren gleichartigen Grundbausteinen, den Catechinen, auf, sie werden daher auch oligomere Proanthocyanidine oder Catechingerbstoffe genannt. Hydrolysierbare Gerbstoffe können in einen Zuckeranteil und eine Säurekomponente, z.B. Gallussäure, gespalten (hydrolysiert) werden.

Proanthocyanidine sind farblose Pflanzenstoffe, die beim Erhitzen mit verdünnten Mineralsäuren in Anthocyanidine übergehen. Diese bilden die roten, blauen oder violetten Farbstoffe von Blüten und Früchten.
Phlobaphene, die Gerbstoffrote, entstehen aus den oligomeren Proanthocyanidinen durch Trocknen und Lagern von Gerbstoffdrogen, sie sind für die rotbraune bis schwarze Färbung verantwortlich. Phlobaphene wirken nicht mehr adstringierend.

Proanthocyanidine kommen in vielen Pflanzen vor, vor allem in Wurzeln, Blättern, Rinden und Früchten von Holzgewächsen. Wichtige Pflanzenfamilien sind die *Rosaceae* (Rosengewächse: Blutwurz) und *Fagaceae* (Buchengewächse: Eichenrinde). In niedrigeren Konzentrationen sind oligomere Proanthocyanidine in pflanzlichen Nahrungs- und Genußmitteln (Äpfel, Weintrauben, Wein, Tee und Kakao) enthalten, in größeren Mengen in den seit alters her als Gerbstoffdrogen bekannten Pflanzenteilen. Hydrolysierbare Gerbstoffe sind in *Hamamelisblättern* und -*rinde,* geringe Mengen neben kondensierten Gerbstoffen im *Wurzelstock* der *Blutwurz* vorhanden.

Pflanzengallen

Pflanzengallen entstehen durch fehlgeleitete Wachstumsprozesse der Pflanze, die durch tierische Organismen – Wespen, Blattläuse – in Gang gesetzt werden. Im Spätsommer findet man sie häufig an der Blattunterseite von Eichenblättern. Durch die Eiablage der Gallwespen auf den Vegetationspunkt der austreibenden Knospen entstehen anstelle normaler Triebe kugelige Gebilde, die den Larven als Behausung und Nahrung dienen. Sie enthalten 40–75 % *Tannin*, ein komplexes Gemisch verschiedener Gallotannine, das äußerlich zum **Schutz** von **Haut** und **Schleimhaut** verwendet wird. Pflanzengallen selbst sind heute kaum mehr gebräuchlich.

Labiaten-Gerbstoffe

Labiaten-Gerbstoffe oder Lamiaceen-Gerbstoffe sind in der Familie der *Lippenblütler* (Lamiaceae, früher Labiatae) verbreitet. Trotz ausgeprägt gerbender Potenz sind es keine „echten" Gerbstoffe, da sie weder als Tannin- noch als Catechinderivate nachgewiesen werden konnten. Es handelt sich um Phenolcarbonsäuren, in erster Linie *Rosmarinsäure.*

Phenolcarbonsäuren sind die in der Natur vorkommenden Hydroxybenzoesäuren und Hydroxyzimtsäuren. Als Drogeninhaltsstoffe liegen sie in freier Form, gebunden mit anderen Säuren, als Glykosid mit Zucker verestert oder zusammen mit Flavonoiden vor. Zu den Hydroxybenzoesäuren gehören die Salicylsäure und die Gallussäure (als Bestandteil der Gallotannine), zu den Hydroxyzimtsäuren die Kaffeesäure (z.B. in Römischer Kamille enthalten). Verbindungen von Phenolcarbonsäuren mit anderen aromatischen Säuren werden als **Depside** bezeichnet. Wichtige Depside sind die Chlorogensäure, eine Verbindung aus Kaffeesäure und Chinasäure (Caffeoylchinasäure, z.B. das

Cynarin der Artischockenblätter), die Cichoriensäure (im Sonnenhut) und die Rosmarinsäure als Labiaten-Gerbstoff (in Melissen-, Salbei- und Pfefferminzblättern).

Wirkungen

Gerbstoffe wirken durch ihre Fähigkeit, die Polypeptidketten der Eiweißmoleküle miteinander zu vernetzen, **adstringierend**. In höheren Konzentrationen bilden sie mit den Eiweißstoffen der obersten Gewebeschicht von Haut und Schleimhaut unlösliche Verbindungen. Gerbstoffe wirken:

- **schwach antibakteriell:** Es entsteht eine schützende Membran, die für die Bakterien ungünstige Wachstumsbedingungen schafft und die Resorption toxischer Eiweißabbauprodukte verhindert.
- **entzündungswidrig:** In niedrigeren Konzentrationen, die keine Eiweißfällung verursachen, werden Zellmembranen abgedichtet und die Kapillardurchlässigkeit vermindert.
- **blutstillend:** Blutungen aus feinen Kapillaren werden durch Eiweißkoagulation gestillt.
- **reizmildernd** und **hemmend** auf die übermäßige *Sekretion* entzündeter Schleimhaut.

Gerbstoffdrogen werden **äußerlich** zu Pinselungen oder als Gurgelmittel bei Schleimhautentzündungen im Mundbereich (Blutwurz, Ratanhiawurzel), zu Umschlägen bei kleinflächigen Wunden, Hauterkrankungen und Hämorrhoiden (Eichenrinde, Hamamelisrinde), **innerlich** bei akuten, unspezifischen Durchfallerkrankungen (getrocknete Heidelbeeren, Blutwurz) eingesetzt.

Gerbstoffe bilden mit Schwermetallionen und Alkaloiden schwer lösliche Verbindungen und eignen sich als **Antidot** bei Vergiftungen mit diesen Substanzen (erste Hilfe: starker Tee). Durch die Fähigkeit zur Komplexbildung wird allerdings auch die Resorption von Alkaloiden und anderen basischen Arzneistoffen verzögert oder verhindert.

3.2.8 Glykoside

Glykoside sind Verbindungen, bei denen ein Zuckermolekül (ein Mono-, Di- oder Trisaccharid) mit einer anderen Komponente in einer bestimmten chemischen Bindungsart verknüpft ist. Durch Hydrolyse, d.h. durch Anlagerung von Wasser, können Glykoside wieder in beide Bestandteile aufgespalten werden. Als Zucker kommen Glucose, Fructose und viele andere in Frage, der Nichtzuckeranteil, das sogenannte Aglykon oder Genin, kann aus den verschiedensten organischen Verbindungen bestehen und bestimmt weitgehend das Wirkungsspektrum. Glykoside zeigen dementsprechend unterschiedliche Wirkungen:

- **positiv inotrop, negativ chronotrop:** *Herzglykoside* im roten *Fingerhut*
- **abführend:** *Anthrachinonglykoside* in *Sennesblättern und -früchten*
- **durchblutungsfördernd,** Radikalfängereigenschaften: *Flavonolglykoside* in *Ginkgoblättern*
- **harmonisierend** auf die **Darmperistaltik:** *Glykoside* der *Uzara-Wurzel*
- **mild kortisonartig:** *Steroidglykoside* in *Bittersüßstengel*
- **hormonähnlich:** *Triterpenglykoside* im *Cimicifuga-Wurzelstock.*

Herzglykoside

Herzglykoside sind im Pflanzenreich sowohl in der Klasse der Zweikeimblättrigen (Magnoliatae), als auch in der Klasse der Einkeimblättrigen (Liliatae) weit verbreitet. Wichtigste Familien sind die *Ranunculaceae* (Hahnenfußgewächse: blauer Eisenhut, Adonisröschen), *Scrophulariaceae* (Rachenblütler: roter und wolliger Fingerhut), *Apocynaceae* (Hundsgiftgewächse: Strophanthus-Arten, tropische Lianen) und die *Liliaceae* (Liliengewächse: Maiglöckchen, Meerzwiebel). Die bekanntesten Herzglykoside stammen aus dem Fingerhut, *Digitalis purpurea* und *Digitalis lanata,* woher sich die synonyme Bezeichnung Digitalisglykoside ableitet. Der Nichtzuckeranteil besteht bei den Herzglykosiden aus einem Steroid-Grundgerüst, als Zuckerkomponente kommen Glucose, Rhamnose und eine Reihe seltener Zucker vor. Herzglykoside werden dem Aufbau des Steroid-Grundgerüsts entsprechend in Cardenolide und Bufadenolide eingeteilt.

Wirkungen

Alle Herzglykoside haben in niedriger, d.h. **therapeutischer Dosierung** insbesondere bei bestehender Herzinsuffizienz **spezifische Wirkungen** am **Herzmuskel:**
- positiv inotrop – Erhöhung der Kontraktionskraft des Herzmuskels
- negativ chronotrop – Verminderung der Herzfrequenz
- negativ dromotrop – Verminderung der Erregungsleitungsgeschwindigkeit
- positiv bathmotrop – Zunahme der Erregbarkeit durch Herabsetzung der Reizschwelle.

Herzglykoside haben eine geringe therapeutische Breite, höhere Dosierungen führen zu systemischen Symptomen (Kopfschmerzen, Sehstörungen) und toxischen Erscheinungen am Herzen (Rhythmusstörungen bis hin zum Kammerflimmern, Blockierung des Reizleitungssystems).

Die herzwirksamen Eigenschaften sind an das Aglykon gebunden, der Zuckerrest bestimmt die Löslichkeit und damit die Resorptions- und Eliminationsgeschwindigkeit im Körper. Herzglykoside werden vorwiegend als Reinstoffpräparate eingesetzt. Extraktpräparate aus *Maiglöckchen, Meerzwiebel* und *Adonisröschen* haben in der rationalen Phytotherapie keine Bedeutung mehr. Herzglykoside sind, mit Ausnahme der letztgenannten, verschreibungspflichtig.

Anthranoide

Anthranoide, auch als Emodine bezeichnet, sind abführend wirkende Derivate des Anthrachinons und liegen in der Regel als Glykoside (Anthrachinonglykoside) vor. Zu den Anthranoid-Drogen gehören die *Faulbaumrinde* (Rhamnaceae, Kreuzdorngewächse), die *Rhabarberwurzel* (Polygonaceae, Knöterichgewächse) sowie *Sennesblätter* und *-schoten* (Caesalpiniaceae, Johannisbrotbaumgewächse).

Wirkungen

Anthrachinonglykoside stimulieren die **Darmperistaltik** und beschleunigen die **Darmpassage.** Sie gelangen unverändert in den Dickdarm und werden dort durch Enzyme der Darmbakterien in Zucker und freie Anthrachinone gespalten. Diese wirken hydragog, d.h., die Sekretion von Wasser und Elektrolyten in das Darmlumen wird erhöht und deren Rückresorption gleichzeitig gehemmt. Volumenzunahme und Steigerung des Füllungsdrucks regen die Peristaltik an. Höhere Konzentrationen können kolikartige Leibschmerzen hervorrufen.

3.2.9 Saponine
Eigenschaften

Saponine sind glykosidisch gebundene Naturstoffe mit seifenähnlichen Merkmalen, die durch einen hydrophilen (Zuckerkette) und lipophilen Anteil im Molekül in der Lage sind, die Oberflächenspannung von Wasser herabzusetzen. Sie wirken auf Öle emulgierend und bilden beim Schütteln in wäßriger Lösung einen haltbaren Schaum. Saponine leiten sich wie viele Pflanzenstoffe von den Terpenen ab (s. S. 26), können jedoch sehr unterschiedlich aufgebaut sein. Nach der chemischen Struktur ihres Geninanteils werden sie in **Triterpensaponine, Steroidsaponine** und **Steroidalkaloidsaponine** unterteilt, die sich dementsprechend auch in ihren Wirkungen unterscheiden.

Triterpensaponine sind in der Klasse der Magnoliatae (zweikeimblättrigen Pflanzen) weit verbreitet. Wichtige Familien sind die *Primulaceae* (Primelgewächse: Primelwurzel), *Araliaceae* (Efeugewächse: Efeu), *Carophyllaceae* (Nelkengewächse: Rote Seifenwurzel, Bruchkraut) und *Hippocastanaceae* (Roßkastaniengewächse: Roßkastanie). Sie kommen in allen Pflanzenteilen vor, bevorzugt jedoch in Wurzeln, Rinden und Samen.

Wirkungen

Viele Saponine zeigen als oberflächenaktive Substanzen und abhängig von ihrer Struktur eine **hämolytische Aktivität**, d.h., sie haben die Fähigkeit, noch in großer Verdünnung rote Blutkörperchen aufzulösen. Sie bilden mit Cholesterin und den Lipiden der Erythrozytenmembran stabile Komplexe und verändern auf diese Weise die Zellmembran. Es entstehen Lücken in der Zellwand, durch die Natriumionen und Wassermoleküle einströmen. Die Zelle platzt und das Hämoglobin tritt ins Plasma über. Die hämolytische Aktivität wird zur Wertbestimmung der Saponine herangezogen.

Für Fische und andere Wassertiere sind Saponine giftig, da die Zellmembranen im Kiemenepithel durchlässiger werden und sich somit der Wassergehalt des Bluts erhöht. Beim Menschen führen orale Gaben nicht zu akuten Vergiftungen. Saponine werden im Magen-Darm-Trakt nur schwer resorbiert, Wunden oder Entzündungen im Bereich des Rachens oder der Verdauungsorgane können jedoch eine größere Aufnahme in die Blutbahn zur Folge haben.

Saponine schmecken kratzend und bitter, in Pulverform reizen sie zum Niesen, steigern den Tränenfluß und verursachen Augenentzündungen. Viele von ihnen **hemmen** das **Wachstum** von **Mikroorganismen**, vornehmlich von Pilzen. Saponine wirken **lokal gewebereizend** und **auswurffördernd.** Diese Wirkung kommt auf reflektorischem Wege zustande. Nach Reizung der Magenschleimhaut werden über sensorische Nervenbahnen die Schleimdrüsen in den Bronchien zu verstärkter Sekretion angeregt.

Einige Saponine zeichnen sich durch besondere Eigenschaften aus: Die Triterpernsaponine der *Süßholzwurzel* bzw. ihr Aglykon, die Glycyrrhetinsäure wirken entzündungshemmend und antiulzerogen, d.h., sie verhindern die Entstehung von Magengeschwüren. Aescin, das Saponingemisch der *Roßkastanie,* wirkt einer Ödembildung entgegen und kann bereits vorhandene Ödeme ausschwemmen.

Aufgrund ihrer physikalischen Eigenschaft als oberflächenaktive Substanzen sind Saponine Lösungsvermittler für schlecht resorbierbare Arzneistoffe.

3.2.10 Schleimstoffe

Eigenschaften

Schleimstoffe sind hochmolekulare Verbindungen, die mit Wasser viskose, **kolloidale Lösungen** ergeben oder die Fähigkeit zur **Gelbildung** haben. Von ihrem chemischen Aufbau her gehören sie zur Gruppe der Polysaccharide. Die Schleime der typischen Schleimdrogen unterscheiden sich von den strukturbildenden Polysacchariden (Zellulose) durch ihre Wasserlöslichkeit und die Lokalisation als Zellwandbestandteile in bestimmten Pflanzenteilen. Natürlich vorkommende Schleime sind meist Gemische verschiedener Verbindungen, die abhängig von ihren Zuckerbausteinen in neutrale und saure Schleime – mit Glucuron- oder Galakturonsäure als Monosaccharid – eingeteilt werden können. Wichtige Familien schleimführender Pflanzen sind die *Tiliaceae* (Lindengewächse: Lindenblüten) und *Malvaceae* (Malvengewächse: Malvenblätter und -blüten, Eibischwurzel).

Die räumliche Anordnung der Einzelbausteine als dreidimensionales Netzwerk stellt die Grundlage für Wasserbindungsvermögen und Quellfähigkeit der Schleimdrogen dar. Unter Berücksichtigung dieser besonderen Eigenschaften werden zur Wertbestimmung physikalische Methoden wie die Messung der Viskosität und die Bestimmung der **Quellungszahl** herangezogen:

> Unter der Quellungszahl versteht man das Volumen in Millimeter, das 1 g Droge zusammen mit dem anhaftenden Schleim nach vierstündigem Quellen einnimmt.

Wirkungen

Schleimstoffe haben im wesentlichen nur lokale Wirkungen. **Wasserlösliche Schleimstoffe** bilden in Wasser visköse Lösungen, die durch Ausbildung eines Schutzfilms auf Haut und Schleimhaut **reiz- und entzündungsmildernd** wirken. Sie ersetzen sozusagen die natürliche Schleimschicht der Schleimhaut, die durch entzündliche Prozesse in Funktion und Aufbau gestört ist. Bloßliegende Nervenendigungen und untere Gewebsschichten werden von weiteren Reizen abgeschirmt und Entzündungen können abklingen. Schleimdrogen werden bei Reizhusten und als Gurgelmittel bei Schleimhauterkrankungen im Mund- und Rachenraum verwendet (*Eibischwurzel, Spitzwegerichkraut, Malvenblätter und -blüten*).
Unlösliche Schleimstoffe gelangen unverdaut in den Darm. Sie quellen in Wasser, bilden Gele und wirken über eine Volumenzunahme des Darminhalts **stuhlregulierend,** da der Dehnungsreiz die Darmperistaltik stimuliert. Wasserlösliche Schleime werden im Magen verdaut und besitzen keine abführende Wirkung. Bei unspezifischen oder entzündlichen Durchfällen führen die Schleimstoffe durch das Wasserbindungsvermögen zur Verringerung der Stuhlfrequenz und zur Verfestigung des Darminhalts, gleichzeitig werden Sekrete aufgesaugt, Gase und Bakterien gebunden und Zersetzungsprodukte im Darm neutralisiert (*Flohsamen*). Schleimstoffe können auch die Verträglichkeit örtlich reizender und entzündungserregender Medikamente verbessern.

Äußerlich werden gepulverte Schleimdrogen (*Leinsamenpulver oder -preßkuchen*) zu Breiumschlägen bei Hauterkrankungen verwendet. Sie wirken **reiz- und entzündungsmildernd** durch Ausbildung eines kühlenden Wasserdepots auf der Haut.

3.2.11 Senföle

Senföle und Senfölglykoside (Glucosinolate) sind Verbindungen schwefelhaltiger organischer Säuren, die sich biosynthetisch von den Aminosäuren als Vorstufen ableiten. Sie kommen in der Familie der *Kreuzblütler* (schwarzer und weißer Senf) und in verschiedenen *Kressearten* (Kapuzinerkresse) vor. Senföle sind stechend riechende, wasserdampfflüchtige und scharf schmeckende Verbindungen, die beim Zerstören von pflanzlichem Gewebe durch bestimmte Enzyme der Pflanze aus ihren Glykosiden freigesetzt werden.
Senföle wirken **antibakteriell** und **hautreizend.** Sie werden in Form der gepulverten Droge (Senfmehl aus schwarzem und weißem *Senfsamen*) äußerlich zu Breiumschlägen, Bädern und zur Segmenttherapie bei chronisch-degenerativen Gelenkerkrankungen und Weichteilrheumatismus verwendet. Das Benzylsenföl der *Kapuzinerkresse* stimuliert unspezifische immunologische Abwehrreaktionen.

3.2.12 Mineralstoffe und Spurenelemente

In der Pflanze ist im Gegensatz zum tierischen Organismus Kalium gegenüber Natrium vorherrschend. Als weitere mineralische Bestandteile treten regelmäßig, jedoch in unterschiedlichen Mengenverhältnissen, die Elemente Calcium, Magnesium, Phosphor, Schwefel, Chlor und Silicium in Form ihrer Salze bzw. Ionen auf. Neben Kalium und Silicium haben die Spurenelemente Jod und Selen eine gewisse Bedeutung als Inhaltsstoffe in Arzneidrogen.

Kalium

Zu den kaliumreichsten Familien gehören die *Urticaceae,* (Brennesselgewächse), *Caryophyllaceae* (Nelkengewächse), *Boraginaceae* (Rauhblattgewächse) und *Primulaceae* (Primelgewächse). Bei einigen Drogen, die in Blasen- und Nierentees verwendet werden – Birken- und Brennesselblätter, Goldrutenkraut und Orthosiphonblätter – wird die harntreibende Eigenschaft der in diesen Pflanzen enthaltenen Flavonoide, Saponine oder ätherischen Öle vermutlich durch den vergleichsweise hohen Kaliumgehalt unterstützt. Kaliumionen werden in den Nierentubuli aktiv sezerniert und führen über osmotische Vorgänge zu einer **vermehrten Wasserausscheidung.** Zwar löst bereits das Trinken größerer Mengen hypotoner Flüssigkeit – von Flüssigkeit mit geringerem Salzgehalt und einem dadurch verminderten osmotischen Druck (z.B. Tee) – eine Wasserdiurese aus, die diuretische Wirkung wird jedoch auf die Beteiligung osmotisch wirkender Kaliumsalze zurückgeführt. Auf diesem Prinzip beruht auch die entwässernde Wirkung der sogenannten Kartoffeldiät. Kartoffeln sind reich an Kalium und gleichzeitig arm an Natrium.

Silicium

Silicium, das zweithäufigste Element der Erdkruste, ist im Pflanzenreich weit verbreitet und am Aufbau von Zell- und Organstrukturen beteiligt. Bei niederen Organismen wie den Kieselalgen ist Silicium Bestandteil der Zellhaut, bei den Gräsern und Schachtelhalmen wird es in Form von Kieselsäure in das Grundgerüst der Zellwände aus Zellulose und Pektinen eingelagert. Silicium ist für den Menschen ein essentielles Spurenelement und wird zur Knochenbildung und -kalzifizierung gebraucht.

Die bekannteste kieselsäurehaltige Pflanze ist der *Schachtelhalm.* In der Volksmedizin wird er aufgrund der stoffwechselanregenden und gewebefestigenden Wirkung auf das Bindegewebe bei Rheuma, gegen Haarausfall und bei brüchigen Fingernägeln eingesetzt.

Jod

Jod wird zum Aufbau der Schilddrüsenhormone benötigt und ist für den Menschen ein lebenswichtiges Spurenelement. In der Natur kommt es nur in geringen Mengen, hauptsächlich im Meerwasser in Form seiner Salze, vor. Bestimmte Meeresalgen, die Rot- und Braunalgen, sind in der Lage, Jod aus dem umgebenden Meerwasser aufzunehmen und in wesentlich höherer Konzentration anzureichern. Die einzige, zum Teil heute noch verwendete Droge ist der getrocknete *Blasentang,* Fucus vesiculosus, aus der Klasse der Braunalgen. Er wurde früher gegen Kropfbildung und Fettleibigkeit eingesetzt und ist in der Volksmedizin noch immer Bestandteil einiger „Schlankheitstees".

Aufgrund der schwankenden Zusammensetzung, der daraus resultierenden Unsicherheit in der Dosierung und der Gefahr einer *unkontrollierten Jodabgabe* ist die Anwendung von Blasentang, Fucus vesiculosus, *nicht zu verantworten.*

Selen

Abhängig von der Dosierung ist Selen sowohl ein lebensnotwendiges Element als auch gefährliches Gift. Der Bereich zwischen Selenmangel und Selenvergiftung ist sehr klein: Einerseits entwickeln Weidetiere, die mit selenarmem Futter gefüttert werden, aufgrund des Selenmangels ein bestimmtes Krankheitsbild, das mit einer Degeneration der Sklettmuskulatur einhergeht, andererseits führt das Weiden auf selenreichen Böden zur chronischen Vergiftung der Nutztiere. Selen hat Radikalfängereigenschaften und übt somit eine Schutzwirkung auf die Zellmembranen aus. Eine Zellschädigung durch Radikale kann beschleunigte Alterungsprozesse, Atherosklerose, eine Schädigung des Herzmuskels sowie die Enstehung von Krebs mitverursachen. Selen ist im *Knoblauch* und in *Kürbissamen* enthalten.

3.2.13 Weitere sekundäre Pflanzenstoffe

Carotinoide

Carotinoide sind fettlösliche, gelbe bis rote Farbstoffe, die in vielen Pflanzen vorkommen und für die Färbung von Blüten, Früchten und Wurzeln (Karotte) verantwortlich sind. Sie sind meist in Zellorganellen lokalisiert, die aus den chlorophyllhaltigen Chloroplasten hervorgehen. Während der Reifung, bei der das Chlorophyll abgebaut wird, verändert sich die Feinstruktur und die Carotinoide reichern sich in feinen Tröpfchen an, wodurch der Farbwechsel von Grün nach Gelb oder Rot zustande kommt. In ähnlicher Weise wird die Herbstfärbung der Blätter – mit Ausnahme der Pflanzen, die Anthocyane enthalten – durch Carotinoide bestimmt.

Carotinoide leiten sich in ihrem Aufbau von den Tetraterpenen ab, sie können jedoch sehr vielgestaltig auftreten. Ihre wichtigste Aufgabe besteht darin, das Ausgangsmaterial für die Synthese von Vitamin A im menschlichen und tierischen Organismus bereitzustellen. Sie haben Radikalfängereigenschaften und wirken als **Antioxidantien** und **Immunmodulatoren.** Am bekanntesten und am besten untersucht ist das *β-Carotin,* das als Provitamin A nach Resorption in den Zellen der Dünndarmwand in Vitamin A umgewandelt wird.

Das Molekül von β-Carotin ist vollkommen symmetrisch aufgebaut und kann in zwei Moleküle Vitamin A gespalten werden. Im Gegensatz dazu liefern die anderen Carotinoide auf molekularer Ebene nur eine Einheit Vitamin A, d.h., von β-Carotin ist eine doppelte Wirksamkeit zu erwarten.

β-Carotin kommt zusammen mit α- und γ-Carotin in Karotten, Palmöl und den meisten grünen Pflanzen vor. Karotten-Pflanzensäfte werden vorbeugend gegen Vitamin-A-Mangel empfohlen, allerdings ist der Carotingehalt im allgemeinen nicht bekannt. Reines β-Carotin wird als Arzneistoff zur Behandlung von Lichtdermatosen und als „Lichtschutz von innen" verwendet.

Phytosterine

Phytosterine (Phytosterole) sind Inhaltsstoffe höherer Pflanzen, die von ihrem Aufbau her dem Cholesterin nahestehen. Sie sind vor allem in Zellorganellen und -membranen lokalisiert und kommen demnach in allen Pflanzenteilen vor. Besondere Bedeutung hat das **β-Sitosterin** (aus Soja-, Weizenkeim- oder Maisöl) zur **Senkung** eines erhöhten **Cholesterinspiegels** erlangt. Es besetzt die Cholesterinrezeptoren im Darm und hemmt sowohl die Resorption von Cholesterin aus der Nahrung, als auch gleichzeitig die Rückresorption des aus dem enterohepatischen Kreislauf stammenden Cholesterins.

Phytosterine treten in Wechselwirkung mit den Phospholipiden der Zellmembran. Sie stabilisieren die Zellwand, verringern ihre Durchlässigkeit und **hemmen** die **Bildung** von **Entzündungsmediatoren.** Aus diesem Grund fand in den letzten Jahren ihre äußerliche Anwendung in der Behandlung von Ekzemen Beachtung.

β-Sitosterin und andere Phytosterine sind in freier Form und glykosidisch gebunden in *Kürbissamen, Sägepalmfrüchten* und *Brennesselwurzeln* enthalten. Diese Arzneidrogen werden zur Behandlung von Miktionsbeschwerden bei der benignen Prostatahyperplasie eingesetzt; eine Beteiligung der Phytosterine am Wirkmechanismus wird angenommen.

Vitamin C

Vitamin C oder Ascorbinsäure kommt vermutlich in allen pflanzlichen Organismen vor, relativ hohe Konzentrationen sind in den Familien der *Rosaceae* (Rosengewächse: Hagebutten), *Brassicaceae* (Kreuzblütler), *Liliaceae* (Liliengewächse) und der *Iridaceae* (Irisgewächse) zu finden. Für die menschliche Ernährung sind Obst und Gemüse die wichtigsten Vitamin-C-Lieferanten. Der tägliche Bedarf liegt mit 45–80 mg um ein Vielfaches höher als der anderer Vitamine, neuere Forschungsergebnisse legen eine Empfehlung von etwa 200 mg/Tag nahe. Daher wird die Ascorbinsäure auch als „essentielles Kohlenhydrat" bezeichnet.

Im menschlichen Organismus ist Vitamin C an vielen **biochemischen Reaktionen** beteiligt, unter anderem an der Biosynthese der Kollagenfaser, der Umwandlung von Dopamin zu Noradrenalin und der Entgiftung von Arzneistoffen und anderen körperfremden Substanzen in den Leberzellen. Im Zusammenspiel mit Adrenalin und Noradrenalin werden unter seinem Einfluß bei höherer Leistungsanforderung energiereiche Fettsäuren bereitgestellt. Eine wichtige Aufgabe besteht darin, den „oxidativen Streß" durch freie Radikale und reaktionsfreudige Sauerstoffverbindungen zu verhindern, der an der Entstehung degenerativer Erkrankungen, Alterungsprozessen, Krebs und Störungen im Immunsystem beteiligt ist. Vitamin C ist ein wichtiger Vertreter der von außen zugeführten **Antioxidantien.** Eine vorbeugende und rechtzeitige Einnahme hilft bei Erkältungskrankheiten Dauer und Schwere des Krankheitsverlaufs günstig zu beeinflussen.

Zu den Vitamin-C-reichen Drogen gehören die Früchte der *Heckenrose,* die *Hagebutten, Sanddornbeeren* und *Schwarze Johannisbeeren.* Hagebutten, die frisch geerntet und bei Raumtemperatur getrocknet werden, können bis zu 1% Ascorbinsäure enthalten, während übliche Handelsware oft keine nennenswerten Mengen mehr aufweist. Durch den Gehalt an weiteren Fruchtsäuren, Gerbstoffen, Zucker und Pektinen ergeben die Hagebutten einen angenehm säuerlich schmeckenden Tee. Sie werden oft mit Hibiskusblüten kombiniert oder Teemischungen, vor allem Erkältungstees zur Geschmacksverbesserung, zugesetzt. Auch Sanddornbeeren und schwarze Johannisbeeren enthalten in der Fruchtmasse neben reichlich Ascorbinsäure weitere Fruchtsäuren. Sie werden zur Herstellung von Preßsäften, Konzentraten und Sirupen verwendet.

PFLANZLICHE ZUBEREITUNGEN

Auf dem Weg zum pflanzlichen Arzneimittel (Abb. 4-1) ist die **Arzneidroge,** seltener die Frischpflanze, der **Rohstoff.** Durch Extraktion mit Wasser oder einem anderen Lösungsmittel, meist Ethanol in geeigneter Konzentration werden daraus Drogen- bzw. Pflanzenauszüge als Zubereitungen gewonnen. Diese enthalten keine Gerüstsubstanzen der Pflanze mehr, sondern nur noch die im jeweiligen Extraktionsmittel löslichen Inhaltsstoffe. Die unlöslichen Bestandteile der Pflanze – Zellulose, Lignine, Pektine – bilden den Rückstand, in dem abhängig von der Art des Extraktionsmittels auch Wirkstoffe zurückbleiben, z.B. Saponine bei einer Extraktion mit 90%igem Ethanol, ein großer Teil der ätherischen Öle bei einer Extraktion mit Wasser. Zubereitungen können entweder selbst die endgültige Anwendungsform sein oder sie ergeben den **Arzneistoff,** der zusammen mit formgebenden und stabilisierenden Substanzen zum fertigen **Arzneimittel** weiterverarbeitet wird.

Der Ausdruck „Zubereitung" ist nicht eindeutig definiert. Auf der einen Seite versteht man darunter das Ergebnis einer Bearbeitung der Droge bzw. Frischpflanze, also einen Tee, eine Tinktur oder einen Extrakt, andererseits das durch Zugabe pharmazeutischer Hilfsstoffe daraus entstehende Produkt. So stellt ein Extrakt, der keine weiteren Zusätze enthält, eine Drogenzubereitung dar, er wird als *nativer Extrakt* bezeichnet. Wird der native Extrakt zur Verbesserung seiner Eigenschaften mit weiterer Substanzen versetzt, z.B. um bei einem Trockenextrakt die Klebrigkeit zu vermindern oder um ihn auf einen bestimmten Wirkstoffgehalt einzustellen, spricht man von einer Extraktzubereitung.

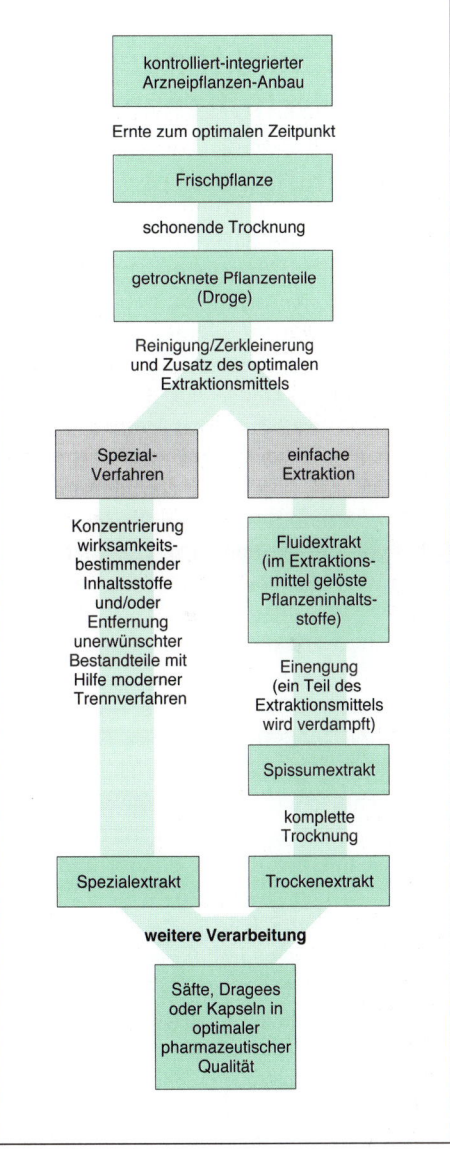

Abb. 4-1   Von der Pflanze zum Arzneimittel.

Der Begriff **Arzneiform** wird synonym mit Darreichungsform verwendet und beschreibt die Anwendungsform eines Arzneimittels – Dragee, Tablette, Tropfen usw. – die in die Hand des Patienten gelangt. Die Drogenzubereitungen Tee und Tinktur zählen bereits selbst zu den flüssigen Darreichungsformen.

4.1 Zubereitungen aus Frischpflanzen

4.1.1 Pflanzensäfte

Die Bezeichnung Saft wird in einem sehr weitreichendem Sinn gebraucht. Man versteht darunter sowohl die durch Auspressen aus vollreifen, meist säurereichen Früchten gewonnenen Fruchtsäfte und Preßsäfte aus anderen Pflanzenteilen, als auch die durch Verdampfen wäßriger Auszüge eingedickten Säfte, wie zum Beispiel den *Süßholzsaft*. Die echten Pflanzensäfte *Aloe, Opium* oder *Rohkautschuk* sind Sekrete der Pflanze, die als Folge von natürlichen oder künstlich zugefügten Wundreizen ausgeschieden werden.

Preßsäfte

Zu den Säften im Sinne einer Zubereitung zählen die Preßsäfte. Zu ihrer Herstellung werden frisch geerntete, saftreiche Pflanzenteile, eventuell nach Zugabe von Wasser, ausgepreßt. Sie enthalten vorwiegend die **wasserlöslichen Inhaltsstoffe** der Pflanze und nicht die fettlöslichen (lipophilen) Wirkstoffe. Beim Zerkleinern von frischen Pflanzenteilen werden Enzyme frei, die in der Zellwand lokalisiert sind und die bei längerem Stehenlassen die Pflanzeninhaltsstoffe verändern können. Solche enzymatischen Vorgänge sind oftmals erwünscht, wenn dadurch ursprünglich gebundene Stoffe freigesetzt werden oder die Zubereitung, z.B. durch den Abbau von Pektinstoffen, besser weiterverar-

beitet werden kann. Verhindert werden unkontrollierte Veränderungen durch Inaktivierung der Enzyme (z.B. durch kurzes Erhitzen der Pflanzen) oder durch Maßnahmen zur Stabilisierung des Preßsafts (z.B. durch Einwirkenlassen von Ethanoldampf). Eine Keimvermehrung wird durch Zugabe eines Konservierungsmittels, durch Pasteurisierung oder Ultra-Kurzzeit-Hocherhitzung verhindert.

Preßsäfte aus Pflanzen mit schwach wirkenden Inhaltsstoffen spielen in der Lebensmitteltechnologie als sogenannte Nichtarzneimittel (Reformhausartikel) und in der Selbstmedikation eine Rolle.

In der Phytotherapie bilden Frischpflanzen-Preßsäfte den Arzneistoff zur Herstellung von Phytopharmaka. Bei bestimmten Pflanzen sollen sie in bezug auf die Wirksamkeit den entsprechenden Drogenzubereitungen überlegen sein, z.B. der Preßsaft aus dem frischen Kraut des *roten Sonnenhuts*.

4.1.2 Destillate

Durch Wasserdampfdestillation der frischen oder getrockneten Arzneipflanze werden wasserdampfflüchtige Inhaltsstoffe – ätherische Öle und Senföle – abgetrennt. Bei den Destillaten aus frischem Pflanzenmaterial ist die Ausbeute an erwünschten Inhaltsstoffen oftmals höher und die so gewonnenen ätherischen Öle entsprechen mehr der natürlichen Zusammensetzung.

4.1.3 Ölige Pflanzenauszüge

Ölige Pflanzenauszüge werden mit Hilfe nicht trocknender Pflanzenöle (Oliven-, Mandel- oder Erdnußöl) hergestellt. Besonders hochwertige Produkte liefert das sogenannte Enfleurage-Verfahren zur Herstellung von *Rosen-, Jasmin- und Nelkenöl*, bei dem das ätherische Öl frischer Blüten mit Fett oder Öl bei Raumtemperatur ausgezogen wird.

Arzneiliche Öle enthalten die **fettlöslichen Bestandteile** der Pflanze – lipophile Mono- und Sesquiterpene, Phytosterine, fettlösliche Vitamine, Carotinoide und bestimmte Alkaloide – in Öl gelöst oder suspendiert. *Johanniskrautöl* erhält man aus den frischen zerquetschten Blüten oder blühenden Zweigspitzen, die etwa sechs Wochen mit Erdnuß- oder Olivenöl ausgezogen werden, *Knoblauchöl* aus den frischen, zerkleinerten Zehen unter Zugabe von Sojabohnenöl in der Kälte oder unter gelindem Erwärmen. Anschließend wird dem Öl mit Natriumsulfat das Wasser entzogen, um das Ranzigwerden zu verzögern. Ölige Auszüge sind relativ instabil, sie sollten nur in kleinen Mengen hergestellt und in gut verschlossenen Glasgefäßen kühl und vor Licht geschützt aufbewahrt werden.

Arzneiliche Öle werden zur **innerlichen Anwendung** in Weichgelatinekapseln abgefüllt (Knoblauchöl) oder zum **äußerlichen Gebrauch** in Salben eingearbeitet (Arnikablütenöl). Als Ausgangsprodukt für die Herstellung von Phytopharmaka haben sie nur eine untergeordnete Bedeutung.

4.1.4 Homöopathische Urtinkturen

Homöopathische Urtinkturen sind *Arzneimittel der homöopathischen Therapierichtung,* sie werden nach den Vorschriften des Homöopathischen Arzneibuchs (HAB) in der Regel aus frischen Pflanzenteilen und nicht aus Drogen hergestellt. In der Homöopathie werden sie in der ursprünglichen Form nur selten verwendet, vielmehr nach genauen Angaben potenziert. Nicht weiter verdünnte oder potenzierte Urtinkturen enthalten im Gegensatz zu den „Hochpotenzen" die Pflanzeninhaltsstoffe im stofflichen Milligramm-Bereich. Sie werden zum Teil wie Phytopharmaka eingesetzt, da Gemeinsamkeiten bezüglich der Wirkmechanismen bestehen und Arzneimittelwirkungen im Sinne der Schulmedizin und nicht nach den Regeln der Homöopathie zu erwarten sind.

4.2 Zubereitungen aus Drogen

Vor etwa 100 Jahren war noch die Verordnung von gepulverten Drogen üblich. Sie wurden messerspitzenweise aus kleinen Papiertütchen eingenommen, was durch die Reizwirkung bestimmter Drogen auf die Schleimhäute oft nicht sehr angenehm war. Später dienten Drogenpulver nur noch im industriellen Maßstab als Rohstoff zur Arzneimittelherstellung. Das Pulver kann zu Tabletten gepreßt, als Dragee oder Filmtablette mit einem Überzug versehen oder in Hartgelatinekapseln abgefüllt werden. Da Drogenpulver alle Bestandteile der Pflanze, also auch Zellulose und Gerüstsubstanzen enthält, ergeben sich daraus Dosierungsprobleme. Da nur eine begrenzte Menge an Drogenpulver in der entsprechenden Arzneiform verarbeitet werden kann, muß folglich eine große Anzahl von Tabletten zur Erreichung der erforderlichen Wirkstoffkonzentration eingenommen werden. Aus diesem Grund wird heute als Ausgangsmaterial zur Herstellung von Phytopharmaka fast ausschließlich der von Ballaststoffen befreite Extrakt verwendet.

4.2.1 Wäßrige Drogenauszüge

Wasser, vor allem heißes Wasser, ist ein geeignetes Lösungsmittel für viele Drogeninhaltsstoffe. Bedingt durch die Anwesenheit natürlich vorhandener Lösungsvermittler (z.B. Saponine) in der Pflanze werden gleichzeitig auch wenig wasserlösliche Substanzen gelöst. Der Nachteil der wäßrigen Drogenauszüge liegt sowohl in der **geringen Stabilität** einzelner Inhaltsstoffe im wäßrigen Medium als auch in der raschen **Keimvermehrung.**

Zu den wäßrigen Drogenauszügen zählen als einfachste Zubereitungen manuell hergestellte Arzneitees aus angemessen zerkleinerten, getrockneten Pflanzenteilen, lösliche Pulver- oder Granulat-Tees und Aquosatrockenextrakte.

Arzneitees

Für die Bereitung eines Arzneitees eignen sich ausschließlich Drogen, die keine stark wirkenden Inhaltsstoffe aufweisen (Teedrogen). Zu beachten ist die Menge an Droge und an Flüssigkeit, der Zerkleinerungsgrad der Droge und die Art der Extraktion unter Berücksichtigung von Temperatur und Zeitdauer.

> Die erforderliche Menge der Droge ist in den Drogenmonographien angegeben. Sie liegt in der Regel bei ca. 2 g Droge pro Tasse Tee und bewegt sich bezogen auf die Menge von 150–200 ml Wasser bei Blattdrogen zwischen 1–2 Eßlöffeln und 1–2 Teelöffeln bei Früchten oder Wurzeldrogen.
> Bei einer Tagesdosis von 3 Tassen Tee entspricht diese Menge 6 g Droge/Tag.

In den verschiedenen Heilkräuterbüchern sind oft stark abweichende Mengenangaben zu finden, die zum Teil erheblich über den Dosierungsempfehlungen der Arzneibücher liegen. Blätter, Blüten und Kräuter werden grob bis fein geschnitten, Hölzer, Rinden und Wurzeln fein geschnitten (oder grob gepulvert), Früchte und Samen werden in der Regel nicht geschnitten, sondern frisch gequetscht („angestoßen").

Beim Zerkleinern von Drogen, die ätherische Öle enthalten, werden Drüsenhaare und Ölbehälter zerstört, die flüchtigen Bestandteile können austreten und verdunsten. Andererseits lassen sich bei ganzen Früchten – Anis-, Fenchel- und Kümmelfrüchte – die Inhaltsstoffe nur unvollständig extrahieren. In diesem Fall hält man die Ganzdroge vorrätig und die jeweils benötigte Menge wird erst kurz vor Gebrauch zerkleinert.

Der Wirkstoffgehalt im fertigen Tee ist abhängig vom Zerkleinerungsgrad und der Extraktionsdauer; ausreichendes Ziehenlassen von 10–15 Minuten löst bei fein geschnittenen Drogen viele Inhaltsstoffe zu 50–90%. Gelegentliches Umrühren und abschließendes Ausdrücken des Teefilters erhöht die Extraktionsquote. Bei längerem Erhitzen gehen thermolabile und wasserdampfflüchtige Inhaltsstoffe verloren, das Abdecken der Tasse verhindert den Verlust an flüchtigen Bestandteilen. Die Art der Teebereitung erfolgt als Aufguß, Abkochung oder Kaltauszug.

Aufguß – Infus

Die benötigte Menge Droge mit etwa 150 ml siedendem Wasser übergießen, 10–15 Minuten zugedeckt ziehen lassen und durch ein Sieb abgießen.

Ein Teeaufguß eignet sich für **zarte Pflanzenteile** – Blüten, Blätter und Samen – oder fein zerkleinerte Rinden- und Wurzeldrogen, sowie für Drogen, deren Inhaltsstoffe sich beim Kochen verflüchtigen (ätherische Öle) oder zersetzen (der Bitterwert der thermolabilen Bitterstoffdrogen nimmt bei langem Erhitzen deutlich ab).

Abkochung – Dekoktum – Dekokt

Die benötigte Menge Droge mit kaltem Wasser ansetzen, zum Sieden erhitzen, 10–15 Minuten kochen lassen und nach kurzem Stehenlassen abgießen.

Eine Abkochung wird aus **harten bis sehr harten Drogen** – Rinden, Wurzeln, Hölzer – oder von Drogen mit schwer löslichen Bestandteilen (z.B. Kieselsäure im Schachtelhalmkraut) hergestellt. Durch den Ansatz in kaltem Wasser werden die Zellwände durch Quellung durchlässiger und die Inhaltsstoffe leichter gelöst.

Kaltauszug – Mazeration – Mazerat

Die zerkleinerte Droge mit kaltem Wasser übergießen, den Ansatz mehrere Stunden bei

Raumtemperatur unter gelegentlichem Umrühren stehen lassen, anschließend abgießen. Ein Kaltauszug wird im DAB für **schleimhaltige Drogen** vorgeschrieben, die gleichzeitig einen größeren Anteil an Stärke oder Pektinen enthalten, die mit heißem Wasser verkleistern, z.B. für *Eibischwurzel*. Ein Kaltauszug ist dann von Vorteil, wenn durch heißes Wasser Begleitstoffe mit unerwünschten Nebenwirkungen in Lösung gehen (Harze in *Sennesblättern* und *-früchten*, Gerbstoffe in *Bärentraubenblättern*). Allerdings werden bei einer Zubereitung mit kaltem Wasser die in den Drogen enthaltenen Mikroorganismen nicht abgetötet und somit entstehen Getränke mit hoher Keimzahl, die Magen-Darm-Störungen verursachen können. Um dies zu vermeiden, ist es empfehlenswert, den Kaltauszug vor der Verwendung kurz aufzukochen.

Aus den verschiedenen Arten der Teebereitung ist ersichtlich, daß bei einer Drogenmischung zur optimalen Extraktion der einzelnen Bestandteile unter Umständen unterschiedliche Verfahren angebracht wären, z.B. bei einem Hustentee aus Schleim- und Ätherisch-Öl-Drogen. Die im Handel erhältlichen Arzneitees liegen meist als Teemischung vor und als Zubereitungsanleitung hat man sich auf einen Kompromiß geeinigt: mit heißem Wasser überbrühen und ca. 5–10 Minuten ziehen lassen.

Filterbeuteltee

Ein hoher Zerkleinerungsgrad der Teedroge ist entscheidend für die Sicherstellung einer optimalen Extraktionsquote, er wird jedoch gleichzeitig durch das Abseihen mit einem Teesieb begrenzt. Durch den Einsatz von Filterbeuteln wird eine wesentlich geringere Teilchengröße, fast bis zum Pulver, ermöglicht, die Drogenteilchen werden besser vom Wasser umspült und die Inhaltsstoffe schneller und vollständiger extrahiert. Vorteile der Feinschnittdrogen in Filterbeuteln sind die praktische Handhabung, die stets gleiche Dosierung durch fertig abgepackte Portionsbeutel, sowie die jeweils gleiche Zusammensetzung, während sich lose Teemischungen beim Transport entmischen können. Ebenso entfällt eine auf-

wendige Herstellung, wie z.B. das kalte Ansetzen und anschließende Abkochen bei harten Drogen. Nachteile sind, daß fremde Beimischungen, z.B. Stengelteile in Blütendrogen, nicht visuell erkannt werden, flüchtige Substanzen während des Schneidens und der Lagerung schneller entweichen und einzelne Inhaltsstoffe durch Luftsauerstoff leichter verändert werden können. Bei qualitativ gutem Filterbeuteltee ist jeder einzelne Teebeutel aromageschützt verpackt (Abb. 4-2).

Untersuchungen ergaben, daß ein großer Teil der geprüften Kamillenblüten-Filterbeutel hohe Anteile an Kamillenkraut und damit einen verminderten Äther-Öl-Gehalt aufweisen. Viele Hersteller garantieren allerdings auch in Aufgußbeuteln eine Verarbeitung hochwertiger Drogen – in diesem Fall nur Kamillenblütenfeinschnitt.

Lösliche Tees – Instant-Tees

Lösliche (tassenfertige) Tees enthalten außer den extrahierbaren Pflanzenbestandteilen Füll- und Trägerstoffe, Aroma- und Farbstoffe. Sie werden aus wäßrigen oder wäßrig-alkoholischen Drogenauszügen, in der Regel aus Drogenmischungen, hergestellt, denen durch spezielle Trocknungsverfahren Wasser bzw. Lösungsmittel entzogen wurde.

Pulvertee wird im **Sprühverfahren** hergestellt, indem der konzentrierte Drogenextrakt als Lösung im Sprühturm versprüht und getrocknet wird. In warmen Luftstrom sinken die feinen Tröpfchen nach unten, verlieren Flüssigkeit und werden als winzige, trockene Hohlkügelchen abgeschieden. Der Sprühlösung werden vorher Substanzen zugesetzt, die das Endprodukt in Farbe, Aroma, Gehalt und physikalischen Eigenschaften (Wasseranziehung) beeinflussen. Häufige Zusatzstoffe sind Zucker, Dextrin, Gelatine und Gummi arabicum. Die Menge der Füllstoffe kann je nach Qualität des Endprodukts 50–92 % betragen, demzufolge liegt der Drogenanteil unter Umständen nur bei 8 %. Während der Extraktherstellung gehen ätherische Öle verloren, bei qualitativ guten Instant-Tees werden sie in mikroverkapselter Form wieder zugesetzt. Ebenso können ätherische Öle, die nicht ursprünglich in der Droge enthalten sind, dem Teepräparat zur Aromatisierung beigefügt werden.
Zur Herstellung eines Granulat-Tees wird der flüssige Drogenauszug auf Trägersubstanzen, meist

	Loser Tee	Filterbeuteltee	Tassenfertiger Tee Pulver	Granulat
Beachten	fremde Beimengungen (Stengelteile) in Blütendrogen	Arzneiqualität? einzeln verpackt? aromageschützt? Verfalldatum?	hygro-skopisch (zieht Wasser an)	Zucker-gehalt bis 97%
Anteil Drogenextrakt	100 %	100%	ca. 20%	ca. 2–5 %
Inhaltsstoffe im fertigen Tee	vorwiegend wasser-lösliche; ätherische Öle in geringer Menge	vorwiegend wasser-lösliche; ätherische Öle in geringer Menge	wasser- und alkohollösliche	
Zubereiten	aufwendiger: Ansetzen eines Kalt-mazerats, kochen	einfach: Nur überbrühen, nicht kochen (Rinden)	einfach und schnell	
Dosieren	ungenau, Einzeldosis variiert individuelle Unterschiede	entfällt richtige Einzeldosis fertig abgepackt	Zusammensetzung standardisiert, dosieren mit Teelöffel	
Entmischung	ja	nein	nein	

Abb. 4-2 Vergleich der verschiedenen Handelsformen eines Arzneitees.

Saccharose, aufgetragen und getrocknet. **Granulat-Tees** enthalten nur 2–3% pflanzliche Bestandteile und bestehen zu **97%** aus **Zucker** (wichtiger Hinweis für Diabetiker, kariogene Wirkung!)

Pulver- und Granulat-Tees können außer den wasserlöslichen auch lipophile Inhaltsstoffe der Pflanze enthalten, wenn der Drogenauszug mit anderen Lösungsmitteln als Wasser gewonnen wurde. Sie lösen sich leicht und rückstandslos in heißem oder kaltem Wasser, ziehenlassen oder abseihen entfällt. Aufgrund ihrer Herstellungsweise sind sie hygroskopisch und können verklumpen. Daher sind Pulver- und Granulat-Tees nur mit einem trockenen Löffel zu entnehmen und das Gefäß ist nach Gebrauch sofort zu verschließen (Abb. 4-2).

Aquosatrockenextrakte. Aquosatrockenextrakte werden mit Wasser als Extraktionsmittel hergestellt, sie unterscheiden sich von ethanolhaltigen Trockenextrakten (s. S. 43) in ihrem Inhaltsstoffspektrum und dienen als Ausgangsprodukt für die Weiterverarbeitung zu Hartgelatinekapseln und Dragees.

4.2.2 Alkoholische Drogenauszüge

Alkoholische Drogenauszüge werden mit Alkohol (Ethanol) verschiedener Konzentrationen hergestellt. Alkohol ist ein gutes Lösungsmittel für viele erwünschte Pflanzeninhaltsstoffe und verhindert ebenso eine Keimvermehrung. Im Vergleich zu wäßrigen Auszügen enthalten sie einen **höheren Anteil lipophiler Substanzen.** Welche Stoffe extrahiert werden, hängt von der Ethanolkonzentration ab, so werden durch 50%igen Ethanol auch größere Mengen hydrophiler Substanzen, z.B. polare Aminosäuren (Aminosäuren mit hydrophiler und lipophiler Komponente im Molekül) und Zucker herausgelöst. Ethanol höherer Konzentration löst vor allem ätherische Öle und Harze.

Tinkturen

Nach dem Deutschen Arzneibuch (DAB 1996) sind Tinkturen flüssige Zubereitungen aus Drogen, die mit Ethanol verschiedener Konzentrationen durch Mazeration oder Perkolation hergestellt werden. Ebenfalls zu den Tinkturen zählen Lösungen von Trockenextrakten in Ethanol entsprechender Konzentrationen. Sie müssen in ihren Kennzahlen und Eigenschaften den durch Mazeration oder Perkolation hergestellten Tinkturen gleichwertig sein. Das Verhältnis Droge zu Extraktionsflüssigkeit ist jeweils im Arzneibuch festgelegt. Im allgemeinen werden Tinkturen aus 1 Teil Droge und 5 Teilen Extraktionsflüssigkeit hergestellt, bei „vorsichtig zu lagernden" Drogen mit stark wirkenden Inhaltsstoffen aus 1 Teil Droge und 10 Teilen Extraktionsflüssigkeit.

Tinkturen sind in gut schließenden Gefäßen vor Licht geschützt und kühl aufzubewahren. Durch den Alkoholgehalt sind sie hinsichtlich einer Keimvermehrung lange haltbar, als Vielstoffgemische enthalten sie jedoch zahlreiche Verbindungen, die im Laufe der Lagerung verändert werden können. Es empfiehlt sich, Tinkturen nicht länger als ein Jahr aufzubewahren und von Zeit zu Zeit auf Aussehen und Gehalt zu prüfen.

Alkoholische Extrakte

Alkoholische Extrakte werden unter Verwendung von Ethanol oder Ethanol-Wasser-Mischungen durch Perkolation oder Mazeration hergestellt. Es sind konzentrierte, gegebenenfalls auf einen bestimmten Gehalt an Bestandteilen, oder falls bekannt an Wirkstoffen, eingestellte Zubereitungen aus Drogen, die teilweise oder vollständig vom Extraktionsmittel befreit wurden. Je nach Restmenge an Lösungsmittel erhält man einen Extrakt von flüssiger, zähflüssiger oder trockener Beschaffenheit.

Flüssig- oder Fluidextrakte unterscheiden sich von den Tinkturen durch ihre höhere Konzentration. Nach dem DAB 10 entspricht ein Teil Flüssigextrakt im allgemeinen einem Teil Ausgangsdroge (m/m oder V/m).

Dickextrakte (Spissum-Extrakte) sind in der Wärme zähflüssige, bei Raumtemperatur plastische, nicht mehr fließfähige Massen mit unterschiedlicher Restfeuchte. Sie sind instabil und anfällig gegen mikrobielles Wachstum, sie werden heute fast vollständig durch Trockenextrakte ersetzt.

Trockenextrakte

Trockenextrakte sind nach dem Arzneibuch feste Zubereitungen, die durch Einengen und Trocknen flüssiger Auszüge unter milden Bedingungen gewonnen werden. Sie sind fast völlig vom Lösungsmittel befreit, im allgemeinen beträgt der Trockenrückstand mindestens 95%. Die Qualität eines Trockenextrakts hängt stark von der Art der Trocknung ab, da durch die thermische Belastung flüchtige Substanzen verlorengehen oder Zersetzungsprozesse labiler Inhaltsstoffe in Gang gesetzt werden können. Sie sind meist sehr hygroskopisch und müssen unter Ausschluß von Feuchtigkeit gelagert werden. Um ein Klebrigwerden zu verhindern werden technische Hilfsstoffe, z.B. hochdisperse Kieselsäure (Aerosil) zugesetzt. Dadurch entsteht ein rieselfähiges Pulver, das zu festen Arzneiformen (Tabletten, Dragees, Kapseln) oder als Wirkstoff in Salben und Cremes weiterverarbeitet werden kann.

Ein Trockenextrakt, der nur aus pflanzlichen Extraktivstoffen ohne weitere Zusätze besteht, ist eine Drogenzubereitung und wird als **nativer Trockenextrakt** oder Nativextrakt bezeichnet. Er ist klar von einem Trockenextrakt als Extraktzubereitung zu unterscheiden. Letzterer wird durch die Angabe der Ausgangsdroge, des Extraktionsmittels und des Verhältnisses Droge zu nativem Extrakt DEV genau bestimmt.

DEV = Masse der eingesetzten Droge/Masse des nativen Extrakts.

Das DEV hängt vom Extraktionsmittel ab, es ermöglicht eine vergleichende Bewertung pflanzlicher Arzneimittel und der ihnen zugrundeliegenden Zubereitungen. Ein DEV, in dem der Zähler größer ist als der Nenner, z.B. 10 : 1, bedeutet, daß aus 10 Teilen Droge 1 Teil Extrakt entstehen, es charakterisiert einen Trockenextrakt. Im umgekehrten Fall, z.B. mit einem DEV von 1:10 werden Tinkturen oder Fluidextrakte gekennzeichnet.

Spezialextrakte

Bei der Entwicklung moderner Arzneiformen führt der Weg oft über den Spezialextrakt, der eine **ausreichende Dosierung** pflanzlicher Wirkstoffe ermöglicht. Durch ausgewählte Extraktions- und Reinigungsverfahren werden toxische Substanzen abgetrennt und unerwünschte Bestandteile, die nicht an der Wirkung beteiligt und qualitätsmindernd sind, aus dem Rohextrakt entfernt. Dabei erhöht sich gleichzeitig die Konzentration an wirksamkeitsrelevanten Inhaltsstoffen. Auf diese Weise läßt sich im Vergleich zur Arzneipflanze das Nutzen-Risiko-Verhältnis erheblich verändern. Durch Selektion und Anreicherung von Wirkstoffen entsteht ein Extrakt, der nicht mehr direkt mit der Ausgangsdroge zu vergleichen ist.

Beispiele: Der Ginkgo-biloba-Spezialextrakt enthält keine allergieauslösenden Ginkgolsäuren mehr und die wirksamkeitsbestimmenden Terpenlaktone und Flavonolglykoside wurden auf einen gleichbleibenden Gehalt angereichert. Ein Spezialextrakt aus dem Kava-Kava-Wurzelstock weist 70% an Kava-Lactonen auf, die in der Droge nur zu etwa 5–8% natürlich vorkommen.

Eine Mindestanreicherung wird oftmals im Verhältnis 40 : 1 durchgeführt, d.h., 2 g Arzneidroge, die für einen Teeaufguß übliche Einzeldosierung, werden auf 50 mg Spezialextrakt vermindert. Diese Menge läßt sich problemlos in nur eine Kapsel oder Tablette einarbeiten, wodurch sich die Patienten-Compliance verbessert.

4.3 Arzneiformen

Drogenauszüge sind entweder selbst die Darreichungsform oder werden als Arzneistoff in der pharmazeutischen Industrie zu den verschiedenen Arzneiformen (Abb. 4-3) weiterverarbeitet. In den meisten Fällen ist der Arzneistoff ein Flüssig- oder Trockenextrakt der entsprechenden Droge, der in festen oralen Arzneiformen – Tabletten, Dragees, Filmtabletten, Kapseln – als Granulat, Saft und Tropfen zur innerlichen Einnahme, äußerlich als Gurgelmittel, Bäder oder als Zusatz in Salben und Cremes zur Anwendung gelangt. Flüssige, pflanzliche Arzneimittel – auch Hustentropfen und Hustensäfte zur Anwendung bei Kindern – enthalten oft Ethanol, der die Haltbarkeit hinsichtlich der Keimvermehrung erhöht. Bei Fertigpräparaten muß der Alkoholgehalt deklariert und auf der Packung angegeben sein, sie sind diesbezüglich mit einem Warnhinweis versehen und dürfen nicht nach erfolgter Alkoholentwöhnungskur eingenommen werden. Ethanolhaltige Medikamente für Kinder werden in Dosierungen verabreicht, in denen bei bestimmungsgemäßem Gebrauch keine Gesundheitsgefährdung zu befürchten ist.

Der Wunsch nach **ethanolfreien flüssigen Arzneiformen** führte zur Entwicklung von Zubereitungen auf der Basis eines Propylenglykol-Glycerol-Wasser-Gemisches. Im Gegensatz zu wäßrigen Drogenauszügen enthält dieses Gemisch zusätzlich die lipophilen Pflanzenstoffe. Bei einer Reihe von Drogen dürfte allerdings die Wirkstoffausbeute bei einer Extraktion mit Ethanol höher sein und Ethanol-Wasser-Gemische sind auch im Hinblick auf ein mikrobielles Wachstum vorteilhafter. Momentan werden Propylenglykol-Glycerol-Wasser-Gemische vor allem dazu verwendet, um in Fertigarzneimitteln ethanolische Spissum- und Trockenextrakte zu lösen, die in den ursprünglichen Produkten in Ethanol-Wasser gelöst waren.

Die nachfolgend genannten pflanzlichen Zubereitungen haben in der modernen Phyto-

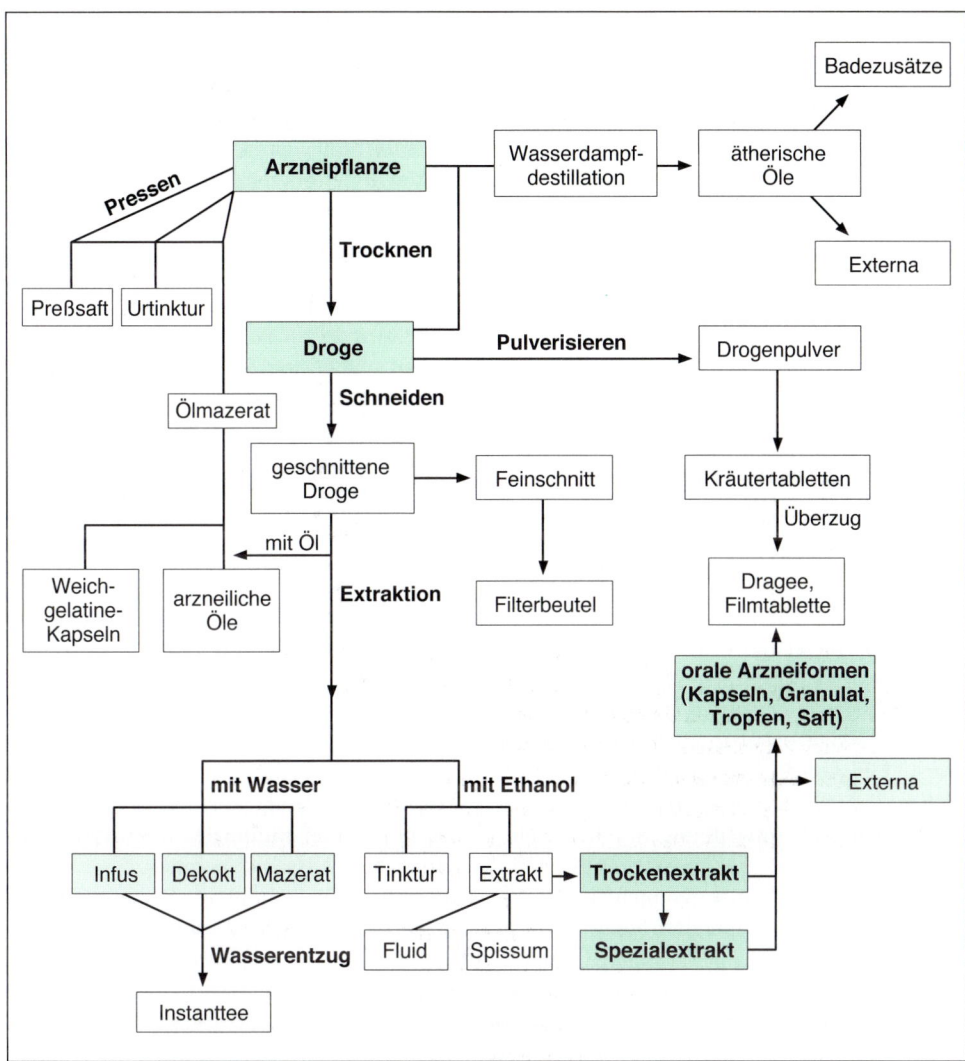

Abb. 4-3   Übersicht über pflanzliche Zubereitungen und Arzneiformen.

therapie kaum eine Bedeutung, der Vollständigkeit halber werden sie kurz erklärt.

Sirupe sind flüssige Zubereitungen mit hohem Zuckeranteil, denen Pflanzenauszüge und/oder Arzneistoffe zugesetzt werden. Sie dienen als Geschmackskorrigentien und als Grundlage für Hustensäfte, vor allem in der Kinderheilkunde.

Medizinische Weine werden direkt durch Mazeration der Pflanze mit Wein gewonnen,

oder es sind Mischungen von Pflanzenextrakten oder -tinkturen mit Wein. Sie werden als Kräftigungsmittel und appetitanregendes Magentonikum verwendet, haben jedoch wegen mangelnder Dosierungsgenauigkeit keine Bedeutung als Arzneistoffträger.

In der Lebensmittelindustrie wird ein weinhaltiges Getränk mit einem Weingehalt von mindestens 70 %, das Zusätze aromatischer Kräuter enthält, als Kräuterwein bezeichnet und nach der geschmacksbestimmenden Droge benannt. (Beispiel: Wermutwein aus Wermutkraut mit einem Zusatz von Nelken, Zimt, Pomeranzen- oder Zitronenschalen).

Aromatische Elixiere bestehen aus alkoholischen Tinkturen verschiedener Pflanzen, die mit Zucker, ätherischen Ölen oder Gewürzen versetzt wurden.

Ein **aromatischer Spiritus,** in der Umgangssprache als „Geist" bezeichnet, stellt eine ethanolische oder wäßrig-ethanolische Lösung ätherischer Öle zum inneren und äußeren Gebrauch dar. Beispiele: Melissengeist, Rosmarinspiritus.

4.3.1 Arzneiformen zur äußerlichen Anwendung – Externa

Wäßrige und wäßrig-ethanolische Pflanzen- oder Drogenauszüge werden äußerlich als Umschläge, zu Waschungen und Bädern verwendet oder sie werden in Form von Tinkturen, Flüssig- oder Trockenextrakten zur Herstellung von Salben eingesetzt.

Salben, im weiteren Sinn, sind halbfeste Zubereitungen zur Anwendung auf der Haut oder Schleimhaut. Sie bestehen aus einer Grundlage, in der ein oder mehrere Wirkstoffe gelöst oder dispergiert (fein verteilt) sein können. Die Salbengrundlage besitzt selbst heilungsfördernde Eigenschaften und beeinflußt – abhängig von ihrer Zusammensetzung aus Fetten, Ölen, Wachsen, Vaseline oder Glycerin – als hydrophiles oder lipophiles System die Wirkstofffreisetzung und die therapeutische Wirksamkeit der Zubereitung. Eine Darreichungsform, in der die Grundlage auf den Hautzustand und das Entzündungsstadium abgestimmt ist, gewährleistet einen optimalen Heilungserfolg. **Wasserhaltige Zubereitungen** werden zur Behandlung akuter Entzündungen bevorzugt, da sie kühlend und

in gewissem Maß trocknend wirken. **Fetthaltige Zubereitungen** bilden auf der Haut einen zusammenhängenden Lipidfilm, der die Abdunstung verhindert und verhärtete Hornschichten aufweicht. Feuchtigkeitsgehalt und Elastizität der oberen Hautschichten werden erhöht, und die enthaltenen Wirkstoffe dringen in tiefere Hautschichten ein. Fettreiche Salben eignen sich zur Behandlung von chronischen Hautveränderungen. Halbfeste Arzneiformen zur Anwendung auf der Haut werden nach dem Wassergehalt und der Hydrophilie unterteilt in:

- **Cremes** sind mehrphasige Systeme von weicher Konsistenz, die aus einer lipophilen und einer wäßrigen Phase bestehen. Je nach Emulsionstyp unterscheidet man abwaschbare, hydrophile (O/W = Öl-in-Wasser-Emulsion, d.h. die äußere, mengenmäßig größere Phase ist Wasser) und fettende, hydrophobe Cremes (W/O = Wasser-in-Öl-Emulsion, d.h. in eine äußere, ölige Phase ist Wasser eingearbeitet).
- **Salben** enthalten im allgemeinen kein Wasser und sind meist lipophil. Fettsalben sind wasserabstoßend, emulgierende Salben können unter Bildung einer Wasser-in-Öl-Emulsion Wasser aufnehmen.
- **Pasten** enthalten in der Salbengrundlage einen Feststoffanteil von 20–50%. Dadurch können sie Wasser binden und werden bei nässenden Hauterscheinungen (Windeldermatitis) eingesetzt.
- **Gele** sind fettfrei und bilden einen kühlenden Film auf der Haut. Ein Gel enthält keinen Emulgatorzusatz, es eignet sich bei allergischen Hauterscheinungen, bei Insektenstichen, Sonnenbrand und der sogenannten Mallorca-Akne, einer toxisch bedingten Hautreaktion auf UV-Licht plus Emulgatoren aus Kosmetika, sowie zur Behandlung frischer Verstauchungen und stumpfer Verletzungen.

PHYTOPHARMAKA ALS RATIONALE ARZNEIMITTEL

5.1 Phytopharmaka und Arzneimittelgesetz

An Phytopharmaka als rationale Arzneimittel mit genau definiertem Indikationsanspruch werden hohe Anforderungen bezüglich des Wirksamkeitsnachweises gestellt. Momentan ist der Markt durch unterschiedliche Zulassungsverfahren und -bedingungen relativ unübersichtlich. Die nachfolgenden Erläuterungen der rechtlichen Bestimmungen und Qualitätsanforderungen sollen eine Beurteilung der im Handel befindlichen Phytopharmaka erleichtern.

5.1.1 Rechtliche Bestimmungen

Für Phytopharmaka gelten wie für alle Arzneimittel die rechtlichen Bestimmungen des Arzneimittelgesetzes (AMG) von 1976. Dieses Gesetz, das am 1. Januar 1978 in Kraft trat und seither durch sieben Novellierungen ergänzt und geändert wurde, schreibt die Zulassungspflicht für alle Arzneimittel, die mit einem klaren Indikationsanspruch versehen sind, auf der Basis von **Qualität, Wirksamkeit** und **Unbedenklichkeit** als Voraussetzung für ihre Verkehrsfähigkeit, fest. Arzneimittel, die neu in den Markt gebracht werden, müssen ein Zulassungsverfahren durchlaufen, in dem das Bundesinstitut für Arzneimittel und Medizinprodukte (BfArM) die vom pharmazeutischen Unternehmer eingereichten Unterlagen zur Herstellung, analytischen, pharmakologischen und klinischen Prüfung bewertet. Die Zulassung wird erteilt und auf

Antrag des Herstellers alle fünf Jahre verlängert, wenn die Qualitätsanforderungen erfüllt sind und der Wirksamkeitsnachweis, bezogen auf den Indikationsanspruch, in klinischen Studien erbracht ist. Für Phytopharmaka als Arzneimittel einer „besonderen Therapierichtung" kann dieser Nachweis auch mit Hilfe anderen wissenschaftlichen Erkenntnismaterials – Bezugnahme auf die Aufbereitungsmonographien der Kommission E, ärztliche Erfahrungsberichte – durchgeführt werden.

Vor Inkrafttreten des AMG wurden Fertigarzneimittel nicht aktiv durch die Behörde zugelassen, sondern passiv registriert und mit einer Registriernummer versehen. Für die im Handel befindlichen, registrierten „Altarzneimittel" wurde gemäß EG-Richtlinien eine Übergangsfrist eingeräumt, in der sie als fiktiv zugelassen gelten. Sie befinden sich im sogenannten Nachzulassungsverfahren, in dem bis zu einem bestimmten Zeitpunkt die Qualitätsunterlagen und der Wirksamkeitsnachweis eingefordert werden, damit eine Zulassung verlängert bzw. erteilt werden kann. Nach augenblicklichem Stand gilt die Übergangsfrist bis zum 31.12.2004, danach werden nicht zugelassene Arzneimittel vom Markt verschwinden.

5.1.2 Aufbereitungsmonographien

Das ehemalige Bundesgesundheitsamt (BGA) beauftragte bestimmte Sachverständigenkommissionen mit der Ausarbeitung von Aufbereitungsmonographien für bekannte Arzneistoffe. Für die phytotherapeutische

Monographie

Echinaceae purpureae herba, Purpursonnenhutkraut

Datum der Bekanntmachung	5.1.1989
Veröffentlicht im Bundesanzeiger Nr.43	2.3.1989

Bestandteile
Purpursonnenhutkraut, bestehend aus frischen, zur Blütezeit geernteten oberirdischen Teilen von Echinacea purpurea (LINNÉ) MOENCH sowie deren Zubereitungen in wirksamer Dosierung.

Anwendungsgebiete
Innere Anwendung: Unterstützende Behandlung rezidivierender Infekte im Bereich der Atemwege und der ableitenden Harnwege.
Äußere Anwendung: Schlecht heilende, oberflächliche Wunden.

Gegenanzeigen
Äußere Anwendung: Nicht bekannt.
Innere Anwendung: Progrediente Systemerkrankungen wie Tuberkulose, Leukosen, Kollagenosen, multiple Sklerose.
Bei Neigung zu Allergien, besonders gegen Korbblütler, sowie in der Schwangerschaft keine parenterale Applikation.
Hinweis: Bei Diabetes kann sich bei parenteraler Applikation die Stoffwechsellage verschlechtern.

Nebenwirkungen
Bei Einnahme und äußerer Anwendung: Nicht bekannt.
Bei parenteraler Anwendung: Dosisabhängig treten Schüttelfrost, kurzfristige Fieberreaktionen, Übelkeit und Erbrechen auf.
In Einzelfällen sind allergische Reaktionen vom Soforttyp möglich.

Wechselwirkungen mit anderen Mitteln
Nicht bekannt.

Dosierung
Soweit nicht anders verordnet:
Einnahme: Tagesdosis 6 bis 9 ml Preßsaft, Zubereitungen entsprechend.
Parenterale Anwendung: Individuell entsprechend Art und Schwere des Krankheitsbildes sowie der speziellen Eigenschaften der jeweiligen Zubereitung. Die parenterale Verabreichung erfordert, speziell bei Kindern, ein abgestuftes Dosierungsschema, das vom Hersteller der jeweiligen Zubereitung entsprechend belegt werden muß.
Äußere Anwendung: Halbfeste Zubereitungen mit mindestens 15 % Preßsaft.

Art der Anwendung
Frischpflanzensaft sowie dessen galenische Zubereitungen zur inneren sowie zur äußeren Anwendung.

Dauer der Anwendung
Zubereitungen zur parenteralen Anwendung: Nicht länger als 3 Wochen.
Zubereitungen zur Einnahme und äußeren Anwendung: Nicht länger als 8 Wochen.

Wirkungen
Beim Menschen und/oder im Tierversuch haben Echinacea-Zubereitungen bei parenteraler und/oder oraler Gabe eine immunbiologische Wirkung. Sie steigern u.a. die Zahl der weißen Blutkörperchen und der Milzzellen, aktivieren die Phagozytoseleistung menschlicher Granulozyten und wirken fiebererzeugend.

Abb. 5-1   Monographie von Echinaceae purpureae herba.

Stoffgruppe war die Kommission E zuständig, die bis zum Herbst 1994 für mehr als 340 Arzneipflanzen und -drogen sowie für einige Drogenkombinationen Monographien erstellte. Bei einer Nutzen-Risiko-Abwägung muß sich der Grad der Unbedenklichkeit am Grad der Wirksamkeit messen lassen und umgekehrt. Drogen, deren Eigenschaften im Vergleich zur angegebenen Wirkung ein unvertretbares Risiko darstellen, werden negativ beurteilt und daraus hergestellte Präparate aus dem Handel genommen. Das Ergebnis der Aufbereitungstätigkeit der Kommission E wurde in **drei Kategorien** von **Monographien** niedergelegt und im Bundesanzeiger veröffentlicht:

- Positiv-Monographie; für 208 Drogen ist die Wirksamkeit belegt (positive Nutzen-Risiko-Abwägung)
- Negativ-Monographie; für 133 Drogen ist die Wirksamkeit nicht belegt (negative Nutzen-Risiko-Abwägung)
- Null-Monographie; die Wirksamkeit ist aufgrund fehlender Prüfungen bzw. Erfahrungsberichte nur unzureichend belegt.

Im Gegensatz zu einer Drogenmonographie im Arzneibuch, die die Eigenschaften einer Arzneidroge als Rohstoff beschreibt, ist eine Aufbereitungsmonographie die Zusammenfassung des bis zum Zeitpunkt der Veröffentlichung bekannten **wissenschaftlichen Erkenntnismaterials.** Sie enthält Angaben zur pharmakologischen Wirkung der Arzneidroge und ihren Zubereitungen, zu Extraktivstoffen oder Leitsubstanzen (s. S. 53), sie nennt Anwendungsgebiete und Gegenanzeigen.

Bestimmte Stoffe oder Stoffgruppen werden als wirksamkeitsbestimmende Inhaltsstoffe anerkannt, indem sich die angegebene Einzel- und Tagesdosierung darauf bezieht. In den meisten Fällen ist die Dosierung für eine Teezubereitung angegeben und es gilt „andere Zubereitungen entsprechend". Die Vorgaben in den Monographien bilden die Grundlage für die Produktinformation im Beipackzettel des pflanzlichen Arzneimittels (Abb. 5-1).

Die 5. Novelle zum Arzneimittelgesetz, die im August 1994 in Kraft trat, brachte weitreichende Veränderungen mit sich. Der gesetzliche Auftrag zur Aufarbeitung wissenschaftlichen Erkenntnismaterials an die Kommission E ist entfallen, sie erarbeitet derzeit keine weiteren Aufbereitungsmonographien mehr und hat andere Aufgaben im Rahmen der Nachzulassung übernommen. Gleichzeitig ist bei der Neuordnung der zentralen Einrichtungen des Gesundheitswesens aus dem ehemaligen Bundesgesundheitsamt das Bundesinstitut für Arzneimittel und Medizinprodukte (BfArM) hervorgegangen, das nun als Bundesbehörde unter anderem für die Zulassung von Arzneimitteln zuständig ist.

Der Rechtsstatus der Aufbereitungsmonographien als Grundlage für die Beurteilung der Wirksamkeit und Unbedenklichkeit im Nachzulassungsverfahren bleibt im Grundsatz erhalten. Zum Zeitpunkt ihrer Veröffentlichung entsprachen die Monographien dem anerkannten Wissenstand der Forschung, ohne Aktualisierung werden sie jedoch als Publikationen in ihrem wissenschaftlichen Anspruch irgendwann veralten sein.

In den letzten Jahren wurde für eine Reihe von Arzneipflanzen intensive Forschung betrieben. Die Ausarbeitung und Zusammenstellung der Ergebnisse und damit die Aktualisierung des wissenschaftlichen Erkenntnismaterials ist Aufgabe der Kooperation Phytopharmaka, zu der sich verschiedene Organisationen – der Bundesverband der pharmazeutischen Industrie, BPI, der Bundesfachverband der Arzneimittelhersteller, BAH, der Verband der Reformwarenhersteller, VRH und die Gesellschaft für Phytotherapie – zusammengeschlossen haben.

Heute beschäftigt man sich in zunehmendem Maße mit der Frage, inwieweit die Monographien als Bewertung der Arzneidroge auf moderne Extraktzubereitungen zu übertragen sind und die Aussage „und Zubereitungen entsprechend" noch in dieser Art gültig ist.

Die Überlegung, daß der Nachweis von Wirksamkeit und Unbedenklichkeit nur für eine bestimmte Zubereitung belegt ist und sich nicht ohne weiteres auf andere Zubereitungen derselben Droge übertragen läßt, erfuhr kurz vor Ende der Aufbereitungstätigkeit der Kommission E eine gewisse Bestätigung. 1994 wurden drei Extraktmonographien erstellt, die zusätzliche Angaben zum Extraktionsmittel, dem Droge-Extrakt-Verhältnis und zum Gehalt an bestimmten Inhaltsstoffen enthalten: Für einen eingestellten Extrakt aus Roßkastaniensamen, einen eingestellten Extrakt aus Weißdornblättern mit Blüten und einen Ginkgo-biloba-Blätter-Spezialextrakt. Die ursprünglichen Monographien dieser Drogen wurden dadurch ersetzt.

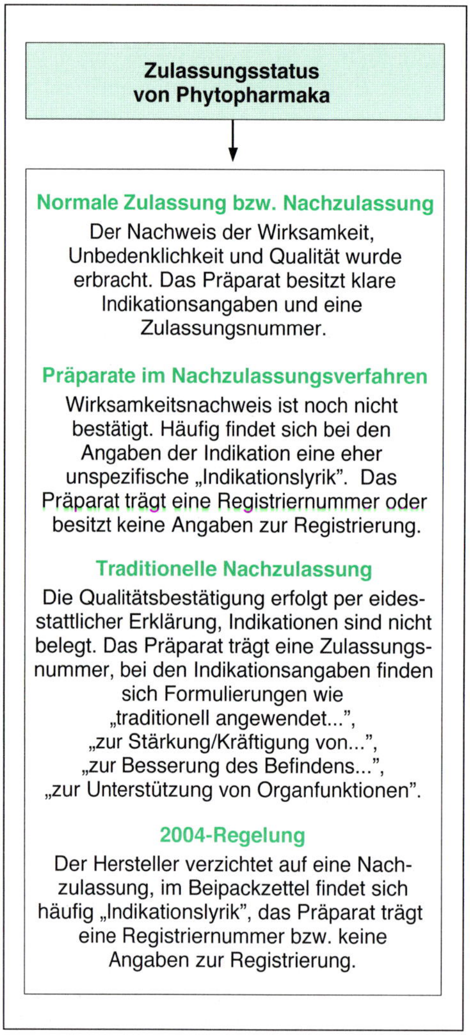

Zulassungsstatus von Phytopharmaka

Normale Zulassung bzw. Nachzulassung
Der Nachweis der Wirksamkeit, Unbedenklichkeit und Qualität wurde erbracht. Das Präparat besitzt klare Indikationsangaben und eine Zulassungsnummer.

Präparate im Nachzulassungsverfahren
Wirksamkeitsnachweis ist noch nicht bestätigt. Häufig findet sich bei den Angaben der Indikation eine eher unspezifische „Indikationslyrik". Das Präparat trägt eine Registriernummer oder besitzt keine Angaben zur Registrierung.

Traditionelle Nachzulassung
Die Qualitätsbestätigung erfolgt per eidesstattlicher Erklärung, Indikationen sind nicht belegt. Das Präparat trägt eine Zulassungsnummer, bei den Indikationsangaben finden sich Formulierungen wie „traditionell angewendet...", „zur Stärkung/Kräftigung von...", „zur Besserung des Befindens...", „zur Unterstützung von Organfunktionen".

2004-Regelung
Der Hersteller verzichtet auf eine Nachzulassung, im Beipackzettel findet sich häufig „Indikationslyrik", das Präparat trägt eine Registriernummer bzw. keine Angaben zur Registrierung.

Abb. 5-2 Vergleich von Phytopharmaka nach dem Zulassungsstatus.

5.1.3 Nachzulassungsverfahren

Derzeit befinden sich fast alle Phytopharmaka im Nachzulassungsverfahren (Abb. 5-2). Mit der 5. Novellierung des AMG wurden hierfür die Rahmenbedingungen geändert und die Beweislast für die Wirksamkeit seines Produkts wurde dem pharmazeutischen Unternehmer übertragen (Beweislastumkehr).

Phytopharmaka mit klarem Indikationsanspruch werden im Nachzulassungsverfahren zum Nachweis ihrer Wirksamkeit strengeren Kriterien unterworfen als ein „traditionell bewährtes" Arzneimittel. Der Hersteller kann sich auf die Angaben in den Aufbereitungsmonographien der Kommission E beziehen, muß aber in jedem Fall überprüfen, ob eine Bezugnahme noch dem aktuellen wissenschaftlichen Stand genügt. Für eine wachsende Anzahl von Präparaten liegen zusätzliche, produktspezifische pharmakologische Untersuchungen und klinische Studien vor. Diese Phytopharmaka sind im Sinne einer naturwissenschaftlich orientierten Medizin Bestandteil einer rationalen Therapie.

Für lang bewährte, sogenannte **traditionelle Arzneimittel** ist eine vereinfachte Nachzulassung (Abb. 5-2) möglich, in der lediglich die pharmazeutische Qualität und die unbedenkliche Anwendung erwiesen sein muß. Der Wirksamkeitsanspruch leitet sich aus der Tradition ab, wie eindeutig aus der Deklaration der Verpackung hervorgehen muß (z. B. Herzgespann-Tee, „traditionell angewandt bei ..."). Diese Möglichkeit stellt vom Grundsatz her noch keine Aussage über einen geringeren Wert dar, allerdings kann sich die Anwendungsempfehlung auch auf eine Tradition mit zum Teil überzogenen Indikations- und Wirksamkeitsaussagen beziehen. In die Gruppe der traditionellen Arzneimittel fallen viele Präparate, die für den Verkauf außerhalb der Apotheke freigegeben sind.

Freiverkäufliche Arzneimittel, auch als Nicht-Heilmittel bezeichnet, sind in erster Linie Vorbeuge- und Stärkungsmittel, die über

Supermärkte, Drogeriemarktketten oder Reformhäuser vertrieben werden. Der §44 des AMG regelt die Ausnahme von der Apothekenpflicht für Arzneimittel ... „die vom pharmazeutischen Unternehmer ausschließlich zu anderen Zwecken als zur Beseitigung oder Linderung von Krankheiten, Leiden oder krankhaften Beschwerden bestimmt sind." In Absatz 2 werden die „mit ihrem verkehrsüblichen deutschen Namen bezeichneten Pflanzen" – mit Ausnahme der stark wirksamen und aus diesem Grund verschreibungspflichtigen Substanzen – grundsätzlich für den Verkehr außerhalb der Apotheken freigegeben (Abb. 5-3).

Die allgemeinen Erläuterungen im § 44 des AMG werden durch eine Verordnung ergänzt, in der genau geregelt ist, welche Arzneimittel bzw. Pflanzen zur Herstellung dieser Arzneimittel konkret außerhalb der Apotheken verkauft werden dürfen. Einschränkungen betreffen die Zusammensetzung, die Darreichungsform und das Anwendungsgebiet. So dürfen z.B. in Tabletten oder Dragees nur maximal vier Pflanzen verarbeitet sein, in löslichen Teeaufgußpulvern maximal sieben und das Indikationsgebiet für Mischungen ist auf Husten- und Brusttee, Magen-Darm-Tee, harntreibenden Tee und Beruhigungstee begrenzt. Freiverkäufliche Arzneimittel – und das betrifft nicht nur pflanzliche – tragen außer der Kennzeichnung als traditionelle Arzneimittel Hinweise wie: „zur Stärkung und Kräftigung", „zur Vorbeugung", „zur Besserung des Befindens".

Weiter besteht für den pharmazeutischen Unternehmer die Möglichkeit, den Nachzulassungsantrag zurückzunehmen (Abb. 5-2), mit der Konsequenz, daß das Präparat bis zum 31.12.2004 verkehrsfähig bleibt (sogenannte 2004-Präparate, in der Literatur teilweise als 2005-Präparate bezeichnet, da sie zum 01.01.2005 vom Markt genommen werden). Betroffen sind in erster Linie Kombinationspräparate mit einer Vielzahl von Kombinationspartnern, bei denen es nicht gelingt, für jeden einzelnen den positiven Beitrag zur Wirksamkeit zu belegen. Da auch betriebsinterne Gründe der Anlaß zu dieser Maßnahme sein können, muß es sich nicht um ein unwirksames oder minderwertiges Arzneimittel handeln.

---

§ 44 Ausnahme von der Apothekenpflicht

(1) Arzneimittel, die von dem pharmazeutischen Unternehmer ausschließlich zu anderenZwecken als zur Beseitigung oder Linderung von Krankheiten, Leiden, Körperschäden oder krankhaften Beschwerden zu dienen bestimmt sind, sind für den Verkehr außerhalb der Apotheken freigegeben.

(2) Ferner sind für den Verkehr außerhalb der Apotheken freigeben:
1.-
2.-
3. mit ihren verkehrsüblichen deutschen Namen bezeichnete
a) Pflanzen und Pflanzenteile, auch zerkleinert,
b) Mischungen aus ganzen oder geschnittenen Pflanzen oder Pflanzenteilen als Fertigarzneimittel,
c) Destillate aus Pflanzen und Pflanzenteilen,
d) Preßsäfte aus frischen Pflanzen und Pflanzenteilen, sofern sie ohne Lösungsmittel mit Ausnahme von Wasser hergestellt sind.
4.-
5.-

(3) Die Absätze 1 und 2 gelten nicht für Arzneimittel, die
1. nur auf ärztliche, zahnärztliche oder tierärztliche Verschreibung abgegeben werden dürfen oder
2. durch Rechtsverordnung nach § 46 vom Verkehr außerhalb der Apotheken ausgeschlossen sind.

Abb. 5-3 Arzneimittel, die von der Apothekenpflicht ausgenommen sind.

5.1.4 Standardzulassung

Nach dem AMG müssen alle Fertigarzneimittel amtlich zugelassen sein. Im Sinne des Gesetzes fallen darunter alle im voraus abgefüllten und in einer zur Abgabe an den Verbraucher bestimmten Verpackung in den Verkehr gebrachten Arzneimittel, also auch Teedrogen, Teemischungen und pflanzliche Zubereitungen (Tinkturen). Standardzulassungen sind allgemein gültige Zulassungen für Arzneimittel, von denen keine Gesundheitsgefährdung zu befürchten ist, da ihre Qualität, Wirksamkeit und Unbedenklichkeit erwiesen ist. Für Apotheken stellen die Standardzulassungen die gesetzliche Grundlage zur Herstellung und zum Abfüllen von Fertigarzneimitteln dar. Die Vorschriften in den Standardzulassungen beziehen sich auf die entsprechenden Arzneibuchmonographien und enthalten neben qualitativen und quantitativen Merkmalen der Droge Angaben zur Darreichungsform, Haltbarkeit, Verpackung, Kennzeichnung und Packungsbeilage.

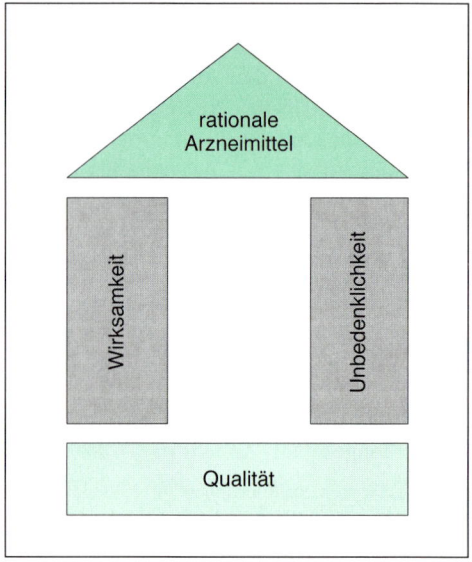

Abb. 5-4 Rationale Phytopharmaka. Die Qualität entspricht der Basis auf die Säulen der Wirksamkeit und Unbedenklichkeit aufgebaut sind.

5.2 Pharmazeutische Qualität

Die Anerkennung der Phytopharmaka als rationale Arzneimittel ist untrennbar mit ihrer pharmazeutischen Qualität verbunden. Diese ist die Basis, auf der sich eine zuverlässige und reproduzierbare therapeutische **Wirksamkeit** und **Unbedenklichkeit** aufbaut (Abb. 5-4).

Das Arzneimittelgesetz von 1976 definiert die pharmazeutische Qualität als „Beschaffenheit eines Arzneimittels, die nach Identität, Reinheit, Gehalt und sonstigen chemischen, physikalischen und biologischen Eigenschaften oder durch das Herstellungsverfahren bestimmt wird." An Phytopharmaka werden grundsätzlich die gleichen Qualitätsanforderungen gestellt wie an chemisch definierte Arzneimittel. Die Sicherstellung einer gleichbleibenden Qualität gestaltet sich bei pflanzlichen Arzneimitteln, bedingt durch die besondere Wirkstoffdefinition, im allgemeinen etwas schwieriger. Der **Wirkstoff** ist der **gesamte Pflanzenextrakt** – in der Regel ein Frischpflanzensaft, Flüssig- oder Trockenextrakt der entsprechenden Arzneidroge – der

als komplexes Vielstoffgemisch vorliegt. Unabhängig davon, ob wirksamkeitsbestimmende Inhaltsstoffe bekannt sind oder für einen einzelnen Inhaltsstoff oder eine Stoffgruppe eine pharmakologische Wirkung nachgewiesen wurde, wird der native Extrakt als **ein arzneilich wirksamer Bestandteil** betrachtet.

Die pharmazeutische Qualität eines pflanzlichen Arzneimittels wird durch die Zusammensetzung des zugrundeliegenden Extrakts bestimmt, die natürlichen Schwankungen unterliegt. Abhängig von der Beschaffenheit der Ausgangsdroge hinsichtlich Standort, Wachstumsbedingungen, Erntezeitpunkt und Lagerung und von der Art des Herstellungsverfahrens – Zerkleinerungsgrad der Droge, Wahl des Extraktionsmittels, Extraktionszeit und -temperatur – entstehen aus ein und derselben Droge Extrakte mit unterschiedlichem Inhaltsstoffmuster. Eine qualitative und quantitative Charakterisierung erfolgt mit modernen Untersuchungsmethoden durch Hochdruck-Flüssigkeits-Chromatographie (HPLC) oder Gaschromatographie. Die ana-

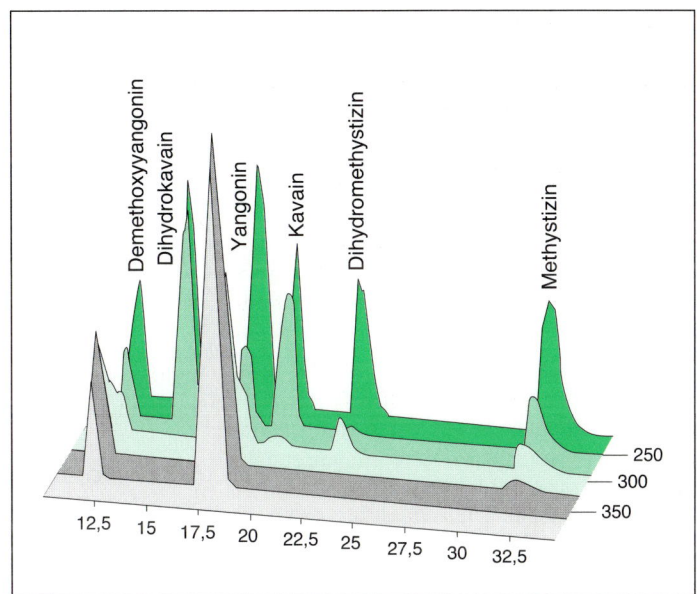

Abb. 5-5 Fingerprint – Chromatogramm der Kava-Lactone aus dem nativen Kava-Kava-Extrakt, nach Fa. Bionorica.

lytische Auftrennung und Erfassung einzelner Komponenten ergibt ein Wirkstoffprofil, ein sogenanntes Fingerprint-Chromatogramm, das die Pflanze bzw. den Extrakt wie ein „Fingerabdruck" eindeutig kennzeichnet und als Nachweis seiner Identität und Reinheit herangezogen werden kann (Abb. 5-5). Somit bilden die Auswahl des Drogenmaterials und ein adäquater Herstellungsprozeß mit laufenden Kontrollmethoden die Grundlage für die Produktion von Phytopharmaka hoher Qualität.

Die Qualitätssicherung auf dem Weg vom Rohextrakt zum fertigen Wirkstoff erfolgt heute mit modernster Technologie. Bei der Entwicklung eines optimierten und standardisierten Verfahrens werden bestimmte Parameter – der Gehalt an Wirkstoffen oder Leitsubstanzen, physikalische Eigenschaften des Extrakts – während des Herstellungsprozesses laufend chemisch-analytisch überprüft (In-Prozeß-Kontrolle). Auf diese Weise erhält man für jede Produktionsstufe validierte Eckwerte. Ein bestimmter Konzentrationsbereich wird als Standard festgelegt, der bei der Extraktherstellung der einzelnen Chargen innerhalb einer gewissen Schwankungsbreite eingehalten wird. Eine chargenspezifische Überprüfung der Extraktivstoffe mittels Fingerprint-Chromatogramm ermöglicht trotz unterschiedlichem Aus-

gangsmaterial oder bei unbekannten Wirkstoffen ein Produkt herzustellen, das von Charge zu Charge eine gleichbleibende Qualität aufweist und damit eine wiederholbare therapeutische Wirksamkeit gewährleistet.

5.2.1 Standardisierung und Normierung

Im Rahmen der Qualitätssicherung wird eine Gehaltsbestimmung definierter Inhaltsstoffe oder Stoffgruppen vorgenommen. Dabei unterscheidet man zwischen wirksamkeitsbestimmenden Inhaltsstoffen und Leitsubstanzen, zwischen Standardisierung und Normierung. **Wirksamkeitsbestimmende Inhaltsstoffe** sind chemisch definierte Stoffe oder Stoffgruppen, die entscheidend zur Wirksamkeit einer Droge oder Zubereitung beitragen. **Leitsubstanzen** sind chemisch definierte Inhaltsstoffe oder Stoffgruppen einer Droge, die den Extrakt eindeutig charakterisieren, aber keinen gesicherten Beitrag zur Wirksamkeit leisten. Zum Nachweis der pharmazeutischen Qualität übernehmen sie fiktiv die Rolle der wirksamkeitsbestimmenden Inhaltsstoffe.

Für eine Vielzahl von Arzneidrogen sind die wirksamkeitsbestimmenden Inhaltsstoffe nicht bekannt und der Extrakt ist als der für die Wirksamkeit verantwortliche Bestandteil anzusehen. Zur Sicherstellung einer gleichbleibenden Qualität wird ein Inhaltsstoff oder eine Inhaltsstoffgruppe im Extrakt als Leitsubstanz festgelegt. Diese Leitsubstanz ist eine analytische Größe, mit deren Hilfe eine Überprüfung der Identität und Reinheit der Ausgangsdroge, der Herstellungsbedingungen, sowie einer von Charge zu Charge konstanten Zusammensetzung und Haltbarkeit des Extrakts gewährleistet wird. Das Einstellen des Extrakts auf einen bestimmten **Gehalt** an **Leitsubstanz** nennt man **Standardisierung.** Sie ist die Grundlage zur Beurteilung und zum Vergleich einzelner Phytopharmaka. Moderne Phytopharmaka enthalten praktisch immer standardisierte Extrakte.

Sind die wirksamkeitsbestimmenden Inhaltsstoffe bekannt und analytisch erfaßbar, wird der Extrakt mit inerten Materialien (Glucose-Sirup, Lactose, Saccharose, Dectrin) oder durch Mischen von Pflanzenextrakten unterschiedlichen Gehalts auf einen bestimmten, vorher festgelegten **Gehalt** dieser Substanzen **eingestellt.** In diesem Fall spricht man von **Normierung.** (Beispiel: Spissumextrakt aus Kava-Kava-Wurzelstock, normiert auf 60 mg Kava-Laktone in Kavatino®). Dementsprechend richtet sich die Dosierung bei einem pflanzlichen Arzneimittel, das einen normierten Extrakt enthält, nach dem genauen Gehalt an wirksamer Substanz und nicht wie bei einem standardisierten Extrakt nach der Extrakt- oder Drogenmenge. Zu erkennen sind normierte Phytopharmaka an der Deklaration, in der der wirksamkeitsbestimmende Inhaltsstoff genannt und mit „eingestellt auf ...", „entsprechend" oder „standardisiert auf" angegeben ist.

Eine Normierung ist bei Drogen mit stark wirksamen Inhaltsstoffen und geringer therapeutischer Breite unerläßlich, da eine exakte Dosierung erforderlich ist und der Wirkstoffgehalt auch nach oben begrenzt werden muß, um Vergiftungserscheinungen auszuschließen. Das Arzneibuch schreibt daher bei einigen Drogen das Einstellen auf einen bestimmten Normwert vor. Betroffen sind Drogen mit stark wirksamen Alkaloiden („eingestelltes Belladonnapulver") oder Herzglykosiden („eingestelltes Adonispulver"), die heute mehr und mehr durch die Anwendung isolierter Wirkstoffe verdrängt werden.

Eine Normierung auf einen einzelnen Inhaltsstoff ist jedoch keine Aussage über den tatsächlichen therapeutischen Wert. Auch wenn zwei Präparate denselben Gehalt an Wirkstoffen aufweisen, können sich andere, ebenfalls an der Wirkung beteiligte Bestandteile des zugrundeliegenden Extrakts, qualitativ und vor allem quantitativ unterscheiden.

Vor diesem Hintergrund ist die Entscheidung des BfArM (Bundesinstitut für Arzneimittel und Medizinprodukte) entsprechend einer EG-Richtlinie zu sehen, nach der seit 1995 bei einigen Drogen und den daraus hergestellten Fertigarzneimitteln eine Normierung auf bestimmte Komponenten nicht mehr zulässig ist, da diese zwischenzeitlich nur noch als Leitsubstanzen, d.h. ohne gesicherten bzw. alleinigen Beitrag zur Wirksamkeit eingestuft werden. Eine Normierung könnte somit eine Qualität oder eine Überlegenheit gegenüber einem vergleichbaren Präparat vortäuschen, die nicht gegeben sind. Solange nicht eindeutig geklärt ist, welche Bestandteile wirksamkeitsbestimmend sind, dürfen entsprechende Produkte nur noch auf die Menge an nativem Extrakt deklariert werden und die Formulierung „eingestellt auf" soll im Pflichttext auf der Packung nicht mehr erscheinen.

Beispiel Johanniskraut. *Bis vor einigen Jahren wurde im Johanniskraut das Hypericin als wirksamkeitsbestimmender Inhaltsstoff betrachtet, normierte Fertigpräparate wurden auf einen bestimmten Hypericin-Gehalt eingestellt. Mittlerweile wurde sowohl für hypericinfreie Extrakte eine antidepressive Wirksamkeit festgestellt, als auch die Beteiligung von Phloroglucin und Flavonoiden an der Wirksamkeit nachgewiesen. Unklarheiten über den genauen Wirkmechanismus führten nun zu der Entscheidung, daß in Zukunft nicht mehr auf Hypericin normiert und statt dessen in der Deklaration die enthaltene Extraktmenge angegeben werden soll.*

5.3 Wirkung und Wirksamkeit

Unter der **Wirkung** eines Arzneimittels versteht man sämtliche Veränderungen, die unter dessen Einfluß am Gesamtorganismus, an einzelnen Organen oder Geweben des Körpers auftreten. Die Wirkung ist meßbar oder auf andere Weise zu erkennen.

Der Begriff **Wirksamkeit** faßt alle erwünschten Wirkungen zusammen und setzt diese in Beziehung zum Therapieziel. Wirksamkeit ist als Verbesserung des Befindens, als Heilung oder Linderung von Symptomen, als Vermeidung einer Krankheit oder Verhinderung von Komplikationen zu erkennen. Zu ihrer Beurteilung ist die Aussage von SCHNIEDERS [32] hilfreich: „Die Wirksamkeit ist nicht als absoluter Begriff anzusehen – sondern muß am konkreten Heilungsanspruch gemessen werden. Sie stellt sich außerdem als ein Kontinuum dar, das von ‚sehr schwach' bis ‚sehr deutlich' reicht."

In der Werbung werden die Begriffe Wirkung und Wirksamkeit oftmals vermischt. Wenn beispielsweise zu den dokumentierten Wirkungen eines Arzneistoffs die Erhöhung der Phagozytoseaktivität der Leukozyten gehört, so ist dies noch keine Aussage über seine tatsächliche Wirksamkeit als Arzneimittel zur Steigerung der körpereigenen Abwehr.

Die Wirkung wird in pharmakologischen und biochemischen In-vitro-Modellen beobachtet. Aus den experimentell erfaßten Wirkungen eines Extrakts oder seiner Einzelbestandteile lassen sich Erklärungen möglicher Wirkmechanismen ableiten, jedoch kann nicht zwangsläufig die therapeutische Wirksamkeit des fertigen pflanzlichen Arzneimittels vorausgesagt werden, da diese nur in kontrollierten klinischen Studien am Menschen sicher nachzuweisen ist.

Die zum Fertigarzneimittel verarbeiteten Extrakte sind immer Vielkomponentengemische, wirksamkeitsbestimmende Inhaltsstoffe sind häufig nicht bekannt. Begleitsubstanzen, sogenannte Co-Effektoren, tragen zur Gesamtwirkung bei. Sie können mit den wirksamen Bestandteilen Wechselwirkungen eingehen, ihre Löslichkeit, Freisetzung und Resorption beeinflussen und somit die Bioverfügbarkeit erheblich verändern: So erhöhen z.B. Flavonglykoside die Resorptionsgeschwindigkeit mancher Alkaloide; Gerbstoffe bilden mit Alkaloiden schwer lösliche Komplexe, verhindern ihre Freisetzung aus dem Extrakt und die Aufnahme im Körper.

Bei der Untersuchung von Wirksamkeit und Unbedenklichkeit geht man demnach nicht von einzelnen Inhaltsstoffen aus, sondern von einem aktiven Prinzip oder **Wirkprinzip** des **Pflanzenextrakts.** Diese Tatsache ermöglicht eine Prüfung mit wissenschaftlichen Methoden z.B. durch die Erfassung von Dosis-Wirkungs-Beziehungen, auch wenn noch nicht geklärt ist, auf welche Inhaltsstoffe die Wirksamkeit zurückzuführen ist. Für die Durchführung eines Wirksamkeitsnachweises ist die Kenntnis des Wirkprinzips zwar von Vorteil, jedoch nicht Voraussetzung. Für den **Nachweis** der **Wirksamkeit** werden berücksichtigt:

- klinische Studien; als wissenschaftliches Standardverfahren gilt die randomisierte, doppelblind und placebokontrollierte Studie nach den Empfehlungen der Europäischen Behörde (GCP-konform, GCP = good clinical practice)
- Anwendungsbeobachtungen
- nach wissenschaftlichen Methoden aufbereitetes Erfahrungsmaterial (wissenschaftliche Fachliteratur, Gutachten von Fachgesellschaften). Hierzu gehört auch die Bezugnahme auf die Aufbereitungsmonographien der Kommission E, die hinsichtlich ihrer Aktualität zu überprüfen sind.

5.3.1 Klinische Studien

Klinische Studien haben zum Ziel, für eine neue Behandlungsart ein positives Nutzen-Risiko-Verhältnis nachzuweisen. Das bedeutet den Nachweis der Wirksamkeit bei gleichzeitiger Unbedenklichkeit. Sie werden international in Studien der Phasen I–IV unterteilt, der Wirksamkeitsnachweis erfolgt in Studien der Phase III. Gefordert wird heute die Durchführung kontrollierter, vorzugsweise doppelblinder, randomisierter Studien bei unterschiedlichen Patientengruppen im Vergleich zu einer therapeutisch verfügbaren Alternative (Standardbehandlung) oder einem Placebopräparat. Kontrolliert heißt eine Studie deshalb, da versucht wird, den Einfluß von Störgrößen auf das Resultat zu beherrschen, z.B. durch streng zufällige Zuteilung der Patienten zur Test- und Vergleichsgruppe. Die therapeutische Wirksamkeit wird anhand bestimmter Zielvariablen ermittelt, die qualitativ (geheilt – nicht geheilt), quantitativ (z.B. Blutdrucksenkung, Senkung der Blutfettwerte) oder dem Grad der erzielten Wirkung nach geordnet (schlecht – mittel – gut) sein können. Klinische Studien dienen der Ermittlung der Verträglichkeit und der Abklärung klinisch relevanter Arzneimittelwechselwirkungen unter Prüfbedingungen, die den späteren Anwendungsbedingungen weitgehend entsprechen.

Bei pflanzlichen Präparaten ist der Nachweis mittels klinischer Studien häufig erschwert, da es sich im allgemeinen um Arzneimittel mit großer therapeutischer Breite und verzögertem Wirkungseintritt handelt: So sind milde Wirkungen zu erwarten, die vielfach erst nach einigen Tagen zu beobachten sind und eine längerfristige Anwendung voraussetzen, um den vollen Ausprägungsgrad zu erreichen. Wirksamkeitsbestimmende Bestandteile, die eine genaue Dosierung ermöglichen, sind oft unbekannt. Momentan wird vom BfArM der Wirksamkeitsnachweis zunehmend nur in den Fällen akzeptiert, in denen die zu beurteilenden Phytopharmaka mit anderen, bereits klinisch geprüften Präparaten sowohl in der Dosierung und der Darreichungsform als auch in ihrem Wirkprinzip und der Bioverfügbarkeit übereinstimmen. Ein Modell für eine Bewertungsgrundlage

bietet das von einigen Herstellern entwickelte Konzept der Phytoäquivalenz.

Phytoäquivalenz

Mit dem Begriff der Phytoäquivalenz soll ausgedrückt werden, daß analog zusammengesetzte Phytopharmaka unter gewissen Bedingungen hinsichtlich ihrer therapeutischen Wirksamkeit gleichwertig sein können. Voraussetzung ist die **pharmazeutische Äquivalenz**, d.h., die Übereinstimmung der Arzneimittel hinsichtlich der Menge des gleichen Wirkstoffs in der gleichen Dosierungsform. Auch in bezug auf ihre Bioverfügbarkeit dürfen diese Arzneimittel keine wesentlichen Unterschiede aufweisen. Die pharmazeutische Äquivalenz bezieht sich in diesem Fall auf den nativen Extrakt, in dem wirksamkeitsbestimmende Inhaltsstoffe (soweit bekannt) und Begleitstoffe, die eventuell das Resorptionsverhalten beeinflussen, sich qualitativ und quantitativ entsprechen müssen. Sie setzt das gleiche Herstellungsverfahren, d.h. die gleichen Extraktionsmittel und -methoden voraus.

Der Vergleich durch Phytoäquivalenz soll den Wirksamkeitsnachweis ermöglichen, ohne für jede Zubereitung eigene klinische Studien zu fordern, da die klinische Prüfung jedes einzelnen pflanzlichen Extrakts wissenschaftlich nur mit großem Aufwand durchzuführen ist. Gleichzeitig stellt sich die Frage nach der ethischen Berechtigung, da mit vergleichbaren Präparaten eine Vielzahl von Studien mit hohen Anforderungen an Patientenzahl und Studiendauer durchzuführen wären.

5.4 Unbedenklichkeit

Wie alle Arzneimittel können auch Phytopharmaka unerwünschte Nebenwirkungen hervorrufen. Der Aspekt der Unbedenklichkeit ist eng mit der Qualität und Wirksamkeit verknüpft und schlägt sich in einer **Nutzen-**

Risiko-Abwägung nieder. Zur Beurteilung der Unbedenklichkeit gehören Untersuchungen anhand international üblicher Standards zur akuten und chronischen Toxizität, über mutagenes und teratogenes Potential (Veränderungen am Erbgut bzw. Fruchtschädigung) sowie der Nachweis von Karzinogenen oder Allergenen. Die Bewertung eines Risikos erfolgt in den entsprechenden Abteilungen des BfArM, sie kann zur Einleitung eines Stufenplans bis hin zum Verbot bestimmter Arzneimittel führen.

Beispiel Osterluzei. Aristolochiasäure, ein wesentlicher Inhaltsstoff der Osterluzei, Aristolochia clematis, wurde früher zur Steigerung der körpereigenen Abwehr eingesetzt. Ein experimenteller Nachweis als direkt genotoxisch wirkendes Karzinogen führte zum Verbot sämtlicher Arzneimittel aus der Osterluzei.

5.4.1 Toxizität

Aufgabe der Toxikologie ist die Aufklärung der von Stoffen ausgehenden schädlichen Wirkungen, um eine Gesundheitsgefährdung für den Menschen abzuwenden. Die Toxizität ist von der Dosis abhängig, sie bezeichnet die giftige oder gesundheitsschädigende Eigenschaft oder Wirkung dieser Stoffe. Man unterscheidet zwischen akuter Toxizität (schädliche Wirkung bei einmaliger Gabe) und subchronischer und chronischer Toxizität (bei wiederholter Gabe).

Zur **akuten Toxizität** von Pflanzen und Arzneidrogen liegen experimentelle Ergebnisse sowie umfassendes Erfahrungsmaterial vor. Die pharmakologische Wirkung der Inhaltsstoffe vieler Giftpflanzen ist geklärt und diese werden vorwiegend als Reinstoffpräparate in genauer Dosierung eingesetzt. Pflanzen, die ein unvertretbares Risiko darstellen, wurden im Rahmen der Aufbereitungstätigkeit der Kommission E eliminiert und diejenigen, die der modernen Phytotherapie erhalten blieben, zeichnen sich im allgemeinen durch eine große therapeutische Breite aus. Für die weit-

aus größte Zahl der in Deutschland verwendeten Arzneitees und Phytopharmaka sind bei bestimmungsgemäßem Gebrauch daher keine akut-toxischen Nebenwirkungen zu befürchten.

Die Prüfung der **subchronischen** und **chronischen Toxizität** erstreckt sich auf funktionelle und organische Veränderungen unter einer längerdauernden Verabreichung. Systematische Untersuchungen hierzu waren früher nicht die Regel, sondern wurden bisher nur bei einigen Pflanzen durchgeführt. Somit ist noch wenig über ein mögliches Risiko bei der Daueranwendung von Arzneidrogen bekannt. Für die Praxis ist dieses Risiko relativ gering, wenn es sich um Pflanzen handelt, die in vergleichbarer Dosierung und Zubereitung seit langem eingesetzt wurden. Doch ist nicht ausgeschlossen, daß im Rahmen der Erforschung neuer Wirkprinzipien und Inhaltsstoffe auch bei altbewährten Pflanzen neue Substanzen entdeckt werden, die Allergien oder sonstige Nebenwirkungen hervorrufen können. In bezug auf karzinogene oder toxische Substanzen wurde durch immer genauere chemische Analysemethoden in den letzten Jahren die Nachweisgrenze erheblich herabgesetzt. Die Ergebnisse führen dazu, daß einzelne Pflanzen und daraus hergestellte Phytopharmaka mit Hinweisen versehen, Anwendungsbeschränkungen und verschiedentlich absolute Kontraindikationen angeordnet werden.

Gegenanzeigen (Kontraindikationen) nennen Zustände und Erkrankungen, bei denen das Arzneimittel keinesfalls oder im allgemeinen nicht angewendet werden darf. So ist z.B. die *Löwenzahnwurzel* kontraindiziert bei schweren Leberfunktionsstörungen, bei Verschluß der Gallenwege sowie beim Gallenblasenempyem.

Vielfach sind unter Gegenanzeigen Schwangerschaft und Stillzeit, sowie Kinder unter 12 Jahren aufgeführt, da für diesen Personenkreis keine ausreichenden Untersuchungen vorliegen, um eine unbedenkliche Anwendung zu begründen.

Anwendungsbeschränkungen beziehen sich auf Zustände und Erkrankungen, bei denen das Arzneimittel in der Regel nicht angewendet werden soll, wie z.B. die *Löwenzahnwurzel* bei Gallensteinerkrankungen.

Warnhinweise sind im Arzneimittelgesetz vorgeschrieben. So müssen beispielsweise Hinweise angebracht sein bei Arzneimitteln, die in der maximalem Einzelgabe nach Dosierungsanleitung über *0,5–3,0 g Ethanol* enthalten.

5.4.2 Pflanzliche Karzinogene

Karzinogene sind definitionsgemäß Substanzen, die bei Mensch oder Tier die Inzidenz bösartiger Tumoren erhöhen, die Latenzzeit der Entstehung verkürzen oder das Tumorspektrum im Gewebe erweitern können.

Zu den bekannten pflanzlichen Karzinogenen gehören die leberschädigenden **Pyrrolizidin-Alkaloide** (in *Beinwellwurzel* und *Huflattichblättern*; s. S. 27, 105 f., 144 f.) und bestimmte Komponenten ätherischer Öle, z.B. das Asaron im *Kalmusöl.* Das ehemalige BGA veröffentlichte 1992 eine Anwendungsbeschränkung für pyrrolizidinalkaloidhaltige Zubereitungen. Bei innerer Anwendung dürfen als Tageshöchstdosis nicht mehr als 10 µg Gesamtalkaloide zugeführt werden, die Dauer der Anwendung ist auf einen Zeitraum von 4 bis 6 Wochen im Jahr begrenzt.

5.4.3 Pflanzliche Allergene

Allergien sind überschießende Immunreaktionen des Körpers, die sich in unterschiedlicher Symptomatik äußern können; als anaphylaktischer Schock, als Arzneimittelfieber, als Erkrankungen des Bluts, der Organe und des Nervensystems sowie als Hauterscheinungen. Man unterscheidet entsprechend der Latenzzeit zwischen dem Kontakt mit dem Allergen und der Manifestation klinischer Er-

scheinungen Allergien vom Frühtyp (humorale Allergie) und vom Spättyp (zellvermittelte Allergie). Allergien vom Frühtyp werden in Typ I, II und III unterteilt, sie treten innerhalb Sekunden und Minuten auf, bei Typ II und III kann die Reaktionszeit Stunden bis Tage betragen. Bei Allergien vom Spättyp (Typ IV) liegt die Reaktionszeit über zwölf Stunden. Pflanzliche Allergene rufen in den meisten Fällen Allergien vom Typ I oder IV (Kontaktallergien) hervor.

Allergie vom Typ I – Soforttyp, anaphylaktischer Typ

Eine Allergie vom Typ I tritt innerhalb von Sekunden oder Minuten, evtl. als zweite Reaktion nach 4 bis 6 Stunden auf. Es müssen IgE-Antikörper vorliegen, die sich an die Mastzellen anlagern und eine Freisetzung bestimmter Mediatoren – Histamin, Prostaglandine, Leukotriene – bewirken. Histamin bindet nach seiner Freisetzung an Rezeptoren, die in Nerven- und Schleimhautzellen, Bronchiolen und Venolen vorkommen. Das Erscheinungsbild charakteristischer Symptome reicht von einer allergischen Konjunktivitis oder Rhinitis, von Juckreiz und Nesselsucht bis hin zum Quincke-Ödem oder allergischem Asthma. Ein anaphylaktischer Schock tritt bei Arzneistoffen, die eine Typ-I-Reaktion hervorrufen, meist nur nach intravenöser Applikation auf.

Allergische Erscheinungen können beim **Einatmen pulverförmiger Drogen** ausgelöst werden, beispielsweise durch den Staub der *Iriswurzel,* von *Senf-, Rizinus-* und *Leinsamen.*

In früheren Zeiten war die Brechwurzel (Ipecacuanhae radix) die häufigste Ursache berufsbedingter Allergien bei Apothekern. Das Pulver wurde sehr oft zu Rezepturen verordnet und es genügten schon kleinste Mengen, um bei entsprechend Sensibilisierten schwere Asthmaanfälle hervorzurufen.

Ätherische Öle verschiedener Gewürzpflanzen sind Träger potentieller Allergene und mögliche Auslöser von **Gewürzallergien.** Auch sie gehören zum Soforttyp und äußern sich in Magen-Darm-Beschwerden und anderen Typ-I-Reaktionen. Bedeutung haben Produkte aus *Citrus-Arten, Fenchel, Ingwer, Knoblauch, Koriander, Kümmel, Liebstöckl, Majoran, Melisse, Muskatnuß, Pfeffer, Salbei, Senf* und *Vanille.* Gewürze begünstigen durch eine Schleimhautreizung vermutlich die Resorption anderer Allergene. Die **Pollenallergie** gehört ebenfalls zum Soforttyp. Sie wird durch Eiweißstoffe in den Pollen windblütiger Pflanzen ausgelöst. Diese Pflanzen treten meist in großen Beständen auf und produzieren massenhaft Pollen, die durch den Wind verbreitet werden (*Futtergräser, Roggen, Doldengewächse, Löwenzahn*). Die Pollenallergie äußert sich als typischer Heuschnupfen durch allergische Reaktionen an den Schleimhäuten des Auges und der oberen Luftwege, durch Niesen und verstärkte Sekretion.

Allergie vom Typ IV – Spättyp

Bei der Allergie vom Spättyp werden unter Mitwirkung von aktivierten Makrophagen aus sensibilisierten T-Lymphozyten bei erneutem Kontakt Zytokine (Histamin, Leukotriene, Prostaglandine) freigesetzt, die Entzündungsreaktionen einleiten. Zu den Typ-IV-Reaktionen gehören die **Kontaktallergien,** die, wie der Name besagt, primär an der Kontaktstelle mit der allergieauslösenden Substanz entstehen. Ausgelöst werden sie durch niedermolekulare Antigene – **Terpene, Flavone, Cumarine** – in Pflanzen und Pflanzenextrakten und treten meist als typisches Kontaktekzem an der Haut auf, z.B. an der Auftragsstelle einer Arnikasalbe. Es kommt zu örtlich begrenzter Rötung, Schwellung und Schuppung, verbunden mit Juckreiz. Die Reaktionszeit beträgt 48 bis 72 Stunden.

Substanzen mit sensibilisierenden Eigenschaften kommen in einer Vielzahl von Pflanzenfamilien vor. An der Spitze stehen **Sesquiterpenlaktone** mit einem bestimmten Strukturmerkmal als familientypische Inhaltsstoffe der *Korbblütler* (Asteraceae).

Kontaktallergien durch Korbblütler sind relativ häufig, bedingt durch ihre Verbreitung als Wiesenblumen (*Löwenzahn*), Zierpflanzen (*Dahlien, Chrysanthemen*), Gemüse (*Artischocke, Schwarzwurzel, Sonnenblume*), Gewürze (*Beifuß, Estragon*) und Arzneipflanzen (*Arnika, Kamille, Ringelblume, Schafgarbe*). Die allergische Potenz ist bei den einzelnen Arten unterschiedlich, so wirken Arnika-Arten stark sensibilisierend, Löwenzahn und Beifuß dagegen schwach. Da einige der sensibilisierenden Substanzen unbeständig sind, wie z.B. die Taraxinsäure-Derivate des Löwenzahns, werden Kontaktallergien häufiger beim Umgang mit frischen Pflanzen als mit den entsprechenden Drogen beobachtet. Innerhalb der Gruppe der Sesquiterpenlaktone ist das Auftreten einer **Kreuzallergie,** d.h., einer Sensibilisierung gegenüber chemisch verwandten Substanzen, von Bedeutung, die bereits bei Erstkontakt zu allergischen Reaktionen führt.

In welchem Ausmaß sich die Angaben über eine Allergisierung durch die Pflanze selbst auf das pflanzliche Arzneimittel übertragen lassen, ist noch nicht hinreichend geklärt. Unterschiede zwischen der Gesamtpflanze und den einzelnen Pflanzenteilen, eine Selektion von Inhaltsstoffen während der Extraktherstellung und verschiedenartige Expositionen – Hautkontakt oder orale Einnahme – müssen berücksichtigt werden.

5.5 Beurteilung von Phytopharmaka

Maßgebend für eine Beurteilung der Phytopharmaka und für einen Vergleich untereinander sind die eindeutige Bezeichnung des Wirkstoffs, die Gestaltung der Packungsbeilage und Angaben zur klinischen Wirksamkeit. Formale **Kriterien** zur **Wirkstoffdeklaration** betreffen:

- die Beschreibung der Ausgangsdroge und genaue Bezeichnung des Extrakts nach Art

und Menge, z.B. Trockenextrakt aus Johanniskraut 255–285 mg
- die Angabe des Droge-Extrakt-Verhältnisses DEV, z.B. 4,5–6,7:1
- Art und Konzentration des Extraktionsmittels, z.B Ethanol 60% (m/m)
- die Angabe klarer Indikationen, keine „Indikationslyrik" oder Beschreibung möglicher Wirkungen
- empfohlene Tagesdosis.

Die Anerkennung der Phytopharmaka als gleichberechtigte Arzneimittel innerhalb der naturwissenschaftlichen Medizin wird durch die Verwendung qualitativ hochwertiger Drogen aus kontrolliertem Anbau, durch Normierung oder Standardisierung und eine Beschränkung der Indikationen auf die wissenschaftlich gesicherte Wirksamkeit erreicht. Hat ein Arzneimittel den Nachweis der Qualität, Wirksamkeit und Unbedenklichkeit erbracht und ist es amtlich zugelassenen, so ist ein therapeutischer Erfolg zu erwarten. Derzeit befinden sich die meisten Phytopharmaka im Nachzulassungsverfahren, ein Teil davon wird in den nächsten Jahren die Hürde der Zulassung nehmen, einige bleiben als traditionelle Arzneimittel erhalten, andere werden als 2004-Präprarate vom Markt verschwinden. Der Zulassungsstatus als arzneimittelrechtlicher Hintergrund kann also als Grundlage für eine Bewertungsaussage herangezogen werden, obwohl ein registriertes Arzneimittel nicht prinzipiell schlechter zu beurteilen ist. Ein verantwortungsbewußter pharmazeutischer Unternehmer wird die Prüfmethoden zur Qualitätssicherung laufend den sich verändernden Anforderungen anpassen und Risikoaussagen in die Gebrauchsinformation seines Produkts aufnehmen. Ein Vergleich der einzelnen Präparate untereinander hinsichtlich ihrer korrekten Deklaration oder mit Angaben im Signaturenverzeichnis der Roten Liste gibt einen Hinweis darauf, inwiefern Risikoaussagen unter Umständen aus marketingfreundlichen Gesichtspunkten verkürzt worden sind: Ein sedierendes Baldrianpräparat in wirksamer Dosierung muß z. B. auch Angaben über eine mögliche Beeinträchtigung hinsichtlich der Teilnahme am Straßenverkehr enthalten. Soweit verfügbar, sind Präparate mit dokumentiertem Wirksamkeitsnachweis anhand von klinischen Studien oder Anwendungsbeobachtungen zu bevorzugen, entsprechende Angaben in der Produktempfehlung sollten für den Anwender transparent dargestellt sein.

Eine korrekte Studie ist klar in der Fragestellung und der Darstellung der Ergebnisse. Sie enthält Angaben zum Verlauf, zur Anzahl und zum Randomisierungsmuster der Patienten, über Ein- und Ausschlußkriterien und statistische Methoden. Von Bedeutung ist die Zahl der Patienten, die in die Studie aufgenommen wurden und wie viele in die Auswertung eingingen; jeder vorzeitige Studienabbrecher muß mit dem letzten Befund in der Auswertung berücksichtigt sein. Eine Studie muß reproduzierbar sein, d.h., die Ergebnisse müssen sich auch auf andere Patienten übertragen lassen. Weiter muß aus der Studie eindeutig und widerspruchsfrei hervorgehen, daß die positiven Effekte ursächlich auf die Behandlung mit dem zu prüfenden Arzneimittel zurückzuführen sind. Dies ist in der Regel nur durch Vergleichsstudien mit Verum- und Kontrollgruppen sicher festzustellen. Beobachtungsstudien ohne Vergleich können Hinweise zur Wirksamkeit geben; die Durchführungsbedingungen müssen transparent dargestellt werden, damit die Reproduzierbarkeit der Ergebnisse beurteilt werden kann. Valide Daten zum Wirksamkeitsnachweis sind nur durch klinische Studien oder Anwendungsbeobachtungen mit ausreichender Patientenzahl und statistischer Relevanz zu erwarten. Studien mit weniger als 20 Patienten haben nur geringen Aussagewert.

5.5.1 Kombinationspräparate

Kombinationspräparate enthalten in einer Darreichungsform zwei oder mehrere Arzneistoffe in einem bestimmten Dosierungsverhältnis. Man spricht daher auch von einer **fixen Arzneistoffkombination**. Wie aus der besonderen Wirkstoffdefinition hervorgeht, bezieht sich bei pflanzliche Präparaten die Kombination nicht auf einzelne Inhaltsstoffe, sondern auf die gesamte zugrundeliegende

Pflanzenzubereitung. Demnach bestehen pflanzliche Kombinationspräparate (Abb. 5-6) aus zwei oder mehreren *Extrakten*, Monopräparate hingegen aus einem Extrakt.

Von einem Kombinationspräparat erwartet man eine gegenseitige **synergistische Beeinflussung** der einzelnen Kombinationspartner im Sinne einer Wirkungsverstärkung. Der Synergismus kann additiv sein bei gleichem Angriffspunkt, oder überadditiv bzw. potenzierend bei verschiedenen Angriffspunkten. Seit einer Novellierung des AMG im Jahr 1986 wird für die Zulassung einer Wirkstoffkombination die Begründung der Kombination gefordert, d.h., für jeden arzneilich wirksamen Bestandteil muß der positive Beitrag zur Gesamtwirkung des Arzneimittels belegt werden. Dies gilt in gleicher Weise für pflanzliche Arzneimittel. Jeder Kombinationspartner muß in einer für die Wirksamkeit angemessenen Dosierung enthalten sein. Er muß zum beanspruchten Indikationsgebiet passen und ein oder mehrere Symptome der Erkrankung abdecken. Ein überadditiver Effekt wird nicht verlangt. Aufgrund dieser Anforderungen kann ein Kombinationspräparat mit mehr als drei Kombinationspartnern im allgemeinen nicht mehr positiv beurteilt werden.

In der Gruppe der traditionellen Arzneimittel nehmen Kombinationspräparate und Teemischungen mit einer Vielzahl von Bestandteilen einen großen Platz ein. Eine sinnvolle Ergänzung der Einzelwirkungen ausgewählter Pflanzen und eine Erweiterung der Anwendungsbereiche wird vorausgesetzt. Da die einzelnen Drogen meist nicht in ausreichender Dosierung vorliegen, werden diese Erwartungen häufig nicht erfüllt. Kombinationen, die in ihrem Indikationsanspruch von Kopfschmerzen über Magenschmerzen, Durchfall oder Schlaflosigkeit möglichst alle Beschwerden erfassen, sollten der Vergangenheit angehören. In Zukunft wird eine Beschränkung der Kombination auf höchstens drei bis vier Partner zur Regel werden. Den wissenschaftlichen Überlegungen stehen allerdings die Beliebtheit solcher „Allheilmittel" in der Bevölkerung und die oft gute Erfahrung der Patienten gegenüber.

Die Kommission E hat für bestimmte Drogenkombinationen, die häufig verwendet werden, nach genauen Bewertungskriterien eigene Monographien erstellt. Fixe Kombina-

Bronchipret® Kombination aus:	Wirkprinzip der Inhaltsstoffe	Wirkungen					Dosierung	
		sekre-tolytisch	broncho-spasmoly-tisch	anti-bakteriell	anti-phlogi-stisch	Mono-graphie-empfehlung	Bronchipret® Tropfen 4 × 50 Tropfen	Bronchipret® Film-tabletten 3 × 1 Tablette
Thymian (Thymi herba)	ätherische Öle (Thymol) Flavonoide Gerbstoffe direkter und/ oder indirekter Angriff	x	x	x		1-2 g mehrmals täglich	1,3 g 4 × täglich	0,9-1,6 g 3 × täglich
Efeublätter (Hederae helicis folium)	Saponine Flavonoide reflektorisch über Nervus vagus	x	x	x		0,3 g	0,3 g	./.
Primelwurzel (Primulae radix)	Saponine (Primulagenin) reflektorisch über Nervus vagus	x	x		x	0,5-1,5 g	./.	1,0-1,26 g

Abb. 5-6 Beispiel für ein Kombinationspräparat, nach Fa. Bionorica.

tionen liegen für alle Hauptanwendungsgebiete der Phytotherapie vor, für:

- Erkältungskrankheiten (Reizhusten, krampfartigen Husten, Husten mit zähem Sekret)
- dyspeptische Beschwerden
- Krämpfe im Bereich der Gallenwege
- Erkrankungen von Magen und Darm,
- Erkrankungen der ableitenden Harnwege
- Nervosität und Schlafstörungen.

Beispiel trockener Reizhusten: Es gibt Monographien für die fixe Kombination aus Süßholzwurzel, Primelwurzel, Eibischwurzel und Anis sowie für die fixe Kombination aus Primelwurzel, Eibischwurzel und Anis.

5.6 Einsatzbereich von Phytopharmaka

Der Einsatzbereich von pflanzlichen Arzneimitteln liegt neben der Selbstmedikation einfacher Befindlichkeitsstörungen und der Vorbeugung von Infekten oder degenerativen Erkrankungen vor allem in der Behandlung **leichter** bis **mittelschwerer** Krankheitsbilder und **chronischer** Leiden.

Phytopharmaka von hoher Qualität und mit nachgewiesener Wirksamkeit stellen bei bestimmten Indikationen eine therapeutische Alternative zu chemischen Monosubstanzen dar. Sie zeichnen sich durch eine milde Wirkung und große therapeutische Breite mit erheblich geringerem Nebenwirkungsrisiko aus, sind jedoch nicht grundsätzlich nebenwirkungsfrei. Phytopharmaka eignen sich immer dann zur Behandlung, wenn die Erkrankung nicht zu akut, und von gemäßigter Ausprägung ist. Sie stärken den Allgemeinzustand des Patienten und füllen Therapielücken, wenn zur Behandlung des entsprechenden Krankheitssyndroms kein effektives synthetisches Arzneimittel als Wahlmöglichkeit zur Verfügung steht:

Beispiele: Echinacea als pflanzlicher Immunmodulator, Mariendistel als Leberschutztherapeutikum.

Phytopharmaka sind jedoch keine Alternative zur Behandlung schwerer Krankheitsbilder, von Infektionskrankheiten oder in der Notfallmedizin. Bei lebensbedrohenden Erkrankungen darf eine notwendige Behandlungsmaßnahme nicht durch die Anwendung pflanzlicher Arzneimittel verdrängt werden. Die wichtigsten Indikationen für Phytopharmaka sind: Erkältungskrankheiten, Magen-Darm-Störungen, Erkrankungen von Leber und Gallenblase, der Niere und der ableitenden Harnwege, psychovegetative und Schlafstörungen, Venenleiden, Durchblutungs- und Hirnleistungsstörungen.

5.6.1 Behandlung leichter und chronischer Erkrankungen

Im Rahmen der **Selbstmedikation,** bei Krankheiten mit beachtlicher Selbstheilungstendenz (z. B. banaler, viraler Infekt), sowie bei allen Befindlichkeitsstörungen im Grenzbereich zwischen gesund und krank, haben pflanzliche Arzneimittel einen hohen Stellenwert. Sie werden vor allem dann bevorzugt, wenn unspezifische, psychosomatische Auslöser beteiligt sind oder vermutet werden. Hier sind viele Pflanzen zu finden, die in der Volksmedizin seit Jahrhunderten angewendet werden und über deren Wirkungen reichhaltige Erfahrung existiert. Sie gehören nahezu allen therapeutischen Gruppen an: Erkältungs- und Hustenmittel, Beruhigungs- und Venenmittel, verdauungsfördernde, entzündungshemmende und durchblutungsfördernde Mittel.

Im Bereich der Selbstmedikation kommt dem Beratungsgespräch eine wichtige Aufgabe zu, in dem auf Phytopharmaka als Alternative zu chemischen Substanzen, z.B. auf Thymianpräparate statt ACC (Acetylcystein), aufmerksam gemacht werden kann. Andererseits werden pflanzliche Arzneimittel oder Tees oft zusätzlich – und vielfach ohne Wissen des Behandlers – neben den vom Arzt oder Heilpraktiker verordneten Medikamenten eingenommen. Nicht in jedem Fall ist eine Begleittherapie sinnvoll und der Patient ist über die Grenzen der Selbstmedikation aufzuklären.

Eine geschwächte Körperabwehr bringt immer eine erhöhte Gefahr der Erkrankung mit sich. Pflanzliche Arzneimittel, die zur Vorbeugung eingesetzt werden, dienen der **Stärkung der unspezifischen Immunabwehr** oder gehören zur Gruppe der Adaptogene, die eine Anpassung des Körpers an verschiedene Streßfaktoren unterstützen und dessen Widerstandsfähigkeit erhöhen.

Phytopharmaka eignen sich zur Behandlung **leichter bis mittelschwerer Erkrankungen** oder von Krankheitszuständen, die (noch) kein stark wirksames Arzneimittel erfordern. Hierzu gehören auch funktionelle Störungen in einem Stadium, bevor eine klare Diagnose gestellt werden kann, ferner Zeiten der Nachbehandlung und der Rekonvaleszenz.

Chronische Erkrankungen beanspruchen im allgemeinen eine Langzeitbehandlung. Mit modernen, chemischen Arzneimitteln können akute Symptome oftmals rasch und zuverlässig beseitigt werden, doch haften diesen Mittel im Dauergebrauch meist unerwünschte Nebenwirkungen an. Phytopharmaka sind im allgemeinen besser verträglich. Erfordert der Zustand des Patienten eine weitergehende Behandlungsmaßnahme, erscheint zumindest eine Basistherapie mit pflanzlichen Arzneimitteln sinnvoll. Als begleitende Maßnahme bieten sie eine geeignete Ergänzung, die es in vielen Fällen ermöglicht, den Gebrauch stark wirksamer Medikamente einzuschränken.

5.7 Arzneidrogen und Phytopharmaka der Traditionellen Chinesischen Medizin (TCM)

Das Interesse an der Traditionellen Chinesischen Medizin hat in den westlichen Ländern in den letzten Jahren stark zugenommen. Arzneipflanzen werden in China seit über zweitausend Jahren angewandt und Phytopharmaka haben neben Akupunktur und Akupressur, Massage und Magnettherapie einen hohen Stellenwert. Chinesische Arzneidrogen sind in Deutschland apothekenpflichtige Arzneimittel, deren Identität überprüft werden muß. Die wichtigsten Drogen (etwa 250) sind im Arzneibuch der Chinesischen Medizin, das in deutscher Sprache vorliegt, beschrieben, dennoch ist eine Identifizierung der in Europa unbekannten Pflanzen schwierig und eine Verwechslung leicht möglich. Erschwerend kommt hinzu, daß in den einzelnen Regionen Chinas mit ein und derselben Drogenbezeichnung oft verschiedene Pflanzen gemeint sind. Die Qualität der Handelsware kann stark variieren, weiterführende Literatur zu den Drogen ist oft nur in Chinesisch erhältlich. Aus diesem Grund strebt man auch für die Drogen der Traditionellen Chinesischen Medizin eine Standardisierung an, nach und nach werden Monographien erarbeitet.

5.7.1 Risiken und Bewertung

Die pharmakologische Wirkungsweise chinesischer Arzneidrogen ist zum Teil noch völlig unerforscht, Hinweise auf ein mögliches Risiko bestimmter Pflanzeninhaltsstoffe, die bei uns zwangsläufig zum Verbot entsprechender Arzneimittel führen, werden in China nicht in gleicher Weise beachtet: So sind in Deutschland seit Jahren aristolochiasäurehaltige Arzneidrogen mit nachweislich nierenschädigendem Potential aus dem Verkehr gezogen. In der Literatur sind Leber- oder Nierenschäden nach dem Gebrauch chinesischer Teemischungen beschrieben, Schwermetallvergiftungen wurden bekannt, die sowohl auf Verunreinigungen als auch auf den Gehalt an schwermetallhaltigen Wirkstoffen, z. B. Zinnober (Quecksilbersulfid) zurückzuführen sind. Unkontrolliert eingeführte und ohne ausreichende Qualitätssicherung angewandte chinesische Drogen führten zur Vergiftung mit dem Alkaloid Aconitin. Chinesische Fertigarzneimittel, als Phytopharmaka gehandelt, enthielten teilweise nicht deklarierte Bestandteile wie Glucocorticoide und Benzodiazepine.

Chinesische Arzneidrogen können die westliche Medizin erweitern und ergänzen, sie müssen jedoch eindeutig identifiziert, mit Sachkenntnis und Erfahrung angewandt werden. Mit unerwünschten Wirkungen und Risiken bezüglich Schwermetallverunreinigungen in Drogen und eventuell stark wirkender, nicht deklarierter Bestandteile in Fertigarzneimitteln muß gerechnet werden.

5.8   Arzneipflanzenforschung – Ausblick für die Zukunft

Die Natur und vor allem das Pflanzenreich stellen einen unverzichtbaren Reichtum vielfältiger Strukturen und Modelle dar, der noch lange nicht ausgeschöpft ist. Es ist anzunehmen, daß in den ca. 270 000 Arten von Moosen und Gefäßpflanzen (Farn- und Samenpflanzen) noch zahlreiche potentielle Wirkstoffe verborgen sind, da bisher nur 5–10% genauer auf ihre pharmakologische Aktivität und mögliche therapeutische Verwendung hin untersucht worden sind. Arzneipflanzen dienen als Rohmaterial zur Herstellung von Phytopharmaka und als Quelle für neue Arzneistoffe. Wissenschaftlicher Fortschritt auf allen Gebieten der Arzneipflanzenforschung trägt dazu bei, daß ihre jahrhundertelange Bedeutung erhalten bleibt und weiter zunehmen wird. Moderne biotechnologische Methoden führen im Bereich der Pflanzenzüchtung zu einer Weiterentwicklung mit dem Ziel, ein möglichst gleichbleibendes Ausgangsmaterial zu schaffen. Auf dieser Basis wird eine Gewährleistung der pharmazeutischen Qualität und therapeutischen Wirksamkeit pflanzlicher Arzneimittel erreicht

und ihr Stellenwert gefestigt. Altbekannte Pflanzen der Volksmedizin werden unter aktuellen medizinischen Gesichtspunkten nach neuen Indikationen und Therapieansätzen erforscht. So erscheint eine Anwendung von Arzneipflanzen mit östrogenartiger Wirkung bei Osteoporose in der Postmenopause, von Flavonoiden mit Radikalfängereigenschaften zur Vorbeugung von Atherosklerose oder chronisch-entzündlichen Erkrankungen plausibel. Die Wirkungen von Nahrungs- und Arzneipflanzen, von bioaktiven Substanzen in Lebensmitteln, Obst, Gemüse, grünem und schwarzem Tee werden im Hinblick auf Ernährung oder Prävention von Tumorerkrankungen untersucht. Oft liefern traditionelle Medizinlehren verschiedener Kulturen und Völker neue Anhaltspunkte. Viele Pflanzen aus dem Amazonasgebiet und anderen weitgehend unerforschten Gegenden der Erde wirken bakteriostatisch und fungistatisch gegen Viren oder Malariaerreger. Eigene Forschungsgebiete wie Ethnobotanik, Ethnomedizin und -pharmakologie haben sich daraus entwickelt.

Bereits heute stehen uns viele Pflanzenstoffe als Reinsubstanzen oder chemisch weiterentwickelte synthetische Wirkstoffe zur Verfügung, die **Chancen** für **neue Therapien** in sich bergen. Ein Beispiel ist das *Khellin* aus den Früchten der *Amni visnaga* als Vorbild für die Cromoglicinsäure, einem Arzneistoff, der heute aus der Allergiebehandlung nicht mehr wegzudenken ist. Moderne Screening-Systeme und Analysemethoden ermöglichen die Isolierung und Strukturaufklärung zahlreicher Pflanzeninhaltsstoffe, wobei vermehrt Methoden der Gen- und Biotechnologie an Bedeutung gewinnen. Artenreiche Gebiete der Erde werden systematisch nach neuen Wirkstoffen durchforscht, mit dem Ziel, Leitstrukturen für die Entwicklung von kausal wirksamen und nebenwirkungsarmen Arzneistoffen aufzufinden. Mit einem systematischen Pflanzenscreening werden vielfach sowohl ethnomedizinische Erfahrungen bestätigt, als auch neue Erkenntnisse über präventive und therapeutische Einsatzmöglichkeiten von Pflanzenextrakten gewonnen. Gut die Hälfte aller Arzneistoffe, die in den letzten Jahren gegen Krebs entwickelt wurden, stammen ursprünglich aus Pflanzen oder Mikroorganismen. Bekannt wurden die Catharanthus- (Vinca-)Alkaloide aus *Catharanthus roseus*, einer verwandten Art des *Immergrüns*, die Taxane aus der Rinde und den Nadeln der *Eibe*, die zu den hochwirksamen Krebsmitteln Taxol® (Paclitaxel) und Taxotere® (Docetaxel) führten. Ein Inhaltsstoff der *Birke*, die Betulinsäure, könnte Vorlage für ein neues Arzneimittel gegen Hautkrebs sein: In-vitro-Versuche mit Zellkulturen lassen erkennen, daß dieser Stoff spezifische Wirkungen gegen gezüchtete Melanomzellen zeigt. Das National Cancer Institut (NCI) der USA untersucht eine große Anzahl von Pflanzenarten nach neuen Wirkstoffen gegen Krebs, inzwischen wurde das Screening-Programm auch auf Tests gegen das HIV-Virus ausgedehnt. 4500 Proben werden jährlich in vitro geprüft, von einer Reihe von Pflanzenstoffen wurde ein Eingreifen in den Lebenszyklus der Viren festgestellt, wodurch Hoffnungen auf neue Wirkmechanismen steigen. Die klinische Erprobung ist allerdings oft noch in weiter Ferne.

Im Rahmen des NCI-Screening-Programms von Naturstoffen wurde Camptothecin, ein Inhaltsstoff des asiatischen Baumes Camptotheca acuminata („Tree of joy") und seine wachstumshemmende Eigenschaft bei Tumoren entdeckt. Daraus wurde der halbsynthetische Wirkstoff Topotecan entwickelt, der seit kurzem in Deutschland als erster Topoisomerase-Hemmer (Hycamtin®) zur Behandlung von Patientinnen mit fortgeschrittenem Ovarialkarzinom nach Versagen einer Primärtherapie zugelassen ist. Topoisomerasen sind bestimmte Enzymsysteme, deren Aufgabe es ist, die Struktur und räumliche Anordnung der DNA zu kontrollieren. Bei der DNA-Replikation verhindern Topoisomerasen ein „Verknäueln" der DNA-Stränge, indem sie sich an die DNA anlagern und einen reversiblen Einzel- oder Doppelstrangbruch bewirken. Dies führt zu einer Spannungsverminderung während einer Drehung, da sich nur noch ein kurzes Stück der DNA-Helix und nicht das ganze Chromosom drehen muß und die Replikation kann weiter fortlaufen. Topotecan

als Hemmstoff der Topoisomerase lagert sich an die Verbindung von Topoisomerase und DNA an und bildet einen stabilen Komplex. Im weiteren Verlauf kommt es zu einem Doppelstrangbruch, die DNA-Replikation und Reperaturmechanismen der Zelle werden gehemmt und der programmierte Zelltod, die Apoptose, eingeleitet. Topotecan zeigt eine hohe zytotoxische Wirkung an verschiedenen Tumorzellen.

Kenntnisse über die Abwehrmechanismen der Pflanze nach einer Infektion zeigen Wege in der **Infektionsforschung** beim Menschen auf, möglicherweise lassen sich in Zukunft Tiermodelle durch Pflanzenmodelle ersetzen. Pflanzen mußten sich immer gegen Parasiten und Pilze wehren, Sekundärstoffe wie Antimykotika und Antibiotika stellen einen Schutz vor natürlichen Feinden dar. Eine interessante Substanzgruppe sind die *Phytoalexine*, die von der Pflanze als Reaktion auf einen Schädlingsbefall gebildet werden. Sie wirken in erster Linie gegen Bakterien und Pilze und können sich innerhalb der Wirtszelle anreichern. Phytoalexine sind sehr vielfältig in Struktur und Wirkmechanismen. Sie hemmen die Proteinsynthese oder stören den Ablauf der Zellteilung, sie vermindern die Sauerstoffaufnahme und behindern die Aktivität der Mitochondrien oder Chloroplasten. Von bestimmten Phytoalexinen aus den Blättern und Beeren der *Weintraube* wurde eine Hemmung der LDL-Oxidation und der Thrombozytenaggregation beobachtet. Phytoalexine könnten als Vorlage in der Entwicklung neuer Arzneistoffe dienen.

Auch die **Gentechnologie** schafft neue Möglichkeiten. Bisher gelingt es nur für wenige Ausnahmen in pflanzlichen Zellkulturen die jeweiligen Inhaltsstoffe in großem Maßstab zu produzieren. Viele Alkaloide, beispielsweise *Morphin*, werden auch heute noch aus der Ganzpflanze gewonnen. Man versucht nun durch Veränderung und Kombination der einzelnen Bausteine, Enzyme oder Gene den gewünschten Stoff oder die Zwischenstufe für weitere Forschungen in ausreichender Menge zu erhalten. Auf diese Weise versprechen transgene Arzneipflanzen künftig die Möglichkeit einer umweltfreundlichen und energiesparenden Synthese von Humanprotein.

Wissenschaftlicher Fortschritt muß jedoch nicht zwangsläufig zu einer Abwertung alter Erkenntnisse und Erfahrungen führen. Phytopharmaka sind nach wie vor ein wichtiger Bestandteil jeder Pharmakotherapie, sei es in der Verordnung durch den Arzt und Heilpraktiker oder in der Selbstmedikation durch den Patienten. Auf der Basis der pharmazeutischen Qualität und therapeutischen Wirksamkeit werden Phytopharmaka ihre Bedeutung beibehalten und auch in Zukunft den Ansprüchen gerecht werden, die an moderne Arzneimittel zu stellen sind.

VERORDNUNG VON ARZNEITEES – INDIKATIONEN UND GRENZEN

6.1 Stellenwert von Arzneitees

Die älteste Form der Arzneiherstellung aus Pflanzen ist der Tee. Seine Anwendung gründet auf jahrhundertelanger Erfahrung und Überlieferung und hat durch die Erforschung der Inhaltsstoffe, deren Wirkungsweise sowie durch klinische Berichte eine Bestätigung erfahren. Der Tee hat sich bis heute seinen festen Platz in der naturheilkundlichen Therapie erhalten und erfreut sich zunehmender Beliebtheit.

Ein Arzneitee besteht entweder aus einer einzelnen Teedroge (Monotee) oder einer Mischung verschiedener Drogen (Spezies), die unzerkleinert oder angemessen zerkleinert in Tüten oder Teebeuteln abgefüllt in den Handel kommen. Teemischungen haben keine grundsätzlichen Vorteile gegenüber einer Einzeldroge, sie sind oft geschmacklich ausgewogener und werden aus diesem Grund von manchen Patienten bevorzugt. Die Bezeichnung Teedroge weist bereits darauf hin, daß hier der Patient sein eigener Arzneihersteller ist. Unter diesen Begriff fallen nur Drogen mit milder Wirkung und großer therapeutische Breite, die sich zur Selbstmedikation eignen. Er stellt gleichzeitig eine Abgrenzung zu den Drogen dar, die als Extrakt zu Phytopharmaka weiterverarbeitet werden (*Ginkgobilobablätter, Roßkastaniensamen, Schöllkraut*) oder als Rohstoffe der Gewinnung biogener, stark wirkender Substanzen dienen (Herzglykoside aus dem Roten *Fingerhut*, Atropin aus der *Tollkirsche*). Ein Tee ist gewöhnlich zum Trinken bestimmt oder er wird äußerlich zu Umschlägen oder Bädern verwendet. Er eignet sich allein oder als begleitende Maßnahme zur Vorbeugung und Behandlung gesundheitlicher Beschwerden oder Befindlichkeitsstörungen.

Da die pharmazeutische Industrie in den letzten Jahren große Fortschritte in der Entwicklung pflanzlicher Fertigpräparate hinsichtlich Standardisierung und Stabilisierung gemacht hat, wird von seiten der naturwissenschaftlichen Medizin der Tee oftmals als überholt angesehen. Ungenauigkeiten in der Dosierung durch die individuelle Zubereitung – so die Begründung – sollen keine zuverlässige Therapie ermöglichen.

Dem steht gegenüber, daß sich die Teedrogen, die der modernen Phytotherapie erhalten blieben, im allgemeinen durch eine gute Verträglichkeit ohne toxikologisches Risiko auszeichnen und kleine Schwankungen in der Dosierung therapeutisch nicht ins Gewicht fallen. Vielfach liegen Unsicherheiten der Dosierung auch nur an der unzureichenden Anweisung des Patienten.

Ein Arzneitee ist – im Unterschied zu einem im Lebensmittelhandel erhältlichen Tee – ein **Arzneimittel**, das somit die gleichen Anforderungen an Qualität, Wirksamkeit und Unbedenklichkeit erfüllen muß. Alle Teedrogen, die in der Apotheke zum Gebrauch als Arzneimittel abgegeben werden, müssen den Qualitätsanforderungen entsprechen, die in den Drogenmonographien des Arzneibuchs als Standard festgelegt sind. Die **Arzneibuchqualität** wird durch Prüfung in der Apotheke garantiert.

Ein Tee aus dem Supermarkt unterliegt nicht diesen Vorschriften, so darf ein Kamillentee auch das Kraut der Pflanze enthalten. Dieser Tee hat aufgrund des geringeren Bitterwerts zwar oft einen besseren Geschmack, jedoch einen verminderten Wirkstoffgehalt, was allerdings auch den Preisunterschied erklärt.

In Deutschland gibt es zur Zeit etwa 1 000 fertige Tees und Teemischungen, für einen großen Teil – für 63 Einzeldrogen und 44 Mischungen – sind Standardzulassungen vorhanden. Allein für Blasen-Nieren-Tees werden ca. 100 Drogen verwendet. Noch immer sind Teemischungen, die aus zwanzig oder mehr verschiedenen Drogen bestehen, erhältlich, mit denen die Patienten durchaus zufrieden sind. Da in der Vergangenheit spezifische Wirkstoffe vieler Drogen noch unbekannt waren, hoffte man, bei einer Vielzahl von Einzelbestandteilen die wirksamen Komponenten mit zu erfassen. Meistens lassen sich eine ganze Reihe der einzelnen Drogen in eine Wirkstoffgruppe einordnen, z. B. Äther-Öl-Drogen. Der Erfolg dieser Mischungen ist vermutlich darauf zurückzuführen, daß sie ohnehin nur bei banalen Krankheitsbeschwerden eingesetzt werden.

Vom naturwissenschaftlichen Standpunkt aus können Teemischungen mit einer großen Anzahl Drogen allerdings nicht positiv beurteilt werden, da die Einzelbestandteile erwiesenermaßen in zu geringer Dosierung vorliegen und eine wirksame Therapie kaum zu erwarten ist. Auch Bezeichnungen wie „Lungen"-, „Schlankheits"- oder „Blutreinigungstee" genügen nicht mehr den heutigen wissenschaftlichen Ansprüchen. Bei Neuzulassungen werden entsprechend der Empfehlung der Kommission E Teemischungen mit nur wenigen Drogen bevorzugt, die eine klare Dosierung und Indikationsangabe ermöglichen.

6.2 Klassische Teerezeptur

Durch den immer größer werdenden Markt an standardisierten Phytopharmaka von hoher Qualität und Wirksamkeit ist die individuelle Verordnung fast ausschließlich der Zusammenstellung medizinischer Tees vorbehalten. Das klassische Teerezept sollte nicht mehr als 4 bis 6 Drogen enthalten und ist nach klaren Regeln aufgebaut. Im Laufe der Zeit haben sich Rezepturen bewährt, die im Prinzip immer wiederkehren und sich oft nur durch eine Komponente unterscheiden, die ausgetauscht oder in ihrer Konzentration verändert wurde. Beispiele sind im Praxisteil bei den entsprechenden Krankheitsbildern zu finden.

6.2.1 Richtlinien für die Zusammenstellung eines Arzneitees

Für die Zusammenstellung eines klassischen Teerezepts gelten folgende Richtlinien.

- Das **Grund- oder Basismittel** *(Remedium cardinale)* bestimmt die Hauptwirkung, dementsprechend erfolgt die Drogenauswahl, z.B. ein Hustentee soll reizmildernd *oder* krampflösend und auswurffördernd sein, als Basismittel möglichst nur eine, höchstens 2 oder 3 Drogen verwenden; Drogen mit positiver Monographie und nachgewiesener Wirksamkeit werden bevorzugt.
- Die **Begleit- oder Hilfsdroge** *(Adjuvans)* verstärkt oder ergänzt die Wirkung. Aus Gründen der Übersichtlichkeit sollte man sich auf ein Adjuvans beschränken.
- Ein **Korrigens** verbessert den Geschmack oder die Verträglichkeit. Bevorzugt werden Drogen, die ätherisches Öl enthalten *(Pfefferminzblätter, Anis- und Fenchelfrüchte)*
- Eine **Füll- oder Schmuckdroge** *(Konstituens)* gibt dem Tee durch ihre auffallende Farbe oder Form ein gefälligeres Aussehen, wie z.B. blaue Lavendel- oder Kornblumenblüten.

Grund- und Begleitdrogen müssen anteilsmäßig in entsprechender Menge vorliegen, damit bezogen auf die Einzeldosis eine Wirkung zu erwarten ist. Die erforderliche Menge ist den Drogenmonographien zu entnehmen und liegt etwa bei 2 g Droge pro Tasse Tee. Die Drogen zur Verbesserung des Aussehens oder des Geschmacks sind im günstigsten Fall selbst Wirkstoffdrogen und ergänzen die erwünschte Wirkung des Basismittels, wie z. B. violette Malvenblüten in einem Hustentee, die großen, weißen Blütenkörbchen der Römischen Kamille in einem Magentee, schwefelgelbe Ruhrkrautblüten in einem Gallentee.

Das Teerezept muß eine genaue Zubereitungsanleitung (als Aufguß oder Abkochung), Dosierungsanweisung und Angabe der Anwendungsdauer enthalten. In der Regel ist die Dosierung wie folgt:

> **Dosierung:** 1 bis 3 Teelöffel Droge auf eine Tasse Wasser, 2 bis 3 Tassen täglich über einen Zeitraum von 3 bis 4 Wochen.

Ein Arzneitee sollte immer frisch hergestellt werden, um eine Keimvermehrung zu vermeiden. Es empfiehlt sich, den Tee warm, langsam und schluckweise, möglichst auf nüchternen Magen zu trinken, um die Resorption der Inhaltsstoffe zu verbessern.

Für den Patienten ist eine Beratung zur Dosierung und Anwendungsdauer mit dem Hinweis wichtig, daß auch ein wohlschmeckender Arzneitee ein Arzneimittel mit klaren Indikationen ist und nicht ein linderndes Genußgetränk, das man nach Belieben trinkt. Als tägliches Getränk für den Gesundheitsbewußten, als Haustee und Ersatz für Kaffee oder Schwarztee bieten sich Drogen mit einem hohen Anteil an Gerbstoffen oder Fruchtsäuren an, die erfrischen und anregen. Geeignet sind *Erdbeer-, Brombeer-* und *Himbeerblätter, Linden-* und *Hibiskusblüten, Hagebutten, Johannisbeeren, Apfel-, Kakao-* und *Orangenschalen.*

6.3 Indikationen und Anwendung

Der Indikationsbereich eines Arzneitees entspricht im allgemeinen dem der mild wirkenden Phytopharmaka. Ein Tee ist vor allem dann von Vorteil, wenn der Körper viel Flüssigkeit braucht. So wird durch die Flüssigkeitszufuhr bei einer Erkältungskrankheit das Austrocknen der Schleimhäute verhindert, bei einer Harnwegsinfektion das Ausschwemmen der Keime und bei Fieber oder Durchfall der Ausgleich von Flüssigkeitsverlusten bewirkt. Die Indikationen für einen Arzneitee konzentrieren sich auf folgende Organsysteme und Beschwerden:

- Blasen- und Nierenbeschwerden
- Magen-Darm-Störungen
- Leber- und Gallebeschwerden
- Erkrankungen der Atemwege
- Nervosität und Schlafstörungen

Bei der Anwendung eines Arzneitees spielen unbewußt Anteile einer Therapie mit. Bereits die Zubereitung des Tees ist eine Tätigkeit, die dem Patienten das Gefühl vermittelt, aktiv zu seiner Gesundung beizutragen und läßt die Maßnahme erfolgversprechender erscheinen. Das Überbrühen, Abseihen und schluckweise Trinken des heißen Tees hilft, dem Alltagsstreß zu entfliehen. Es wirkt beruhigend und kann besonders bei einem Schlaf- und Beruhigungstee die Wirkung unterstützen. Das heiße Wasser wärmt angenehm und reguliert über den Flüssigkeitshaushalt die Ausscheidungsfunktion der Nieren. Oft wird dadurch eine medikamentöse Therapie sinnvoll unterstützt.

Wie bei allen pflanzlichen Arzneimitteln ist auch bei einem Arzneitee zu beachten, daß die volle Wirkung meist erst nach einigen Tagen eintritt und in vielen Fällen nur bei regelmäßigem Gebrauch über einen längeren Zeitraum erreicht wird. Die Anwendung darf allerdings auch nicht unbegrenzt fortgesetzt werden. Kenntnisse über die Arzneidrogen, ihre Wirkungen, mögliche Nebenwirkungen und Kontraindikationen sind Voraussetzung für den optimalen Einsatz eines Tees. Bei länger anhaltendem Fieber oder Durchfällen ist die Abklärung der genauen Diagnose unerläßlich, ein Arzneitee darf nicht von anderen notwendigen Maßnahmen abhalten.

Beispiel: **Anwendungsbeschränkungen** *gelten für Huflattichblätter, Anthranoid-Drogen; ein bestehender Verschluß der Gallenwege gilt als* **Kontraindikation** *für Drogen, die die Gallentätigkeit anregen (Löwenzahnwurzel mit Kraut).*

6.4 Arzneitees als begleitende Therapiemaßnahme

Der Körper scheidet Fremdstoffe und Medikamente auf verschiedenen Wegen aus. Den Nieren kommt dabei neben dem Verdauungssystem Leber-Galle-Darm und den Lungen eine bedeutende Funktion zu. Durch die Harnbildung sind die Nieren zuständig für die Aufrechterhaltung von Osmolalität und Flüssigkeitsvolumen im Körper. Sie werden in ihrer Tätigkeit und bei der Ausscheidung von körperfremden Stoffen durch die Einnahme größerer Mengen Flüssigkeit unterstützt. Dies gilt in besonderem Maße zu Zeiten vermehrter Wasserausscheidung, bei starkem Schwitzen oder Durchfall, oder bei erhöhtem Bedarf, z.B. bei Säuglingen und Kindern. Bei einer begleitenden Therapie mit einem Arzneitee ergänzen sich drei Effekte vorteilhaft:

- der körpereigene Flüssigkeitshaushalt wird reguliert, die Nierentätigkeit und ihre Ausscheidungsfunktion erhöht
- die eigene pharmakologische Wirkung des Tees kann die Arzneimittelwirkung ergänzen oder verstärken
- ein psychologischer Effekt auf seiten des Patienten, der selbst aktiv zu seiner Gesundung beiträgt.

Arzneitees als begleitende Therapie können eine sinnvolle Ergänzung zu anderen, manchmal unerläßlichen Medikamenten sein. Sie haben sich vor allem innerhalb vier Gebieten bewährt:

- **Erkrankungen** der **Atemwege** und **Erkältungskrankheiten:** *Holunder- und Lindenblüten* als schweißtreibende Mittel neben fiebersenkenden Analgetika, *Kamillenblüten* zur Inhalation bei Sinusitis und Bronchitis, reizlindernde und schleimlösende Hustentees neben Expektoranzien, Mukolytika oder Antibiotika. *Thymiankraut* als Bronchospasmolytikum bei Bronchitis oder Keuchhusten. *Salbeiblätter* als warme Gurgellösung bei Halsschmerzen neben Lutschtabletten gegen Halsschmerzen und Heiserkeit.
- **Erkrankungen** der **Nieren** und **ableitenden Harnwege:** Eine Durchspülungstherapie mit aquaretisch wirkenden Drogen, z.B. *Birkenblättern,* bei bakteriellen und entzündlichen Erkrankungen verhindert eine Keimvermehrung, ergänzend zu Antibiotika oder Sulfonamiden, zur Vorbeugung gegen Steinbildung.
- **Erkrankungen** im **Magen-Darm-Trakt:** *Kamillenblüten* bei Krämpfen und entzündlichen Beschwerden, verdauungsfördernde, blähungstreibende und entzündungshemmende Tees als Ergänzung zu Enzympräparaten, Antazida, Gastrokinetika oder H_2-Blockern, Bittermittel zur Appetitanregung. Bei dyspeptischen Beschwerden, akuter oder chronischer Gastritis sollte Kaffee und Schwarztee durch Kamillenblütentee ersetzt werden.
- **Nervosität** und **Schlafstörungen:** beruhigende, entspannende und schlafanstoßende Teedrogen ergänzen die Wirkung von sedierend wirkenden Antihistaminika und (pflanzlichen) Sedativa. *Johanniskraut* kann begleitend in Phasen eingesctzt werden, in denen Antidepressiva und Tranquilizer niedriger dosiert oder nicht eingenommen werden.

6.5 Beurteilung

Arzneitees sind fast ausnahmslos zur Behandlung leichter Erkrankungen oder Befindlichkeitsstörungen geeignet. **Standardisierte Phytopharmaka** sind einem Tee insbesondere in den Fällen überlegen, in denen die Wirkstoffe besser bekannt sind. Die Wirkstoffkonzentration liegt vor allem im Hinblick auf lipophile Inhaltsstoffe deutlich höher. Darüber hinaus haben standardisierte Phytopharmaka den Vorteil der genauen Dosierung.

Beispiel Kamillenblüten. Die wirksamkeitsbestimmenden Inhaltsstoffe α-Bisabolol und Chamazulen (nicht genuin in der Teedroge) sind im ätherischen Öl der Blüten enthalten. Sie sind lipophil und lösen sich entsprechend ihrer Polarität, daher unterscheiden sich wäßrig-alkoholische oder alkoholische Extrakte in ihrer Zusammensetzung von einem Teeaufguß, in dem bis zu 70% des ätherischen Öls im Rückstand verbleiben. Je nach Krankheitsbild sind daher standardisierte Extrakte mit einem höheren Gehalt an α-Bisabolol besser geeignet als ein Kamillenblütentee.

ARZNEIPFLANZEN

BOTANISCHE GRUNDLAGEN

Die **botanische Systematik** hat die Aufgabe, die Vielfalt der Pflanzen in einem abgestuften Ordnungsgefüge entsprechend ihrer qualitativen Ähnlichkeit und natürlichen Verwandtschaft darzustellen. Die genetische Zusammengehörigkeit der einzelnen Formen wird erfaßt und ein Stammbaum erstellt, der die Entwicklung von einfachen zu immer komplizierteren Formen zum Ausdruck bringt. Alle Pflanzen, die in bestimmten Merkmalen übereinstimmen, werden in Gruppen zusammengefaßt, mehrere dieser Gruppen ergeben zusammen die nächsthöhere Rangstufe und so weiter. Auf diese Weise erhält man ein hierarchisches System. Jede Gruppe wird unabhängig von ihrer Stellung im System als **Sippe,** und nachdem sie einen Namen erhalten hat als **Taxon** (Mehrzahl Taxa) bezeichnet. Die Beziehungen zwischen den Sippen gleicher und verschiedener Rangstufen repräsentieren in ihrer Gesamtheit das System und sind Gegenstand der Systematik. Die Einordnung der Pflanzen in dieses System und gegenseitige Abgrenzung der Taxa ist Aufgabe der Taxonomie, geschieht dies aufgrund von chemischen Merkmalen, spricht man von Chemotaxonomie.

Die **Grundrangstufe** in diesem System ist die **Art** (Species). Sie stellt eine mehr oder weniger natürliche Fortpflanzungsgemeinschaft mit gleichbleibenden erblichen Merkmalen dar, die sich von ihren Nachbararten unterscheidet. Nach der Art sind die nächsthöheren Hauptrangstufen von unten nach oben: **Gattung, Familie, Ordnung, Klasse** und **Abteilung.** Zusätzlich gibt es Zwischenrangstufen, z.B. Unterfamilie und Unterklasse, sowie die unter der Art liegenden Rangstufen Unterart und Varietät (Rasse).

> Ein Taxon stellt eine systematische Einheit dar. Es wird aus einer Gruppe von Organismen gebildet, die ihrer Abstammung nach unmittelbar miteinander verwandt sind. Elementares Taxon ist die Art.

7.1 Nomenklatur

Die Regeln, nach denen die Namensbezeichnung der Taxa erfolgen, sind im internationalen Code der botanischen Nomenklatur genau festgelegt, wie am Beispiel von *Salbei, Salvia officinalis,* erklärt werden soll.

Der lateinische Name einer Pflanzenart besteht aus zwei Teilen. Der erste (großgeschriebene) Teil des Namens, hier *Salvia*, ist gleichzeitig der Name der **Gattung,** zu der diese Art gehört. Der **Artname** wird durch ein ergänzendes (meist kleingeschriebenes) Beiwort bestimmt, im Beispiel Salvia *officinalis*. Die Gattung Salvia ist eine der artenreichsten Gattungen innerhalb der Familie der *Lippenblütler* (Lamiaceae), Salvia triloba und Salvia lavandulifolia sind verschiedene Arten der gleichen Gattung. Der Name jedes Taxons ist zusätzlich durch den Namen des Autors – meist in abgekürzter Form – gekennzeichnet, der das Taxon erstmals beschrieben hat, in diesem Fall Salvia officinalis L. (LINNÉ).

Die Namen der Taxa, die oberhalb der Rangstufe der Gattung liegen – Familie, Ordnung, Klasse usw. – werden durch eine lateinische Endung charakterisiert, die jeweils für die entsprechende Rangstufe spezifisch ist und an den Wortstamm des Namens angehängt wird.

Tab. 7-1   Aufbau und Nomenklatur des hierarchischen Systems am Beispiel Salvia officinalis L.

taxonomische Rangstufe	Endung	Beispiel
Abteilung	-phyta	Spermato*phyta* – Samenpflanzen
Klasse	-atae	Magnoli*atae* – zweikeimblättrige Pflanzen
Unterklasse	-idae	Lami*idae*
Ordnung	-ales	Lami*ales*
Familie	-aceae	Lami*aceae* – Lippenblütler
Gattung		Salvia
Art		officinalis
Autor		Linné – L.

7.2   Systematik der Arzneipflanzen

Alle Pflanzen einer Familie, im vorstehendem Beispiel der Familie der *Lamiaceae* (früher Labiatae, Lippenblütler) weisen Ähnlichkeiten im morphologischen und anatomischen Aufbau auf und stimmen in ihren wichtigsten Inhaltsstoffen überein. Zu den chemotaxonomischen Merkmalen der Lamiaceae zählen ätherische Öle mit Mono- und Sesquiterpenen, Bitterstoffe, die sich von Diterpenen ableiten und Hydroxyzimtsäuren als sogenannte Labiatengerbstoffe. Die Zugehörigkeit zu einer Pflanzenfamilie gibt demnach nicht nur Aufschluß über die äußere Erscheinungsform, sondern auch über die von der Pflanze gebildeten Sekundärstoffe. Auf diese Weise ist es möglich, bereits über die Familienzuordnung einen Anhaltspunkt für die Erforschung möglicher Wirkprinzipien zu erhalten.

Unsere bekannten Arzneipflanzen gehören fast ausschließlich der großen Abteilung der *Samenpflanzen* an, die in Nacktsamige (Gymnospermae) und Bedecktsamige (Angiospermae) eingeteilt werden. Ausnahmen bilden das Isländisch Moos aus der Abteilung der Flechten (Lichenophyta) und der Schachtelhalm als Hauptvertreter der Abteilung Farngewächse (Pteridophyta). Zu den Nacktsamigen zählt u.a. die Klasse der Nadelhölzer, Pinatae (Coniferae) mit den Drogen Kiefernnadel- und Fichtennadelöl, die Bedecktsamigen gliedern sich in die beiden Klassen *Magnoliatae* (Zweikeimblättrige) und *Liliatae* (Einkeimblättrige). Den weitaus größten Teil der Arzneipflanzen liefert die Klasse der Magnoliatae (Abb. 7-1).

7.2.1 Magnoliatae – zweikeimblättrige Pflanzen

Magnoliidae

Magnoliaceae – Magnoliengewächse

Verbreitung: Süd- und Ostasien, östliches Nordamerika.
Merkmale: Große voluminöse Blüten, einfache, oft immergrüne Blätter.
Inhaltsstoffe: Ätherische Öle, Kieselsäure, fettes Öl im Samen. Die Familie gehört zur Ordnung der *Magnoliales*, die sich in viele kleine Familien aufsplittert und deren systematische Bedeutung auf zahlreichen ursprünglichen Merkmalen beruht. Beide Tatsachen weisen auf ihr hohes phylogenetisches Alter hin.
Drogen und ihre Stammpflanzen aus der Ordnung der *Magnoliales:* Muskatnuß – Myristica fragrans (Myristicaceae), Sternanis – Illicium verum (Illiciaceae).

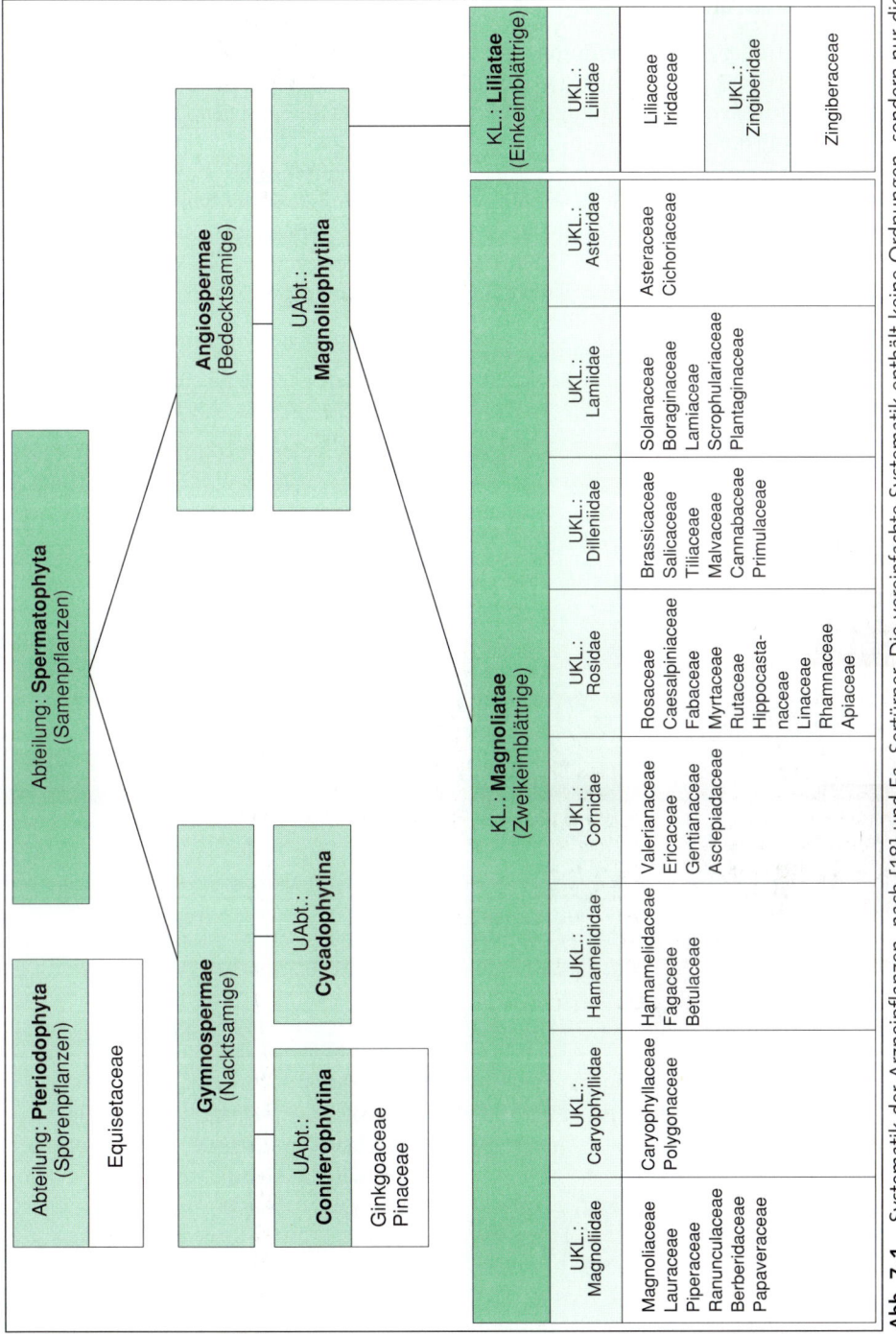

Abb. 7-1 Systematik der Arzneipflanzen, nach [18] und Fa. Sertürner. Die vereinfachte Systematik enthält keine Ordnungen, sondern nur die Familien der im Text näher beschriebenen Arzneipflanzen.

Lauraceae – Lorbeergewächse

Verbreitung: Tropengebiete, in Europa nur zwei Arten.
Merkmale: Holzpflanzen mit kräftigen, einfachen, oft ganzrandigen Blättern, Steinfrüchte.
Inhaltsstoffe: Ätherische Öle, Schleim, Alkaloide.
Drogen und ihre Stammpflanzen: Zimtrinde, Ceylon-Zimt – Cinnamomum zeylanicum, Campher – Cinnamomum camphora, Lorbeerblätter – Laurus nobilis. Botanisch eng verwandt: Boldoblätter – Peumus boldus, aus der Familie der Monimiaceae.

Piperaceae – Pfeffergewächse

Verbreitung: Tropen.
Merkmale: Holzpflanzen, meist Lianen, und Kräuter mit ährenartigem Blütenstand.
Inhaltsstoffe: Scharf schmeckende Säureamide, ätherische Öle.
Drogen und ihre Stammpflanzen: Schwarzer Pfeffer (getrocknete, unreife Früchte) und Weißer Pfeffer (reife, geschälte Früchte) – Piper nigrum.

Ranunculaceae – Hahnenfußgewächse

Verbreitung: Nördliche, nichttropische Gebiete, in Europa etwa 330 Arten.

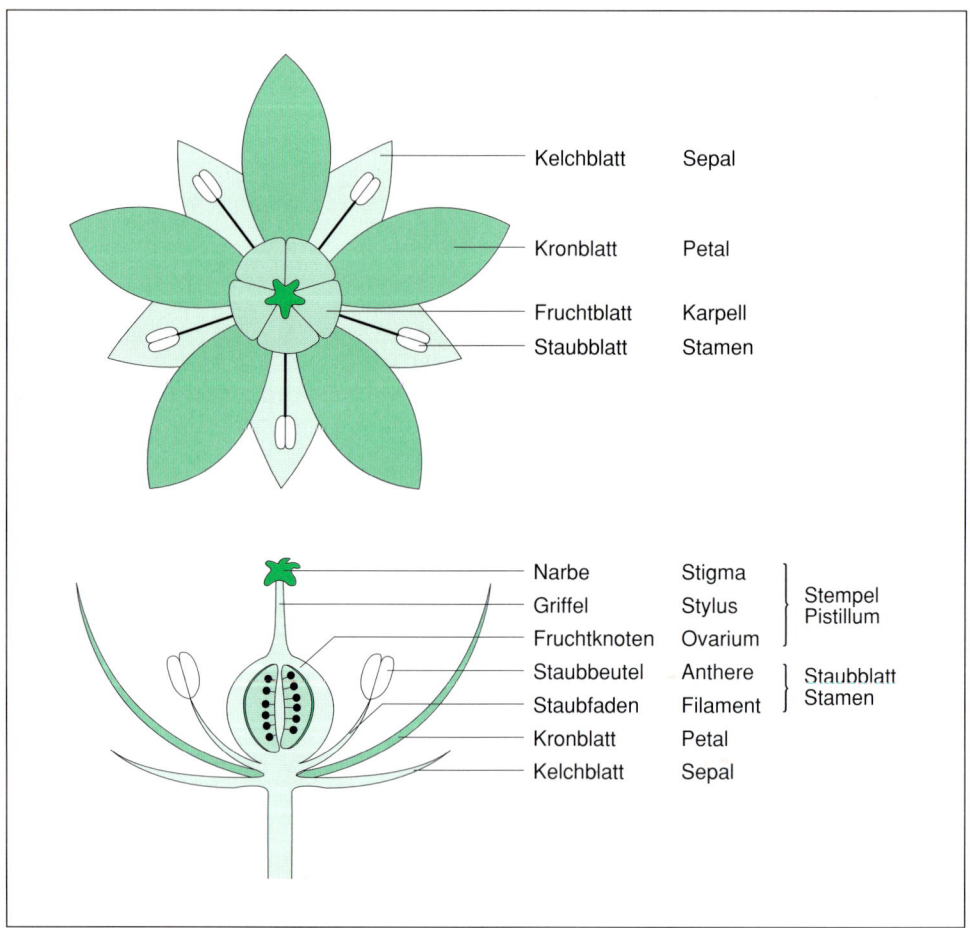

Kelchblatt	Sepal
Kronblatt	Petal
Fruchtblatt	Karpell
Staubblatt	Stamen

Narbe	Stigma	Stempel Pistillum
Griffel	Stylus	
Fruchtknoten	Ovarium	
Staubbeutel	Anthere	Staubblatt Stamen
Staubfaden	Filament	
Kronblatt	Petal	
Kelchblatt	Sepal	

Abb. 7-2 Morphologie der Blüte, nach [18].

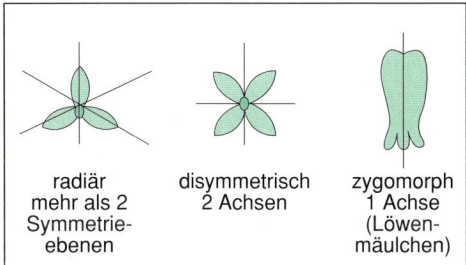

| radiär
mehr als 2
Symmetrie-
ebenen | disymmetrisch
2 Achsen | zygomorph
1 Achse
(Löwen-
mäulchen) |

Abb. 7-3 Blütensymmetrie, nach [18].

Merkmale: Mit Ausnahme einer Gattung von holzigen Lianen ausdauernde Kräuter, früh und bunt blühende Stauden. Blätter unregelmäßig, fiederförmig zerteilt. Größte Verschiedenheit im Blütenbau: Blüte radiär bis zygomorph, Fruchtknoten oberständig bis mittelständig. Allen gemeinsam ist die große Anzahl von Staubblättern und Honigblättern. Früchte: Nüßchen oder Balgfrüchte (Abb. 7-2, 7-3, 7-4).
Inhaltsstoffe: Alkaloide, herzwirksame Glykoside (in allen Gattungen giftige Arten).
Drogen und ihre Stammpflanzen: Eisenhutknollen – Aconitum napellus, Adoniskraut – Adonis vernalis.

Berberidaceae – Sauerdorngewächse

Verbreitung: Nördliche, gemäßigte Zone, in Europa kaum zehn Arten.

Merkmale: Holzige, krautige Pflanzen.
Inhaltsstoffe: Alkaloide.
Drogen und ihre Stammpflanzen: Berberitzenrinde (Sauerdorn) – Berberis vulgaris.

Papaveraceae – Mohngewächse

Verbreitung: Nördliche gemäßigte und subtropische Gebiete, in Europa etwa 100 Arten.
Merkmale: Oft rauhhaarig, Pflanzen führen weißen oder gelben Milchsaft, bilden Kapseln oder Schoten, ölreiche Samen.
Inhaltsstoffe: Alkaloide, Bitterstoffe.
Drogen und ihre Stammpflanzen: Opium, der eingetrocknete Milchsaft des Schlafmohns – Papaver somniferum, Schöllkraut – Chelidonium majus, Erdrauchkraut – Fumaria officinalis.

Carophyllidae

Carophyllaceae – Nelkengewächse

Verbreitung: Weltweit, in Europa erwa 650 Arten.
Merkmale: Ein- oder mehrjährige Kräuter mit gegenständigen, einfachen Blättern. Häufig dichasiale Blütenstände. Vier- bis fünfzählige Blüten, bilden Kapseln oder Nüsse.
Inhaltsstoffe: Saponine, gelegentlich Cumarine.
Drogen und ihre Stammpflanzen: Rote Seifenwurzel – Saponaria officinalis, Bruchkraut – Herniaria glabra.

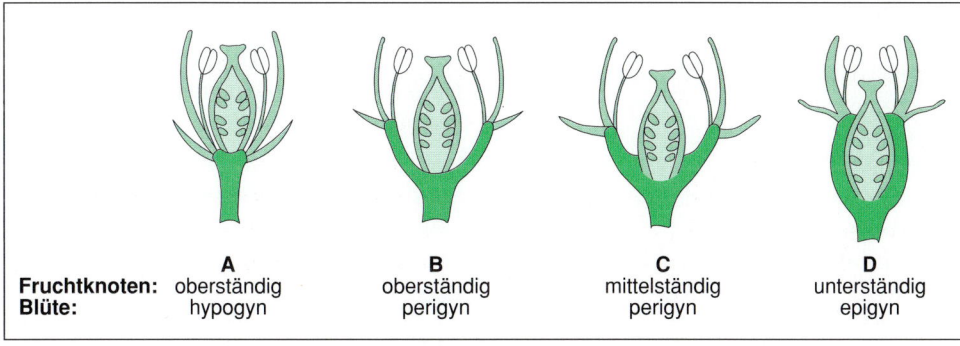

	A	**B**	**C**	**D**
Fruchtknoten:	oberständig	oberständig	mittelständig	unterständig
Blüte:	hypogyn	perigyn	perigyn	epigyn

Abb. 7-4 Fruchtknotenstand, nach [39]. Stellung des Fruchtknotens relativ zur Blütenachse (dunkelgrün) bzw. relativ zu anderen Blütenteilen (hellgrün/weiß); z.B. hypogyn (A): die übrigen Blütenteile setzen unterhalb des Gynoeceums an. Je nach Bezugspunkt (Fruchtknoten oder Blüte) werden unterschiedliche Bezeichnungen verwendet, die nicht ganz synonym sind (B und C).

Polygonaceae – Knöterichgewächse

Verbreitung: In allen Erdteilen, in Europa etwa 100 Arten.
Merkmale: Kräuter mit wechselständigen Blättern, Nebenblätter sind zu einer Tüte, der Ochrea, verwachsen, die als häutige Röhre den Stengel umgibt. Dickenwachstum durch Ausbildung eines Marks, das von zahlreichen Leitbündeln durchzogen ist. Fruchtknoten meist aus drei Fruchtblättern gebildet, entwickelt sich zu einer Nuß.
Inhaltsstoffe: Anthrachinonglykoside, Oxalsäure, Flavonoide, Gerbstoffe.
Drogen und ihre Stammpflanzen: Rhabarberwurzel – Rheum palmatum, Vogelknöterichkraut – Polygonum aviculare.

Hamamelididae

Hamamelidaceae

Verbreitung: USA, Kanada.
Merkmale: Sommergrüne Sträucher oder kleine Bäume, meist zwittrige Blüten.
Inhaltsstoffe: Gerbstoffe, Flavonoide.
Drogen und ihre Stammpflanzen: Hamamelisblätter und -rinde – Hamamelis virginiana.

Fagaceae – Buchengewächse und Betulaceae – Birkengewächse

Verbreitung: Gemäßigte Waldgebiete, in Europa etwa 30 Arten.
Zu diesen beiden Familien zählen die wichtigsten Laubbäume der Gattungen Eiche, Buche und Eßkastanie.
Merkmale: Eingeschlechtliche Blüten, männliche Blüten oft Kätzchen, weibliche bilden Becher (Cupula), die bei der Fruchtreife mit abgeworfen werden.
Inhaltsstoffe: Kondensierte Gerbstoffe, Triterpene, Calciumoxalat in Drüsen und Einzelkristallen.
Drogen und ihre Stammpflanzen: Eichenrinde – Quercus robur und Quercus petraea, Kastanienblätter, Eßkastanie – Castanea sativa, Birkenblätter – Betula pendula.

Cornidae

Valerianaceae – Baldriangewächse

Verbreitung: Japan, Nordasien, in Europa mit etwa 50 Arten.
Merkmale: Meist Kräuter mit stark duftendem Wurzelstock und gegenständigen, stark geteilten Blättern. Teils radiäre, teils asymmetrische, zygomorphe Blüten mit unterständigem Fruchtknoten, oftmals Umbildung des Kelches zu einem Pappus (Haarkrone).
Inhaltsstoffe: Ätherische Öle, stark riechende Säuren (Isovaleriansäure), Valepotriate.
Drogen und ihre Stammpflanzen: Baldrianwurzel – Valeriana officinalis, Speik – Nardostachys jatamansi.

Ericaceae – Heidekrautgewächse

Verbreitung: Hauptsächlich gemäßigte und kalte Regionen, in Europa etwa 50 Arten.
Merkmale: Überwiegend Zwergsträucher, die auf extrem mineralstoffarmen Böden (Moor, Heide) wachsen, da ihre Wurzeln mit Pilzen vergesellschaftet leben. Blätter häufig immergrün, ungeteilt, lederartig oder nadelförmig; Blüten radiär, mit ober- oder unterständigem, aus vier, meist fünf Fruchtblättern aufgebautem Fruchtknoten. Die Frucht ist eine Kapsel, Steinfrucht oder Beere.
Inhaltsstoffe: Polyphenole, (Catechin)-Gerbstoffe, Arbutin (das Glucosid des Hydrochinons), Fruchtsäuren, Farbstoffe.
Drogen und ihre Stammpflanzen: Bärentraubenblätter – Arctostaphylos uva-ursi, Heidelbeeren – Vaccinium myrtillus, Preiselbeerblätter – Vaccinium vitis-idaea.

Gentianaceae – Enziangewächse

Verbreitung: Asien, in Europa etwa 75 Arten.
Merkmale: Überwiegend krautige Pflanzen, Blätter gegenständig, ungeteilt und ganzrandig. Blüten oft lang röhrenförmig oder radförmig offen mit Kronblättern, die am Grunde verwachsen sind. Auffallend bitterer Geschmack.
Inhaltsstoffe: Bitterstoffe.

Drogen und ihre Stammpflanzen: Enzianwurzel – Gentiana lutea, Gentiana pannonica, Gentiana purpurea, Gentiana punctata, Tausendgüldenkraut – Centaurium minus.

Asclepiadaceae – Schwalbenwurzgewächse

Verbreitung: Subtropische und tropische Gebiete.

Merkmale: Sehr formenreiche Familie mit Holzpflanzen, Lianen, Kräutern und kakteenähnlichen Stammsukkulenten. Blüten kompliziert gebaut mit verschiedenartigsten Bestäubungsmechanismen (daher als „Orchideen" unter den zweikeimblättrigen Pflanzen bezeichnet). Die Pollenkörner werden zur Bestäubung mit Hilfe von Klebkörpern durch speziell angepaßte Insekten verbreitet.

Inhaltsstoffe: Bitterstoffe, Glykoside, Kautschuk.

Drogen und ihre Stammpflanzen: Uzarawurzel – Xysmalobium undulatum.

Rosidae

Rosaceae – Rosengewächse

Verbreitung: In Europa mit etwa 480 Arten vertreten.

Merkmale: Die Rosaceae sind in mehrere Unterfamilien gegliedert. Zu ihnen gehören die Obstbäume Apfel, Birne (Kernobst), Kirsche und Pflaume (Steinobst), aber auch Kräuter und Sträucher wie Himbeere und Erdbeere (Beerenobst). Die Blütenteile sind meist fünfzählig und wirtelig angeordnet, der Blütenboden ist oft becher- oder scheibenförmig verbreitet. Sehr unterschiedliche Fruchtformen.

Inhaltsstoffe: Catechin-Gerbstoffe und Gallotannine (hydrolisierbare Gerbstoffe), cyanogene Glykoside (blausäureabspaltende Verbindungen, z.B. Amygdalin in bitteren Mandeln), Flavonoide, Saponine, ätherische Öle (in Rosenblättern).

Drogen und ihre Stammpflanzen: Brombeerblätter – Rubus fruticosus, Himbeerblätter – Rubus ideus, Weißdornblätter mit Blüten – Crataegus monogyna bzw. oxyacantha, Schlehdornblüten – Prunus spinosa, Frauenmantelkraut – Alchemilla vulgaris, Tormentillwurzelstock – Potentilla erecta, Gänsefingerkraut – Potentilla anserina, Hagebuttenschalen – Rosa canina.

Caesalpiniaceae – Sennesgewächse

Verbreitung: Tropische und subtropische Gebiete, in Europa drei Arten.

Merkmale: Holzpflanzen mit einfach oder doppelt gefiederten Blättern.

Inhaltsstoffe: Anthrachinonglykoside, Sennesoide, Fruchtsäuren, Pektine.

Drogen und ihre Stammpflanzen: Sennesblätter und -früchte – Cassia angustifolia bzw. acutifolia, Johannisbrot – Ceratonia siliqua.

Fabaceae – Schmetterlingsblütler

Verbreitung: In Europa etwa 860 Arten, hierzu gehören Nutzpflanzen wie Erbse, Bohne, Linse.

Merkmale: Stark zygomorphe, auf die Insektenbestäubung hin spezialisierte Blüte: Das rückseitige Kronblatt, die „Fahne", ist besonders groß, die seitlichen Kronblätter bilden die Flügel und die beiden bauchseitigen sind zum Schiffchen verwachsen. Blütenstände häufig Trauben oder Köpfchen, Blätter gefiedert, gefingert oder dreizählig. Vielsamige Frucht – Hülsenfrüchte.

Inhaltsstoffe: Saponine, Flavonoide, giftige Eiweiße (Phasin in Bohnen), Lektine (Proteine oder Glykoproteine), Alkaloide, Pyrrolizidin-Alkaloide.

Drogen und ihre Stammpflanzen: Süßholzwurzel – Glycyrrhiza glabra, Besenginsterkraut – Sarothamnus scoparius, Hauhechelwurzel – Ononis spinosa, Steinkleekraut – Melilotus officinalis, Bohnenschalen – Phaseolus vulgaris.

Myrtaceae – Myrtengewächse

Verbreitung: Australien, in Südeuropa angepflanzt und verwildert.

Merkmale: Holzpflanzen mit ledrigen, immergrünen, meist gegenständigen Blättern. Fruchtknoten unterständig. Zu dieser Familie gehören zahlreiche Gewürzpflanzen.
Inhaltsstoffe: Ätherische Öle, Gerbstoffe.
Drogen und ihre Stammpflanzen: Gewürznelken – Eugenia carophyllata, Piment – Pimenta officinalis, Eucalyptusblätter – Eucalyptus globulus.

Rutaceae – Rautengewächse

Verbreitung: Subtropisch bis tropische Gebiete.
Merkmale: Holzpflanzen, wichtige Nutzpflanzen (Citrus-Arten) mit saftigen Beerenfrüchten.
Inhaltsstoffe: Reich an ätherischen Ölen, Alkaloiden, Cumarinen.
Drogen und ihre Stammpflanzen: Rautenkraut – Ruta graveolens, Pomeranzenschale – Citrus aurantium, Limone, Zitrone – Citrus limon, Grapefruit – Citrus paradisi.

Hippocastanaceae – Roßkastaniengewächse

Verbreitung: Nördliche Halbkugel.
Merkmale: Holzige Pflanzen mit aufrechten, auffälligen Blütentrauben. Frucht: Kapsel mit drei Fächern, in denen sich oft nur ein mächtiger Same entwickelt.
Inhaltsstoffe: Saponine, Cumarine, Flavonoide.
Drogen und ihre Stammpflanzen: Roßkastaniensamen – Aesculus hippocastanum.

Linaceae – Leingewächse

Verbreitung: Gemäßigte und tropische Regionen, in Europa etwa 40 Arten.
Merkmale: Krautige Pflanzen mit regelmäßigem Blütenbau, Fruchtknoten aus fünf Karpellen, wird durch Ausbildung eines Septums zehnfächrig und enthält zehn Samen, Bastfasern.
Inhaltsstoffe: Fettes Öl mit hohem Anteil an ungesättigten Fettsäuren, Schleim.

Drogen und ihre Stammpflanzen: Leinsamen – Linum ussitatissimum.

Rhamnaceae – Kreuzdorngewächse

Verbreitung: Nordamerika, in Europa etwa 15 Arten.
Merkmale: Überwiegend holzige Pflanzen, becherförmig verbreiterter Blütenboden, manchmal zwittrige, sonst zweihäusige Blüten, mittel- bis unterständiger Fruchtknoten aus zwei bis vier Karpellen, wird zu einer Kapsel oder wenigsamigen Steinfrucht.
Inhaltsstoffe: Anthrachinonglykoside, Alkaloide.
Drogen und ihre Stammpflanzen: Faulbaumrinde – Rhamnus frangula.

Apiaceae – Doldengewächse

Verbreitung: Gemäßigte Zonen, in Europa etwa 450 Arten.
Merkmale: Mehrjährige, krautige Pflanzen, häufig mit überwinternden Rüben oder Wurzelstöcken, Blätter stark zerteilt, mehrfach gefiedert oder mehrfach dreiteilig. Kleine Blüten, die meist in Doppeldolden stehen, wodurch der Blütenstand als Ganzes auffällig wird und die Bedeutung der Einzelblüte zurücktritt. Bei der Reife bildet sich aus den zwei Karpellen jeder Blüte eine Doppelachäne, d.h. eine unterständige Spaltfrucht, bei der Fruchtwand und Samenschale verwachsen sind.
Inhaltsstoffe: Ätherische Öle, nicht nur in den Früchten, auch in den vegetativen Teilen, Cumarine, in manchen Arten Alkaloide mit curareähnlicher Wirkung (gefleckter Schierling). Zu dieser Familie gehören viele Gewürzpflanzen (Petersilie, Dill, Liebstöckel).
Drogen und ihre Stammpflanzen: Anisfrüchte – Pimpinella anisum, Fenchelfrüchte – Foeniculum vulgare, Kümmelfrüchte – Carum carvi, Petersilienwurzel – Petroselinum crispum, Engelwurz – Angelica archangelica, Liebstöckelwurzel – Levisticum officinale, Bibernellwurzel – Pimpinella major.

Dilleniidae

Brassicaceae – Kreuzblütler

Verbreitung: Nördliche Halbkugel, in Europa etwa 660 Arten.
Merkmale: Kreuzförmige Blüten, vierzählig, stehen häufig in Trauben. Die Frucht ist eine Schote, meist aus vier Fruchtblättern entstanden.
Inhaltsstoffe: Senfölglykoside, scharf schmeckende Senföle (Verwendung als Gewürz: Senf, Meerrettich, Kapern), fettes Öl in den Samen, Schleime in der Samenschale.
Drogen und ihre Stammpflanzen: Schwarzer Senfsamen – Brassica nigra, Weißer Senf – Sinapis alba, Raps – Brassica napus, Hirtentäschelkraut – Capsella bursa-pastoris.

Salicaceae – Weidengewächse

Verbreitung: Nördliche Halbkugel, in Europa etwa 80 Arten.
Merkmale: Blüten stark reduziert, ohne Blütenhülle, zweihäusig, kätzchenartige Blütenstände.
Inhaltsstoffe: Salicylsäurederivate (Salicin).
Drogen und ihre Stammpflanzen: Weidenrinde – Salix alba, Salix purpurea.

Tiliaceae – Lindengewächse

Verbreitung: Überwiegend tropische Gebiete, in Europa sechs Arten, in Deutschland zwei.
Merkmale: Bäume, Sträucher oder Kräuter, Blütenstände dichasial (zwei Seitensprossen setzen das Verzweigungssystem fort) und am Grunde mit flügelartigem Vorblatt verwachsen. Blüte mit doppelter Blütenhülle, fünfzählig, eine der fünf Samenanlagen bildet eine Frucht.
Inhaltsstoffe: Flavonoide, reichlich Schleim.
Drogen und ihre Stammpflanzen: Lindenblüten – Tilia cordata, Tilia platyphyllos.

Malvaceae – Malvengewächse

Verbreitung: Gemäßigte und tropische Zonen, in Europa etwa 45 Arten.
Merkmale: Blätter wechselständig, mit gefingerter Nervatur, meist kräftig behaart mit sternförmige Haaren. Blüten oft auffällig und groß, fünfzählig, mit ausgeprägter Filamentröhre, oft noch mit Außenkelch. Die Zahl der Fruchtblätter kann bis zu 50 betragen. Die Frucht ist eine Kapsel oder Spaltfrucht, die in einsamige Teilfrüchte zerfällt.
Inhaltsstoffe: Saure Schleime in Schleimzellen.
Drogen und ihre Stammpflanzen: Eibischwurzel – Althaea officinalis, Malvenblätter und -blüten – Malva sylvestris, Hibiskusblüten – Hibiscus sabdariffa.
Zu dieser Familie zählt auch die als Faserpflanze weltweit verbreitete Baumwolle.

Cannabaceae – Hanfgewächse

Verbreitung: Mit nur drei Arten weltweit verbreitet.
Merkmale: Ausdauernde Schlingpflanzen mit zweihäusigen Blüten, weibliche Blüten stehen in dichten, kätzchenartigen Ähren, männliche in lockeren Rispen. Blätter weisen stets Nebenblätter auf, Fruchtstände in Zapfenform (Hopfen).
Inhaltsstoffe: Polyphenole, von den Terpenen abgeleitete Verbindungen, harz- und bitterstoffreiche Exkrete.
Drogen und ihre Stammpflanzen: Hanf – Cannabis sativa, liefert Marihuana (getrocknete Triebspitzen weiblicher Pflanzen) und Haschisch (Harz), Hopfen – Humulus lupulus.
Den Cannabaceae nahe stehen die **Urticaceae,** die teilweise sehr große Brennhaare besitzen, mit Brennesselkraut – Urtica dioica und Urtica urens.

Primulaceae – Primelgewächse

Verbreitung: Gemäßigte Klimazonen, in Europa etwa 100 Arten, die Gattung Primula ist im Gebirge weltweit verbreitet.
Merkmale: Krautige Pflanzen, häufig mit grundständiger Blattrosette, Blätter ungeteilt, Blüten oft mit langer Kronröhre. Fruchtkno-

ten oberständig, aus fünf Fruchtblättern verwachsen. Die Frucht ist eine Kapsel, die sich mit fünf Zähnen oder einem Deckel öffnet.
Inhaltsstoffe: Triterpensaponine, giftige Saponine im Alpenveilchen.
Drogen und ihre Stammpflanzen: Primelwurzel – Primula veris, Primula elator.

Lamiidae

Solanaceae – Nachtschattengewächse

Verbreitung: Asien, Südamerika, in Europa etwa 50 Arten.
Merkmale: Vorwiegend Kräuter, Blätter ohne Nebenblätter, radiäre Blüten, Blütenstände Wickel oder dichasial verzweigt (Abb. 7-5). Samenanlagen oft in großer Zahl an auffallend dicker Plazenta (Gewebewucherung) wie bei der Tomate. Die Früchte sind Beeren oder vielsamige Kapseln.
Inhaltsstoffe: Alkaloide, der Scharfstoff Capsaicin (im Cayenne-Pfeffer), Calciumoxalat in Form von Kristallsand oder Einzelkristallen.
Drogen und ihre Stammpflanzen: Bittersüßstengel – Solanum dulcamara, Cayenne-Pfeffer – Capsicum annuum.

Zur Familie der Nachtschattengewächse gehören viele in der Medizin bedeutende Pflanzen, die durch das Vorkommen hochwirksamer Alkaloide (z.B. Atropin) giftig sind, z.B. Bilsenkraut, Stechapfel und Tollkirsche, aber auch die Nutzpflanzen Kartoffel (Solanum tuberosum), Tomate und Tabak.

Boraginaceae – Rauhblattgewächse

Verbreitung: Europa, besonders Mittelmeergebiet, ca. 60 Arten.
Merkmale: Borstige Behaarung, in den Zellwänden der Haare oft Kieselsäure oder Kalkeinlagerungen. Radiäre Blüten, die in Wickeln stehen.
Inhaltsstoffe: Mineralstoffe, Pyrrolizidin-Alkaloide, Allantoin.
Drogen und ihre Stammpflanzen: Beinwellwurzel – Symphytum officinale.

Lamiaceae – Lippenblütler

Verbreitung: Weltweit, in Europa etwa 470 Arten.
Merkmale: Überwiegend aromatisch riechende Kräuter, seltener Holzpflanzen. Vierkantiger Stengel, gegenständige Blätter ohne Nebenblätter, Blüten blattachselständig in

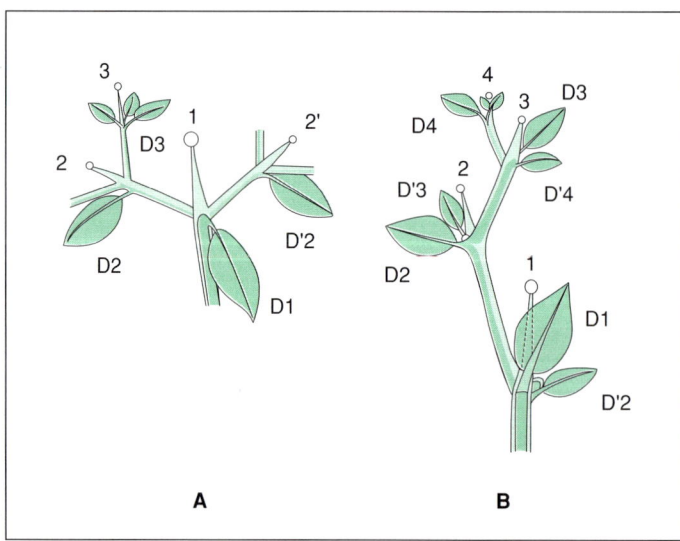

Abb. 7-5 Verzweigungsart, nach [39]. Abbildung A gibt die dichasiale; Abbildung B gibt die monochasiale Verzweigung wieder. Dargestellt sind jeweils 1–4 aufeinanderfolgende Verzweigungen mit den jeweiligen Deckblättern (D), die am Internodium (zwischen zwei Knoten) hinaufwachsen.

dichten Scheinquirlen. Der Kelch ist verwachsen und oft zweilippig. Die Krone bildet im unteren Teil eine lange Röhre, die nach oben zygomorph und meist streng zweilippig ist, wobei die Unterlippe aus drei, die Oberlippe aus zwei Blütenblättern besteht. Staubblätter mit der Krone verwachsen. Der Fruchtknoten ist aus zwei Fruchtblättern gebildet und wird durch Bildung sekundärer Scheidewände in einsamige Fächer geteilt, aus denen sich vier Klausenfrüchte (Abb. 7-6) entwickeln.

Inhaltsstoffe: Ätherische Öle mit Mono- und Sesquiterpenen in Drüsenhaaren oder Drüsenschuppen, Bitterstoffe, Gerbstoffe.

Drogen und ihre Stammpflanzen: Lavendelblüten – Lavendula officinalis, Melissenblätter – Melissa officinalis, Orthosiphonblätter – Orthosiphon stamineus, Pfefferminzblätter – Mentha piperita, Rosmarinblätter – Rosmarinus officinalis, Salbeiblätter – Salvia officinalis, Thymiankraut – Thymus vulgaris.

Zu dieser Familie gehören viele Gewürzpflanzen (ätherische Öle), wie Basilikum, Majoran, Bohnenkraut.

Scrophulariaceae – Rachenblütler

Verbreitung: Vorderasien, hauptsächlich in Europa mit 520 Arten.

Merkmale: Fast ausschließlich krautige, zwei- oder einjährige Pflanzen, zu denen einige Halbschmarotzer und Schmarotzer gehören. Zygomorphe Blüte mit Ausbildung von Ober- und Unterlippe in verschiedenartigsten Formen. Früchte sind vielsamige Kapseln, die sich durch Spalten oder Löcher öffnen. Samen enthalten Öl oder Reservezellulose.

Inhaltsstoffe: Ätherische Öle, Saponine, Glykoside, herzwirksame Glykoside in der Gattung Digitalis.

Drogen und ihre Stammpflanzen: Roter und Wolliger Fingerhut – Digitalis purpurea und D. lanata, Wollblumen – Verbascum densiflorum, Augentrostkraut – Euphrasia officinalis.

Plantaginaceae – Wegerichgewächse

Verbreitung: Südwestasien, Vorderasien, Europa.

Merkmale: Parallelnervige Blätter, unscheinbare, an Ähren sitzende Blüten.

Inhaltsstoffe: Glykoside (Aucubin), Schleim.

Drogen und ihre Stammpflanzen: Spitzwegerichkraut – Plantago lanceolata, Flohsamen – Plantago psyllium, Indischer Flohsamen – Plantago ovata.

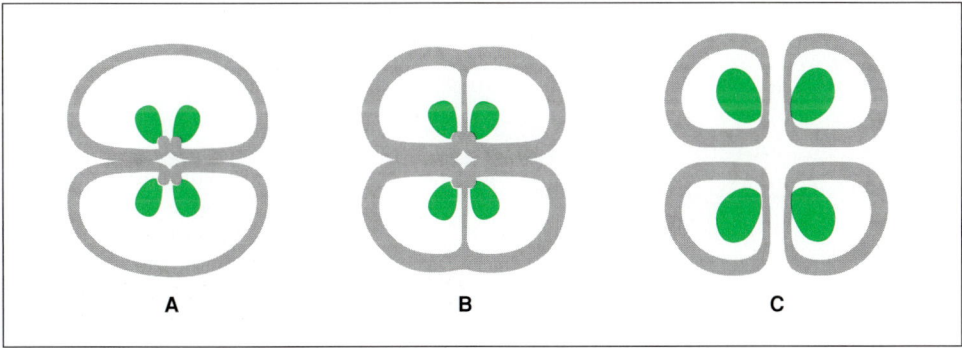

Abb. 7-6 Klausenfrucht, nach [47]. Schema zur Erläuterung der Entstehung einer Klausenfrucht. A zweijähriger Fruchtknoten mit zwei Samenanlagen in jedem Fach; B durch Bildung sekundärer Scheidewände sind vier einsamige Klausen entstanden; C die Klausen lösen sich voneinander.

Asteridae

Asteraceae – röhrenblütige Korbblütler

Zu dieser artenreichen Familie gehören die meisten Arzneipflanzen.

Verbreitung: Weltweit, weniger in tropischen Gebieten, in Europa mit 1600 Arten vertreten.

Merkmale: Kelch stark reduziert, häufig als Flugorgan (Haarkranz) umgebildet, der sich erst an der Frucht vollständig entwickelt und der Verbreitung durch den Wind dient. Die grünen Hüllblätter übernehmen die Funktion des Kelches.

Blütenstandsboden entweder kegelförmig (Blüten*köpfchen*, Kamille) oder scheibenförmig (Blüten*körbchen*, Sonnenblume). Der Blütenstand erscheint als eine Blüte, besteht aber aus vielen Einzelblüten. Die Einzelblüten sind dem Bau nach radiäre *Röhrenblüten* oder zygomorphe *Zungenblüten*, die ihrer Lage im Körbchen entsprechend als *Mittel- oder Scheibenblüten* und als *Rand- oder Strahlenblüten* bezeichnet werden (Abb. 7-7). Es entwickeln sich viele einsamige Früchte, die oft als Achänen mit verwachsener Fruchtwand und Samenschale ausgebildet sind.

Die zahlreichen Arten dieser Familie haben sich weltweit den verschiedensten Lebensbedingungen angepaßt und weisen daher auch eine große Vielfalt an Inhaltsstoffen auf.

Inhaltsstoffe: Ätherische Öle (mit Thujon, Cineol, Limonen), flüchtige, blau gefärbte Azulene, die bei der Wasserdampfdestillation entstehen (z.B. das Chamazulen der Kamille), Bitterstoffe, Saponine, Flavonoide, Phytosterole, Polysaccharide.

Die Asteraceae bauen als wichtigstes Reservekohlenhydrat *Inulin* anstelle von Stärke auf.

Drogen und ihre Stammpflanzen: Kamille – Matricaria recutita, Arnikablüten – Arnica montana, Huflattichblätter – Tussilago farfara, Wermutkraut – Artemisia absinthium, Ruhrkrautblüten – Helichrysum arenarium, Schafgarbenkraut – Achillea millefolium, Mariendistelfrüchte – Silybum marianum, Ringelblume – Calendula officinalis, Sonnenhutwurzel und -kraut – Echinacea angustifolia und Echinacea pallida, Goldrutenkraut – Solidago virgaurea, Sonnenblumenkerne – Helianthus annuus.

Cichoriaceae – zungenblütige Korbblütler

Die Cichoriaceae sind den Asteraceae nahe verwandt und wurden früher mit diesen als Compositen zusammengefaßt (tubiflore,

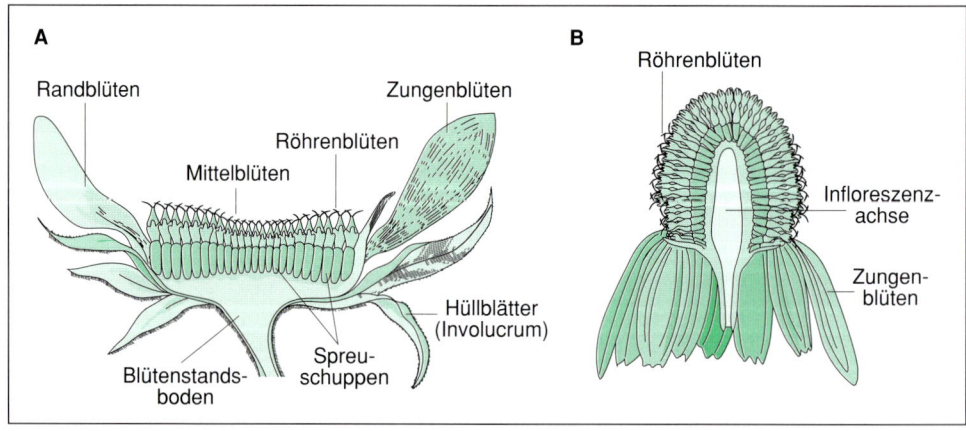

Abb. 7-7 Blütenstände der Asteraceae nach [18]. Längsschnitte durch die Blütenstände von Asteraceen. A durch das Körbchen von Helianthus, B durch das Köpfchen von Matricaria.

röhrenblütige und liguliflore, zungenblütige Compositen).

Merkmale: Nur Zungenblüten, keine Röhrenblüten, stets milchsaftführend.

Inhaltsstoffe: Bitterstoffe, im Milchsaft häufig Kautschuk, Inulin (im Zichorienkaffe entsteht beim Rösten durch karamelisieren des Inulins das typische Aroma).

Drogen und ihre Stammpflanzen: Löwenzahnwurzel mit Kraut – Taraxacum officinale, Zichorienwurzel – Cichorium intybus.

7.2.2 Liliatae – einkeimblättrige Pflanzen

Die einkeimblättrigen Pflanzen unterscheiden sich von den zweikeimblättrigen in einer Reihe von Merkmalen (Tab. 7-2). Allerdings treten in beiden Klassen Gruppen auf, die einen Übergang sowohl im Aufbau als auch in chemischer Hinsicht darstellen. Neben den klassischen morphologischen und anatomischen Merkmalen werden immer mehr phytochemische Ähnlichkeiten und Bio-

synthesewege sekundärer Pflanzenstoffe zur Klärung von Verwandschaftsverhältnissen genutzt.

Bei den Liliatae sind vor allem die zwei Unterklassen der *Liliidae* und *Zingiberidae* als Arzneipflanzen-Lieferanten von Bedeutung.

Liliidae

Liliaceae – Liliengewächse

Verbreitung: Mittelamerika, Südafrika, in Europa mit etwa 230 Arten vertreten.

Merkmale: Krautige Pflanzen, die mit unterirdischen Speicherorganen ungünstige Jahreszeiten überdauern, überwiegend an die Tierbestäubung angepaßt mit großen, bunten Blüten.

Inhaltsstoffe: Steroid-Saponine, in manchen Arten giftige Alkaloide, herzwirksame Glykoside, Anthrachinonglykoside.

Drogen und ihre Stammpflanzen: Alkaloide: Germerrhizom – Veratrum album, Sarsaparillwurzel – Smilax utilis, Herbstzeitlosensamen – Colchicum autumnale (*Colchicin*).

Tab. 7-2	Unterschiede zwischen Magnoliatae und Liliatae, nach [18].	
	Magnoliatae	**Liliatae**
Embryo	mit zwei Keimblättern	mit einem Keimblatt
Wurzelsystem	allorrhiz: Pfahlwurzel (langlebige Primärwurzel), wenig Nebenwurzeln	homorrhiz: zahlreiche Seitenwurzeln
Wuchsform	krautig und holzig	hauptsächlich krautig, nur vereinzelt holzig
Blätter	meist netznervig, häufig mit Blattstiel, geteilt oder zusammengesetzt	meist parallelnervig, am Grund scheidig, einfach, ohne Blattstiel
Blüten	meist fünfzählig (vierzählig)	meist dreizählig
ätherische Öle	verbreitet, in Einzelzellen, Exkretbehältern und Drüsen	selten, nur in Einzelzellen
Alkaloide	verbreitet	selten
Gerbstoffe	verbreitet, kondensierte und hydrolisierbare	selten, nur kondensierte
Saponine	fast immer Triterpensaponine	fast immer Steroidsaponine

Herzglykoside: Meerzwiebel – Scilla maritima, Maiglöckchenkraut – Convallaria majalis.

Anthrachinonglykoside: Aloe – Aloe ferox.

Nahe verwandt sind die **Alliaceae.** Sie enthalten schwefelhaltige Lauchöle und das spezifische Enzym Allinase. Wichtigster Vertreter: Knoblauchzwiebel – Allium sativum. Weitere Laucharten: Küchenzwiebel, Schnittlauch, Perlzwiebel.

Iridaceae – Schwertliliengewächse

Verbreitung: In Europa etwa 120 Arten.

Merkmale: Unterständiger Fruchtknoten, oft Ausbildung zygomorpher Blüten, die Früchte sind Kapseln.

Inhaltsstoffe: Geruchsstoffe (Veilchen), Calciumoxalat, Carotinoide, bittere Glykoside (Safran).

Drogen und ihre Stammpflanzen: Veilchenwurzel – Iris germanica (Iris pallida, Iris florentina), Safran – Crocus sativus.

Zingiberidae

Zingiberaceae – Ingwergewächse

Verbreitung: Tropisches Asien.

Merkmale: Stauden mit großen, ganzrandigen Blättern und fleischigen, knotig verdickten Wurzelstöcken. Zygomorphe, zwittrige Blüten mit auffälliger zwei- bis dreizipfeliger Lippe (angepaßt an bestimmte Bestäuber, meist Vögel). Stark gefärbte Früchte, oft fleischig.

Inhaltsstoffe: Ätherische Öle, Kieselsäure, Phenylpropane, scharf schmeckende Harze (Ingwer), Stärke in Wurzeln und Wurzelstöcken.

Drogen und ihre Stammpflanzen: Javanische Gelbwurz – Curcuma xanthorrhiza, Curcumawurzelstock – Curcuma longa, Ingwerwurzel – Zingiber officinalis.

Die Unterklasse der *Commelinidae,* zu der die Familie der **Poaceae,** Gräser, gehört, liefert wichtige Nutzpflanzen, sowohl die Getreidearten Weizen, Roggen, Gerste, Hafer, Reis und Hirse als auch das Zuckerrohr. In dieser Familie ist nur eine Droge von Bedeutung, nämlich *Heublumen,* Graminis flos, die aus den Blüten, Samen, kurzen Stengeln und Blättern vieler Gräserarten bestehen.

Zu der Unterklasse der *Arecidae* zählen die Palmen, die neben fettem Öl (Kokosfett, Palmfett) und Wachs (Carnaubawachs) Reservezellulose liefern.

Wichtigste Familie dieser Unterklasse: **Araceae, Aronstabgewächse** mit der Droge *Kalmuswurzelstock* (Acorus calamus), der ätherisches Öl, Bitter- und Gerbstoffe enthält.

DIE WICHTIGSTEN ARZNEIPFLANZEN VON A–Z

Im folgenden werden sowohl die biologischen und pharmakologischen Grundlagen (botanische Beschreibung, Verbreitung der Pflanze, Inhaltsstoffe und Wirkprinzip), Geschichte der Pflanze und Anwendung in der Volksmedizin, als auch die therapeutische Anwendung (Monographie, Dosierung und Zubereitung) der wichtigsten Arzneipflanzen aufgeführt. Kontraindikationen sind mit ⚠ versehen.

Arzneipflanzen, die überwiegend in **Extraktform** und nicht als Teedrogen eingesetzt werden, sind **mit E** gekennzeichnet. Dosierungsangaben beziehen sich auf eine Drogenzubereitung zur Teemedikation oder zur Einnahme in Form der Tinktur bzw. auf die äußerliche Anwendung zur Bereitung von Umschlägen oder Bädern (TD = Tagesdosis, ED = Einzeldosis). Für Arzneipflanzen, die als Extrakte in entsprechenden Fertigarzneimitteln zur Anwendung gelangen, richtet sich die Dosierung nach den Angaben der Hersteller.

Ackerschachtelhalm – Equisetum arvense

Familie: Equisetaceae, Schachtelhalmgewächse
Volkstümliche Namen: Ackerzinnkraut, Zinnkraut, Katzenwedel, Pferdeschwanzkraut
Arzneidroge: Schachtelhalmkraut – Equiseti herba, bestehend aus dem Sommertrieb.

Botanische Beschreibung

Der Ackerschachtelhalm (Abb. 8-1) ist eine ausdauernde, blütenlose Pflanze mit einem bis zu 2 m tiefen Wurzelgeflecht. Er ist zweihäusig und bildet einjährige, fertile und sterile Sprossen, die nicht gleichzeitig erscheinen. Im Frühjahr (März–April) wächst zuerst der fruchtbare, sporentragende, 10–25 cm hohe Sproß. Er besitzt kein Chlorophyll und ist rotbraun bis strohgelb. Die braunen, an der Spitze schwarzen Blätter sind am Stengel in mehreren Stockwerken quirlig angeordnet und im unteren Teil zu einer Scheide verwachsen. Der Stengel trägt an der Spitze einen zapfenförmigen Sporophyllstand mit zahlreichen Sporangienträgern, die ein grünliches Sporenpulver von watteartiger Beschaffenheit ausstreuen.

Nach dem Absterben des fertilen Sprosses wächst im Mai oder Juni der unfruchtbare Sommertrieb. Er ist grün und hat quirlig angeordnete, ineinandergesteckte Stengelglieder. Die kieselsäurehaltigen Ästchen sind tief gefurcht, meist vierkantig und rauh.

> *Verwechslung* möglich mit anderen Schachtelhalmarten. Der Sumpfschachtelhalm, Equisetum palustre, enthält giftige Alkaloide.

Verbreitung

Der Ackerschachtelhalm ist in ganz Europa, Asien und Nordamerika zu finden. Er wächst auf leichten, sandigen oder lehmigen Böden, auf Äckern, an Böschungen und Bahndämmen.

Inhaltsstoffe und Wirkprinzip

Schachtelhalmkraut enthält **Flavonoide** und mehr als 10% mineralische Bestandteile, in

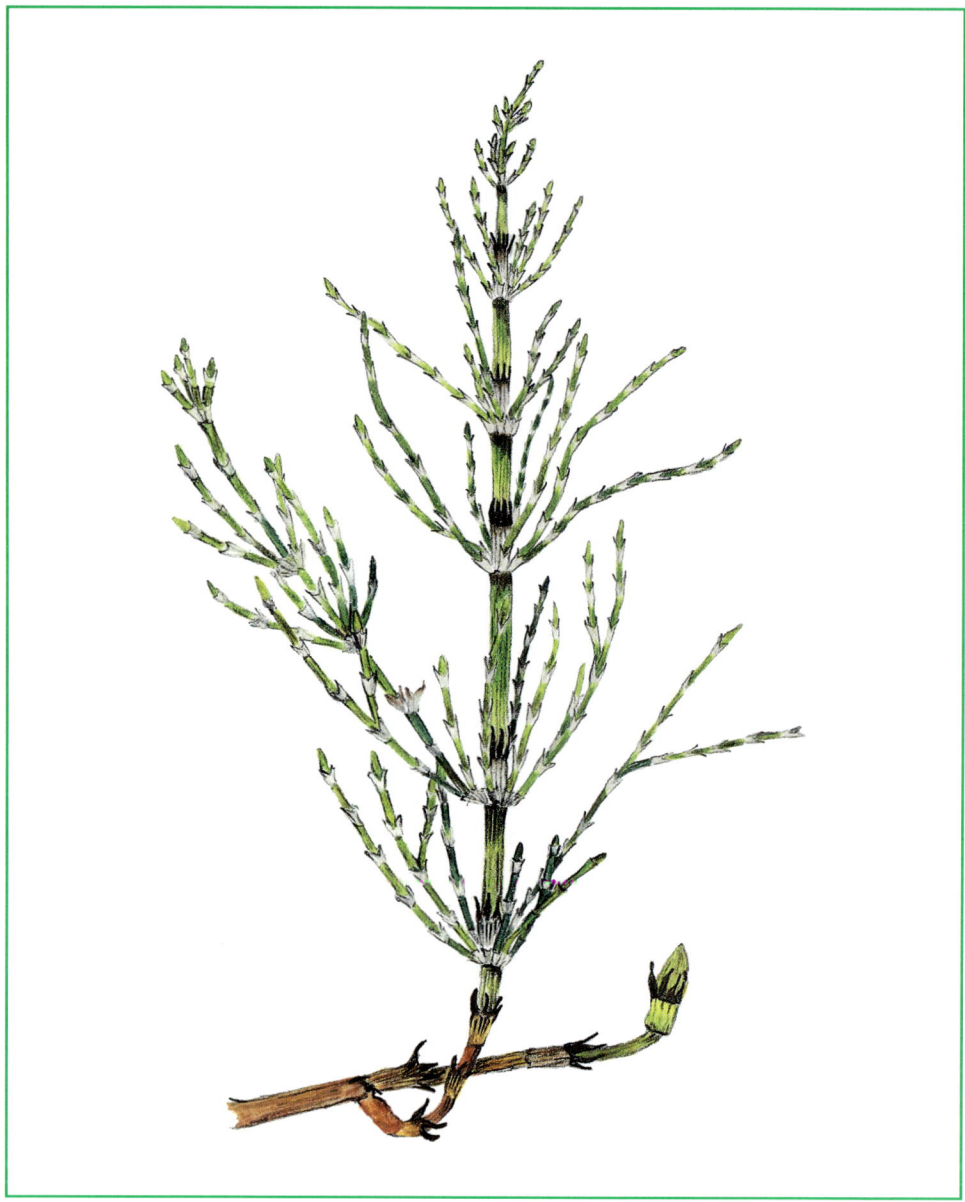

Abb. 8-1 Ackerschachtelhalm – Equisetum arvense.

erster Linie **Kieselsäure** und reichlich **Kalium**. Die Flavonoide wirken, unterstützt durch den relativ hohen Kaliumgehalt, diuretisch. Die Kieselsäure soll gewebefestigende und stoffwechselanregende Eigenschaften haben.

Geschichte und Volksmedizin

Der Name leitet sich von den lateinischen Worten „equus" = Pferd und „seta" = Borste, Haar ab und bezieht sich auf die dünnen Stengel. Bereits in der Antike war die harntreibende und blutstillende Kraft der Pflanze bekannt. Der griechische Arzt DIOSKURIDES beschreibt die Anwendung zur Wundheilung bei tiefen Wunden, bei denen Muskeln oder Sehnen durchtrennt wurden. In der Volksmedizin wird ein Tee aus dem Schachtelhalmkraut bei Blasen- und Nierenleiden, bei Gicht und Rheuma, bei Unterleibsschmerzen und zu starken Monatsblutungen eingesetzt. Er wird bei Kieselsäuremangelzuständen, brüchigen Fingernägeln und Haaren, rauher Haut, als Gurgelmittel bei Entzündungen des Mund- und Rachenraums, bei Blutungen (Nasenbluten) und zu Umschlägen bei schlecht heilenden Wunden empfohlen. Die Anwendung als unterstützendes Mittel bei Lungentuberkulose beruht auf der Annahme, daß die Kieselsäure die Abkapselung von Tuberkuloseherden direkt oder indirekt durch die Erhöhung der Leukozytenzahl beschleunigt.

Der hohe Kieselsäuregehalt in den Stengeln führte zur Verwendung als Scheuermittel, zum Glätten und Polieren von Holz und Metall sowie zum Putzen von Zinn ("Zinnkraut").

Anwendungsgebiete

Zur **Durchspülungstherapie** wird das Schachtelhalmkraut oft mit anderen diuretisch wirkenden Drogen (*Goldrutenkraut, Orthosiphonblätter*) kombiniert. Seine Verwendung bei rheumatischen Beschwerden wird mit der Resistenzsteigerung des Bindegewebes durch die Kieselsäure erklärt.

Monographie

- posttraumatisches und statisches Ödem
- Durchspülungstherapie bei bakteriellen und entzündlichen Erkrankungen der ableitenden Harnwege, bei Nierengrieß
- äußerlich zur unterstützenden Behandlung schlecht heilender Wunden.

⚠️ Keine Durchspülungstherapie bei Ödemen infolge eingeschränkter Herz- und Nierentätigkeit.

Durchspülungstherapie: auf reichlich Flüssigkeitszufuhr ist zu achten.

Dosierung und Anwendung

Droge: Mittlere TD: 6 g Droge.
Anwendung: 2–4 g in 150 ml Wasser geben, 5–10 Min. kochen, nach etwa 15 Min. abseihen. Mehrmals täglich 1 Tasse zwischen den Mahlzeiten zu sich nehmen.
Für Umschläge: 10 g Droge auf 1 l Wasser als Dekokt.
Äußerlich: Anwendung in Form von Teil- und Sitzbädern zur Anregung des Hautstoffwechsels, bei Frostbeulen, Durchblutungsstörungen und Ekzemen.

Aloe – afrikanische Arten: Aloe ferox, westindische Arten: Aloe barbadensis

Familie: Liliaceae, Liliengewächse
Volkstümliche Namen: Bärengalle
Arzneidroge: Kap-Aloe (Aloe ferox), Curaçao-Aloe (Aloe barbadensis), der bis zur Trockene eingedickte Saft der Blätter verschiedener Aloe-Arten, benannt nach dem Herkunftsland.

Botanische Beschreibung

Aloe-Pflanzen sind strauchige oder baumartige, bis zu 6 m hohe Pflanzen mit fleischigen, lanzettförmigen Blättern, die in einer Rosette dicht spiralig am Stamm sitzen. Die Blätter sind 40–50 cm lang, graugrün oder bei jungen Pflanzen mit roten Flecken bedeckt und haben einen dornigen Rand. Der 50 cm lange Blütenschaft ist mit roten, grüngestreiften Blüten besetzt, die ebenfalls spiralig oder traubig angeordnet sind. Von der Aloe gibt es zahlreiche Arten, die sich sowohl äußerlich als auch durch bestimmte chemische Reaktionen unterscheiden.

Der Saft der Aloe-Pflanze wird gewonnen, indem die abgeschnittenen Blätter über einer im Boden angebrachten, mit Tierhaut ausgelegten Mulde so aufgestapelt werden, daß alle Schnittflächen der Mulde zugekehrt sind. Nach einigen Stunden wird der in die Mulde ausgeflossene Saft in Kanister gefüllt und meist noch am Gewinnungsort über offenem Feuer eingedickt. Der ursprünglich gelbe bis braune Saft wird zu einer tief dunkelbraunen, in der Hitze zähflüssigen und beim Erstarren glasigen Masse mit muscheligem Bruch. Aloe kommt in Form von schwarz-braunen, glänzenden Stücken in den Handel, die einen eigenartigen Geruch und einen ausgeprägt bitteren Geschmack haben.

Verbreitung

Die Aloe stammt ursprünglich aus Ost- und Südafrika und der Karibik und wird auf den Westindischen Inseln, in Venezuela, Sizilien und Süditalien kultiviert. Die Pflanze wächst auf trockenen, sandigen Böden von der Küste bis ins Hochgebirge.

Inhaltsstoffe und Wirkprinzip

Aloe enthält **Anthranoide,** darunter die Anthronglykoside *Aloin A* und *B* und Anthrachinone vom Aloe-Emodin-Typ, Harze, **Bitterstoffe** und **Flavonoide.** Sie gehört zu den stimulierenden, dickdarmwirksamen Abführmitteln. Die wirksame Form entsteht aus dem *Aloin* im Darm durch Spaltung und Umwandlung durch Bakterien und Enzyme. Die Wirkung beruht auf einer **Anregung** der **Darmmotilität** und einer **Reizung** der **Darmschleimhaut.** Die Darmpassagedauer wird verkürzt und die Flüssigkeitsresorption vermindert. Gleichzeitig wird aktiv die Chloridsekretion erhöht und es werden vermehrt Elektolyte und Wasser in den Darm abgegeben. Die damit verbundene Volumenzunahme steigert reflektorisch die Darmperistaltik. Die Anthranoide erhöhen auch die **Durchblutung** im **kleinen Becken** und regen die Muskulatur der Gebärmutter an. Bei einer bestehenden Schwangerschaft können Wehen mit der Gefahr eines Aborts auftreten. Aloe ist unter den Anthranoid-Drogen diejenige mit der stärksten abführenden Wirkung.

Geschichte und Volksmedizin

Die Mohammedaner kannten den Brauch, über ihrer Haustüre eine Aloepflanze anzubringen, bevor sie zur Pilgerreise nach Mekka aufbrachen. Diese sollte Haus und Bewohner vor Bösem beschützen. Die Ärzte des alten Griechenlands bezogen die Pflanze von der Insel Socotra bereits 400 Jahre v. Chr., im 10. Jh. kam sie nach Nordeuropa. Aloe vera diente wahrscheinlich bereits NOFRETETE und CLEOPATRA zur Pflege des Haares und Körpers. In der traditionellen Medizin Nordafrikas wird die Aloe bei Magenerkrankungen, Wurmbefall, Diabetes, Atherosklerose und Menstruationsbeschwerden eingesetzt, Abkochungen aus der Wurzel bei Tumoren, Hautkrankheiten und Koliken. Bei uns stellt die Aloe in der Volksmedizin ein bitteres Magenmittel dar, das in niedriger Dosierung die Gallensekretion anregt, in höherer Dosierung abführend wirkt. Sie war früher Bestandteil der Schwedenkräuter, die zusätzlich Rhabarber, Enzian, Kalmus und andere verdauungsfördernde und abführende Drogen enthalten und mit Alkohol angesetzt werden. Aufgrund der neuen für Anthranoiddrogen (s. S. 93) geltenden Bestimmungen wurde die Aloe zwischenzeitlich durch andere Drogen ersetzt. Äußerlich wird die Aloe-Tinktur bei Verbrennungen und schlecht heilenden Wunden verwendet.

Anwendungsgebiete

Mögliche, bei der Verwendung der Anthranoiddrogen zu erwartende Risiken führten zur Abänderung der Anwendungsgebiete in einer neuen Monographie, in der als Indikation ausschließlich Obstipation aufgeführt wird. Die in der zuvor gültigen Monographie genannte Indikation „Erkrankungen, bei denen eine leichte Defäkation mit weichem Stuhl erwünscht ist, z. B. Analfissuren, Hämorrhoiden, nach operativen Eingriffen", entfällt. Als Hinweis wurde aufgenommen: „Anthranoidhaltige Abführmittel sind bei chronischer Obstipation keine Alternative zu einer Ernährungsumstellung und zu Quellstoffpräparaten".

Aloe sollte nur noch zur Darmentleerung vor Röntgenuntersuchungen oder anderen diagnostischen Untersuchungen oder **kurzfristig** bei hartnäckiger Verstopfung eingesetzt werden. Eine *Teezubereitung* ist nicht gebräuchlich. Die Droge kann in Pulverform eingenommen werden, aufgrund des intensiv bitteren Geschmacks ist sie nur in Kombinationspräparaten enthalten.

Aloe vera wird als Extrakt aus dem inneren Blattgewebe, speziell von Aloe barbadensis gewonnen. Im Gegensatz zu dem gelbbraunen Pflanzensaft enthält dieser farblose, gelartige Extrakt keine Anthrachinonderivate, es wurden u.a. Enzyme, Vitamine, Mineralstoffe und Saponine nachgewiesen. Aloe vera hat **entzündungswidrige** und **antibakterielle Eigenschaften.** In der Kosmetik wird sie als feuchtigkeitsspendender, regenerierender und elastizitätsfördernder Zusatz in Pflegeprodukten genutzt.

Monographie

- Obstipation.

⚠️ Darmverschluß, akut-entzündliche Erkrankungen des Darms (z. B. Morbus Crohn), abdominale Schmerzen unbekannter Ursache.

Seit 1. Februar 1997 sind für anthranoidhaltige Arzneimittel zur innerlichen Anwendung, die Zubereitungen aus *Aloe, Cassia, Faulbaum* und *Rhabarber* enthalten, Anordnungen des BfArM in Kraft. Die Indikationen wurden eingeschränkt auf die kurzfristige Anwendung bei Verstopfung bzw. zur Darmentleerung vor Röntgenuntersuchungen. Diese Arzneimittel sollen nicht länger als 1–2 Wochen eingenommen werden. Als Gegenanzeigen wurden Schwangerschaft und Stillzeit, sowie die Anwendung bei Kindern unter 10 Jahren aufgenommen. Entsprechend dieser Beschränkung dürfen Anthranoiddrogen nur noch bei akuter Verstopfung und nicht mehr als „Blutreinigungstee", zur „Verdauungsförderung" oder zur „Gewichtsabnahme" eingesetzt werden.

Als Nebenwirkung können Leibschmerzen und Koliken auftreten.

Bei längerem Gebrauch kommt es zu Störungen im Elektrolyt- und Wasserhaushalt, insbesondere zu einem Mangel an Kalium. Der Kaliumverlust führt zu Störungen in der Erregungsleitung und der Muskelkontraktion. Er beeinträchtigt die Herzfunktion und steigert die Digitalisempfindlichkeit: So besteht bei *gleichzeitiger Einnahme von Herzglykosiden* auch bei normaler Dosierung die Gefahr einer *Digtalisintoxikation*.

Kaliummangel verursacht ferner allgemeine Muskelschwäche und verstärkt die Darmträgheit, die wiederum zu einer weiteren Einnahme führt. Bei chronischem Laxantienabusus kann es zu einem Reizzustand des Darms sowie zu entzündlichen Veränderungen der Darmschleimhaut kommen (Laxantien-Kolon).

Dosierung

Droge: TD: 0,05–1,5 g Droge, entsprechend 10–30 mg Hydroxyanthracenderivate, ED: 0,05 g abends. Die individuell richtige Dosis ist die geringste, die nötig ist, um einen weich geformten Stuhl zu erhalten. Die Wirkung tritt nach 8–12 Stunden ein.

Anguraté – Mentzelia cordifolia

Familie: Loasaceae, Blumennesselgewächse. Diese Familie ist bei uns wenig bekannt, sie umfaßt etwa 250 Arten und kommt fast ausschließlich in Amerika vor.
Volkstümlicher Name: Herzblatt
Arzneidroge: Zweigspitzen, untere, ältere Stengelteile und Wurzel, Mentzeliae herba et radix.

Botanische Beschreibung

Die Anguraté-Pflanze ist ein krautiger, bis 5 m hoher, stark verzweigter Halbstrauch mit zylindrischer Hauptwurzel und mehreren langen, verzweigten Seitenwurzeln. Der Stengel ist hell- bis graubraun, längsgerippt und mit kurz gestielten oder ungestielten Blättern besetzt. Die unteren Blätter sind wechselständig, die oberen gegenständig angeordnet. Sie sind fiedernervig, unten herzförmig (Herzblatt), oben spatelförmig mit grob gezähntem Blattrand und beidseits mit borstigen Haaren besetzt. Die gelblich-weißen bis orangefarbenen Blüten sind fünfzählig mit doppelter Blütenhülle und stehen in Trugdolden. Die Kelchblätter sind schmal, zugespitzt und stark behaart. Die Blumenkrone ist zu einer kurzen Röhre verwachsen und enthält zahlreiche Staubblätter. Es entwickelt sich eine Kapselfrucht, die zahlreiche braune Samen mit weißlichen Rippen und schwarzen Punkten enthält.

Verbreitung

Die Anguraté-Pflanze ist nur in trockenen Gegenden der westlichen Hänge und Täler der Anden Perus zu finden; je nach Feuchtigkeitsverhältnissen im Norden bis in Höhenlagen von 2000 Metern, im Süden bis zu 4000 Metern. Die Droge stammt ausschließlich aus Wildbeständen.

Inhaltsstoffe und Wirkprinzip

Die Anguraté-Pflanze enthält in der Wurzel und älteren Stengelteilen **Bitterstoffe,** **Schleimstoffe** und etwas **ätherisches Öl.** Weiter sind **Flavonoide,** Verbindungen der Zimtsäure **(Caffeoyle),** β-Sitosterin, **Cumarinderivate, Alkaloide** und in Spuren Selen enthalten.

Die Flavonoide wirken **entzündungswidrig, krampflösend** und antibakteriell, die Bitterstoffe regen die Verdauungssäfte an. Die Caffeoyle stimulieren die Säurebildung im Magen, die Gallensekretion und Darmbewegung und haben zellschützende Eigenschaften. Der Schleim wirkt beruhigend auf die Schleimhaut und entfaltet eine Pufferwirkung im Sinne einer **Normalisierung** des **Säuregehalts.** Insgesamt schützt der Anguraté-Tee vor der Entstehung von **Magengeschwüren.**

Geschichte und Volksmedizin

Der Name Anguraté stammt von der Bezeichnung „anhuarate" für eine Heilpflanze, aus der die Medizinmänner der südamerikanischen Indios ein traditionelles Hausmittel bei verschiedenen Magenbeschwerden und zur Verhinderung von Magengeschwüren herstellten. Abkochungen frischer und getrockneter Blätter wurden gegen Husten verwendet, die frische oder getrocknete Wurzel als harntreibendes Mittel eingesetzt. Berichtet wird auch über die Anwendung als Wurmmittel sowie über den Einsatz der Pflanze zur Behandlung von Leberentzündungen, Durchfall, Entzündungen des Urogenitaltrakts und Steinleiden.

Die Pflanze war jahrhundertelang in Vergessenheit geraten; aufgrund der begrenzten Verbreitung und der geringen Erntemengen war auch der Handel mit der Pflanze und ihre Anwendung den peruanischen Kräutersammlern vorbehalten. Anfang der 50er Jahre wurde sie dann von einer Arbeitsgruppe in Lima chemisch und pharmakologisch untersucht. Etwa zu gleicher Zeit wurde der bayrische Pianist GRAF LERCHENFELD auf die Anguraté-Pflanze aufmerksam gemacht. Er litt an Magengeschwüren und erzielte im Selbstversuch überzeugende Erfolge, so daß er sich daraufhin für ihre Verbreitung in Deutschland einsetzte. W. E. RONNEBURG brachte die Pflanze nach Deutschland und wenig später wurde ein Phytopharmakon unter dem Handelsnamen „Anguraté-Magentee aus Peru" durch die Firma ALSITAN eingeführt.

Anwendungsgebiete

Bei **funktionellen,** vor allem bei streßbedingten **Magenbeschwerden** (Reizmagen) mit Druck- und Völlegefühl, Appetitlosigkeit und Übelkeit. Bei Magenschleimhautentzündung, Magenübersäuerung und Sodbrennen.

Monographie

Keine Angaben.

Dosierung und Anwendung

Droge: TD: Keine Angaben.
Anwendung: 1 Eßlöffel (ca. 2–4 g) in 250 ml siedendes Wasser geben und vor dem Abseihen 7–8 Min. kochen. 1–2 Tassen, 3mal täglich, 15 Min. vor dem Essen, trinken. Bei einer kurmäßigen Anwendung 3mal täglich, 2 Tassen vor dem Essen, bis zum völligen Abklingen der Beschwerden.

Anis – Pimpinella anisum

Familie: Apiaceae, Doldengewächse
Volkstümliche Namen: Anis-Bibernelle, süßer Kümmel, runder Fenchel, Brotsame
Arzneidroge: Anisfrüchte – Anisi fructus.

Botanische Beschreibung

Die Anispflanze ist ein einjähriges Kraut von etwa einem halben Meter Höhe mit fein gerillten, behaarten und verzweigten Stengeln. Die Blätter bilden drei verschiedene Blattformen: die unteren Laubblätter sind ungeteilt, die mittleren drei- bis fünflappig und die oberen dreifach fiederschnittig. Die Blüten sind klein, weiß und in einer großen Dolde angeordnet. Die Früchte sind grau oder bräunlich, eiförmig mit gekerbten Rippen. Der Geschmack der Früchte ist **süß,** die ganze Pflanze riecht aromatisch **würzig.** Anis blüht von Juli bis August.

> *Verwechslung* mit dem *giftigen Wasserschierling* oder dem *gefleckten Schierling* möglich, die jedoch beide durch den widerlich stinkenden Geruch von der Anispflanze zu unterscheiden sind.
> Anis kann auch leicht mit anderen Doldengewächsen (*Dill, Fenchel, Kümmel*) verwechselt werden.

Verbreitung

Die Anispflanze stammt ursprünglich aus Ägypten und dem östlichen Mittelmeerraum und wird vor allem im Mittelmeergebiet sowie in Rußland, mittlerweile jedoch fast überall auf der Welt kultiviert. Anis wächst auf sandig-lehmigem, kalkhaltigem Boden in warmer Lage.

Inhaltsstoffe und Wirkprinzip

Anisfrüchte enthalten **ätherisches Öl** mit *Anethol* als Hauptkomponente, **Phenylcarbonsäuren** (*Kaffeesäure*), **Flavonoide, fettes Öl** mit längerkettigen Fettsäuren, Eiweiß und Zucker. Anisfrüchte gehören zu den **carminativen Drogen.** Das ätherische Öl wirkt schwach krampflösend und antibakteriell, wodurch Gärung und Gasentwicklung im Magen-Darm-Trakt vermindert wird. Weiterhin besitzt Anethol auswurffördernde Eigenschaften.

Geschichte und Volksmedizin

Das Wort Pimpinella leitet sich aus der lateinischen Bezeichnung für „doppelt, zweifach" und „Federchen" ab und bezieht sich auf die Form der Blätter. Seit altersher war der Anis als Gewürz und Geschmackskorrigens bekannt, er wurde gegen Mundgeruch empfohlen und galt als Aphrodisiakum. In der Volksmedizin werden Anisfrüchte bei krampfartigem Husten, Keuchhusten und Bronchitis, sowie zu Förderung der Verdauung bei Blähungen mit krampfartigen Schmerzen verwendet. Er soll die Menstruation und Milchbildung fördern (Bestandteil im Milchbildungstee Weleda®) und über die Milch bei Durchfallerkrankungen bei Säuglingen helfen. Als Aperitif wird Anisschnaps als verdauungsförderndes Mittel bei Magenschwäche und zur Vorbeugung von Blähungen getrunken.

Anwendungsgebiete

In seiner carminativen Wirkung steht Anis etwas hinter Kümmel und Fenchel zurück, ist jedoch vor allem in der Kinderheilkunde wegen seines süßen Geschmacks in entsprechenden Teemischungen und als Bestandteil von Hustensäften beliebt.

Monographie

- innerlich bei dyspeptischen Beschwerden
- innerlich und äußerlich bei Kararrhen der Luftwege.

 Allergie gegen Anis und Anethol.

Dosierung und Anwendung

Droge: Mittlere TD: 3 g.
Anwendung: 1–2 Teelöffel mit 150 ml Wasser zubereiten. Zur Schleimlösung morgens und/oder abends vor dem Schlafengehen 1 Tasse trinken. Bei Magen-Darm-Beschwerden mehrmals täglich 1 Eßlöffel Teeaufguß einnehmen. Zur Teezubereitung werden die Früchte kurz vor Gebrauch „angestoßen", d.h. sie werden im Mörser grob zerkleinert, um das ätherische Öl freizusetzen.

Arnika – Arnica montana

Familie: Asteraceae, Korbblütler
Volkstümliche Namen: Bergwohlverleih, Fallkraut, Bruchkraut, Kraftwurz, Wundkraut, Blutblum, Schmalzblume, Stichwurzel, Schnupftabaksblume
Arzneidroge: Arnikablüten – Arnicae flos, verwendet werden die ganzen oder zerfallenen Blütenkörbchen.

Botanische Beschreibung

Arnika (Abb. 8-2) ist eine mehrjährige Pflanze mit zwei- bis dreiköpfigem Wurzelstock mit zahlreichen Nebenwurzeln. Der aufrechte, behaarte, bis zu 60 cm hohe Stengel wächst aus einer flachen, grundständigen Blattrosette und ist mit zwei bis drei gegenständigen Blattpaaren besetzt. Die Blätter sind eiförmig-lanzettlich, ganzrandig oder schwach gezäht. Die großen, orangegelben Blütenkörbchen sind endständig und stehen meist in den Achseln des oberen Blattpaares. Auf einem flachen, behaarten Blütenboden sitzen am Rand weibliche Zungenblüten und innen zwittrige Röhrenblüten. Die ganze Pflanze duftet aromatisch und blüht Juni bis August.

> *Verwechslung* mit anderen Korbblütlern wie der großblättrigen Gemswurz und dem Wiesenbocksbart möglich.

Verbreitung

Arnika ist fast in ganz Europa (nicht in Großbritannien) und hier vor allem in den Alpen und im Alpenvorland zu finden. Sie wächst wild auf Heiden, Mooren und mageren Bergwiesen bis in alpine Regionen hinauf (montana). Sie liebt saure, sandige Böden und meidet kalkhaltige.

> Arnika ist eine geschützte Pflanze.

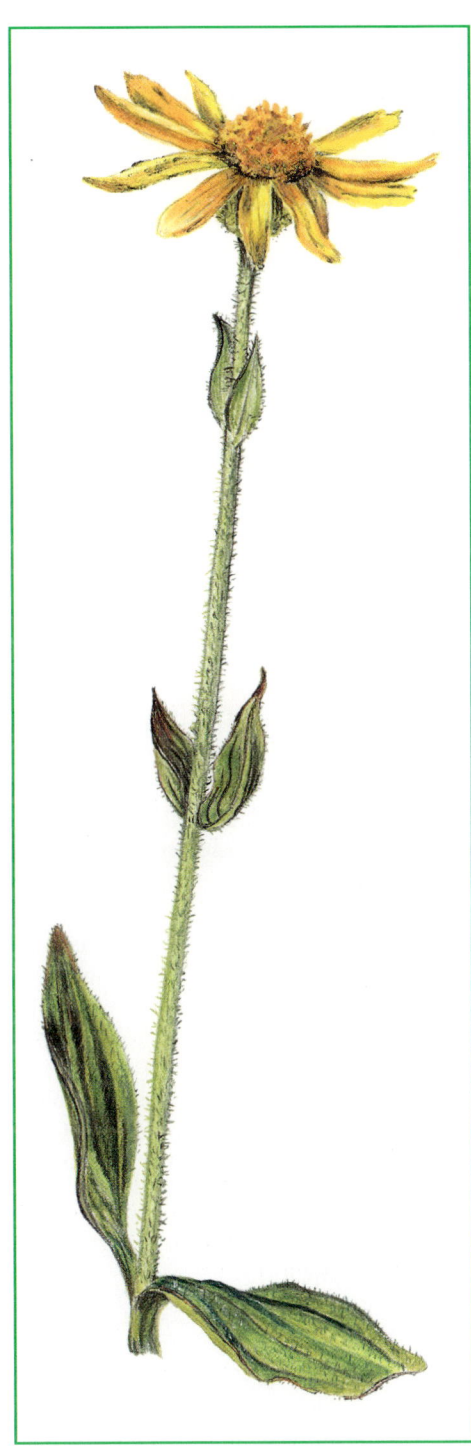

Abb. 8-2 Arnika – Arnica montana.

Inhaltsstoffe und Wirkprinzip

Arnikablüten enthalten **Bitterstoffe** (Sesquiterpenlaktone) mit *Helenalin* und seinen Verbindungen, **ätherisches Öl** mit *Thymol* und *Thymolmethyläther*, **Flavonoide** und **Phenylcarbonsäuren.** Als wesentliches Wirkprinzip gelten die Bitterstoffe, vor allem das *Helenalin,* mit stark **entzündungshemmender** und **antimikrobieller Eigenschaft** gegenüber Bakterien und Pilzen. Das ätherische Öl hemmt ebenfalls das Wachstum von Mikroorganismen. Die Inhaltsstoffe der Arnika wirken **durchblutungsfördernd** und **schmerzlindernd.** Bei Verstauchungen und Zerrungen wird das Auftreten einer Entzündung oder Gelenkschwellung verhindert und die Resorption von Blutergüssen gefördert. In einem wäßrigen Extrakt der Arnikablüten sind Polysaccharide enthalten, die das Immunsystem stimulieren.

Geschichte und Volksmedizin

Die Arnika wurde vermutlich schon in der Medizin des frühen Mittelalters verwendet. HILDEGARD VON BINGEN beschreibt eine Pflanze, die sie als „Wolfsgelegena" bezeichnete, die in ihren Eigenschaften der Arnika entspricht. Erwähnt wird sie erst 1673 in einem Kräuterbuch; am Ende des Mittelalters war sie eine bekannte Wundheilpflanze, worauf viele ihrer volkstümlichen Namen hinweisen (Wundkraut, Blutblum, Bruchkraut). Der Name „Bergwohlverleih" drückt aus, daß Arnika besonders in den Gebirgsgegenden ein Universalheilmittel war. Innerlich wurde sie bei Menstruationsbeschwerden, Herzschwäche und allen Beschwerden durch mangelnde Versorgung der Herzkranzgefäße, Asthma, Gicht und Rheuma eingesetzt, äußerlich bei Blutergüssen, Verstauchungen und Verletzungen. In der Volksmedizin wird Arnika, ähnlich wie Maiglöckchen, bei Herzstörungen durch Atherosklerose, Herzschwäche und Erschöpfungszuständen verwendet und äußerlich als Arnikatinktur bei

Verstauchungen, Prellungen, Frostbeulen und als Haartinktur bei Haarausfall eingesetzt.

Anwendungsgebiete

Die innerliche Anwendung von Arnikablüten kann heute aufgrund möglicher unerwünschter Wirkungen nicht mehr befürwortet werden. Arnika soll **nur noch äußerlich eingesetzt** werden. Die häufigste Anwendungsform der Arnika ist die Tinktur, die aus 1 Teil Droge und 10 Teilen 70%igem Ethanol hergestellt wird. Tinktur oder Salbe (mit Arnikaöl) sind bewährte Mittel bei allen stumpfen Verletzungen oder Muskelzerrungen.

Monographie

Zur äußerlichen Anwendung bei:
- Verletzungs- und Unfallfolgen (z. B. bei Hämatomen, Prellungen, Quetschungen)
- bei rheumatischen Muskel- und Gelenkbeschwerden
- Entzündungen der Schleimhäute im Mund- und Rachenraum
- Furunkulose und Entzündungen als Folge von Insektenstichen
- Oberflächenphlebitis.

 Bekannte Allergie gegen Arnika und andere Korbblütler.
Anwendungsbeschränkung: Arnikatinktur nicht auf offenen Wunden und nicht unverdünnt anwenden.

Droge und Tinktur können bei längerer Einwirkungsdauer auf vorgeschädigter Haut ödematöse Entzündungen mit Bläschenbildung oder Ekzeme hervorrufen. In hohen Konzentrationen sind primär bedingte Hautreaktionen mit Bläschenbildung bis hin zur Nekrotisierung möglich (Kontaktallergie durch Helenalin und seine Verbindungen).

Arnica-montana-Sorten spanischer Herkunft enthalten wenig Helenalin. Sie sind in Salben verschiedener Hersteller enthalten und lösen keine Kontaktallergien aus.

Dosierung und Anwendung

Droge (*nur äußerlich*)**:** 2 g auf 100 ml Wasser. **Tinktur:** Für Umschläge 3- bis 10fach mit Wasser, für Mundspülungen 10fach verdünnen.

Artischocke – Cynara scolymus

Familie: Asteraceae, Korbblütler
Volkstümliche Namen: Welsch-Distel, Kardone
Arzneidroge: Artischockenblätter – Cynarae folium.

Botanische Beschreibung

Die heutige Artischocke ist eine Züchtung aus der Wildartischocke, Cynara cardunculus (Cardone). Die distelähnliche, ausdauernde Pflanze mit mächtigem, aufrechtem Stengel wird bis zu 2 m hoch. Sie hat große, meist einfach fiederspaltige, spitze und grundständige Blätter mit kahler Oberseite. Auffallend sind die stachligen, großen und kugeligen Blütenstände aus blauvioletten Zungenblüten. Als Frucht entwickelt sich eine behaarte Achäne. Die Artischocke blüht im August, die Blätter werden im Herbst nach der Ernte des Artischockengemüses gesammelt.

Verbreitung

Da die Artischocke nicht winterhart ist, gibt es im mitteleuropäischen Raum keine Wildvorkommen. Sie wird an der nordafrikanischen Küste, in Süd- und Südwesteuropa, Südamerika und Kalifornien kultiviert.

Inhaltsstoffe und Wirkprinzip

Artischockenblätter enthalten als wesentliche Inhaltsstoffe **Flavonoide** (*Luteolin*), Verbindungen der Kaffee- und Chinasäure, u. a. das *Cynarin (1,5-Di-caffeoylchinasäure)* und **Bitterstoffe** (Sesquiterpenlaktone), darunter das stark bitter schmeckende *Cynaropikrin.* Cynarin ist in den frischen Blättern nur in Spuren enthalten, es entsteht durch Umwandlung im Laufe der Trocknung oder der Extraktherstellung.

Artischockenblätter wirken **antidyspeptisch** und **steigern** den **Gallefluß.** Die Bitterstoffe wirken verdauungsfördernd, für die **choleretische** und anticholestatische Wirkung sind verschiedene Inhaltsstoffe verantwortlich, u.a. *Cynarin.* Die Flavonoide und Kaffeesäurederivate stimulieren die Fähigkeit der Leber, Lebergifte unwirksam zu machen (antihepatotoxische Wirkung) und haben eine ausgeprägte Wirkung auf den Fettstoffwechsel. Die Synthese von Cholesterin in den Leberzellen wird gehemmt und gleichzeitig seine Ausscheidung erhöht. Nach neuesten Erkenntnissen ist *Luteolin* an der Hemmung der Cholesterinsynthese entscheidend mitbeteiligt.

Geschichte und Volksmedizin

Die Tradition der Artischocke als Gemüse geht auf die Zeit des antiken Griechenlands und Roms zurück. THEOPHRASTUS beschreibt sie im 4. Jh. v. Chr. als „eine Pflanze, deren Kopf besonders angenehm ist, gekocht oder roh verzehrt, besonders aber zur Blütezeit.“

Heute noch werden die Hüllblätter des Blütenköpfchens und der fleischige Blütenstandsboden als Edelgemüse verwendet, das wegen seines hohen Inulingehalts besonders für Diabetiker geeignet ist. Die Blütenköpfchen enthalten kaum arzneilich wirkende Inhaltsstoffe, sie schmecken nur schwach bitter, haben jedoch keine appetitanregende und verdauungsfördernde Wirkung. Ein Medizinalwein aus den Artischockenblättern wird, der Volksmedizin entsprechend, bei Verdauungsbeschwerden und als Stärkungsmittel in der Rekonvaleszenz getrunken.

Anwendungsgebiete

Teezubereitungen aus Artischockenblättern erhöhen durch den bitteren Geschmack die Galleproduktion und fördern die Fettverdauung. Sie werden bei Verdauungsproblemen im Zusammenhang mit funktionellen Leber-Galle-Störungen sowie bei allen dyspeptischen Beschwerden eingesetzt. Zur Senkung des Cholesterinspiegels und der Blutfettwerte bei Hyperlipoproteinämien und Fettstoffwechselstörungen müssen die Wirkstoffe der Artischockenblätter in ausreichender Konzentration vorliegen, in diesem Fall kommen hoch dosierte und standardisierte **Artischockenblätter-Extrakte** zur Anwendung.

 Korbblütlerallergie, Verschluß der Gallenwege, Gallensteine.

Monographie
- dyspeptische Beschwerden.

Dosierung

Droge: Mittlere TD: 6 g.

Bärentraube – Arctostaphylos uva-ursi

Familie: Ericaceae, Heidekrautgewächse
Volkstümliche Namen: Bärenklaue, Moosbeere, Mehlbeere, Sandbeere, Wilder Buchs, Harnkraut
Arzneidroge: Bärentraubenblätter – Uvae ursi folium

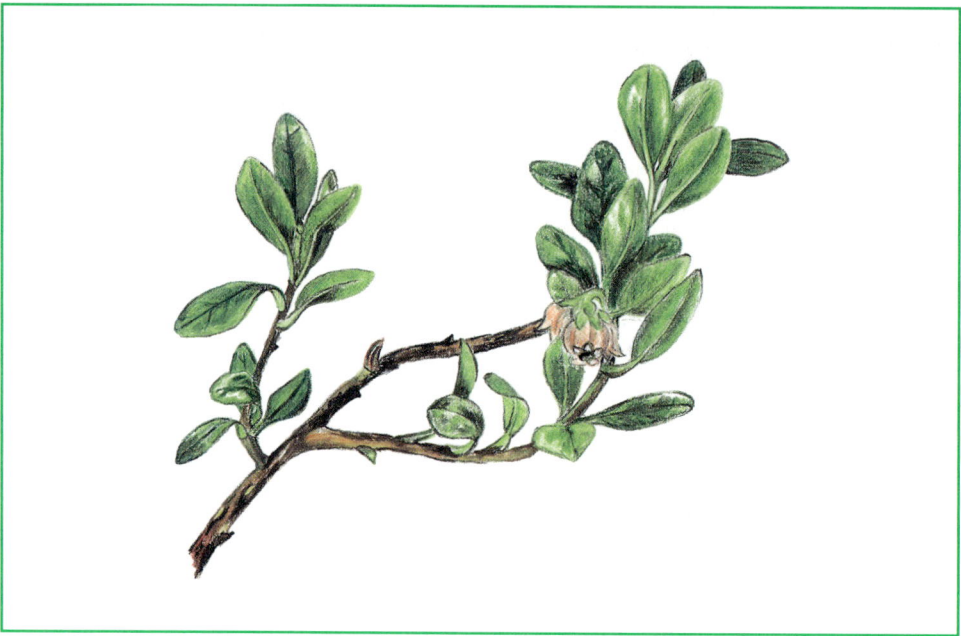

Abb. 8-3   Bärentraube – Arctostaphylos uva-ursi.

Botanische Beschreibung

Die Bärentraube (Abb. 8-3) ist ein immergrüner Zwergstrauch mit niederliegenden, kriechenden Ästen, die einen ausgedehnten Rasen bilden. Die ledrigen Blätter sind immergrün, verkehrt eiförmig und weisen auf der Oberseite eine deutliche Netzaderung auf. Die Blüten sind glockenförmig mit fünf kurzen, auswärts gerollten Zipfeln, weiß oder rötlich überlaufend. Die Bärentraube bildet erbsengroße, kugelige, rote, beerenartige Steinfrüchte von mehliger Beschaffenheit mit 5–7 Samen. Insgesamt sieht die Pflanze der Preiselbeere ähnlich, es fehlen ihr jedoch die Drüsenpunkte auf der Unterseite der Blätter. Die Blätter haben einen zusammenziehend bitteren, später metallisch süßlichen Geschmack. Die Pflanze blüht von Juni bis August.

> Die Pflanze ist geschützt und darf nicht gesammelt werden.

Verbreitung

Die Bärentraube findet sich in Nord- und Mitteleuropa, in Nordamerika und Grönland. Sie wächst in trockenen Kiefernwäldern und Strauchheiden auf leicht saurem, sandigem Boden.

Inhaltsstoffe und Wirkprinzip

Bärentraubenblätter enthalten **Glykoside,** als wichtigstes das *Arbutin,* ein Glykosid des Hydrochinons, relativ viel **Gerbstoffe** (Gallotannine und Catechin-Gerbstoffe), **Flavonoide** und **Phenylcarbonsäuren.** Während der Passage im Körper wird das *Arbutin* in Zucker und *Hydrochinon* gespalten. Das *Hydrochinon* wird als Glucuronsäure- oder Schwefelsäureester im Harn ausgeschieden und wirkt nach Freisetzung aus seinen Verbindungen in den Harnwegen **antibakteriell.** Da die Spaltung des Arbutins in Zucker und Hydrochinon nur in alkalischem Milieu stattfindet, muß durch pflanzenreiche Nahrung oder durch die Einnahme entsprechender Medikamente (z. B. Natriumhydrogencarbonat) für die Bildung eines alkalischen Harns gesorgt werden.

Geschichte und Volksmedizin

Der Name stammt sowohl aus dem Griechischen als auch aus dem Lateinischen und bedeutet in beiden Fällen Bärentraube. Er weist auf die besondere Vorliebe von Bären für diese Früchte hin. In der Volksmedizin werden Bärentraubenblätter als Mittel gegen Bettnässen, bei Harnsteinleiden und chronischer Blasenentzündung, bei Inkontinenz und bei Entzündungen und Reizzuständen der Genitalien verwendet.

Anwendungsgebiete

Die Bärentraube wird vor allem bei akuten, **entzündlichen Erkrankungen** der **Blase** und **ableitenden Harnwege** eingesetzt. Da sie – allein angewendet – keine harntreibende Wirkung aufweist, wird sie zur Nachbehandlung von Harnwegsinfekten mit diuretisch wirkenden Pflanzen kombiniert.

Monographie

• entzündliche Erkrankungen der ableitenden Harnwege.

 Schwangerschaft, Stillzeit, Kinder unter 12 Jahren.
Anwendungsbeschränkung: Einnahme nicht länger als eine Woche bzw. fünfmal im Jahr.

Bei langdauernder Anwendung sind Leberschäden möglich (Hydrochinonvergiftung). Die Bärentraube sollte nicht zusammen mit Mitteln eingenommen werden, die die Bildung eines sauren Harns bewirken.

Bei längerer Einnahme oder empfindlichen Personen kann die hohe Konzentration an Gerbstoffen zu Magenreizungen und Erbrechen führen. Es empfiehlt sich ein Kaltauszug der Droge, da hier die Gerbstoffe kaum gelöst werden. In Kombination mit anderen Drogen als Nieren- und Blasentee ist auch ein Tee-Aufguß möglich.

Dosierung und Anwendung

Droge: Mittlere TD: 10 g geschnittene oder gepulverte Droge, entsprechend 400–700 mg Arbutin.
Anwendung: Etwa 2 g Bärentraubenblätterpulver mit 150 ml kochendem Wasser übergießen, nach 15 Min. durch ein Teesieb geben. *Kaltmazerat:* Mit kaltem Wasser ansetzen und 6–12 Std. stehenlassen. Das Kaltwassermazerat weist einen höheren Arbutin- und niedrigeren Gerbstoffgehalt auf.

Baldrian – Valeriana officinalis

Familie: Valerianaceae, Baldriangewächse
Volkstümliche Namen: Augenwurzel, Ballerian, Dreifuß, Hexenkraut, Katzenkraut, Krampfwurzel, Mondwurzel, Stinkwurz, Tannmark, Theriakwurzel, Waldspeik
Arzneidroge: Baldrianwurzel – Valerianae radix.

Botanische Beschreibung

Der Baldrian (Abb. 8-4, 8-5) ist eine ausdauernde, 1–1,5 m hohe Pflanze mit stark verzweigtem Wurzelstock, bei dem aus einem kurzen, senkrechten Rhizom nach allen Richtungen zahlreiche Faserwurzeln entspringen. Im Frühjahr erscheint zuerst eine Rosette grundständiger Laubblätter. Die Rosettenblätter haben einen langen, rinnigen Stiel und sind wie die Stengelblätter unpaarig

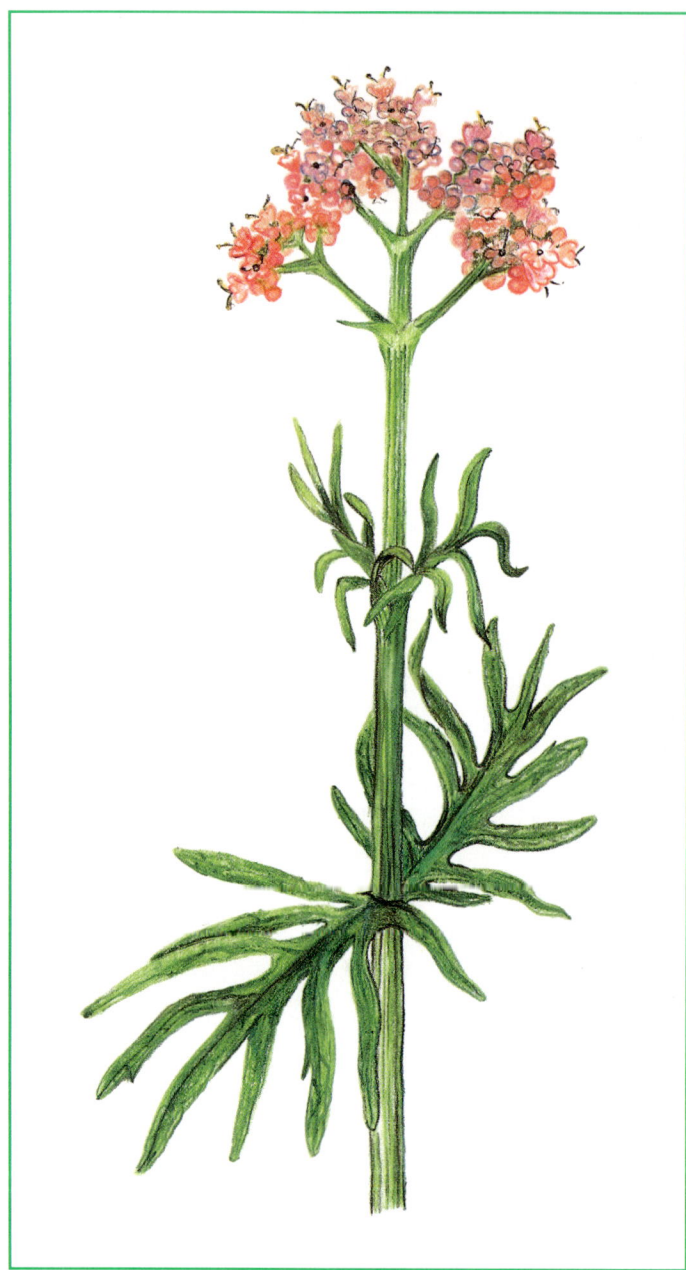

Abb. 8-4   Baldrian –
Valeriana officinalis.

fiederschnittig oder gefiedert, kahl oder beidseitig behaart. Die Stengelblätter bestehen aus drei bis zwölf Paaren elliptisch-lanzettlichen, ganzrandigen, regelmäßig oder unregelmäßig gezähnten Teilblättern. Der aufrechte Blütenschaft ist hohl, gefurcht, mehr oder weniger behaart und meist nur im oberen Drittel verzweigt. Die kleinen, rötlich-

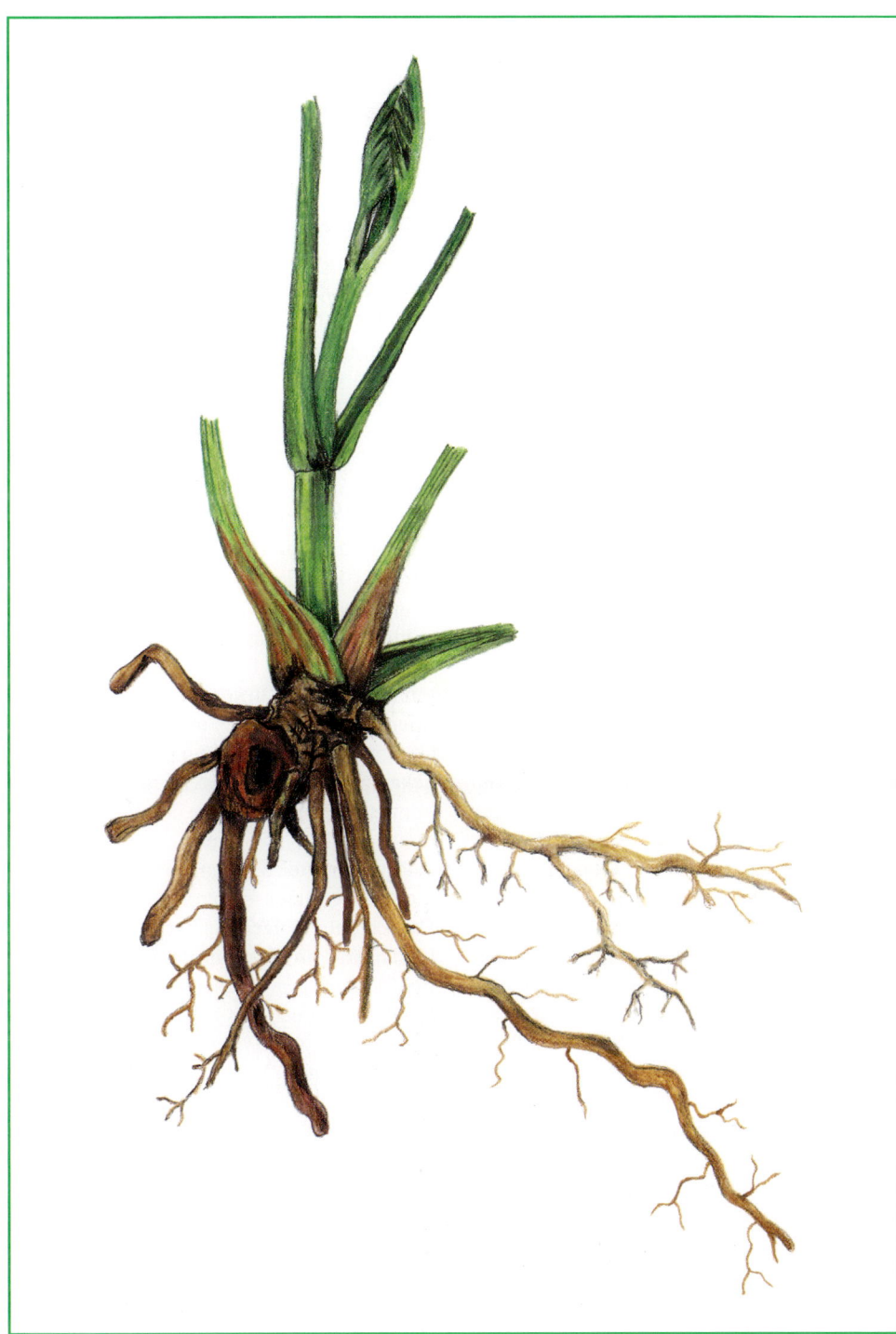

Abb. 8-5   Baldrianwurzel – Valerianae radix.

weißen, stark duftenden Blüten sind fünfzählig mit leicht asymmetrischer Krone und stehen in rispigen Trugdolden zusammen. Als Früchte bilden sich Schließfrüchte, die mit einem Haarkranz versehen sind. Baldrian blüht von Mai bis August.

Verbreitung

Baldrian ist verbreitet in Mitteleuropa und den klimatisch gemäßigten Zonen Nordasiens, ebenso in China und Japan; im nordöstlichen Nordamerika wurde die Pflanze eingebürgert. In vielen europäischen Ländern wird Baldrian kulturmäßig angebaut. Er wächst häufig an Waldrändern, auf feuchten Waldwiesen, an Uferböschungen, auch an sonnigen und felsigen Hängen.

Inhaltsstoffe und Wirkprinzip

Die Baldrianwurzel enthält als wichtigste Bestandteile **ätherisches Öl** mit Mono- und Sesquiterpenen (*Valeranon und Valerenal*), die schwerflüchtige **Valerensäure** mit ihren Verbindungen, Carbonsäuren wie **Isovaleriansäure** u.a., sowie **Valepotriate** mit *Valtrat* als Hauptkomponente. Die Isovaleriansäure, die beim Trocknen aus den Valepotriaten entsteht, ist für den typischen Geruch verantwortlich. Während der Gewinnung der Droge ist eine schonende Trocknung (unter 40 °C) wichtig, damit die thermolabilen und chemisch instabilen Valepotriate erhalten bleiben. Da bei der Herstellung wäßriger und wäßrig-alkoholischer Auszüge die lipidlöslichen Valepotriate nur zu einem geringen Teil übergehen und bereits Zersetzungen unterworfen sind, enthält sowohl der Tee als auch die Tinktur keine Valepotriate. Hier finden sich bereits deren Abbauprodukte (z. B. Baldrinal), die jedoch ähnliche Eigenschaften aufweisen.

Die Wirkung des Baldrians kann auf zwei Wirkkomponenten zurückgeführt werden: der **zentral-dämpfenden** und spasmolytischen durch das *ätherische Öl* (Valerensäure, Vale-

renal) und der **vegetativ-dämpfenden** durch die *Valepotriate*. Baldrian wirkt beruhigend und fördert die Schlafbereitschaft. Er führt zu erholsamem Schlaf wie er ebenso tagsüber die Konzentrations- und Leistungsfähigkeit fördert. Die Frage nach der Resorption und Verteilung der Wirkstoffe im Körper ist noch nicht endgültig geklärt, vermutlich wird die Wirkung auch auf reflektorischem Wege durch Geruch und Geschmack von Baldriantee oder -tinktur unterstützt.

Als Ausgangsmaterial für valepotriathaltige Extrakte werden indische und mexikanische Baldrianarten mit wesentlich höherem Gehalt verwendet.

Geschichte und Volksmedizin

DIOSKURIDES beschreibt eine dem Baldrian ähnliche Pflanze, die harntreibend und menstruationsfördernd wirkt, mit dem Namen „Phu", womit vermutlich die Abneigung vor dem Geruch der Pflanze ausgedrückt wird. HILDEGARD VON BINGEN empfiehlt den Baldrian bei Seitenstechen und Gicht. Im Mittelalter führte die Beobachtung, daß Katzen, die bekanntlich eine ausgezeichnete Sehschärfe besitzen, eine besondere Vorliebe für Baldrian haben, zu seiner Verwendung als Augenheilmittel. Der intensive Geruch zieht nicht nur Katzen sondern auch Ratten an: Der Erzählung nach lag der Erfolg des „Rattenfängers von Hameln" daran, daß er einen Baldrianzweig an seinem Gürtel befestigte. Der Baldrian galt seit Urzeiten als Mittel gegen Seuchen und Pest und wurde wegen seiner vielfältigen Verwendungsmöglichkeiten zu einem Allheilmittel. Auf diese Eigenschaft verweist sein englischer Name „All Heal", Allesheiler, auch der Gattungsname Valeriana leitet sich vom lateinischen „valere" = gesund sein, sich wohl fühlen, ab.

In der Volksheilkunde wird der Baldrian als Schlaf- und Beruhigungsmittel, gegen Reizbarkeit und Streß, bei Kopfschmerzen, Menstruationsbeschwerden und Neuralgien eingesetzt. Die spasmolytische Eigenschaft erklärt seine Verwendung bei nervösen Herz-beschwerden (kombiniert mit Weißdorn), Koliken und Krämpfen im Magen-Darm-Bereich.

Anwendungsgebiete

Bewährte Anwendungsgebiete sind neben **Unruhe, Angst-** und **Spannungszuständen** auch **Leistungs-** und **Konzentrationsschwäche.**

Der Markt an Baldrianpräparaten ist recht groß und undurchsichtig, da entsprechende Zubereitungen je nach Extraktionsverfahren (lipophil oder hydrophil) ein unterschiedliches Inhaltsspektrum aufweisen. Baldriantee und -tinktur wie auch andere *valepotriatfreie* Zubereitungen erhöhen die Schlafbereitschaft. Sie werden am Abend bei nervösen Einschlafstörungen und allgemeiner Nervosität verwendet. *Valepotriathaltige Präparate,* die auf einen bestimmten Valepotriatgehalt eingestellt wurden, wirken eher im Sinne von Tranquillantien und eignen sich bei psychischer und motorischer Unruhe am Tage, bei Konzentrationsschwäche und als Beruhigungsmittel vor Streßsituationen (z. B. vor Prüfungen).

Baldrianwurzel wird oft mit anderen beruhigenden Drogen, wie *Hopfenzapfen, Melissenblättern* und *Passionsblumenkraut* kombiniert.

Äußerlich verwendet man Baldrianöl oder alkoholische Baldrianextrakte zu beruhigenden und entspannenden Bädern.

Monographie

• Unruhestörungen, nervös bedingte Einschlafstörungen.

> In der Kinderheilkunde werden derzeit valepotriat- und baldrinalfreie Zubereitungen empfohlen, da ein mögliches mutagenes oder genotoxisches Risiko nicht abschließend geklärt ist.

Dosierung und Anwendung

Droge: 2–3 g/Tasse; mehrmals täglich, sowie vor dem Schlafengehen trinken.
Anwendung: 1 Teelöffel Baldrianwurzel mit 150 ml heißem Wasser übergießen, nach 10–15 Min. durch ein Sieb geben.
Tinktur: $1/2$–1 Teelöffel ein- bis mehrmals täglich einnehmen.

Beinwell – Symphytum officinale, E

Familie: Boraginaceae, Rauhblattgewächse
Volkstümliche Namen: Wallwurz, Beinwurz, Milchwurz, Heilwurz, Schmeerwurz, Honigblum, Küchenkraut, Himmelsbrod
Arzneidroge: Beinwellwurzel – Symphyti radix, (Beinwellblätter, Symphyti folium).

Botanische Beschreibung

Der Beinwell ist ein ausdauerndes, bis zu 1 m hohes Kraut mit kurzem, spindelförmigem Wurzelstock, vom dem kräftige, außen schwarze und innen weiße Wurzeln ausgehen. Der Stengel ist aufrecht und wie die großen, eiförmig lanzettlichen Blätter rauhhaarig behaart. Die hängenden Blüten (Blütezeit Mai bis Juli) sind glockenförmig, rotviolett oder rosa, selten gelblich-weiß und sind in Doppelwickeln angeordnet.

Verbreitung

Beinwell ist in Mitteleuropa und in den gemäßigten Gebieten Asiens zu finden. Er wächst häufig an feuchten Stellen, an Grabenrändern und auf nassen Wiesen.

Inhaltsstoffe und Wirkprinzip

Die Beinwellwurzel enthält **Gerbstoffe,** reichlich **Schleim,** Triterpene und Phytosterine,

Pyrrolizidin-Alkaloide, und als Besonderheit **Allantoin,** einen Harnsäureabkömmling.

Die Schleimstoffe wirken lokal reizmildernd, sie können Wasser binden und eignen sich aus diesem Grund als Trägersubstanz wärmespeichernder Umschläge. *Allantoin* wirkt **wundheilend.** Es hat – ähnlich wie Harnstoff und Glucose – osmotische Eigenschaften und ist in der Lage, Flüssigkeit aus der Wundfläche abströmen zu lassen. Dadurch werden Bakterien und Zersetzungsprodukte ausgespült, sowie Zellerneuerung und Geweberegeneration gefördert. Eine verbesserte Durchblutung verhindert den Austritt von Gewebeflüssigkeit und die Entstehung von Ödemen. Die Gerbstoffe unterstützen die wundheilende Wirkung.

Geschichte und Volksmedizin

Der Name „Beinwell" oder „Wallwurz" leitet sich von dem althochdeutschen „wallen" = Zusammenheilen von Knochen ab. Schon seit frühesten Zeiten war bekannt, daß Beinwellzubereitungen örtliche Schwellungen verkleinern und die Knochenheilung unterstützen. Die zerstoßene Wurzel oder die frischen Blätter wurden auf eitrige Wunden oder Knochenbrüche gelegt. Vereinzelt wird auch über eine Anwendung bei Lungenleiden, Rheuma, Gicht, Durchfall oder Magenbeschwerden berichtet. Volksmedizinisch werden Beinwellwurzel und -blätter durch den Gerbstoffgehalt in Mund- und Gurgelwässern verwendet, sowie zu schmerzlindernden und heilenden Umschlägen bei Sehnenscheiden- und Schleimbeutelentzündungen, Nagelbettentzündungen, Furunkeln und Venenentzündungen eingesetzt. Beinwellblätter wurden wegen ihres Eiweißreichtums in England und Rußland als „Comfrey-Gemüse" geschätzt. Der englische Name „Comfrey" abgeleitet von „con firma" bezieht sich ebenfalls auf die knochenheilende und -festigende Eigenschaft.

Anwendungsgebiete

Die **innerliche Anwendung** von Beinwellzubereitungen wird von der Kommission E aufgrund des Gehalts an *karzinogenen Pyrrolizidin-Alkaloiden* **nicht befürwortet**. Ebenso ist die Behandlung offener Wunden heute nicht mehr vertretbar. Beinwellzubereitungen in Form von Umschlägen, Salben oder Pasten wirken schmerzlindernd, entzündungshemmend, kühlend und abschwellend, sie zeichnen sich durch eine besonders rasche Wirkung aus. Sie werden bei allen stumpfen Sport- und Unfallverletzungen, Knochenbrüchen, Gelenkergüssen und Schwellungen verwendet.

Manche *Fertigpräparate* enthalten nach einer abgeänderten Rezeptur keine Pyrrolizidin-Alkaloide mehr.

Monographie

- **Äußerliche Anwendung**
  Prellungen, Zerrungen, Verstauchungen.

> Nur auf intakter Haut, nicht in die Augen oder auf die Schleimhäute bringen.

Birke – Betula pendula (Hängebirke), Betula pubescens (Moorbirke)

Familie: Betulaceae, Birkengewächse
Volkstümliche Namen: Besenbaum, Frühlingsbaum, Maibaum, Pfingstmaie, Weißbirke, Trauerbirke
Arzneidroge: Birkenblätter – Betulae folium.

Botanische Beschreibung

Die Hängebirke ist ein schlankwüchsiger, bis 30 m hoher Baum mit weißer Rinde, der bei zunehmendem Alter stellenweise eine braunschwarze Borke bildet. Die Zweige sind hängend, rötlich-braun und mit warzigen

Harzdrüsen bedeckt. Die Blätter sind drei-eckig-rautenförmig, lang gestielt, zugespitzt und doppelt gesägt. Die Birke bildet einge-schlechtliche Blüten. Die männlichen Kätz-chen sind ungestielt, herabhängend, im Frühjahr hellgelb, im Herbst bräunlich. Die weiblichen Kätzchen sind aufrecht, gestielt, dichtblütig, anfangs grün und werden später braun. Die Fruchtform der Birke sind Nüß-chen.

Die Moorbirke ist kleiner als die Hängebirke. Die jungen Zweige sind behaart, aber ohne Drüsen. Die weiße Rinde ist im Gegensatz zur Hängebirke nicht in rechteckige Platten zerlegt.

Verbreitung

Die Hängebirke, die trockene Sandböden liebt und auch an steinigen Hängen in Laub- und Nadelwäldern wächst, ist in ganz Europa und den gemäßigten Gebieten Asiens verbrei-tet. Die Moorbirke findet sich in Nordeuropa und den mitteleuropäischen Mittelgebirgen. Sie bevorzugt feuchte Stellen, Hochmoore und Sümpfe.

Inhaltsstoffe und Wirkprinzip

Birkenblätter enthalten **Flavonoide, Triter-pensaponine,** wenig **ätherisches Öl**, **Phenyl-carbonsäuren** und mineralische Bestandteile, u. a. Kaliumtartrat.

Birkenblätter erhöhen die Harnmenge und steigern die Durchströmung der Harnwege. Die harntreibende Wirkung ist Folge der ver-mehrten Wasserausscheidung, der **aquareti-schen Wirkung** und nicht auf eine Reizung des Nierenparenchyms zurückzuführen.

Geschichte und Volksmedizin

Die Birke ist der typische Baum der nörd-lichen Breiten und galt insbesondere bei den slawischen und nordischen Völkern als Universalheilmittel. Der Name kommt ver-mutlich aus dem Sanskrit und leitet sich ab

von „burga" = Baum, auf dessen Rinde man schreiben kann. Die Birke fand im hand-werklichen Bereich vielseitige Verwendung. Die Birkenrinde ist wasserundurchlässig und somit vor Fäulnis geschützt. Schon die Indianer nutzten diese Eigenschaft und fertig-ten daraus besonders leichte Kanus. Das Holz der Birke ist elastisch und zäh, es wird gern zur Herstellung von Leitern, Besen, Krücken, Fässern, Garnrollen usw. verwen-det. Aus der Rinde wird der Birkenteer, das sogenannte Juchtenöl, zum Einlassen von Juchtenleder gewonnen. Es ist für die Halt-barkeit und den charakteristischen Geruch verantworlich, Bucheinbände aus Juchten-leder sind besonders widerstandsfähig gegen Schimmel.

Volksmedizinisch werden Birkenblätter in-nerlich zur „Blutreinigung" und als Früh-jahrskur bei Rheuma, Gicht, Wassersucht, Nierensteinen und Hautkrankheiten, äußer-lich gegen Haarausfall und Schuppen ein-gesetzt. Eine Tinktur aus den Knospen soll bei Fieber und Magenbeschwerden, äu-ßerlich bei Verletzungen und Wunden hel-fen.

Anwendungsgebiete

Birkenblätter werden eingesetzt zur Behand-lung von Erkrankungen, bei denen eine **erhöhte Harnmenge** erzielt werden soll, so u. a. zur Vorbeugung von Harnsteinen. Teezu-bereitungen eignen sich bereits durch die ver-mehrte Flüssigkeitszufuhr zur Durchspü-lungstherapie und Ausschwemmung von Kei-men. Birkenblätter werden oft mit anderen diuretisch wirkenden Drogen wie *Schachtel-halm-* und *Goldrutenkraut, Orthosiphon-blättern* kombiniert.

Monographie

- zur Durchspülung bei bakteriellen und ent-zündlichen Erkrankungen der ableitenden Harnwege und bei Nierengrieß
- zur unterstützenden Behandlung rheuma-tischer Beschwerden.

> ⚠ Keine Durchspülungstherapie bei Ödemen infolge eingschränkter Herz- und Nierentätigkeit.

Durchspülungstherapie: auf reichliche Flüssigkeitszufuhr ist zu achten.

Dosierung und Anwendung

Droge: Mittlere TD: 2–3 g, mehrmals täglich. *Anwendung:* 1–2 Eßlöffel Birkenblätter mit 150 ml Wasser übergießen, 3–4mal täglich 1 Tasse zwischen den Mahlzeiten trinken.

Bittersüßer Nacht- schatten – Solanum dulcamara, E

Familie: Solanaceae, Nachtschattengewächse
Volkstümliche Namen: Bittersüß, Hirschkraut, Rote Hundsbeere, Mausholz, Natterholz, Pißranke
Arzneidroge: Bittersüßstengel – Dulcamarae stipites, die zwei- bis dreijährigen Stengelstücke, die zu Beginn des Frühjahrs oder im Spätherbst nach dem Abfallen der Blätter gesammelt werden. Ein charakteristisches Merkmal der Droge wird in ihrem Namen ausgedrückt: sie schmeckt zuerst bitter, dann süß (Bittersüß).

Botanische Beschreibung

Der Bittersüße Nachtschatten (Abb.8-6) ist ein bis zu 2 m hoher Halbstrauch mit kletternden, biegsamen Stengeln, die am Grunde teilweise verholzen. Die unteren Blätter sind oft herzförmig, die übrigen eiförmig-lanzettlich und beiderseits spärlich behaart. In dem rispenartigen, überhängenden Blütenstand stehen bis zu 20 langgestielte Einzelblüten zusammen. Die einzelnen Blüten (Blütezeit Juni bis September) bestehen aus einem grünen fünfzähligen Kelch und einer Krone aus violetten, verwachsenen Kronblättern mit zurückgeschlagenen Zipfeln. Die leuchtend gelben Staubblätter sind zu einer kegelförmigen Röhre verwachsen. Als Früchte entwickeln sich glänzend rote, vielsamige Beeren.

Verbreitung

Der Bittersüße Nachtschatten ist in Europa, Asien, Nordafrika und Nordamerika beheimatet. Er braucht feuchte, nährstoffreiche Böden und wächst an Wegrändern, Hecken, Ufern und in Auwäldern.

Inhaltsstoffe und Wirkprinzip

Die wichtigsten Inhaltsstoffe der Bittersüßstengel sind **Steroidalkaloidglykoside, Steroidsaponine,** die genuin als bitterschmeckende *Furostanolglykoside* mit zwei Zuckerketten vorliegen, und **Gerbstoffe.** Der anschließende süße Geschmack beruht vermutlich auf einer enzymatischen Spaltung der Glykoside durch den Speichel, wobei Zucker freigesetzt wird. Vom Bittersüßen Nachtschatten gibt es mehrere Unterarten und Varietäten, in Europa sind drei Chemo-Varietäten mit unterschiedlichen Steroidalkaloidglykosiden bekannt: der westeuropäische Tomatidenol-Typ enthält Solamarin, der osteuropäische Soladulcidin-Typ Soladulcintetraosid und der seltene Solasodin-Typ Solasonin.

Steroidalkaloidglykoside haben eine **milde, cortisonartige Wirkung;** sie wirken entzündungshemmend, juckreizstillend und antiallergisch. Die *Gerbstoffe* bilden mit der obersten Schicht von Haut und Schleimhaut eine unlösliche Membran, sie **dichten das Gewebe ab** und verhindern das Eindringen von Schadstoffen und Erregern. Die *Alkaloide* wirken **anticholinerg** (parasympatholytisch) und in hoher Konzentration zytotoxisch, sie sind allerdings nur in den grünen, unreifen Beeren in höherer Konzentration enthalten. Bei der Reife werden die Alkaloide abgebaut, die reifen Beeren sind nahezu alkaloidfrei. Blätter und Stengel haben einen wesentlich

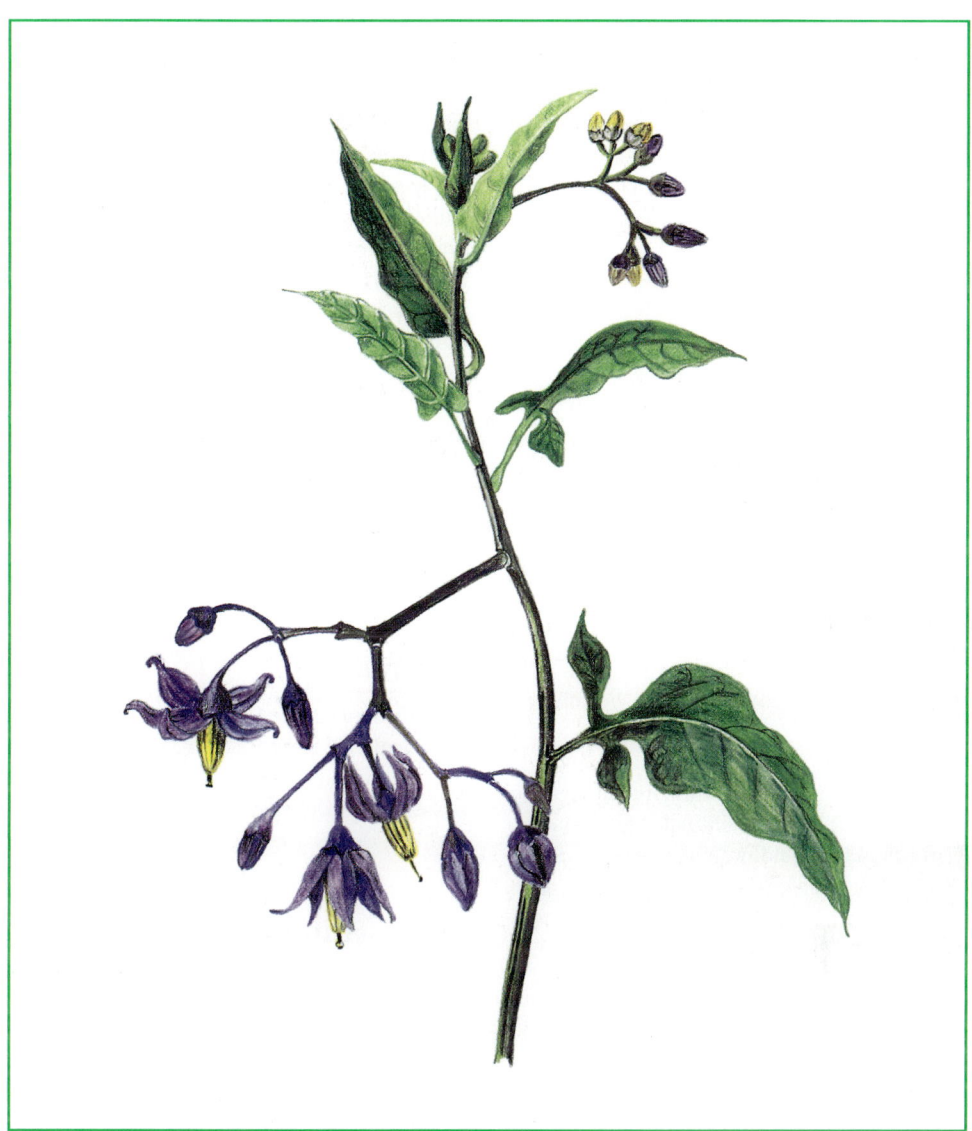

Abb. 8-6   Bittersüßer Nachtschatten – Solanum dulcamara.

niedrigeren Alkaloidgehalt als die unreifen Beeren und Vergiftungen durch die Droge sind bisher nicht bekannt geworden.

Geschichte und Volksmedizin

Der Bittersüße Nachtschatten war im Mittelalter wie viele andere Nachtschattengewäch-

se (Bilsenkraut, Alraune) Bestandteil von Zaubertränken und Hexenmedizinen. In der Volksheilkunde wurde die Pflanze als Antidyskratikum verwendet, d. h. als Mittel, das schlechte Körpersäfte ausleiten und ihre falsche Zusammensetzung regulieren sollte. Aus diesem Grund hat der Bittersüße Nachtschatten eine lange Tradition in der Behandlung von Gicht und Rheuma oder von chronischen Hautkrankheiten.

In der Volksmedizin werden Bittersüßstengel vermutlich aufgrund der expektorierenden Wirkung der Saponine bei chronischer Bronchitis und Asthma und äußerlich bei Herpes, Psoriasis, Ekzemen oder Quetschungen verwendet.

Anwendungsgebiete

Bittersüßstengel werden **innerlich** und **äußerlich** in verschiedenen Zubereitungen eingesetzt und haben sich vor allem bei **Neurodermitis** bewährt. Die Symptome Juckreiz, Rötung und Schuppung werden durch die cortisonartige Wirkung nachhaltig gebessert. Die Gerbstoffe wirken bei nässenden und juckenden Hauterkrankungen wundheilend durch ihre adstringierende und antimikrobielle Eigenschaft.

Monographie

- zur unterstützenden Therapie bei chronischem Ekzem.

> Obwohl bisher keine eindeutigen Ergebnisse über eine eventuelle teratogene (fruchtschädigende) Wirkung der Steroidalkaloidglykoside vorliegen, ist die Anwendung während der Schwangerschaft und Stillzeit zu vermeiden.

Blutwurz – Potentilla tormentilla

Familie: Rosaceae, Rosengewächse
Volkstümliche Namen: Tormentillwurz, Rotwurz, Ruhrwurz, Fingerkrautwurzel, Siebenfingerwurzel, Bauchwehwurz, Christuskrone
Arzneidroge: Tormentillwurzelstock – Tormentillae rhizoma.

Botanische Beschreibung

Die Blutwurz ist eine ausdauernde, unscheinbare Pflanze mit dickem, verholzendem Wurzelstock, der an den Bruch- oder Schnittstellen blutrot anläuft und der Pflanze den Namen gegeben hat. Die verzweigten Stengel sind behaart, die Grundblätter langgestielt und dreiteilig, Stengelblätter sitzend oder kurzgestielt, dreizählig gefingert. Die kleinen Blüten sind vierzählig mit leuchtend gelben, herzförmigen Kronblättern. Die Blutwurz kommt in verschiedenen Varietäten vor, die an unterschiedlichen Standorten gedeihen und jeweils ein etwas anderes Aussehen haben: Auf nassen Hochmooren und moorigen Bergwäldern ist sie kleiner, mit zahlreichen, dünnen Stengeln an einem Wurzelstock und kleinen Blüten. Auf dem trockenen, sandigen Boden der Heiden und Kiefernwälder wird sie größer, der Wurzelstock treibt nur wenige Stengel, die aber größere Blüten (Blütezeit Mai bis August) und Blätter tragen.

Verbreitung

Die Blutwurz findet sich in ganz Europa bis ins nördliche Skandinavien, in Asien, Westsibirien und Nordamerika. Sie wächst auf nassen und trockenen Magerwiesen und Heiden.

Inhaltsstoffe und Wirkprinzip

Die Blutwurz enthält **Gerbstoffe** und **Triterpensaponine.** Mit einem Gerbstoffgehalt von 15–20% ist sie eine der wichtigsten einheimischen Gerbstoffdrogen. Die Gerbstoffe liegen hauptsächlich in Form kondensierter Gerbstoffe (Catechingerbstoffe) vor, geringere Mengen als hydrolisierbare Gallotannine. Die kondensierten Gerbstoffe gehen beim Lagern langsam in unlösliche Farbstoffe, die sogenannten Phlobabene über, aus welchen sich das Tormentillrot bildet.

Die Gerbstoffe wirken bei **Einnahme** als **Antidiarrhoikum** und bei **äußerer Anwendung adstringierend,** antibakteriell und blutstillend.

Geschichte und Volksmedizin

Im Mittelalter galt die Blutwurz wegen der roten Farbe ihrer Wurzel entsprechend der Signaturenlehre als Heilmittel bei Blutungen jeder Art. Sie wurde bei Nasenbluten, starker Regelblutung und blutenden Wunden eingesetzt. Der Name Tormentill leitet sich von „tormentum" = Kolik ab und verweist auf ihre Verwendung bei Durchfall. In der Volksmedizin wird die Blutwurz entsprechend den wissenschaftlich belegten Indikationen verwendet, zusätzlich zu Bädern und Umschlägen bei schlecht heilenden Wunden, Erfrierungen, Verbrennungen und Hämorrhoiden. Bei Durchfall wird eine Aufschwemmung der gepulverten Droge in Rotwein empfohlen.

Anwendungsgebiete

Monographie
- unspezifische, akute Durchfallerkrankungen
- leichte Schleimhautentzündungen im Mund- und Rachenraum.

> Bei Durchfällen, die länger als 3–4 Tage andauern, ist ein Arzt aufzusuchen.

Dosierung und Anwendung

Droge: Mittlere TD: 4–6 g.
Anwendung: 3–4 g auf 150 ml Wasser. Bei Schleimhautentzündungen im Mund- und Rachenraum mehrmals täglich mit warmem Teeaufguß spülen, bei Durchfall 2–3mal täglich eine Tasse zwischen den Mahlzeiten.
Tinktur: 10–20 Tropfen auf ein Glas Wasser, zu Pinselungen unverdünnt anwenden.

Boldo – Peumus boldus

Familie: Monimiaceae, Monimiengewächse
Volkstümliche Namen: Boldiblätter, Boldublätter
Arzneidroge: Boldoblätter – Boldo folium.

Botanische Beschreibung

Boldo ist ein immergrüner, bis zu 6 m hoher Strauch oder Baum mit hellbrauner Rinde. Er hat kurzgestielte, eiförmig längliche, ledrige und ganzrandige Blätter. Ihre Oberseite ist blaßgrün, die Unterseite etwas heller mit deutlich hervortretenden Blattnerven und Büschelhaaren. Die weißen Blüten sind in endständigen Trugdolden angeordnet oder stehen in den Blattachseln.

Verbreitung

Boldo kommt in Südamerika, und hier vor allem in Chile und Peru wild vor und wird in Südeuropa angebaut. Die Pflanze, die an trockenen und sonnigen Hängen wächst, bildet dichte Buschwälder.

Inhaltsstoffe und Wirkprinzip

Wesentliche Inhaltsstoffe der Boldoblätter sind **Alkaloide** mit *Boldin* als Hauptalkaloid, **ätherisches Öl** mit Monoterpenen und **Flavonoide.** Extrakte aus Boldoblättern wirken spasmolytisch, sie steigern die Galleproduktion und -sekretion und stimulieren die Bildung von Magensaft. Das *Boldin* hat leicht **diuretische** und schwach **hypnotische Effekte.** Das *ätherische Öl* enthält Ascaridol, das früher als Wurmmittel verwendet wurde. Es wirkt **hyperämisierend** auf die **Schleimhäute** im **Magen-Darm-Trakt,** in höherer Dosierung ruft es Entzündungen und Schäden im Zentralnervensystem hervor. Aus diesem Grund dürfen das reine ätherische Öl oder Destillate aus Boldoblättern nicht verwendet werden.

Geschichte und Volksmedizin

Volksmedizinisch werden Boldoblätter als appetitanregendes, verdauungsförderndes Tonikum und als mildes Sedativum verwendet. In Chile ist die Droge noch als Wurmmittel bekannt.

Anwendungsgebiete

Boldoblätter sind in (tassenfertigen) Teezubereitungen oder Phytopharmaka aus der Gruppe der Gallenwegstherapeutika zusammen mit anderen choleretisch wirkenden Drogen (z.B. *Löwenzahnwurzel, Schöllkraut, Javanische Gelbwurz*) enthalten.

Monographie

- leichte, krampfartige Magen-Darm-Störungen
- dyspeptische Beschwerden.

⚠ Verschluß der Gallenwege, schwere Lebererkrankungen. Bei Gallensteinleiden nur nach Rücksprache mit dem Arzt.

Boldoblätter können bei Überdosierung durch den Alkaloidgehalt Krämpfe erzeugen.

Dosierung

Droge: Mittlere TD: 3 g.

Brennessel – Große Brennessel (Urtica dioica), Kleine Brennessel (Urtica urens)

Familie: Urticaceae, Brennesselgewächse
Volkstümliche Namen: Große Brennessel: Donnernessel, Dunnernettel, Eßle, Hanfnessel, Nessel, Nettel, Saunessel, Tausendnessel. Kleine Brennessel: Gartenbrennessel, Gartennessel
Arzneidroge: Brennesselkraut – Urticae herba, Brennesselblätter – Urticae folium. Zur Arzneidroge werden Kraut und Blätter beider Brennesselarten verwendet. Brennesselwurzel – Urticae radix meist von Urtica dioica.

Botanische Beschreibung

Die große Brennessel ist eine ausdauernde Pflanze mit kriechendem, verzweigtem Wurzelstock. Der aufrechte Stengel ist unverzweigt, vierkantig und trägt gegenständige, länglich-eiförmige, spitze und grobgezähnte Blätter. Stengel und Blätter sind dicht mit Borsten und Brennhaaren besetzt. Die Brennessel wird bis 1,50 m hoch und ist meist zweihäusig mit unscheinbaren, grünlichweißen Blüten. Männliche Blütenzweige stehen steif ab, die weiblichen hängen in langen Rispen aus den Blattachseln. Die Kleine Brennessel ist einjährig, sie wird nur etwa 80 cm hoch und hat männliche und weibliche Blüten in einem Blütenstand vereint. Die Brennessel blüht von Juni bis September. Als Früchte bildet sie eiförmige, hell- bis grünbraune Nüßchen, die von einem bleibenden, vierblättrigen Kelch umhüllt sind.

Verbreitung

Die Brennessel findet sich weltweit auf Wegen und Schuttplätzen, an Zäunen und Hecken, auf Äckern und in Wäldern auf nährstoffreichen, meist feuchten Lehm- und Tonböden. Die Brennessel ist ein Kulturbegleiter, d.h., sie wächst gerne in der Nähe menschlicher Siedlungen.

Inhaltsstoffe und Wirkprinzip

Brennesselkraut und -blätter enthalten **Flavonoide, Cumarine, Mineralstoffe,** vor allem *Kieselsäure, Kalium- und Calciumsalze,* **organische Säuren** (*Ameisen- und Essigsäure*), geringe Mengen ätherisches Öl, Vitamin C, Eiweiß, in den Brennhaaren biogene Amine wie Histamin und Acetylcholin und Serotonin. Die Brennesselwurzel enthält Phytosterole (*β-Sitosterin* in freier und gebundener Form), Gerbstoffe, **Polysaccharide** und **Lektine.**
Brennesselkraut wirkt leicht **diuretisch** und fördert vermutlich u.a. durch den Gehalt an Kaliumsalzen die Harnsäureausscheidung, wodurch Gewebeablagerungen und Ödeme verhindert bzw. ausgeschwemmt werden. Nach neuesten Erkenntnissen sind im Extrakt der Brennesselblätter **Zytokin-Antago-**

nisten enthalten, die die Synthese entzündungsauslösender Prostaglandine hemmen. Gleichzeitig wird die Bildung bestimmter Zytokine (Leukotriene) unterdrückt, die an destruktiven Prozessen bei rheumatischen Erkrankungen beteiligt sind.

Das Sekret der Brennhaare ruft schon in kleinsten Mengen Brennen und juckende Quaddeln auf der Haut hervor. Diese Eigenschaft verliert sich beim Trocknen.

Die *Brennesselwurzel* hat aufgrund des Lektingehalts **immunmodulierende** Eigenschaften. Weiter greift sie in den Steroidstoffwechsel ein, indem sie im Prostatagewebe die Umwandlung von Testosteron zu Östradiol hemmt. Extrakte der Brennesselwurzel erhöhen den Harnfluß und **verbessern** die **irritativen Symptome** einer benignen Prostatahyperplasie.

Geschichte und Volksmedizin

Der Gattungsname Urea leitet sich von dem lateinischen Wort „urere" = brennen ab, während „Nessel" auf die Verwendung zur Herstellung von Nesselgarn und -tuch hinweist. Durch ihre weite Verbreitung ist es nicht verwunderlich, daß die Brennessel schon seit der Antike zu den beliebtesten Heilpflanzen mit scheinbar unbegrenzten Anwendungsmöglichkeiten gehörte. Bereits 63 n. Chr. wurde sie zur Behandlung von rheumatischen Erkrankungen eingesetzt. Sie galt als blutbildende und -reinigende, schleimlösende und wassertreibende Pflanze. Die Brennessel wurde bei Asthma, Arthritis, Gicht, bei Gallenwegserkrankungen, als Gegenmittel bei Vergiftungen, bei blutenden Wunden und bei Hautausschlägen verwendet. Bei rheumatischen Beschwerden wurde das Peitschen der Haut mit frischen Brennesseln empfohlen. Da sie reich an Chlorophyll ist, dient die Brennessel in der Lebensmittelindustrie zum Färben von Nahrungsmitteln. In der Volksmedizin wird die Brennessel bei Gallenbeschwerden, bei Durchfall und Rheuma verwendet und ist Bestandteil von „Blut-

reinigungsmitteln" zum Entwässern und zu „Frühjahrskuren". Sie soll eine fehlende oder ungenügende Milchbildung anregen und bei Verschleimungen im Bronchialtrakt helfen. Äußerlich wird das frische Brennesselkraut zur Blutstillung auf Wunden gelegt, der Brennessel-Spiritus dient zur Pflege von Kopfhaut und Haaren und wird als Haarwuchsmittel und Haarwasser gegen Schuppen eingesetzt.

> Vor der volkstümlichen Anwendung bei Diabetes ist aufgrund der Risiken zu warnen. Der Nachweis von Glucokininen, die eine blutzuckersenkende Wirkung haben sollen, ist keineswegs gesichert.

Anwendungsgebiete

Die bisher empirische Anwendung der Brennessel*blätter* bei rheumatischen Erkrankungen kann durch zytokin-antagonistische Eigenschaften des Extrakts wissenschaftlich erklärt werden. Die Brennessel*wurzel* verbessert die Symptome einer benignen Prostatahyperplasie und führt zu einer Erhöhung des Miktionsvolumens sowie zu einer Erniedrigung der Restharnmenge.

Äußerliche Anwendung: Als Brennessel-Spiritus bei rheumatischen Schmerzen. Die Reizwirkung der in den Brennhaaren enthaltenen Substanzen ruft auf der Haut eine lokale Mehrdurchblutung und Wärmeentwicklung hervor.

Monographie

- **Innerliche und äußerliche Anwendung – Brennesselblätter**
  - zur unterstützenden Behandlung rheumatischer Erkrankungen
- **Innerliche Anwendung – Brennesselblätter**
  - zur Durchspülung bei entzündlichen Erkrankungen der ableitenden Harnwege
  - vorbeugende Behandlung von Nierengrieß
- **Anwendung – Brennesselwurzel**
  - Miktionsbeschwerden bei Prostataadenom Stadium I bis II.

⚠️ Keine Durchspülungstherapie bei Ödemen infolge eingeschränkter Herz- und Nierentätigkeit.

Durchspülungstherapie: auf reichlich Flüssigkeitszufuhr ist zu achten.

Dosierung

Droge: *Blätter:* Mittlere TD: 8–12 g.
Wurzel: Mittlere TD: 4–6 g.

Efeu – Hedera helix, E

Familie: Araliaceae, Efeugewächse
Volkstümliche Namen: Baumläufer, Ebheu, Eppich, Gemeiner Efeu, Kreiser, Mauerefeu, Totenranke
Arzneidroge: Efeublätter – Hederae helicis folium.

Botanische Beschreibung

Der Efeu ist eine ausdauernde, kriechende Holzpflanze aus der Gruppe der Wurzelkletterer, die sich bis 20 m hoch ranken kann. Er ist kein Schmarotzer, sondern benützt die Pflanze, um die er sich rankt, als Unterlage und kann als echter Baumwürger den Stützbaum zum Absterben bringen. Der Stengel ist mit zahlreichen Haftwurzeln besetzt; die wechselständigen Blätter sind drei- bis fünfeckig gelappt, glänzend, lederig und immergrün, mit fächerartiger Nervatur. Die grünlich-gelben Blüten sind fünfzählig, klein und unscheinbar, sie stehen in halbkugeligen Dolden. Die Früchte sind kugelige, meist fünffächerige Beeren, die erst im nächsten Frühjahr schwarz und reif werden. Der Efeu blüht ab dem achten bis zehnten Jahr von September bis November.

Verbreitung

Der Efeu ist in den gemäßigten Zonen Europas, in Nord- und Zentralasien verbreitet und wurde nach Nordamerika eingebürgert. Er liebt Wälder, schattige Plätze von der Ebene bis in mittlere Gebirgslagen. Als Zierpflanze rankt er sich häufig an Mauern und Gebäuden hoch.

Inhaltsstoffe und Wirkprinzip

Efeublätter enthalten **Triterpensaponine** mit α-*Hederin* und *Hederacosid C,* **ätherisches Öl, Flavonoide** und Spuren des Alkaloids Emetin. Das Hederacosid C wird enzymatisch zu α-Hederin gespalten. Die *Saponine* besitzen eine **entzündungswidrige Eigenschaft,** sie hemmen das Wachstum von Bakterien, Viren und Pilzen und können Würmer abtöten. Sie sind auch für die **schleimlösende, auswurffördernde** und **krampflösende** Wirkung der Efeublätter verantwortlich.

Geschichte und Volksmedizin

Der Efeu wurde schon in der Antike als Kult- und Heilpflanze erwähnt. In Griechenland war er dem Weingott BACCHUS geweiht; von daher stammt der Brauch, sich eine Efeuranke um die Stirn zu binden, um nicht betrunken zu werden. Auch heute noch gilt er als Symbol der Heiterkeit und findet sich gelegentlich in Wappen und Schildern von Wirtshäusern. In der Heilkunde wurde der Efeu bereits von HIPPOKRATES bei Durchfall, Milzleiden, Ohren- und Kopfschmerzen empfohlen. In der Volksmedizin wird er bei Leber- Milz- und Gallekrankheiten, bei Gicht und Rheuma und gegen Parasitenbefall eingesetzt. Äußerlich werden Efeublätter bei Neuralgien und Venenentzündungen verwendet, die frischen Blätter werden zur Förderung der Wundheilung auf Geschwüre und schlecht heilende Wunden gelegt.

Anwendungsgebiete

Efeublätter werden hauptsächlich in Form von Trockenextrakten als *Fertigpräparate* eingesetzt. Untersuchungen liegen nur mit einem standardisierten Efeublättertrockenextrakt vor, der sich durch die spasmolytische Eigenschaft vor allem bei krampfartigem Husten und Keuchhusten als wirksam erwies. Ein *Tee* aus Efeublättern soll *nicht* verwendet werden, da er zu Reizungen im Mund- und Rachenraum und im Magen-Darm-Trakt führen kann.

Monographie

• Katarrhe der Luftwege; symptomatische Behandlung chronisch-entzündlicher Bronchialerkrankungen.

Eibisch – Althaea officinalis

Familie: Malvaceae, Malvengewächse
Volkstümliche Namen: Adewurzel, Driantenwurzel, Flußkrautwurzel, Heilwurzel, Hilfwurzel, Schleimwurzel, Stockwurzel, Weiße Malvenwurzel, Weißwurzel, Samtpappel
Arzneidroge: Eibischwurzel – Althaeae radix, Eibischblätter – Althaeae folium.

Botanische Beschreibung

Der Eibisch (Abb. 8-7, 8-8) ist eine ausdauernde, bis 1,50 m hohe Pflanze mit einer

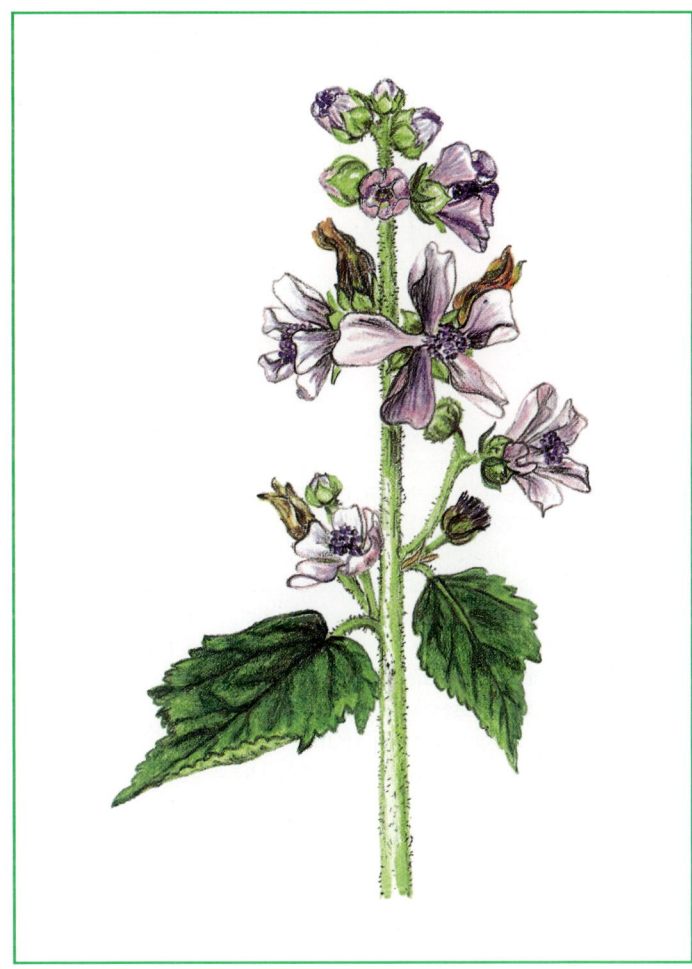

Abb. 8-7 Eibisch – Althaea officinalis.

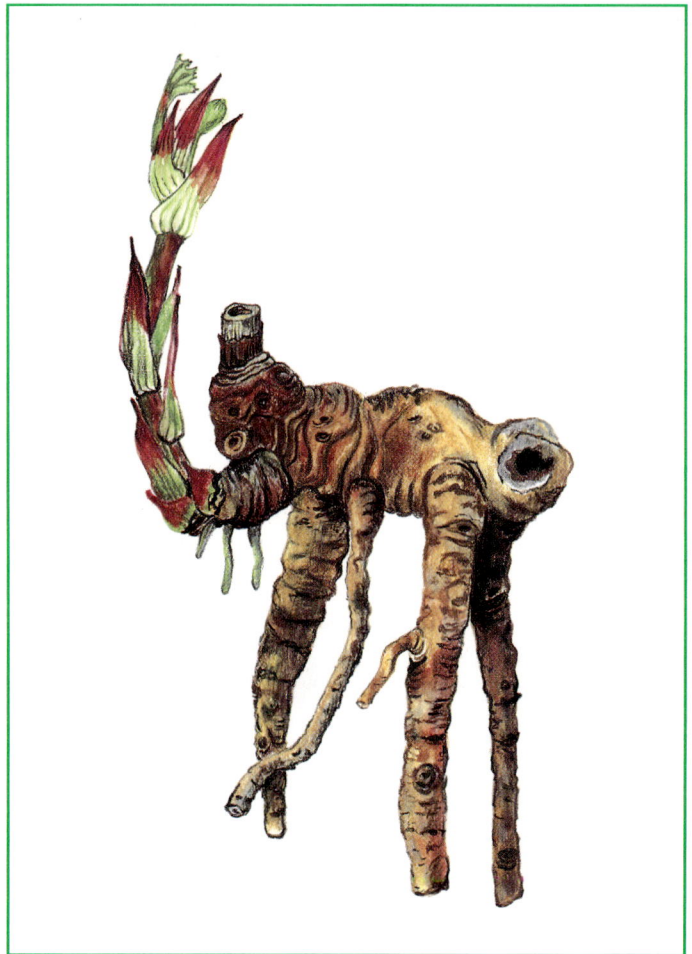

Abb. 8-8 Eibischwurzel – Althaeae radix.

dicken, fleischigen Pfahlwurzel. Der aufrechte Stengel ist markig, unten verholzt, meist unverzweigt und wie die Blätter dicht und samtig behaart. Die wechselständigen Blätter sind kurz gestielt, drei- bis fünflappig, mit grob gezähntem Rand oder beidseits mit ein bis zwei Einschnitten. Die großen, rötlich-weißen Blüten sind in endständigen Trauben angeordnet oder stehen in den Blattachseln. Der Eibisch bildet scheibenförmige Früchte, die in Teilfrüchte zerfallen. Er blüht von Juni bis August.

Verbreitung

Der Eibisch ist in Europa, Vorderasien, Sibirien und Nordafrika verbreitet. In Deutschland wächst er in der Nähe sonniger Waldränder, vorzugsweise in der norddeutschen Tiefebene auf Wiesen mit salzhaltigem Boden.

Inhaltsstoffe und Wirkprinzip

Die *Eibischwurzel* enthält 10–20% **kaltwasserlösliche Schleimstoffe**, **Stärke**, Zucker, Pektin und phophatreiche Mineralstoffe. In den *Blättern* sind Spuren an ätherischem Öl enthalten. Der Schleim wirkt einhüllend und **reizmildernd** auf die entzündete Schleimhaut im Bronchial- und Magen-Darm-Trakt. Die Schleimfraktion besteht u. a. aus *Arabinogalaktanen*, die eine **Steigerung** der **Phagozytose- und Abwehrleistung** hervorrufen.

Geschichte und Volksmedizin

Der Name Althaea entstammt dem Griechischen und kommt von „althos" = Heilmittel. Die Römer führten den Eibisch aus Ägypten und Syrien ein. PLINIUS empfahl eine Paste aus den Blättern bei Verletzungen durch Dornen, um damit das Infektionsrisiko zu verringern. Im Mittelalter wurde der Eibisch von den Klostergärten aus verbreitet und zu einer beliebten Heilpflanze bei trockenem Husten, Keuchhusten und Rachenentzündung. Auch die Anwendung bei Diarrhö, Blasenleiden und als Wundheilmittel ist überliefert und hat sich teilweise bis heute erhalten. In der Volksmedizin wird der Eibisch bei Katarrhen der Atemwege und des Magen-Darm-Trakts, bei Verstopfung und Durchfall, äußerlich bei Entzündungen und Geschwüren, Abszessen und Verbrennungen eingesetzt.

Anwendungsgebiete

Der Eibisch kommt als Sirup wegen seines süßen Geschmacks besonders in der **Kinderheilkunde** zur Anwendung. Ein beliebter Hustensaft ist eine Mischung zu gleichen Teilen mit Fenchelhonig und Spitzwegerichsirup. Zur Anwendung als **Hustentee** wird von der Eibischwurzel ein Kaltmazerat hergestellt. In diesem Fall ist nur der Schleim enthalten, die Stärke löst sich erst in heißem Wasser. Bei einer Verwendung als **Gurgelmittel** ist die Stärke erwünscht, da sie Wasser bindet und die Schleimhaut befeuchtet.

Monographie

- Schleimhautreizungen im Mund- und Rachenraum und damit verbundenem trockenem Reizhusten

- leichte Entzündungen der Magenschleimhaut (nur Eibischwurzel).

Dosierung und Anwendung

Droge: Eibischwurzel: TD: 6 g.
Eibischblätter: TD: 5 g.
Anwendung: 6 g Eibischwurzel mit 150 ml kaltem Wasser übergießen, unter mehrmaligem Rühren 1–1,5 Stunden stehenlassen, abgießen. Mehrmals täglich 1 Tasse des Kaltmazerats leicht erwärmen und trinken. Zur Verminderung der Keimzahl wird empfohlen, den Kaltauszug vor der Anwendung kurz aufzukochen.

Eiche – Stiel- oder Sommereiche (Quercus robur), Stein-, Trauben- oder Wintereiche (Quercus petraea)

Familie: Fagaceae, Buchengewächse
Volkstümliche Namen: Buscheiche, Eichelbaum, Heherbaum, Masteiche
Arzneidroge: Eichenrinde – Quercus cortex, die sogenannte Spiegel- oder Glanzrinde: die nicht verborkte Rinde junger Zweige mit glatter, silberglänzender Oberfläche und höherem Wirkstoffgehalt. Mit Beginn der Borkenbildung wandeln sich die Gerbstoffe in Phlobabene um, die nicht mehr gerbend wirken.

Botanische Beschreibung

Die Eiche ist ein stattlicher Baum (40–50 m hoch) mit breiter, gewölbter Krone. In Südwestdeutschland wächst bevorzugt die **Sommereiche.** Ihr Stamm teilt sich meist schon kurz über dem Boden in starke, knorrige Äste. Die Rinde ist anfangs grünlich, glatt und glänzend und geht später in eine graubraune, tief rissige Borke mit dicken Leisten und Furchen über. An den Zweigen ist die Rinde glatt und bläulich grau überlaufen. Die Blätter sind wechselständig, kurz gestielt, am Grunde meist herzförmig und stark gelappt. Auf jeder Seite sind 5–6 stumpfe Lappen, der größte Lappen ist an der Spitze. Die Oberseite der Blätter ist dunkelgrün, die Unterseite etwas heller, junge Blätter sind seidig behaart. Die männlichen Blüten sind hängende, gelbgrüne Kätzchen, die weiblichen – und später die Früchte – stehen meist einzeln, seltener drei bis fünf, an einem langen Stiel. Die Früchte (Eicheln) sind am Grunde von einer napfförmigen, umschließenden Hülle, dem Fruchtbecher, umgeben, der dachziegelartig von grauen, eiförmigen Schuppen bedeckt ist. Die Fruchtform ist eine einsamige Nuß.

Die **Wintereiche** treibt etwa zwei Wochen später aus. Sie hat einen schlanken, meist bis zum Wipfel verfolgbaren Stamm. Die Rinde ist am Stamm grau mit feinen Rissen und Furchen, an den Zweigen dunkelgrün. Ihre Blätter sind langgestielt, auf jeder Seite mit 8 bis 10 Lappen, und auf der Unterseite flaumig behaart. Die Früchte sitzen einzeln oder in Trauben in den Blattachseln, bis zu sechs Eicheln an einem Fruchtstiel.

Verbreitung

Beide Arten sind in Europa und Kleinasien beheimatet. Die Sommereiche wächst auf tiefgründigen, nährstoffreichen, sandigen Lehmböden in sommerwarmem Klima, die Wintereiche auf trockenen Gesteinsböden in tieferen Lagen.

Inhaltsstoffe und Wirkprinzip

Die wesentlichen Inhaltsstoffe der Eichenrinde sind **kondensierte Gerbstoffe** (Proanthocyanidine) und Gallotannine. Die Gerbstoffe wirken **adstringierend, entzündungshemmend** und zeigen eine **antimikrobielle Aktivität**. Sie reagieren mit den Proteinen der obersten Haut- und Schleimhautschichten unter Bildung einer unlöslichen Membran und verhindern das Eindringen von Erregern.

Geschichte und Volksmedizin

Die Eiche wird aufgrund ihres langsamen Wachstums in vielen Kulturen als heiliger Baum betrachtet und es ranken sich viele Bräuche und Sagen um diesen alten und bedeutenden Kultbaum. Die berühmte Tafelrunde von KÖNIG ARTUS soll sich um einen Tisch versammelt haben, der nur aus einem Stück Eichenholz gefertigt war. Bei den Germanen war die Eiche dem Kriegs- und Gewittergott DONAR heilig; eine Eiche wurde im Zuge der Christianisierung als heidnisches Symbol gefällt. Bei den Griechen lasen die Priesterinnen aus dem Rascheln der heiligen Eichen des Jupiters das Orakel. Einem Brauch entsprechend, hängt man Eichenkränze ins Fenster, um Hexen und böse Geister abzuwehren. Als Heilmittel war die Eiche bereits in der Antike bekannt. Im Mittelalter wurde sie bei „Bauchflüssen", starker Menstruation, Hämorrhoiden und äußerlich bei Hautkrankheiten und Verletzungen eingesetzt. In der Volksmedizin verwendet man Abkochungen aus Eichenrinde bei Bluthusten, Bluterbrechen, Schleimhautentzündungen der Verdauungsorgane und Durchfall, äußerlich bei Krampfadern, Frauenkrankheiten (Gebärmutterblutungen) und Hautausschlägen. Sitzbäder werden bei blutenden Hämorrhoiden und Analfissuren empfohlen, Fußbäder bei Frostbeulen und Fußschweiß.

Im handwerklichen Bereich wurde Eichenrinde seit Jahrhunderten zum Gerben von Leder benutzt. Geröstete Eicheln dienten als Kaffee-Ersatz.

Anwendungsgebiete

Eichenrinde wird **vorwiegend äußerlich** zu Umschlägen und Bädern bei nässsenden Ekzemen, zur Wundbehandlung und Wundnachbehandlung, besonders von infizierten oder infektionsgefährdeten Hautbereichen, eingesetzt. Fußbäder werden bei übermäßiger Schweißsekretion oder zur ergänzenden Behandlung von Frostbeulen empfohlen.

Monographie

- **Äußerliche Anwendung**
  - entzündliche Hauterkrankungen verschiedener Ursache
  - Lokale Behandlung von leichten Entzündungen im Mund- und Rachenraum sowie im Genital- und Analbereich
- **Innerliche Anwendung**
  - unspezifische, akute Durchfallerkrankungen.

⚠️ Bei großflächigen Hautschäden darf die Eichenrinde äußerlich nicht appliziert werden. Nicht länger als 2–3 Wochen anwenden.

Bei Durchfällen, die länger als 3–4 Tage andauern, ist ein Arzt aufzusuchen.

Dosierung und Anwendung

Droge: TD: 3 g als Abkochung zubereiten (*innerliche* Anwendung).
Äußerliche Anwendung: Für Spülungen, Umschläge und Gurgellösungen: 20 g Droge auf 1 l Wasser. Bei Entzündungen im Mund- und Rachenraum mehrmals täglich gurgeln. Für Voll- und Teilbäder: 5 g Droge auf 1 l, anfangs einmal, später zwei- bis dreimal in der Woche ein Bad nehmen.

Eleutherokokkus – Eleutherococcus senticosus, E

Familie: Araliaceae (Scheffleraceae), Efeugewächse
Volkstümliche Namen: Taigawurzel, Teufelsbusch, Stachelpanax
Arzneidroge: Eleutherokokkus-Wurzel – Eleutherococci radix.

Botanische Beschreibung

Eleutherokokkus ist ein mehrjähriger, 2 bis 3, manchmal bis 7 m hoher Strauch. Die Zweige sind dicht mit schräg nach unten abstehenden, nadelförmigen Stacheln besetzt, auch der Blattstiel ist bestachelt. Die Laubblätter sind 6–8 cm lang, gezackt und fünfzählig gefingert, wobei die mittleren Blättchen gleich groß, die beiden äußeren etwas kleiner sind. Die gelblichen (weiblichen) oder blauvioletten (männlichen und weiblichen) Blüten stehen in einfachen Dolden. Als Früchte entwickeln sich schwarze Beeren mit glatter Oberfläche und gleichmäßigen Rippen. Sie enthalten fünf, manchmal sechs halbmondförmige, sternförmig angeordnete Samen.

Verbreitung

Eleutherokokkus wächst hauptsächlich in Rußland, in Ostsibirien bis nach Japan, im Süden bis Südkorea und den nördlichen Provinzen Chinas.

Inhaltsstoffe und Wirkprinzip

Die Eleutherokokkus-Wurzel enthält **Lignan- und Phenylpropanverbindungen,** die *Eleutheroside,* Kaffeesäure und deren Verbindungen (*Caffeoylchinasäure*), Cumarine, Sterole (*Sitosterin*) und **Triterpensaponine,** Zucker und **Polysaccharide** mit *Arabinose* als Baustein. Von der Eleutherokokkus-Wurzel sind vielfältige Wirkungen, zum großen Teil in der russischen Fachliteratur, beschrieben, am besten belegt sind **immunmodulierende, adaptogene,** antiermüdungs- und **leistungssteigernde** Eigenschaften. Die Polysaccharide stimulieren die Proliferation von B- und T-Lymphozyten, sie beeinflussen Teile des unspezifischen zellulären Immunsystems – die zur Phagozytose befähigten Zellen und natürlichen Killerzellen – und Teile der humoralen Abwehr, das Komplementsystem und Interferone. Von Wurzelextrakten wurde in pharmakologischen Testmodellen eine antivirale Wirkung, sowie eine Hemmung des Wachstums von Leukämie- und Tumorzellen beobachtet.

Geschichte und Volksmedizin

In der chinesischen Volksmedizin hat die Eleutherokokkus-Wurzel eine lange Tradition. Sie wird als „Wind und Feuchtigkeit vertreibend, Sehnen und Knochen kräftigend" beschrieben und zur Behandlung verschiedenster Beschwerden eingesetzt: rheumatische Erkrankungen, Harnverhalten, Impotenz, Knochenbrüche, Ödeme, Appetitlosigkeit, Nerven- und Leistungsschwäche. Im chinesischen Arzneibuch sind als Anwendungsgebiete Funktionsstörungen von Niere und Milz, Schmerzen und Kraftlosigkeit im Hüft- und Kniebereich, allgemeines Schwächegefühl, Schlafstörungen und Appetitlosigkeit genannt. Diese Indikationen sind aus Sicht der naturwissenschaftlichen Medizin bisher nicht belegt.

Ein Extrakt der Eleutherokokkus-Wurzel wird in der Landwirtschaft zur Förderung der Geflügel- und Eierproduktion verwendet, er soll die Widerstandsfähigkeit von Schweinen gegen Krankheiten erhöhen und die Reproduktionsleistung von Zuchttieren verbessern.

Anwendungsgebiete

Monographie

* Als **Tonikum** zur Stärkung und Kräftigung bei Müdigkeits- und Schwächegefühl, nachlassender Leistungs- und Konzentrationsfähigkeit sowie in der Rekonvaleszenz.

> ⚠️ Bluthochdruck.
> Hinweise in der Literatur auf mögliche Kontraindikationen – akuter Herzinfarkt, Herzrhythmusstörungen, akute Phase von Infektionserkrankungen, Zustände erhöhter Erregbarkeit – werden kontrovers diskutiert.

Dosierung und Anwendung

Droge: TD: 2–3 g Droge.
Zubereitungen: ethanolischer Fluidextrakt: (TD: 80 Tropfen) 20–40 Tropfen, 2–3mal täglich, vor dem Essen einnehmen.
Kurmäßige Anwendung: 25–30 Tage, nach einer ein- bis zweiwöchigen Pause, zwei- bis dreimal wiederholen. Wenn nötig, kann die Kur auch über mehrere Jahre ohne Pause durchgeführt werden.

Enzian – Gentiana lutea

Familie: Gentianaceae, Enziangewächse
Volkstümliche Namen: Bergfieberwurzel, Fieberwurzel, Bitterwurzel, Magenwurzel, Schnapswurzel
Arzneidroge: Enzianwurzel – Gentianae radix.
Im DAB 7 waren als Stammpflanzen auch Gentiana pannonica, purpurea und punctata zugelassen, sie wurden jedoch mangels praktischer Bedeutung in späteren Ausgaben gestrichen.

Botanische Beschreibung

Die medizinisch verwendeten Enzianarten sind größere und robustere Pflanzen mit gänzlich anderem Aussehen (Abb. 8-9) als der Gebirgsenzian mit den bekannten blauen Blüten. Gentiana lutea ist eine mehrjährige, bis zu 2 m hohe Pflanze. Der Wurzelstock (Abb. 8-10) ist oft mehrköpfig, in der oberen Hälfte armdick, kreisrund gefurcht und mit kleinen Knospen besetzt. Die Wurzeln sind graubraun oder rotbraun, von dünner Korkschicht umhüllt, die Hauptwurzel wird bis zu 1 m lang. Der Wurzelstock mit den Wurzeln kann bei einer ausgewachsenen Pflanze ein Frischgewicht von 7 kg erreichen. Der Stengel ist aufrecht, hohl und kahl, oberwärts gerieft. Die Blätter stehen in einer Grundrosette und am Stengel kreuzgegenständig. Sie sind bläulichgrün, groß und stark bogennervig gerippt mit fünf bis sieben Nerven. Der Enzian kommt erst nach etwa 10 Jahren zum Blühen, danach entwickelt sich alle vier Jahre ein Blütenstengel. Die Blüten (Blütezeit Juni bis August) sind langgestielt, mit radförmiger, goldgelber Krone und blaßgelbem Kelch, sie stehen in drei- bis zehnblütigen Trugdolden. Als Fruchtform bilden sich kegelförmige Kapseln mit zahlreichen Samen (bis 100 in einer Kapsel).

> Verwechslung mit dem *Weißen Germer* (Veratrum album) möglich, der stark wirksame, giftige Alkaloide enthält!

Verbreitung

Der Enzian ist in höheren Gebirgen, von den Alpen bis nach Kleinasien, manchmal auch in Mittelgebirgen (Vogesen und Schwarzwald) beheimatet; in den Alpenregionen ist er vielfach ausgerottet. Enzian wächst an schattigen Berghängen, Schutthalden, ungedüngten Weiden und Flachmooren, er bevorzugt kalkhaltige Böden. Er wird auch in der Ebene mit Erfolg kultiviert.

Inhaltsstoffe und Wirkprinzip

Die Hauptinhaltsstoffe der Enzianwurzel sind **Bitterstoffe** mit *Gentiopikrosid* und *Amarogentin,* weiter sind **Xanthonderivate** (gelbe Farbstoffe) und **Kohlenhydrate** enthalten, u. a. Glucose, Fructose, Saccharose, Gentianose, Inulin und gelbildende Stoffe. Enzian hat den **höchsten Bitterwert** einheimischer Pflanzen, Amarogentin selbst ist mit einem Bitterwert von 58 Millionen der bitterste unter den bisher bekannten Naturstoffen. Die Enzianwurzel wirkt als **Amarum purum** (reines Bittermittel) verdauungs- und sekretionsfördernd. Über eine Reizung der Geschmacksrezeptoren wird **reflektorisch** die **Speichel-** und **Magensaftsekretion** angeregt. Die zweite Phase, die nach der Nahrungsaufnahme eintritt und in der es zur Ausschüttung von Gastrin kommt, soll ebenfalls beeinflußt werden. Die Schleimhaut im Magen-Darm-Trakt wird stärker durchblutet, Magenentleerung

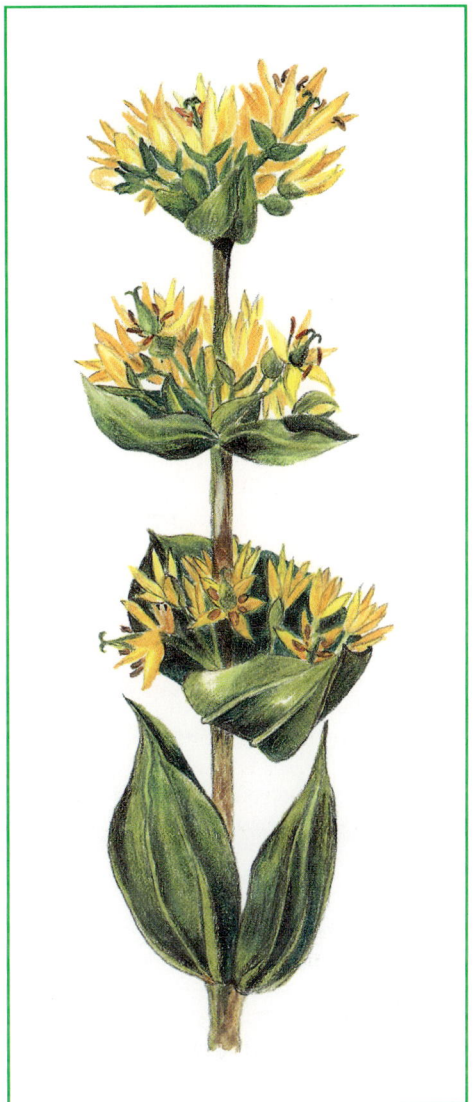

Abb. 8-9   Enzian – Gentiana lutea.

und Dünndarmmotorik stimuliert. Dadurch wird die Nahrung besser aufgeschlossen und die Resorption unterstützt. Die Enzianwurzel stimuliert vermutlich ebenfalls reflektorisch durch die Bitterstoffe die Gallensekretion. Darüber hinaus wurden eine Steigerung der Bronchialsekretmenge sowie immunstimulierende Eigenschaften nachgewiesen.

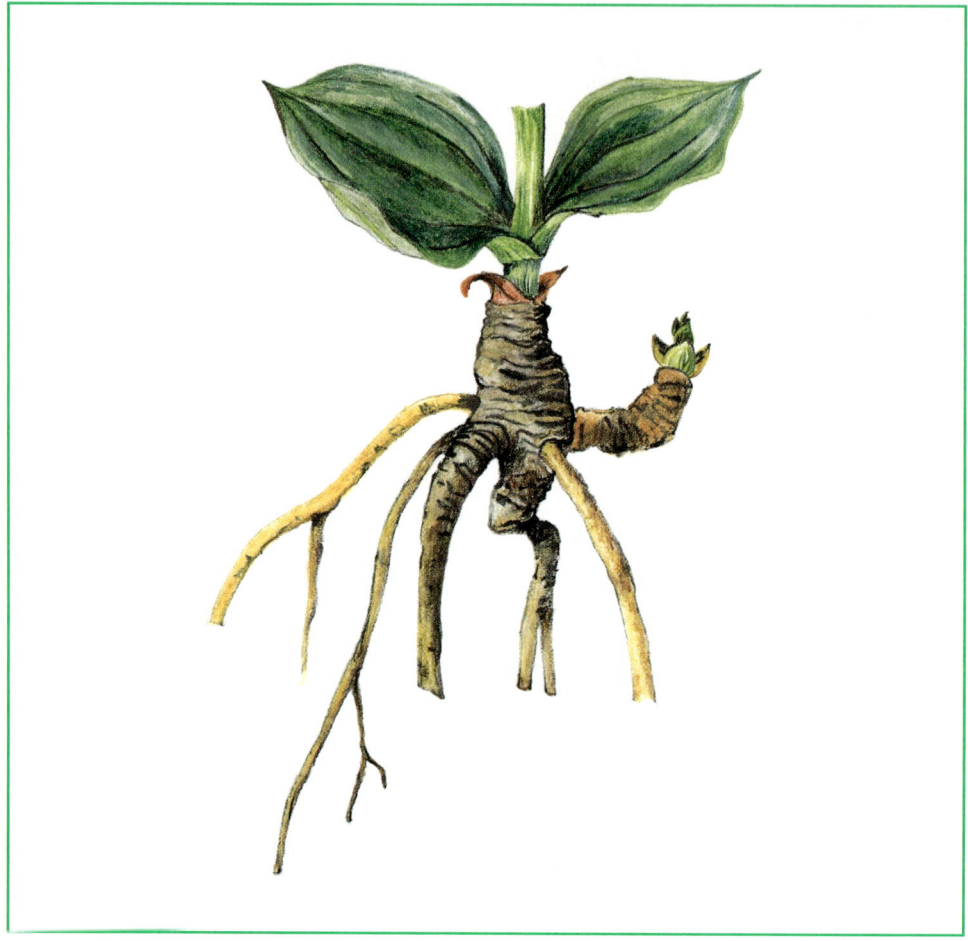

Abb. 8-10 Enzianwurzel – Gentianae radix.

Geschichte und Volksmedizin

Der Enzian war im Mittelalter eine vielbenutzte Heilpflanze bei Vergiftungen, er wurde zur Stärkung des Herzens und gegen Ohnmachtsanfälle eingesetzt. Vornehmlich in den Alpenregionen gilt er noch heute als Universalheilmittel und ist als appetitanregender Aperitif oder Enzianschnaps beliebt, um die Verträglichkeit schwer verdaulicher Speisen zu verbessern. Er wurde bei Schwäche und Kreislaufkollaps, bei Blutarmut, Magen-Darm-Störungen und Verstopfung, äußerlich als Tinktur bei Rheuma und Gicht verwendet. In verschiedenen Gegenden war es üblich, die grünen Blätter zur Kühlung auf offene Wunden zu legen. Aufgrund seines intensiv bitteren Geschmacks wurde er beim Bierbrauen zugesetzt. Früher galt der Enzian als fieberscnkendes Mittel. Mit der Annahme, daß der Bitterstoff Gentiopikrosid ähnlich wie Chinin gegen das Malariafieber wirksam ist, wurde seine volkstümliche Anwendung als Antimalariamittel erklärt. Heute wird Enzian auch in der Volksmedizin in erster Linie als appetit- und verdauungsanregendes Stärkungsmittel eingesetzt (z. B. im Schwedenbitter) und fast ausschließlich mit anderen Drogen kombiniert.

Anwendungsgebiete

Die Enzianwurzel wird in Zeiten der **Rekonvaleszenz** zur Appetitanregung, bei **Magenbeschwerden** durch mangelnde Magensaftbildung und bei **dyspeptischen Beschwerden** zur Förderung der Verdauungssäfte verwendet. Sie wird häufig mit anderen Bitterstoffdrogen wie Wermut- und Tausendgüldenkraut kombiniert, bei Blähungen mit carminativen Drogen oder bei Magenbeschwerden mit Kamillenblüten oder Pfefferminzblättern. In Kombination mit antiphlogistisch und sekretolytisch wirkenden Drogen hat sie sich bei akuten und chronischen Entzündungen der Nasennebenhöhlen bewährt.

Monographie

• Verdauungsbeschwerden wie Appetitlosigkeit, Völlegefühl, Blähungen.

 Magen- und Zwölffingerdarmgeschwüre.

Bei Einnahme der gepulverten Droge kann der bittere Geschmack Ekelgefühle und Erbrechen auslösen, daher wird die Einahme in Honig oder mit Brot empfohlen.

Dosierung und Anwendung

Droge: Mittlere TD: 2–4 g, ED: 1 g
Anwendung: Mehrmals täglich 1 Tasse kalt oder mäßig warm, ½ Stunde vor den Mahlzeiten trinken.
Tinktur: TD: 1–3 g.

Faulbaum – Rhamnus frangula

Familie: Ramnaceae, Kreuzdorngewächse
Volkstümliche Namen: Glatter Wegdorn, Brechwegdorn, Amselbaum, Pulverholz, Hundsbeere, Schusterholz

Arzneidroge: Faulbaumrinde – Frangulae cortex
Vor ihrer Verwendung muß die frische Rinde ein Jahr gelagert werden, da sie im frischen Zustand brecherregend wirkt.

Botanische Beschreibung

Der Faulbaum (Abb. 8-11) ist ein dornenloser, bis 3 m hoher Strauch, seltener kleiner Baum, der oft zusammen mit anderen Sträuchern ein dichtes Unterholz bildet. Die Rinde junger Sträucher ist grün, an der Sonnenseite dunkel überlaufen, später wird sie graubraun mit langen, weißlich-grauen Querstreifen (Korkwarzen). Die Blätter sind derb, ganzrandig, breit-elliptisch bis verkehrt eiförmig, schwach glänzend und durch sechs bis zehn deutliche Seitennerven gekennzeichnet. In den Blattachseln sitzen in zwei- bis zehnblütigen Trugdolden kleine, grünlich-weiße, unscheinbare Blüten. Die erbsengroßen, zwei- bis dreisamigen Steinfrüchte sind zuerst rot und werden dann schwarz-violett. Die Blütezeit ist von Mai bis August, die Fruchtreife von Juli bis September.

Verbreitung

In ganz Europa und Westasien ist der Faulbaum beheimatet. Er wächst in lichten Laubmischwäldern an feuchten oder trockenen Stellen, an Wegrändern, Hecken und Bachufern, auf Mooren und Buschweiden, von der Ebene bis in untere Gebirgslagen.

Inhaltsstoffe und Wirkprinzip

Hauptwirkstoffe der Faulbaumrinde sind **Anthranoide,** die als Anthrachinonglykoside, als *Glucofranguline* und *Franguline* vorliegen, sowie die Aglyka (Nichtzuckeranteil) *Emodin* und *Emodinanthron.* In der frischen Rinde liegen die Glucofranguline als reduzierte Anthronverbindungen vor, die beim Lagern in eine oxidierte Form mit einer milderen Wirkung übergehen. Die Faulbaum-

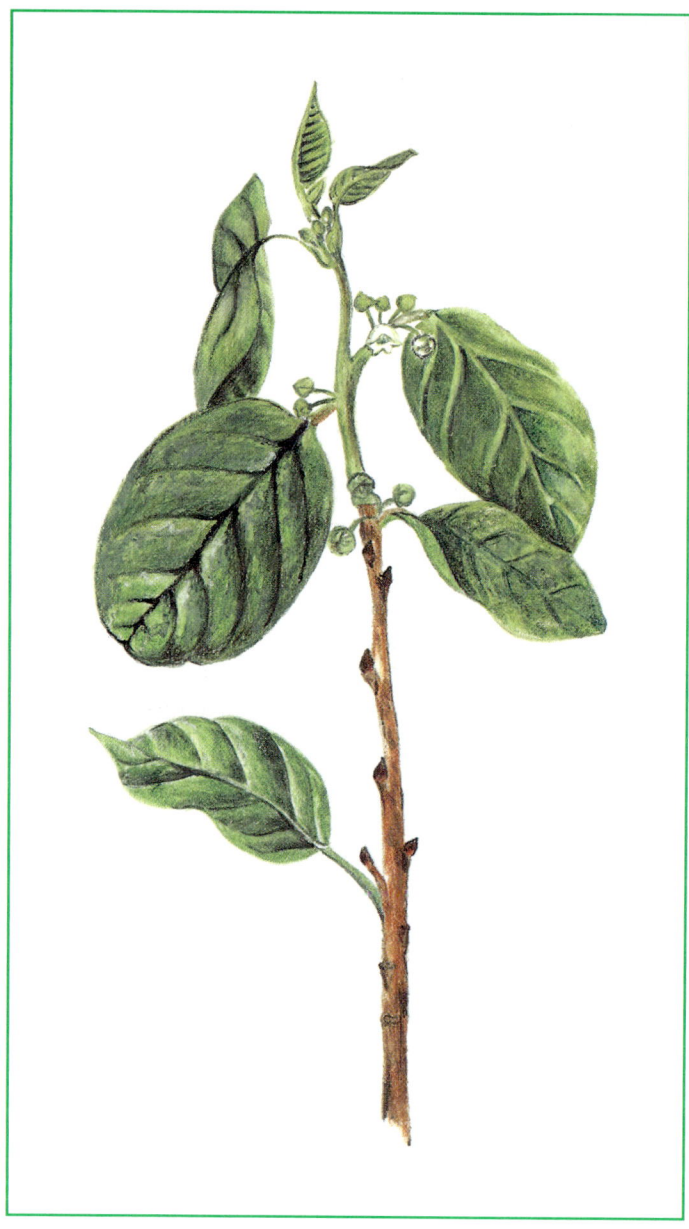

Abb. 8-11 Faulbaum – Rhamnus frangula.

rinde zählt zu den stimulierenden, dickdarmwirksamen Abführmitteln. Die **Darmmotilität** wird **gesteigert** und durch die verkürzte Darmpassagedauer die Flüssigkeitsresorption vermindert. Gleichzeitig werden durch eine Erhöhung der aktiven Chloridsekretion vermehrt Elektrolyte und Wasser in den Darm sezerniert. Durch die damit einhergehende Volumenzunahme sowie durch den Dehnungsreiz wird die **Darmperistaltik angeregt.**

Geschichte und Volksmedizin

Der volkstümliche Name „Pulverholz" für den Faulbaum leitet sich von der Verwendung des aschearmen Holzes zur Herstellung von Schwarzpulver ab. Als Heilmittel wurde der Faulbaum erstmals im 14. Jh. erwähnt und bei „Grind und faulen Zähnen" empfohlen, im 17. und 18. Jh. gehörte er dann zu den bekanntesten und am meisten gebrauchten Abführmitteln. Auch die Volksmedizin kennt ihn vorwiegend als Laxans.

Anwendungsgebiete

In einer dem Arzneibuch entsprechend abgelagerten Faulbaumrinde liegen die Wirkstoffe im Gegensatz zu anderen Anthranoiddrogen als **Glykoside** der Anthrachinonstufe vor, die eine mildere Wirkung aufweisen. Die Faulbaumrinde enthält kaum freie Anthrachinone, die als Nebenwirkung heftige Leibschmerzen hervorrufen können.

Monographie

- Obstipation.

⚠ Darmverschluß, akut-entzündliche Erkrankungen des Darms, z. B. Morbus Crohn, abdominale Schmerzen unbekannter Ursache.
Seit 1. Februar 1997 sind für anthranoidhaltige Arzneimittel zur innerlichen Anwendung, die Zubereitungen aus *Aloe, Cassia, Faulbaum und Rhabarber* enthalten, Anordnungen des BfArM in Kraft. Die Indikationen wurden eingeschränkt auf die kurzfristige Anwendung bei Verstopfung bzw. zur Darmentleerung vor Röntgenuntersuchungen. Diese Arzneimittel sollen nicht länger als 1 bis 2 Wochen eingenommen werden. Als Gegenanzeigen wurden Schwangerschaft und Stillzeit, sowie die Anwendung bei Kindern unter 10 Jahren aufgenommen.

Eine längere Einnahme stimulierender Abführmittel kann zur Verstärkung der Darmträgheit führen. Bei chronischem Abführmittelgebrauch können Elektrolytverluste, insbesondere Kaliumverluste, verursacht werden, die zu Beeinträchtigungen des Herz-Kreislauf-Systems und der Muskulatur führen. Bei gleichzeitiger Einnahme von Herzglykosiden ist bedingt durch den Kaliumverlust eine Wirkungsverstärkung möglich! (s. S. 93)

Dosierung

Droge: TD: 20–30 mg Hydroxyanthracenderivate, berechnet als Glucofrangulin A.
Die individuell richtige Dosis ist die geringste, die erforderlich ist, um einen weich geformten Stuhl zu erhalten. Eine wäßrige Aufschwemmung von 0,6 g gepulverter Droge führt nach 6–24 Stunden zu vermehrtem, breiigem Stuhlgang.

Fenchel – Foeniculum vulgare

Familie: Apiaceae, Doldengewächse
Volkstümliche Namen: Brotanis, Brotsamen, Finkel, Frauenfenchel, Langer Anis, Langer Kümmel
Arzneidroge: Fenchelfrüchte – Foeniculi fructus
Foeniculum vulgare besteht aus zwei Unterarten, die Subspezies vulgare unterteilt sich wiederum in drei Varietäten: Bitterfenchel, Süßfenchel, Gemüsefenchel. Von den beiden ersten Varietäten existieren Drogenmonographien.

Botanische Beschreibung

Der Fenchel (Abb. 8-12) ist eine ein- oder mehrjährige, bis 2 m hohe Pflanze. Der aufrechte Stengel ist rund, fein gerillt, nach oben verästelt, seegrün oder blaugrün bereift. Die Blätter sind drei- bis vierfach fiederschnittig, untere gestielt, obere sitzend. Die kleinen,

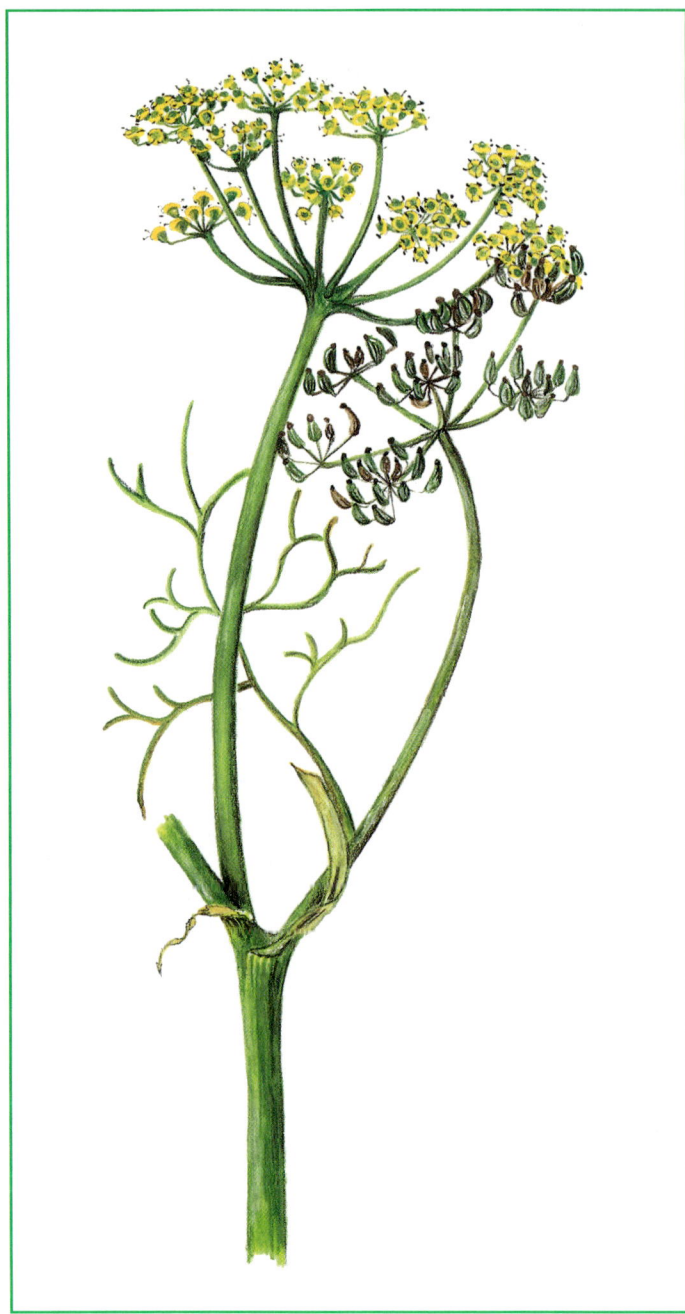

Abb. 8-12 Fenchel – Foeniculum vulgare.

gelben Blüten stehen in großen, 10–20strahligen zusammengesetzten Dolden. Es entwickeln sich länglich-eiförmige, gelblich-grüne bis gelblich-braune Spaltfrüchte, die in etwa 1 cm lange Teilfrüchte zerfallen. Die Fenchelpflanzen tragen stets Früchte (Abb. 8-13) unterschiedlichen Reifegrades, da die zuerst blühenden Dolden auch zuerst reifen. Die Teilfrüchte haben fünf deutlich hervorstehende, hellere Rippen, dazwischen vier dunklere Flächen. Fenchel blüht von Juli bis September.

Verbreitung

Die Mittelmeerländer sind die ursprüngliche Heimat des Fenchels. Seit dem frühen Mittelalter in Süddeutschland angebaut, wird er heute in fast allen Kontinenten kultiviert. Fenchel braucht nährstoffreiche, kalkhaltige Böden in warmer, sonniger Lage.

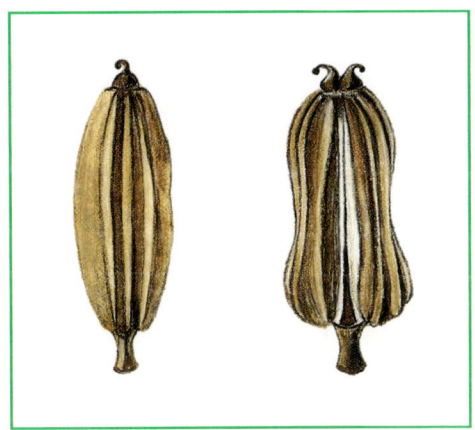

Abb. 8-13   Fenchelfrüchte – Foeniculi fructus.

Inhaltsstoffe und Wirkprinzip

Fenchelfrüchte enthalten **ätherisches Öl** mit den Hauptbestandteilen *Anethol* und *Fenchon.* Gehalt und Zusammensetzung des Öls sind abhängig von der Varietät. Anethol schmeckt süß, während Fenchon für den charakteristisch bitteren und campherartigen Geschmack im Fenchelöl verantwortlich ist. Weitere Inhaltsstoffe sind **Phenylcarbonsäuren, Flavonoide** und **fettes Öl.**
Fenchelfrüchte wirken durch ihren Gehalt an ätherischem Öl antibakteriell, expektorierend und spasmolytisch, sie steigern die Magenmotilität und wirken **carminativ.** *Reines Fenchelöl* fördert in niedriger Dosierung die Eigenbeweglichkeit der glatten Muskulatur im Verdauungstrakt, während es in höherer Konzentration krampflösend wirkt. Bei Darmstörungen wie Meteorismus und Blähungen beruht seine carminative Wirkung vermutlich mehr auf der **motilitätsfördernden** als auf der spasmolytischen Eigenschaft.

Geschichte und Volksmedizin

Fenchel ist eine uralte Gewürz- und Heilpflanze und war schon in den Hochkulturen Ägyptens, Arabiens und Chinas bekannt. Er wurde bei Lungen-, Blasen und Nierenleiden und gegen den Biß „toller Hunde" benutzt. Nach einer Überlieferung sollen sich Schlangen, wenn sie ihre Haut abstreifen, die Augen mit Fenchelsaft stärken. Nahezu weltweit wird der Fenchel innerlich bei Verdauungsproblemen mit Blähungen, krampfartigem Durchfall, als stärkendes Tonikum bei Magenbeschwerden oder Ausbleiben der Regel, bei Erkältungskrankheiten und zur Anregung der Milchbildung verwendet. In der Volksmedizin wird Fenchel als Breiumschlag bei Brustdrüsenentzündungen, bei Menstruationsbeschwerden und Unterleibsschmerzen empfohlen. Äußerlich benützt man den Fencheltee zu Waschungen und Umschlägen bei Entzündungen am äußeren Auge, Lidrandentzündungen oder -schwellungen, Bindehautreizungen und bei übermüdeten Augen.

Anwendungsgebiete

Fenchel ist Bestandteil vieler altbewährter Apothekerrezepte und wird häufig auch Abführmitteln zugesetzt, um Gasansammlungen und schmerzhafte Darmkrämpfe zu vermindern. Er ist vor allem in der **Kinderheilkunde** wegen seines guten Geschmacks beliebt und wird als mild auswurfförderndes Hustenmittel (Fenchelhonig) und gegen Blähungen, Verdauungsstörungen oder Durchfall eingesetzt. Bei Säuglingen oder Kleinkindern kann der Fencheltee auch zum Verdünnen von

Milch- oder Breinahrung verwendet werden. Fenchel wird oft mit anderen carminativen Drogen (*Anis* und *Kümmel*) kombiniert.

Monographie
- dyspeptische Beschwerden wie leichte, krampfartige Magen-Darm-Beschwerden, Völlegefühl, Blähungen
- Katarrhe der oberen Luftwege
- *Fenchelhonig* und *Fenchelsirup:* Kararrhe der oberen Luftwege bei Kindern.

Dosierung und Zubereitung

Droge: TD: 5–7 g.
Anwendung: Ca. 2 g mit 150 ml Wasser überbrühen, 2–4mal täglich zu sich nehmen. Fenchelfrüchte sollen erst kurz vor der Teezubereitung angestoßen werden, damit sich das ätherische Öl nicht während der Lagerung verflüchtigen kann. Bei grob zerkleinerten Früchten gehen etwa 10% des ätherischen Öls in die Teezubereitung über, bei ganzen Früchten nur 1,5%.
Fenchelöl: TD: 0,1–0,6 g (1 g Öl entspricht 46 Tropfen).
Fenchelhonig: mit 0,5 g Fenchelöl/kg; TD: 10–20 g.

Reines Fenchelöl soll nicht in der Schwangerschaft und nicht ohne Rücksprache mit dem Arzt über längere Zeit (mehrere Wochen) eingenommen werden. In der üblichen Dosierung des *Fencheltees* ist jedoch auch im Dauergebrauch keine schädigende Wirkung zu erwarten.

Flohsamen – Plantago afra (psyllium) und andere Arten – Indischer Flohsamen – Plantago ovata

Familie: Plantaginaceae, Wegerichgewächse
Volkstümliche Namen: Heusamen, für Indischen Flohsamen: Blonder Flohsamen, Indisches Psyllium

Arzneidroge: Flohsamen – Psyllii semen von Plantago afra und anderen Arten
Indischer Flohsamen, Plantaginis ovatae semen und indische Flohsamenschalen, Plantaginis ovatae testa von Plantago ovata.

Botanische Beschreibung

Plantago afra ist ein einjähriges, aufrechtes Kraut mit verzweigten Stengeln, Plantago ovata dagegen ist fast stengellos und weich behaart. Die Blätter sind gegenständig, lineal-lanzettlich, ganzrandig oder schwach gezähnt mit einer feinen Spitze. Die unscheinbaren weißlichen Blüten stehen in Ähren in den oberen Blattachseln, bei Plantago ovata an zylindrischen, kahlen oder fein behaarten Blütenschäften, die kaum länger sind als die Blätter. Die Frucht ist eine zweifächrige, häutige Deckelkapsel. Die Samen von Plantago afra sind länglich-elliptisch bis länglich-eiförmig, dunkel rotbraun mit glänzender, durchsichtig erscheinender Oberfläche. Die Samen von Plantago ovata sind heller, oval und kahnförmig.

Verbreitung

Plantago afra ist im Mittelmeerraum (Südeuropa, Nordafrika) sowie im westlichen Asien beheimatet. In Indien, Iran, Israel, Nordafrika, Spanien und auf den Kanarischen Inseln findet sich Plantago ovata.

Inhaltsstoffe und Wirkprinzip

Flohsamen enthalten 10–12% **Schleim,** Indische Flohsamen 20–30% **Schleim,** der nur in der Epidermis der Samenschalen lokalisiert ist, **fettes Öl** und in den indischen Flohsamen zusätzlich etwas **Stärke.** In beiden Arten kommt das **Iridoidglykosid** *Aucubin* vor, mengenmäßig mehr in Plantago afra. Von Iridoidglykosiden sind laxierende Eigenschaften bekannt.
Das wirksame Prinzip der Flohsamen sind die *Schleimpolysaccharide* mit **stuhlregulierender Wirkung.** Sie quellen im Darm, der

Darminhalt nimmt an Volumen zu und wird weicher. Es kommt zu häufigeren Entleerungen, die Darmpassage wird beschleunigt, und zwar um so mehr, je langsamer sie zuvor war. Bei unspezifischen oder entzündlichen Durchfällen führen die Schleimstoffe durch das Wasserbindungsvermögen zur Verringerung der Stuhlfrequenz und Verfestigung des Darminhalts. Sie schützen die Darmschleimhaut, indem sie Giftstoffe, Gase und Bakterien binden. *Indische Flohsamen* können bei Einnahme über mehrere Wochen das **Gesamtcholesterin** und **LDL-Cholesterin senken**. Es kommt zur vermehrten Ausscheidung von Gallensäuren, die für die Resorption von Cholesterin von Bedeutung sind und selbst in Cholesterin umgewandelt werden. Der genaue Wirkmechanismus ist noch nicht geklärt.

Volksmedizin

Flohsamen werden innerlich bei Schleimhautentzündungen im Magen-Darm-Trakt und im Bereich des Urogenitaltrakts verwendet, äußerlich zur Schmerzlinderung bei Rheuma und Gicht, als gepulverte Droge zu heißen Breiumschlägen bei eitrigen Hautentzündungen (Furunkulosis).

Anwendungsgebiete

Flohsamen oder Flohsamenschalen können als **Kaltmazerat** hergestellt werden, wobei es sich zur Keimreduzierung empfiehlt, den Auszug kurz vor der Einnahme aufzukochen. Da jedoch der Schleimgehalt bei Herstellung eines Teeaufgusses nicht merklich vermindert wird, ist diese Zubereitungsform zu bevorzugen. Die Einnahme erfolgt am besten morgens nüchtern. Durch den angenehmen Geschmack eignen sich Flohsamen besonders zur Anwendung bei Kindern.

Monographie

Flohsamen
• habituelle Obstipation

• Colon irritabile
Indischer Flohsamen
• habituelle Obstipation
• Erkrankungen, bei denen eine erleichterte Darmentleerung mit weichem Stuhl erwünscht ist, z.B. Analfissuren Hämorrhoiden, nach rektal-analen operativen Eingriffen und in der Schwangerschaft
• Diarrhö unterschiedlicher Genese
• Reizdarm (Colon irritabile).

 Krankhafte Verengungen im Gastrointestinaltrakt, Darmverschluß, schwer einstellbarer Diabetes mellitus. Flohsamenpolysaccharide können die Wirkung von Insulin oder oralen Antidiabetika verstärken.

Wichtig ist eine ausreichende Flüssigkeitszufuhr. Schleimstoffe können die Resorption anderer Arzneistoffe verzögern.
Bei Entzündungen im Magen-Darm-Trakt kann die Einnahme der Samen einen zusätzlichen Reiz auslösen, Krämpfe hervorrufen und unter Umständen die Obstipation verstärken.
Bei Durchfällen, die länger als 3 bis 4 Tage andauert, muß ein Arzt konsultiert werden.

Dosierung und Anwendung

Droge: TD: 10–40 g.
Anwendung: Täglich 12–40 g unzerkleinert oder grob zerkleinert, mit wenig Wasser leicht vorquellen lassen, mit reichlich Wasser (150 ml auf 5 g Droge) einnehmen.
Es sollte ein zeitlicher Abstand von einer halben bis zu einer Stunde zu den Mahlzeiten oder zur Einnahme anderer Medikamente eingehalten werden. Der Wirkungseintritt erfolgt bei einmaliger Gabe nach 12–24 Std., ein maximaler Effekt wird zum Teil erst nach 2–3 Tagen erreicht.

Gelbwurz, Javanische – Curcuma xanthorrhiza

Familie: Zingiberaceae, Ingwergewächse
Volkstümliche Namen: Javanische Kurkuma
Arzneidroge: Javanische Gelbwurz (Wurzelstock) – Curcumae xanthorrhizae rhizoma.

Botanische Beschreibung

Die javanische Gelbwurz ist eine ausdauernde, fast 2 m hohe, krautige Pflanze. Der Wurzelstock ist innen orangegelb bis gelbbraun und besteht aus einem eiförmig bis faustgroßen, knollig verdickten Hauptrhizom mit zahlreichen, am Ende knolligen Wurzeln und dünnen Nebenrhizomen. Die Blätter sitzen dem Wurzelstock mit langen, grünen Blattscheiden direkt auf. Sie sind breit-lanzettlich bis eiförmig-länglich, mit einem schmalen, purpurnen Fleck auf der Mittelrippe. Der zapfenartige, große Blütenstand ist purpurfarben oder karmesinrot und besteht aus gelben Einzelblüten mit rotem Rand.

Verbreitung

Die Gelbwurz ist in Indonesien und auf der Malayischen Halbinsel verbreitet.

Inhaltsstoffe und Wirkprinzip

Der Wurzelstock enthält reichlich **ätherisches Öl** mit *Cineol und Campher,* das **artspezifische Sesquiterpen** *Xanthorrizol,* **Curcuminoide** (hauptsächlich *Curcumin*) und Stärke. Die Droge wirkt aufgrund des Gehalts an Curcuminoiden **choleretisch** und **cholekinetisch,** indem sowohl die Produktion von Gallenflüssigkeit erhöht, als auch der Gallenabfluß gefördert wird. Das ätherische Öl wirkt choleretisch und antiphlogistisch. An der **entzündungshemmenden** Wirkung, die besonders bei chronischen Entzündungen zum Ausdruck kommt, sind das ätherische Öl, das *Curcumin,* und vermutlich noch andere Inhaltsstoffe im Extrakt beteiligt. *Curcumin* hat **antioxidative Eigenschaften,** es verhindert die Lipidperoxidbildung und zeigt eine deutliche Schutzwirkung gegenüber Lebergiften. Weitere Untersuchungen weisen auf eine antitumorale Aktivität des Extrakts hin.

Die nahe verwandte Art *Curcuma domestica* (Curcuma longa), die die Droge Curcumawurzelstock, Curcumae longae rhizoma, liefert, ist besser untersucht. Sie enthält jedoch das choleresehemmende Di-ρ-cumaroylmethan, das die Wirkung der anderen Curcuminoide vermindert. Aus diesem Grund wird zur Behandlung dyspeptischer Beschwerden die Javanische Gelbwurz bevorzugt.

Geschichte und Volksmedizin

Die Gelbwurz wurde bereits bei DIOSKURIDES und PLINIUS im Vergleich zu Safran erwähnt. In mittelalterlichen Kräuterbüchern werden Curcuma-Arten zur Verwendung bei Kolikschmerzen, Störungen der Regelblutung und gegen Würmer empfohlen. Ihre jahrhundertelange Anwendung bei Gelbsucht, Leber- und Gallekrankheiten entstand früher aus der Signaturenlehre durch die gelbe Farbe des Wurzelstocks. In ihren Herkunftsländern wird die Gelbwurz bei Fieber, Bronchitis, Lepra, Blasen- und Nierenentzündungen, Oberbauchschmerzen, Durchfällen und bei Würmern, äußerlich bei eiternden Augen- und Hautentzündungen eingesetzt.

Die pulverisierte Droge (Curcuma domestica) ist als Hauptbestandteil in der Gewürzmischung Curry enthalten.

Anwendungsgebiete

Die Javanische Gelbwurz wird als bewährtes Gallemittel bei **dyspeptischen Beschwerden** verwendet, die mit einer gestörten Fettverdauung zusammenhängen, wie Völlegefühl nach den Mahlzeiten und vermehrter Meteorismus. Auch zur Anregung des Appetits im Alter ist die Gelbwurz indiziert.

Monographie

- dyspeptische Beschwerden.

⚠ Verschluß der Gallenwege.
Bei Gallensteinleiden nur nach Rücksprache mit dem Arzt.

Bei längerem Gebrauch oder bei Überdosierung können Magenbeschwerden auftreten.

Dosierung

Droge: Mittlere TD: 2 g Droge.
Anwendung: 1/2 Teelöffel gepulverte Droge mit 150 ml kochendem Wasser übergießen, nach 5–10 Min. abseihen; 2–3 Tassen täglich

in der Verdauungsruhe zwischen den Mahlzeiten zu sich nehmen.

Ginkgobaum – Ginkgo biloba, E

Familie: Ginkgoaceae, Ginkgobaumgewächse
Volkstümliche Namen: Japanischer Tempelbaum, Fächerblattbaum, Entenfußbaum, Elefantenohrbaum, Mädchenhaarbaum
Arzneidroge: Ginkgoblätter – Ginkgo bilobae folium.

Botanische Beschreibung

Der Ginkgobaum (Abb. 8-14) ist der einzige überlebende Vertreter einer Pflanzenfamilie, Pflanzenordnung und -klasse, die den Nadel-

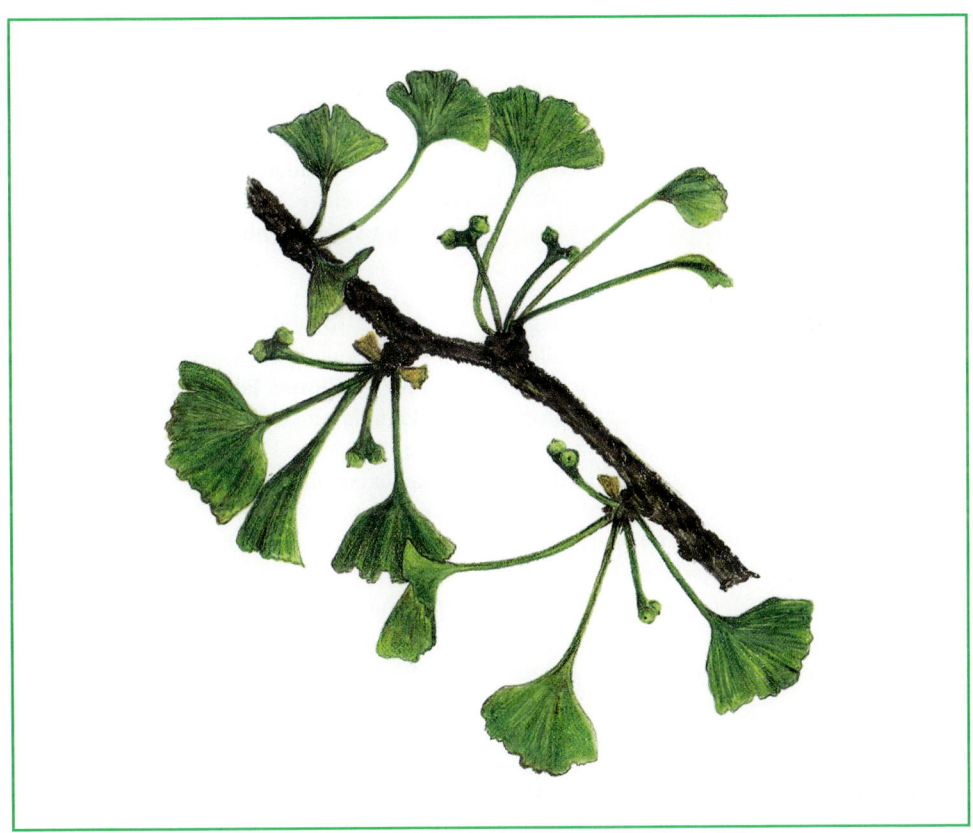

Abb. 8-14   Ginkgobaum – Ginkgo biloba.

bäumen nahe steht. Er ist ein widerstandsfähiger, winterharter und zweihäusiger Baum, 30–40 m hoch, der mehrere hundert Jahre alt wird. Die weiblichen Bäume haben eine pyramidenförmige, eher spitze Krone, männliche Bäume sind breiter ausladend. Die langgestielten, fächerförmigen Blätter sind zweilappig (biloba: zweispaltig), hellgrün, im Herbst goldgelb und werden von gabelig verzweigten Nerven durchzogen. Der Ginkgobaum blüht erst nach 20–30 Jahren. Die männlichen Blüten haben zahlreiche Staubgefäße, sie hängen kätzchenförmig in den Achseln von Schuppenblättern an den Kurztrieben. Die weiblichen Blüten stehen einzeln in den Achseln der Laubblätter oder an der Spitze kleiner Zweige, sie haben meist zwei Samenanlagen, von denen eine verkümmert. Die reifen Samen werden durch ihre Form fälschlicherweise als Früchte bezeichnet. Sie entwickeln sich zu gelben Kugeln, die ähnlich wie Mirabellen aussehen und aus einem holzigen Kern, umgeben von einer harzigfleischigen Außenschicht, bestehen. Bei der Reifung nehmen sie einen unangenehmen Geruch nach Buttersäure an.

Verbreitung

In früheren Erdepochen war der Ginkgobaum – erkennbar an zahlreichen Fossilienfunden – weit verbreitet. Ursprünglich aus China und Japan, kam er 1730 nach Europa und wird heute oft als Straßenbaum angepflanzt. Der Ginkgobaum wächst in kühlen oder subtropischen Gebieten, er bevorzugt silikathaltige Böden mit genügend Feuchtigkeit und ist sehr resistent gegenüber Umweltgiften.

Inhaltsstoffe und Wirkprinzip

Die wichtigsten Inhaltsstoffe der Ginkgoblätter sind **Flavonoide** und **Terpenlaktone.** Zu der Gruppe der Flavonoide gehören etwa 30 verschiedene *Flavonglykoside,* die sich in ihrem Aglykon, vor allem aber durch die Zuckerkomponente unterscheiden. Der Nichtzuckeranteil leitet sich im wesentlichen vom Quercetin und Kämpferol ab, als Zucker kommen Glucose und Rhamnose vor. Als **Terpenlaktone** wurden das Sesquiterpenlakton *Bilobalid* und bestimmte Diterpenlaktone, die *Ginkgolide,* nachgewiesen. Letztere besitzen eine dreidimensionale, käfigartige Struktur und wurden bisher in keiner anderen Pflanzenart gefunden. Ginkgoblätter enthalten **Pflanzensäuren,** die als Lösungsvermittler für die schwer löslichen Terpenoide wirken. Die Ginkgolsäuren, stark hautreizende und allergieauslösende Verbindungen, werden in einem besonderen Herstellungsverfahren entfernt und sind im Spezialextrakt nicht mehr enthalten.

Der Spezialextrakt aus den Ginkgoblättern verbessert die **Fließeigenschaften des Bluts,** stabilisiert die Kapillarmembranen und fördert die Durchblutung. Die *Ginkolide* wirken als Antagonisten des plättchenaktivierenden Faktors PAF und **hemmen** die **Thrombozytenaggregation.** Die *Flavonglykoside* haben Radikalfängereigenschaften und führen zu einer Verbesserung des **Energiestoffwechsels im Gehirn.**

Geschichte und Volksmedizin

Die Ursprünge des Ginkgobaums reichen etwa 300 Millionen Jahre zurück, ein einzelner Baum kann ein Alter von mehr als 1000 Jahren erreichen. Historisch wurde der Ginkgobaum an den Tempeln in Japan angepflanzt, woher sich seine Bezeichnung japanischer Tempelbaum ableitet. In Japan wurden die Ginkgoblätter bereits vor über 1000 Jahren medizinisch genutzt, in der Traditionellen Chinesischen Medizin werden sie bei Asthma, Bluthochdruck und Angina pectoris verwendet. Erst in den letzten 30 Jahren wurde die Wirkung von Ginkgo-biloba-Blätterextrakten bei peripheren und zerebralen Durchblutungsstörungen nachgewiesen. Seither gehören Ginkgopräparate zu den beliebtesten Phytopharmaka in Europa.

Anwendungsgebiete

Von den Ginkgoblättern gibt es keine offizinelle Arzneibuch-Monographie; sie werden im europäischen Raum nur in Form eines **standardisierten Spezialextrakts** eingesetzt.

Monographie

Für einen *standardisierten Trockenextrakt* aus Ginkgo-biloba-Blättern können folgende Anwendungsgebiete genannt werden:

- symptomatische Behandlung von **hirnorganisch bedingten Leistungsstörungen** im Rahmen eines therapeutischen Gesamtkonzepts bei dementiellen Syndromen mit der Leitsymptomatik: Gedächtnis- und Konzentrationsstörungen, depressive Verstimmung, Schwindel, Ohrensausen, Kopfschmerzen. Zur primären Zielgruppe gehören dementielle Syndrome bei primär degenerativer Demenz, vaskulärer Demenz und Mischformen aus beiden.

Hinweis: Bevor die Behandlung mit Ginkgo-biloba-Extrakt begonnen wird, sollte geklärt werden, ob die Krankheitssymptome nicht auf einer spezifisch zu behandelnden Grunderkrankung beruhen.

- **Verbesserung** der **schmerzfreien Gehstrecke** bei peripherer, arterieller Verschlußkrankheit bei Stadium II nach FONTAINE (Claudicatio intermittens) im Rahmen physikalisch-therapeutischer Maßnahmen, insbesondere Gehtraining.
- **Schwindel** sowie **Tinnitus** (Ohrgeräusche) vaskulärer und involutiver Genese.

Ginseng – Panax Ginseng, E

Familie: Araliaceae, Efeugewächse
Volkstümliche Namen: Allheilkraut, Kraftwurz
Arzneidroge: Ginsengwurzel – Ginseng radix, die Wurzeln von 4–7 Jahre alten Pflanzen.
Man unterscheidet je nach Drogenverarbeitung zwei Handelsformen:
Weißer Ginseng: Die frisch geernteten Wurzeln werden gewaschen, mit Schwefeldioxid gebleicht, an

der Sonne oder bei 100–200 °C getrocknet. Oft werden die Wurzeln durch Abbinden in eine menschenähnliche Gestalt gebracht.
Roter Ginseng: Die geernteten Wurzeln werden noch frisch mit Wasserdampf behandelt. Nach dem Trocknen sind die Wurzeln durchsichtig und rötlich verfärbt. Der Rote Gingseng hat in Europa keine besondere Bedeutung, er wird hauptsächlich in China und Japan verwendet.
Die Handelsware ist nach den Herkunftsländern benannt. Am meisten geschätzt ist die oft hoch bezahlte, aber schwer erhältliche Wurzel des wildwachsenden, chinesischen Gingseng. Ebenfalls hochwertig sind die Sorten aus *Korea* und der Mandschurei, weniger die aus Japan. Verfälschungen mit den Wurzeln verwandter Arten oder Gattungen sind oft absichtlich und führen zur Qualitätsminderung.

Botanische Beschreibung

Die Ginsengpflanze ist eine mehrjährige, etwa 60 cm hohe Staude. Sie hat eine spindelförmige, bräunlich-gelbe, an der Spitze oft handförmig geteilte Hauptwurzel mit zahlreichen Seitenwurzeln, die oftmals an eine menschenähnliche Gestalt erinnert. Der verzweigte Stengel trägt fünfzählig gefingerte, in Quirlen angeordnete Laubblätter. Der Blütenstand besteht aus ein bis drei vielblütigen Dolden mit unscheinbaren, grünlich-gelben Blüten. Als Früchte entstehen erbsengroße, kugelige, scharlachrote und glänzende Steinfrüchte mit jeweils zwei Samen. Von der Aussaat der Samen bis zur Ernte der Wurzel liegt eine Zeit von 4–7 Jahren.

Verbreitung

Die Ginsengwurzel ist in den Urwäldern von Nordkorea und der Mandschurei beheimatet und wird in Nordchina, Korea, Japan und Rußland kultiviert.

Inhaltsstoffe und Wirkprinzip

Die Ginsengwurzel enthält ein Gemisch zahlreicher **Triterpensaponine**, die *Ginsenoside*, deren Menge abhängig vom Wurzelgewebe und vom Alter der Wurzel ist. Die Seitenwurzeln, die sogenannten slender tails, zeichnen sich oft durch einen besonders hohen Gehalt an Ginsenosiden aus. Weiter sind **ätherisches Öl, Sesquiterpene, phenolische Substanzen** und **Polysaccharide** enthalten.

Vom Gingseng sind vielfältige Wirkungen beschrieben. Als belegt gelten **Leistungssteigerung** sowie **adaptogene Effekte.** Der Wirkmechanismus wird durch einen Einfluß der Ginsenoside auf das Zusammenspiel von Hypothalamus, Hypophyse und Nebennierenrinde erklärt. Vermutlich sind auch **immunmodulierende Eigenschaften** und eine direkte Aktivierung bestimmter Enzymsysteme beteiligt. Die leistungssteigernde Wirkung vermindert Ermüdungserscheinungen und verbessert die damit verbundenen Beschwerden wie Nervosität, Kopf- und Magenschmerzen und Schlaflosigkeit.

Geschichte und Volksmedizin

Die Ginsengpflanze ist seit über 5000 Jahren bekannt und gehört zu den ältesten Heilpflanzen. Sie stammt aus der ostasiatischen Medizin und wurde bei Schwächezuständen aller Art verordnet. In China war sie einst so geschätzt, daß es nur dem Herrscher gestattet war, die Pflanze zu sammeln. Der Name „Panax" kommt von der griechischen „allheilenden" Göttin „Panacea" und die Ginsengwurzel galt seit Jahrhunderten nicht nur in Ostasien als wahres Wundermittel gegen die verschiedensten Krankheiten. Volksmedizinisch wird sie bei allgemeiner Körperschwäche und drohendem Kollaps, mangelndem Appetit, Abmagerung nach langer Krankheit, Angstzuständen mit Herzklopfen, Schlaflosigkeit, Impotenz und Unfruchtbarkeit angewendet.

Anwendungsgebiete

Für die Wirksamkeit der Ginsengwurzel bei den belegten Anwendungsgebieten ist es von entscheidender Bedeutung, daß es sich um eine qualitativ hochwertige Droge in zuverlässiger Aufbereitung handelt. Durch ihre leistungssteigernde Wirkung wird sie in erster Linie während Zeiten großer Belastung und häufig als anregendes und stärkendes Tonikum in der **Geriatrie** verwendet. Sie ist beliebt zur Kräftigung bei **nervöser Erschöpfung** und Antriebslosigkeit, da sie die Anpassung an Streßsituationen erleichtert und die Widerstandskraft gegen eine zunehmende Reizüberflutung erhöht.

Monographie

als Tonikum:
- zur Stärkung und Kräftigung bei Müdigkeits- und Schwächegefühl
- bei nachlassender Leistungs- und Konzentrationsfähigkeit
- in der Rekonvaleszenz.

> Nach Erfahrungen der Traditionellen Chinesischen Medizin (TCM) sollte die gleichzeitige Einnahme koffeinhaltiger Genußmittel vermieden werden.

Dosierung und Anwendung

Droge: TD: 1–2 g Droge; zerkleinerte Droge für Teeaufgüsse (als Dekokt), Drogenpulver zum Einnehmen.

Goldrute – Solidago virgaurea

Familie: Asteraceae, Korbblütler
Volkstümliche Namen: Wundkraut, Edelwundkraut, Goldwundkraut, Gemeines Goldrutenkraut, Güldenwundkraut, Heidengoldkraut, Heilwundkraut, Machtheilkraut, Petrusstabkraut
Nicht verwechseln mit „Goldkraut" (volkstümlicher Name für Schöllkraut) oder „Goldblum" (volkstümlicher Name für Ringelblume)! Der volkstümliche Name „Wundkraut" gilt auch für andere Pflanzen, z. B. für Arnika, Johanniskraut und Eisenkraut.
Arzneidroge: Goldrutenkraut – Solidaginis virgaureae herba
Die Aufbereitungsmonographie der Goldrute läßt drei verschiedene Solidago-Arten als Arzneidroge zu, neben Solidago virgaurea auch Solidago gigantea (syn. Solidago serotina, Riesengoldrute) und Solidago canadensis (Kanadische Goldrute). Die beiden

letztgenannten Arten werden durch die begrenzte Verfügbarkeit von Solidago virgaurea vielfach als Austauschdrogen angeboten. Da sie sich jedoch in ihrem Wirkstoffgehalt qualitativ und quantitativ von Solidago virgaurea unterscheiden und aufgrund mangelnder Erfahrungsheilkunde entspricht die Monographie nicht mehr dem heutigen Erkenntnisstand.

Botanische Beschreibung

Die Goldrute (Abb. 8-15) ist eine ausdauernde Pflanze mit kurzem, knotigem Wurzelstock, die von wenigen Zentimetern bis über 1 m hoch werden kann. Der aufrechte Stengel ist rundlich, unten rötlich überlaufen, im oberen Teil verzweigt, kantig gefurcht und behaart. Er trägt länglich-elliptische, spitze, beiderseits kurzhaarige Blätter, die mit Ausnahme der obersten gezähnt sind. Die goldgelben Blüten stehen in einfachen oder zusammengesetzten Trauben. Die weiblichen Randblüten sind zungenförmig, die zwittrigen Scheibenblüten sind trichter- oder röhrenförmig. Die Goldrute blüht von Juli bis September.

Verbreitung

Die Goldrute findet sich in Europa, in Asien, mit Ausnahme der subtropischen oder tropischen Gebiete, in Nordafrika und Nordamerika. Sie wächst an Waldrändern und -lichtungen, in Gebüschen, auf trockenen, oft auch felsigen Hügeln, Heiden und Magerweiden. In den Alpen als Gebirgspflanze bis etwa 1 500 m.

Inhaltsstoffe und Wirkprinzip

Das Kraut der Goldrute enthält **ätherisches Öl** mit der Hauptkomponente γ-*Cadinen,* **Diterpene, Triterpensaponine, Flavonoide** und **phenolische Verbindungen** (*Kaffesäureester*). Der in älteren Literaturangaben genannte Gerb- und Bitterstoffgehalt ist nicht eindeutig geklärt.

Goldrutenkraut wirkt **diuretisch, schwach spasmolytisch** und **antiphlogistisch.** *Saponine* und *ätherisches Öl* regen die Nierentätigkeit

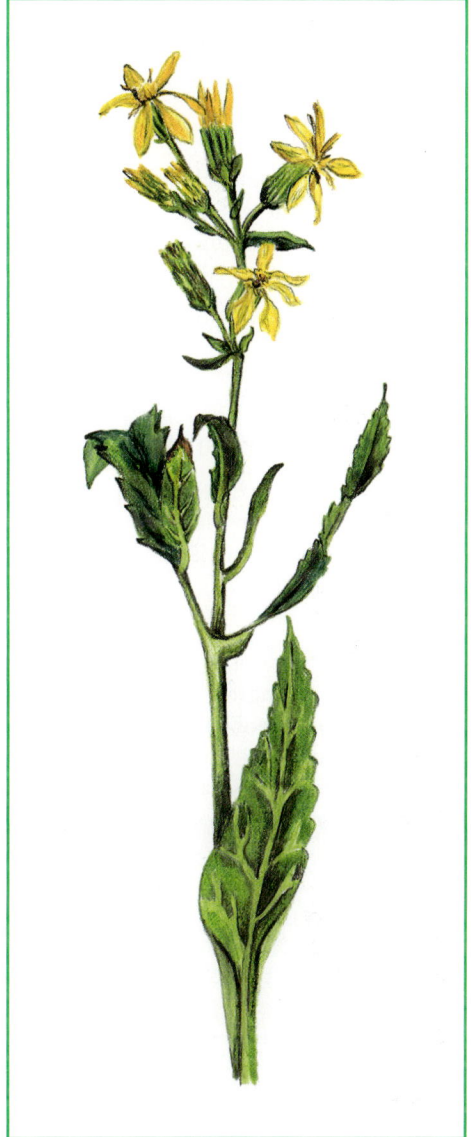

Abb. 8-15　Goldrute – Solidago virgaurea.

an und vermehren die Wasserausscheidung. Die Flavonoide vermindern die Durchlässigkeit der Kapillaren und unterstützen zusammen mit den Saponinen die Rückbildung von Ödemen. Für weitere Inhaltsstoffe wurden antimikrobielle und schmerzstillende Eigenschaften festgestellt.

Geschichte und Volksmedizin

Die Goldrute wurde bereits von den Germanen als gutes Wundkraut geschätzt, worauf viele ihrer Namen hinweisen. Auch heute noch wird sie in der Volksheilkunde bei Ekzemen und Hautausschlägen empfohlen, so auch als Goldrutentinktur bei Lippenbläschen (Herpes labialis) und als Gurgellösung bei Entzündungen des Mund- und Rachenraums. Weitere Einsatzgebiete sind Rheuma, Gicht, Hämorrhoiden, Diabetes und Leberschwellung.

Anwendungsgebiete

Goldrutenkraut wird zur **Erhöhung** der **Harnmenge** oft mit anderen diuretisch wirkenden Pflanzen kombiniert und ist in vielen Blasen-Nieren-Tees enthalten.

Monographie

- Zur Durchspülung bei entzündlichen Erkrankungen der ableitenden Harnwege, bei Harnsteinen, Nierengrieß
- vorbeugende Behandlung bei Harnsteinen und Nierengrieß.

 Keine Durchspülungstherapie bei Ödemen infolge eingeschränkter Herz- und Nierentätigkeit.

Durchspülungstherapie: auf reichliche Flüssigkeitszufuhr ist zu achten.
Bei chronischen Nierenerkrankungen soll vor der Anwendung von Zubereitungen aus Goldrutenkraut der Arzt befragt werden.

Dosierung und Anwendung

Droge: TD: 6–12 g.
Anwendung: 3–5 g mit 150 ml Wasser übergießen, 2–4mal täglich eine Tasse zwischen den Mahlzeiten trinken.

Hamamelis (Virginische Zaubernuß) – Hamamelis virginiana

Familie: Hamamelidaceae, Zaubernußgewächse
Volkstümliche Namen: Hexenhaselstrauch, Zauberhaselstrauch, Virginischer Zauberstrauch
Arzneidroge: Hamamelisblätter – Hamamelidis folium und Hamamelisrinde – Hamamelidis cortex, frische Blätter und Zweige zur Herstellung eines Wasserdampfdestillats (Hamameliswasser).

Botanische Beschreibung

Hamamelis (Abb. 8-16) ist ein sommergrüner, bis zu 10 m hoher, baumartiger Strauch, der stark buschig verästelt ist und in seinem Aussehen an den Haselnußstrauch erinnert. Die Blätter sind kurzgestielt, rundlich rautenförmig, stark gezähnt und von deutlichen Nerven durchzogen. Die kleinen gelben Blüten entwickeln sich erst zur Zeit des beginnenden Laubabfalls im Herbst. Sie sind zwittrig oder eingeschlechtlich mit doppelter Blütenhülle und stehen in Knäueln in den Blattachseln. Der Kelch ist vierteilig, in jedem Fach gibt es einzelne oder auch zahlreiche Samenanlagen, von denen meist nur eine zur vollen Entwicklung kommt. Die Frucht reift im nächsten Frühjahr. Sie ist eine scheidewandspaltige Kapsel, die zur Reifezeit aufplatzt und die ölhaltigen Samen mit großer Heftigkeit herausschleudert. Hamamelis blüht von September bis Oktober.

Verbreitung

Hamamelis ist vor allem in Kanada, und an der Atlantikküste Nordamerikas verbreitet, während sie bei uns als Zierstrauch gezogen wird. Hamamelis bevorzugt tiefgründige Böden an Waldrändern, Gebüschen und felsigen Flußufern.

Inhaltsstoffe und Wirkprinzip

Die wesentlichen Inhaltsstoffe von Hamamelis virginiana sind **Gerbstoffe** *(Hamamelistannine* und kondensierte Gerbstoffe), **Proan-** thocyanidine, Flavonoide, organische Säuren und in den Blättern **ätherisches Öl.** Das Inhaltsstoffspektrum der einzelnen Pflanzenteile ist unterschiedlich: Die Rinde ist mit einem Anteil von über 12% besonders gerb-

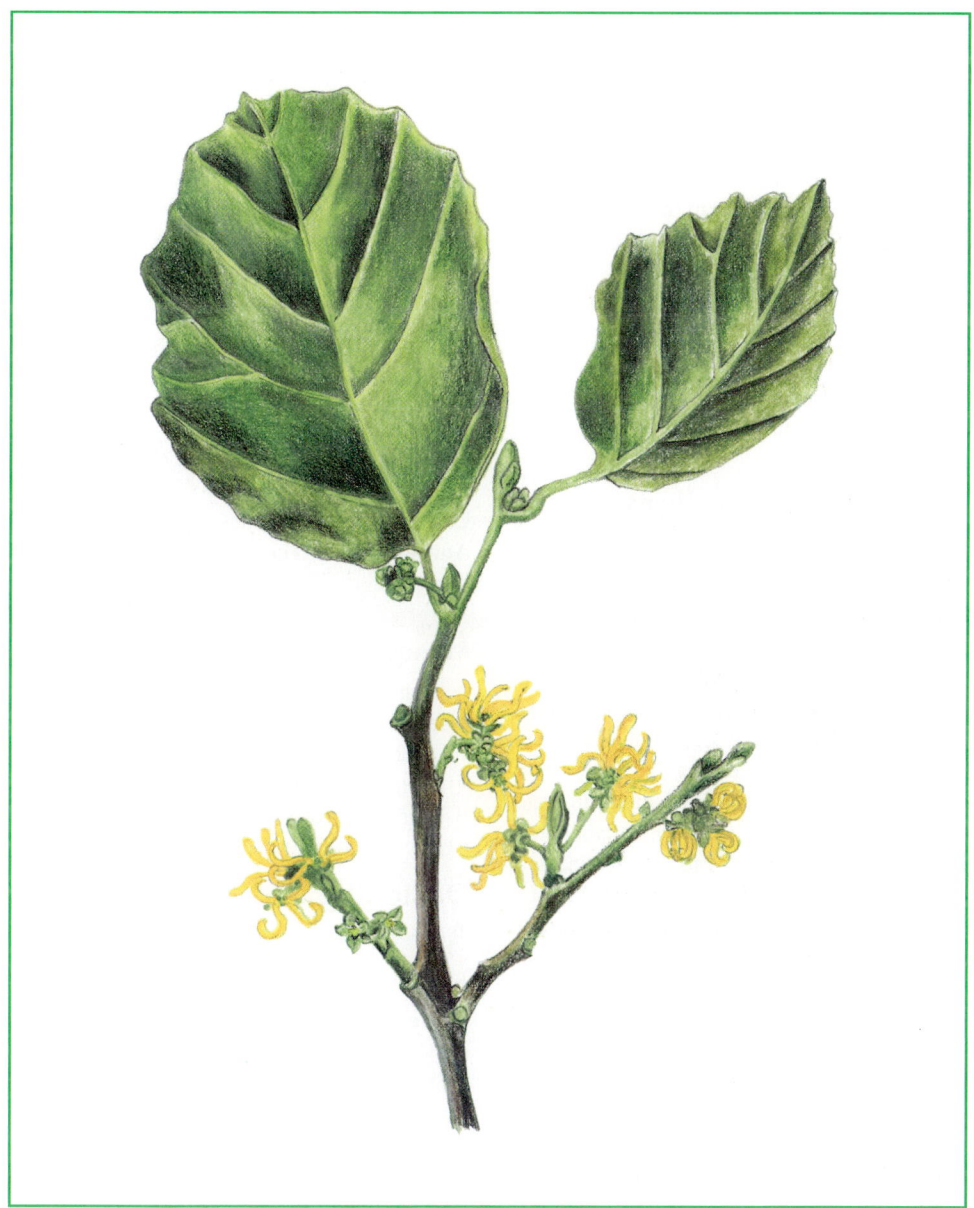

Abb. 8-16   Hamamelis – Hamamelis virginiana.

stoffreich, während ätherisches Öl und andere wasserdampfflüchtige Substanzen (*Carbonylverbindungen, Ketone*) vor allem in den Blättern vorkommen. Im Gegensatz zu Extrakten aus Hamamelisblättern und -rinde enthält das Wasserdampfdestillat keine Gerbstoffe sondern nur die flüchtigen Stoffe. Der Gerbstoffgehalt bestimmt die adstringierende Wirkung durch Eiweißfällung in den obersten Haut- und Schleimhautschichten. Eine adstringierende Wirkung ist gleichfalls von den im Destillat enthaltenen Ketonen bekannt. Das Gewebe wird abgedichtet und die Gefäßpermeabilität herabgesetzt, das Eindringen von Keimen verhindert und die Widerstandsfähigkeit der Haut erhöht. Die *Flavonoide* vermindern ebenfalls die Kapillardurchlässigkeit und weisen Radikalfängereigenschaften auf. Hamamelisextrakte und -destillate wirken **entzündungshemmend, lokal blutstillend, venentonisierend** und **gefäßverengend.**

Geschichte und Volksmedizin

Der Name Hamamelis leitet sich von der Ähnlichkeit seiner Früchte mit einem Apfel („hamatus" = hakig, „melum" = Apfel) ab. Die Bezeichnung „Zauber-" im deutschen Namen läßt sich auf die Verwendung seiner Zweige als Wünschelrute zurückführen und hängt möglicherweise mit der Eigenart zusammen, die Samen bei der Reifung in die Luft zu schleudern. Vermutlich spielt auch die ungewöhnliche Blütezeit im Herbst dabei eine Rolle. Hamamelis war schon in der indianischen Naturmedizin bekannt. Sowohl die frischen Blätter als auch eine Abkochung aus den Zweigen wurden zur Behandlung von Verletzungen, Brandwunden, Insektenstichen und Furunkeln, in Form von Umschlägen bei Schwellungen und als Mittel gegen Hämorrhoiden eingesetzt. Volksmedizinisch wird Hamamelis zur Behandlung von Hauterkrankungen, zur unterstützenden Therapie bei unspezifischen Durchfällen, bei Beschwerden während der Menstruation und in den Wechseljahren verwendet.

Anwendungsgebiete

Zubereitungen aus Hamamelisblättern oder -rinde werden in erster Linie **äußerlich** bei leichten Hautdefekten, Verbrennungen (Sonnenbrand) und Verbrühungen appliziert, bzw. **auf Schleimhäuten** in Form von Zäpfchen bei Hämorrhoidalleiden angewendet. Die Wirksamkeit bei entzündlichen Dermatosen konnte sowohl von Hamamelisextrakten, als auch von Wasserdampfdestillaten bestätigt werden. Entsprechende Zubereitungen führten bei Patienten mit **Neurodermitis** zu einer deutlichen Verbesserung der Hauptsymptome Rötung, Schuppung und Juckreiz und gelten als mögliche Alternative zu einer topischen Behandlung mit Glucocorticoiden. Die gefäßverengenden und **venentonisierenden Eigenschaften** bestimmen die Anwendung im Bereich der Venenerkrankungen.

Hamamelisdestillat (Hamameliswasser) beruhigt die gereizte Haut. Es ist Bestandteil in kosmetischen Gesichts- und Rasierwässern, Augenlotionen, Hautcremes und Deodorantien.

Monographie

- leichte Hautverletzungen
- lokale Entzündungen der Haut und Schleimhäute
- Hämorrhoiden
- Krampfaderbeschwerden.

Dosierung und Anwendung

Droge: TD: entfällt.
Anwendung, Rinde und Blätter: 5–10 g in ca. 250 ml Wasser ansetzen; als Dekokt zu Umschlägen und Spülungen verwenden. Bei Mundschleimhautentzündungen mehrmals täglich spülen. Wasserdampfdestillat unverdünnt oder im Verhältnis 1 : 3 mit Wasser verdünnt zu Umschlägen verwenden.

Heidelbeere – Vaccinium myrtillus

Familie: Ericaceae, Heidekrautgewächse
Volkstümliche Namen: Blaubeeren, Bickbeeren, Mostbeeren, Schwarzbeeren
Arzneidroge: Heidelbeerfrüchte – Myrtilli fructus.

> Heidelbeerblätter erhielten aufgrund nicht belegter Wirksamkeit eine negative Monographie.

Botanische Beschreibung

Die Heidelbeere ist ein buschiger, sommergrüner Zwergstrauch mit scharfkantigen, grünen Ästen in zahlreichen Verzweigungen. Die derben, kurzgestielten Blätter sind wechselständig, länglich-eiförmig, zugespitzt, fein gesägt und hellgrün. Die grünlichen, blaßrosa überlaufenen Blüten mit kugelig-krugförmiger Krone hängen an kurzen Stielen. Es entwickeln sich kugelige, bereifte, schwarzviolette, innen purpurrote, fleischige und vielsamige Beeren.

Verbreitung

Die Heidelbeere findet sich in Mittel- und Nordeuropa, Nordasien und Nordamerika. In Deutschland wächst die Heidelbeere überall in Laub- und Nadelwäldern, auf Heiden und Torfmooren auf sauren, nährstoffarmen Böden.

Inhaltsstoffe und Wirkprinzip

Die Heidelbeeren enthalten reichlich **Gerbstoffe,** und zwar überwiegend *Catechingerbstoffe* (bis zu 12%), **Anthocyanglykoside, Flavonoide,** Zucker, Pektine, Fruchtsäuren und Vitamine. Die Konzentration der Inhaltsstoffe ändert sich während der Fruchtreife in unterschiedlicher Weise.

Die *Gerbstoffe* wirken **entzündungshemmend, adstringierend** und **antidiarrhöisch.** Sie hemmen das Bakterienwachstum, bilden eine festhaftende Membran auf der Schleimhaut im Darm, die vor mechanischen Reizen schützt und die entzündliche Sekretion vermindert.

Geschichte und Volksmedizin

Heidelbeeren waren vor allem in ihrem Verbreitungsgebiet eines der wichtigsten Heilmittel bei Durchfall, Ruhr und Hämorrhoiden. Sie wurden innerlich bei Erbrechen und Blutungen, äußerlich zu Umschlägen bei schlecht heilenden Wunden verwendet. Ein Ansatz der zerquetschten (getrockneten) Beeren mit Rotwein unterstützt die stopfende Wirkung. Die Volksmedizin empfiehlt einen Tee aus *Heidelbeerblättern* bei Zuckerkrankheit, Beschwerden im Bereich der Atemwege, der Niere und ableitenden Harnwege, bei funktionellen Herzbeschwerden und zur Stoffwechselanregung. Die Wirksamkeit bei diesen Anwendungsgebieten ist nicht belegt und besonders eine Anwendung bei Diabetes ist angesichts der Risiken nicht zu vertreten.

Anwendungsgebiete

Heidelbeeren werden vor allem bei akuten, unspezifischen Durchfallerkrankungen eingesetzt. Für Zubereitungen aus Heidelbeeren (Heidelbeer-Anthocyane = VMA-Zubereitung entsprechend einem Gehalt von 25% Anthocyanidinen) gelten weitere Anwendungsgebiete als belegt: **innerlich** bei Brüchigkeit und veränderter Permeabilität der Blutkapillaren, zur Epithelregenerierung sowie bei Magen- und Darmgeschwüren, **äußerlich** zur Förderung der Vernarbung von Wunden, insbesondere bei der Behandlung von Schorf, Verbrennungen, Operationswunden und Ulcus cruris.

Im Gegensatz zur antidiarrhöischen Wirkung der Arzneidroge *getrocknete* Heidelbeeren wirken die *frischen* Beeren abführend. Die zellulosehaltigen Schalen und Kerne quellen als Ballaststoffe im Darm und regen die Peristaltik der glatten Muskulatur an.

Monographie

- **Innerliche Anwendung**
  - zur Unterstützung unspezifischer, akuter Durchfallerkrankungen bei Schulkindern und Erwachsenen.
- **Äußerliche Anwendung**
  - zur lokalen Therapie leichter Entzündungen der Mund- und Rachenschleimhaut.

Bei Durchfällen, die länger als 3 bis 4 Tage andauern ist ein Arzt aufzusuchen.

Dosierung und Anwendung

Droge: TD: 20–60 g Droge, zur lokalen Anwendung als 10%iges Dekokt.
Anwendung: Heiß: 1–2 Eßlöffel Heidelbeeren werden in ca. 150 ml Wasser etwa 10 Min gekocht, noch heiß durch ein Teesieb geben. Kalt: Dieselbe Menge wird mit kaltem Wasser angesetzt, 2 Std. quellen lassen. Mehrmals täglich 1 Tasse frisch bereiteten Aufguß, bis zum Abklingen der Durchfälle, kalt trinken.

Holunder – Sambucus nigra

Familie: Caprifoliaceae, Geißblattgewächse
Volkstümliche Namen: Achenstaude, Alhorn, Backholder, Elhorn, Eller, Flieder, Fliedertee, Holler, Holder, Holderbusch, Holderknopf, Mausflieder, Reckholder, Schwarzholder, Schwarzer Holunder
Arzneidroge: Holunderblüten – Sambuci flos
In der Volksmedizin werden auch Holunderblätter, -beeren und -rinde verwendet.

Botanische Beschreibung

Der Holunder (Abb. 8-17) ist ein astiger Strauch oder kleiner Baum, der bis 10 m hoch werden kann. Ältere Bäume haben eine warzige, rissige, unangenehm riechende, graubraune Borke, junge Äste enthalten ein weißes Mark. Die Blätter sind 10–30 cm lang, gegenständig und unpaarig gefiedert mit eiförmigen oder länglich zugespitzten Fiederblättchen mit dicht gesägtem Rand. Die kleinen weißen Blüten sind in großen, reichblütigen und schirmförmigen Trugdolden angeordnet. Sie verströmen einen starken, etwas betäubenden Duft. Im Herbst entwickeln sich kugelige, glänzend schwarz-violette, beerenartige Steinfrüchte mit blutrotem Saft. Diese können mit den Früchten von Sambucus ebulus (Zwergholunder) verwechselt werden, die besonders bei Kindern heftiges Erbrechen hervorrufen können. Die Äste des überhängenden Fruchtstands sind zur Zeit der Reife purpurfarben oder violett gefärbt. Holunder blüht von Juni bis Juli, die Früchte reifen im August bis September.

Verbreitung

Der Holunder ist fast in ganz Europa, Nordafrika, Kleinasien und Westsibirien, in Deutschland an Wald- und Wegrändern, Hecken und an Flußufern verbreitet. Er liebt sonnige Lagen und fruchtbare, feuchte und stickstoffreiche Böden. Man findet ihn oft in der Nähe menschlicher Siedlungen, in letzter Zeit häufig kulturmäßig angebaut.

Inhaltsstoffe und Wirkprinzip

Die Holunderblüten enthalten ein **ätherisches Öl** mit 63 Komponenten, **Flavonoide, organische Säuren, Sterole** (β-Sitosterol, Cholesterin) und **Schleim.** Die Droge wirkt **sekretolytisch** durch Vermehrung des Bronchialsekrets und **schweißtreibend.** An diesen Wirkungen sind wahrscheinlich das *ätherische Öl* und die *Flavonoide* beteiligt.

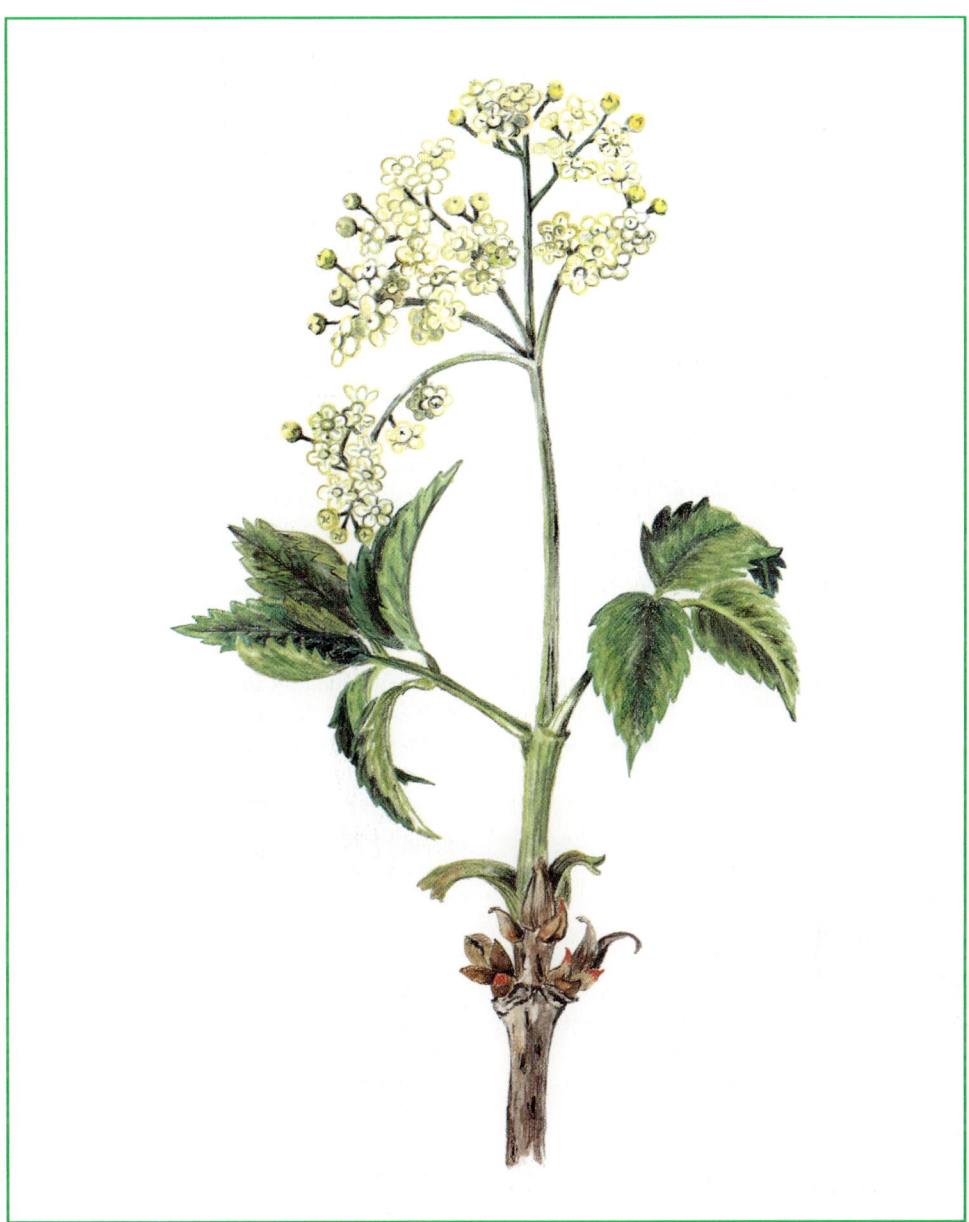

Abb. 8-17   Holunder – Sambucus nigra.

Geschichte und Volksmedizin

Die Bezeichnung „Sambucus" läßt sich vom griechischen Wort für „Posaune" ableiten. Es gibt Nachweise, daß Instrumente mit dem be-sten Ton aus Holunderholz gefertigt waren. In Italien wird eine Bauernflöte mit der Be-zeichnung „Sampogna" gespielt. Holunder-samen wurden bereits in prähistorischen Siedlungen gefunden und daher schon zu Urzeiten gesammelt. In antiken Schriften wird er als harntreibendes und gynäkologisches Mittel erwähnt. Die Beeren dienten zum Schwarzfärben der Haare.

In der Volksmedizin werden die Fliederblüten bei Erkältungskrankheiten und fiebrigen Zuständen, als Gurgelmittel und zu Mundspülungen verwendet. Durch ihre Eigenschaft, die Schweißbildung und Ausscheidung über die Haut zu fördern und die leicht harntreibende Wirkung, werden sie bei Rheuma, Gicht oder Hautkrankheiten eingesetzt, in Form eines Kräuterkissens äußerlich bei Entzündungen und Schwellungen. Seit altersher wird aus den Blüten der Holundermost hergestellt, ein belebendes und erfrischendes Getränk, das oft als Frühjahrskur zur Abwehrsteigerung getrunken wird. Ein Mus aus den Vitamin-C-reichen Holunderbeeren, auch „Hollersuppe" genannt, ist in Erkältungszeiten für Kinder beliebt. Es wirkt leicht abführend und gilt auch als gutes Mittel bei Rheuma und Neuralgien.

Die Holunderblätter ergeben zusammen mit Leinöl das „grüne Holunderöl", das äußerlich bei Entzündungen helfen soll.

Anwendungsgebiete

Bei **fieberhaften Infekten** soll ein Tee aus Holunderblüten zur Anregung der Schweißbildung möglichst heiß getrunken werden. Holunderblüten werden oft mit sekretolytisch wirkenden Drogen kombiniert.

Monographie

- Erkältungskrankheiten.

Dosierung und Anwendung

Droge: Mittlere TD: 10–15 g als Infus.
Anwendung: 3–4 g Holunderblüten mit 150 ml Wasser überbrühen. Mehrmals täglich, besonders in der zweiten Tageshälfte, 1–2 Tassen frisch bereiteten Teeaufguß, möglichst heiß trinken.

Hopfen – Humulus lupulus

Familie: Cannabaceae, Hanfgewächse
Volkstümliche Namen: Bierhopfen, Hopfenkätzchen, Heidehopfen, Hupfen, Zaunhopfen
Arzneidroge: Hopfenzapfen – Lupuli strobulus, die ganzen, getrockneten Fruchtstände der weiblichen Pflanzen; Hopfendrüsen – Lupuli glandula, die von den Fruchtständen abgeschlagenen und gesiebten Drüsenschuppen.

Botanische Beschreibung

Der Hopfen ist eine ausdauernde, kletternde Pflanze, deren einjährige Triebe 6–12 m hoch werden. Der Stengel ist mit rauhen Kletterhaaren besetzt und rechtswindend. Die Blätter sind gegenständig, gestielt, tief, drei- bis fünflappig, am Rand gezähnt und mit borstigen Haaren besetzt. Der Hopfen ist zweihäusig; die männlichen Blüten sind grünlich und hängen rispenartig in den Blattachseln. Die weiblichen Blüten sind gelblich und stehen in einem eiförmigen, zapfenartigen Fruchtstand (Hopfendolden). Die Hopfenzapfen tragen dachziegelig übereinanderliegende, trockenhäutige Deckblätter, in deren Achseln meist zwei weibliche Blüten stehen. Die Deckblätter und die Blüten sind mit kleinen, körnchenförmigen und gelben Drüsen besetzt. Hopfen blüht von Juni bis Juli.

Verbreitung

Seit dem 8. Jh. ist der Hopfen in Mitteleuropa eingebürgert und wird weltweit in gemäßigten Zonen kultiviert. Wildvorkommen sind auf feuchten, nährstoffreichen Böden in Gebüschen, an Flußufern, Hecken und Zäunen zu finden. Die weibliche Pflanze wird in Süddeutschland zur Verwendung in der Bierbrauerei großflächig angebaut.

Inhaltsstoffe und Wirkprinzip

Hopfenzapfen enthalten in den Drüsenschuppen ein **ätherisches Öl** mit dem typischen, würzig-aromatischen, leicht balsamischen Geruch, und ein Harz mit den **Hopfenbittersäuren** *Humulon und Lupulon* („Hopfenbitter"). Bei der Lagerung findet eine Umwandlung (Autooxidation) der Bittersäuren statt, bereits innerhalb von sechs Monaten sinkt ihr Gehalt um etwa 30%. Aus diesem Grund wird für pharmazeutische Zwecke ein Mindestgehalt der Droge vorgeschrieben, um eine Überlagerung auszuschließen. In den **Zapfenblättern** der Fruchtstände sind **Flavonoide** und **Gerbstoffe** enthalten.

Die Bitterstoffe wirken appetitanregend, verdauungsfördernd und wachstumshemmend auf Bakterien. Bei der Zersetzung der Hopfenbittersäuren während der Lagerung entstehen flüchtige Verbindungen, die möglicherweise für eine zentral dämpfende und schlaffördernde Wirkung verantwortlich sind. Allerdings konnte die sedierende Wirkung bisher nicht eindeutig nachgewiesen werden.

Geschichte und Volksmedizin

Der Hopfen ist eine alte Kultur- und Heilpflanze, die in der Volksmedizin zu allen Zeiten sehr geschätzt wurde. Hopfentee wurde als Bittermittel bei Magen- und Leberleiden, bei Gicht, Wassersucht, Nervosität und Schlaflosigkeit getrunken. In manchen Gegenden gibt man unruhigen Kindern ein mit (warmem) Hopfen gefülltes Kissen als Schlafkissen. Auch als Badezusatz oder in der Aromatherapie ist er wegen seiner beruhigenden Eigenschaft beliebt. Äußerlich wird er zum Einreiben oder in Form von Umschlägen bei Entzündungen, schlecht heilenden Wunden und Geschwüren verwendet, was durch die keimhemmende Wirkung der Hopfenbittersäuren plausibel erscheint. Die Angaben über eine östrogenartige Wirkung des Hopfens sind widersprüchlich. Lange Zeit vermutete man Östrogene im Hopfen und erklärte damit die dämpfende Wirkung des Biers auf sexuelle Übererregbarkeit. Mit dieser Annahme wurde die Entstehung der berühmten Klosterbrauereien begründet.

Anwendungsgebiete

Eine Kombination von Hopfenzapfen mit anderen sedativ wirkenden Drogen *(Baldrianwurzel, Passionsblumenkraut)* kann sinnvoll sein.

Monographie

- **Hopfenzapfen**
  Befindensstörungen wie Unruhe, Angstzustände, Schlafstörungen.

Der Kontakt mit *frischen* Hopfenzapfen kann Ursache der sogenannten Hopfenpflückerkrankheit sein, die sich durch Kopfschmerz, Schläfrigkeit, Bindehautentzündung, Bläschen auf der Haut und Gelenkbeschwerden äußert. Beim Trocknen werden vermutlich allergieauslösende Substanzen zerstört.

Dosierung und Anwendung

Droge: ED: 0,5 g.
Anwendung: 1–2 Teelöffel Hopfenzapfen mit 150 ml Wasser übergießen. Mehrmals täglich und vor dem Schlafengehen 1 Tasse.

Huflattich – Tussilago farfara

Familie: Asteraceae, Korbblütler
Volkstümliche Namen: Brustlattich, Brandlattich, Fohlenfuß, Hustenkraut, Pferdefuß, Lehmblätter, Märzblume, Tabakkraut
Arzneidroge: Huflattichblätter – Farfarae folium

Die in der Volksmedizin verwendeten Huflattichblüten und Huflattichwurzeln erhielten aufgrund ihres Gehaltes an toxischen Pyrrolizidin-Alkaloiden sowie der nicht belegten Wirksamkeit eine Negativmonographie.

Botanische Beschreibung

Der Huflattich (Abb. 8-18) ist eine ausdauernde Pflanze mit weitverzweigtem unterirdischem Sproß- und Wurzelsystem. Aus einer dünnen, stielrunden Grundachse treiben bis zu 1,80 m lange Ausläufer. Im Vorfrühling, kurz nach der Schneeschmelze, erscheinen zuerst die gelben Blütenköpfe (Blütezeit März bis April) auf filzig behaarten, mit grünen oder rötlichen Schuppen besetzten Blütenschäften. In dem goldgelben Blütenkörbchen sitzen in mehreren Reihen weibliche, zungenförmige Randblüten und männliche, röhrenförmig-glockige Scheibenblüten. Sobald der blühende Stengel anfängt zu welken, erscheinen die grundständigen, großen und hufeisenförmigen Blätter mit einem Blatt-

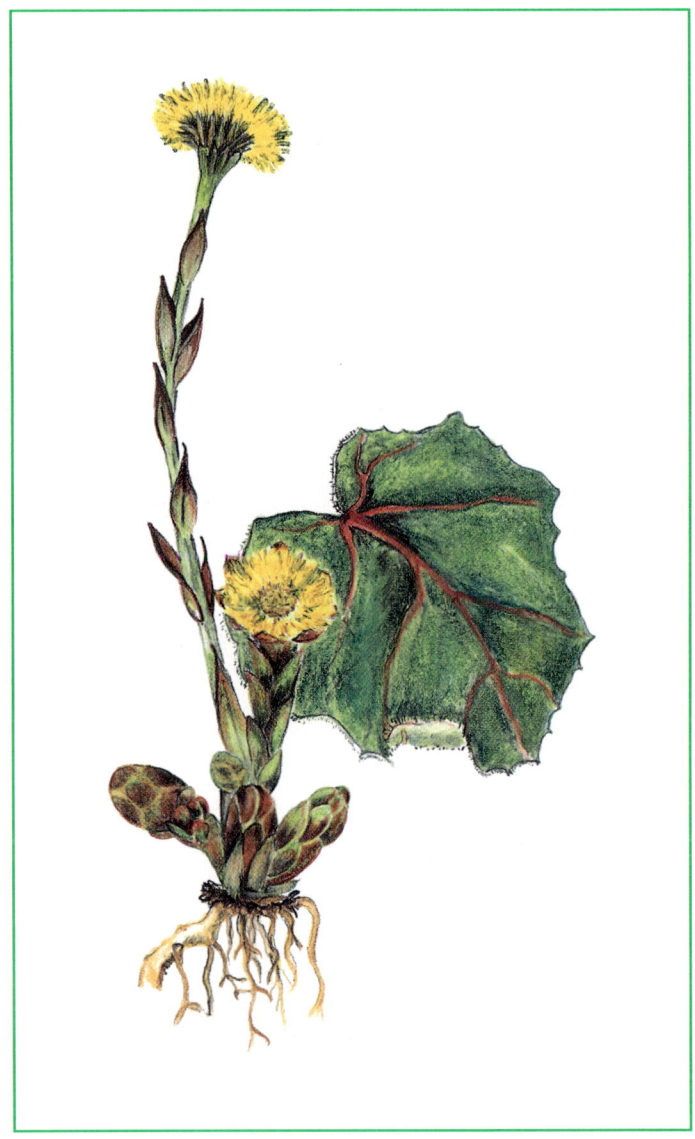

Abb. 8-18 Huflattich – Tussilago farfara.

durchmesser bis zu 30 cm. Sie sind langgestielt, ledrig, unregelmäßig gezähnt und auf der Unterseite weißfilzig behaart.

Verbreitung

Huflattich ist in Europa, Nordamerika und Nordasien zu finden. In Deutschland ist er weitverbreitet an Bahndämmen, Böschungen und Wegrändern, er liebt lehmige oder sandige Böden und gedeiht bis zu einer Höhe von 2000 m.

Inhaltsstoffe und Wirkprinzip

Der Huflattich enthält saure **Schleimpolysaccharide** aus der Gruppe der solbildenden Schleime, Triterpene, wenig **ätherisches Öl**, **Bitter- und Gerbstoffe** und in allen Pflanzenteilen stark wechselnde Mengen an **Pyrrolizidin-Alkaloiden**. Diese Alkaloide sind abhängig von ihrer Struktur toxisch und greifen Leberzellen an. In Huflattichblättern kommen die Alkaloide *Senkirkin* und *Tussilagin* vor, letzteres ist durch einen anderen Molekülaufbau nicht giftig. Der Anteil an Pyrrolizidin-Alkaloiden ist nicht in allen Herkünften gleich.
Die *Schleimstoffe* bilden einen **reizlindernden** Film auf der Schleimhaut und der Hustenreiz wird gemildert. Für Huflattichblätter wurden **auswurffördernde** und **keimhemmende Eigenschaften** festgestellt.

Geschichte und Volksmedizin

Als Frühlingsblume wurde der Huflattich früher als besonders wirksam betrachtet. In Böhmen wurden die Blüten unter das Futter der Pferde gemischt, damit sie ein feuriges Aussehen bekämen. Die jahrhundertealte Verwendung als Hustenmittel läßt sich aus dem Namen ableiten, der sich aus „tussis" = Husten und „agere" = vertreiben zusammensetzt. In der traditionellen Medizin hatte der Huflattich schon immer vorwiegend bei Husten, Heiserkeit, Bronchial- und Lungenleiden Bedeutung, wurde aber auch als Stär-

kungsmittel für schwächliche Kinder, bei Krämpfen, Fieber und Entzündungen der Harnwege verwendet. Ein Tee aus Huflattichblüten, -kraut oder -wurzeln wurde bei Magen- und Darmreizungen getrunken. Die zerquetschten Blätter ergaben einen Umschlag bei Venenentzündungen, bei Migräne wurden die Blätter mit der filzigen Seite auf die Stirn gelegt. Verbreitet war das Inhalieren und Rauchen der getrockneten Blätter als nikotinfreie Zigaretten. Sie sollten die Raucherentwöhnung unterstützen, gleichzeitig nützte man die schleim- und krampflösende Wirkung des Rauchs. Heute wird der Huflattich auch in der Volksmedizin hauptsächlich bei Erkrankungen der Atemwege verwendet.

Anwendungsgebiete

Durch den Schleimgehalt eignen sich Huflattichblätter besonders bei **Reizhusten**. Die Verwendung senkirkinarmer Sorten und die Einhaltung der Anwendungsbeschränkung (s. u.) kann ein mögliches hepatotoxisches Potential vermindern. Allerdings sind Huflattichblätter leicht durch andere schleimhaltige Hustendrogen zu ersetzen, die keine Pyrrolizidin-Alkaloide enthalten.

Monographie

- akute Katarrhe der Luftwege mit Husten, Heiserkeit
- akute, leichte Entzündungen der Mund- und Rachenschleimhaut.

⚠️ Schwangerschaft und Stillzeit. *Anwendungsbeschränkung:* Dauer der Anwendung höchstens vier bis sechs Wochen im Jahr.

Dosierung und Anwendung

Droge: Die Tagesdosis wird auf 4,5–6 g begrenzt, sie darf **nicht mehr als 10 µg Pyrrolizidin-Alkaloide** enthalten.
Anwendung: 1,5–2,5 g mit heißem Wasser übergießen, mehrmals täglich trinken.

Isländisch Moos – Cetraria islandica

Familie: Pameliaceae, Schlüsselflechten
Volkstümliche Namen: Almgraupen, Berggraupen, Blutlungenmoos, Fiebermoos, Heideflechte, Hirschhornflechte, Isländische Flechte, Lungenmoos, Purgiermoos, Schuppenflechte
Arzneidroge: Die getrockneten Thalli (Vegetationskörper niederer Pflanzen) der Flechte, Lichen islandicus.

Botanische Beschreibung

Das Isländisch Moos gehört zu den Flechten, einer besonderen Gruppe von Organismen. Sie stellen eine Symbiose von Blau- oder Grünalgen mit einem Pilz dar und bilden eine morphologische und physiologische Einheit. Die Pilzhyphen umspinnen die Algenzellen und dringen mit ihren Haustorien in sie ein. Das Isländisch Moos wird bis 15 cm hoch und hat einen strauchigen, gabelig verzweigten, knorpeligen Thallus, der mit kurzen, fadenförmigen Haftorganen am Boden befestigt ist. Die Oberseite ist oliv- oder braungrün, die Unterseite weißlich bis hellbraun. An den Thallusrändern befinden sich in mehr oder weniger dichter Anordnung etwa 1 mm lange Warzen, in denen sich die Vermehrungsorgane entwickeln.

Verbreitung

Isländisch Moos ist weltweit in gebirgigen Gegenden, in Deutschland hauptsächlich in der norddeutschen Tiefebene und den Mittelgebirgen, verbreitet. Isländisch Moos wächst in tieferen Lagen auf silikat- und kalkhaltigen Böden in Zwergstrauchheiden und Kiefernwäldern, im Gebirge bis über die Baumgrenze hinaus an lange schneebedeckten Stellen.

Inhaltsstoffe und Wirkprinzip

Isländisch Moos enthält mehr als 50% **Schleim,** darin als Hauptkomponente das *Lichenin*, das sich in heißem Wasser löst und das bereits kaltwasserlösliche *Isolichenin*. Weiter sind **Bitterstoffe** (Flechtensäuren) und **antibakteriell wirkende Substanzen** enthalten. Der Schleim legt sich als Schutzschicht über die gereizte Bronchialschleimhaut und Entzündungen können abklingen. Die Bitterstoffe wirken appetitanregend und fördern die Sekretion von Verdauungssäften.

Geschichte und Volksmedizin

Isländisch Moos galt besonders in den nordischen Ländern schon seit altersher als vielseitige Heil- und Nahrungspflanze. In Island kochte man eine Art Grütze aus der Flechte. Als Heilmittel wurde sie bei allen Bronchialleiden, bei Magenbeschwerden, Brechreiz, Durchfall, Blasenentzündung und Blutungen jeder Art empfohlen. Volksmedizinisch gilt Isländisch Moos als Stärkungsmittel bei chronischer Bronchitis, Keuchhusten, Asthma, Nieren- und Blasenleiden und bei Erschöpfungszuständen. Äußerlich wird es auf schlecht heilende und eiternde Wunden, Furunkel und Abszesse aufgelegt.

Anwendungsgebiete

Das Isländisch Moos wird bei **Reizhusten** gern in Form von Lutschpastillen genommen, die aus dem eingedickten wäßrigen Extrakt bestehen. Durch den guten Geschmack lösen sie **reflektorisch** die **Speichelsekretion** aus. Der Speichel enthält körpereigene Schleimstoffe, die Lutschpastille regt sozusagen die Bildung körpereigener Schutzstoffe an. Die äußerliche Verwendung von Isländisch Moos bei infizierten Wunden hat heute kaum mehr Bedeutung.

Monographie

- Schleimhautreizungen im Mund- und Rachenraum und damit verbundener trockener Reizhusten
- Appetitlosigkeit.

Dosierung und Anwendung

Droge: TD: 4–6 g, ED: 1,5 g auf 1 Tasse.
Anwendung: Für die Anwendung bei Schleimhautreizungen im Mund- und Rachenraum und bei Reizhusten als Aufguß, für die Anwendung bei Appetitlosigkeit vorzugsweise als (bitterschmeckendes) Kaltmazerat zubereiten.
Hinweis: Nach Überbrühen der Droge mit heißem Wasser, dieses sofort abgießen und die Droge erneut mit heißem Wasser ansetzen: Auf diese Weise erhält man weniger bitter schmeckende Zubereitungen.

Johanniskraut – Hypericum perforatum

Familie: Hypericaceae, Johanniskrautgewächse (= Hartheugewächse)
Volkstümliche Namen: Tüpfelhartheu, Hartheu, Sonnenwendkraut, Mannskraft, Hexenkraut, Jageteufel, Herrgottsblut, Johannisblut, Blutkraut, Feldhopfenkraut, Walpurgiskraut
Arzneidroge: Johanniskraut – Hyperici herba.

Botanische Beschreibung

Das Johanniskraut (Abb. 8-19) ist eine ausdauernde, bis zu 1 m hohe Pflanze mit reichästiger Wurzel und Rhizom. Der aufrechte Stengel ist im oberen Bereich stark verzweigt, mit vielen Längskanten, bereift und zur Spitze hin mit Drüsen besetzt. Auffallend sind die gegenständigen, eiförmig-länglichen, ganzrandigen und kahlen Blätter, die durch ihre vielen Öl- und Harzbehälter wie perforiert erscheinen, wenn man sie gegen das Licht hält. Die schönen, leuchtend gelben Blüten stehen in einem trugdoldigen Blütenstand auf schwarzdrüsigen Stielen. Sie haben jeweils fünf Kelch- und fünf Kronenblätter, die mit vielen schwarzen strich- oder punktförmigen Drüsen besetzt sind, aus denen beim Zerreiben ein roter Farbstoff austritt. Die zahlreichen Staubgefäße (50–60) sind zu Bündeln verwachsen. Auch die Kapselfrüchte sind mit strich- oder punktförmigen Drüsen überzogen. Johanniskraut blüht zur Zeit der Sommersonnenwende, um „Johanni", von Juni bis August.

Verbreitung

Johanniskraut ist in ganz Europa, in Nordafrika und Westasien verbreitet und wächst an trockenen, warmen Weg- und Waldrändern, auf lichten Waldflächen und auf Brachland. Die Arzneidroge stammt aus Wildsammlungen, nur zum geringeren Teil aus dem Anbau.

Inhaltsstoffe und Wirkprinzip

Charakteristische Inhaltsstoffe des Johanniskrauts sind die **Hypericine** mit *Hypericin* und *Pseudohypericin*, **Flavonoide** (*Kämpferol*, *Quercetin*), das **Phloroglucin** *Hyperforin*, Procyanidine, **Gerbstoffe** und **ätherisches Öl**. Im ätherischen Öl wurde u. a. eine Substanz (2-Methyl-3-Buten-ol) nachgewiesen, die als Abbauprodukt der Hopfenbittersäuren – die möglicherweise das sedative Prinzip im Hopfen darstellen – bekannt wurde. Die Inhaltsstoffe sind quantitativ und qualitativ ungleich in der Pflanze verteilt. Ihr Gehalt unterliegt – abhängig von den Wachstumsbedingungen – großen Schwankungen, wobei die Pflanzen mit dem höchsten Hypericingehalt auch den höchsten Gehalt an allen anderen Inhaltsstoffen aufweisen.
Das Johanniskraut wirkt **stimmungsaufhellend,** wofür lange Zeit das *Hypericin* als einzige wirksame Substanz angesehen wurde. Es greift in den Gehirnstoffwechsel ein und beeinflußt die Verfügbarkeit der Neurotransmitter. Diskutiert wird die Hemmung der Monoaminooxidase und ein Angriff an Serotonin- und adrenergen β-Rezeptoren, indem deren Empfindlichkeit erhöht wird. Nach neuesten Erkenntnissen ist für die **antidepressive Wirkung** nicht allein das Hypericin verantwortlich, sondern ebenso das Hyperforin

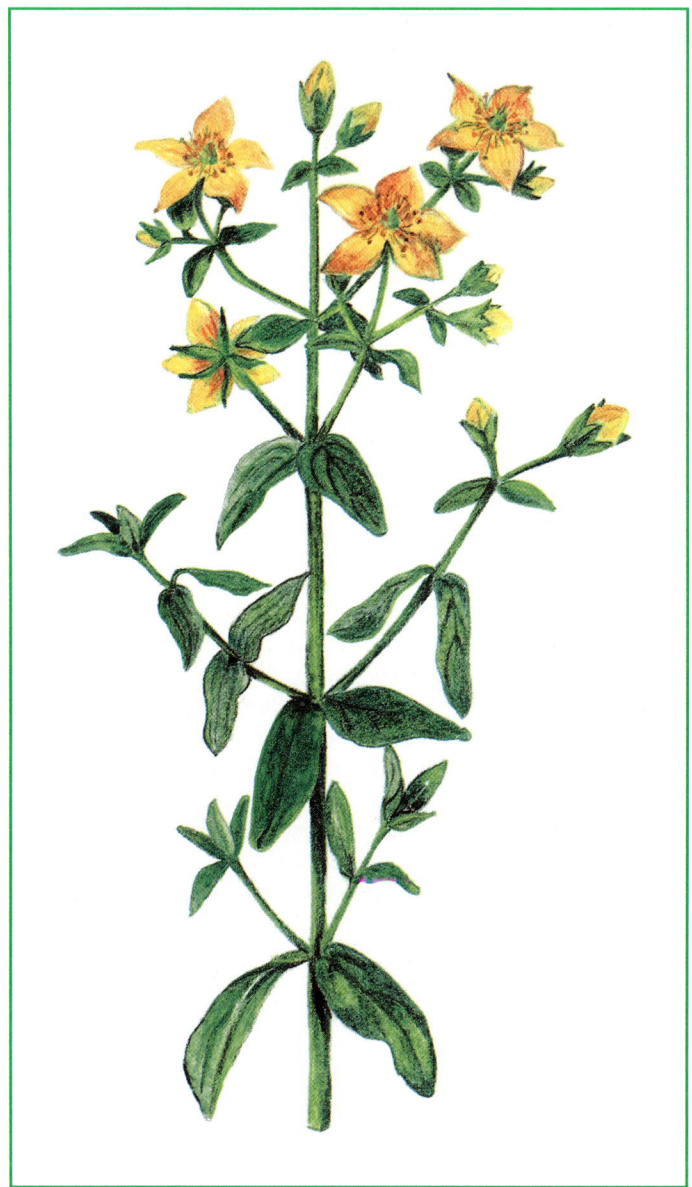

Abb. 8-19 Johanniskraut – Hypericum perforatum.

und vermutlich ein *synergistischer Effekt aller Inhaltsstoffe.* Der genaue Wirkmechanismus ist noch nicht eindeutig geklärt. Das *ätherische Öl* wirkt zusammen mit anderen Substanzen **antibakteriell** und **antiviral,** der *Gerbstoff* **adstringierend.** Neue Befunde deuten auf **immunmodulierende Eigenschaften** hin.

Geschichte und Volksmedizin

Der Name „Hypericum" leitet sich ab vom griechischen „hyper" = auf, über und „ereikon" = Bild und verweist auf eine Pflanze mit außerordentlichen Heilkräften. Einer Legende zufolge entstand die Pflanze aus dem Blut

Johannes des Täufers. Aus diesem Grund galt sie als besonders wirksam, wenn sie zu „Johanni" geerntet wurde. Der rote Saft, der beim Zerreiben der Blüten austritt, gab Anlaß zu vielfältigen Deutungen und die Pflanze galt im Mittelalter als Zauber- und Hexenkraut. In der Volksmedizin zählte das Johanniskraut zu den beliebtesten Heilpflanzen. Als „Blutkraut" oder „Wundkraut" wurde es bei Wunden aller Art, bei Bluterbrechen und Ruhr verwendet. Traditionelle Indikationen waren Gallenblasenerkrankungen, Bronchitis, Asthma, Magenschleimhautentzündungen und Wurmbefall. Einreibungen mit Johanniskrautöl waren üblich bei Rheuma und Gicht, bei Verrenkungen und Nervenschmerzen. Johanniskraut galt vor allem als „Frauenpflanze" und wurde bei Menstruationsbeschwerden und in den Wechseljahren empfohlen.

Die beruhigende Wirkung auf das Nervensystem ist seit Jahrhunderten bekannt, älteste Berichte über die Anwendung bei psychischen Erkrankungen, bei Schwermut und Niedergeschlagenheit liegen von PARACELSUS vor, der das Johanniskraut als „Arnika der Nerven" bezeichnete. Der Name „Teufelsflucht" deutet auch daraufhin, daß Johanniskraut den „Teufel" austreiben konnte, von dem psychisch Kranke nach mittelalterlicher Vorstellung besessen waren.

Anwendungsgebiete

Johanniskraut eignet sich vor allem zur Behandlung **depressiver Verstimmungszustände** im Zusammenhang mit hormonellen Umstellungen, beispielsweise im Klimakterium. Zu beachten ist, daß der stimmungsaufhellende Effekt des Johanniskrauts erst nach längerem Gebrauch eintritt.

Johannisöl, Oleum Hyperici, auch Rotöl genannt, stellt nicht das ätherische Öl der Pflanze dar. Es wird aus den frischen, zerriebenen Blüten, vermischt mit Oliven- oder Sonnenblumenöl, nach einem besonderen Verfahren hergestellt. Durch den roten Farbstoff der

Hypericine, die in konzentrierter Form enthalten sind, fluoresziert das Öl im Licht dunkelrot.

Herstellung für den Eigenbedarf: Die frischen Johanniskrautblüten werden zerquetscht und in einem Glas mit Olivenöl übergossen (Verhältnis 1:4). Man läßt es zur Gärung unter regelmäßigem Umschütteln an einem warmen Ort stehen und verschließt das Glas. Anschließend der Sonne aussetzen, bis das Öl leuchtend rot wird (ca 6 Wochen).

Johannisöl ist ein gutes **Wundheilmittel.** Es wird zur Pflege alter Narben und Amputationsstellen verwendet, vorbeugend gegen Wundliegen und bei spröder, trockener Haut. In Kapselform wird es innerlich bei Störungen des Verdauungstrakts eingenommen.

Monographie
- **Innerliche Anwendung**
  - psychovegetative Störungen, depressive Verstimmungszustände, Angst und/oder nervöse Unruhe
  - ölige Zubereitungen bei dyspeptischen Beschwerden
- **Äußerliche Anwendung**
  - ölige Zubereitungen zur Behandlung und Nachbehandlung von scharfen und stumpfen Verletzungen
  - Myalgien und Verbrennungen 1. Grades.

Eine Photosensibilisierung durch das Hypericin ist besonders bei hellhäutigen Personen möglich. Unter Sonneneinstrahlung kann es auf unbedeckter Haut ähnlich einem Sonnenbrand zu Rötungen bis hin zur Bläschenbildung kommen. Während der Einnahme sollte man vorsichtshalber starke Sonnenbestrahlung, Solarien und Höhensonne meiden.

Dosierung und Anwendung

Droge: Mittlere TD: 2–4 g.
Anwendung: 2 Teelöffel mit 150 ml Wasser übergießen. Morgens und abends 1–2 Tassen zu sich nehmen.

Kalmus – Acorus calamus

Familie: Araceae, Aronstabgewächse
Volkstümliche Namen: Ackermann, Brustwurz, Kameswurzel, Magenwurz, Deutscher Ingwer
Arzneidroge: Kalmuswurzelstock – Calami rhizoma.

Botanische Beschreibung

Der Kalmus ist eine ausdauernde, bis 1,50 m hohe Sumpfpflanze mit einem kriechenden Wurzelstock, der beim Zerreiben aromatisch-würzig riecht. Der Stengel ist aufrecht, dreikantig und wie der untere Teil der Blätter am Grunde rötlich angelaufen. Die grasgrünen Blätter sind parallelnervig mit kräftigem Mittelnerv, schwertförmig, zugespitzt und am Rand leicht gewellt. Der Blütenkolben ist etwa 8 cm lang und dicht mit winzigen, unscheinbaren, gelblich-grünen, zwittrigen Blüten besetzt. Er blüht (Blütezeit Juni bis Juli) in unseren Gegenden nur selten und wird leicht für Gras oder Schilf gehalten. Im europäischen Raum bildet der Kalmus im Gegensatz zu seiner Heimat Indien keine Früchte, sondern vermehrt sich vegetativ durch Teilung des Wurzelstocks.

Verbreitung

Ursprünglich in Indien und Ostasien beheimatet, wurde der Kalmus in Nordamerika und Europa eingebürgert. Kalmus wächst auf nährstoffreichen Böden an Teich- und Seeufern, an Bächen und Gräben.

Inhaltsstoffe und Wirkprinzip

Kalmus enthält in allen Pflanzenteilen **ätherisches Öl** mit *Campher* und *β-Asaron*, im Wurzelstock **Bitterstoffe**, Cholin, Fettsäuren und Zucker (Glucose, Fructose). Als *Bittermittel* regt er reflektorisch die Magensaftsekretion an und wirkt **appetitanregend.** Das *ätherische Öl* wirkt **krampflösend** und **durchblutungsfördernd.**

Geschichte und Volksmedizin

In seiner ursprünglichen Heimat ist der Kalmus seit altersher eine geschätzte Heil- und Gewürzpflanze. Bei den Indianern war es üblich, gegen Husten und Erkältungen den Wurzelstock zu kauen und dann in die Haut einzureiben. Das Wurzelpulver wurde geraucht oder als Schnupftabak bei Erkältungen, Atembeschwerden oder Kopfschmerzen verwendet. Die Kalmuswurzel hat eine schwere, holzig-würzige Duftnote. Sie wird für Parfüm, zum Aromatisieren von Likör gebraucht und gilt im Orient als beliebtes Aphrodisiakum. Die Volksmedizin kennt den Kalmus als Heilmittel für die Verdauungsorgane, bei krampfartigen Magenschmerzen, Blähungen und Verdauungsschwäche. In Form von Einreibungen wurde Kalmustinktur oder -öl bei Gicht und Rheuma, als Badezusatz zu beruhigenden Bädern bei Nervosität und Schlaflosigkeit, sowie Unterleibsbeschwerden verwendet. Empfohlen wird das Kauen des Wurzelstocks zur Raucherentwöhnung und ein Teeaufguß zur Gedächtnisstärkung.

Auszüge aus dem Kalmusrhizom wirken toxisch auf bestimmte Insekten und Nutzpflanzenschädlinge.

Anwendungsgebiete

Der Kalmuswurzelstock ist ein **appetitanregendes** und **verdauungsförderndes Mittel** in Zeiten der Rekonvaleszenz, bei Magersucht und Appetitlosigkeit, bei allen dyspeptischen Beschwerden wie Blähungen, Völlegefühl und bei nervösem Reizmagen.

Äußerlich wird Kalmus in Form von Kalmusspiritus und -öl zu hautreizenden Einreibungen bei Erschöpfungszuständen sowie zu anregenden Bädern bei Durchblutungsstörungen der Arme und Beine und bei Frostbeulen eingesetzt. Außerdem ist er in Mund- und Gurgelwässern enthalten.

Monographie

liegt nicht vor.

> ⚠️ Vor einer Anwendung in der Schwangerschaft wird werden möglicher erbgutschädigender Wirkungen des β-Asarons und seiner Abkömmlinge gewarnt.
>
> Kalmuszubereitungen sollen nicht bei Kindern angewendet werden.

Das β-Asaron im ätherischen Kalmusöl hat krebserregende Eigenschaften. Da es vor allem in ostasiatischen Varietäten vorkommt, darf indischer Kalmus nicht verwendet werden. Das Öl europäischer Varietäten weist nur geringe Mengen an β-Asaron auf, die nordamerikanische Droge ist asaronfrei. In den USA wurde jedoch auch die Verwendung des asaronfreien Kalmus untersagt. In Deutschland besteht keine offizielle Nutzen-Risiko-Abwägung für Kalmusrhizom durch eine Monographie.

In einer Monographie *Kalmus-Bäder* der Kommission B8 beim BfArM wird die Anwendung in Bädern wegen der nicht nachgewiesenen Wirksamkeit und der kanzerogenen Risiken als nicht vertretbar beurteilt.

Dosierung und Anwendung

Droge: 1–1,5 g (ca. 2 Teelöffel/Tasse) mit kochendem Wasser übergießen oder kalt ansetzen und kurz aufkochen, nach 3–5 Min. abseihen. Zu den Mahlzeiten 1 Tasse Tee trinken.

Kamille, echte – Matricaria recutita

Familie: Asteraceae, Korbblütler
Volkstümliche Namen: Apfelkraut, Feldkamille, Kummetsblume, Mägdeblume, Marienmagdalenenchrut

Arzneidroge: Kamillenblüten – Matricariae flos (alte Bezeichnung Flores Chamomillae)

Die Gattungszuordnung der echten Kamille war lange Zeit ungeklärt. Als Stammpflanze findet man in den meisten Monographiesammlungen den wissenschaftlichen, der botanischen Systematik entsprechenden Namen Chamomilla recutita (L.) Rauschert oder seine Synonyme Matricaria recutita L., Matricaria chamomilla L. und Matricaria suaveolens L. Zu Verwirrungen führt auch der im angelsächsischen Sprachraum übliche synonyme Gebrauch der Gattungsnamen Anthemis, Chamomilla und Matricaria. Das Europäische Arzneibuch 1997 nennt als Stammpflanze Matricaria recutita L.

Botanische Beschreibung

Die Kamille ist eine einjährige, bis 80 cm hohe Pflanze mit aufrechtem, oben verzweigtem Stengel. Die Blätter sind wechselständig, zwei- bis dreifach fiederteilig mit schmalen, stachelspitzigen Abschnitten. Der Blütenboden ist hohl, anfangs flach, dann kegelförmig mit gelben, fünfzähligen Röhrenblüten. Er hat im Unterschied zu anderen Arten keine Spreublättchen. Die weißen, weiblichen Randblüten sind zungenförmig und nach unten zurückgeschlagen. Das Blütenköpfchen ist von gelblich-grünen Hüllblättern umgeben. Die ganze Pflanze riecht angenehm aromatisch und blüht von Mai bis August.

> Kamillenblüten als Arzneidroge stammen überwiegend aus dem Anbau. Beim Sammeln für den **Eigenbedarf** kann die Kamille leicht mit Pflanzen der verwandten Gattungen Anthemis und Matricaria verwechselt werden, zumal die Standorte ähnlich sind.

Zu verwechseln ist die Kamille mit folgenden Arten.
- *Acker-Hundskamille, Anthemis arvensis:* Blütenboden verlängert-kegelförmig, mit ganzrandigen, lanzettlich spitzen Spreublättchen besetzt, Randblüten stehen horizontal ab, fast geruchlos.

- *Hundskamille, Anthemis cotula:* Markiger Blütenboden, Spreublättchen borstenförmig, widerlicher Geruch.
- *Geruchlose Kamille, Chamomilla (Matricaria) inodora:* Markgefüllter Blütenboden, keine Spreublättchen, völlig geruchlos
- *Strahlenlose Kamille, Matricaria discoidea:* Gedrungener Wuchs, Zungenblüten fehlen (strahlenlos!), kamillenartiger Geruch.

Die strahlenlose Kamille wird in der Volksmedizin als Wurmmittel gegen Madenwürmer verwendet, alle anderen Arten haben keine therapeutische Bedeutung.

Die *Römische Kamille, Anthemis nobilis*, stammt nur aus der Kultur. Sie hat einen markigen, mit Spreublättern besetzten Blütenboden und wird in der gefüllt-blütigen Form angebaut. Dadurch ist sie in ihrem Aussehen größer und auffallender und wird zum „Schönen" von Teegemischen verwendet. Ihre Wirkung entspricht der der echten Kamille, ist jedoch insgesamt schwächer.

Verbreitung

Da der unterschiedliche Gehalt an Bisabolol und Matricin genetisch fixiert ist und mit einer geographischen Trennung korreliert, gibt es von der echten Kamille, der Matricaria recutita räumlich begrenzte, chemische Rassen. In Deutschland wächst die Kamille wild an Feldwegen, als Unkraut auf Äckern und Schuttplätzen. Der Anbau hat in Deutschland eine untergeordnete Bedeutung, Hauptlieferanten sind Argentinien, Ägypten, Spanien und osteuropäische Staaten.

Inhaltsstoffe und Wirkprinzip

Die Kamillenblüten enthalten als wesentlichen Inhaltsstoff ein **ätherisches Öl** mit *Matricin, α-Bisabolol* und seinen Derivaten. Das Matricin stellt eine Vorstufe des blaugefärbten *Chamazulens* dar, das sich erst bei der Wasserdampfdestillation bildet. Je nach Gehalt an Chamazulen haben die Öle eine tiefblaue bis gelbgrüne Farbe. Weiter sind **Flavonoide, Cumarine** und **Schleimstoffe** enthalten.

Das *ätherische Öl*, das in ausreichender Konzentration nur in Destillaten und alkoholischen Zubereitungen enthalten ist, ist für die **entzündungshemmende, wundheilungsfördernde** und **krampflösende** Wirkung verantwortlich. *α-Bisabolol* **hemmt** das **Wachstum** von **Bakterien** und **Pilzen.** Es vermindert die Pepsinsekretion im Magen und zeigt eine Schutzwirkung gegenüber der Entstehung von Magengeschwüren, die durch Arzneistoffe, Alkohol oder Streß ausgelöst werden. In wäßrigen Zubereitungen sind die *Flavonoide* enthalten, die ebenfalls entzündungshemmend und krampflösend wirken. Die *Schleimstoffe* (Polysaccharide) stimulieren das Abwehrsystem und führen zu einer **Steigerung** der **Phagozytosetätigkeit** von Makrophagen und Granulozyten. Der Hautstoffwechsel wird angeregt, Geweberegeneration und Entzündungshemmung werden unterstützt.

Geschichte und Volksmedizin

Die Kamille stand bereits im alten Ägypten in hohem Ansehen und wurde wegen ihres gelben Blütenköpfchens als Blume des Sonnengottes verehrt. Auch bei Griechen und Römern war sie eine vielverwendete und beliebte Heilpflanze. In der Volksmedizin galt sie schon immer als Allheilmittel gegen alle möglichen Krankheiten. Der Name Matricaria leitet sich vom lateinischen „mater" = Mutter ab und verweist auf ihre Bedeutung als Frauenpflanze. Sie war die wichtigste Pflanze gegen alle Krankheiten der Wöchnerinnen, der Säuglinge und Kleinkinder. Die vielseitige volksheilkundliche Verwendung der Kamille bei Magen-Darm-Störungen, Erkältungen, Wunden und Entzündungen konnte wissenschaftlich weitgehend bestätigt werden.

Anwendungsgebiete

Bei Störungen im Magen-Darm-Bereich empfiehlt es sich, Kaffee oder Schwarztee durch einen Tee aus Kamillenblüten zu ersetzen. Da bei der **Teezubereitung** jedoch bis zu 70% des ätherischen Öls im Drogenrückstand bleiben, ist je nach Krankheitsbild die Verwendung eines standardisierten, **wäßrig-alkoholischen Auszugs** von Vorteil.

Auszüge aus Kamillenblüten oder Kamillenöl werden vielseitig in der Kosmetikindustrie verwendet. Durch ihre entzündungshemmende, hautberuhigende Wirkung, sowie ihren Duft sind sie Zusatz in Waschlotionen, Haarshampoos, Gesichtswässer, Cremes, Badeölen, Deodorantien usw. Bei Akne, Pickeln und Hautunreinheiten führt ein Gesichtsdampfbad mit Kamillenblüten zur Besserung.

Monographie

- **Äußerliche Anwendung**
  - Haut- und Schleimhautentzündungen; bakterielle Hauterkrankungen einschließlich der Mundhöhle und des Zahnfleischs
  - entzündliche Erkrankungen und Reizzustände der Luftwege (Inhalationen)
  - Erkrankungen im Anal- und Genitalbereich (Bäder und Spülungen)
  - Nachbehandlung von Operationswunden im Genital- und Analbereich (Sitzbäder)
  - Nachbehandlung infizierter Wunden und Furunkel
- **Innerliche Anwendung**
  - gastrointestinale Spasmen
  - entzündliche Erkrankungen des Gastrointestinaltrakts
  - Reizung der Mund- und Rachenschleimhaut sowie der oberen Atemwege.

Bei hypersensiblen Patienten kann die Verwendung von Kamillenblüten – z. B. bei einem Kamillendampfbad – zu allergischen Erscheinungen führen. Kontaktallergien treten bei Kamillenblüten selten auf.

Im Bereich des Auges sollen Umschläge mit Kamillenblüten nicht angewendet werden, da Blütenpollen und andere Blütenteile ins Auge gelangen können.

Dosierung und Anwendung

Droge: Gebräuchliche ED: ca. 3 g als Infus.

Anwendung: Bei Erkrankungen im Magen-Darm-Bereich 3–4mal täglich 1 Tasse zwischen den Mahlzeiten trinken. Bei Entzündungen der Schleimhaut im Mund- und Rachenbereich mehrmals täglich spülen oder gurgeln.

Inhalation: Zur Bereitung eines Dampfbads 1–2 Eßlöffel Kamillenblüten (ca. 6 g) mit heißem Wasser übergießen.

Badezusatz: 50 g Droge auf 10 l Wasser.

Kava-Kava – Piper methysticum, E

Familie: Piperaceae, Pfeffergewächse
Volkstümlicher Namen: Rauschpfeffer
Arzneidroge: Kava-Kava-Wurzelstock – Piperis methystici rhizoma.

Botanische Beschreibumg

Die Kava-Kava-Pflanze ist ein zweihäusiger, bis 3,5 m hoher aufrechter Strauch oder Busch mit knotigem Stamm. Die großen, gestielten Blätter sind oval mit tief-herzförmigem Grund, unterseits schwach flaumig behaart. In einem ährigen Blütenstand stehen zahlreiche kleine Blüten; es blühen nur die Blütenstände männlicher Pflanzen. Der saftreiche Wurzelstock ist stark verästelt und erreicht ein Gewicht von 2–10 kg.

Verbreitung

Die Kava-Kava-Pflanze ist auf den Inseln des Südpazifiks, hauptsächlich in Polynesien, beheimatet.

Inhaltsstoffe und Wirkprinzip

Wirksamkeitsbestimmende Inhaltsstoffe im Kava-Kava-Wurzelstock sind die **lipidlös-**

lichen **Kava-Pyrone** (Kava-Lactone), u. a. *Kavain*, die alle das gleiche chemische Grundgerüst aufweisen. Weitere Inhaltsstoffe sind **Chalcone** (Flavonoide) und **freie Säuren.** Die Kava-Pyrone unterscheiden sich in ihrer Wasserlöslichkeit, die Voraussetzung für eine Resorption ist, und beeinflussen sich gegenseitig in ihrer Löslichkeit. Im Kava-Kava-Wurzelstock sind zusätzlich lösungsvermittelnde Substanzen enthalten, die das Resorptionsverhalten bestimmen. Aufgrund ihrer Lipophilie überwinden die *Kava-Pyrone* leicht die Blut-Hirn-Schranke und sind im Gehirn verfügbar. Sie greifen am limbischen System an und wirken **beruhigend** und **angstlösend.** Weiter haben sie **antikonvulsive, muskelentspannende, lokalanästhesierende, spasmolytische** und **antiinflammatorische Eigenschaften.** Möglich ist ein Einfluß auf das Herz (negativ inotrop, bathmotrop, chronotrop).

Nach neueren Untersuchungen soll der Kava-Kava-Wurzelstock eine starke Wirkung gegenüber Pilzen, besonders gegenüber verschiedenen Candida-Pilzstämmen, aufweisen.

Geschichte und Volksmedizin

Ein Getränk aus der Kava-Kava-Pflanze spielt bei den Einwohnern Polynesiens seit Jahrhunderten eine Rolle bei religiösen Zeremonien oder zur Verehrung der Gäste. Die Einheimischen zerschneiden die möglichst frische Wurzel in Würfel, die gekaut oder zur Herstellung des Getränks weiter zerkleinert werden. Der Wurzelstock schmeckt beim Kauen zuerst süßlich, dann brennend und anästhesierend auf der Zungenspitze. Kava-Kava bedeutet in der Sprache der Polynesier soviel wie „unangenehm schmeckend, bitter“. Von dem Getränk, einer trüben, seifenartig schmeckenden Flüssigkeit, werden widersprüchliche Wirkungen von erfrischend bis entspannend beschrieben. Es soll Behaglichkeit und Gelassenheit verbreiten, ohne das Bewußtsein zu trüben. Traditionell wurde der Trank gegen Schmerzen, entzündliche Erkrankungen der Harnwege, rheumatische Beschwerden, als Psychostimulans, zur Beruhigung, gegen Schlafstörungen und Erschöpfungszustände eingesetzt.

Anwendungsgebiete

Das Extrakt aus dem Kava-Kava-Wurzelstock ist als **pflanzlicher Tranquillizer** zu bezeichnen. Er wirkt angstlösend und psychisch entspannend, vegetative Übererregtheit und Fehlregulationen werden vermindert und die daraus resultierenden körperlichen Beschwerden verbessert. Der Extrakt wird als Monosubstanz oder als Bestandteil pflanzlicher Sedativa verwendet.

Monographie

● nervöse Angst-, Spannungs- und Unruhezustände.

 Schwangerschaft, Stillzeit, endogene Depression.

Beim Genuß hochdosierter Kava-Kava-Getränke über längere Zeit wurden bei den Polynesiern akute unerwünschte Wirkungen beobachtet. Als Zeichen einer ausgeprägten Muskelrelaxation kommt es zu unsicherem Gang, mangelnder Kontrolle über Bewegungsabläufe und zu einem erhöhten Schlafbedürfnis. Bei langanhaltender Überdosierung kann eine Gelbfärbung von Haut und Hautanhangsgebilden auftreten, die bei Absetzen des Kava-Getränks wieder abklingt. Bei der Anwendung von Fertigpräparaten ist damit kaum zu rechnen. Sollte dennoch eine Gelbfärbung auftreten, ist das Präparat abzusetzten.

Die Wirkung von zentralwirksamen Substanzen wie Alkohol, Schlafmittel (Barbituraten) und Psychopharmaka kann verstärkt werden.

Keuschlamm – Vitex Agnus castus, E

Familie: Verbenaceae, Eisenkrautgewächse
Volkstümliche Namen: Abrahamsstrauch, Keusch-strauch, Mönchspfeffer
Arzneidroge: Keuschlammkörner – Agni casti fructus.

Botanische Beschreibung

Keuschlamm (Abb. 8-20) ist ein bis zu 4 m hoher Strauch mit hellbraunen, anfangs filzig behaaten, vierkantigen Zweigen. Die Blätter sind kreuzweise gegenständig, lang gestielt und fingerförmig geteilt mit 5–7 lanzettlichen Fiederblättchen. Die Blüten stehen in dich-

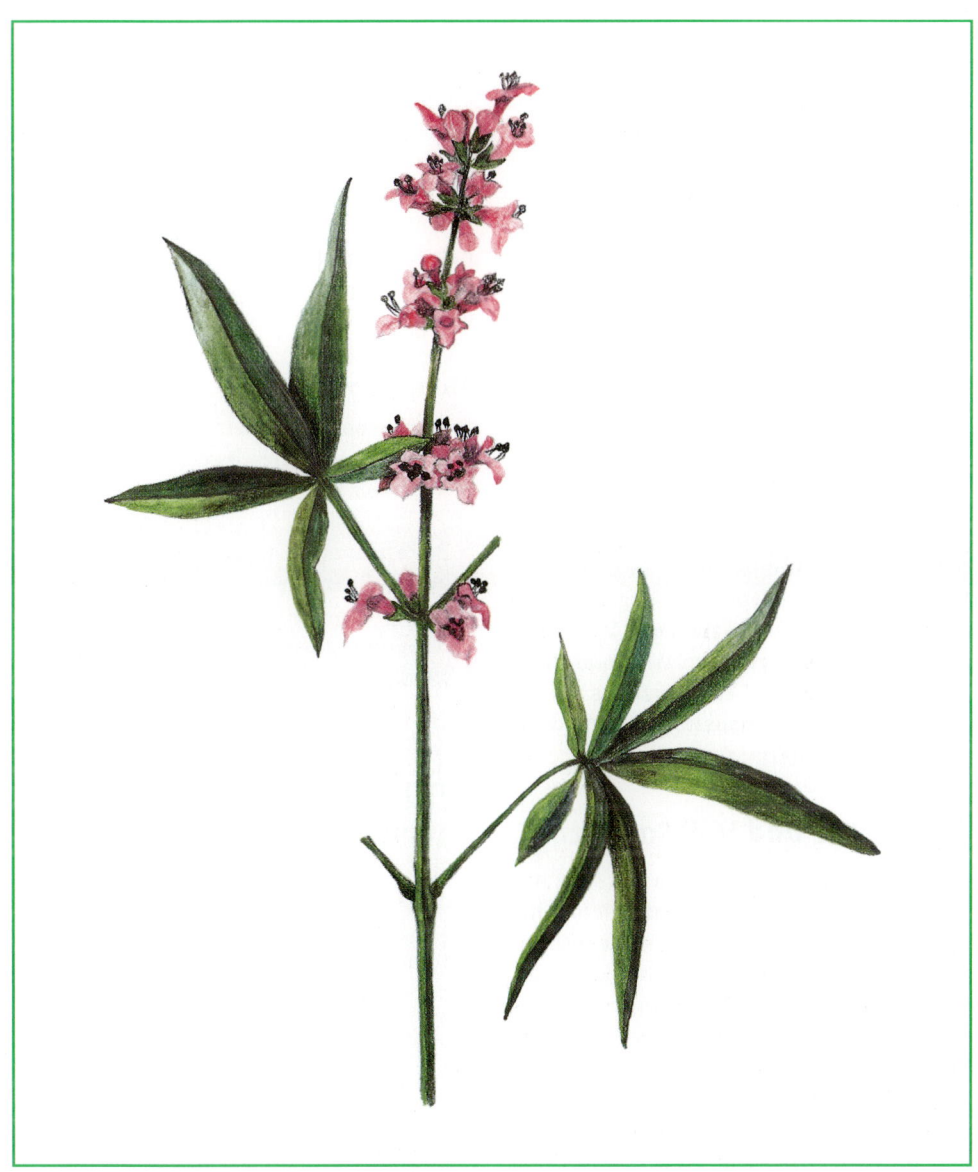

Abb. 8-20   Keuschlamm – Vitex Agnus castus.

ten, ährenartigen, endständigen Blütenständen. Die hellviolette, seltener rosa oder weiße Blütenkrone ist zweilippig und außen behaart. Es bilden sich fleischige, rötlichschwarze, pfefferkorngroße Steinfrüchte mit vier Samen.

Verbreitung

Keuschlamm bevorzugt Bach- und Flußufer sowie Meeresküsten und findet sich vor allem an den Küstengebieten des Mittelmeerraums, in Zentralasien und auf der Insel Krim.

Inhaltsstoffe und Wirkprinzip

Die wichtigsten Inhaltsstoffe im Keuschlamm sind **Iridoide** (Aucutrin, Agnusid), **ätherisches Öl, Flavonoide, Bitterstoffe** und ein **fettes Öl.** Älteren Angaben zufolge wird die Produktion des follikelstimulierenden Hormons (FSH) im Hypophysenvorderlappen gehemmt und die Ausschüttung von Prolaktin und luteinisierendem Hormon (LH) angeregt. Neuere Untersuchungsergebnisse sprechen dafür, daß die Inhaltsstoffe über einen dopaminergen Wirkmechanismus direkt an den laktotropen Zellen der Hypophyse angreifen und die **Prolaktinfreisetzung hemmen.** Voraussetzung für die therapeutische Wirksamkeit ist die Verwendung des Gesamtextrakts, da die Aktivität einzelner Inhaltsstoffe während der Lagerung abnimmt.

Geschichte und Volksmedizin

Die Bezeichnung „Agnus" leitet sich ursprünglich aus dem Griechischen ab und bedeutet „keusch, züchtig". Im Lateinischen heißt „agnus" = Lamm und „castus" = keusch, fromm. So weist der Name in doppelter Hinsicht auf den alten Ruf der Pflanze hin, Reinheit und Keuschheit zu unterstützen. In Athen wurden bei Ritualen für die griechische Göttin CERES die Betten mit den Blättern der Pflanze bestreut. In der Antike und im Mittelalter wurde Agnus castus eingesetzt,

um den Eintritt der Regelblutung zu beschleunigen, zur Förderung des Milchflusses, bei Störungen der Geschlechtsfunktionen, Impotenz, Sterilität, als Appetitzügler und bei Schlafstörungen. Volksmedizinsch wird die Pflanze entsprechend den wissenschaftlich belegten Anwendungsgebieten und zusätzlich bei klimakterischen Beschwerden und verminderter Stilleistung verwendet.

Anwendungsgebiete

In der Praxis haben sich Präparate aus dem Keuschlamm als **Gynäkologikum** beim prämenstruellen Syndrom mit den Symptomen psychischer Anfälligkeit, Mastodynie (Spannungsgefühl und Schmerzen in der Brust), migräneartigen Kopfschmerzen, Ödembildung und Verstopfung bewährt.

Monographie

- Regeltempoanomalien
- prämenstruelle Beschwerden
- Mastodynie.

> Bei Spannungs- und Schwellungsgefühl in den Brüsten sowie bei Störungen der Regelblutung sollte zur diagnostischen Abklärung zunächst ein Arzt aufgesucht werden.

Knoblauch – Allium sativum

Familie: Alliaceae, eng verwandt den Liliaceae, Liliengewächse
Volkstümliche Namen: Gruserich, Knofel, Knoflak
Arzneidroge: Knoblauchzwiebel – Allii sativi bulbus.

Botanische Beschreibung

Die Knoblauchpflanze ist ausdauernd, fast 1 m hoch mit aufrechtem, starrem, bis zur Mitte beblättertem Stengel. Die Laubblätter sind flach, zugespitzt, am Rand rauh oder glatt. Die Blüten verbleiben oft im Knospenstadium, sie sind rötlich-weiß und steril. Für die Vermehrung sind nur die etwa 1 cm großen Blüten- oder Brutzwiebeln verantwortlich, die neben den Blüten im Blütenstand entstehen. Die Knoblauchzwiebel setzt sich aus 6–15 Teilzwiebeln, den Zehen, zusammen. Um eine länglich-eiförmige Hauptzwiebel sitzen auf harter, unterseits mit Wurzelfasern bedeckten Unterfläche dicht nebeneinander die kantigen Nebenzwiebeln. Eine einzelne Zehe besteht aus einem röhrenförmigen, fleischig verdickten Blatt, das von einer trockenen Zwiebelhaut umgeben ist. Haupt- und Nebenzwiebel werden gemeinsam von mehreren trockenhäutigen, weißlichen Hüllblättern umhüllt. Die Knoblauchpflanze blüht von Juni bis August.

Verbreitung

Ursprünglich in den Steppengebieten Asiens beheimatet, ist der Knoblauch vor allem im Mittelmeergebiet und als Kulturpflanze weltweit verbreitet. Er braucht einen lockeren, humusreichen Boden in sonniger Lage.

Inhaltsstoffe und Wirkprinzip

In frischen Knoblauchzehen sind in separaten Zellkompartimenten die **Aminosäure** *L-Alliin*, eine geruchlose Vorstufe, und das **Enzym** *Allinase* lokalisiert. Erst bei Zerstörung der Zellstruktur, z.B. beim Zerreiben, treffen beide aufeinander und es findet eine enzymatische Umsetzung statt. Dabei entsteht das *Allicin*, das in Gegenwart von Wasser oder Luftsauerstoff – und in gleicher Weise im Körper – zu schwefelhaltigen Verbindungen abgebaut wird, die für den typische Knoblauchgeruch verantwortlich sind. Weitere Inhaltsstoffe sind Adenosin, Vitamine, Spurenelemente und Fructane (Speicherkohlenhydrate). Der Alliingehalt bzw. die Allicinfreisetzung in der getrockneten Droge ist abhängig von der Trocknungstemperatur.

Allicin hat **antibakterielle** und **antimykotische Eigenschaften.** Es hemmt das Wachstum pathogener Keime im Magen-Darm-Bereich, wirkt **verdauungsfördernd,** blähungstreibend und **anregend** auf die **Galleproduktion.** Nachgewiesen wurde eine gefäßerweiternde und **bludrucksenkende Komponente** des Knoblauchs. Ebenso gesichert ist die lipidsenkende Wirkung, eine Hemmung der Thrombozytenaggregation, Verlängerung der Gerinnungszeit und Steigerung der fibrinolytischen Aktivität. Daraus läßt sich eine **vorbeugende Wirkung** gegen **Atherosklerose** ableiten. Der Cholesterinspiegel wird gesenkt und die Bildung von HDL erhöht. Die **antioxidative Eigenschaft** reduziert die Entstehung freier Radikale und verhindert die Bildung von Lipidperoxiden, die an den Ablagerungen in den Zellwänden beteiligt sind.

Viele Untersuchungen wurden mit Allicin und anderen schwefelhaltigen Verbindungen durchgeführt, die genannten Wirkprinzipien sind jedoch nicht einzelnen Inhaltsstoffen zuordnen.

Geschichte und Volksmedizin

Bereits aus der Steinzeit stammen erste Hinweise auf den Knoblauch als Heilmittel. In Ägypten galt er als wichtiges Stärkungsmittel. In einem altägyptischen Papyrus wird bereits 1600 v. Chr. beschrieben, daß die Arbeiter am Bau der Cheopspyramide streikten, weil sie nicht genügend Knoblauch und Zwiebeln erhielten. Für die Arbeiter war der Knoblauch sowohl ein Kräftigungsmittel zur Steigerung der Arbeitskraft, als auch ein Heilmittel gegen die damals verbreitete Amöbenruhr. Um den Knoblauch ranken sich Sagen und Aberglaube. Nach einer alten islamischen Legende entsprang der Knoblauch dem linken und die Zwiebel dem rechten Fußabdruck des Teufels, als dieser nach der Vetreibung aus dem Paradies die Erde betrat. In Fenster oder Türen gehängt soll er vor Dämonen und allem Bösen schützen. In der Volksmedizin ist der Knoblauch ein Allheilmittel und Stärkungsmittel bei allen Schwächezuständen. Er löst den Schleim und soll bei Keuchhusten und Bronchitis helfen, er fördert die Wasserausscheidung, ist bei Verdauungsproblemen und als Mittel gegen Würmer geeignet und beugt einer frühzeitigen Arterienverkalkung vor. Bis heute hat sich die Beliebtheit des Knoblauchs vor allem in den Mittelmeerländern erhalten.

Anwendungsgebiete

Knoblauch ist ein beliebtes Mittel in der **Geriatrie,** da er neben der Atherosklerose-Prophylaxe in vielen Fällen auch das Allgemeinbefinden spürbar bessert. Für die blutdrucksenkende Wirkung des Knoblauchs lagen zum Zeitpunkt der Veröffentlichung der Monographie im Jahr 1988 noch keine ausreichenden Nachweise vor. Inzwischen wurden mehrere Studien mit Knoblauchpräparaten durchgeführt, die seine Wirksamkeit in diesem Bereich belegen.

Das aktive **Alliin-Allinase-System** ist nur in *frischen* oder *schonend getrockneten* Knoblauchzehen wirksam. Aufgrund des unangenehmen Geruchs, der nach der Einnahme von frischem Knoblauch auftritt, werden immer mehr Fertigpräparate bevorzugt, die das Knoblauchpulver in optimaler Aufbereitung enthalten und auf einen bestimmten Wirkstoffgehalt standardisiert sind.

Monographie

- zur Unterstützung diätetischer Maßnahmen bei Erhöhung der Blutfettwerte
- zur Vorbeugung altersbedingter Gefäßveränderungen.

Dosierung

Droge: TD: 4 g frische, zerkleinerte Knoblauchzwiebeln. Die Dosierung entspricht dem Stand der Monographie aus dem Jahr 1988, wesentlich niedrigere Dosierungen sind gut möglich. Da der Gehalt an wirksamkeitsbestimmendem *Alliin* sehr stark variieren kann, sind u. U. Präparate mit standardisiertem Wirkstoffgehalt zu bevorzugen.

Königskerze – Verbascum densiflorum

Familie: Scrophulariaceae, Rachenblütler
Volkstümliche Namen: Marienkerze, Frauenkerze, Himmelsbrand, Schafschwanz, Unholdenkraut
Arzneidroge: Wollblumen – Verbasci flos.

Botanische Beschreibung

Die großblütige Königskerze (Abb. 8-21) ist eine zweijährige Pflanze, die eine Höhe von 2 m erreichen kann. Im ersten Jahr erscheint eine grundständige Blattrosette mit großen, eliptischen, bis 40 cm langen Blättern, erst im zweiten Jahr erhebt sich daraus der steife Blütenstengel. Die länglichen Stengelblätter laufen am Stengel herab und sind wie dieser dicht wollig behaart. Die leuchtend gelben Blüten (Blütezeit: Juli bis August) sind in ähriger Traube angeordnet und verströmen einen honigartigen Duft.

Verbreitung

Die Königskerze ist in Süd- und Mitteleuropa beheimatet. Sie wächst an steinigen, trockenen Stellen, Bahndämmen und Brachflächen, von der Ebene bis zum Gebirge. Die Königskerze ist ein typischer Kulturbegleiter, man findet sie häufig in Dörfern an sonnigen Mauern und Plätzen.

Inhaltsstoffe und Wirkprinzip

Die Königskerze enthält **Schleim, Flavonoide, Saponine** und etwas **ätherisches Öl.** Der Schleim wirkt reizmildernd, die Saponine und das ätherische Öl auswurffördernd.

Geschichte und Volksmedizin

Die Königskerze erhielt ihren Namen durch ihren stattlichen, kerzenähnlichen Wuchs. In Pech und Harz getaucht diente sie als Fackel, aus ihren wolligen Blättern drehte man

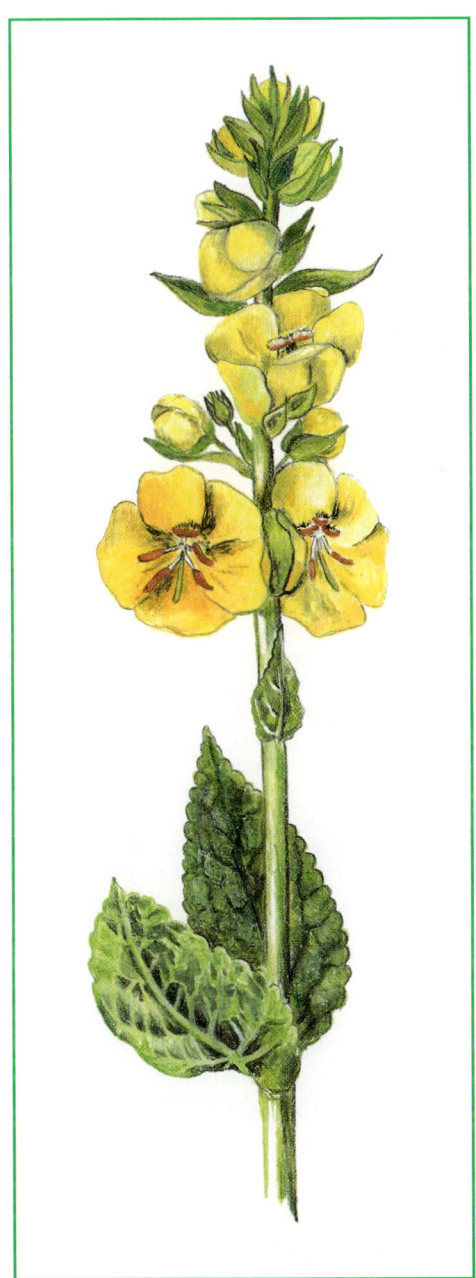

Abb. 8-21 Königskerze – Verbascum densiflorum.

Lampendochte. Odysseus soll sich mit einer Königskerze gegen die Verführungskraft der Circe geschützt haben, auch im Brauchtum verband man mit ihr die Kraft, böse Geister zu vertreiben. Die HEILIGE HILDEGARD empfahl sie gegen Schwermütigkeit. In der Volksmedizin werden die Blüten als Heilmittel gegen Atemwegserkrankungen verwendet, äußerlich bei Wunden, Ausschlägen und Hämorrhoiden. Als „Himmelsbrandöl" sollen sie bei Ohren- und Nervenschmerzen helfen.

Anwendungsgebiete

Die Königskerze wird bei **trockenem Husten,** Heiserkeit und **chronischer Bronchitis,** überwiegend in Hustenteemischungen eingesetzt. Ihre auffälligen Blüten geben einem Hustentee ein schöneres Aussehen.

Monographie

• Katarrhe der Luftwege.

Dosierung

Droge: TD: 3–4 g.

Kümmel – Carum carvi

Familie: Apiaceae, Doldengewächse
Volkstümliche Namen: Feldkümmel, Wiesenkümmel, Kämen, Kümmich, Karbei
Arzneidroge: Kümmelfrüchte – Carvi fructus.

Botanische Beschreibung

Der Kümmel ist eine meist zweijährige Pflanze mit fleischiger, spindelförmiger Pfahlwurzel. Der aufrechte Stengel ist kahl, kantig, gerillt und schon von unten her verzweigt. Die Rosettenblätter und die Stengelblätter sind doppelt, zum Teil dreifach gefiedert mit 8 bis 12 Fiederpaaren. Haupt- und Seitenachse enden in großen, zusammengesetzten, 8 bis 16strahligen Blütendolden aus kleinen, unscheinbaren, weißen bis rötlichen Blüten. Die Frucht ist eine längliche Spaltfrucht, sie zerfällt in zwei sichelförmig gebogene, aromatisch riechende, graubraune Teilfrüchte mit fünf helleren Hautrippen. Kümmel blüht im Juni des zweiten Jahres.

Verbreitung

Der Kümmel wächst an Wegrändern, Gräben und auf Wiesen in fast ganz Europa, in Nordafrika und Nordasien. Er liebt feuchte, tiefgründige Böden. Die Arzneidroge kommt fast ausschließlich aus Kulturen.

Inhaltsstoffe und Wirkprinzip

Kümmelfrüchte enthalten **ätherisches Öl** mit *Carvon* als Hauptkomponente, das verantwortlich ist für den typischen Geruch, **Phenylcarbonsäuren** (*Kaffeesäure*), geringe Mengen an **Flavonoiden** und **Cumarinen.** Weitere Inhaltsstoffe sind 10–18% fettes Öl mit Ölsäure, Palmitin- und Stearinsäure, Kohlenhydrate und Eiweiß.

Kümmelfrüchte wirken durch den Gehalt an *ätherischem Öl* **krampflösend** im Magen-Darm-Bereich, **blähungstreibend** und durchblutungsfördernd auf die Schleimhäute der Verdauungsorgane.

Geschichte und Volksmedizin

Der Kümmel ist eine uralte Heil- und Gewürzpflanze. Bei Ausgrabungen fand man Samen, die aus der Zeit von 3000 v. Chr. stammen. Seine Verwendung hat ihren Ursprung in der arabischen Kultur, wo die Samen unter dem Namen „Karawya" bekannt waren. Möglicherweise leitet sich daher die lateinische Bezeichnung ab. Einem alten Aberglauben zufolge verleiht die Pflanze Beständigkeit und Treue, sie schützt vor Diebstahl und soll verhindern, daß Tiere entlaufen. In der Volksmedizin wird der Kümmel bei Blähungen, zur Appetitanregung und Verdauungsförderung verwendet. Kümmelschnaps war schon immer ein beliebtes, magenstärkendes Mittel nach fetten, schwer verträglichen Mahlzeiten und der Kümmel wird als Gewürz blähenden Speisen zugesetzt. Weitere volkstümliche Anwendungsmöglichkeiten sind Husten, Zahn- und Kopfschmerzen, Menstruationsbeschwerden sowie die Förderung der Milchbildung während der Stillzeit. Äußerlich wird das ätherische Kümmelöl als Zusatz in Mund- und Gurgelwässern, in Form alkoholischer Zubereitungen als durchblutungsförderndes und schwach hautreizendes Einreibemittel oder als Badezusatz bei Rheuma eingesetzt.

Anwendungsgebiete

Zusätzlich zu den in der Monographie genannten Anwendungsgebieten sind nervöse Herz- und Magenbeschwerden, sowie Verdauungsstörungen bei Säuglingen weitere Indikationen für Kümmelfrüchte. In der Reihe Anis, Fenchel, Kümmel haben Kümmelfrüchte die stärkste **carminative** Wirkung.

Monographie

- dyspeptische Beschwerden wie leichte, krampfartige Beschwerden im Magen-Darm-Bereich, Blähungen, Völlegefühl.

Dosierung und Anwendung

Droge: Gebräuchliche ED: 1,5–6 g als Teeaufguß.
Anwendung: Kümmelfrüchte sollen erst kurz vor ihrer Verwendung zerquetscht werden, damit sich das ätherische Öl nicht bereits während der Lagerung verflüchtigt.

Leinsamen, Lein – Linum usitatissimum

Familie: Linaceae, Leingewächse
Volkstümliche Namen: Pflanze: Flachs, Flachsbeere
Samen: Haarlinsen, Leinbollen, Flachsdottersamen, Leinwanzen
Arzneidroge: Leinsamen – Lini semen. Der Leinsamen ist oft mit Fremdbestandteilen verunreinigt.

Feuchte Ernte oder Lagerung führen zum Austritt von Schleim und die Samen verlieren ihr glänzendes Aussehen. Für die angegebene Wirkung ist jedoch die Arzneibuchqualität Voraussetzung. Neben den braunen Samen sind noch goldgelbe Samen im Handel, die speziell für die arzneiliche Verwendung gezüchtet wurden und sowohl hinsichtlich Qualität als auch im Geschmack dem braunen Samen überlegen sind.

Botanische Beschreibung

Der echte Lein oder Flachs ist eine einjährige, in einigen Varietäten zweijährige, bis 1,50 m hohe Pflanze. Der zierliche Stengel ist oben verzweigt und dicht mit wechselständigen, schmal-lanzettlichen und zugespitzten Blättern besetzt. Im oberen Teil des Stengels entspringen in den Blattachseln lange Stiele, auf denen die Blüten in lockeren Wickeln stehen. Die fünfzähligen Blüten sind zartblau mit dunkleren, je nach Züchtung auch weißen, hellrosa oder lila Adern. Griffel und Staubgefäße sind ebenfalls blau. Die Frucht ist eine kugelige Kapsel mit meist 10 flachen, braunen und glänzenden Samen. Lein blüht von Juni bis August, die Samen werden im September geerntet.

Verbreitung

Der Lein, dessen ursprüngliche Heimat unbekannt ist, gedeiht als Kulturpflanze – mit Ausnahme der äquatorialen Länder – überall, auch in Gebirgslagen. Er wird in verschiedenen Zuchtformen angebaut. Manche Varietäten dienen hauptsächlich der Fasergewinnung, andere liefern bevorzugt das Leinöl, das durch die enthaltene Linol- und Linolensäure ein hochwertiges Speiseöl ist oder zu technischen Zwecken verwendet wird.

Inhaltsstoffe und Wirkprinzip

Die Hauptinhaltsstoffe des Leinsamens sind etwa 40% **fettes Öl** (mit 70% *Linol-* und *Linolensäure*), 25% **Eiweiß**, 25% **Gesamtballaststoffe** (Schleim und Rohfaser), cyano-

gene Glykoside (Linamarin), Enzyme, Vitamine und Mineralstoffe.

Von pharmakologischer Bedeutung sind *saure* und *neutrale Schleimstoffe*, die **schleimhautschützend** und **darmregulierend** wirken. Der Leinsamen quillt im Darm auf ein Mehrfaches seines ursprünglichen Volumens, der Dehnungsreiz stimuliert die Darmbewegung und die Darmpassage wird verkürzt. Der Schleim bindet Wasser und der Darminhalt wird weicher. Beide Effekte werden durch die Ballaststoffe im Leinsamen unterstützt. Im Gegensatz zu den Anthranoiddrogen kommt beim Leinsamen die abführende Wirkung auf physiologischem Wege zustande, und nicht durch eine Schleimhautreizung.

Der Gehalt an **cyanogenen Glykosiden** ist sowohl vom Entwicklungsstadium als auch von der Zuchtform abhängig. Im Körper wird die entstehende Blausäure entgiftet, gleichzeitig ist die Aktivität der linamarinspaltenden Enzyme so gering, daß weniger Blausäure entsteht als umgewandelt werden kann. Akute Vergiftungen sind bisher nicht bekannt geworden.

Geschichte und Volksmedizin

Der Lein oder Flachs zählt zu den ältesten Kulturpflanzen und wurde schon lange vor seiner Verwendung als Heilmittel zur Herstellung von Geweben benützt. Bereits in altägyptischen Pyramiden fand man Samen und Kleidung aus Flachs. Bei den Germanen stand die Pflanze unter dem Schutz der Göttin HULDA, die den Sterblichen die Kunst seines Anbaus, des Spinnens und Webens lehrte. Als Heilmittel ist der Leinsamen seit HIPPOKRATES bekannt, der ihn innerlich bei Unterleibsschmerzen und äußerlich als erweichenden Umschlag verordnete. In der Volksmedizin verwendet man den Leinsamen bei entzündlichen Prozessen der Verdauungsorgane, Verstopfung, Blasenentzündungen, Gallen- und Nierensteinkoliken, bei Krampfhusten und Lungenleiden, äußerlich in Form von heißen Packungen zum Erweichen von eitrigen Hautentzündungen und Geschwüren, das Öl lindert Verbrühungen und Verbrennungen.

Mit einem Leinsamenkorn kann man Fremdkörper aus dem Auge entfernen: Man legt ein angefeuchtetes Samenkorn in das untere Augenlid und schließt das Auge einige Minuten. Der Fremdkörper bleibt nun an der leicht verschleimenden Epidermis des Samenkorns haften.

Anwendungsgebiete

Leinsamen eignet sich als **mildes Abführmittel** bei chronischer Verstopfung, auch bei einem durch Laxantienabusus geschädigten Darm. Da in diesem Fall das Quellvermögen des Leinsamens genützt wird, dürfen die Samen – im Gegensatz zu einer Schleimzubereitung bei Gastritis – nicht eingeweicht werden. Eine bessere Quellwirkung wird mit leicht gequetschtem Samen erreicht. Dabei werden nur die Samenschalen aufgebrochen, die ölführenden Zellen bleiben intakt und die Haltbarkeit ist im Vergleich zu geschrotetem Leinsamen wesentlich erhöht.

Ganzer Samen ist mindestens ein Jahr haltbar. Stabilitätsprüfungen über mehr als 40 Wochen ergaben weder bei ganzen noch bei grob zerkleinerten Samen eine Veränderung im Ölgehalt bzw. der Fettsäurezusammensetzung und Peroxidzahl.

Monographie

- **Innerliche Anwendung**
  - habituelle Obstipation, durch Laxantienabusus geschädigter Kolon
  - Colon irritabile
  - Divertikulitis
  - als Schleimzubereitung bei Gastritis, Enteritis
- **Äußerliche Anwendung**
  - als Kataplasma bei lokalen Entzündungen.

 Darmverschluß.

> Wichtig ist eine ausreichende Flüssigkeitszufuhr.
> Schleimstoffe können die Resorption von Arzneimitteln verzögern.

Dosierung und Anwendung

Droge: *Anwendung: innerlich,* bei Obstipation: 2–3mal täglich je 1–2 Eßlöffel Leinsamen (ganz oder aufgeschlossen, nicht geschrotet) mit mindestens 150 ml Wasser/Eßlöffel einnehmen. Im allgemeinen müssen Ballaststoffe regelmäßig und über einen längeren Zeitraum eingenommen werden, um eine laxierende Wirkung zu erzielen. Bei *Gastritis* und *Enteritis* erfolgt die Schleimzubereitung durch Einweichen von 2–3 Eßlöffeln geschrotetem bzw. zerkleinertem Leinsamen in Wasser.

Äußerlich: Für ein Kataplasma werden 125 g Leinsamenpulver mit 1 Tasse heißem Wasser zu Brei verrührt und in ein Tuch eingeschlagen.

Liebstöckel – Levisticum officinale

Familie: Apiaceae, Doldengewächse
Volkstümliche Namen: Badekraut, Gichtwurz, Maggikraut
Arzneidroge: Liebstöckelwurzel – Levistici radix.

Botanische Beschreibung

Liebstöckel ist eine ausdauernde, bis 2 m hohe Staude mit verzweigtem, oft rübenartig verdicktem Wurzelstock. Der runde Stengel ist hohl, fein gerillt, kahl und am Grund bis vier (oder mehr) cm dick. Die Blätter sind ledrig und glänzend, zwei- bis dreifach fiederschnittig geteilt. Die unteren Blätter werden bis 70 cm lang. Nach oben hin sind sie weniger gegliedert, die obersten können ungeteilt sein. Die unscheinbaren, kleinen, blaßgelben

Blüten stehen in großen, 12–20strahligen Dolden. Die ganze Pflanze riecht aromatisch (ähnlich wie Sellerie) und ist ein beliebtes Gewürz („Maggikraut"). Liebstöckel blüht von Juni bis August.

Verbreitung

Liebstöckel, dessen wildwachsende Form nicht mehr bekannt ist, war ursprünglich im Mittelmeerraum und in den Gebirgen des Irans heimisch. Es wird seit Jahrhunderten kultiviert und in Deutschland in Gärten angebaut und braucht einen tiefgründigen, feuchten und nährstoffreichen Boden.

Inhaltsstoffe und Wirkprinzip

Die Liebstöckelwurzel enthält **ätherisches Öl, Cumarine** und **Pflanzensäuren.** Das ätherische Öl ist für die diuretische, antimikrobielle und carminative Wirkung verantwortlich.

Geschichte und Volksmedizin

Im Volksglauben war Liebstöckel eine Zauber- und Liebespflanze, die in den Kräuterbüchern des Mittelalters viel gelobt wurde. Es wurde als harntreibende, verdauungsfördernde und schleimlösende Pflanze verwendet. Im Elsaß trank man bei Halsschmerzen heiße Milch durch den hohlen Stengel. Volksmedizinisch wird Liebstöckel durch seinen leicht bitteren Geschmack bei Verdauungsstörungen mit Aufstoßen, Sodbrennen und Völlegefühl eingesetzt. Weitere Indikationen sind Menstruationsbeschwerden und ödematöse Schwellungen.

Anwendungsgebiete

Monographie

- Durchspülung bei entzündlichen Erkrankungen der ableitenden Harnwege
- Durchspülungstherapie zur Vorbeugung von Nierengrieß.

 Keine Durchspülungstherapie bei Ödemen infolge eingeschränkter Herz- und Nierentätigkeit.
Zubereitungen aus Liebstöckelwurzel sollten aufgrund der örtlich reizenden Wirkung des ätherischen Öls nicht eingenommen werden bei akuten, entzündlichen Erkrankungen der Niere und ableitenden Harnwege, sowie bei eingeschränkter Nierentätigkeit.

Bei längerer Anwendung von Liebstöckelwurzel sollte auf UV-Bestrahlung und intensives Sonnenbaden verzichtet werden (Photodermatose).

Dosierung und Anwendung

Droge: TD: 4–8 g.
Anwendung: 2–4 g auf 1 Tasse als Infus zubereiten. Mehrmals täglich 1 Tasse zwischen den Mahlzeiten trinken.

Linde – Winter- und Sommerlinde – Tilia cordata und Tilia platyphyllos

Familie: Tiliaceae, Lindengewächse
Volkstümliche Namen: Sommerlinde: Frühlinde, Graslinde, Winterlinde: Steinlinde, Spätlinde, Waldlind, Bastbaum
Arzneidroge: Lindenblüten – Tiliae flos.

Botanische Beschreibung

Die Linde ist ein sommergrüner Laubbaum mit großer geschlossener Krone, der bis zu 30 m hoch und sehr alt werden kann. Der Stamm hat eine rissige, schwarzgraue längsgefurchte Borke, die Äste sind glatt. Die Blätter sind langgestielt, am Grunde ungleich herzförmig und scharf gesägt. Die Sommerlinde hat größere, auf der Unterseite kurzhaarige Blätter, die Winterlinde hat kahle, unterseits meergrüne Blätter. In den Blattnervenwinkeln stehen rostrote Haarbüschel. Der Blütenstand ist langgestielt und mit einem zungenförmigen Hochblatt verwachsen. Er setzt sich aus 4–16 gelblichweißen, stark duftenden Einzelblüten (Blütezeit Juni bis Juli) zusammen, die in einer Trugdolde stehen. Die fast kugelige, seidig behaarte Frucht ist eine einsamige, birnenförmige, dünnschalige Nuß.

Verbreitung

Die Linde wurde in fast ganz Europa, Westsibirien und Kleinasien oft als Allee- oder Dorfbaum gepflanzt. Die Sommerlinde kommt nur noch selten wild vor, die Winterlinde häufig in Laubwäldern. Sie steht meist einzeln, es gibt kaum mehr Lindenhaine.

Inhaltsstoffe und Wirkprinzip

Die Lindenblüten enthalten **ätherisches Öl, viel Schleim** (Arabinogalaktane), **Flavonoide, Phenylcarbonsäuren, Gerbstoffe** und **Glykoside.** Die Hauptwirkungen sind schweißtreibend und fiebersenkend, schwach krampflösend und hustendämpfend. Lindenblüten wirken allgemein abwehrsteigernd.

Geschichte und Volksmedizin

Bei den Germanen galt die Linde als heilig und war der Göttin des häuslichen Glücks und der Liebe geweiht. Aus diesem Grund wurde sie gerne in der Nähe von Häusern gepflanzt. Als Dorfbaum wurde unter ihr Gericht gehalten und sie war Versammlungsplatz für Tanz und Spiel, worauf viele Ortsnamen mit „Linde" als Teil des Namens hinweisen. Die Linde hat von allen europäischen Bäumen das leichteste Holz, das zudem nie vom Holzwurm befallen wird. Aus diesem Grund ist es für die Herstellung von Klangböden für Klaviere und Orgeln gefragt. Von den Holzschnitzern wird das Holz der Linde

wegen seines seidigen Glanzes sehr geschätzt. In der Volksmedizin zählt die Linde zu den beliebtesten Pflanzen. Sie wird bei Erkältungen, Rheuma, bei Krämpfen, zum Entwässern und zur Appetitanregung verwendet. Ein Bad mit den Blüten soll bei Migräne helfen und beruhigend wirken. Die Kohle aus dem Holz wird bei Durchfall und Vergiftungen eingenommen und man streut sie auf Wunden und Geschwüre.

Anwendungsgebiete

Ein Lindenblütentee zur **Schwitzanwendung** soll möglichst heiß getrunken werden, da das heiße Wasser – man soll mindestens 200 ml trinken – an der schweißtreibenden Wirkung mitbeteiligt ist.

Monographie

- Erkältungskrankheiten und damit verbundener Husten.

Dosierung

Droge: TD: 2–4 g.
Anwendung: Den Tee möglichst heiß und am besten in den Nachmittagsstunden trinken.

Löwenzahn – Taraxacum officinale

Familie: Asteraceae, Unterfamilie Cichorioideae, zungenblütige Korbblütler
Volkstümliche Namen: Ackerzichorie, Bettseicher, Butterblume, Pusteblume, Kuhblume und viele andere – im deutschen Sprachraum gibt es etwa 500 verschiedene Bezeichnungen für Löwenzahn
Arzneidroge: Löwenzahnblätter – Taraxaci folium, Löwenzahnwurzel mit Kraut – Taraxaci radix cum herba.

Botanische Beschreibung

Der Löwenzahn ist eine mehrjährige, ausdauernde Pflanze mit kurzem Wurzelstock, der in eine tiefgehende, fleischige, über einen halben Meter lange Pfahlwurzel übergeht. Die blattlosen Stengel stehen einzeln oder zu mehreren zusammen, sie sind hohl und enthalten einen bitteren, weißen Milchsaft. Die Blätter bilden eine grundständige Rosette, sie sind verschieden tief und unregelmäßig gelappt und stark gezähnt. Die Blattstiele sind oft rotviolett überlaufen. Das große, gelbe Blütenkörbchen besteht nur aus zwittrigen Zungenblüten und ist von einem Hüllkelch aus vielen grünen Hüllblättern umgeben. Aus dem Blütenkörbchen (Blütezeit April bis Mai) entwickelt sich der kugelige, seidige Fruchtstand, der aus kleinen „Fallschirmchen" besteht, an denen die reifen Früchte hängen und durch den Wind verbreitet werden.

Verbreitung

Löwenzahn, in vielen Unterarten und Varietäten über die ganze nördliche Halbkugel verbreitet, wächst auf Wiesen und Weiden vom Flachland bis ins Hochgebirge, wobei sich das Erscheinungsbild und die Wuchsform der Pflanze den Klima- und Bodenverhältnissen anpassen. Löwenzahn liebt Stickstoff, üppige Löwenzahnwiesen sind somit ein Hinweis auf bestehende Überdüngung.

Inhaltsstoffe und Wirkprinzip

Wichtigste Inhaltsstoffe im Löwenzahn sind **Bitterstoffe** (Sesquiterpenlaktone), **Triterpene, Flavonoide, Mineralstoffe** mit relativ viel *Kalium* und Vitaminen. Die **Wurzeln** enthalten **Schleimstoffe** und bis 40% Inulin in den im Herbst geernteten Wurzeln.
Der Löwenzahn wirkt durch die Bitterstoffe verdauungsfördernd und choleretisch, harntreibend und stoffwechselanregend.

Geschichte und Volksmedizin

Der Löwenzahn wurde erstmals im 11. Jh. in arabischen Schriften erwähnt. Sein Gattungsname kommt von dem arabischen Wort für „gelbblühende Pflanze", der deutsche Name von der löwenzahnähnlichen Gestalt. Viele der volkstümlichen Bezeichnungen weisen auf seine harntreibende Wirkung hin (Bettpisser, Pißblom, Brunzer). Schon im Mittelalter war frischer Löwenzahnsaft zum Entwässern, als mildes Abführmittel und zur Förderung der Verdauung beliebt. Mit dem frischen Milchsaft wurden Warzen betupft und zum Verschwinden gebracht. Die Wurzeln wurden früher gemahlen und als Kaffeeersatz verwendet. In der Volksmedizin wird der Löwenzahn bei Leber- und Gallekrankheiten, Gicht und Rheuma, Ekzemen und anderen Hautkrankheiten verwendet. Er soll Blasen- und Nierenleiden günstig beeinflussen und einer Steinbildung vorbeugen. Aufgrund des hohen Inulingehalts wird ein Tee aus der Löwenzahnwurzel bei Diabetes empfohlen. Die frischen Blätter dienen in Form von Preßsäften wegen ihrer harntreibenden und mild abführenden Wirkung zu „Frühjahrs"- oder „Blutreinigungskuren".

Anwendungsgebiete

Die **harntreibende Wirkung** des Löwenzahns beruht früheren Angaben zufolge auf einem saluretischen Effekt, d. h. auf der vermehrten Ausscheidung von Natrium, Kalium und Chlorid im Harn und nicht auf einer Reizung des Nierengewebes. Aufgrund unzureichender und nicht eindeutig belegter Daten wurde die Angabe „zur Anregung der Diurese" (für Löwenzahnwurzel mit Kraut) in der aktuelleren Monographie Löwenzahnkraut und -blätter nicht mehr aufgenommen. Zubereitungen aus Löwenzahnwurzel mit Kraut werden hauptsächlich als **Gallenwegstherapeutika** und bei Störungen infolge mangelnder Fettverdauung verwendet.

Monographie

* **Löwenzahnkraut und -blätter**
  – bei Apppetitlosigkeit
  – dyspeptische Beschwerden wie Völlegefühl und Blähungen.

- **Löwenzahnwurzel mit Kraut**
  - Störungen des Gallenflusses
  - zur Anregung der Diurese
  - Appetitlosigkeit
  - dyspeptische Beschwerden.

 Verschluß der Gallenwege, Gallenblasenempyem, Ileus.
Bei Gallensteinleiden ist Löwenzahn nur
nach Rücksprache mit dem Arzt einzu-
setzen.

Dosierung und Anwendung

Droge: *Löwenzahnblätter:* 3mal täglich,
4–6 g als Infus zubereiten. *Löwenzahnwurzel
mit Kraut:* 3–4 g auf 1 Tasse Wasser als Abkochung zubereiten. Jeweils morgens und
abends 1 Tasse warm trinken.

Malve, wilde – Malva silvestris

Familie: Malvaceae, Malvengewächse
Volkstümliche Namen: Große Käsepappel, Roßpap-
pel, Gänsepappel, Kasköpfe
Arzneidroge: Malvenblätter – Malvae folium und
Malvenblüten – Malvae flos.

Botanische Beschreibung

Die Malve ist eine zwei- bis mehrjährige
Pflanze, die etwa 1 m hoch wird. Der Stengel
ist am Grunde holzig, ästig, niederliegend bis
aufrecht. Die wechselständigen Blätter sind
lang gestielt, rundlich oder nierenförmig, am
Grund herzförmig, meist fünflappig und
stumpf gesägt. Die Behaarung variiert bei den
einzelnen Unterarten. Die dekorativen Blüten sind lang gestielt und entspringen den
Blattachseln. Sie haben fünf Kelchblätter, die
bis zur Mitte verwachsen sind, und fünf rosa-
violette, purpurne oder weiße Kronblätter mit

jeweils drei dunklen Längsstreifen. Zahlreiche Staubblätter sind zu einer Röhre verwachsen. Die Früchte sind scheibenförmig
und zerfallen in Teilfrüchte. Die Malve blüht
von Mai bis September.

Verbreitung

Die Malve ist weltweit sowohl in subtropischen als auch in gemäßigten Gebieten beheimatet. Sie wächst an Zäunen, Wegrändern
und Dorfstraßen, auf Schuttplätzen und sonnigen Hängen auf trockenen, kalkhaltigen
und stickstoffreichen Böden.

Inhaltsstoffe und Wirkprinzip

Malvenblüten enthalten etwa 10% **Schleim**
als Gemisch *neutraler* und *saurer Schleimstoffe* mit Glucose und Galaktose als Zucker
und **Flavonoide,** hauptsächlich das Antho-
cyan *Malvin.* Wesentliche Inhaltsstoffe der
Malvenblätter sind ebenfalls **Schleimstoffe,
Flavonoide** (als Besonderheit Flavonolsulfa-
te) und **Gerbstoffe.**
Der hohe *Schleimgehalt* bestimmt die **reizlindernde Wirkung** bei Schleimhautentzündungen im Mund- und Rachenraum und im
Magen-Darm-Trakt.

Geschichte und Volksmedizin

Die Malve zählt mit zu den ältesten Nutzpflanzen, sie wurde bereits in der Antike als
Heil- und Gemüsepflanze geschätzt. Im Mittelalter wurde sie häufig in den Gärten angepflanzt und ihre Blätter wurden wie Spinat
als Gemüse gekocht. In der Volksmedizin
werden Blätter und Blüten der Malve wegen
ihres Schleimgehalts bei Halsentzündungen,
Heiserkeit und Husten, Schleimhautentzündungen im Magen- und Darmbereich und
äußerlich zu Umschlägen oder als Badezusatz bei Hauterkrankungen, Wunden, Insektenstichen, Furunkeln und Hämorrhoiden
verwendet.

Anwendungsgebiete

Malvenblätter und -blüten eigenen sich vor allem im Anfangsstadium einer Erkältung mit **trockenem, entzündlichem Husten.** Die Malvenblüten geben Hustenteemischungen als Schmuckdroge ein gefälligeres Aussehen.

Ein „Malventee" aus dem Lebensmittelhandel ist ein reiner Haustee für den täglichen Gebrauch. Er besteht nicht aus Malven-, sondern aus Hibiskusblüten, genauer aus den zur Fruchtzeit fleischig gewordenen roten Kelchen von Hibiscus sabdariffa. Hibiskus gehört ebenfalls zur Familie der Malvengewächse, hat jedoch keinerlei medizinische Bedeutung.

Monographie

- Schleimhautreizungen im Mund- und Rachenraum und damit verbundener trockener Reizhusten.

Dosierung und Anwendung

Droge: *Malvenblüten:* Mittlere TD: 5 g. *Malvenblätter:* Mittlere TD: 5 g.
Anwendung: Malvenblüten: 1,5–2 g feingeschnittene Droge mit kaltem Wasser ansetzen und kurz aufkochen, oder mit kochendem Wasser übergießen, nach 10 Min. abseihen.
Malvenblätter: 3–5 g (ca. 2 Teelöffel) mit ca. 150 ml siedendem Wasser übergießen, nach 10–15 Min. durch ein Sieb geben. Oder in kaltem Wasser 2–3 Std. unter gelegentlichem Umrühren stehenlassen.

Mariendistel, Silybum marianum

Familie: Asteraceae, Korbblütler
Volkstümliche Namen: Fieberdistel, Gallendistel, Leberdistel, Heilandsdistel, Frauendistel
Früchte: Marienkörner, Magendistelsamen, Stechkörner, Stichsamen
Arzneidroge: Mariendistelfrüchte – Cardui mariae fructus.

Botanische Beschreibung

Die Mariendistel (Abb. 8-22) ist eine ein- oder zweijährige Pflanze, 30–150 cm hoch, mit aufrechtem, oben verzweigtem, behaartem und reichlich beblättertem Stengel. Die unteren Blätter sind glänzend grün, teilweise weißnervig oder marmoriert, mit dornigem Rand und buchtig gelappt. Die oberen Blätter sind lanzettlich, stengelumfassend, entlang der Nerven weiß gefleckt und sehen wie mit Kalk bestreut aus. Die großen, kugeligen und purpurroten Blütenköpfe (Blütezeit Juni bis August) bestehen nur aus Röhrenblüten. Die Hüllkelchblätter sind mehrreihig angeordnet und gehen in lange, abstehende Stacheln über.
Es entwickeln sich hartschalige, schwarzglänzende Früchte mit einer seidigen Haarkrone (Pappus), die sie später verlieren.

Verbreitung

Die Mariendistel wächst im Mittelmeergebiet, Südrußland, Kleinasien und Nordafrika auf steinigen Böden in trockener, sonniger Lage und wird häufig als Zierpflanze angebaut.

Inhaltsstoffe und Wirkprinzip

Wesentliche Inhaltsstoffe der Mariendistelfrüchte sind die *Flavanolignane*, ein Gemisch bestimmter Flavonoid-Abkömmlinge, die als **Wirkstoffkomplex Silymarin** mit *Silybin* (Silibinin) als Hauptkomponente vorliegen. Ferner sind bis zu 30% **fettes Öl** mit einem hohen Linolsäureanteil, **Phytosterole** (Sitosterol), Eiweiß und etwas Schleim enthalten. Das fette Öl wird für diätetische Zwecke verwendet, für arzneiliche Zubereitungen jedoch entfernt.
Der *Silymarinkomplex* besitzt eine ausgeprägte **Leberschutzwirkung** gegenüber zahlreichen Lebergiften. Sie beruht auf einem stabilisierenden Einfluß auf die Zellmembranen im Leberparenchym. Antioxidative Eigen-

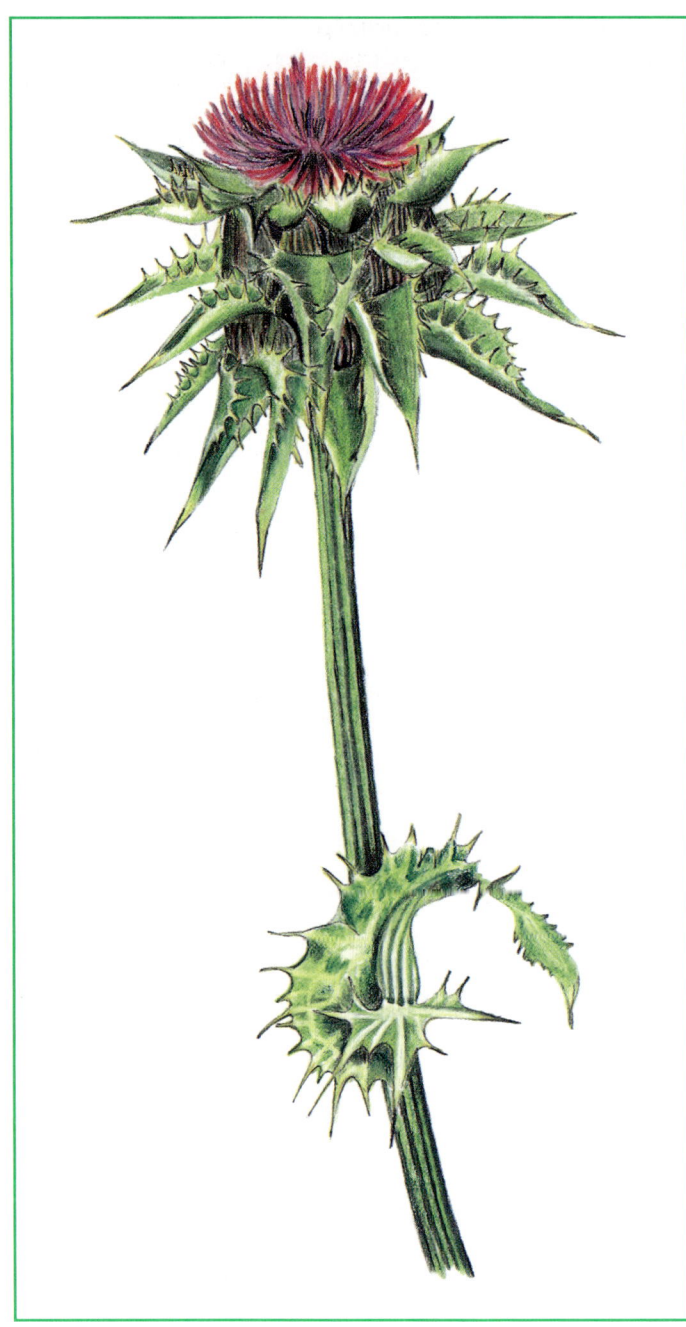

Abb. 8-22 Mariendistel – Silybum marianum.

schaften verhindern die Peroxidation der Membranlipide und die Struktur der Zellwände wird in der Weise verändert, daß Lebergifte nicht mehr in das Innere der Zelle eindringen können. *Silybin* hemmt zusätzlich die Aktivität bestimmter peroxidierender

Enzyme (Peroxidasen). Gleichzeitig wird durch eine Stimulierung der Synthese von Proteinen und Nukleinsäuren die Regenerationsfähigkeit geschädigter Leberzellen erhöht. Mariendistelfrüchte besitzen schwach choleretische Eigenschaften.

Geschichte und Volksmedizin

Die Mariendistel war als Heilpflanze bereits in der Antike bekannt. Der Name kommt von einer alten Legende, die erzählt, daß die weißen Flecken auf den Blättern von der Milch Marias herrühren. Aus diesem Grund wurde die Pflanze früher stillenden Müttern empfohlen. Sie wurde bei Lungenleiden, Leber-Gallekrankheiten, Weißfluß und Seitenstechen, bei offenen Beinen und Krampfadern verwendet. In der Volksmedizin steht heute die Behandlung dyspeptischer Beschwerden, die auf Lebererkrankungen zurückgeführt werden, im Vordergrund. Die Mariendistel wird auch zur Behandlung von Gallensteinen und Koliken sowie bei Kopfschmerzen und Migräne eingesetzt.

Anwendungsgebiete

Die Mariendistel konnte sich in den letzten Jahrzehnten einen festen Platz in der Lebertherapie erobern. Ausgedehnte klinische Erfahrungen belegen ihre Wirksamkeit. Sie wird als **Lebertherapeutikum** vorwiegend als *Monoextrakt-Präparat* – standardisiert auf den Wirkstoffkomplex Silymarin – eingesetzt, zur Behandlung **dyspeptischer Beschwerden** vielfach mit choleretisch wirkenden Pflanzen wie *Schöllkraut* oder *Gelbwurz* kombiniert. Die leberwirksamen Substanzen der Mariendistel sind in Wasser schwer löslich, daher sind für die Indikation Lebererkrankungen nur alkoholische Zubereitungen bzw. Extraktpräparate geeignet.

Monographie
- **Droge**
  - dyspeptische Beschwerden

- **Zubereitungen**
  - toxische Leberschäden
  - unterstützende Behandlung chronisch-entzündlicher Lebererkrankungen und Leberzirrhose.

Dosierung undAnwendung

Droge: Mittlere TD: 12–15 g.
Anwendung: Ein Teelöffel (ca. 3,5 g) mit 150 ml siedendem Wasser als Aufguß zubereiten. 3–4mal täglich eine Tasse trinken.
Zubereitungen: entsprechend 200–400 mg Silymarin (berechnet als Silibinin).

Melisse – Melissa officinalis

Familie: Lamiaceae, Lippenblütler
Volkstümliche Namen: Balsammelisse, Bienenkraut, Bienensaug, Englische Melisse, Englische Brennessel, Herzkraut, Nervenkraut, Pfaffenkraut, Zitronenkraut, Zitronenmelisse
Arzneidroge: Melissenblätter – Melissae folium.

Botanische Beschreibung

Die Melisse ist eine ausdauernde, etwa 70 cm hohe Pflanze mit vierkantigem, stark verzweigtem und spärlich behaartem Stengel. Die gegenständigen Blätter sind gestielt, eiförmig, am Ende kurz zugespitzt, kerbig gesägt und meist nur auf der Oberseite schwach behaart. Die Melisse hat unscheinbare, kleine, bläulich-weiße oder rosa Lippenblüten, die in Scheinquirlen in den oberen Blattachseln stehen. Beim Zerreiben der frischen Blätter entwickelt sich ein zitronenähnlicher Geruch (Zitronenmelisse). Die Melisse blüht von Juni bis August.

Verbreitung

Die Melisse ist im östlichen Mittelmeergebiet und Westasien heimisch und wird in Mitteleuropa kultiviert. Sie wird als Gewürz angepflanzt und wächst auf nährstoffreichem, nicht zu trockenem Boden in sonniger Lage.

Inhaltsstoffe und Wirkprinzip

Melissenblätter enthalten **ätherisches Öl** mit *Citral und Citronellal* als Hauptkomponenten, glykosidisch gebundene flüchtige Substanzen, **Gerbstoffe** und **Phenylcarbonsäuren** (*Rosmarinsäure)*, **Flavonoide** und **Bitterstoffe.** Das *ätherische Öl* hat sedative und spasmolytische Eigenschaften, es hemmt das Wachstum von Viren, unter anderem von Herpes-simplex-Viren. Die Fraktion der Phenylcarbonsäuren zeigt ebenfalls antivirale Aktivität. Die *Bitterstoffe* regen die Magen- und Gallensaftsekretion an. Melissenblätter wirken insgesamt **krampflösend, verdauungsfördernd** und **beruhigend.**
Zu einem Melissenextrakt liegen Beobachtungen vor, die auf eine antihormonale Wirkung in bezug auf TSH (Thyreotropin) schließen lassen. Bestimmte Substanzen im Extrakt – möglicherweise die Rosmarinsäure – greifen am Proteinteil von TSH an und verhindern seine Bindung an den Rezeptor. Das TSH wird blockiert und vermutlich an der Hypophyse eine den Schilddrüsenhormonen ähnliche Wirkung hervorgerufen.

Geschichte und Volksmedizin

Die Melisse war im Altertum nicht nur als Heilpflanze, sondern auch als Bienenfutterpflanze hoch geschätzt, da sie eine große Anziehungskraft für Bienen hat. Der Name Melissa stammt aus dem Griechischen und bedeutet „Honigbiene". Die HEILIGE HILDEGARD nannte sie „Binsuga" (Bienenauge), bei ihr war sie ein Mittel, das „das Herz freudig macht". In den mittelalterlichen Kräuterbüchern wird sie als „Herztrost" und „Mutterkraut" bezeichnet und mußte unter KARL DEM GROSSEN in jedem Klostergarten angebaut werden.
In der Volksmedizin wird die Melisse gegen nervöse Herzbeschwerden und Herzklopfen,

Schwermut und Hysterie, nervöse Magen- und Unterleibsbeschwerden, sowie Erbrechen in der Schwangerschaft eingesetzt. Äußerlich verwendet man die Melisse in Form alkoholischer Zubereitungen, als „Melissengeist", zu Einreibungen bei Rheuma, Nerven-, Kopfschmerzen und Migräne, abends an den Schläfen aufgetragen wirkt er entspannend und hilft bei Schlafstörungen.

Anwendungsgebiete

Aufgrund ihrer beruhigenden und krampflösenden Eigenschaften wird die Melisse bei **vegetativen Störungen** eingesetzt. Bei nervös bedingten Magenschmerzen hat sich eine Kombination von Melisse mit Pfefferminze bewährt, bei Einschlafstörungen wird sie oft mit anderen sedativ wirkenden Pflanzen (*Hopfen, Baldrian, Passionsblume*) kombiniert.
Eine Salbe mit dem Extrakt der Melisse wird bei Lippenbläschen, dem Herpes labialis, angewendet. Wichtig ist es, die Salbe möglichst frühzeitig, beim ersten Brennen und Spannen der Lippen, aufzutragen.

Monographie
- nervös bedingte Einschlafstörungen
- funktionelle Magen-Darm-Beschwerden

Dosierung und Anwendung

Droge: 1,5–4,5 g auf 1 Tasse Wasser als Infus zubereiten, mehrmals täglich nach Bedarf trinken.

Mistel – Viscum album, E

Familie: Loranthaceae, Mistelgewächse
Volkstümliche Namen: Albranken, Bockfutter, Donarbesen, Donnerbesen, Drudenfuß, Geißkraut, Gewöhnliche Mistel, Glückszweig, Hexenbesen, Knisterholz, Leimmistel, Mistelsenker, Teufelsklaue, Vogelmistel, Weiße Mistel, Wintergrün

Arzneidroge: Mistelkraut – Visci herba. Je nach Wirtspflanze unterscheidet man Unterarten (Laub- und Nadelbaummisteln), die vor allem in der anthroposophischen Medizin Bedeutung haben.

Botanische Beschreibung

Die Mistel (Abb. 8-23) ist ein kleiner, kugeliger Strauch, der als Halbschmarotzer auf Laub- und Nadelbäumen wächst und durch

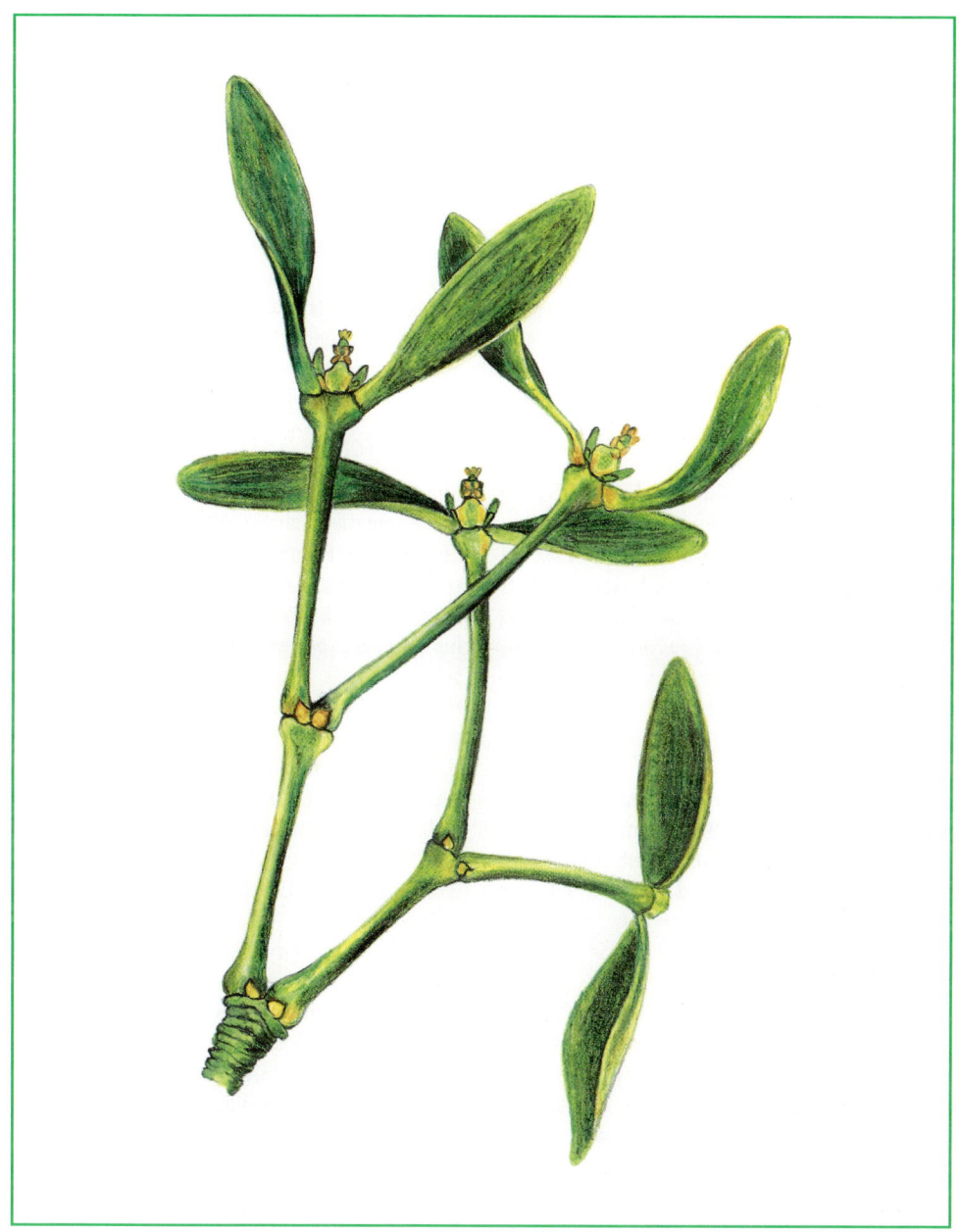

Abb. 8-23   Mistel – Viscum album.

ihre Gestalt oft mit Krähennestern verwechselt wird. Ihre Wurzeln sind zu Saugorganen umgebildet, mit denen sie Wasser und Nährsalze aus der Wirtspflanze entnimmt. Die Mistel produziert Enzyme, die wahrscheinlich ihre Wirtsspezifität ausmachen und mit deren Hilfe ihre Saugorgane durch die Rinde zum Gefäßsystem des Wirtsbaums vordringen können. Die gabelspaltig verzweigten, an den Gelenken knotig verdickten Stengel sind gelblich-grün, die Blätter immergrün, gegenständig, lederartig und länglich-eiförmig. Die Mistel hat zweihäusige Blüten, das heißt, männliche und weibliche Blüten sind getrennt. Die Blütenhülle der männlichen Blüten ist vierzipfelig und die Staubblätter sind mit den Zipfeln verwachsen. Die weiblichen Blüten sind kleiner, mit drei oder vier Blütenhüllblättern, und besitzen eine dicke, polsterförmige Narbe. Beide Blütenformen sind unscheinbar, gelblich-grün und sitzen in Trugdolden in den Gabelästen. Auffallend sind die erbsengroßen, weißen Beeren mit klebrigem Inhalt, die an den Füßen und Schnäbeln der Vögel haften bleiben und so verbreitet werden. Die Mistel blüht von März bis April, die Beeren erlangen die Fruchtreife von November bis Dezember.

Verbreitung

Die Mistel ist fast in ganz Europa, Asien und Nordafrika verbreitet. Sie wächst auf vielen Laub- und Nadelbäumen, vor allem auf Apfelbäumen, Tannen und Kiefern, seltener auf Eichen, nicht auf Buchen.

Inhaltsstoffe und Wirkprinzip

Die Mistel hat ein reichhaltiges Inhaltsstoffspektrum: *Viscotoxine*, aus 46 Aminosäuren aufgebaute **Polypeptide,** *Lektine* (Glykoproteine), **Polysaccharide, Flavonoide, Triterpene,** Phenylpropanderivate, freie Aminosäuren, Cholin, Acetylcholin und Histamin. In letzter Zeit fanden verstärkt die *Mistellektine* Beachtung, die das **Immunsystem** beeinflussen und die **natürlichen Abwehrkräfte stimulieren.** *Lektine* sind Proteine oder Glykoproteine, die sich zuckerspezifisch an Bestandteile der Zellmembran anlagern können und dadurch immunmodulierende Effekte hervorrufen. In vitro hemmen Mistelextrakte abhängig vom Lektingehalt das Zellwachstum. Die Viscotoxine reagieren mit den Zellmembranen und hemmen ebenfalls in vitro das Wachstum von Tumorzellen. Sie wirken lokal reizend und aus diesem Grund werden Mistelextrakte zur unspezifischen Reizkörpertherapie bei degenerativen Gelenkerkrankungen eingesetzt. Die immer wieder beschriebene Wirkung bei erhöhten Blutdruckwerten ist wissenschaftlich nicht ausreichend belegt, Untersuchungen liegen nur aus früheren Jahren vor.

Geschichte und Volksmedizin

Die Mistel ist eine Heilpflanze mit langer Tradition, um die sich viele Bräuche und Mythen ranken. Aus England kam der Brauch zu uns, in der Weihnachtszeit Mistelzweige als Zeichen der Liebe und Freude über die Tür zu hängen. Sie sollen das Haus vor Unglück schützen. Als Heilpflanze wurde die Mistel bereits von HIPPOKRATES gegen „Milzsucht" empfohlen. Auch die Kelten schätzten die Eichenmistel als Geschenk des Himmels und setzten sie medizinisch ein. Die Römer benutzten die klebrigen Beeren zur Herstellung von Vogelleim, der „Viscum" genannt wurde, woran heute noch die Bezeichnung Viskosität erinnert. Im Mittelalter wurde sie gegen Schwindel und Fallsucht eingesetzt, die HEILIGE HILDEGARD empfahl sie als Heilmittel gegen Brust- und Lungenleiden.

In der Volksheilkunde wurde die Mistel früher bei Verdauungsstörungen, Lungenleiden, Gicht und Gelenkbeschwerden, Blutungen und Herzbeschwerden verwendet; geblieben ist ihr volksmedizinischer Einsatz bei Schwindel, zur Langzeitbehandlung von Bluthochdruck und zur Atheroskleroseprophylaxe. Seit Beginn des 20. Jh. fand die Mistel besondere Beachtung, nachdem RUDOLF STEINER, der Begründer der Anthroposophie, Mistelextrakte in die Krebstherapie einführte.

Anwendungsgebiete

In den letzten Jahren beschäftigt sich eine intensive Forschung mit der Anwendung von Mistellektinen als sinnvolle **Ergänzung einer Krebstherapie.** Die Lektine sind in der Lage, eine durch Operation, Chemo- und Strahlen-behandlung bedingte Immunsuppression ab-zuschwächen. Das Immunsystem wird ge-stärkt und die Lebensqualität des Patienten erhöht.

Monographie

- **Anwendung – frisches Mistelkraut**
  - **Segmenttherapie** bei degenerativ ent-zündlichen Gelenkerkrankungen durch Auslösung kutiviszeraler Reflexe nach Setzen lokaler Entzündungen durch in-trakutane Injektionen.
  - **Palliativtherapie** im Sinne einer un-spezifischen Reiztherapie bei malignen Tumoren.

⚠ Parenterale Behandlung: Eiweiß-überempfindlichkeit, chronisch pro-grediente Infektionen, z. B. Tuberkulose, hoch fieberhafte Zustände.

Bei parenteraler Verabreichung von Mistelpräparaten können – auch in homöopathischer Dosierung – lokale und allgemeine Überempfindlichkeitsreaktio-nen, wie Schüttelfrost, Blutdruckabfall, Atemnot oder Schock, auftreten.

Für die in der Monographie genannten Indi-kationen wird das Mistelkraut ausschließlich in Form von Fertigpräparaten eingesetzt. Die Anwendung von Mistelkraut als Tee zur Blut-drucksenkung entstammt der Volksmedizin und ist wissenschaftlich nicht gesichert.

Orthosiphon – Orthosiphon stamineus, Orthosiphon aristatus

Familie: Lamiaceae, Lippenblütler
Volkstümliche Namen: Indische Nierenteepflanze, Javateepflanze, Katzenbart, Katzenschnurbart, Koemis, Koetjing
Arzneidroge: Orthosiphonblätter – Orthosiphonis folium.

Botanische Beschreibung

Orthosiphon (Abb. 8-24) ist eine krautige, aus-dauernde, etwa 60 cm hohe Pflanze mit vier-kantigem, fein behaartem oder kahlem Stengel. Die Blätter sind kreuzweise gegenständig ange-ordnet, spitz-eiförmig und grob gesägt oder ge-zähnt. Die bläulich-weißen Blüten (Blütezeit Juni bis Juli) stehen zu sechs, seltener zehn, in einer Scheinähre zusammen. Sie haben eine lan-ge Blütenröhre, aus der die blauen, auffallend langen Staubfäden herausragen (Katzenbart).

Verbreitung

Das tropisches Asien, die Sundainseln, Indien, Indonesien sowie die tropischen Gebiete Aus-traliens sind die Heimat des Orthosiphons.

Inhaltsstoffe und Wirkprinzip

Orthosiphonblätter enthalten **ätherisches Öl, Flavonoide, Saponine, Kaffeesäurederiva-te** und mineralische Substanzen mit einem hohen Anteil an *Kaliumsalzen.*
Sie wirken **harntreibend,** antimikrobiell, anti-phlogistisch und schwach krampflösend. An der diuretischen Wirkung sind vermutlich Flavonoide und Saponine beteiligt, Kalium-salze sollen keine Rolle spielen.

Geschichte und Volksmedizin

Der Name Orthosiphon leitet sich aus dem Griechischen von „orthos"= gerade und

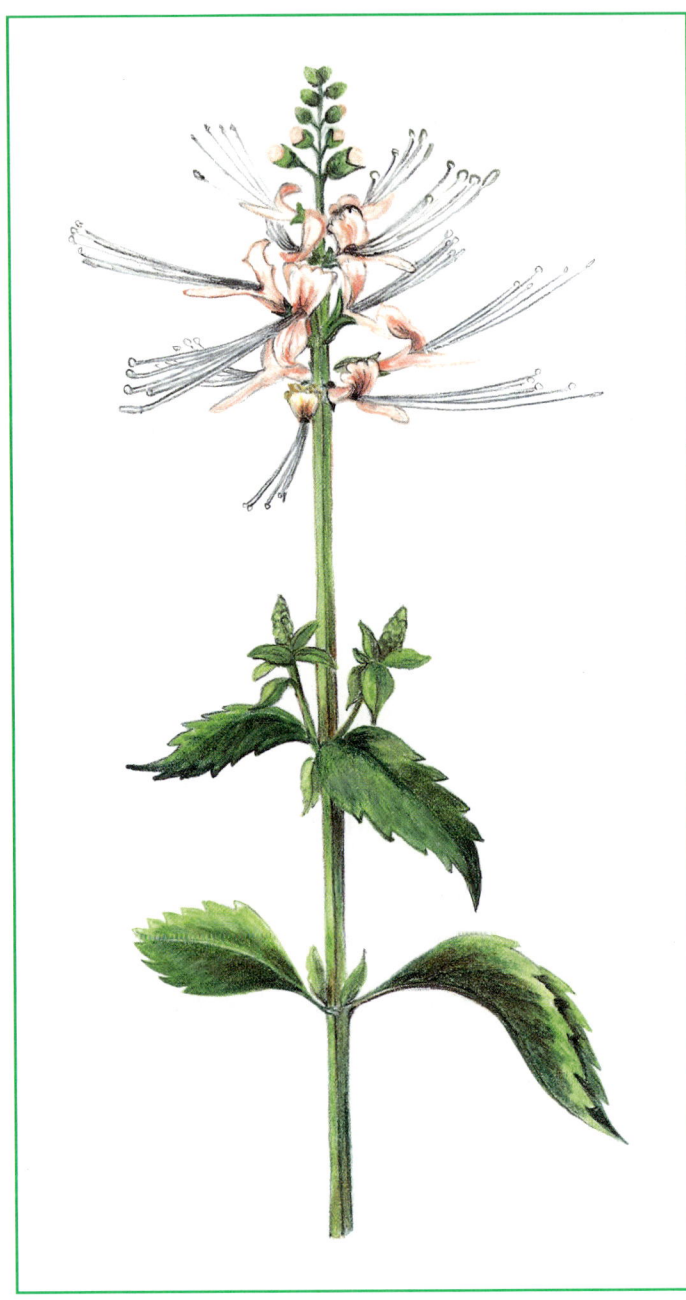

Abb. 8-24 Orthosiphon – Orthosiphon stamineus.

„siphon" = Röhre ab und bezeichnet die gerade Blumenkrone. Der deutsche Name „Indische Nierenteepflanze" weist auf die lange Tradition ihrer Anwendung bei Blasen- und Nieren-

erkrankungen hin. Volksmedizinisch wurde die Pflanze seit Anfang dieses Jahrhunderts auch als Mittel gegen Gicht und Rheuma, bei Gallensteinen und Bluthochdruck verwendet.

Anwendungsgebiete

Orthosiphonblätter werden hauptsächlich in Kombinationen mit anderen **diuretisch** wirkenden Drogen wie Goldruten- und Schachtelhalmkraut bei den nachstehend aufgeführten Indikationen angewendet.

Monographie
- zur Durchspülung bei bakteriellen und entzündlichen Erkrankungen der ableitenden Harnwege
- Nierengrieß.

⚠ Keine Durchspülungstherapie bei Ödemen infolge eingeschränkter Herz- und Nierentätigkeit.

Durchspülungstherapie: auf ausreichende Flüssigkeitszufuhr ist zu achten.

Dosierung und Anwendung

Droge: TD: 6–12 g.
Anwendung: als Infus oder durch Ansetzen mit kaltem Wasser und mehrstündigem Ziehenlassen.

Passionsblume – Passiflora incarnata

Familie: Passifloraceae, Passionsblumengewächse
Volkstümliche Namen: Fleischfarbene Passionsblume, Passionskraut
Arzneidroge: Passionsblumenkraut – Passiflorae herba.

Botanische Beschreibung

Die Passionsblume (Abb. 8-25) ist eine Kletterpflanze mit sich spiralförmig windenden Ranken, die eine Höhe von 10 m erreicht.

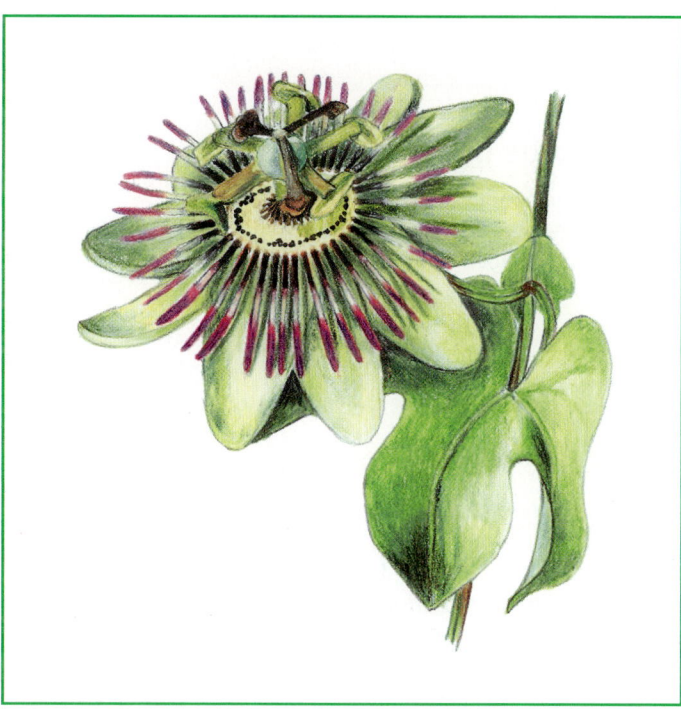

Abb. 8-25   Passionsblume – Passiflora incarnata.

Der Stengel ist sehr dünn, verholzt mit längsgestreifter Rinde und mit korkenzieherartigen Ranken besetzt, die den Blattachseln entspringen. Die Blätter sind ei- oder herzförmig, 5–15 cm lang und dreilappig gefingert, ältere auch unregelmäßig fünflappig. Charakteristisch sind die schönen großen, strahlig gebauten Blüten. Ihre Kelchblätter sind außen grün und innen weiß, die Kronblätter weiß bis blaß rötlich. Innerhalb der Kronenblätter steht ein dichter Kranz purpurroter oder fast schwarzer Nebenkronenblätter. Die Passionsblume bildet eßbare Früchte (Beeren) mit gelbem Fruchtfleisch, zahlreichen gelben oder bräunlichen Samen mit säuerlich-süßem Geschmack. (Die bekannte Passionsfrucht oder Maracuja stammt von einer anderen Passiflora-Art).

Verbreitung

Die Passionsblume ist in den südöstlichen Staaten Nordamerikas, in Mittelamerika (Mexiko), in Brasilien, Argentinien sowie auf verschiedenen Südseeinseln beheimatet. Bei uns wird die Passionsblume als Zierpflanze gezogen.

Inhaltsstoffe und Wirkprinzip

Passionsblumenkraut enthält **Flavonoide, Cumarinderivate** und Spuren von **ätherischem Öl.** Frühere Angaben zum Vorkommen von Harmanalkaloiden konnten nicht bestätigt werden.
Das Passionsblumenkraut wirkt **beruhigend** und **schwach krampflösend.**

Geschichte und Volksmedizin

Die Passionsblume erhielt ihren Namen vom Aussehen ihrer Blüte, die durch den Kranz der Nebenkronblätter an die Dornenkrone in der Passionsgeschichte erinnert. Ihre volksmedizinische Anwendung geht auf die Erfahrungen in Brasilien und Argentinien zurück. Verwendet wird die Passionsblume bei Schlaf-

losigkeit, Depressionszuständen, nervöser Überreiztheit, Konzentrationsschwäche, nervösen Herzbeschwerden und Asthma, während der Wechseljahre und lokal zu Waschungen bei Hämorrhoiden.

Anwendungsgebiete

Die Passionsblume wird bei Einschlafstörungen und nervös bedingten Beschwerden im Magen-Darm-Bereich fast ausschließlich **in Kombinationen eingesetzt.** Es liegen Monographien für fixe Kombinationen – Baldrianwurzel, Hopfenzapfen und Passionsblumenkraut, sowie Passionsblumenkraut, Baldrianwurzel und Melisenblätter – vor, als Anwendungsgebiete werden „nervös bedingte Einschlafstörungen und Unruhezustände" genannt.

Monographie

• nervöse Unruhezustände.

Dosierung und Anwendung

Droge: TD: 4–8 g.
Anwendung: 2–3 g auf 150 ml Wasser als Infus zubereiten. 2–3mal täglich und $\frac{1}{2}$ Stunde vor dem Schlafengehen zu sich nehmen.

Pfefferminze – Mentha piperita

Familie: Lamiaceae, Lippenblütler
Volkstümliche Namen: Aderminze, Edelminze, Englische Minze, Minzkraut, Gartenminze, Peperite, Peperminte, Teeminze
Arzneidroge: Pfefferminzblätter – Menthae piperitae folium.

Botanische Beschreibung

Die Pfefferminze (Abb. 8-26) ist eine 30–60 cm hohe, ausdauernde Pflanze mit vielen ober- und unterirdischen Ausläufern. Der Stengel ist aufrecht, vierkantig, im oberen Be-

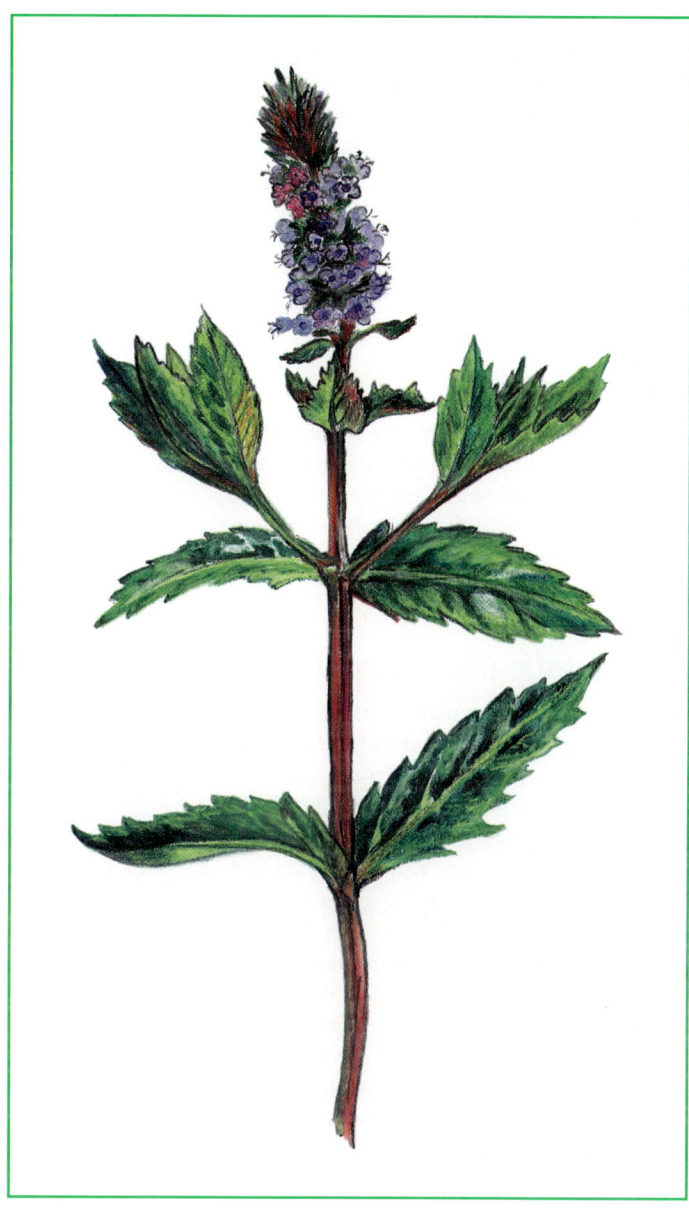

Abb. 8-26 Pfefferminze – Mentha piperita.

reich verzweigt, meist kahl oder manchmal graufilzig behaart. Die kreuzweise gegenständigen Blätter sind länglich-eiförmig, deutlich gestielt, auf der Unterseite schwach behaart und am Rand gesägt. Blätter und Stengel können auffallend violett gefärbt sein. Die Blüten sind rosa-violette Lippenblüten und stehen in dichten, ährenartigen Blütenständen in den oberen Blattachseln.

Die Pfefferminze ist ein steriler Bastard, der nur vegetativ durch Teilung der Wurzelstöcke vermehrt werden kann und nicht wild vorkommt. Durch Züchtungen, die sich an Ölgehalt, Resistenzeigenschaften, Winterhärte usw. orientieren, sind zahlreiche Unterarten, Varietäten und Formen entstanden. Zu den Ausgangsarten von Mentha piperita gehören die Wasserminze und die grüne Minze, wahrscheinlich handelt es sich jedoch um einen Mehrfachbastard, bei dem die einzelnen Arten immer wieder untereinander gekreuzt wurden. Die Pfefferminze verwildert, wenn sie längere Zeit am gleichen Ort wächst, ohne verpflanzt zu werden. Sie blüht von Juli bis September.

Verbreitung

Die Pfefferminze, die ursprünglich wahrscheinlich in Ostasien beheimatet war, ist in Europa und Nordamerika weit verbreitet und wächst meist verwildert auf feuchten Wiesen und Moorböden. Die Arzneidroge stammt ausschließlich aus dem Kulturanbau.

Inhaltsstoffe und Wirkprinzip

Pfefferminzblätter enthalten **ätherisches Öl** mit 35–50% *Menthol* und den ähnlichen Verbindungen *Menthon* und Menthylacetat. Die Zusammensetzung und Qualität des ätherischen Öls hängt stark von den Wachstumsbedingungen und vom Erntezeitpunkt ab. Weitere Inhaltsstoffe sind **Flavonoide, Gerbstoffe,** (Labiatengerbstoffe vom Typ der *Rosmarinsäure*) und **Phenylcarbonsäuren** (*Ferula*- und *Kaffeesäure*).

Das *ätherische Öl* regt die Sekretion von Gallenflüssigkeit an, es hat antimikrobielle und antivirale Eigenschaften und wirkt **krampflösend** an der **glatten Muskulatur.** Das reine Pfefferminzöl, in erster Linie Menthol, wirkt im Bereich der Atemwege sekretolytisch, äußerlich lokal anästhesierend und kühlend durch Erregung der Kälterezeptoren der Haut.

Geschichte und Volksmedizin

Die Pfefferminze, bzw. verschiedene Minzarten als ihre Ausgangspflanzen, gehören zu den ältesten Heilpflanzen. Bereits in ägyptischen Gräbern fand man Blumenbeigaben mit Minzblättern und es gibt Überlieferungen über ihre kultische Verwendung als Duftstoff. Im Mittelalter wurde sie als erwärmend und austrocknend beschrieben und als Aphrodisiakum benutzt. Die Pfefferminze wurde bei Milz- und Leberleiden, bei Würmern, Kopf- und Ohrenschmerzen, zur Geburtserleichterung, als Gurgelmittel bei Hals- und Rachenentzündungen und äußerlich bei Wunden und Geschwüren eingesetzt. In der Volksmedizin ist die Pfefferminze neben der Kamille die beliebteste Heilpflanze. Man verwendet sie bei Übelkeit und Erbrechen, Schwangerschaftserbrechen, Menstruationsstörungen und gegen Mundgeruch.

Anwendungsgebiete

Monographie

- **Blätter**
  - krampfartige Beschwerden im Magen-Darm-Bereich
  - krampfartige Beschwerden der Gallenblase und Gallenwege.
- **Pfefferminzöl – Innerliche Anwendung**
  - krampfartige Beschwerden im oberen Gastrointestinaltrakt und der Gallenwege Colon irritabile;

die Wirksamkeit des Pefferminzöls beim Reizdarm ist umstritten.
  - Katarrhe der oberen Luftwege
  - Mundschleimhautentzündungen.
- **Pfefferminzöl – Äußerliche Anwendung**
  - Muskel- und Nervenschmerzen.

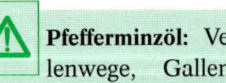 **Pfefferminzöl:** Verschluß der Gallenwege, Gallenblasenentzündungen, schwere Leberschäden.
Pfefferminzölhaltige Zubereitungen dürfen bei Säuglingen und Kleinkindern nicht im Bereich des Gesichts, speziell der Nase, aufgetragen werden.

Pfefferminzblätter: bei Gallensteinleiden nur nach Rücksprache mit dem Arzt.

Die Pfefferminze dient als Geruchs- und Geschmackskorrigens in Arzneimitteln und Körperpflegemitteln wie Zahnpasta und Mundwässern. **Äußerlich** verwendet man das reine Menthol in Form von Salben zum Einreiben und Inhalieren bei Schnupfen und Husten. Alkoholische Zubereitungen wirken kühlend und anästhesierend bei Kopf-, Muskel- und Nervenschmerzen. Besonders das Minzöl der *Japanischen Minze* (Mentha arvensis var. piperascens, einer Varietät der Ackerminze) ist wegen seines hohen Mentholgehalts ein bewährtes Migränemittel.

Dosierung und Anwendung

Droge: Mittlere ED: 3–6 g.
Anwendung: 1 Eßlöffel auf ca. 150 ml Wasser als Infus zubereiten. 3–4mal täglich 1 Tasse warm zwischen den Mahlzeiten zu sich nehmen. **Pfefferminzöl:** Mittlere TD 6–12 Tropfen (innerliche Anwendung), zur Inhalation 3–4 Tropfen in heißes Wasser geben.

Primel – Wiesenschlüsselblume – Primula veris, Waldschlüsselblume – Primula elatior

Familie: Primulaceae, Primelgewächse
Volkstümliche Namen: Apothekerprimel, Duftende Schlüsselblume, Aurikel, Fastenblume, Frauenschlüsselblume, Fünfwundenblume, Gichtblume, Himmelsschlüssel, Märzblume, Pagenblume, Petersblume
Arzneidroge: Primelwurzel – Primulae radix (beide Arten), Primelblüten mit Kelch (Primula-veris-Blüten) – Primulae flos cum calyce.

Botanische Beschreibung

Die **Wiesenschlüsselblume** ist eine ausdauernde Frühlingsblume mit kurzem, fast fleischigem Wurzelstock. Der 10–15 cm hohe Blütenschaft erhebt sich aus einer Rosette aus eiförmigen, vorne abgerundeten, runzeligen Blättern mit welligem, unregelmäßig gezähntem Rand. Stengel und Unterseite der Blätter sind weich behaart. Die Blüten stehen in vielblütiger, einseitswendiger Dolde. Die einzelnen Blüten (Blütezeit März bis Mai) haben einen grünlich-gelben, glockenförmigen Kelch mit meist goldgelber Krone, auf der Innenseite der Kronblätter befinden sich fünf orangefarbene Flecken (Saftmale). Die Wiesenschlüsselblume ist wohlriechend. Die **Waldschlüsselblume** hat einen höheren Blütenschaft. Ihre Blüten sind schwefelgelb, mit flacher ausgebreitetem Kelchsaum und besitzen keine orangefarbenen Flecken. Sie ist geruchlos, selten wohlriechend.
Im deutschen Sprachgebrauch werden beide Primelarten als Schlüsselblumen bezeichnet und kaum unterschieden.

Verbreitung

Fast in ganz Europa sowie in gemäßigten Gebieten Asiens sind die beiden Primelarten zu finden. Die Wiesenschlüsselblume wächst mehr im Osten Deutschlands auf Wiesen und sonnigen Böschungen, sie braucht einen lockeren, eher trockenen, kalkhaltigen Boden. Die Waldschlüsselblume, die etwa zwei Wochen früher blüht, ist vor allem in West-, Mittel- und Süddeutschland verbreitet. Sie bevorzugt als Standort feuchte Schattenlagen, ungedüngte Wiesen, Ufer und Auwälder.

Inhaltsstoffe und Wirkprinzip

Die Primelwurzel enthält reichlich **Triterpensaponine** (Primulasäure A) und **Phenolglykoside** mit *Primverin* und *Primulaverin* als Hauptkomponenten. Der Saponingehalt der Blüten ist geringer, sie enthalten zusätzlich **Flavonoide** und etwas **ätherisches Öl.** Das *Primulaverin* wird durch das Enzym *Primverase*, das in der Pflanze vorkommt, gespalten und dabei entsteht der charakteristische Geruch.
Vorherrschend ist die **expektorierende Wirkung** der *Saponine.* Der zähe Schleim in den

Bronchien wird verflüssigt, sein Abtransport verstärkt und gleichzeitig die Produktion von dünnflüssigem Sekret angeregt. Als möglicher Wirkmechanismus wird eine reflektorische Vagusreizung, ausgehend von der Magenschleimhaut, angenommen. Die *Saponine* haben **antimykotische Eigenschaften.**

Geschichte und Volksmedizin

Die Schlüsselblume ist eine typische Pflanze Mitteleuropas und war somit im antiken Griechenland oder Rom noch nicht bekannt. Im Mittelalter wurde sie zu einer beliebten und vielverwendeten Heilpflanze gegen vielerlei Krankheiten: bei Erkältungen, Magenbeschwerden, Harnsteinen, Gicht, Geschwüren und Wunden, zur Stärkung des Herzens und bei Schlaflosigkeit. Im Brauchtum hatte sie wie viele Frühlingsblumen große Bedeutung als Fruchtbarkeitssymbol. Sie wird in vielen Märchen und von manchen Dichtern erwähnt, so auch von Shakespeare im Sommernachtstraum. Früher gab man die abgezupften Blüten in den Wein, der dadurch die ihm fehlende „Blume" erhalten und schläfrig machen sollte. Auszüge aus Primelblüten dienten über Jahrhunderte hinweg dazu, die Haut weiß und weich zu machen.

In der Volksmedizin wird die Primelwurzel bei Keuchhusten, zur Schleimlösung, bei Asthma, als leicht abführendes und harntreibendes Mittel bei Gicht, Neuralgien und Rheuma verwendet. Wurzel und Blüten werden bei Nervosität und Ruhelosigkeit, Reizbarkeit und Angstzuständen, nervösen Kopfschmerzen, Migräne und Herzschwäche eingesetzt.

Anwendungsgebiete

Die Primelwurzel ist häufig zusammen mit anderen expektorierend wirkenden Drogen in Kombinationspräparaten mit dem Indikationsanspruch **chronische Bronchitis** enthalten. Sie eignet sich für einen länger andauernden Husten mit ungenügendem Auswurf, bei dem die Schleimlösung im Vordergrund steht.

Monographie

• Katarrhe der Luftwege.

 Bekannte Allergie gegen Primeln.

Bei Überdosierung können vereinzelt Magenbeschwerden und Übelkeit auftreten.

Dosierung und Anwendung

Droge – Primelwurzel: Gebräuchliche ED: 0,5 g, TD: 1–1,5 g.
Anwendung: 0,2–0,5 g feingeschnittene oder gepulverte Wurzel mit kaltem Wasser ansetzen und zum Sieden erhitzen. 5 Min. stehenlassen, abseihen. Als Expektorans alle 2–3 Std. 1 Tasse mit Honig gesüßt trinken.
Droge – Primelblüten: Mittlere ED: 1 g, mittlere TD: 3 g.
Anwendung: Ca. 1–2 Teelöffel mit siedendem Wasser übergießen nach 10 Min. durch ein Teesieb geben. Mehrmals täglich, insbesondere morgens nach dem Aufstehen und abends vor dem Schlafengehen, 1 Tasse möglichst heiß, evtl. mit Honig gesüßt, trinken.

Rhabarber – Rheum palmatum, Rheum officinale

Familie: Polygonaceae, Knöterichgewächse
Volkstümliche Namen: Kronrhabarber, Handlappiger Rhabarber, Chinesischer Rhabarber, Medizinalrhabarber
Arzneidroge: Die Wurzel beider Rhabarberarten (Rheum palmatum und Rheum officinale), oder einer Kreuzung davon – Rhei radix.

Botanische Beschreibung

Der Rhabarber (Rheum palmatum) ist eine ausdauernde Staude, deren Wurzelsystem aus einer Rübe und nicht wie früher beschrieben aus einem Wurzelstock besteht. Die Rübe erreicht nach einigen Jahren einen Durchmesser von 10–15 cm und trägt armdicke Seitenwurzeln. Aus einer grundständigen Rosette von sehr großen, handförmigen Blättern erhebt sich ein stattlicher, 1–2 m hoher, hohler Stengel. Er ist oben reich verzweigt und locker mit kurzgestielten, kleineren Blättern bewachsen. An der Spitze trägt er einen rispenartigen Blütenstand mit kleinen, weißrosa Blüten. Die Pflanze kann 20–30 Jahre alt werden, in den ersten 3–4 Jahren entwickelt sich erst die Grundrosette, danach der Blütentrieb. Rhabarber blüht von Juni bis Juli.

Der *Speiserhabarber,* Rheum rhabarbarum, der bei uns in Gärten angepflanzt wird und dessen fleischige Stengel als Obst oder Gemüse verwendet werden, ist eine andere Art und nicht identisch mit dem medizinisch verwendeten Rhabarber.

Verbreitung

Der Rhabarber – in den Gebirgen von China und Tibet heimisch – wird bei uns angebaut. Er braucht Halbschatten und gut gedüngten Boden.

Inhaltsstoffe und Wirkprinzip

Die Rhabarberwurzel enthält ein komplexes Gemisch verschiedener **Anthranoide,** die sich u.a. vom Aloe-Emodin ableiten und zum größten Teil glykosidisch gebunden *als Anthrachinonglykoside,* z.B. Rhein-Glucoside vorliegen. Weitere Inhaltsstoffe sind **Gerbstoffe** (Gallotannine und Proanthocyanidine) und **Flavonoide.**

Die *Anthranoide* wirken laxierend, indem sie die **Darmmotilität stimulieren.** Die Verkürzung der Darmpassagedauer hat eine verminderte Flüssigkeitsresorption zur Folge, gleichzeitig wird die aktive Sekretion von Wasser und Elektrolyten gefördert. Volumenzunahme und Dehnungsreiz führen reflektorisch zu einer Anregung der Darmperistaltik. Die *glykosidisch gebundenen Anthrachinone* werden im Dickdarm durch Enzyme zu Anthronen abgebaut, welche die eigentlich wirksamen Substanzen darstellen. Die laxierende Wirkung wird teilweise durch die vorhandenen Gerbstoffe aufgehoben, so daß gerbstoffreiche Drogen oder Drogenzubereitungen mit geringem Anthranoidgehalt stopfend wirken. In niedriger Dosierung steht ebenfalls die Gerbstoffwirkung im Vordergrund, erst in höherer Dosierung tritt eine abführende Wirkung durch die Anthranoide ein.

Geschichte und Volksmedizin

Der Rhabarber ist in der Chinesischen Medizin schon seit Jahrtausenden bekannt. In der Antike kam er über Kleinasien nach Europa. Sein Name leitet sich von dem griechischen Wort „rheo" = fließen ab und bezieht sich auf die abführenden Eigenschaften. Im Mittelalter wurde er in den Klostergärten angebaut, zu dieser Zeit diente er der Reinigung und Stärkung von Magen, Leber und Milz. In Asien wird der Rhabarber bei Gelbsucht, geröteten Augen, Blutungen aus Mund und Nase, Unterleibsschmerzen, Furunkeln, Hautgeschwüren und Sturzverletzungen innerlich eingenommen, äußerlich bei Hauterkrankungen und Brandwunden eingesetzt. In der Volksmedizin wird er als mildes Abführmittel verwendet, eine Rhabarbertinktur in niedriger Dosierung zur Förderung des Appetits und der Verdauung und bei Magen-Darm-Katarrhen.

Anwendungsgebiete

Die Rhabarberwurzel sollte nur dann eingesetzt werden, wenn die bestehende Darmträgheit weder durch Ernährungsumstellung noch durch Quellstoffpräparate zu beeinflussen ist. Die **äußerliche Anwendung** einer Rhabarberwurzeltinktur zu Pinselungen und Spülungen bei Entzündungen im Mund- und Rachenraum wird durch den Gerbstoffgehalt erklärt. Aus China stammende Berichte zu einer über die Gerbstoffwirkung hinausgehenden blutstillenden und antimikrobiellen Wirkung der Rhabarberwurzel wurden bisher nicht bestätigt.

Monographie

● Obstipation.

Die ursprüngliche Monographie nennt als Anwendungsgebiet: „als Gerbstoffdroge bei Magen- und Darmkatarrhen in geringer Dosierung". Diese Indikation entfällt aufgrund der in jüngster Zeit erfolgten Anwendungsbeschränkung für Anthranoiddrogen. In diesem Fall kann die Rhabarberwurzel leicht durch andere gerbstoffhaltige Drogen ersetzt werden.

⚠️ Darmverschluß, akut-entzündliche Erkrankungen des Darms, z. B. Morbus Crohn, abdominale Schmerzen unbekannter Ursache.
Seit 1. Februar 1997 sind für anthranoidhaltige Arzneimittel zur innerlichen Anwendung, die Zubereitungen aus Aloe, Cassia, Faulbaum und Rhabarber enthalten, Anordnungen des BfArM in Kraft. Die Indikationen wurden eingeschränkt auf die kurzfristige Anwendung bei Verstopfung bzw. zur Darmentleerung vor Röntgenuntersuchungen. Diese Arzneimittel sollen nicht länger als 1–2 Wochen eingenommen werden. Als Gegenanzeigen wurden Schwangerschaft und Stillzeit, sowie die Anwendung bei Kindern unter 10 Jahren aufgenommen.

In einzelnen Fällen können krampfartige Magen-Darm-Beschwerden auftreten.
Bei längerdauerndem Gebrauch kann es zu einem Verlust an Kalium mit Auswirkungen auf das Herz-Kreislauf-System und die Muskulatur kommen. Der Kaliumverlust beeinträchtigt die Herzfunktion und kann bei *gleichzeitiger Einnahme von Herzglykosiden* deren *Wirkung steigern.* Kaliummangel verstärkt die Darmträgheit, die zur weiteren Einnahme von Abführmitteln führt (s. S. 93.)

Dosierung und Anwendung

Die individuell richtige Dosierung ist die geringste, die nötig ist, um einen weich geformten Stuhl zu erhalten, in der Regel, 1–1,2 g Droge entsprechend 20–30 mg Hydroxyanthracenderivate/Tag, berechnet als Rhein.
Anwendung: $1/2$–1 gestrichenen Teelöffel kleingeschnittene Droge mit ca. 150 ml heißem Wasser übergießen, nach 10–15 Min. durch ein Sieb geben. Morgens und/oder abends vor dem Schlafengehen 1 Tasse frisch bereiteten Tee zu sich nehmen. Die Wirkung tritt nach 6–10 Stunden ein.

Ringelblume – Calendula officinalis

Familie: Asteraceae, Korbblütler
Volkstümliche Namen: Goldblume, Studentenblume, Sonnwendblume, Totenblume, Marigold, Marienrose, Regenblume
Arzneidroge: Ringelblumenblüten – Calendulae flos.

Botanische Beschreibung

Die Ringelblume (Abb. 8–27) ist eine einjährige, bis 60 cm hohe Pflanze, mit langer Pfahlwurzel und zahlreichen dünnen Nebenwurzeln. Der aufrechte Stengel ist kantig, im oberen Teil reich verzweigt und flaumig behaart. Die Blätter sind wechselständig, untere spatelförmig, obere länglich-lanzettlich, ganzrandig und ebenfalls behaart. Die Ringel-

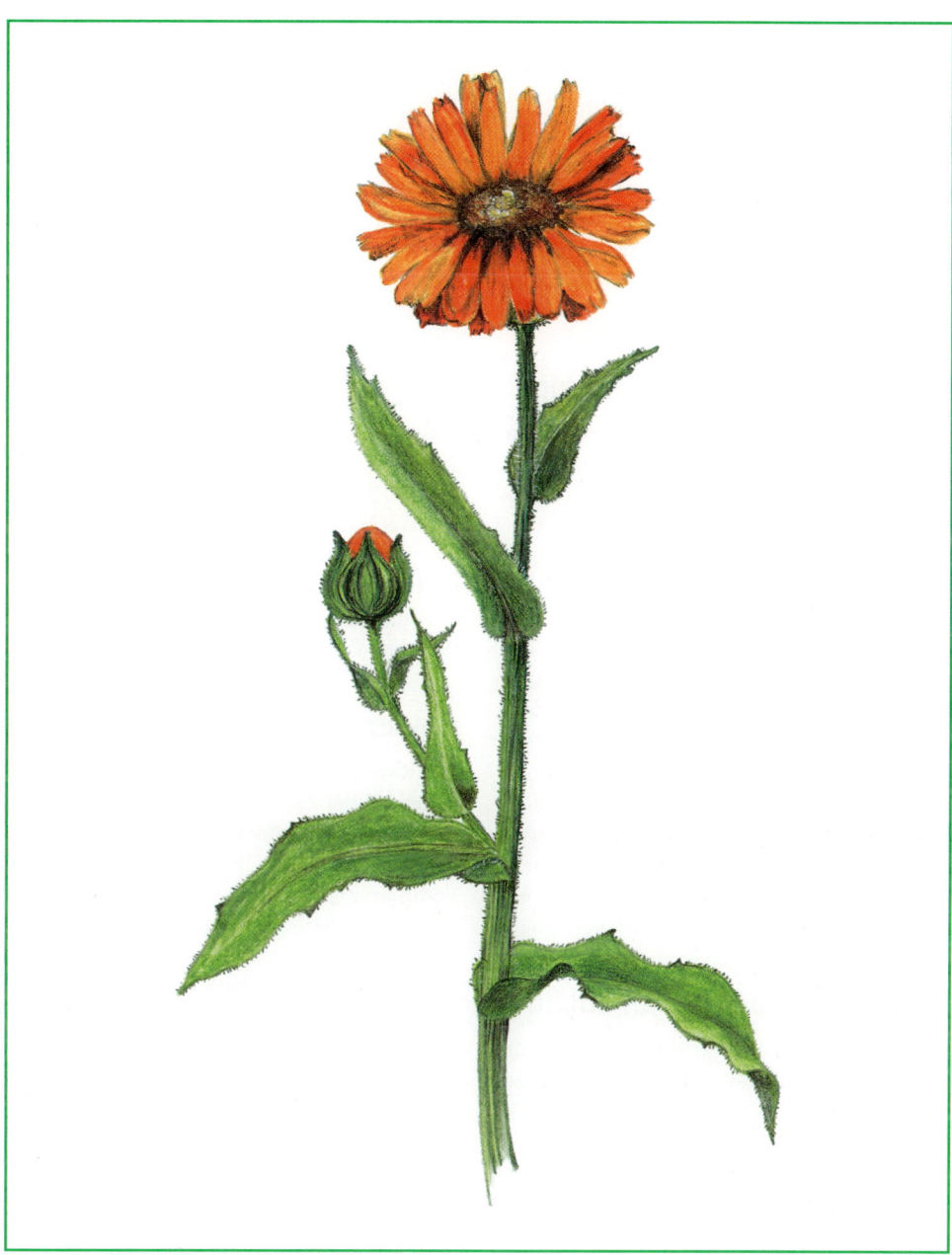

Abb. 8-27   Ringelblume – Calendula officinalis.

blume hat große, gelb-orange Blütenkörbchen (Durchmesser etwa 5 cm) mit zahlreichen Zungenblüten in zwei bis drei Reihen. Das Innere des Körbchens ist von trichterförmigen Röhrenblüten (Blütezeit Juni bis Oktober) besetzt. Die ganze Pflanze hat einen charakteristischen, balsamischen Geruch.

Verbreitung

Die Ringelblume ist in Mittel- und Südeuropa, Westasien und in den USA beheimatet. Die Garten-Ringelblume kommt als Zierpflanze in Bauerngärten und auf Friedhöfen angepflanzt vor, verwildert auf Schuttplätzen, an Wegrändern und in Weinbergen. Die Ringelblume hat keine besonderen Ansprüche an Boden und Standort.

Inhaltsstoffe und Wirkprinzip

Ringelblumenblüten enthalten **Triterpensaponine, Flavonoide, Cumarine, Carotinoide**, geringe Mengen **ätherisches Öl** und **Polysaccharide.**

Sie wirken **entzündungshemmend** und **wundheilend,** indem sie die Bildung von Granulationsgewebe fördern. Das wundheilungsfördernde Prinzip liegt vermutlich bei den *Carotinoiden* und ihren Abbauprodukten, die chemisch dem granulationsfördernden Vitamin A nahestehen. Das ätherische Öl und einige der Flavonoide zeigen eine antimikrobielle Wirkung gegen verschiedene Pilze und Bakterien. Die *Polysaccharide* entsprechen in ihrer Struktur den *Arabinogalaktanen* und haben **immunstimulierende Eigenschaften.**

Geschichte und Volksmedizin

Die Ringelblume soll angeblich am ersten Tag eines jeden Monats (lateinisch: calendae) blühen, woher sich der Name Calendula ableitet. Im bäuerlichen Brauchtum nannte man sie auch Regenblume und sie galt als Wetteranzeiger: Haben sich ihre Blüten bis 8.00 Uhr morgens nicht geöffnet, soll es noch am gleichen Tag Regen geben. In der Antike war die Ringelblume nicht bekannt, erste gesicherte Überlieferungen stammen aus dem Mittelalter. Zu dieser Zeit wurde sie bei Leber- und Milzleiden, Herzklopfen, Gebärmuttererkrankungen und zur Beschleunigung der Geburt eingesetzt. Die HEILIGE HILDEGARD empfahl sie als „Ringula" bei Verdauungsstörungen und Hautausschlägen. Die Volksheilkunde kannte die Ringelblume als harntreibendes und schweißtreibendes Mittel, bei Verstopfung, Leberleiden, Zahn- und Gliederschmerzen, Augenentzündungen, als herzstärkendes Mittel und zur Vertreibung von Würmern. Bis zur Mitte des 19. Jh. spielte sie auch in der Krebsbehandlung eine Rolle. Volksmedizinisch wird die Ringelblume innerlich bei entzündlichen Erkrankungen der Verdauungsorgane, Magen- und Darmgeschwüren, Krämpfen im Verdauungstrakt und bei Menstruationsstörungen verwendet, äußerlich bei Brustdrüsenentzündung, Venenentzündung, Furunkeln, entzündlichen Hautveränderungen und Schrunden, sowie als Augenlotion bei Bindehautentzündung. Ihr Hauptanwendungsgebiet liegt auch in der Volksmedizin bei allen schlecht heilenden Wunden, Geschwüren und Verbrennungen.

Anwendungsgebiete

Die Ringelblume ist ein zuverlässiges **Wundheilmittel** bei Hautentzündungen und Ekzemen, bei allen schlecht heilenden Wunden (Quetsch-, Schlag-, Biß- und Rißwunden), Verbrennungen und Erfrierungen. Sie wird in Form von feuchten Umschlägen, Tinkturen, Auszügen mit fettem Öl (Calendulaöl) und Salben angewendet, wegen ihrer ausgezeichneten Verträglichkeit vor allem in der Kinderheilkunde.

Monographie

- **Innerliche, lokale Anwendung**
  - entzündliche Veränderungen der Mund- und Rachenschleimhaut
- **Äußerliche Anwendung**
  - Wunden, auch mit schlechter Heilungstendenz
  - Ulcus cruris.

Dosierung und Anwendung

Droge: 1–2 g auf 1 Tasse Wasser als Infus zubereiten. Bei Entzündungen im Mund- und Rachenraum mehrmals täglich spülen oder gurgeln.

Als Umschlag zur Behandlung von Wunden wird Leinen oder ähnliches mit dem Aufguß getränkt und auf die Wunde gelegt; Umschlag mehrmals täglich wechseln.

Tinktur: Zur Wundbehandlung 1 Eßlöffel Tinktur auf $^1/_4$ l Wasser zu Umschlägen verwenden.

Rosmarin – Rosmarinus officinalis

Familie: Lamiaceae, Lippenblütler
Volkstümliche Namen: Brautkrautblätter, Hochzeitsbleam, Kranzkraut, Meertau, Weihrauchkraut
Arzneidroge: Rosmarinblätter – Rosmarini folium.

Botanische Beschreibung

Der Rosmarin ist ein ausdauernder, immergrüner, holziger Halbstrauch bis 2 m Höhe. Er hat dicht verzweigte, starre Äste mit lederartigen, nadelförmigen, glänzenden Blättern, die am Rand umgeschlagen und auf der Unterseite filzig behaart sind. In den Achseln dieser Blätter bilden sich an den oberen krautigen Teilen der Zweige kleine, bläulich-violette Lippenblüten in Scheinquirlen. Blütenstand und Blütenstiele sind ebenfalls filzig behaart. Die ganze Pflanze duftet aromatisch und blüht von Juni bis August.

Verbreitung

Rosmarin ist im gesamten Mittelmeergebiet, in Portugal verbreitet und wird bei uns in Gärten angebaut. Er braucht einen nährstoffreichen, lockeren Boden in warmer, sonniger Lage.

Inhaltsstoffe und Wirkprinzip

Rosmarinblätter enthalten **ätherisches Öl** mit *Campher und Cineol* als Hauptkomponen-

ten, **Gerbstoffe,** sogenannte *Labiatengerbstoffe* mit Rosmarinsäure, **Flavonoide** und bitterschmeckende **Triterpene.**

Das *ätherische Öl* (Campher) wirkt **kreislaufanregend, äußerlich hautreizend** und **durchblutungsfördernd.** Extrakte aus den Rosmarinblättern wirken **spasmolytisch,** sie regen die Sekretion von Magen- und Gallensaft an und unterstützen den Gallenabfluß (**choleretische** und cholekinetische Wirkung). Weiter wurde eine leberprotektive Wirkung festgestellt.

Geschichte und Volksmedizin

Rosmarin wurde bereits in ägyptischen Gräbern als Totenbeigabe gefunden. Auch in der Antike hatte er wegen seines starken Aromas vor allem Bedeutung als Kultpflanze. Bei den Griechen war er der Liebesgöttin Aphrodite geweiht und ein Symbol für Treue und Aufrichtigkeit in der Liebe. Große Bedeutung hat er im Volksglauben als Begleiter des Menschen auf seinem Lebensweg von der Geburt bis zum Tod. Als Fruchtbarkeitssymbol ist er in zahlreichen Hochzeitsbräuchen zu finden und er gehört ebenso zu verschiedenen Totenkulten. Rosmarinzweige werden in den Sarg gelegt oder von den Trauergästen in der Hand gehalten. Ein Aberglaube sagt einen Todesfall im Haus voraus, wenn ein Rosmarinstrauch verdorrt. Bei religiösen Zeremonien war er ein (billigerer) Ersatz des Weihrauchs.

Als Heilpflanze hatte der Rosmarin in früheren Zeiten geringere Bedeutung, im Mittelalter wurde er als Stärkungs- und Anregungsmittel beschrieben. In der Volksmedizin wird er aufgrund seiner harn-, schweiß- und blähungstreibenden Eigenschaft bei Magenbeschwerden, Appetitlosigkeit und Blähungen, bei Erkrankungen von Leber, Gallenblase und Niere sowie bei Herz- und Kreislaufbeschwerden und zur Potenzsteigerung eingesetzt. Mit Rosmarinspiritus und -salben behandelt man Rheuma, Muskel- und Nervenschmerzen und Hautausschläge.

Rosmarin ist ein viel verwendetes Gewürz, das die Speisen bekömmlicher macht.

Anwendungsgebiete

Rosmarintinktur oder -extrakt eignen sich als **Tonikum** bei **niedrigem Blutdruck** und Kreislaufschwäche nach Überanstrengung oder in der Rekonvaleszenz. Alkoholische Extrakte sind zur Kreislaufanregung besser geeignet, da das ätherische Öl nur zu einem geringen Teil in eine Teezubereitung übergeht, und zwar mit dem höchsten Wert nach 25 Minuten. Außerdem verändert sich dabei das Verhältnis von *Cineol* zu *Campher*.

Äußerlich werden Rosmarinspiritus, -öl und -salben zu schmerzstillenden Einreibungen bei Neuralgien und Rheuma angewendet. Bewährt hat sich der Rosmarin bzw. das Rosmarinöl als Badezusatz im Rahmen einer hydrotherapeutischen Behandlung bei Kreislaufbeschwerden und als anregendes Bad bei Müdigkeit und Erschöpfung. In diesem Fall muß das Rosmarinöl in ausreichender Konzentration enthalten sein, um eine Hyperämie zu gewährleisten.

Monographie

- **Innerliche Anwendung**
  - dyspeptische Beschwerden
- **Äußerliche Anwendung**
  - unterstützende Therapie rheumatischer Erkrankungen
  - Kreislaufbeschwerden.

> Von einer Anwendung während der Schwangerschaft wird abgeraten.

Dosierung

Droge: *innerlich*: TD: 4–6 g.
äußerlich: 50 g Droge auf ein Vollbad.
Tinktur: *innerlich:* TD: 2,5–7,5 g.

Roßkastanie – Aesculus hippocastanum, E

Familie: Hippocastanaceae, Roßkastaniengewächse
Volkstümliche Namen: Bitterkastanie, Drusenkesten, Gichtbaum, Kastanie, Kestenbaum, Pferdekastanie, Säukestene
Arzneidroge: Roßkastaniensamen – Hippocastani semen.

Botanische Beschreibung

Die Roßkastanie ist ein sommergrüner, stattlicher Baum, der über 200 Jahre alt werden kann. Er hat eine große, regelmäßige und dicht belaubte Krone. Der dicke Stamm hat eine zunächst glatte, später rissige, graubraune Rinde, die sich in dünnen Schuppen ablöst. An den Zweigen ist sie glatt und rötlich-braun. Charakteristisch sind die großen, gefingerten, fünf- bis siebenzähligen Blätter, die an einem langen, rinnigen Stiel sitzen. Die Fiederblätter sind verkehrt-eiförmig, kurz zugespitzt und unregelmäßig kerbig gesägt. Die Blätter entwickeln sich im Frühjahr aus dicken, klebrigen, kegelförmigen Knospen, die bereits im Herbst entstehen. Auffallend ist der kerzenförmige Blütenstand, der zahlreiche weiße Blüten in einer Rispe angeordnet trägt. (Die rotblühende Kastanie ist eine andere Art mit gleichen Eigenschaften). Die Früchte sind die bekannten stacheligen Kugeln, die in ihrem Inneren ein bis drei rotbraun-glänzende Samen mit weißem Nabelfleck enthalten. Die Roßkastanie blüht April bis Mai, die Früchte können von September bis Oktober gesammelt werden.
Die *Edelkastanie* oder *Eßkastanie* gehört zur Familie der Buchengewächse (Fagaceae) und ist nicht mit der Roßkastanie verwandt.

Verbreitung

Beheimatet in den Gebirgen des Balkans, im Kaukasus und Himalaya, wurde die Roßkastanie im 16. Jh. von Wien aus über ganz Europa verbreitet. Die Roßkastanie ist als schnellwüchsiger Schattenspender in Schloßgärten, Parkanlagen und auf Dorfplätzen beliebt.

Inhaltsstoffe und Wirkprinzip

Roßkastaniensamen enthalten das **Saponingemisch** *β-Aescin,* **Flavonoide, Gerb- und Mineralstoffe,** Proteine, Stärke und ein fettes Öl. *β-Aescin* hat **antientzündliche** und **antiödematöse Eigenschaften.** Ein Extrakt aus den Roßkastaniensamen wirkt ödemprotektiv und venentonisierend, er verringert die Kapillardurchlässigkeit und -brüchigkeit. Vermutlich geschieht dies über eine Hemmung bestimmter Enzyme, die bei der chronischen Veneninsuffizienz vermehrt auftreten und den Abbau von Mucopolysacchariden in der Gefäßwand beschleunigen. Als Folge tritt weniger Flüssigkeit ins Gewebe über und der venöse Rückstrom wird unterstützt. Ödeme werden abgebaut und gleichzeitig ihre Neubildung verhindert.

Geschichte und Volksmedizin

Eine erste Überlieferung der Roßkastanie als Heilmittel stammt aus dem Mittelalter; zu der damaligen Zeit diente sie als stärkender Futterzusatz für erschöpfte Pferde. Auch der lateinische Gattungsname „Aesculus" von „esca" =Futter deutet auf die Verwendung als Viehfutter hin. Der Artname „hippocastanum" leitet sich vom griechischen „hippo" = Pferd und „castanum" = Kastanie ab und betont ebenfalls die Vorliebe der Pferde für die Kastanien, die auch von Schafen, Schweinen, Rot- und Damwild gerne gefressen werden. Möglicherweise hängt der Name auch damit zusammen, daß die Blattnarben an die Abbildung eines Hufeisens mit den sieben Nägeln erinnern. Aus den Roßkastaniensamen wird ein Mehl gewonnen, das eine gute Reinigungskraft hat und vor allem von Schlossern, Schmieden und Kaminfegern verwendet wurde, da es besonders fettige Substanzen löst. Während des Krieges wurde aus einem Auszug der Samen, zusammen mit kieselsaurer Tonerde die „Bolus-

seife" mit starker Waschkraft hergestellt. Das Mehl eignet sich als Zusatz zum Gießwasser, um Regenwürmer zu vertreiben.

In der Volksmedizin verwendet man *Roßkastanienblätter* bei krampfartigen Regelschmerzen, bei Wadenkrämpfen in der Schwangerschaft, nach Knochbrüchen und Verrenkungen, bei Beschwerden nach einer Gehirnerschütterung, bei Venenentzündungen und Rheuma, die *Rinde* als Fiebermittel und bei Durchfall (Gerbstoffe), äußerlich als Badezusatz bei rheumatischen Beschwerden. Roßkastaniensamen werden in Form von Salben bei Verletzungen, Blutergüssen, Schmerzen an der Wirbelsäule und Ödemen empfohlen, in Form von Bädern zur Behandlung von Venenerkrankungen und Hämorrhoiden.

Anwendungsgebiete

Aescin-Zubereitungen zum innerlichen Gebrauch werden oft durch die gleichzeitige äußerliche Anwendung von Salben oder Gelen, die Roßkastaniensamenextrakte enthalten, unterstützt.

Monographie

- Behandlung von Beschwerden bei **chronischer Veneninsuffizienz,** wie z. B.:
  - Schmerzen und Schweregefühl in den Beinen
  - nächtliche Wadenkrämpfe
  - Juckreiz
  - Beinschwellungen.

Die Monographie gilt für einen eingestellten Roßkastaniensamenextrakt in einer Dosierung von 2mal 250–312,5 mg Extrakt in retardierter Darreichungsform.

Bei Einnahme können in seltenen Fällen Schleimhautreizungen im Magen-Darm-Trakt auftreten.
Aescinhaltige Salben sollen nicht einmassiert, sondern nur sanft aufgetragen werden, da sonst Venenentzündungen hervorgerufen oder verstärkt werden können.

Salbei – Salvia officinalis

Familie: Lamiaceae, Lippenblütler
Volkstümliche Namen: Dalmatinischer Salbei, Gartensalbei, Königssalbei, Edelsalbei, Scharlei, Salver, Salbine
Arzneidroge: Salbeiblätter – Salviae folium. Die Gattung Salvia ist die artenreichste innerhalb der Familie der Lippenblütler. Salvia officinalis gliedert sich in mehrere Unterarten, die sich je nach Herkunft in der Zusammensetzung des ätherischen Öls unterscheiden. Die wichtigsten sind: Salvia officinalis, ssp. major bzw. minor, Dalmatinischer Salbei (ssp. Subspecies = Unterart) und Salvia officinalis, ssp. lavandulifolia, Spanischer Salbei. Salvia triloba, Dreilappiger oder Griechischer Salbei wird ebenfalls als Arzneidroge verwendet.

Botanische Beschreibung

Der Salbei (Abb. 8–28) ist ein ausdauernder, bis 60 cm hoher Halbstrauch mit vierkantigem, am Grunde verholzendem Stengel, von dem viele filzig behaarte Seitenäste abgehen. Die gegenständigen Blätter erscheinen wie graugestreift, sie sind gestielt, länglich-eliptisch, runzelig und von feinnetziger Blattstruktur. Die blauvioletten Lippenblüten stehen in Quirlen an einem ährenartigen Blütenstand. Die ganze Pflanze ist grautilzig behaart und hat den typischen, an Campher erinnernden, aromatischen Duft. Salbei blüht von Juni bis August.

Verbreitung

Salbei wächst im Mittelmeerraum, vor allem in Südfrankreich, in Nord- und Zentralspanien und wird in ganz Europa und Nordamerika kultiviert. Er braucht einen sonnigen Standort mit trockenem, leicht kalkhaltigem Boden.

Inhaltsstoffe und Wirkprinzip

Wichtigster Inhaltsstoff der Salbeiblätter ist das **ätherische Öl** mit *Thujon, Cineol* und *Campher.* Der Gehalt an ätherischem Öl ist tageszeitlichen Schwankungen unterworfen und seine Zusammensetzung hängt vom Standort ab. Unter den klimatischen Bedingungen des Mittelmeerraums ist es besonders thujonreich, während der Thujongehalt in regenreicheren Gebieten sinkt. Der Campheranteil nimmt während der Wachstumsperiode ständig zu. Weitere Inhaltsstoffe sind **Gerbstoffe** (Labiatengerbstoff mit Rosmarinsäure), **Bitterstoffe** (Diterpene) und **Flavonoide.**

Das *ätherische Öl* verhindert das Wachstum von Bakterien, Viren und Pilzen, die *Gerbstoffe* wirken **entzündungshemmend** und die *Bitterstoffe* regen die Sekretion der Verdauungssäfte an. Extrakte aus Salbeiblättern – insbesondere Frischpflanzenauszüge – hemmen nachweislich die Schweißsekretion.

Geschichte und Volksmedizin

Der echte Salbei wurde schon im alten Ägypten gegen Unfruchtbarkeit verordnet. Einer Legende zufolge fand die heilige Familie auf ihrer Flucht nach Ägypten unter einem Salbeistrauch Schutz. Seither galt der Salbei als Pflanze mit großer Heilkraft, worauf schon sein Name hinweist (lat. „salvere" = gerettet werden). In der Symbolik zählt er zu den Marienpflanzen, im Volksglauben umrankten ihn viele Bräuche und Liebeszauber. In der Antike wurde der Salbei als blutstillend, menstruationsfördernd und harntreibend beschrieben, in mittelalterlichen Kräuterbüchern gibt es lange Aufzählungen seiner Heilwirkungen. In der Volksmedizin ist der Salbei eine beliebte Heilpflanze mit umfassenden Anwendungsmöglichkeiten: bei Leberschwellung, Gallenleiden, gegen Durchfall, als harntreibendes Mittel, gegen Wechseljahrsbeschwerden, bei Asthma und Bronchialerkrankungen, Diabetes, Herzschwäche, bei schlecht durchbluteten Extremitäten und als Gurgelmittel bei Hals- und Rachenentzündungen. Als Pinselung werden Salbeiauszüge lokal bei krebsartigen Geschwüren der Mundschleimhaut und ande-

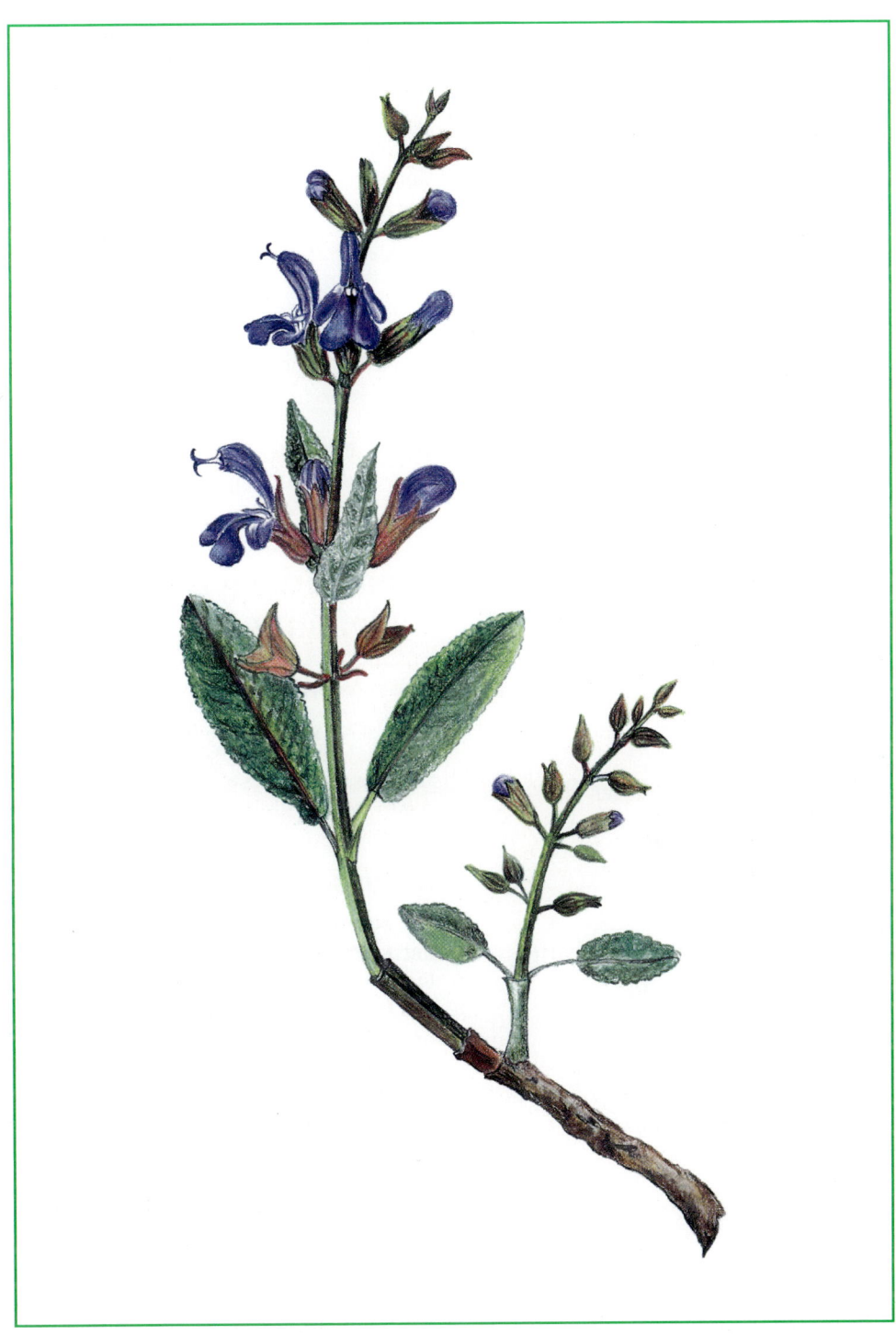

Abb. 8-28   Salbei – Salvia officinalis.

ren zugänglichen Stellen empfohlen. Die frischen Blätter werden gegen Mundgeruch gekaut. Salbei soll den Geburtsvorgang unterstützen und durch Hemmung der Milchsekretion das Abstillen erleichtern.

Anwendungsgebiete

Salbeiblätter werden vor allem **äußerlich** angewendet: als wäßriger oder alkoholischer Auszug (Salbeitinktur) zum Gurgeln bei Halsschmerzen, zu Spülungen oder Pinselungen bei Schleimhautentzündungen im Mund- und Rachenraum, z. B. Prothesendruckstellen. Die innerliche Anwendung aufgrund der schweißhemmenden Wirkung war früher bei Tuberkulosekranken mit oft quälendem Nachtschweiß von großer Bedeutung. Da heutzutage eine kausale Behandlung vieler Grunderkrankungen möglich ist, beschränkt sich die **innerliche** Anwendung des Salbei auf übermäßiges Schwitzen im Klimakterium, in Streßsituationen oder in Zeiten der Rekonvaleszenz.

Monographie

- äußerlich bei Entzündungen der Mund- und Rachenschleimhaut
- innerlich bei dyspeptischen Beschwerden, vermehrter Schweißsekretion.

Dosierung und Anwendung

Droge: TD: 4–6 g (innerlich).
Anwendung: Bei Magen-Darm-Beschwerden mehrmals täglich einen warmen Aufguß aus 1–2 g Droge zubereiten. 30 Min. vor den Mahlzeiten zu sich nehmen. Bei übermäßiger Schweißsekretion empfiehlt es sich, den Tee kalt zu trinken.

> Salbeitee soll nicht über längere Zeit getrunken werden.

Zum Gurgeln und Spülen: 2,5 g Droge auf 100 ml Wasser; mehrmals täglich warm spülen.

Tinktur: *Einnahme:* Tagesdosis 2,5–7,5 g Salbeitinktur.
Zum Gurgeln und Spülen: 5 g alkoholischer Auszug auf 1 Glas Wasser.
Pinselung: alkoholischer Auszug unverdünnt.

> ⚠ Das *reine* ätherische Salbeiöl sollte wegen des hohen Anteils an Thujon innerlich nicht während der Schwangerschaft und nicht in höherer Dosierung und über einen längeren Zeitraum angewendet werden.

Bisher bekannte Schädigungen sind ausschließlich auf mißbräuchliche Verwendung zurückzuführen.

Schafgarbe – Achillea millefolium

Familie: Asteraceae, Korbblütler
Volkstümliche Namen: Achilleskraut, Bauchwehkraut, Blutstillkraut, Frauendank, Grundheil, Jungfernkraut, Katzenkraut, Schafrippe, Schnittkraut, Tausendblatt, Wundkraut, Zangenblume
Arzneidroge: Schafgarbenkraut – Millefolii herba.

Botanische Beschreibung

Die Schafgarbe ist eine mehrjährige Pflanze mit aufrechtem, schwach behaartem Stengel. Sie kann von 10 cm bis 1,50 m hoch werden. Die Blätter sind schmal lanzettlich, zwei- bis dreifach fiederteilig, die Fiederblättchen enden in kleinen weißen, stachelspitzigen Zipfeln. Die Blüten stehen in einem trugdoldigen Blütenstand, vier bis sechs Trugdolden an einem Stengel. Sie setzen sich aus kleinen gelblich-weißen Röhrenblüten (Blütezeit Juni bis Oktober) und weißen, je nach Standort manchmal rosa bis rötlichen Zungenblüten, zusammen.

Von der Schafgarbe gibt es zahlreiche Unterarten, mit denen sie leicht verwechselt werden kann.

Verbreitung

Die Schafgarbe kommt in Europa, besonders im östlichen Mittelmeergebiet, Vorderasien sehr häufig vor, sie wächst auf Wiesen und Weiden, an Wegrändern und Böschungen. Sie ist sehr genügsam und widerstandsfähig, verträgt Trockenheit und meidet nasse, feuchte Böden.

Inhaltsstoffe und Wirkprinzip

Schafgarbenkraut enthält **ätherisches Öl** mit einem hohen Anteil an *Proazulenen*, aus denen sich bei der Destillation das *Chamazulen* (bis 40%) bildet, wodurch es ähnlich wie bei der Kamille und abhängig vom Gehalt an Chamazulen gelbgrün bis dunkelblau gefärbt ist. Das ätherische Öl besteht überwiegend aus Mono- und Sesquiterpenen, u. a. aus *Campher* und *Cineol.* Weiter sind **Flavonoide, Gerb- und Bitterstoffe** (Matricarin) enthalten.

Das ätherische Öl hat **antibakterielle** und **entzündungshemmende** Eigenschaften, die Flavonoide wirken **spasmolytisch.** Als Bitterstoffdroge wirkt das Schafgarbenkraut **appetitanregend** und sekretionsfördernd auf Magen und Gallenblase.

In letzter Zeit deuten Untersuchungen darauf hin, daß andere Achillea-Arten medizinisch interessanter sind als Achillea millefolia. So konnte unter der Anwendung zweier Achillea-Arten eine Verbesserung der Blutungsrate und Plaquebildung bei Zahnfleischentzündungen festgestellt werden, die mit Kamille nicht zu beobachten war. Die eindeutige Identifizierung ist sehr schwierig, die Droge liegt fast immer als Gemisch mehrerer Arten vor, was nur durch einen kontrollierten Anbau zu verhindern wäre.

Geschichte und Volksmedizin

Schafgarbensamen wurden bereits in steinzeitlichen Gräbern gefunden. Im antiken Griechenland wurde die Pflanze als „Soldatenkraut" bezeichnet, da sie Blutungen und Wunden heilte. Auch der Name Achillea hat mit dieser Eigenschaft zu tun: Der Mythologie entsprechend, soll der griechische Krieger Achilles mit der Schafgarbe die Verwundungen seines Freundes Patroklos geheilt haben. Im Mittelalter wird sie als „köstlich Wundkraut" bei allen inneren und äußeren Wunden bezeichnet. Lange war sie auch im Volksgebrauch vor allem als blutstillende Heilpflanze bekannt, wie viele ihrer Namen ausdrücken. In der Volksmedizin ist die Schafgarbe ein „Allheilmittel" bei fast allen Krankheiten: bei Leber- und Nierenleiden, Störungen der Gallensekretion, Magen- und Darmerkrankungen, bei Husten, Krämpfen, Fieber, Rheuma und Gicht, äußerlich bei Wunden, Geschwüren und Hämorrhoiden, gegen übermäßiges Schwitzen. Als typische „Frauenpflanze" wird sie bei starker Regelblutung und Krämpfen im Unterleib sowohl als Tee als auch zu entspannenden Sitzbädern verwendet.

In kosmetischen Produkten ist die Schafgarbe als Zusatz in Antiseborrhö-Shampoos, Gesichtscremes und Lotionen enthalten.

Anwendungsgebiete

Monographie

- **Innerliche Anwendung**
  - Appetitlosigkeit,
  - dyspeptische Beschwerden wie leichte Krämpfe im Magen-Darm-Bereich
- **Äußerliche Anwendung**
  - Sitzbäder zur Behandlung schmerzhafter Krampfzustände psychovegetativen Ursprungs im kleinen Becken.

 Überempfindlichkeit gegen Schafgarbe und andere Korbblütler.

Dosierung und Anwendung

Droge: Mittlere TD: 4–6 g.

Anwendung: 2–5 g als Aufguß zubereiten, 2–3mal täglich, eine Tasse zwischen den Mahlzeiten zu sich nehmen. *Sitzbäder:* 100 g Droge auf 20 l Wasser.

Schöllkraut – Chelidonium majus, E

Familie: Papaveraceae, Mohngewächse
Volkstümliche Namen: Blutkraut, Drudenmilch, Gelbkraut, Gilbkraut, Goldwurz, Schellkraut, Schwalbenkraut, Warzenkraut
Arzneidroge: Schöllkraut – Chelidonii herba.

Botanische Beschreibung

Das Schöllkraut (Abb. 8-29) ist eine ausdauernde, bis 70 cm hohe Staude mit aufrechtem, unregelmäßig verzweigtem Stengel. Die Blätter sind wechselständig und fiederteilig, untere gestielt, obere sitzend. Sie sind wie der Stengel leicht behaart und auf der Unterseite meergrün bereift. Die Fiederblättchen sind ungleich doppelt gekerbt oder gelappt. Die goldgelben Blüten stehen in wenigblütiger, lockerer Dolde. Sie sind radiär, mit vierblättriger Krone und zahlreichen Staubblättern. Das Schöllkraut enthält in allen Pflanzenteilen einen dunkelgelben, ätzenden Milchsaft. Schöllkraut blüht von Mai bis Oktober.

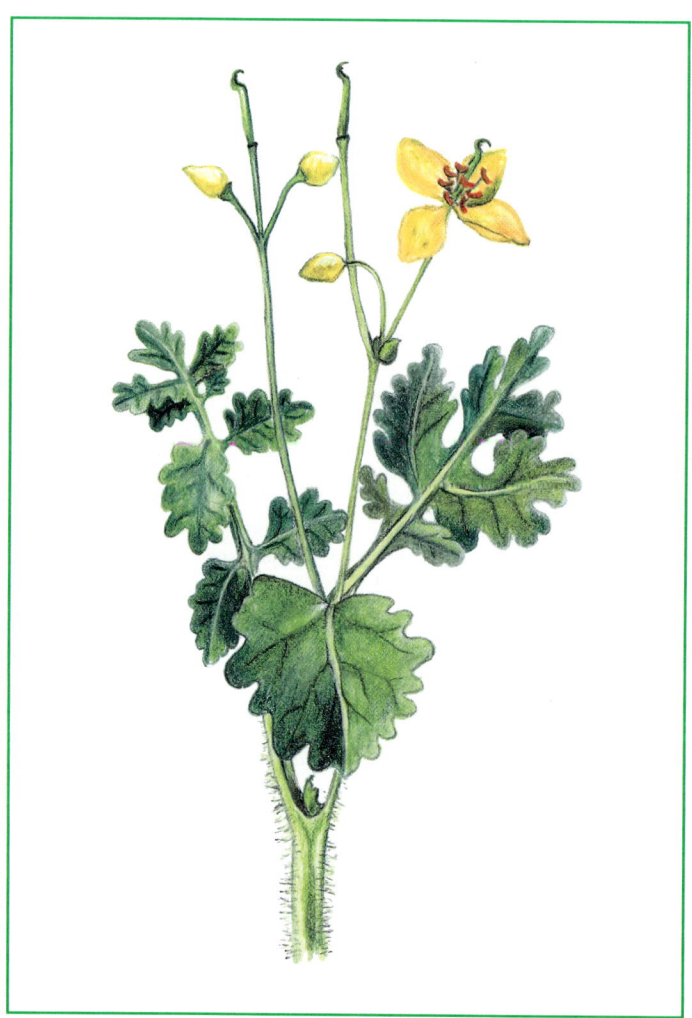

Abb. 8-29 Schöllkraut – Chelidonium majus.

Verbreitung

Das Schöllkraut – in Europa, den gemäßigten und subarktischen Gebieten Asiens sowie in Nordamerika beheimatet – wächst an Weg- und Straßenrändern, an Hecken und Zäunen, in Mauerritzen und auf Schuttplätzen.

Inhaltsstoffe und Wirkprinzip

Schöllkraut enthält eine große Anzahl verschiedener **Alkaloide** mit *Chelidonin* und *Berberin* als Hauptkomponenten, die sich zum größten Teil vom gleichen Strukturgrundgerüst ableiten. Weiter sind **Pflanzensäuren**, **Cholin** und **Histamin** enthalten. Gehalt und Zusammensetzung der Alkaloide können stark variieren und sind in besonderer Weise von den Trocknungsbedingungen der Frischpflanze abhängig.

Aufgrund des *Alkaloidgehalts* zeigt das Schöllkraut eine **spasmolytische Wirkung** mit direktem Angriff auf die glatte Muskulatur im oberen Verdauungstrakt und den Gallenwegen. Weiter wurde ein **choleretischer** Effekt beobachtet. Die meisten pharmakologischen Untersuchungen wurden mit Frischpflanzenauszügen oder den isolierten Alkaloiden durchgeführt. Sie lassen sich nicht ohne weiteres auf die Droge übertragen. Das *Chelidonin* wirkt schwach analgetisch und zentral sedierend, das *Berberin* cholekinetisch. Im Gesamtextrakt führt jedoch das Alkaloidgemisch durch antagonistische oder synergistische Effekte zu einer anderen Wirkung, als den einzelnen Reinalkaloiden entsprechen würde.

Geschichte und Volksmedizin

Der Name Chelidonium leitet sich vom griechischen „chelidon" = Schwalbe und der Beobachtung ab, daß die Pflanze blüht, wenn die Schwalben zurückkehren. In anderen Überlieferungen wird erzählt, daß die Schwalben ihre blinden Jungen mit dem Kraut heilen. Daher wurde die Pflanze in früheren Zeiten auch zur Schärfung des Augenlichts und zur Blutreinigung empfohlen. Das Schöllkraut ist eine Pflanze mit langer Tradition. Bereits im antiken Griechenland wurde es wegen seiner intensiven gelben Färbung, entsprechend der Signaturenlehre bei Gelbsucht, Leber- und Gallekrankheiten, verwendet. Diese Anwendung hat sich bis heute erhalten. Weitere volksheilkundliche Indikationen sind Angina pectoris, Asthma, Atherosklerose, Bluthochdruck, Eingeweidewürmer und Magenkrebs. Bis ins Mittelalter reicht die Behandlung von Warzen und Hühneraugen mit dem frischen Milchsaft zurück, der schon damals gegen Hautausschläge und Krätze eingesetzt wurde. Bei Zahnschmerzen wird das Kauen der frischen Schöllkrautwurzel empfohlen und das Wurzelpulver wird zur Erleichterung der Extraktion auf den Zahn aufgetragen.

Anwendungsgebiete

Das Schöllkraut wird oft mit anderen **choleretisch wirkenden Drogen** (z. B. *Boldoblätter, Gelbwurz*) bei dyspeptischen Beschwerden, die mit Störungen der Gallenblasenfunktion und mangelnder Fettverdauung zusammenhängen, kombiniert.

Monographie

- krampfartige Beschwerden im Bereich der Gallenwege und des Magen-Darm-Trakts.

⚠ Als **relative** Gegenanzeigen gelten Lebererkrankungen und die gleichzeitige Einnahme leberschädigender Medikamente.

Bei einer länger als 4 Wochen dauernden Anwendung sollen die Leberfunktionswerte überprüft werden.

Dosierung und Anwendung

Das Schöllkraut sollte aufgrund des Alkaloidgehalts nur in Fertigpräparaten, die eine genaue Dosierung ermöglichen, eingesetzt werden.

Senna – Cassia angustifolia, Cassia senna (syn. Cassia acutifolia)

Familie: Caesalpiniaceae, Johannisbrotbaumgewächse
Volkstümliche Namen: Blätter: Mutterblätter, Muttersennesblätter, für die *Früchte:* Sennesbälge, Sennesschoten
Arzneidroge: Sennesblätter – Sennae folium. Sennesfrüchte: Alexandriner-Sennesfrüchte, Sennae acutifoliae fructus und Tinnevelly-Sennesfrüchte, Sennae angustifoliae fructus.

Botanische Beschreibung

Es gibt etwa 500 vorwiegend tropische und subtropische Arten der Gattung Cassia, die Sträucher, Halbsträucher und Stauden umfaßt. Die als Arzneipflanze genutzte Senna stammt von zwei Cassia-Arten: Cassia angustifolia, welche die Droge Tinnevelly-Senna liefert, und Cassia senna (syn. Cassia acutifolia), die als Alexandriner-Senna bekannt ist. Beide Arten sind 1–2 m hohe Halbsträucher mit paarig gefiederten Blättern und gelben, braungeäderten und in Trauben angeordneten Blüten, die den Schmetterlingsblütlern nahestehen. Die Früchte sind flache, nierenförmige Hülsen mit runzliger Oberfläche und gelben Samen (Sennesschoten).

Verbreitung

Cassia angustifolia ist in den Ländern beiderseits des Roten Meers, von Arabien bis Südindien, in Ostafrika und Somalia, heimisch und wird in Südindien (Tinnevelly-Gebiet) kultiviert.
Cassia senna (acutifolia) kommt wild in Nordafrika und Sudan vor; im Sudan und Ägypten wird die Pflanze kultiviert.

Inhaltsstoffe und Wirkprinzip

Hauptinhaltsstoffe der Senna sind **Anthranoide** (Anthrachinonglykoside), die sich vom *Rhein* oder *Aloe-Emodin* ableiten. Sie liegen in der Blatt- und Fruchtdroge hauptsächlich in der Dianthronform und in der Regel glykosidisch gebunden in unterschiedlicher Verteilung vor: Blattdroge etwa 80 % Dianthrone, Früchte bis 90 %.
Die für die Droge typischen **Dianthronglucoside,** die *Sennosoide A und B,* kommen in der lebenden Pflanze nicht vor. Erst beim Trocknen werden die Anthronglucoside durch bestimmte Enzyme, die in der frischen Pflanze in getrennten Zellkompartimenten lokalisiert sind, zu Dianthronglucosiden umgewandelt. Weitere Inhaltsstoffe sind **Flavonoide**, **Schleim** und die Zucker Glucose und Fructose.
Senna gehört zu den **stimulierenden Laxantien**. Die Anthranoide gelangen größtenteils unverändert in den Dickdarm, wo sie durch Enzyme zu den eigentlich abführend wirkenden Substanzen, den Anthronen, abgebaut werden. Die Resorption von Wasser und Natriumionen aus dem Dickdarm in die Blutbahn wird gehemmt und der Darminhalt nicht eingedickt. Gleichzeitig wird die aktive Sekretion von Elektrolyten – Na^+, K^+ und Cl^- Ionen – in den Darm angeregt. Beide Mechanismen führen zu einer **Volumenzunahme** und der Dehnungsreiz steigert die Darmperistaltik.
Die Anthranoide regen reflektorisch die glatte Muskulatur der Gebärmutter an und während einer Schwangerschaft kann eine vermehrte Beckendurchblutung zum Abort führen.

Geschichte und Volksmedizin

Der Name Senna kommt aus Arabien und die Pflanze wurde erstmals von den arabischen Ärzten erwähnt. In Indien werden Sennesblätter und -früchte bei Appetitlosigkeit, Bauchschmerzen, Leberleiden, Gelbsucht, Vergiftungen, Aussatz und Tumoren eingesetzt, die Blätter werden gegen übelriechenden Atem gekaut. In der Volksmedizin wird die Senna seit jeher als Abführmittel verwendet.

Anwendungsgebiete

Sennesfrüchte sind trotz höherer Konzentration an Anthranoiden im Vergleich zu Sennesblättern das mildere **Abführmittel** mit geringeren Nebenwirkungen. Ihr Gehalt an bestimmten Anthranoiden vom Emodin- und Aloe-Emodin-Typ, die teilweise schon im Dünndarm resorbiert werden und Leibschmerzen hervorrufen können, ist niedriger. Dennoch sind sie wie alle anthranoidhaltigen Drogen *nicht* zur Anwendung bei chronischer Verstopfung geeignet!

Monographie

• Obstipation; zur Reinigung des Darms vor diagnostischen Maßnahmen.

⚠️ Darmverschluß, akut-entzündliche Erkrankungen des Darms (z. B. Morbus Crohn), abdominale Schmerzen unbekannter Ursache.
Seit 1. Februar 1997 sind für anthranoidhaltige Arzneimittel zur innerlichen Anwendung, die Zubereitungen aus Aloe, Cassia, Faulbaum und Rhabarber enthalten, Anordnungen des BfArM in Kraft. Die Indikationen wurden eingeschränkt auf die kurzfristige Anwendung bei Verstopfung bzw. zur Darmentleerung vor Röntgenuntersuchungen. Diese Arzneimittel sollen nicht länger als 1–2 Wochen eingenommen werden. Als Gegenanzeigen wurden Schwangerschaft und Stillzeit, sowie die Anwendung bei Kindern unter 10 Jahren aufgenommen.

Als Nebenwirkung können Leibschmerzen und Koliken auftreten. Bei längerem Gebrauch kommt es zu Störungen im Elektrolyt- und Wasserhaushalt, insbesondere zu einem Mangel an Kalium, mit Auswirkungen auf das Herz-Kreislauf-System und die Muskulatur. Durch den Verlust von Kalium ist eine Wirkungsverstärkung bei gleichzeitiger Einnahme von Herzglykosiden möglich. Zusätzlich verstärkt er die Darmträgheit, die zur weiteren Einnahme von Abführmitteln führen kann (s. S. 93).

Dosierung und Anwendung

Droge: Mittlere TD: 20–30 mg Hydroxyanthracenderivate. Die individuell richtige Dosis ist die geringste, die erforderlich ist, um einen weich geformten Stuhl zu erhalten.
Anwendung: Sennesblätter (0,6–0,9 g Schnittdroge) oder Sennesfrüchte (0,7–1,0 g Schnittdroge) werden mit 150 ml warmem oder heißem Wasser übergossen, nach 10 Min. durch ein Teesieb gegeben. Der Tee kann auch als *Kaltwasserauszug,* der als verträglicher angesehen wird, mit acht- bis zehnstündigem Ziehenlassen hergestellt werden. Morgens und/oder abends vor dem Schlafengehen 1 Tasse trinken.
Aus den *Sennesfrüchten* erfolgt der Übergang der Sennoside rascher, bei einem Heißwasseransatz sind bereits nach 5 Min., bei einem Kaltansatz nach 2 Std. ca. 85% der Sennoside enthalten. Die Wirkung tritt nach 8–10 Stunden ein.

Sonnenhut – Echinacea, E, Roter Sonnenhut oder Purpursonnenhut – Echinacea purpurea, blaßfarbene Kegelblume – Echinacea pallida

Familie: Asteraceae, Korbblütler
Volkstümliche Namen: Purpurfarbener/schmalblättriger Igelkopf, Purpurfarbene/schmalblättrige Kegelblume, Rote Sonnenblume, Schwarzer Simson
Arzneidroge: Purpursonnenhutkraut – Echinaceae purpureae herba, Wurzel der Kegelblume – Echinaceae pallidae radix.

Botanische Beschreibung

Der *rote Sonnenhut* ist eine mehrjährige, 60–180 cm hohe Pflanze mit kräftigem, aufrechtem Stengel. Die Grundblätter mit langem Blattstiel sind eiförmig-lanzettlich, drei- bis fünfnervig, zugespitzt mit grob oder scharf gesägtem Rand. Untere Stengelblätter sind gestielt, obere sitzend. Stengel und Blätter sind kahl oder rauh behaart. Die Blüte (Blütezeit: Juli bis September) besteht aus purpurfarbenen Zungenblüten und dunklen Röhrenblüten, die dem Blütenboden ein igelartiges Aussehen geben. Als Frucht entsteht eine hell- bis rötlich-braune Achäne.
Der *schmalblättrige Sonnenhut* ist kleiner. Die Blätter sind dreinervig, länglich-lanzettlich und beidseitig rauh behaart. Der Blütenboden ist kegelförmig hochgewölbt und trägt grünliche Röhrenblüten mit dunkelrotem Griffel. Die Zungenblüten sind schmäler, abstehend, rosa bis blaß-purpurfarben. Echinacea angustifolia wird häufig mit Echinacea pallida verwechselt, bei der die Zungenblüten zurückgeschlagen und nicht abstehend sind.

Verbreitung

Alle Stammpflanzen des Sonnenhuts waren ursprünglich in den südöstlichen Staaten Nordamerikas beheimatet. Mittlerweile wird der Sonnenhut in vielen Gebieten wegen der schönen großen Blüten als Zierpflanze in Gärten angebaut.

Inhaltsstoffe und Wirkprinzip

Zu den Inhaltsstoffen des Sonnenhuts zählen **ätherische Öle, Alkylamide** *(Echinacein),* **Kaffeesäureester** *(Cichoriensäure),* Aminosäuren, Fettsäuren und **hochmolekulare Polysaccharide,** die *Arabinogalaktane.*
Das wirksamkeitsbestimmende Prinzip wurde für die *Polysaccharide* und die *Cichoriensäure* nachgewiesen. Beide tragen zu einer **Stimulierung** der **unspezifischen Immunabwehr** bei. Die Wirkung beruht sowohl auf einer Erhöhung der Granulozytenzahl und Phagozytoseaktivität der Makrophagen als auch auf einer vermehrten Chemotaxis zum Ort der Entzündung. Über die Freisetzung von Interleukinen wird das spezifische Immunsystem angeregt.

Geschichte und Volksmedizin

Der Gattungsname Echinacea leitet sich vom griechischen „echoinos" = Igel ab und bezieht sich auf das igelartige Aussehen des Blütenbodens. Für die indianischen Ureinwohner Nordamerikas war der Sonnenhut eine wichtige Heilpflanze. Äußerlich wurde sie bei Wunden, Verbrennungen und Lymphdrüsenschwellungen verwendet, innerlich bei Schmerzen, Magenkrämpfen, Husten, Masern und Gonorrhö. Das Kauen der Wurzel sollte gegen Zahnschmerzen helfen. Überliefert sind Berichte, wonach sie ein stark wirksames Gegenmittel bei Schlangenbissen und anderen Vergiftungen darstellte. Ende des 19. Jh. wurde der Sonnenhut zunächst in Amerika wissenschaftlich untersucht, nachdem ein Arzt ihre Verwendung bei den Indianern beobachtet und studiert hatte. In der ersten Zeit wurde die Pflanze zur innerlichen Anwendung bei Harnwegsinfektionen empfohlen, berühmt wurde sie jedoch wegen ihrer allgemein resi-

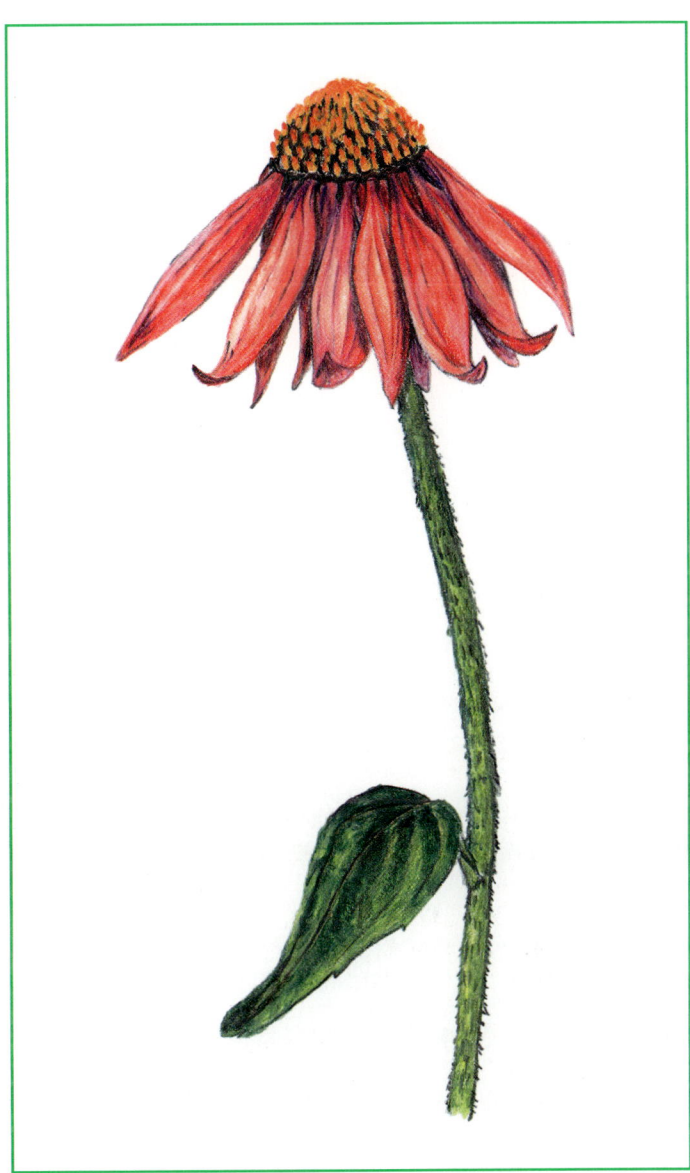

Abb. 8-30 Roter Sonnenhut – Echinacea purpurea.

stenzsteigernden und immunstimulierenden
Wirkung. In Nordamerika fand sie rasch allgemeine Verbreitung und kam daraufhin
auch nach Europa. Das Interesse war so groß,
daß natürliche Vorkommen nicht mehr aus-
reichten und ein Anbau in der Kultur erfolgte. 1938 wurde der Pupursonnenhut als
Echinacin® in die Therapie eingeführt.

Anwendungsgebiete

Echinacea gehört zu den **pflanzlichen Immunmodulatoren** und wird vor allem bei Atemwegs-
infekten zur Steigerung der Abwehr eingesetzt.
Äußerlich verwendet man Echinacea als Salbe
bei schlecht heilenden, oberflächlichen Wunden, bei Sonnenbrand und Herpes simplex, als
Umschlag bei Verätzungen und Erfrierungen.

Monographie

- **Echinacea-purpurea-Kraut – Pupursonnen-hutkraut**
  - *innerlich* zur unterstützenden Behandlung rezidivierender Infekte im Bereich der Atemwege und der ableitenden Harnwege
  - *äußerlich* bei schlecht heilenden, oberflächlichen Wunden
- **Echinacea-pallida-Wurzel**
  - zur unterstützenden Therapie grippeartiger Infekte.

Andere Stammpflanzen und Pflanzenteile – Purpursonnenhut*wurzel* (Echinacea purpurea radix), schmalblättriges Sonnenhutkraut und -wurzel (Echinacea angustifolia herba und radix) blaßfarbenes Kegelblumen*kraut* (Echinacea pallida *herba*) – erhielten wegen nicht belegter Wirksamkeit eine Negativ- bzw. Null-Monographie.

⚠ Aus grundsätzlichen Erwägungen ist der Sonnenhut nicht anzuwenden bei progredienten Systemerkrankungen wie Tuberkulose, Leukosen, Kollagenosen, Multipler Sklerose, AIDS-Erkrankung, HIV-Infektion und anderen Autoimmunerkrankungen.
Bei Neigung zu Allergien, insbesondere gegen Korbblütler sowie in der Schwangerschaft keine parenterale Applikation.

Bei Diabetikern kann sich bei parenteraler Applikation die Stoffwechsellage verschlechtern.
Parenterale Anwendung: dosisabhängig können Schüttelfrost, kurzfristige Fieberreaktionen, Übelkeit und Erbrechen auftreten. In Einzelfällen sind allergische Reaktionen vom Soforttyp möglich (Hautausschlag, Juckreiz, Atemnot, Schwindel und Blutdruckabfall).

Sonnentau – Drosera rotundifolia

Familie: Droseraceae, Sonnentaugewächse
Volkstümliche Namen: Sonnenkraut, Herrgottslöffel
Arzneidroge: Sonnentaukraut – Droserae herba.

Botanische Beschreibung

Der Sonnentau ist ein ausdauerndes Kraut, 10–30 cm hoch, mit horizontal ausgebreiteten Blättern mit rundlicher Blattspreite. Auf der Unterseite sind die Blätter kahl, am Rand und auf der Oberseite tragen sie rote, langgestielte, kugelige und klebrige Fangdrüsen (Tentakel). Aus der Mitte der Blattrosette erhebt sich der blattlose, mit Drüsenhaaren besetzte Stengel, der am Ende einen traubenartigen, oft gabelig verzweigten Blütenstand aus kleinen, weißen Blüten (Blütezeit Juli bis August) mit vier Kronblättern trägt.

Verbreitung

Der Sonnentau ist von Nord- bis Südeuropa, in Asien von Sibirien bis Japan verbreitet. Auch in Alaska, Grönland, Nordamerika bis Kalifornien ist er zu finden.

Inhaltsstoffe und Wirkprinzip

Sonnentaukraut enthält **Naphthochinonderivate**, darunter *Plumbagin*, **Anthocyane** und **Flavonoide,** im Sekret der Tentakel proteolytische Enzyme und organische Säuren.
Es wurden **hustenreizstillende** und **krampflösende Wirkungen** festgestellt, die vor allem auf das *Plumbagin* zurückzuführen sind. Allerdings wurden auch von plumbaginfreien Auszügen spasmolytische Eigenschaften nachgewiesen. Das Plumbagin hemmt in vitro die Prostaglandinsynthese, es wirkt entzündungshemmend und antimikrobiell. Naphthochinonderivate sollen das Immunsystem beeinflussen, und zwar in höheren Konzentrationen hemmend, in niedrigeren Konzen-

trationen stimulierend. Neuere pharmakologische Untersuchungen liegen nicht vor.

Volksmedizin

In der Volksmedizin wird das Sonnentaukraut als krampflösendes Mittel, als Aphrodisiakum, bei Leberleiden und Atherosklerose empfohlen, die Tinktur wegen ihres Enzymgehalts als verdauungsförderndes Tonikum bei Völlegefühl. Äußerlich soll ein Auszug aus dem Kraut bei Warzen, Hühneraugen und Sommersprossen helfen.

Anwendungsgebiete

Das Sonnentaukraut ist in Form von Tinkturen oder Extrakten Bestandteil von Fertigarzneimitteln, als Teedroge wird es nur selten verwendet.

Monographie
- bei Krampf- und Reizhusten.

Die Droge kann durch den Gehalt an Plumbagin allergische Reaktionen hervorrufen.

Dosierung

Droge: Mittlere TD: 3 g Droge.

Spitzwegerich – Plantago lanceolata

Familie: Plantaginaceae, Wegerichgewächse
Volkstümliche Namen: Heilwegerich, Heufressa, Rippenkraut, Roßrippen, Schafzunge, Spießkraut, Spitzfederich, Spitzwegeblatt
Arzneidroge: Spitzwegerichkraut – Plantaginis lanceolatae herba.

Botanische Beschreibung

Der Spitzwegerich ist eine mehrjährige, etwa 30 cm hohe Pflanze mit reichfaseriger Wurzel. Alle Laubblätter sind in einer grundständigen Rosette angeordnet, aus der sich ein aufrechter, gefurchter Blütenschaft erhebt. Die Blätter sind lanzettlich, spitz und von 5–7 deutlichen Nerven durchzogen. Der Stengel ist kahl oder borstig behaart. Die kleinen, unscheinbaren, gelblich-weißen Blüten sind vierteilig, mit langen Staubfäden, die über die Blumenkrone hinausragen. Der Blütenstand ist eine kugelige, keulen- oder walzenförmige Ähre. Spitzwegerich blüht von Mai bis September.

Verbreitung

Weltweit in kühl-gemäßigten Zonen beheimatet, wächst der Spitzwegerich auf trockenen Wiesen und Weiden, an Wegrändern und Schuttplätzen. Er ist eine der häufigsten Pflanzen unserer Flora.

Inhaltsstoffe und Wirkprinzip

Spitzwegerichkraut enthält das **Iridoridglykosid** *Aucubin*, **Schleim, Flavonoide, Kaffeesäure- und Zimtsäurederivate, Gerbstoffe** und in den Blättern Kieselsäure.
Das Abbauprodukt des *Aucubins* ist **antibakteriell wirksam,** während Aucubin selbst keine keimhemmende Eigenschaft aufweist. Da jedoch die aucubinspaltenden Enzyme bei der Teeherstellung inaktiviert werden, wirkt ein Infus oder Dekokt nicht mehr antibakteriell. Aucubin hat möglicherweise leberschützende Eigenschaften, eine Hemmwirkung gegenüber Lebergiften wurde beobachtet. Wäßrige Extrakte des Spitzwegerichkrauts wirken **wundheilungsfördernd** und **beschleunigen** die **Blutgerinnung.** Der *Schleim* wirkt **reizmildernd** bei Entzündungen der Schleimhaut, die Gerbstoffe wirken **adstringierend** und abdichtend auf Haut und Schleimhaut.

Geschichte und Volksmedizin

Einige der volkstümlichen Namen des Spitzwegerichs hängen mit seinen kräftigen Blattnerven (Rippen) zusammen, z. B. Rippenkraut, Roßrippen. Als uralte Heilpflanze wurde er wahrscheinlich schon in der Steinzeit benutzt. Allerdings hatte in früheren Zeiten der Breitwegerich, Plantago major, eine größere Bedeutung. Seine breiten Blätter dienten als erstes Verbandmittel zum Abdecken von Wunden. Beide Wegericharten wurden in der Antike gegen Schlangenbisse und Insektenstiche verwendet, noch heute ist diese Anwendung in der Volksmedizin weltweit verbreitet. Die frischen oder zu Brei zerdrückten Blätter werden zum Blutstillen verwendet, auf Wunden, Geschwüre und Entzündungen gelegt. Sie mildern den Juckreiz nach Insektenstichen. Innerlich wird der Spitzwegerich gegen Husten, Bronchitis, Asthma und Lungentuberkulose, bei Magenkrämpfen, Leberleiden sowie aufgrund seiner schwach harntreibenden Wirkung als Blutreinigungsmittel eingesetzt.

Anwendungsgebiete

Spitzwegerichkraut ist als Hustensaft oder -sirup besonders in der Kinderheilkunde beliebt.

Monographie

- innerlich bei Katarrhen der Luftwege und bei entzündlichen Veränderungen der Mund- und Rachenschleimhaut
- äußerlich bei entzündlichen Veränderungen der Haut.

Dosierung und Anwendung

Droge: Mittlere TD: 3–6 g

Anwendung: Etwa 3 g Droge auf 150 ml Wasser, mehrmals täglich 1 Tasse trinken. Bei Entzündungen der Mund- und Rachenschleimhaut mehrmals täglich mit einem Teeaufguß spülen.

Steinklee – Melilotus officinalis, E

Familie: Fabaceae, Schmetterlingsblütler
Volkstümliche Namen: Acherhonigklee, Honigklee (mehr für Melilotus alba), Mottenklee, Schabenklee, Modekrud
Arzneidroge: Steinkleekraut – Meliloti herba.

Botanische Beschreibung

Der Steinklee ist eine zweijährige, bis 1,50 m hohe Pflanze mit langer, stark verzweigter Pfahlwurzel. Der aufrechte Stengel ist reich verästelt und kahl, die Blätter stehen entfernt und sind wechselständig angeordnet. Sie sind langgestielt, dreizählig mit länglich-elliptischen Teilblättchen, am Rand unregelmäßig gezähnt. Die gelben, an herabgekrümmten Blütenstielen hängenden Schmetterlingsblüten (Blütezeit Juni bis September) sind in langen, lockeren und reichblütigen Trauben angeordnet. Frisch duften sie nach Honig, die getrocknete Pflanze entwickelt den an Waldmeister erinnernden typischen Cumaringeruch.

Verbreitung

Der Steinklee wächst in Westeuropa bis Westchina, Nordamerika auf nährstoffreichen, stickstoff- und kalkhaltigen Böden an Weg- und Ackerrändern, in Steinbrüchen und auf Schuttplätzen.

Inhaltsstoffe und Wirkprinzip

Die Inhaltsstoffe des Steinkleekrauts sind **Cumarine, Flavonoide, Carbonsäuren** und **Saponine.** In der frischen Pflanze liegen die Cumarine glykosidisch gebunden vor, sie werden erst bei Verletzungen oder beim Welken durch Enzyme zu freien, stark duftenden Cumarinen gespalten.

Die Cumarine wirken **entzündungshemmend** und **antiödematös,** sie können mit freien Sauerstoffradikalen reagieren und oxidative Gewebeschädigungen verringern. Gleichzeitig wirken sie **lymphokinetisch,** d. h., sie beschleunigen den Abtransport von Lymph-flüssigkeit. Die Flavonoide **verringern** die **Durchlässigkeit** der **Kapillaren** und verbessern den venösen Rückfluß. Insgesamt werden entzündliche Schwellungen und Stauungsödeme positiv beeinflußt.

Geschichte und Volksmedizin

Der lateinische Name Melilotus leitet sich von „mel" = Honig ab und deutet auf die Vorliebe der Bienen für diese Pflanze hin. Durch den intensiven Cumaringeruch, der beim Trocknen entsteht, galt der Steinklee in der Mythologie als dämonenabwehrende Pflanze und er wurde früher als Mottenschutzmittel benutzt. Die Verwendung als Heilpflanze reicht bis HIPPOKRATES zurück, der das Steinkleekraut bei eitrigen Wunden und Geschwüren verordnete. Im Mittelalter galt das Kraut als schmerzstillend, wundheilend, harn- und schweißtreibend, es wurde bei Augenleiden und Ohrenschmerzen eingesetzt. In der Volksmedizin wird das Steinkleekraut innerlich gegen Krampfadern und Hämorrhoiden, bei Husten, Magenschmerzen und Magengeschwüren, Gebärmutter- und Leberleiden verwendet. Es ist Bestandteil einer Kräutermischung, die man als Heublumensack äußerlich zum Erweichen von Geschwüren, zur Förderung der Eiterbildung bei Furunkeln, bei rheumatischen Beschwerden, Blutergüssen und Verstauchungen auflegt.

Der echte Steinklee wird als Gewürz bei der Käseherstellung verwendet und ist für einen leicht grünlichen Farbton im Kräuterkäse verantwortlich. Das Cumarin wird im Lebensmittelbereich alkoholischen Getränken, Zuckerbäckerwaren und Kaugummis zugesetzt.

Der Steinklee erregte erstmals in der Landwirtschaft Aufmerksamkeit. Es wurde ein Zusammenhang festgestellt zwischen der Verfütterung von Viehfutter mit einem hohen Anteil an feuchtem, verdorbenem Steinkleekraut und einer Erkrankung der Rinder. Die Tiere hatten große Blutergüsse und zeigten eine schwere Blutungsneigung, an der sie zugrundegingen. Man konnte nachweisen, daß sich im Steinklee durch Fäulnisprozesse aus einer dem Cumarin ähnlichen Verbindung das *Dicumarol* mit gerinnungs-hemmenden Eigenschaften bildet. Als Vitamin-K-Antagonist hemmt es die Synthese von Prothrombin und anderen Gerinnungsfaktoren in der Leber. Diese Entdeckung war die Grundlage für die Entwicklung synthetischer Antikoagulantien zur Thromboseprophylaxe vom Cumarintyp. (z. B. Marcumar®).

Frischer Steinklee und eine ordnungsgemäß gelagerte Droge enthalten *kein* Dicumarol und wirken daher nicht gerinnungshemmend.

Anwendungsgebiete

Steinkleekraut wird heute überwiegend als **Extrakt** in *Kombinationspräparaten* eingesetzt. Klinische Studien liegen bisher zu *fixen Kombinationen* mit Steinkleekraut-Zubereitungen vor, der Beitrag der Droge an der Gesamtwirkung wurde darin nicht untersucht. Ältere Untersuchungen und Erfahrungsberichte über die Droge als Einzelzubereitung entsprechen nicht mehr den heutigen Anforderungen.

Monographie
- **Innerliche Anwendung**
  - Beschwerden bei chronisch venöser Insuffizienz wie Schmerzen, Schweregefühl in den Beinen, nächtliche Wadenkrämpfe, Juckreiz, Schwellungen
  - unterstützende Behandlung der Thrombophlebitis, des postthrombotischen Syndroms, von Hämorrhoiden und Lymphstauungen.
- **Äußerliche Anwendung**
  - Prellungen, Verstauchungen, oberflächliche Blutergüsse.

⚠️ Eine Anwendung während Schwangerschaft und Stillzeit, sowie bei Kindern unter 12 Jahren ist wegen der nicht ausreichend untersuchten Toxizität sowie aufgrund möglicher karzinogener Eigenschaften des Cumarins nicht vertretbar.

Dosierung

Droge: Mittlere TD: entsprechend 3–30 mg Cumarin. Zur parenteralen Anwendung entsprechend 1,0–7,5 mg Cumarin.

Süßholz – Glycyrrhiza glabra

Familie: Fabaceae, Schmetterlingsblütler
Volkstümliche Namen: Lakritze, Bärendreck (für den Süßholzextrakt)
Arzneidroge: Süßholzwurzel – Liquiritiae radix. Die Arzneidroge besteht aus den getrockneten Wurzeln und Ausläufern verschiedener Varietäten von Glycyrrhiza glabra mit süß schmeckendem und gelb gefärbtem Holz.

Botanische Beschreibung

Die Stammpflanze der Süßholzwurzel ist eine mehrjährige, 1–2 m hohe, holzige Staude mit ausgedehntem Wurzelsystem und zahlreichen, oft meterlangen Ausläufern. Zuerst bildet sie eine lange, kräftige Pfahlwurzel, später entstehen die Nebenwurzeln und ein stark verholzendes Rhizom. Bei älteren Pflanzen sind die unterirdischen Teile von einem graubraunen bis rot-braunen Kork umgeben. Die Stengel treiben jedes Jahr neu. Sie sind aufrecht, von unten her oder nur im oberen Teil verzweigt und tragen wechselständige, unpaarig gefiederte Laubblätter. Die eiförmig spitzen Blättchen stehen in 3–8 Paaren, sie sind auf der Unterseite mit Drusenhaaren besetzt und deutlich fiedernervig. Die weiß-rosa bis blauvioletten Blüten mit kurzglockigem Kelch sind in einem ährenartigen Blütenstand aus 20 bis 30 Einzelblüten angeordnet, der den Blattachseln entspringt. Als Früchte bilden sich flache Hülsen mit 3 bis 5 braunen, nierenförmigen Samen. Die Pflanze blüht von Juni bis Juli, die Wurzeln werden im September und Oktober geerntet.

Bei einem alten Verfahren zur Herstellung von Lakritze, dem eingedickten **Süßholzextrakt**, Succus Liquiritiae, werden frisch geerntete Wurzeln an Ort und Stelle verarbeitet. Die Wurzeln von mindestens vier Jahre alten Süßholzpflanzen werden gewaschen, geschnitten und mit Wasser zu einem faserigen Brei zerrieben. Die Masse wird etwa 15 Stunden gekocht, abgepreßt, anschließend durch Absetzenlassen und Abgießen geklärt und in flachen Schalen über dem Feuer eingedickt. Man erhält eine zähe Masse, die durch Düsen verschiedener Größe gepreßt und geschnitten wird. Die Stangen werden an der Luft getrocknet und mit Lakritzenlösung abgerieben, damit sie glänzend werden.
Süße Lakritzwaren bestehen nur zu einem geringen Anteil aus Lakritze (5 bis max. 50%). Zu ihrer Herstellung wird der Süßholzextrakt mit Mehl, Zucker, Stärkesirup und Gelatine vermischt und eingedickt.

Verbreitung

Insbesondere im Mittelmeerraum und südwestlichen Asien beheimatet, besiedeln die einzelnen Varietäten der Süßholzwurzel unterschiedliche Gebiete. Die Glycyrrhiza glabra liebt sandige und lehmige Böden, sie wächst an sehr trockenen Stellen, auf Ödland, in ausgetrockneten Flußtälern und Überschwemmungsgebieten.

Inhaltsstoffe und Wirkprinzip

Süßholzwurzel enthält **Triterpensaponine,** davon bis zu 15% *Glycyrrhizin* (Kalium- oder Calciumsalze der Glycyrrhizinsäure) als Verbindung der *Glycyrrhetinsäure*, **Flavonoide** (Liquiritin) und **Cumarine.**
Glycyrrhizin wirkt **expektorierend,** vermutlich wird auf reflektorischem Weg die Schleimsekretion erhöht. Die Viskosität des Bronchialsekrets wird erniedrigt und der Schleimtransport in den Bronchien unterstützt. Die Glycyrrhetinsäure hat entzündungshemmende und ulkusprotektive Eigenschaften. Als Wirkmechanismus werden **synergistische Effekte** zwischen der *Glycyrrhetinsäure* und den körpereigenen *Corticosteroiden* vermutet, die dazu führen, daß der Abbau und damit die Ausscheidung von Corticosteroiden verzögert wird. Verschiedene Inhaltsstoffe der Süßholzwurzel zeigen eine antimikrobielle Aktivität. Die Glycyrrhetinsäure wird in Form einer besser wasserlöslichen Verbindung zur Behandlung von Magengeschwüren eingesetzt.

Geschichte und Volksmedizin

Der Name Glycyrrhiza leitet sich aus dem Griechischen ab, von „glukos" = süß und „riza" = Wurzel. Bereits der griechische Arzt Dioskurides empfahl die Pflanze zur Behandlung von Husten und Atemwegserkrankungen. In Deutschland erwähnen Kräuterbücher aus dem 11. Jh. den medizinischen Wert der Wurzel. In Afrika und Asien wurde sie zur Förderung der Milchbildung und der Menstruation verwendet sowie bei Entzündungen der Atemwege, Erkrankungen von Magen, Blase und Niere, bei Epilepsie und zur Anregung des Geschlechtstriebs, äußerlich bei verschiedenen Hauterkrankungen eingesetzt. Die heilende Wirkung des Süßholzextrakts bei Magengeschwüren wurde zufällig entdeckt. Im Jahr 1946 beobachtete ein holländischer Apotheker, daß eine Hustenrezeptur, die hauptsächlich Süßholzextrakt enthielt, bei den Magenkranken eine nachhaltige Besserung bewirkte. Diese Beobachtung war der Anlaß zu weiteren Untersuchungen und führte zum Einsatz der Süßholzwurzel in der Ulkustherapie.

Aufgrund der bakteriostatischen und entzündungshemmenden Wirkung der Glycyrrhetinsäure wird ein Extrakt der Süßholzwurzel als Hautgel, Lotion oder Salbe bei entzündlichen Hautkrankheiten, in der Kosmetik für unreine und gerötete Haut sowie als Zusatz in Mundwässern und Zahnpasta verwendet.

Anwendungsgebiete

Die Süßholzwurzel wird zur **Schleimlösung** und zur **Erleichterung des Abhustens** eingesetzt. Beim Kauen von Lakritzbonbons wird die Speichelproduktion angeregt, dadurch wird öfter ein Schluckreflex ausgelöst und ein sich anbahnender Hustenstoß unterdrückt.

In höherer Dosierung, als Süßholzextrakt, wird sie in der Ulkustherapie zur unterstützenden Behandlung krampfartiger Beschwerden eingesetzt. Durch ihren süßlichen Geschmack ist die Süßholzwurzel ein Geschmackskorrigens und eignet sich als Zusatz für Arzneimittel, die schlecht schmeckende oder Brechreiz auslösende Stoffe enthalten.

Monographie

- Katarrhe der oberen Luftwege
- Ulcus ventriculi
- Ulcus duodeni

 Chronische Leberentzündung, cholestatische Lebererkrankungen, Leberzirrhose, schwere Niereninsuffizienz, Schwangerschaft, Hypertonie, Hypokaliämie.

In hoher Dosierung darf die Süßholzwurzel ohne ärztlichen Rat nicht länger als 4–6 Wochen angewendet werden. Gegen die Verwendung als Geschmackskorrigens bis zu einere maximalen Tagesdosis von 100 mg bestehen keine Einwände. Die Süßholzwurzel kann in höherer Dosierung und bei längerer Anwendung mineralocorticoide (aldosteronähnliche) Wirkungen hervorrufen. Es kann zu einer Natrium- und Wasserretention mit Schwellungen im Gesicht und Knöchelbereich, Kaliumverlust mit Folgeerscheinungen wie Müdigkeit und Muskelschwäche, erhöhtem Blutdruck und Hypokaliämie kommen. Eine Wirkungsverstärkung von Herzglykosiden durch den Kaliumverlust ist möglich.

Dosierung und Anwendung

Droge: Mittlere TD: ca. 5–15 g entsprechend 200–600 mg Glycyrrhizin.

Anwendung: Etwa 1 Teelöffel (2–4 g) mit ca. 150 ml kochendem Wasser überbrühen, weitere 5 Min. zum Sieden erhitzen, nach dem Abkühlen durch ein Teesieb geben. Jeweils nach den Mahlzeiten 1 Tasse zu sich nehmen.

Süßholzextrakt – Succus liquiritiae: Mittlere TD: 0,5–1 g bei Katarrhen der oberen Luftwege; 1,5–3,0 g bei Ulcus ventriculi/duodeni.

Tausendgüldenkraut – Centaurium minus (Centaurium erythracea)

Familie: Gentianaceae, Enziangewächse
Volkstümliche Namen: Apothekerblum, Bitterkraut, Fieberkraut, Gottesgnadenkraut, Güldenkraut, Piferkraut, Magenkraut
Arzneidroge: Tausendgüldenkraut – Centaurii herba.

Botanische Beschreibung

Das Tausendgüldenkraut (Abb. 8-31) ist eine recht unscheinbare, zweijährige, etwa 5–50 cm hohe Pflanze, mit aufrechtem, vierkantigem, im oberen Teil ästig verzweigtem Stengel. Die unteren Blätter sind länglicheiförmig, meist deutlich fünfnervig und bilden eine Blattrosette. Die Stengelblätter sind viel kleiner, kreuzweise gegenständig, länglich und sitzend. Die kleinen Blüten mit zartrosa bis fleischroten, selten weißen Kron-

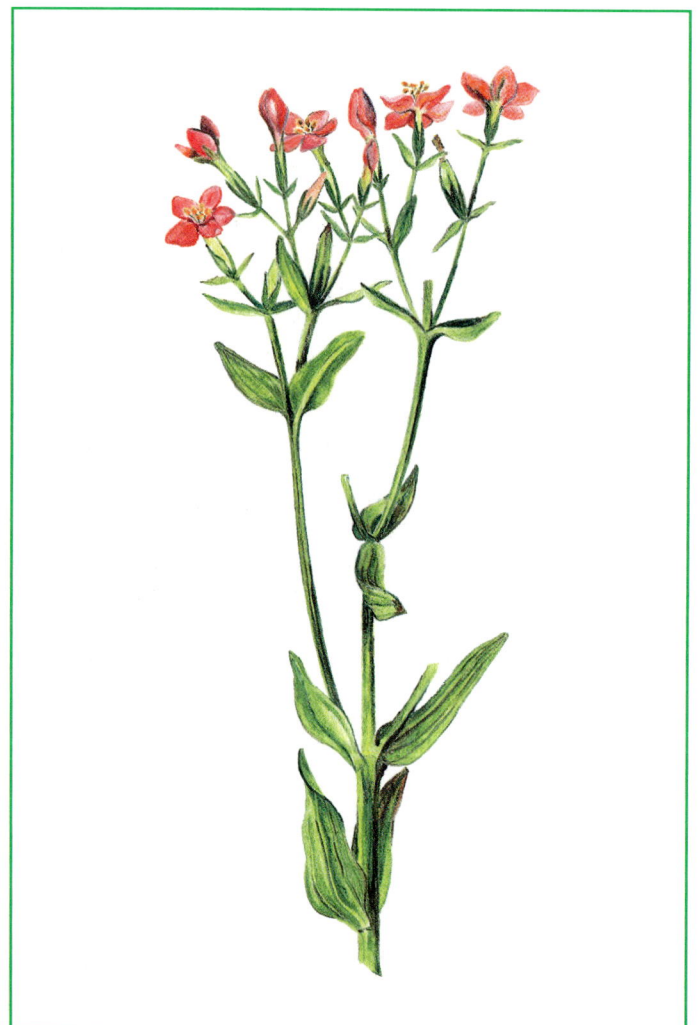

Abb. 8-31   Tausendgüldenkraut – Centaurium minus.

blättern stehen dicht zusammengedrängt in Trugdolden. Tausendgüldenkraut blüht von Juli bis September.

Verbreitung

Die Pflanze ist in Europa bis nach Skandinavien, in Westasien und Nordafrika heimisch. Das Tausendgüldenkraut wächst meist in größeren Mengen auf Wiesen, Waldlichtungen und trockenen Hängen bis etwa 1400 Meter.

Inhaltsstoffe und Wirkprinzip

Das Tausendgüldenkraut zählt zu den „reinen" Amara, es enthält hauptsächlich die **Bitterstoffe** *Gentiopikrin* und *Centapikrin* sowie Xanthone. Die Bitterstoffe regen die Sekretion von Speichel und Magensaft an, sie wirken **appetitsteigernd** und **verdauungsfördernd.**

Geschichte und Volksmedizin

Der Name Centaurium entstammt der griechischen Mythologie, die erzählt, daß der Centaur Chiron – ein heilkundlicher Naturgeist – seine Wunden mit dem Tausendgüldenkraut behandelte. Später wurde der Name vom lateinischen „ centum" = hundert und „aureus" = golden abgeleitet und im Mittelalter wurde es auch „Hundertguldenkraut" genannt. Als Heilpflanze war das Tausendgüldenkraut schon zur Zeit HIPPOKRATES bekannt, der es bei Augenleiden, zur Wundbehandlung und zur Förderung von Verdauung und Menstruation benutzte. In mittelalterlichen Kräuterbüchern wird die Anwendung bei Schlangenbissen, Vergiftungen, Fieber, bei Erkältungen, Leber- und Nierenleiden, zur Blutreinigung und bei Hautkrankheiten beschrieben. Heute wird das Tausendgüldenkraut in der Volksmedizin bei Fieber, gegen Wurmbefall, äußerlich zur Wundbehandlung, vor allem aber als Magenmittel und allgemeines Stärkungsmittel eingesetzt.

Anwendungsgebiete

Monographie

- Appetitlosigkeit, dyspeptische Beschwerden.

Dosierung und Anwendung

Droge: Mittlere TD: 6 g
Anwendung: 2–3 g auf 150 ml Wasser verwenden. Etwa 1/2 Std. vor den Mahlzeiten zu sich nehmen.
Tinktur (5 : 1): 2–5 g/Tag.

Teufelskralle – Harpagophytum procumbens

Familie: Pedaliaceae, Sesamgewächse
Volkstümliche Namen: Afrikanische Teufelskralle – Trampelklette
Arzneidroge: Die Knollen der sekundären Seitenwurzeln, Harpagophyti radix.

Botanische Beschreibung

Die Teufelskralle ist eine ausdauernde, krautige Pflanze mit einem weitverzweigten Wurzelsystem aus Haupt- und Seitenwurzeln; eine Seitenwurzel kann mehrere Knollen bilden. Die Knollen sind bis zu 6 cm im Durchmesser und mit einer gelblich-braunen oder rötlichen, längsgestreiften Rinde umgeben. Die Teufelskralle treibt 1–1,5 m lange Triebe, die flach am Boden liegen, die Blätter sind gestielt und tief gelappt. In den Blattachseln sitzen einzelne, große, gloxinienähnliche Blüten mit hellrosa bis purpurfarbenen Kronblättern. Die Frucht ist eine verholzte, zweifächrige Samenkapsel mit elastischen, armartigen Auswüchsen in doppelter Reihe, die mit ankerartigen Haken versehen sind. Die Wurzeln werden nach dem Graben sofort in frischem Zustand zerkleinert, da sie sich getrocknet nur sehr schwer zerschneiden oder pulverisieren lassen. Die Bruchstücke sind gelblichgrau bis hellrosa, hornartig hart, mit bitterem Geschmack.

Verbreitung

Die Teufelskralle ist in den Steppengebieten Süd- und Südwestafrikas und in den Savannen der Kalahari Namibias heimisch. Die Drogenimporte stammen aus Wildsammlungen.

Inhaltsstoffe und Wirkprinzip

Als Inhaltsstoffe der Teufelskralle wurden bisher **Bitterstoffe** (Iridoidglykoside, vor allem *Harpagosid*), *Harpagid,* vermutlich ein Abbauprodukt von *Harpagosid,* **Flavonoide, ätherisches Öl, Zimtsäure** und ein Gummiharz gefunden.
Durch das bitter schmeckende *Harpagosid* wirkt die Teufelskrallenwurzel appetitanregend und fördernd auf die Sekretion der Verdauungssäfte. Der Wurzelextrakt zeigt eine ausgeprägt **antiphlogistische** und **schmerzlindernde Wirkung.** Maßgebend beteiligt ist das *Harpagosid,* das die Biosynthese bestimmter entzündungsauslösender Prostaglandine hemmt. Vermutlich ist das Harpagosid erst eine Art Vorstufe, die im Organismus in eine noch unbekannte Wirkform übergeführt wird.

Geschichte und Volksmedizin

Die Teufelskralle hat ihren Namen aufgrund der Tatsache erhalten, daß sich ihre stacheligen Früchte oft in die Pfoten der Tiere einkrallen. Nach einer anderen Überlieferung war die hakenartige Form der Früchte ausschlaggebend für den Namen der Droge: „im Griff des Teufels". In der traditionellen Medizin Südafrikas wird die Wurzel der Teufelskralle vielseitig verwendet: bei Verdauungsstörungen und zur Appetitanregung, bei Fieber, Blutkrankheiten, zur Schmerzstillung und gegen Beschwerden in der Schwangerschaft, äußerlich bei Hautkrankheiten und Verletzungen. In Europa wird die Teufelskrallenwurzel bei Stoffwechselerkrankungen, Arthritis, Leber- und Gallekrankheiten, Allergien und gegen Altersbeschwerden eingesetzt.

Anwendungsgebiete

Die Wirksamkeit der Teufelskralle bei **rheumatischen Beschwerden** konnte kürzlich bestätigt werden.

Monographie
- Appetitlosigkeit
- dyspeptische Beschwerden
- unterstützende Therapie degenerativer Erkrankungen des Bewegungsapparats.

 Magen- und Zwölffingerdarmgeschwüre.

Es können vereinzelt allergische Erscheinungen auftreten.

Dosierung und Anwendung

Droge: TD: 1,5 g bei Appetitlosigkeit; ansonsten 4,5 g.
Anwendung: 4,5 g feingeschnittene Droge mit 300 ml kochendem Wasser übergießen, 8 Std. stehenlassen, abseihen und in 3 Portionen über den Tag verteilt trinken.

Thymian, echter – Thymus vulgaris, Thymus zygis

Familie: Lamiaceae, Lippenblütler
Volkstümliche Namen: Demut, Gartenthymian, Immenkraut, Kuttelkraut, Römischer Quendel, Welscher Quendel, Suppenkraut
Arzneidroge: Thymiankraut – Thymi herba

Botanische Beschreibung

Der Thymian (Abb. 8-32) ist ein mehrjähriger, niedriger Halbstrauch mit aufrechtem, vierkantigem, stark ästigem und unten verholzendem Stengel. Die Blätter sind gegenständig, kurz gestielt, länglich-spitz und drüsig punktiert, unterseits dicht weißfilzig behaart mit eingerolltem Rand. Die kleinen Lippenblüten sind rötlich bis rotviolett (Thymus vul-

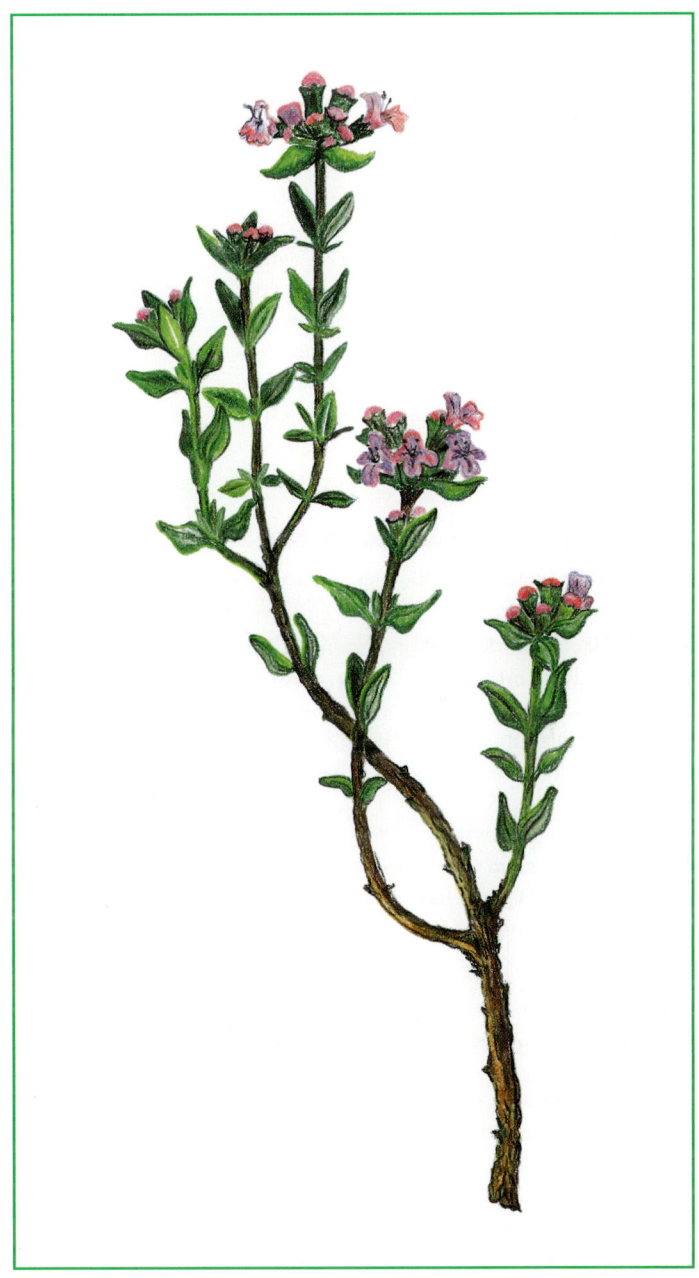

Abb. 8-32   Thymian – Thymus vulgaris.

garis) oder weiß (Thymus zygis) und stehen in den oberen Blattachseln in einem ährenartigen Blütenstand. Der Thymian bildet dichte Polster, da seine Samen von Ameisen in ihren Bau verschleppt und so verbreitet werden. Thymian blüht von Mai bis September.

Verbreitung

Der rötliche Thymian, Thymus vulgaris, ist im Mittelmeergebiet heimisch und wird in Südfrankreich und Spanien angebaut. Thymus zygis, der weiße Thymian, kommt in Spanien in Massenbeständen – hier wird er auch angebaut – sowie in Portugal vor. Thymian braucht einen trockenen, sonnigen Standort. Er wird bei uns als Gewürz angebaut, der wildwachsende Thymian der Mittelmeerländer hat, erkennbar an dem intensiveren Geruch, einen höheren Gehalt an ätherischem Öl.

Inhaltsstoffe und Wirkprinzip

Wichtigste Inhaltsstoffe im Thymiankraut sind **ätherisches Öl** mit *Thymol* (20–50%) und *Carvacrol* als Hauptkomponenten, **Flavonoide** und **Gerbstoffe** (Labiatengerbstoff mit Rosmarinsäure). Die Zusammensetzung des ätherischen Öls variiert je nach Herkunft, das Öl von Thymus zygis hat einen relativ hohen Thymolanteil.

Das ätherische Öl wirkt in den Bronchien **schleimverflüssigend, auswurffördernd** und **krampflösend.** *Thymol* und *Carvacrol* hemmen das Wachstum von Bakterien, Viren und Pilzen.

Geschichte und Volksmedizin

Bereits die alten Ägypter benützten den Thymian wegen der antiseptischen Eigenschaft des Thymols zum Einbalsamieren ihrer Toten. Im antiken Griechenland war er als anregendes Räuchermittel beliebt, woher sich möglicherweise auch sein Name ableitet (griechisch „thyo" = ich opfere, ich räuchere). Im Mittelalter wurde dann seine Heilwirkung auf Lunge und Bronchien bekannt. Die HEILIGE HILDEGARD rühmte den Thymian als Keuchhustenmittel, bei Asthma und Atemnot. Zur damaligen Zeit wurde er bei Vergiftungen, gegen Würmer und zur Austreibung der Plazenta und der „toten Geburt" verwendet. Das Thymol wurde als „Thymian-Campher" erstmals 1725 von dem Berliner Apotheker NEUMANN erwähnt. Später wurde es als starkes, aber ungefährlicheres Antiseptikum ein Ersatz für die Karbolsäure.

In der Volksmedizin wird Thymian als Hustenmittel, gegen Asthma, bei Magen-Darm-Beschwerden, Blasenentzündungen und gegen das Bettnässen der Kinder eingesetzt, sowie äußerlich zum Gurgeln bei Mandelentzündung und in Form von Umschlägen bei schlecht heilenden Wunden verwendet. Die innerliche Anwendung als Wurmmittel, aufgrund der antiseptischen Eigenschaft des Thymols, gilt heute als überholt.

Anwendungsgebiete

Thymian ist ein wichtiges Expektorans bei krampfartigem Husten mit Auswurf. Thymianextrakte sind auch in Brustsalben zum Einreiben oder zur Inhalation bei Atemwegserkrankungen enthalten. Der Einsatz von Thyminanzubereitungen, z. B. kombiniert mit Salbei, ist aufgrund der keimhemmenden Eigenschaft des Thymols bei **Entzündungen** der **Mund-** und **Rachenschleimhaut** angezeigt.

Monographie
- **Innerliche Anwendung**
  - Symptome der Bronchitis und des Keuchhustens
  - Katarrhe der oberen Luftwege
- **Äußerliche Anwendung** – als Badezusatz
  - unterstützende Behandlung von akuten und chronischen Erkrankungen der Luftwege
  - Pruritus bei Dermatosen.

Dosierung und Anwendung

Droge: *Innerliche Anwendung:* 1–2 g auf eine Tasse Wasser als Aufguß bereiten, mehrmals täglich trinken. *Äußerliche Anwendung:* Für Umschläge 5%iger Aufguß, zur Anwendung als Vollbad, ca. 1 g Droge auf 1 l Wasser.

Bei Personen mit schweren Leberschäden oder Schilddrüsenfunktionsstörungen sollten Thymianpräparate zurückhaltend verordnet werden, da Thymol und Carvacrol in hoher Dosierung und bei längerfristiger Anwendung diese Erkrankungen verschlimmern können.

Traubensilberkerze – Cimicifuga racemosa, E

Familie: Ranunculaceae, Hahnenfußgewächse
Volkstümliche Namen: Langtraubiges Christophskraut, Nordamerikanische Schlangenwurzel, Schwarze Schlangenwurzel, Frauenwurzel, Silberkerze, Wanzenkraut
Arzneidroge: Cimicifugawurzelstock – Cimicifugae racemosae rhizoma.

Botanische Beschreibung

Die Traubensilberkerze (Abb. 8-33) ist eine ausdauernde, schmuckvolle, bis 2 m hohe Pflanze. Der dunkelbraune, etwa 15 cm lange Wurzelstock ist mehr oder weniger stark verzweigt und weist Längsfurchen und viele Knoten und Narben auf. Der aufrechte Stengel trägt im oberen Teil große, doppelt gefiederte, länglich-lanzettlich eingeschnittene Blätter mit gezähntem Rand. Die kleinen grünlich-weißen Blüten haben einen vierblättrigen Kelch mit silbrig-weißen Kelchblättern, die kleiner und kürzer sind als die Staubgefäße. Die Blüten (Blütezeit Juli – August) stehen in langen, stabförmigen, oben überhängenden Trauben. Sie verströmen einen eigenartigen Geruch, der offenbar von

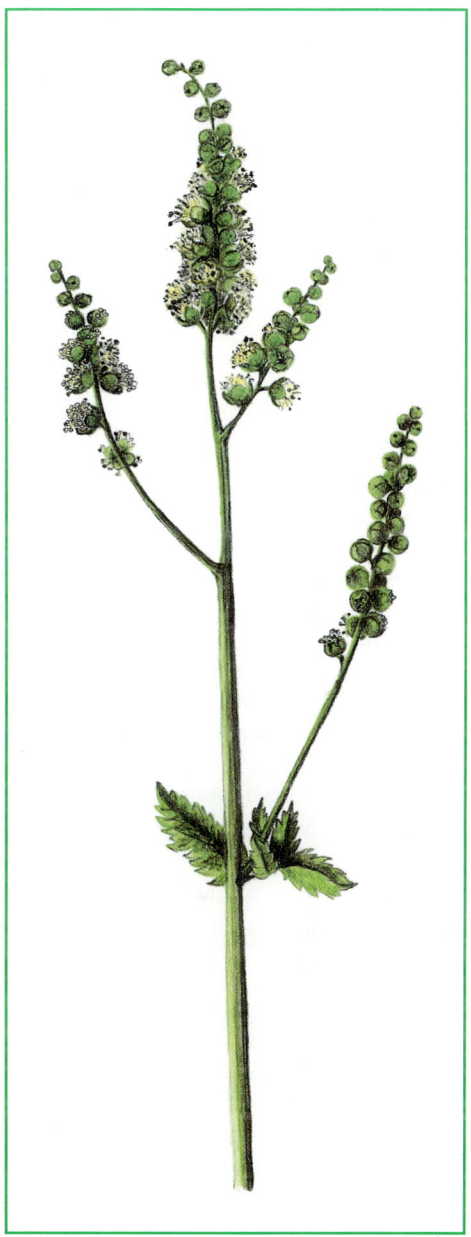

Abb. 8-33 Traubensilberkerze – Cimicifuga racemosa.

den Insekten gemieden wird. Der getrocknete Wurzelstock hat den unangenehmen Geruch der frischen Pflanze verloren. Als Früchte entwickeln sich Balgfrüchte.

Verbreitung

Beheimatet im Atlantikgebiet Nordamerikas, in Kanada und weit über die nördliche Halbkugel verbreitet, wächst die Traubensilberkerze an Hecken und in lichten Wäldern.

Inhaltsstoffe und Wirkprinzip

Die wertbestimmenden Inhaltsstoffe der Traubensilberkerze sind **Triterpenglykoside** mit *Acetein* und *Cimifugosid* und **Flavonoide** mit dem Isoflavon *Formononetin*. Weiter sind etwas **ätherisches Öl, Bitterstoffe** und Harze, Phytosterine, Salicylsäure und verschiedene Fettsäuren enthalten.

Vermutlich liegt der Angriffspunkt der Traubensilberkerze in dem **Regelkreis Hypothalamus–Hypophyse–Ovar,** der genaue Wirkmechanismus ist noch nicht geklärt. Bisher wurde ein hormonähnliches Wirkprinzip angenommen. Die Inhaltsstoffe (*Formononetin*) binden nachweislich an die Östrogenrezeptoren, nach neueren Erkenntnissen führen sie jedoch nicht zu einer Beeinflussung des Gebärmutter- und Vaginalepithels im Sinne einer östrogenartigen Wirkung.

Geschichte und Volksmedizin

Der lateinische Name leitet sich von „cimex" = Wanze und „fuga" = Flucht ab. Auch der volkstümliche Name „Wanzenkraut" deutet auf die Beobachtung hin, daß Blattwanzen die Pflanze meiden und sogar benachbarte Pflanzen von den Schädlingen verschont bleiben. Die Traubensilberkerze ist eine alte Heilpflanze der Indianer Nordamerikas. Die Medizinmänner kannten viele Zubereitungen des zu verschiedenen Tageszeiten geernteten Wurzelstocks, die sie je nach Schwere des Krankheitsbildes einsetzten. Der Wurzelstock wurde in Scheiben geschnitten und langsam ohne Sonneneinwirkung getrocknet. Die stärkste Wirkung besaß die um Mitternacht geerntete Wurzel, die bei Epilepsie, Veitstanz oder gegen Schlangenbisse eingesetzt wurde. Eine schwächere Wirkung war von einer Wurzel zu erwarten, die vor Sonnenaufgang geerntet wurde. Sie half bei schmerzhafter Regelblutung und zur Geburtserleichterung. Der frische Preßsaft der Wurzel, vermischt mit Honig, war ein gutes Mittel bei Husten und Keuchhusten, heiße Auszüge aus dem Wurzelpulver wurden zur Beruhigung verwendet.

Die älteste Beschreibung der Pflanze stammt aus dem Jahr 1680, etwa 100 Jahre später wurde sie als Kataplasma zur „Zerteilung zirrhöser Geschwüre" empfohlen. Im 19. Jh. wurde sie dann in die wissenschaftliche Medizin eingeführt und als sehr wirksam bei Lungenschwindsucht und Rheumatismus beschrieben. Über blutdrucksenkende und digitalisähnliche Eigenschaften gab es widersprüchliche Berichte. Lange Zeit hinweg wurde eine östrogenähnliche Wirkung beobachtet, die für die spätere Anwendung der Pflanze ausschlaggebend war. Bereits um 1940 wurde sie bei prämenstruellen und klimakterisch bedingten Störungen eingesetzt. In der Volksmedizin wird die Traubensilberkerze vorwiegend bei rheumatischen Erkrankungen, die von einer instabilen Stimmungslage und wechselnden Depressionen begleitet sind, verwendet.

Anwendungsgebiete

Die Traubensilberkerze gehört zu den wenigen **pflanzlichen Gynäkologika.** Neben den nachstehend in der Monographie genannten Indikationen hat sie sich auch bei juvenilen Menstruationsstörungen bewährt. Neurovegetative und psychische Beschwerden vor Beginn und während der Wechseljahre, wie Hitzewallungen und Schweißausbrüche, Schlafstörungen, Nervosität und depressive Verstimmungen, aber auch Ohrensausen, Hörstörungen und Otosklerose werden verbessert. Da psychische Symptome im Klimakterium oft im Vordergrund stehen, kann eine Kombination mit Johanniskraut sinnvoll sein.

Monographie

- prämenstruelle und dysmenorrhöische sowie klimakterisch bedingte neurovegetative Beschwerden.

 Schwangerschaft und Stillzeit, hormonabhängige Tumoren.

Gelegentlich können Magenbeschwerden auftreten.
Einnahme nicht länger als 6 Monate.

Uzarawurzel – Xysmalobium undulatum, E

Familie: Asclepiadaceae, Schwalbenwurzgewächse
Arzneidroge: Die Wurzel der zwei- bis dreijährigen Pflanzen – Uzarae radix.

Botanische Beschreibung

Über die Stammpflanze der Uzarawurzel (Abb. 8-34) bestand lange Zeit Unklarheit. Erst später wurde bekannt, daß die Eingebo-

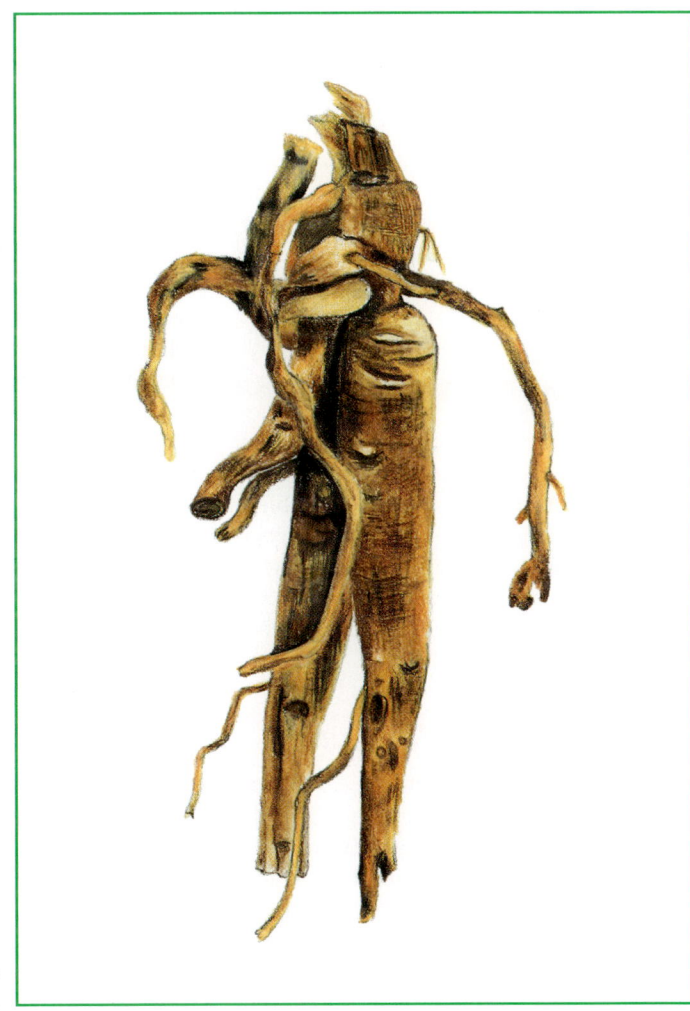

Abb. 8-34 Uzarawurzel – Xysmalobium undulatum.

renen in Südafrika zur Herstellung der Uzaramedizin die Wurzel von Xysmalobium undulatum verwendeten. Es ist ein aufrechter, mehrjähriger Halbstrauch, der bis zu 1 m hoch wird. Die Wurzel ist außen grau mit weißlicher Schnittfläche und hat durch zahlreiche, mehr oder weniger verdickte Seitenwurzeln eine etwas bizarre Form. Der Stengel ist rund, grün mit weißen Haaren besetzt und führt wie die Blätter einen Milchsaft. Die lanzettlichen Blätter sind gegenständig, kurzgestielt, unterseits gelblich-grün und stärker behaart als die grüne Oberseite. Der glatte Blattrand ist durch eine Versteifung der gesamten Blattspreite gewellt („undulatum" = gewellt). Der Blütenstand ist eine bis zu zwölfblütige Dolde. Die Einzelblüten haben weißlich behaarte Kelchblätter und fleischige, unten gelbgrüne, im oberen Drittel rötlich-braune Blütenblätter. Als Fruchtform entwickeln sich Balgkapseln mit etwa 300 Samen in der Samenanlage. Es sind etwa 7 cm lange, gestielte Früchte mit gefurchter Oberfläche, die mit fleischigen, haarartigen Fortsätzen besetzt ist.

Verbreitung

Die Uzarawurzel ist in Südafrika heimisch und wird heutzutage aufgrund der starken Nachfrage dort auch angebaut. Unter hiesigen Klimabedingungen – zu große Niederschlagsmengen, zu geringe Sonnenscheindauer und vor allem langanhaltender Bodenfrost – konnte ein kontinuierlicher Anbau bisher nicht erreicht werden.

Inhaltsstoffe und Wirkprinzip

Die wichtigsten Inhaltsstoffe der Uzarawurzel sind **Glykoside** (mindestens 6%), die hauptsächlich mit Glucose als Zuckeranteil verknüpft sind, in erster Linie *Uzarin* und *Uzarosid*. Weiter sind **Stärke, Dextrin, Zucker** und **Phytosterine** enthalten. Das Grundgerüst der Glykoside entspricht in seinem Aufbau dem der Digitalisglykoside, daher kann in ho-

her Dosierung eine digitalisähnliche Wirkung am Herzen auftreten.

Die stark ausgeprägte und rasch einsetzende Wirkung der Uzarawurzel **gegen Durchfall** ist an die *Glykoside* gebunden. Sie stimulieren physiologische (adrenerge) Hemmechanismen der Darmbewegung und Sekretion, ohne den Darm zu lähmen. Die Häufigkeit der Darmentleerungen wird verringert und Krämpfe werden beseitigt. Das Grundprinzip ist eine **Bewegungshemmung aller Organe** mit **glatter Muskulatur,** daher werden auch im Bereich der Blase und der Gebärmutter übermäßige Kontraktionen verhindert.

Geschichte und Volksmedizin

Die Uzarawurzel war bei den Eingeborenen in Südafrika wegen ihrer eigenartigen Form Zaubermittel und Heilpflanze zugleich. Auch die europäischen Siedler benutzten sie seit langem zur Behandlung von Verdauungsbeschwerden, Erbrechen, Durchfällen und Koliken. Die Uzarawurzel war ein Heilmittel bei fiebrigen Infektionskrankheiten einschließlich der Malaria, ein Diuretikum bei Wassersucht und die gepulverte Droge wurde gegen Kopfschmerzen eingenommen. Bei den Eingeborenen war es üblich, das Wurzelpulver auf die Haut zum Schutz gegen Hundebisse zu stäuben, der frische Milchsaft der Pflanze oder eine Wurzeltinktur wurde bei eiternden Wunden und Geschwüren aufgetragen. Teilweise wurden die jungen Blätter auch als Gemüse, ähnlich dem Spinat, verzehrt.

Anfang dieses Jahrhunderts brachte ein Forschungsreisender die Uzarawurzel als „Geheimmittel" eines afrikanischen Medizinmanns nach Deutschland. Schon nach kurzer Zeit wurde sie auch bei uns mit überraschendem Erfolg bei Durchfallerkrankungen praktisch erprobt. 1911 wurde sie dann in Form eines Trockenextrakts in die Therapie eingeführt (Uzara®) und hat sich seit über 80 Jahren als rein pflanzliches Antidiarrhoikum mit bestem Erfolg bewährt.

Anwendungsgebiete

Die Wirksamkeit der Uzarawurzel zeigt sich auch bei **Diarrhö** mit anfangs schwerer Symptomatik, insbesondere bei **Brechdurchfällen.** Aufgrund ausgezeichneter Verträglichkeit ist sie für Kleinkinder und Säuglinge geeignet. Durch die spasmolytische Wirkkomponente wird sie außerdem bei Krämpfen der glatten Muskulatur im Gastrointestinaltrakt und im Urogenitalsystem angewendet. Indikationen sind krampfartige Menstruationsbeschwerden, Blasentenesmen und Krampfwehen.

Monographie

- unspezifische, akute Durchfallerkrankungen.

 Therapie mit herzwirksamen Glykosiden.

Bei Durchfällen, die länger als 3–4 Tage andauern, ist ein Arzt aufzusuchen.

Wacholder – Juniperus communis

Familie: Cupressaceae, Zypressengewächse
Volkstümliche Namen: Machandelbaum, Macholder, Feuerbaum, Krammetsbeeren, Kranawitten, Weihrauchbaum
Arzneidroge: Wacholderbeeren (Beerenzapfen) – Juniperi fructus.

Botanische Beschreibung

Der Wacholder ist ein immergrüner, bis zu 10 m hoher Baum oder Strauch, mit unterschiedlichem, vom Standort abhängigem Wuchs. Meist ist er von unten her verzweigt, seltener – bei baumförmigen Exemplaren – mit einem Hauptstamm. Die Rinde ist zunächst glatt, sie wird später rissig, graubraun und schält sich in Fasern ab. Die immergrünen, nadelförmigen Blätter sind spitz, hart und stechend und mit einem deutlichen,

blauweißen Wachsstreifen versehen. Sie stehen weit ab und sind in drei- bis vierzähligen Quirlen angeordnet. Der Wacholder ist meist zweihäusig. Die männlichen Blüten sind gelblich, kätzchenartig und befinden sich in dreigliedrigen Quirlen in den Blattwinkeln der jüngsten Triebe. Weibliche Blüten sind grünlich, fast eiförmig, mit mehreren dreigliedrigen Quirlen spitzer Schuppenblätter. Nach der Bestäubung werden die obersten Schuppenblätter fleischig und verwachsen zu kugeligen, schwarzblauen, hell bereiften Scheinbeeren. Im botanischen Sinn sind es keine „Beeren", daher die lateinische Bezeichnung Juniperi *fructus*, im Sprachgebrauch hat sich jedoch die Bezeichnung „Wacholderbeeren" eingebürgert. Die Früchte reifen zwei oder drei Jahre lang, so daß reife blaue und unreife grüne Beeren gleichzeitig an einer Pflanze vorkommen.

Verbreitung

Fast über die ganze nördliche Erdkugel, von der Arktis bis zum Äquator, in Europa vor allem in den Gebirgen der gemäßigten und subtropischen Zone, ist der Wacholder heimisch. Er ist ein typischer Strauch der Trockenrasen- und Heidelandschaften und wächst als Unterholz in Wäldern und auf trockenen Hängen bis hinauf zu baumlosen Regionen.

Verwechslung vor allem mit der *giftigen* Art Juniperus sabina möglich.
Juniperus sabina hat schuppenförmige, kreuzweise gegenständige, am Sproß herablaufende Blätter mit Harzdrüsen. Bei *Juniperus communis* sind alle Blätter nadelförmig, in Quirlen, nie am Sproß herablaufend, keine Harzdrüsen.

Inhaltsstoffe und Wirkprinzip

Wacholderbeeren enthalten ein **ätherisches Öl** mit einem hohen Anteil an α-*Pinen*, β-*Pi-*

nen und anderen Monoterpenen (Terpinen-4-ol), Diterpene**, Flavonoide,** kondensierte **Gerbstoffe** (Proanthocyanidine vom Catechintyp) und etwa 30% Invertzucker.

Wacholderbeeren wirken durch den Gehalt an *ätherischem Öl* **diuretisch,** wobei es sich vorwiegend um eine Wasserdiurese infolge der vermehrten Nierendurchblutung und erhöhten Filtrationsrate handelt. α- und β-Pinen wirken **hautreizend** und bei äußerlicher Anwendung **durchblutungsfördernd.** Das an der harntreibenden Wirkung beteiligte Terpinen-4-ol ist im Gegensatz zu den Pinenen nicht gewebereizend. Der Wacholder soll die Darmperistaltik und die Verdauung anregen, eine Tonuszunahme am graviden Uterus hervorrufen, expektorierend und bronchospasmolytisch wirken. Dazu liegen keine Untersuchungsergebnisse aus jüngerer Zeit vor.

Geschichte und Volksmedizin

Der Wacholder ist eine sehr alte Heil- und Gewürzpflanze, deren Samen bereits in der Nähe steinzeitlicher Pfahlbauten gefunden wurden. HIPPOKRATES wandte ihn äußerlich zur Behandlung von Wunden und innerlich zur Geburtsbeschleunigung an. Im Mittelalter war er ein Allheilmittel für die verschiedensten Beschwerden und wurde als Räuchermittel gegen Pest und andere Seuchen eingesetzt. Um den Wacholder ranken sich zahlreiche Sagen und Mythen. Durch den schlanken Wuchs mancher Arten erinnert er an eine Menschengestalt und man glaubte, daß sich in seinen Ästen die Seelen der Verstorbenen verbargen. Sein starker Duft sollte Hexen und böse Geister vertreiben. Heute findet er vielseitige Verwendung in der Lebensmittelindustrie und Technik: Die Beeren sind ein Küchengewürz, Wacholderbeerdestillate, aus denen der Anteil an ätherischem Wacholderöl entfernt wurde, dienen der Herstellung von Branntwein (Gin, Doornkaat, Steinhäger), Wacholderöl wird in der Kosmetik zur Herstellung von Seifen und Cremes gebraucht. Das Holz ist leicht zu bearbeiten

und es werden Bleistifte, Pfeifen und Spazierstöcke daraus hergestellt.

In der Volksmedizin verwendet man den Wacholder bei Verdauungsschwäche mit Blähungen, akuter und chronischer Blasenentzündung (ohne Nierenbeteiligung), bei Atherosklerose, als Blutreinigungsmittel bei Gicht, Rheuma und chronischen Hautausschlägen. Tee und Tinktur werden zur Förderung einer geregelten Menstruation getrunken, zur Anregung der Schweißsekretion, bei Reizhusten und grippalen Infekten. Die gemahlenen Wacholderbeeeren werden bei Diabetes eingenommen.

Anwendungsgebiete

Für eine innerliche Anwendung wären Öle zu bevorzugen, die einen hohen Gehalt an Terpenen und einen geringen Gehalt an Pinenen aufweisen, da diese weniger gewebereizend wirken. In der Praxis ist dies jedoch schwer zu realisieren. Das *Wacholderbeeröl* wird zur **Einnahme** meist in fettem Öl gelöst und in Weichgelatinekapseln abgefüllt. Zur **äußerlichen** Anwendung wird es in Badeöle, Balsame und Salben eingearbeitet und dient der lokalen Durchblutungssteigerung. Auch der *Wacholderspiritus* eignet sich zum Einreiben bei Rheuma, Gicht, Neuralgien und chronischer Arthritis.

Monographie

- **Innerliche Anwendung**
  - bei dyspeptischen Beschwerden
  - Verdauungsbeschwerden wie Aufstoßen, Sodbrennen und Völlegfühl
- **Äußerliche Anwendung** – als Badezusatz
  - unterstützende Behandlung von Erkrankungen des rheumatischen Formenkreises.

⚠️ *Innerliche Anwendung*
Schwangerschaft, entzündliche Nierenerkrankungen

Äußerliche Anwendung
Bei größeren Hautverletzungen und akuten Hauterkrankungen, schweren fieberhaften und infektiösen Erkrankungen, Herzinsuffizienz und Hypertonie nur nach Rücksprache mit dem Arzt anzuwenden.

Ein Tee aus Wacholderbeeren soll nicht länger als 4 Wochen eingenommen werden, da die längerdauernde Einnahme von Wacholderbeeeren oder ihrer Zubereitungen zu Nierenschäden führen kann.
Bei Anwendung von Wacholderbädern sind keine toxikologischen Erscheinungen zu erwarten.

Dosierung und Anwendung

Droge: TD: 2 höchstens 10 g, entsprechend 20–100 mg ätherisches Öl.
Anwendung: 2–3 g gequetschte Beeren in 150 ml Wasser als Infus herstellen. 3–4mal täglich 1 Tasse zu sich nehmen.

Weißdorn – Crataegus laevigata (oxyacantha) und Crataegus monogyna

Familie: Rosaceae, Rosengewächse
Volkstümliche Namen: Hagedorn, Heckendorn, Mehlbeeren, Zaundorn
Arzneidroge: Weißdornblätter mit Blüten – Crataegi folium cum flore, bestehend aus den getrockneten, blühenden Zweigspitzen; Weißdornfrüchte – Crataegi fructus.

Botanische Beschreibung

Die Gattung Crataegus umfaßt etwa 800 Arten in Nordamerika und 90 Arten in Europa. Für die Arzneidroge sind fünf Stammpflanzen zugelassen, am häufigsten werden die beiden Arten Crataegus laevigata (synonym Crataegus oxyacantha) und Crataegus monogyna verwendet. Sie unterscheiden sich nur wenig voneinander: Crataegus monogyna, der eingriffelige Weißdorn, besitzt wie schon der Name sagt einen Griffel, Crataegus laevigata, der zweigriffelige Weißdorn hat meist zwei oder drei Griffel und im Gegensatz zu Crataegus monogyna Früchte mit zwei oder drei Steinen.

Der Weißdorn (Abb. 8-35) ist ein sommergrüner, 2–10 m hoher Strauch mit glatter, aschgrauer Borke. Die Zweige haben stechende Dornen, die Seitenzweige enden oft in Dornen. Die Blätter sind fiederspaltig, drei- bis siebenlappig, an der Spitze der Lappen ungleich gesägt und ledrig. Die Oberseite der Blätter ist glänzend dunkelgrün, die Unterseite bläulich bis hellgrün. Die wohlriechenden Blüten sind langgestielt mit fünf weißen, gelegentlich auch rosa Kronblättern. Sie stehen an der Spitze der Zweige in reichblütigen Doldentrauben. Im Herbst entwickeln sich rote, kugelige, glänzende Früchte. Sie sind innen gelblich, schmecken mehlig und erinnern an kleine Hagebutten. Weißdorn blüht von Mai bis Juni, die Früchte sind von August bis September reif.

Der als Rotdorn bekannte Zierstrauch ist eine rotblühende Variante des Weißdorns, die jedoch keine medizinische Bedeutung hat.

Verbreitung

Der Weißdorn – in ganz Europa heimisch, in Amerika kultiviert – wächst auf trockenen Böden an Waldrändern und in lichten Gebüschen.

Inhaltsstoffe und Wirkprinzip

Weißdornblätter mit Blüten enthalten **oligomere Procyanidine**, zahlreiche **Flavonoide**, darunter *Hyperosid*, *Rutin* und *Vitexin*, **Catechingerbstoffe**, **Chlorogensäure** und **Kaffeesäure**, Triterpensäure und mineralische Bestandteile, vor allem Kaliumsalze. Der Gehalt

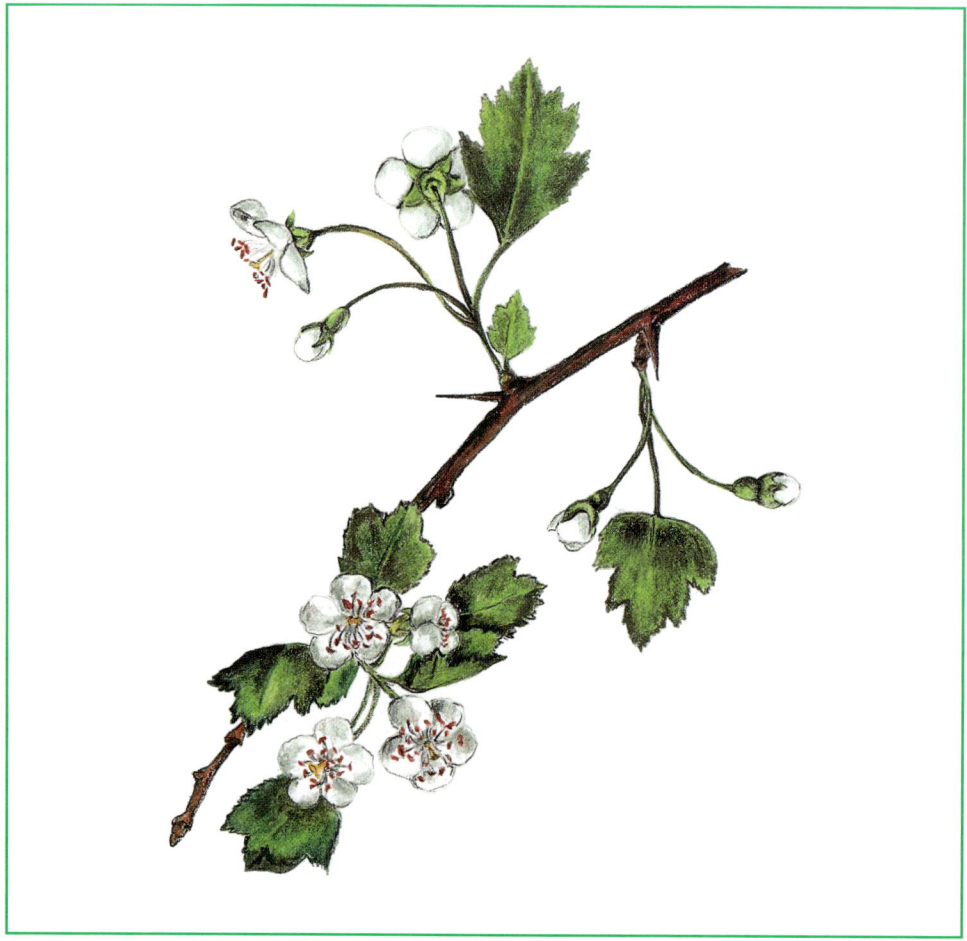

Abb. 8-35   Weißdorn – Crataegus laevigata.

an Flavonoiden ist in den Weißdornfrüchten geringer.

Der Weißdorn hat eine ausgeprägte Wirkung auf das Herz, enthält jedoch keine digitalis-ähnlichen Substanzen. Wirksamkeitsbestimmend sind die *oligomeren Procyanidine* und verschiedene *Flavonoide*. Sie wirken **positiv inotrop** u. a. durch Hemmung bestimmter Enzymsysteme. Sie steigern die Durchblutung, die Sauerstoffversorgung und Kontraktilität des Herzmuskels und erweitern die Herzkranz- und Skelettmuskelgefäße. Die Gefäßerweiterung führt zur Senkung des peripheren Widerstands (Nachlastsenkung) und

trägt so zu einer Entlastung des Herzens bei. Insgesamt wird die **Ökonomie der Herzarbeit verbessert.** Die Favonoide haben gefäßstabilisierende Eigenschaften.

Geschichte und Volksmedizin

In der Antike war der Weißdorn noch nicht bekannt, verschiedene Arten haben jedoch eine lange Tradition in der chinesischen Medizin. Der Name „Crataegus" leitet sich von dem griechischen Wort für Härte ab und charakterisiert das Holz, „oxyacantha" weist auf die scharfen Dornen hin. Das Holz ist ein ausgezeichnetes Feuerholz und zur Herstellung von Spazierstöcken, Werkzeugstielen und kleineren Holzartikeln geeignet. Der alte Name „Hagedorn" (von „Heckendorn") weist daraufhin, daß der Weißdorn früher als lebender Zaun unerwünschte Eindringlinge von Feldern und Gehöften fernhalten sollte. Im Mittelalter wurde er gegen Durchfall und Koliken verwendet. Aus der damaligen Zeit gibt es noch keine Hinweise auf eine Nutzung der Pflanze bei Krankheiten des Herzens. Erst in der zweiten Hälfte des vorigen Jahrhunderts wurde der Weißdorn von einem Arzt in Irland erfolgreich gegen zahlreiche Herzleiden eingesetzt.

In der Volksmedizin ist der Weißdorn ein Herzkräftigungsmittel und wird als „Beruhigungsmittel für Herz und Seele" oft mit pflanzlichen Sedativa kombiniert. Er soll den Blutdruck regulieren und wird sowohl bei niedrigem als auch zu hohem Blutdruck eingesetzt.

Eine weitere Indikation ist die Atheroskleroseprophylaxe.

Anwendungsgebiete

Das Haupteinsatzgebiet für Weißdorn ist das noch **nicht digitalisbedürftige Altersherz.** Die Einteilung der Herzinsuffizienz erfolgt abhängig vom Beschwerdebild nach NYHA (NYHA = New York Heart Association) in vier Stadien. Stadium II ist gekennzeichnet durch eine leichte Einschränkung der körperlichen Leistungsfähigkeit, rasche Ermüdbarkeit, subjektive Atemnot und Herzklopfen bei normaler körperlicher Belastung. Weißdornextrakte können ergänzend zum physikalischen Ausdauertraining, vor ungewohnten körperlichen Anforderungen und bei funktionellen Herzbeschwerden eingesetzt werden.

Monographie

- nachlassende Leistungsfähigkeit des Herzens entsprechend Stadien I und II nach NYHA.

Für standardisierte Extrakte aus „Weißdornblätter mit Blüten" wurde 1994 von der Kommission E eine Positiv-Monographie verabschiedet, wodurch die bis dahin gültige Monographie „Weißdorn" aus dem Jahr 1984 ersetzt wurde. Ebenso aus dem Jahr 1994 stammt ein Monographieentwurf für bestimmte fixe Kombinationen aus *Weißdornblätter mit Blüten und Weißdornfrüchten* mit dem gleichen Indikationsanspruch. Zubereitungen aus nur einem Pflanzenteil (Blätter, Blüten oder Früchte) wurden aufgrund des fehlenden klinischen Wirksamkeitsnachweises negativ beurteilt.

Im Monographietext von 1984 wurde als Anwendungsgebiet genannt: *Druck- und Beklemmungsgefühl in der Herzgegend* und *leichte Formen von bradykarden Herzrhythmusstörungen.* Für diese Indikation liegt bisher kein ausreichendes klinisches Erfahrungsmaterial vor und aufgrund unterschiedlicher pharmakologischer Ergebnisse ist eine abschließende Beurteilung noch nicht erfolgt.

Bei unverändertem Fortbestehen der Krankheitssymptome über sechs Wochen oder bei Ansammlung von Wasser in den Beinen ist eine Rücksprache mit dem Arzt zu empfehlen.

Bei Schmerzen in der Herzgegend, die in die Arme, den Oberbauch oder die Halsgegend ausstrahlen können, oder bei Atemnot, ist eine ärztliche Abklärung zwingend erforderlich.

Dosierung und Anwendung

Droge: ED: 1 g.

Anwendung: 1 g als Infus herstellen. Mehrmals täglich zu sich nehmen (traditionelle Anwendung).

Für das wissenschaftlich dokumentierte Anwendungsgebiet ist der Einsatz von *Weißdornextrakten,* die auf Flavonoide oder oligomere Procyanidine standardisiert sind, erforderlich.

Wermut – Artemisia absinthium

Familie: Asteraceae, Korbblütler
Volkstümliche Namen: Absinth, Bitterer Beifuß, Wurmkraut
Arzneidroge: Wermutkraut – Absinthii herba.

Botanische Beschreibung

Der Wermut ist ein mehrjähriger Halbstrauch, der über 1 m hoch werden kann. Der aufrechte Stengel ist stark verzweigt und reich beblättert, behaart und im unteren Teil verholzt. Die wechselständigen Blätter sind lang gestielt, unten dreifach fiederspaltig, oben zweifach mit stumpfen Abschnitten und seidig silbergrau behaart. Der Blütenstand ist eine reichblütige Rispe mit kleinen, gelben, kugeligen, nach unten hängenden Blütenköpfen (Blütezeit Juni bis September). Die Hüllblätter der Blüte sind seidig behaart, auf einem rauhhaarigen Blütenboden stehen zwittrige Scheibenblüten und weibliche Randblüten mit weit herausragendem Griffel.

Verbreitung

Ursprünglich in Osteuropa, Nordafrika und Asien beheimatet, wurde Wermut durch Kultivierung in ganz Europa wild verbreitet. Wermut wächst auf trockenen, kalkhaltigen Böden in sonniger Lage an Zäunen, Mauern und Wegrändern, in Weinbergen und auf Schuttplätzen.

Inhaltsstoffe und Wirkprinzip

Wermutkraut enthält **ätherisches Öl** mit mehr als 50 Einzelsubstanzen (Mono- und Sesquiterpene), darunter *Thujon* und wechselnde Mengen α-*Bisabolol.* Wichtig sind die **Bitterstoffe** (Sesquiterpenlaktone) *Artabsin, Absinthin und Matricin,* weiter sind **Flavonoide** enthalten. Für den Bitterstoffgehalt ist der Erntezeitpunkt von ausschlaggebender Bedeutung, der mit voller Blüte fast auf das Doppelte ansteigt.

Das *Thujon* im ätherischen Öl wirkt antimikrobiell. Als *Bitterstoffdroge* erhöht Wermutkraut reflektorisch die Sekretion von Speichel und Verdauungssäften, es wirkt **appetitanregend** und **tonisierend** auf Magen und Gallenblase.

Geschichte und Volksmedizin

Die medizinhistorischen Funde von Wermut reichen bis ins 2. Jahrtausend v. Chr. zurück. Im alten Ägypten war er Heil- und Kultpflanze zugleich, die Priester trugen Wermutzweige bei der Götterverehrung. Der Name „Artemisia" leitet sich von der griechischen Jagdgöttin ARTEMIS ab und die Römer bekränzten den Sieger bei einem Wettrennen mit Stiergespannen mit einem Wermutkranz. Im Brauchtum diente er wie alle stark aromatischen Pflanzen zum Ausräuchern der Ställe zur Abwehr böser Geister. In der Antike wurde er gegen Gelbsucht, Vergiftungen aller Art, Augenleiden und Menstruationsbeschwerden gebraucht, im Mittelalter vor allem als magenstärkendes, verdauungsförderndes Mittel und zur Wurmkur. Es gibt auch Berichte, die auf eine antibiotische und insektizide Wirkung hinweisen.

Als klassisches Amarum aromaticum verkörpert Wermut die weit verbreitete Meinung, eine wirksame Medizin müsse bitter schmecken. In der Volksmedizin wird ein Tee aus dem Wermutkraut zur Förderung der Verdauung, bei Blähungen, Leberleiden, Blutarmut, bei zu schwacher oder unregelmäßiger Menstruation und gegen Wurmbefall getrunken. Äußerlich verwendet man Wermut bei schlecht heilenden Wunden, Entzündungen, Insektenstichen und Geschwüren.

Aus früheren Zeiten ist der geistige, körperliche und psychische Verfall nach maßlosem und chronischem Genuß von starkem Absinthlikör bekannt. Absinthlikör besteht aus dem ätherischen Öl des Wermuts, versetzt mit Alkohol. Als mögliche Ursache der neurotoxischen Wirkung gilt *Thujon* im ätherischen Öl. Bei übermäßigem Gebrauch kann es Degenerationserscheinungen am Zentralnervensystem, verbunden mit Kopfschmerzen, Schwindel und epileptischen Krämpfen hervorrufen. Früher war besonders in den romanischen Ländern der Genuß von Absinthlikör oder -schnaps weit verbreitet. Wegen psychischer und motorischer Schäden nach dem Konsum größerer Mengen ist die Verwendung von Absinthöl zur Herstellung von Spirituosen in Deutschland seit 1923 verboten.

Anwendungsgebiete

Wermutkraut wird als **Tonikum** bei Schwächezuständen nach einer Infektion sowie bei **krampfartigen Beschwerden** im Bereich des **Magens** und der **Gallenblase** angewendet. Bewährt hat es sich bei Leber- und Gallekrankheiten, die auf einer gestörten Gallenproduktion und -ausscheidung beruhen.
Wäßrige und **wäßrig-alkoholische Zubereitungen** aus dem Wermutkraut – Tee, Tinktur,

aber auch der als Aperitif beliebte Wermutwein – enthalten nur *Spuren* an *Thujon* und sind daher unbedenklich. Da sich bei längerer, kurmäßiger Einnahme von selbst eine ausgeprägte Abneigung gegen den bitteren Geschmack entwickelt, sind schon aus diesem Grund Vergiftungserscheinungen durch Thujon nicht zu befürchten.

Monographie
- Appetitlosigkeit, dyspeptische Beschwerden
- Dyskinesien der Gallenwege.

Dosierung und Anwendung

Droge: Mittlere TD: 2–3 g
Anwendung: Von 2–3 g wäßrigen Auszug herstellen. Mehrmals täglich eine Tasse, 30 Min. vor den Mahlzeiten, einnehmen.
Tinktur: 3mal täglich 10–30 Tropfen in nicht zu wenig Wasser auflösen, da der bittere Geschmack mit zunehmender Verdünnung nachläßt.

ERKRANKUNGEN DER ATMUNGSORGANE

9.1 Erkältungskrankheiten – grippaler Infekt

Erkältungskrankheiten, grippale Infekte, zählen zu den häufigsten Erkrankungen des Menschen. Sie stehen statistisch an erster Stelle als Ursache krankheitsbedingter Arbeitsausfalltage. Im Durchschnitt ist jeder Erwachsene zwei- bis viermal im Jahr betroffen, Kinder noch häufiger. Grippale Infekte treten vorwiegend in der kalten und nassen Jahreszeit auf; der Ausdruck „Erkältung" weist bereits darauf hin, daß kaltes Wetter, Zugluft und überheizte Räume mit zu den auslösenden Faktoren gehören. Eine kurzfristige Unterkühlung und eine schlechte Durchblutung des Körpers, besonders der unteren Extremitäten, geht reflektorisch im Sinn einer konsensuellen Reaktion mit einer Minderdurchblutung der Schleimhäute im Bereich der oberen Atemwege einher. Die Temperaturerniedrigung in der Schleimhaut begünstigt die Vermehrung eindringender Erreger, trockene Heizungsluft bewirkt zusätzlich ein Austrocknen der Nasenschleimhaut, die ihre Schutzfunktion nicht mehr wahrnehmen kann. Mangelhaftes Training des Immunsystems verstärkt die Anfälligkeit gegenüber Krankheitserregern, es kommt zum Ausbruch einer Erkältungskrankheit. Sie beginnt meist mit Schnupfen, rauhem Hals und Schluckbeschwerden, ein zunächst banaler Infekt kann sich bei bestehender Abwehrschwäche zu massiven Entzündungserscheinungen entwickeln und über die Schleimhautkommunikationswege im Rachen, im Bereich der Nebenhöhlen und absteigenden Atemwege ausbreiten.

Auslöser von Erkältungskrankheiten sind zu **90% Viren,** meist aus der Gruppe der Rhinoviren, seltener Bakterien oder andere Mikroorganismen. Übertragungsweg für die Krankheitserreger ist die Tröpfcheninfektion. Die Viren treten in vielen Unterarten auf, die sich genetisch rasch verändern. Für die Mehrzahl der Erreger ist aus diesem Grund kein anhaltender Immunschutz nach überstandener Krankheit oder durch Impfung möglich. Komplikationen können sich ergeben, wenn Bakterien die durch Viren bereits vorgeschädigte Schleimhaut besiedeln und sich vermehren: Bei einem Teil der viral bedingten Infekte schließt sich eine nachfolgende **bakterielle Sekundärinfektion** an, die im weiteren Verlauf zu häufig wiederkehrenden Superinfektionen im gesamten Atemwegssystem führen kann.

Sobald erste Krankheitssymptome auftreten, ist die virale Vermehrungsphase bereits abgeschlossen, ein grippaler Infekt ist kausal nicht zu behandeln. Neben der Unterstützung der natürlichen Funktion der Schleimhaut im Bereich der oberen Luftwege, dem Zentrum der Keiminvasion, und der Linderung der Symptome ist eine frühzeitige **Stärkung des Immunsystems** von großer Bedeutung.

9.1.1 Aufbau und Funktion des Immunsystems

Das immunologische Abwehrsystem setzt sich mit allem auseinander, was der Körper als fremd erkennt. Es dient nicht nur der Bekämpfung von Krankheitserregern, sondern spielt eine Rolle bei jeder Art von Medikation, bei der Behandlung einer Allergie oder eines Tumors. Immunologische Kenntnisse sind gefordert, um Patienten mit Abwehrschwäche oder therapeutischer Immunsuppresssion qualifiziert aufklären und beraten zu können.

Das Immunsystem besteht aus **zwei funktionellen Teilsystemen,** die formal in humorale und zelluläre Komponenten unterteilt werden und deren Mechanismen in vielerlei Weise ineinander übergreifen:

- Das unspezifische Abwehrsystem ist angeboren. Es ist sofort und antigenunabhängig wirksam, es kann gestärkt und aktiviert werden.
- Das spezifische Abwehrsystem wird im Laufe des Lebens durch Erregerkontakt erworben. Es wird erst nach Sensibilisierung wirksam und kann durch das immunologische Gedächtnis durch wiederholte Infektionen oder durch Impfung erheblich gesteigert werden.

Angeborene unspezifische Abwehr

Von Geburt an sind wir mit einer Reihe unspezifischer Abwehrmechanismen ausgestattet, die auf der Haut, der Schleimhaut und in allen Geweben lokalisiert sind. Sie richten sich nicht gegen einen bestimmten Erreger oder ein Antigen, sondern sind ständig bereit, eine Vielzahl pathogener Keime abzuwehren. Zu den **Bestandteilen** des **angeborenen unspezifischen Immunsystems** gehören der Säureschutzmantel der Haut, Sekret und Flimmerhäarchen der Schleimhaut, Granulozyten, Monozyten, Makrophagen und bestimmte von ihnen gebildete humorale Elemente. Im Atemtrakt wird eine erste Abwehr durch die zunehmende anatomische Enge unterstützt, die das tiefe Eindringen größerer Partikel und Keime verhindert. Eine gut durchblutete Schleimhaut ist eine wirksamer Schutz vor Mikroorganismen, die sich bei 37 °C nur schlecht entwickeln können. Der Mukoziliarapparat, die funktionelle Einheit von Flimmerzellen und Sekretfilm, verhindert die Anlagerung von Keimen auf den unter der Schleimschicht liegenden Epithelzellen und sorgt für ihre Entfernung aus den Atemwegen. Der Hustenreflex fördert zusätzlich den Abtransport des erregerhaltigen Schleims. (Aufbau der Schleimhaut s. S. 240)

Der **Sekretfilm,** der über der Schleimhaut liegt, enthält *Enzyme* und *Zytokine* als erste **humorale Anteile** der unspezifischen Abwehr. Zytokine, zu denen Interleukine, Interferone und der Tumornekrosefaktor-α. (TNR-α) zählen, sind Botenstoffe, die nach der Aktivierung von Makrophagen und T-Lymphozyten freigesetzt werden und die Immunantwort der einzelnen Abwehrzellen koordinieren. Elemente der **zellulären Abwehr,** die zur Phagozytose befähigten *Makrophagen* und *neutrophilen Granulozyten,* befinden sich unterhalb von Sekret- und Epithelschicht **im Bindegewebe.** Das Zusammenspiel aller humoralen und zellulären Bestandteile hat die Vernichtung oder lokale Begrenzung der Erreger zur Aufgabe.

Makrophagen sind bewegliche, mononukleäre Zellen des Monozyten-Makrophagen-Systems, die wie die Granulozyten von einer gemeinsamen myeloischen Stammzelle abstammen. Zunächst zirkulieren sie als Monozyten 1 – 2 Tage im Blut, wandern dann ins Gewebe und differenzieren dort zu ortsständigen, gewebetypischen Makrophagen aus. Sie sind an allen Phasen der Immunantwort beteiligt. Sie können Antigene abfangen und deren Bruchstücke auf ihrer Oberfläche den Lymphozyten zur Erkennung und nachfolgender Antikörperproduktion präsentieren, sie geben lösliche Produkte (Interleukine, TNR-α) ab, die wiederum die Proliferation von Lymphozyten fördern. Makrophagen enthalten in ihrem Zytoplasma reichlich Lysosomen. Mit Hilfe lysosomaler Enzyme können sie im entzündeten Gewebe phagozytierte Erreger abtöten, sie wirken zytotoxisch auf virusbefallene Zellen oder Tumorzellen. Makrophagen werden durch Lymphokine der T-Lymphozyten aktiviert, die mikrobizide und antitumoröse Eigenschaft aktivierter Makrophagen ist besonders ausgeprägt.

Ist die **Schleimhaut** in ihrem Aufbau und ihrer Funktion durch einen Infekt geschädigt, können sich Erreger an die Oberfläche der Epithelzellen anlagern und nachfolgend ins Gewebe eindringen. Hier findet ein erster

Kontakt mit den Makrophagen statt. Diese reagieren auf chemotaktische Reize und werden von Entzündungsmediatoren, die beim Zerfall geschädigter Zellen entstehen, an den Ort der Keiminvasion gelockt. Ein weiterer Schritt der unspezifischen Abwehr ist die „Opsonierung", bei der sich *Akute-Phase-Proteine,* Elemente des *Komplementsystems* (bestimmte Proteine der humoralen Abwehr, z. B. C3b), oder *Immunglobuline* an die Bakterienwand anlagern. Makrophagen und Granulozyten besitzen auf ihrer Oberfläche Rezeptoren für opsonierte Keime (z. B. den C3b-Rezeptor), die dadurch leichter phagozytiert werden können. Vielfach reichen die Mechanismen der unspezifischen Abwehr aus, die eingedrungenen Erreger abzutöten und eine Infektion zu beenden.

Gelingt es dem Erreger, die Schranken des unspezifischen Abwehrsystems zu überwinden, werden die Zellen des spezifischen Immunsystems direkt oder über Mediatoren angeregt, und es wird eine speziell gegen dieses Antigen gerichtete Immunantwort ausgelöst. Makrophagen und andere antigenpräsentierende Zellen tragen das Antigen auf ihrer Oberfläche und induzieren auf diese Weise die Antikörperbildung. Gleichzeitig werden die Eigenschaften dieses Erregers in Gedächtniszellen gespeichert – der Organismus verfügt nun über eine erworbene spezifische Immunität, die bei einer erneuten Infektion sofort abrufbar ist.

Erworbene spezifische Abwehr

Die spezifische Immunabwehr wird ebenfalls in zelluläre und humorale Elemente unterteilt. Die antikörperproduzierenden **B-Lymphozyten** gehören der **humoralen** Linie an, während die **T-Lymphozyten** für die **zelluläre** Immunreaktion verantwortlich sind. Neben diesen beiden Lymphozyten-Populationen gibt es noch eine weitere Zell-Linie, die natürlichen Killerzellen (NK-Zellen), die virusinfizierte oder entartete Zellen erkennen und abtöten. Sowohl B- als auch T-Lymphozyten

erwerben während ihrer Entwicklung auf der Oberflächenmembran Proteine oder Glykoproteine als „Marker", die als spezifische Rezeptoren bei der Erkennung von Antigenen mitwirken.

Die **B-Lymphozyten** tragen auf ihrer Oberfläche Antikörpermoleküle (Immunglobuline), die jeweils ein bestimmtes Antigen erkennen und binden können, wodurch die Immunantwort ausgelöst wird. Ein Großteil der B-Lymphozyten ist zusätzlich mit *MHC-Produkten* der Klasse 2 (MHC von engl. **m**ajor **h**istocompatibility **c**omplex: Haupthistokompatibilitätskomplex) und *Komplementrezeptoren,* z. B. CR1 und CR2 für Fragmente des C3-Proteins als Marker, besetzt. Trifft nun eine B-Zelle auf einen Erreger oder ein Antigen, das mit ihren Oberflächenproteinen eine Bindung eingehen kann, wird sie aktiviert und die Proliferation eingeleitet. Sie teilt sich und es entsteht ein Klon, eine genetisch einheitliche Zellfamilie von Tochterzellen, die zu Plasmazellen (Effektorzellen) differenzieren. Diese beginnen sofort mit der Sekretion von Antikörpern, die mit denjenigen identisch sind, die die ursprüngliche B-Zelle als Rezeptor auf ihrer Oberfläche trägt. Ein Teil von Tochterzellen beteiligt sich kaum an der Antikörperbildung, sie speichern die Information über diesen bestimmten Erreger und können als Gedächtniszellen über mehrere Jahre im Körper zirkulieren. Bei erneutem Kontakt mit dem gleichen Erreger werden sie rasch zu Effektorzellen aktiviert und bilden große Mengen desselben Antikörpers. Durch das immunologische Gedächtnis fällt die Sekundärantwort verstärkt aus, die Bildungsrate der Antikörper ist höher und die Krankheit kommt nicht zum Ausbruch.

Die **T-Lymphozyten** aktivieren die Funktion anderer Zellen, sie greifen fördernd oder unterdrückend in immunologische Abwehrmechanismen ein. Man unterscheidet bei den T-Lymphozyten funktionelle Unterarten, die mit jeweils spezifischen Rezeptoren ausgestattet sind. Bei den meisten menschlichen T-Zellen konnten drei verschiedene Oberflächenproteine nachgewiesen werden. Das CD3-Molekül ist ein allgemeiner T-Zellmarker, T-Helferzellen präsentieren das CD4-Molekül und werden aus diesem Grund als CD4-(oder T4-)Zelle bezeichnet, T-Suppressorzellen – CD8-(T8-)Zellen – tragen als Marker das CD8-Molekül (Abb. 9-1).

Aufgaben der verschiedenen T-Zellpopulationen

- **T-Helferzellen** sind im wesentlichen für die Steuerung der Immunantwort zuständig. Sie geben die Information des von den Ma-

krophagen präsentierten Antigens an die B-Lymphozyten weiter und aktivieren sie zur Umwandlung in antikörperproduzierende Plasmazellen. Sie *sezernieren Lymphokine*, die wiederum Makrophagen und Granulozyten aktivieren; sie *stimulieren* die *Proliferation* von zytotoxischen Zellen und unterstützen sie bei der Erkennung und Vernichtung virusbefallener und tumoröser Zellen und sie interagieren mit T-Suppressorzellen. T-Helferzellen erkennen vorwiegend Antigene, die zusammen mit MHC-Produkten der Klasse 2 präsentiert werden.

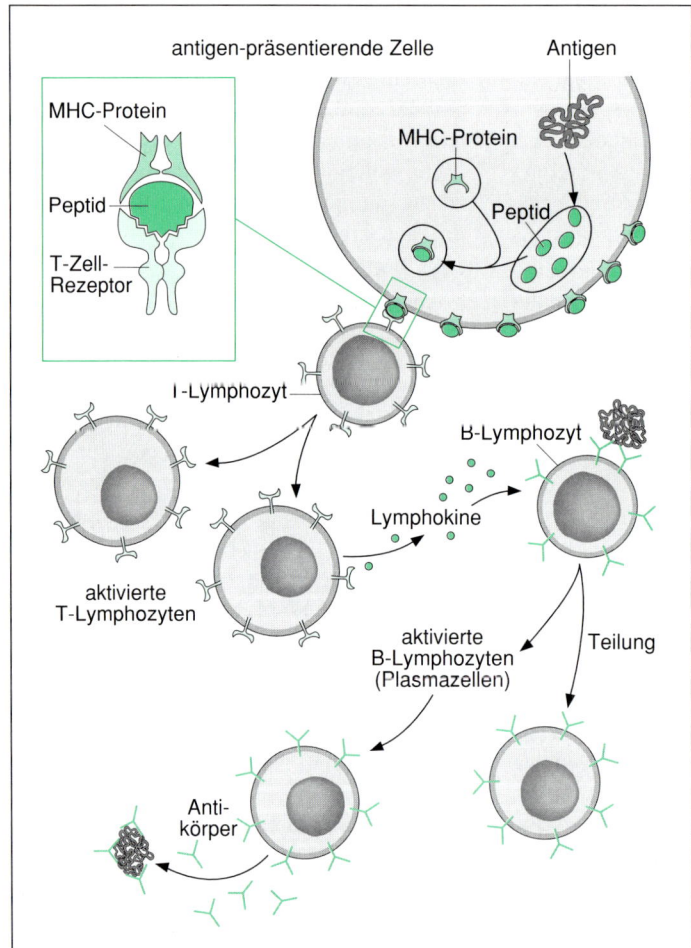

Abb. 9-1 Spezifische Immunabwehr, nach [36].

Man unterscheidet nach der Art der sezernierten Zytokine und der dadurch ausgelösten Immunantwort zwei Typen von T-Helferzellen: Th1-Zellen setzen Interleukin-2, Interferon-γ und Tumornekrosefaktor-α frei, sie aktivieren Makrophagen. Th2-Zellen produzieren verschiedene Interleukine, sie sind an der humoralen Immunantwort bei allergischen Reaktionen und der Aktivierung von Mastzellen und eosinophilen Granulozyten beteiligt. Beide Zellarten beeinflussen sich gegenseitig über die von ihnen gebildeten Zytokine.

- **T-Suppressorzellen** regulieren überschießende Immunreaktionen, sie dämpfen die Aktivität anderer T- und B-Zellen entweder durch direkten Kontakt oder über die Freisetzung von Zytokinen. Ein ausgeglichenes Verhältnis von T-Helferzellen und T-Supressorzellen (CD4 /CD8-Verhältnis) ist für den normalen Ablauf und die Stärke der Immunreaktion ausschlaggebend. Beim Gesunden beträgt das Verhältnis etwa 2 : 1, bei Patienten mit einem Immundefizit ist der Quotient erniedrigt und kann bei AIDS-Kranken im fortgeschrittenen Stadium unter 0,1 absinken.
- **Zytotoxische T-Zellen** zerstören virusinfizierte Zellen und Tumorzellen. Sie erkennen ein Antigen nur, wenn es zusammen mit MHC-Produkten der Klasse 1 präsentiert wird.
- **T-Gedächtniszellen** speichern die Information der Antigene und übermitteln sie bei erneutem Kontakt an zytotoxische T-Zellen.

Die Immunantwort auf einen Erregerbefall erfolgt nicht nur lokal an der Eintrittsstelle, sondern kann auch systemisch durch Wanderung der Lymphozyten über den Blutweg in andere lymphatische Organe und Gewebe zu einer allgemeinen Erhöhung der Immunfaktoren führen. Gelingt es dem Immunsystem in der Auseinandersetzung mit den Infektionserregern nicht, diese abzutöten oder zumindest eine Keimvermehrung zu verhindern, werden von den geschädigten Zellen Botenstoffe, sogenannte Mediatoren, freigesetzt, die eine **Entzündungsreaktion** mit Rötung, Schwellung und Schmerzempfindlichkeit der Schleimhaut auslösen.

9.1.2 Stärkung der körpereigenen Abwehr – pflanzliche Immunmodulatoren

Pflanzliche Immunmodulatoren: Purpursonnenhut – Echinacea purpureae herba, Sonnenhutwurzel – Echinaceae pallidae radix.
Immunmodulatoren in Kombinationen oder homöopathischer Zubereitung: Färberhülsenwurzel – Baptisiae tinctoriae radix, Lebensbaumspitzen – Thujae occidentalis summitates, Wasserhanf-/Wasserdostkraut – Eupatorii perfoliati/Eupatorii cannabini herba.

Eine vorübergehende oder temporäre Abwehrschwäche wird durch Ernährungsfehler, Alkohol- und Nikotinabusus, Umweltbelastung, hormonelle Umstellungen in Pubertät und Klimakterium, körperliche oder psychische Streßfaktoren verursacht. Chronische Grunderkrankungen, Allergien, schwere Traumen durch Operationen, medizinisch notwendige Maßnahmen durch bestimmte Medikamente – Antibiotika, Corticosteroide, Zytostatika – oder Bestrahlungen belasten das Immunsystem länger anhaltend. Die Abwehrschwäche des Körpers äußert sich in einer erhöhten Infektanfälligkeit, in häufig wiederkehrenden, oftmals schwerer verlaufenden Atemwegsinfektionen, der Übergang zum chronischem Infekt ist fließend.

Das Immunsystem kann durch gesunde Ernährung, ausreichend Schlaf, Entspannung und Vermeidung von Streß unterstützt werden. Abhärtung durch Kaltwasseranwendungen und Temperaturreize, Wechselduschen oder regelmäßiger Saunabesuch reduzieren nachweislich die Infektanfälligkeit. Die Stärkung der Abwehrkräfte und eine Aktivierung des unspezifischen Immunsystems mit pflanzlichen Immunmodulatoren ist vor allem bei viralen Infektionen oft die einzige

Möglichkeit, einen nachhaltigen Therapie-erfolg zu erzielen. Dies gilt besonders für Risikopatienten, um die Gefahr zusätzlicher Infektionen zu verringern.

Substanzen, Extrakte oder Präparate, die eine nicht erregerabhängige Steigerung der Abwehrkräfte hervorrufen, werden als **Immunstimulanzien** bezeichnet. Sie regen nicht grundsätzlich alle Zellen und Ebenen des Immunsystems an, sondern beeinflussen bestimmte immunologische Regelkreise im Sinne einer „Modulation". Heute weiß man, daß das Abwehrsystem nicht unbegrenzt stimuliert werden kann. Eine übermäßige Aktivierung kann ins Gegenteil umschlagen, Infektionen sogar fördern und eine Unterscheidung zwischen „selbst" und „fremd" erschweren. Die Toleranz gegenüber gesunden körpereigenen Strukturen kann durchbrochen und die Entwicklung von Autoimmunreaktionen ausgelöst werden. Aus diesem Grund wird der Begriff Immunstimulation zunehmend durch den Terminus **Immunmodulation** ersetzt und folgerichtig von Immunmodulatoren gesprochen.

> Immunmodulation im weitesten Sinn umfaßt die Beeinflussung des Abwehrsystems in Form einer Steigerung (Immunstimulation), Wiederherstellung (Immunsubstitution) oder Unterdrückung (Immunsuppression).
>
> Immunmodulatoren können – abhängig von ihrer Konzentration und Anwendung – stimulierende oder supprimierende Effekte ausüben, für den therapeutischen Einsatz muß der optimale Konzentrationsbereich bekannt sein.

Man unterscheidet spezifische und unspezifische Immunmodulatoren, die jeweils in qualitativ und quantitativ unterschiedlicher Weise auf die einzelnen Zellen des Immunsystems einwirken.

Zur ersten Gruppe gehören als besonders potente Immunstimulanzien die Botenstoffe des Immunsystems selbst, die *Immunglobuline*

und *Zytokine* (Interferone, Interleukine), die mittlerweile durch Fortschritte im Bereich der Molekularbiologie auch synthetisch hergestellt werden können. Zur zweiten Gruppe zählen *Extrakte* aus *Organen* und *Organismen,* z. B. Thymus- und Milzextrakte, Bakterien und Hefen, *chemische Stoffe* und Stoffgruppen sowie *pflanzliche Extrakte.*

Pflanzliche Immunmodulatoren enthalten *Polysaccharide* oder *Lektine* als wichtigste Bestandteile. Sie beeinflussen in erster Linie das unspezifische Abwehrsystem, obwohl eine klare Trennung durch das Ineinandergreifen der Mechanismen nicht möglich ist. Unspezifisch wirkende Arzneistoffe aktivieren über die Freisetzung von Mediatoren und Zytokinen die Funktion des spezifischen Immunsystems und umgekehrt. Ziel der Immunmodulation ist, das Immunsystem in erhöhte Reaktionsbereitschaft zu versetzen, damit es auf einen Erregerbefall rasch und ausreichend reagieren kann. Kann der Ausbruch einer Infektion nicht verhindert werden, sollen Immunmodulatoren die Krankheitsdauer verkürzen.

> Pflanzliche Immunmodulatoren sollen möglichst frühzeitig eingesetzt werden, sie eignen sich zur Prophylaxe und Therapie von Infekten, als risikoarme Basistherapie und als Begleittherapie zu einer notwendigen Behandlung mit Antibiotika oder Chemotherapeutika.

Sonnenhut – Echinacea purpurea, Echinacea pallida

Die Behandlung mit Extrakten des Sonnenhuts hat eine lange Tradition, heute werden die Präparate vor allem zur Stärkung des Abwehrsystems im Zusammenhang mit Atemwegs- oder Harnwegsinfekten eingesetzt. Zwischen den einzelnen Präparaten bestehen Unterschiede hinsichtlich der botanischen Art der Pflanze, der verwendeten Pflanzenteile und der Art des Herstellungsverfahrens. Es gibt Zubereitungen aus frischen oder getrockneten Pflanzenteilen, Gesamtpflanzenextrakte, alkoholische und wäßrige Extrakte. Nach bisherigen Ergebnissen sollen wäßrige bzw. schwach alkoholische Frischpflanzenauszüge gegenüber Drogenzubereitungen bezüglich der Konzentration bekannter Wirkstoffe besser abschneiden.

Echinacea purpurea ist als Einzeldroge wissenschaftlich gut dokumentiert und in ihrer Wirksamkeit bestätigt. Die Kommission E hat für den *Preßsaft* aus den frischen, zur Blütezeit geernteten oberirdischen Teilen von *Echinacea purpurea,* sowie seinen Zubereitungen in wirksamer Dosierung, eine positive Aufbereitungsmonographie erstellt. Viele pharmazeutische Hersteller beziehen sich als Beleg der Wirksamkeit ihrer Produkte auf diese Monographie (Abb. 5-1), somit besteht der größte Teil der Echinacea-Monopräparate aus dem Frischpflanzenpreßsaft von Echinacea purpurea, der nachfolgend näher beschrieben wird.

Pharmakologische Wirkungen

Als wirksame Bestandteile wurden im Preßsaft von Echinacea pupurea verschiedene *Kaffeesäurederivate,* v. a. die *Cichoriensäure,* Alkylamide und hochmolekulare, hydrophile *Polysaccharide* und *Glykoproteine* ermittelt.

Die *Cichoriensäure* ist vermutlich mit an der **antiviralen Wirkung** des Preßsaft beteiligt. Da sie hauptsächlich in den Blüten gespeichert wird, soll die Ernte des Krauts immer zur vollen Blüte stattfinden. Während der Extraktherstellung wird die Cichoriensäure zum Teil enzymatisch abgebaut, es können deutliche Unterschiede zwischen den einzelnen Preßsäften und Chargen auftreten und somit ist ein standardisiertes Herstellungsverfahren die Voraussetzung zur Qualitätssicherung.

Die *Polysaccharide und Glykoproteine* sind maßgeblich für die **Steigerung** der **unspezifischen Abwehr** verantwortlich. Hinsichtlich der immunologischen Aktivität liegen die meisten Erkenntnisse für eine spezielle Gruppe von Polysacchariden vor, die *Arabinoga-*

laktane und *Arabinogalaktan-Proteine.*

Arabinogalaktan-Proteine gehören zur Gruppe der hochmolekularen Glykoproteine. Glykoproteine setzen sich aus einem Zucker- und einem Proteinanteil zusammen. Der Zuckeranteil ist in diesem Fall ein Polysaccharid, das von den Zuckern Arabinose und Galaktose als Grundgerüst gebildet und folgerichtig als *Arabinogalaktan* bezeichnet wird. Man konnte nachweisen, daß bei hochmolekularen Polysacchariden die Struktur und vor allem ein hoher Verzweigungsgrad, wie er bei den Arabinogalaktan-Proteinen im Gegensatz zu einfachen, linearen oder wenig verzweigten Polysacchariden vorliegt, über die immunmodulierende Wirkung entscheiden.

Arabinogalaktan-Proteine und Arabinogalaktane kommen in vielen Pflanzengeweben vor, sie werden von der Pflanze möglicherweise als Reaktion auf einen Befall mit Pilzen oder Bakterien gebildet.

Die *Polysaccharide* von Echinacea sind aufgrund ihrer strukturellen Ähnlichkeit mit den Zellwandbestandteilen von Bakterien und Viren in der Lage, sich an die **Rezeptoren** der **Makrophagenoberfläche anzulagern.** Das Immunsystem kann nicht zwischen Erregern und Zuckermolekülen unterscheiden, die es beide gleichermaßen als Antigen erkennt. Die Makrophagen werden aktiviert und reagieren mit vermehrter Phagozytoseleistung. In ähnlicher Weise lagern sich die Polysaccharide an die Zellmembran von Erregern und Tumorzellen an, die daraufhin durch einen „Opsonineffekt" besser phagozytiert werden können. Die für den Echinacea-Preßsaft festgestellten Hauptwirkungen können drei Bereichen zugeordnet werden:

- **Immunmodulation**
  Steigerung der unspezifischen Abwehr durch Aktivierung von Makrophagen, Sekretion von Zytokinen und damit Stimulation von Elementen der zellulären und humoralen spezifischen Abwehr
- **antivirale Aktivität**
- **Hemmung der bakteriellen Hyaluronidase** und Verhinderung der Ausbreitung bakterieller Herde.

Immunmodulation

Die Anregung des unspezifischen Immunsystems geschieht auf mehreren Ebenen.

Unter dem Einfluß von Echinacea kommt es zur Erhöhung der Gesamtleukozytenzahl und damit zu einem **Anstieg** der **Granulozyten** im Blut. Gleichzeitig wurde eine Steigerung der Leukozytenmobilität durch Chemotaxis beobachtet. Die Polysaccharide aktivieren Granulozyten und Makrophagen zu **vermehrter Phagozytoseleistung** und verbessern durch einen Opsonineffekt die Phagozytierbarkeit von Viren, Bakterien und Tumorzellen. Aktivierte Makrophagen bilden verstärkt Sauerstoffradikale und sie lösen durch Antigen-Präsentation und Freisetzung von Zytokinen eine spezifische Immunantwort aus.

Sekretion von Zytokinen. Aktivierte Makrophagen sezernieren die *Interleukine IL-1* und *IL-6* und den *Tumornekrosefaktor TNF-α*. *Interleukin-1* (früher Lymphozytenaktivierender Faktor, LAF) bewirkt eine schnellere Ausdifferenzierung der B-Lymphozyten zu antikörperbildenden Plasmazellen und eine Steigerung der Produktion von Sofort-Antikörpern (IgM). Es stimuliert die Proliferation von T-Helfer-Zellen, die ihrerseits Zytokine, vor allem Interleukin 2, freisetzen. Interleukin-1 kann als „endogenes Pyrogen" eine Fieberreaktion auslösen, die wiederum die Immunantwort verstärkt. Interleukin-6 ist ebenfalls an der Anregung der B Lymphozyten beteiligt.

TNF-α fördert die Entwicklung von T-Lymphozyten und unterstützt die zytotoxischen T-Zellen in ihrer Aufgabe bei der Zerstörung von Tumorzellen. Neben der hohen antitumoralen Eigenschaft wirkt er immunmodulierend, indem er die Bildung von Interleukinen, Interferonen und die Expression von MHC-Proteinen der Klasse I und II anregt.

Produktion von Sauerstoffradikalen. Die Produktion von Sauerstoffradikalen beruht auf einer *erhöhten Stoffwechselleistung* der *Granulozyten* und *Makrophagen*. Dabei wird molekularer Sauerstoff bis zur Stufe hochreaktiver Radikale reduziert, die Zellstrukturen wie Proteine, Lipide, Nukleinsäuren (DNA und RNA) zerstören und auf diese Weise keimtötend wirken. Die Energie, die bei der Wiederherstellung des energetischen Grundzustandes – aus Sauerstoffradikalen entsteht wieder molekularer Sauerstoff – frei wird, kann gemessen werden und ist eine Maß für die Phagozytoseaktivität der Granulozyten.

Antivirale Aktivität

Vom Echinacea-Preßsaft wurde eine Hemmung der Virusvermehrung von RNA-Viren (z. B. Rhinoviren) und DNA-Viren (z. B. Herpesviren) beobachtet. Offensichtlich beruht die antivirale Aktivität jedoch auf einer **Stimulierung** der **Interferonbildung** und nicht auf einem bestimmten viruziden Inhaltsstoff. *Interferone* verhindern das Eindringen der Viren und schützen die Zelle vor einer Virusinfektion, zudem hemmen sie das Wachstum von Tumorzellen. Die antivirale Wirkung wird durch die von aktivierten Makrophagen freigesetzten *Interleukine* verstärkt, da diese die zytotoxischen T-Lymphozyten bei der Erkennung und Zerstörung virusinfizierter Zellen unterstützen. Da Erkältungskrankheiten überwiegend viral ausgelöst werden, sind die gegen Viren gerichteten Mechanismen des Echinacea-Preßsafts von besonderer Bedeutung.

Hemmung der Hyaluronidase

Das Enzym Hyaluronidase spaltet die Hyaluronsäure, ein bestimmtes Mukopolysaccharid der Zellmembranen, und kommt in Bakterien und im Gewebe vor. Die Hyaluronsäure ist die Kittsubstanz zwischen den einzelnen Zellen und ein wichtiger Bestandteil des Bindegewebes. Die Hemmung der Hyaluronidase hat eine **Verminderung** der **Gefäßpermeabilität** und eine Zunahme der Gewebefestigkeit zur Folge und verhindert die Ausbreitung lokaler bakterieller Herde. Sekundärinfektionen werden vermieden, Granulationsbildung und Wundheilung beschleunigt. Auf dieser Eigenschaft beruht die Indikationsangabe für den Echinacea-Preßsaft „bei schlecht heilenden Wunden".

Klinische Studien

Seit der Veröffentlichung der Positiv-Monographie für den Preßsaft von Echinacea purpurea 1989 sind eine Vielzahl von Studien durchgeführt worden, die in eindeutigen pharmakologischen und klinischen Ergebnissen seine Wirksamkeit zur Immunstimulation bestätigen. Insbesondere der günstige Einfluß auf Verlauf und Schweregrad von Erkältungskrankheiten und Infektionen der oberen Atemwege wurde nachgewiesen und seine gute Verträglichkeit unterstrichen. Ebenso liegen Untersuchungen zur Bekämpfung von Begleitinfektionen während einer Chemotherapie von Tumorpatienten vor.

Echinacea-purpurea-Studie. In einer randomisierten, placebokontrollierten, doppelblinden Studie wurden 108 infektgefährdete Patienten, die in den vorangegangenen Wintermonaten mindestens dreimal an Erkältungskrankheiten litten, acht Wochen

mit Echinacea-purpurea-Preßsaft peroral behandelt. Als Ergebnis war eine Erhöhung der Anzahl der Patienten, die infektfrei blieben und eine deutliche Verlängerung der Intervalle zwischen zwei Infekten zu verzeichnen. In der Verumgruppe traten überwiegend leichte Infekte auf, die Zahl der Patienten mit milden Symptomen war unter Placebo geringer. Der positive Einfluß auf Schweregrad und Dauer des Infekts war besonders ausgeprägt bei Patienten mit bestehender Abwehrschwäche, d. h. bei Patienten, die bei Behandlungsbeginn einen CD4/CD8-Quotienten kleiner als 1,5 aufwiesen.

Indikationen

Die Anwendungsempfehlungen (Abb. 9-2) für Echinacea-Präparate sind auf langjährige Erfahrungen zurückzuführen. Hauptindikation für pflanzliche Immunmodulatoren ist die unterstützende Behandlung **rezidivierender Atemwegsinfekte,** denen meist eine temporäre Abwehrschwäche zugrunde liegt. Viral bedingte Erkältungskrankheiten sind häufig von einer

---

Anwendungsempfehlungen für Echinacea-Präparate

- Die **Applikationsweise** von Phyto-Immunstimulanzien kann **oral**, **subkutan** oder **parenteral** erfolgen.

- Präparate sollen **möglichst** zu **Beginn eines Krankheitsverlaufs** gegeben werden. Auf dem Höhepunkt einer akuten Infektion ist der Erfolg einer Immunstimulierung fraglich.

- Die therapeutische Anwendung sollte über **mindestens 5-6 Tage** hinweg erfolgen. Die **Intervallbehandlung** mit 4-5 Tage Unterbrechung scheint der Dauerbehandlung gegenüber Vorteile zu haben.

- **Längere therapeutische Behandlungen** länger als 3-4 Wochen sind wenig sinnvoll.

- Für die **Prophylaxe** sind längere Behandlungszeiten (4-6 Wochen) mit kurzem Intervall möglich.

- **Flüssige Oral-Präparate** (Extraktpräparate) benötigen eine Hochdosierung von 3- bis 4mal täglich 30-40 Tropfen. Die beste Peroralwirkung zeigen allopathisch hergestellte alkoholische Extrakte oder homöopathische Urtinkturen bis zu einer Verdünnung bzw. Potenz von D2.

- Für die **Injektionsform** sollten nur entsprechend verdünnte Präparate oder homöopathische Präparate entsprechend etwa D2 bis D6 verwendet werden. Die Dosierung beträgt 0,2 bis 2,0 ml i.m., s.c. oder i.v. 1- bis 2mal täglich, je nach Indikationsgebiet und Krankheitszustand.

- **Bei Kindern** ist ein individuell abgestuftes Dosierungsschema anzuwenden.

- Die **Kombination** von Immunstimulanzien **mit Eigenblut** zeigt bei chronisch entzündlichen Erkrankungen (z.B. Bronchitis, Sinusitis) sehr oft Vorteile.

- Immunstimulanzien können **ohne Einschränkung als Begleittherapie** zu einer gleichzeitigen Antibiotika- oder Chemotherapie gegeben werden.

Abb. 9-2 Anwendungsempfehlung für Echinacea-Präparate, nach [47].

allgemeinen Immunsuppression begleitet, die besonders bei Kindern und älteren Menschen zu immer neuen Infekten führen kann. Die Viren schädigen das Flimmerepithel der Schleimhaut, einige greifen direkt die Lymphozyten an oder hemmen die Phagozytoseaktivität der Makrophagen. Lokale Schutzmechanismen werden in ihrer Funktion gestört und bakterielle Sekundärinfektionen begünstigt.

Von einer *prophylaktischen Gabe* profitieren vor allem Patienten, deren Immunsystem bereits geschwächt ist. Die Zeit bis zum Auftreten eines neuen Infekts wird verlängert und ein Rückgang in der Anzahl der Infekte beobachtet. Vorteile einer längerfristigen prophylaktischen Einnahme, z. B. vorbeugend die ganzen Wintermonate hindurch, sind allerdings nicht bewiesen. Eine *Immuntherapie bestehender Infekte* bewirkt einen milderen Ausprägungsgrad und ein rascheres Abklingen der Symptome, die Krankheitsdauer wird verkürzt. Rein bakterielle Infekte – oder bakteriell und viral kombinierte Infekte (bakterielle Sekundärinfektionen) – werden vielfach mit Antibiotika behandelt. In diesem Fall ist eine Begleittherapie mit pflanzlichen Immunmodulatoren sinnvoll, da ein Großteil der Antibiotika immunsuppressive Eigenschaften aufweist und die völlige Überwindung einer Infektion ein intaktes Abwehrsystem voraussetzt.

> Pflanzliche Immunmodulatoren beeinflussen primär das unspezifische Immunsystem, sie hinterlassen keine immunologische Gedächtnisreaktion und müssen aus diesem Grund kontinuierlich oder in Intervallen gegeben werden. Die Aktivierung beginnt bei oraler Gabe bereits im Mund- und Rachenraum und ist nicht von einer vollständigen Resorption abhängig. Die Wirkstoffe kommen über die Schleimhaut mit den Makrophagen in Kontakt, aktivierte Makrophagen verteilen sich im gesamten Körper und lösen eine systemische Abwehrreaktion aus.

Sportimmunologie

Die Sportimmunologie beschäftigt sich mit den Auswirkungen sportlicher Aktivitäten auf das Immunsystem. Gemäßigter Sport trainiert das Immunsystem, **Wettkampfstreß** und psychische Belastung hingegen führen zu einer **Immunsuppression.** Dies konnte deutlich an der Abnahme von Leukozyten und natürlichen Killerzellen im Blut von Hochleistungssportlern während intensiver Anforderungen gezeigt werden. Im Leistungssport wird der Funktionszustand des Abwehrsystems durch hohe Trainingseinheiten bis nahe der Leistungsgrenze beeinträchtigt. Man vermutet, daß die Immunzellen vorübergehend mit der Beseitigung beschädigter Zellen im Muskelgewebe überlastet sind; es kommt zu Störungen des Phagozytosevorgangs und einer **Verminderung** der **Phagozytenaktivität.** Die Folge ist ein Erschöpfungszustand des Immunsystems und eine erhöhte Infektanfälligkeit. Neben der Zufuhr essentieller Substanzen – Vitamine C und E, Spurenelemente – ist die Einnahme pflanzlicher Immunmodulatoren geeignet, die Reparaturmechanismen der Zellen zu unterstützen und die Regeneration zu beschleunigen. Trotz Trainings- und Wettkampfbelastung kann ein Rückgang klinischer Symptome und eine Zunahme der Leukozyten beobachtet werden.

Präparate

Diskussion um Echinacea-Präparate. Im Mai 1996 hat die Berichterstattung in den Medien über den Zusammenhang zwischen einer Behandlung mit Extrakten aus dem Roten Sonnenhut und dem Auftreten schwerwiegender Zwischenfälle zu einer Verunsicherung in der Bevölkerung über Nutzen und Risiken der Echinacea-Präparate geführt. Ein kausaler Zusammenhang konnte jedoch in keinem der beschriebenen Fällen nachgewiesen werden. In dem entsprechenden Bericht wurde nicht zwischen den einzelnen Präparaten differenziert, die sich jedoch abhängig vom verwendeten Pflanzenteil und Extraktionsmittel deutlich in ihrem Inhaltsstoffmuster unterscheiden. Neuere wissenschaftliche Arbeiten und Studien zur therapeutischen Wirk-

samkeit wurden nicht beachtet. Selbstverständlich muß jeder Zwischenfall, der mit der Einnahme von Echinacea-Präparaten in Verbindung gebracht werden kann, überprüft werden. Allerdings ist zu bedenken, daß pro Jahr mehr als 10 Millionen Packungen dieser Arzneimittel verkauft werden; bestünde ein hohes Nebenwirkungs- und Allergierisiko, müßten wesentlich mehr Fälle bekannt werden und bei begründetem Verdacht würde das BfArM handeln. Die Kommission E hat 1992 vier Aufbereitungsmonographien verabschiedet, in denen die Beurteilung von Echinaceae pupureae radix (Purpursonnenhutwurzel), Echinaceae angustifoliae herba/radix (schmalblättriges Sonnenhutkraut und -wurzel) und Echinaceae pallidae herba (blaßfarbenes Kegelblumenkraut) aufgrund nicht belegter Wirksamkeit negativ ausfiel. Die therapeutische Anwendung dieser Pflanzenteile wird nicht empfohlen und die „Anwendung parenteraler Zubereitungen ist aufgrund der Risiken nicht vertretbar." Auch in der positiven Monographie aus dem Jahr 1989 für den Preßsaft aus den oberirdischen Teilen von Echinacea purpurea und der Monographie für Zubereitungen aus den Wurzeln von Echinacea pallida sind eindeutige Gegenanzeigen aufgenommen und unter Nebenwirkungen auf allergische Reaktionen vom Soforttyp hingewiesen worden.

Bei der parenteralen Applikation von Präparaten zur Injektion gehört es zur Aufklärungspflicht jedes Arztes und Heilpraktikers, auf mögliche Gefahren beim Verdacht einer Allergie gegen Korbblütler hinzuweisen. Ebenso sollten Beratungshinweise auf unerwünschte Wirkungen bei der Einnahme, insbesondere allergischer Art, in jedem Fall erfolgen.

Echinacea purpurea-Präparate

Die nachstehend aufgeführten **Monopräparate** enthalten den Preßsaft aus dem frischen blühenden Kraut von Echinacea purpurea, und zwar in 100 g (100 ml) Lösung 80 g (75,6 ml) Preßsaft, Tabletten enthalten den Trockenpreßsaft.

Cefasept® mono Tropfen
Echinacea Stada® Lösung, Tabletten
Echinacea Hevert® purp. forte, Tropfen
Echinacin® Madaus Lösung/Capsetten
Echinaforce® Preßsaft
Echinatruw® Tropfen
Immunopret® Echinacea
Esberitox® mono

Echinacea pallida-Präparate

Diese Präparate enthalten einen alkoholischen Extrakt der Wurzel.

Echinacea-ratiopharm® Tabletten, Tropfen
Pascotox mono® Tabletten
SX Echinacea® Schwabe Lösung

Bei den **Kombinationspräparaten** mit Echinacea sind homöopathische Zubereitungen vorherrschend, allopathische und homöopathische Präparate zur Immunstimulation stehen mit dem gleichen Indikationsanspruch nebeneinander. Nach bisherigen Erkenntnissen unterscheiden sich alkoholische pflanzliche Extrakte, homöopathische Urtinkturen und Niedrigpotenzen bis etwa D4/D6 nicht grundsätzlich in ihrem Einfluß auf das Immunsystem, offensichtlich folgen homöopathische Zubereitungen in diesem Fall nicht dem Ähnlichkeitsprinzip.

Neueste Ergebnisse deuten auf eine höhere Wirksamkeit von Kombinationen aus Echinacea mit anderen, ebenfalls immunmodulierenden Pflanzen hin. Es liegen Untersuchungen vor, in denen sich Kombinationen – möglicherweise aufgrund synergistischer Effekte – in 80% der Fälle den Mono-Zubereitungen überlegen zeigten (Wagner 1996).

Kombinationspräparat – Esberitox®

Das bislang einzige Kombinationspräparat, das alle Inhaltsstoffe in **allopathischer Zubereitung** enthält, ist Esberitox® von der Firma Schaper & Brümmer. Es besteht aus einem wäßrig-ethanolischen Auszug aus *Sonnenhutwurzel* (Echinacea purpurea/pallida 1 + 1), *Färberhülsenwurzel* (Wilder Indigo, Baptisia tinctoria) und *Lebensbaumspitzen* (Thuja occidentalis). Durch die Extraktion mit einem Ethanol-Wasser-Gemisch werden die immunologisch wirksamen wasser- und lipidlöslichen Inhaltsstoffe gleichermaßen erfaßt. Die immunmodulierende Wirkung der Kombination an verschiedenen Angriffspunkten des Immunsystems wurde sowohl für den Gesamtextrakt als auch für einzelne Kombinationspartner nachgewiesen – abweichend von den Monographien der Kommission E auch für Echinacea-pupurea-*Wurzel* – und ihre Wirksamkeit durch klinische Studien belegt. Die immunmodulierenden Eigenschaften der Kombination entsprechen den pharmakologischen Wirkungen von *Echinacea,* die durch *Baptisia* und *Thuja* ergänzt oder verstärkt werden:

- **Steigerung der unspezifischen Abwehr**
  Aktivierung von Makrophagen und Steigerung der Phagozytoseleistung (Gesamtextrakt), verstärkte Freisetzung von Interleukin-1 *(Echinacea, Baptisia)* und TNF-α *(Echinacea)*
- **Anregung der spezifischen Abwehr**
  Stimulation von T-Zellen, insbesondere von CD4-Helferzellen und Verschiebung des CD4/CD8-Verhältnisses in Richtung CD4-Zellen, verstärkte Freisetzung von Interleukin-2 aus T-Lymphozyten *(Thuja).* Beschleunigte Ausdifferenzierung von B-Lymphozyten und Zunahme der Produktion von Sofort-Antikörpern IgM *(Echinacea, Baptisia)*
- **Direkter virushemmender Effekt** *(Echinacea, Thuja)* und Produktion von Interferonen *(Echinacea, Baptisia).*

Die überlegene Wirksamkeit der Kombination scheint im Widerspruch zu der Aussage zu stehen, nach der der Frischpflanzenpreßsaft aus dem Kraut von Echinacea pupurea als die bisher einzige pharmazeutisch anerkannte Zubereitungsform mit dokumentierter Wirksamkeit gilt. Zum Zeitpunkt ihrer Veröffentlichung – im Falle des Echinacea-purpurea-Preßsafts im Jahr 1989 – sind die Aufbereitungsmonographien eine Zusammenfassung, in die alles bis dahin bekannte wissenschaftliche Erkenntnismaterial einfließt. Beim raschen Fortgang der Forschung werden die Aufbereitungsmonographien ohne Aktualisierung in absehbarer Zeit nicht mehr dem neuesten Wissensstand entsprechen. Die Untersuchungsergebnisse im Bereich der Echinacea-Präparate sind ein deutliches

Beispiel. Im Rahmen des Nachzulassungsverfahrens ist der Hersteller gefordert, für sein Produkt den Wirksamkeitsnachweis zu erbringen. Dieser Nachweis, der zwischenzeitlich auch für die Echinacea-Kombination geführt wurde, ist heute mittels „Immunmonitoring" möglich, einem neu entwickelten Verfahren zur Bestimmung der immunologischen Aktivität bestimmter Abwehrzellen. Hierbei kann in verschiedenen In-vitro- und In-vivo-Tests u. a. die Freisetzung von Interleukinen oder die Konzentration der Aktivierungsmarker gemessen werden.

Des weiteren stehen dem Monographie-Hinweis „nicht länger als 8 Wochen anwenden" mittlerweile positive klinische Ergebnisse in der Langzeitanwendung gegenüber. Für die genannte Echinacea-Kombination liegen Erfahrungen am Patienten vor, die auch in einer Anwendungsdauer bis zu einem Jahr kein Nachlassen der Wirkung oder unerwünschte Effekte erkennen lassen.

Kombinationspräparat – toxi-loges®

Ein weit verbreitetes **phytotherapeutisch-homöopathisches** Kombinationspräparat ist toxi-loges®. Es enthält *Echinacea angustifolia, Wilder Indigo* (Baptisia tinctoria) und *Wasserhanf* (Eupatorium perfoliatum) in Form homöopathischer Urtinkturen, zusätzlich *Chinarinde* (China), *Zaunrübe* (Bryonia), *Eisenhut* (Aconitum) und *Brechwurz* (Ipecacuanha) in der homöopathischer Potenz D4. Obwohl alle Bestandteile nach den Vorschriften des Homöopathischen Arzneibuchs hergestellt werden, wird dieses Präparat in der Produktinformation der Herstellerfirma als „pflanzliches" Immunstimulans bezeichnet. Das Einsatzgebiet wird durch die immunmodulierende Aktivität der mengenmäßig als Hauptbestandteile vorliegenden Pflanzen Echinacea, Baptisia und Eupatorium bestimmt.

Die Einordnung eines phytotherapeutisch-homöopathischen Kombinationspräparats – und grundsätzlich von homöopathischen Urtinkturen – wird kontrovers diskutiert. Urtinkturen enthalten die

Pflanzeninhaltsstoffe im Milligramm-Bereich, also in meßbaren Konzentrationen. Es sind Wirkungen im Sinne der allopathischen Medizin und nicht gemäß den Gesetzmäßigkeiten der Homöopathie zu erwarten. Urtinkturen werden jedoch nach den Vorschriften des Homöopathischen Arzneibuchs hergestellt, die pharmazeutischen Unternehmer sind als Hersteller homöopathischer Arzneimittel eingetragen und entsprechende Präparate sind in der Roten Liste unter Homöopathika aufgeführt. Im Bereich der Immunstimulanzien sind auch bei den homöopathischen Arzneimitteln Monopräparate auf der Basis einer Echinacea-Urtinktur bzw. Kombinationen aus Urtinkturen und Niedrigpotenzen vorherrschend, speziell in diesem Fall scheint die Einordnung näher dem Gebiet der Phytotherapie angemessen.

9.1.3 Weitere Pflanzen zur Stärkung der Abwehrkräfte – Adaptogene

Adaptogene sind Substanzen oder Präparate mit der Eigenschaft, den Organismus in einen Zustand der unspezifisch erhöhten Widerstandsfähigkeit gegenüber Stressoren verschiedener Ursache zu versetzen. Sie fördern die Anpassungsfähigkeit an außergewöhnliche Belastungen und erhöhen die Toleranz gegenüber physikalischen (Hitze, Lärm, Operations- und Ischämiestreß), chemischen (Alkohol, Zytostatika, Antibiotika) oder biologischen (erhöhte Leistungs- und Trainingsanforderungen, oxidativer Streß) Streßfaktoren. Streß im physiologischen Sinn bedeutet eine Anregung psychischer und körperlicher Funktionen, um auf Situationen, die ein rasches Reagieren erfordern, vorbereitet zu sein. Unter der Einwirkung von Stressoren und infolge einer erhöhten Abwehrbereitschaft werden neuroendokrine Regelkreise aktiviert und die Streßhormone Adrenalin, Noradrenalin und Cortisol ausgeschüttet. In einem trainierten Körper sinken sie schnell wieder auf ein normales Maß, im Falle einer andauernden Streßsituation wird das Immunsystem belastet. Adaptogene helfen, ähnlich einem Trainingeffekt, mit Streßsituationen besser umzugehen und einen Erschöpfungszustand auszugleichen.

Die **Mistel**, *Viscum album,* wird überwiegend zur **Stärkung der Abwehrkräfte** im Rahmen einer Behandlung von Tumorerkrankungen eingesetzt und im Kapitel 16 gesondert besprochen.

Die **Taigawurzel**, *Eleutherococcus senticosus*, auch als sibirischer Ginseng bezeichnet, enthält Polysaccharide mit immunmodulierenden Eigenschaften. Sie zählt einerseits zu den Immunstimulanzien, wird jedoch durch ihre Wirkung auf Leistungssteigerung und gegen Ermüdungserscheinungen ähnlich dem echten Ginseng auch den Adaptogenen zugeordnet.

Klinische Studien belegen eine **Leistungssteigerung** sowie eine **Antistreßwirkung**. So konnte gezeigt werden, daß eine präoperative Gabe von Eleutherococcus-Extrakt die durch den Operationsstreß ausgelöste Hyperglykämie in ihrem Ausprägungsgrad vermindert und schneller normalisiert. Die Antistreßwirkung kommt vermutlich durch eine Beeinflussung des Hypophysen-Nebennierenrinden-Systems zustande. Eine prophylaktische Einnahme von Eleutherococcus verringert den Anstieg der *Serum-ACTH-Konzentration* als Folge von akutem Streß.

Das Immunsystem ist keine unabhängig funktionierende Einheit, sondern wird vom Zentralnervensystem und dem endokrinen System beeinflußt. Ein relativ junger Zweig der Forschung, die *Psychoneuroimmunologie*, untersucht gezielt die Zusammenhänge zwischen psychischen Faktoren und Immunsystem, ihre gegenseitige Beeinflussung und die Auswirkung auf körperliche Störungen. Heute ist bekannt, daß Neurotransmitter Rezeptoren an den Immunzellen besitzen, über die sie das Abwehrsystem beeinflussen und umgekehrt im zentralen Nervensystem Rezeptoren für Interleukine vorhanden sind. Auf diese Weise können ZNS und Immunsystem miteinander kommunizieren. Erkenntnisse der letzten Jahre zeigen, daß Endorphine, die im ZNS eine wichtige Rolle bei der Schmerzempfindung und Schmerzweiterleitung spielen, in den Lymphozyten gebildet werden und vermutlich in vielerlei Weise in immunologische Regelkreise eingreifen. Es gibt Hinweise, daß das Immunsystem und vor allem seine Abwehrfunktion gegenüber Tumorzellen entscheidend von der psychischen Verfassung beeinflußt wird: Bei depressiven Patienten wurde eine Verminderung sowohl der Anzahl natürlicher Killerzellen, die eine wichtige Rolle in der Tumorabwehr übernehmen, als auch der Funktion immunkompetenter Zellen festgestellt. Nach Besserung der Depression normalisierten sich die Werte wieder.

Ein weiterer Zusammenhang besteht zum endokrinen System. Als Reaktion auf die Einwirkung von Stressoren wird die Hypothalamus-Hypophysen-Nebennierenrinden-Achse aktiviert. Impulse aus dem limbischen System, dem Emotionszentrum, führen im Hypothalamus zur Sekretion des Corticotropin-Releasing-Hormons, das im Hypophysenvorderlappen eine Sekretion von ACTH auslöst. Unter seinem Einfluß wird die Nebennierenrinde stimuliert und in der Peripherie vermehrt Cortisol ausgeschüttet, das seinerseits immunsuppressiv auf Freisetzung und Funktion der Zytokine wirkt. Streß führt auch zu einer Erhöhung der Neurotransmitter des sympathischen Anteils des vegetativen Nervensystems Adrenalin und Noradrenalin. Da das lymphatische Gewebe zum großen Teil von Nervenfasern des Sympathikus versorgt wird und Lymphozyten adrenerge β-Rezeptoren besitzen, wird auch hier eine Verbindung zwischen ZNS und Immunsystem ersichtlich.

9.1.4 Symptomatische Behandlung von Erkältungskrankheiten

Ist das Immunsystem nicht in der Lage, Viren und Bakterien erfolgreich abzuwehren, kommt es zum Ausbruch einer Krankheit, und die Linderung der Symptome steht im Vordergrund. Die charakteristische Symptome eines grippalen Infekts – Schnupfen, Halsschmerzen und Heiserkeit, eventuell Fieber – lassen sich mit Nasenspülungen und Inhalationen, Halswickel oder Schwitzmaßnahmen bessern. Unterstützend wirken Erkältungsbäder mit ätherischen Ölen. Bei der medikamentösen symptomatischen Behandlung sind Sekretolytika und Expektoranzien mit pflanzlichen Wirkstoffen (ätherische Öle, Saponine) nach wie vor bewährte Mittel der Wahl.

Erkältungsbäder

Erkältungsbäder werden zur unterstützenden Behandlung akuter oder chronischer Erkrankungen der Atemwege angewendet. Als Wirk-

stoffe enthalten sie Fichten- oder Kiefernnadelöl, Eukalyptus- oder Thymianöl, Menthol oder Campher. Im Anfangsstadium einer Erkältung ist vielfach die Durchblutung der Extremitäten gestört. Die ätherischen Öle wirken hyperämisierend und führen reflektorisch zu einer Mehrdurchblutung der Nasen- und Rachenschleimhaut. Eine gut durchblutete Schleimhaut ist die Voraussetzung für einen ungestörten Ablauf der lokalen, unspezifischen Immunabwehr. Warme Bäder können bei den ersten Anzeichen einer Erkältung oft den Ausbruch verhindern oder zumindest die Symptome lindern. Die ätherischen Öle wirken befreiend auf die verstopfte Nase, sie verflüssigen das zähe Bronchialsekret und erleichtern das Abhusten. Thymianöl wirkt zusätzlich keimhemmend und leicht bronchospasmolytisch.

Die Wirkung eines Erkältungsbads beruht sowohl auf der Aufnahme der ätherischen Öle durch den heißen Dampf inhalativ über die Atmungsorgane, als auch gleichzeitig durch Resorption über die Haut. Unterstützt wird die Wirkung durch den hydrothermischen Effekt.

 Für Erkältungsbäder gilt neben den allgemeinen Gegenanzeigen für Vollbäder zusätzlich: Nicht anzuwenden bei Säuglingen und Kleinkindern unter 3 Jahren.

Allgemeine Hinweise zu Medizinalbädern

In der Volksmedizin haben Bäder mit pflanzlichen Auszügen eine lange Tradition. Heute spielen sie im Rahmen einer Kneipp-Kur eine bedeutende Rolle. Mit der Aufbereitung des wissenschaftlichen Erkenntnismaterials zu pflanzlichen – und chemischen – Medizinalbädern wurde am ehemaligen BGA eine Expertenkommission beauftragt, die Kommission B8. Unter Berücksichtigung von Erfahrungswissen wurden Monographien für

Balneologika erstellt. Die Anwendungsgebiete für *pflanzliche* Badezusätze konzentrieren sich im wesentlichen auf vier Bereiche:

- Erkältungskrankheiten
- rheumatische Beschwerden
- Schlafstörungen, Nervosität
- entzündliche Hauterkrankungen.

Die Wirkung eines Medizinalbads beruht auf einem physikalischen Effekt durch Wassertemperatur und Wasserdruck, zu dem spezifische Wirkungen der entsprechenden Zusätze hinzukommen. Aus der Druckbelastung des Organismus, den ein Vollbad immer darstellt, leiten sich die allgemein gültigen Gegenanzeigen für Bäder ab: Vollbäder sind unabhängig vom Wirkstoffzusatz bei Hypertonie und Herzinsuffizienz nur nach Rücksprache mit dem Arzt anzuwenden. Vorsichtshalber sind bei **älteren Patienten** $3/4$-Bäder zu empfehlen, wobei das Wasser nur bis zum unteren Brustbeinbereich reicht. In diesem Fall muß die Wassertemperatur, die bei einem Vollbad zwischen 36 und 38 °C liegt, etwas höher sein, um die Wärmeabgabe der nicht mit warmem Wasser bedeckten Körperpartien auszugleichen. Warmbäder bewirken eine Vasodilatation, die von einem Blutdruckabfall und einem Anstieg der Herzfrequenz begleitet ist. Es kommt zu einer Hyperämisierung der Haut, insbesondere bei Temperaturen über 38 °C, und einer deutlichen Hautrötung. Aufgrund der physikalischen Wirkungen eines Vollbads auf Herz und Kreislauf wird eine Badedauer von 10 bis 20 Minuten mit anschließender Ruhepause empfohlen.

 Vollbäder sind generell nicht anzuwenden bei
- bestimmten akuten Hauterkrankungen und großen Hautverletzungen
- schweren fieberhaften und infektiösen Erkrankungen
- Herzinsuffizienz der Stadien III und IV nach NYHA
- Hypertonie, Stadium III nach WHO

Warme Bäder sind bei Patienten mit tiefen Beinvenenthrombosen durch die Gefahr einer Loslösung von Thrombuspartikeln kontraindiziert.

Neuere Untersuchungen deuten darauf hin, daß bei leichten Formen einer Veneninsuffizienz nicht grundsätzlich auf warme Bäder verzichtet werden muß. Offensichtlich kann der Wasserdruck die durch die Wärme ausgelöste Venendilatation ausgleichen und eine damit verbundene Verschlechterung der Venenfunktion fällt relativ gering aus. Die Venenfunktion dann durch einen ausschließlichen kalten Beinguß verbessert werden.

Zusätze in Medizinalbädern

Die Wirkstoffe in den Badezusätzen stimulieren die Rezeptoren in der Haut oder sie entfalten ihre Wirkung nach Resorption durch die Haut. Ätherische Öle wirken lokal nach Inhalation im Bereich der Atemwege. Außerdem können sie im Sinne einer Aromatherapie das Riechorgan stimulieren und Wirkungen auf der Befindensebene auslösen. Badezusätze mit reinen ätherischen Ölen haben heute durch ihre intensivere Wirkung die früher üblichen Drogenzubereitungen weitgehend ersetzt. Entscheidend ist die Art der galenischen Verarbeitung, die neben dem Hautzustand auch die Resorption beeinflußt. Eine homogene Verteilung der ätherischen Öle im Wasser und damit eine einheitliche Wirkstoffaufnahme wird durch Zugabe von Emulgatoren erreicht. Die Empfehlung vieler Kräuterbücher, das reine ätherische Öl tropfenweise zum Badewasser zu geben, ist unter diesen Gesichtspunkten kritisch zu beurteilen. Das Öl verteilt sich nicht gleichmäßig, es schwimmt auf der Oberfläche und kann schneller verdunsten. Die Haut kann stellenweise mit unverdünntem Öl in Berührung kommen, Hautreizungen oder allergische Reaktionen sind möglich.

Ölbäder mit fetten Ölen (Nachtkerzenöl, Sojaöl) ohne Emulgatorzusatz werden zur unterstützenden Behandlung bei trockenen Hauterkrankungen eingesetzt. Hierbei schwimmt das Öl als Film auf der Wasseroberfläche, der sich beim Aussteigen aus der Wanne schützend über die Haut legt.

Präparate

Monopräparate

Kneipp® Erkältungsbad – Thymianöl
Bronchicum® Medizinalbad mit Thymian – Thymianöl

Kombinationspräparate

Kneipp® Erkältungsbad Spezial – Eukalyptusöl, Campher
Melrosum® Medizinalbad für Kinder – Thymianöl, Kiefernnadelöl
Pinimenthol® Bad N – Eukalyptusöl, Menthol, Campher

9.2 Fiebrige Erkältungskrankheiten

Schweißtreibende Drogen: Holunderblüten – Sambuci flos, Lindenblüten – Tiliae flos, Mädesüßblüten – Spiraeae flos.

9.2.1 Schweißtreibende Drogen

Bei fiebrigen Erkältungskrankheiten ist ein Tee aus Holunder- oder Lindenblüten oder eine Mischung von beiden als schweißtreibendes Mittel zu empfehlen. Anschließend an ein heißes Bad wird die Wirkung verstärkt. Die Wärmezufuhr von außen fördert das Schwitzen als fiebersenkende Maßnahme, das Trinken heißer Flüssigkeit unterstützt die Sekretverflüssigung im oberen Atemtrakt. Die Schleimhaut wird befeuchtet und eine Verschlimmerung der Symptome verhindert. Ein Erkältungstee soll möglichst nicht auf vollen Magen getrunken werden, am besten ist die Zeit der frühen Nachmittagsstunden, da die Bereitschaft zum Schwitzen zwischen 15 und 18 Uhr am höchsten ist. Ein Holunder- oder Lindenblütentee eignet sich auch als begleitende Therapie neben einer Einnahme von fiebersenkenden Analgetika oder Antibiotika. **Holunder- und Lindenblüten** enthalten *Flavonoide*, die möglicherweise die Bildung der an der Fieberentstehung beteiligten *Prostaglandine hemmen*. Bis heute ist nicht eindeutig geklärt, ob und in welchem Maß die Inhaltsstoffe für die schweißtreibende Wirkung verantwortlich sind, oder ob diese allein auf das heiße Wasser zurückzuführen ist. Am *gesunden* Menschen konnte eine gegenüber heißem Wasser deutlich gesteigerte Diaphorese nachgewiesen werden. Lindenblüten weisen zusätzlich einen relativ hohen Schleimgehalt auf, der die gereizte Schleimhaut beruhigt und einen Hustenreiz lindert.

Als Bestandteil von Erkältungs- und Rheumateemischungen findet man häufig **Mädesüßblüten** *(Spierblumen, Filipendula ulmaria)*. Sie enthalten *Salicylsäureabkömmlinge*, die im Körper zu Salicylsäure umgewandelt werden. Salicylsäure wirkt über einen Angriff in die Prostaglandinsynthese *fiebersenkend* und *entzündungshemmend*. Aus dem Salicin der **Weidenrinde** (Salicis cortex) entsteht im Körper ebenfalls Salicylsäure. Früher war sie als „Europäische Fieberrinde" bekannt, heute wurde sie in ihrer Bedeutung durch die Entwicklung synthetischer Salicylsäurederivate als Schmerz- und Fiebermittel verdrängt.

Hagebutten, *Cynosbati fructus*, gehören wie Sanddornbeeren und schwarze Johannisbeeren zu den Arzneidrogen mit relativ hohem Vitamin-C-Gehalt. Sie werden Erkältungstees zur Verbesserung von Geschmack und Aussehen zugesetzt, der Vitamin-C-Gehalt ist allerdings zu gering, um davon eine Unterstützung körpereigener Abwehrkräfte zu erwarten.

Teerezepturen

Erkältungstee I – Standardzulassung

30 Teile Holunderblüten

30 Teile Lindenblüten
30 Teile Mädesüßblüten
20 Teile Hagebuttenschalen

Schweißtreibender Tee

35 Teile Holunderblüten
25 Teile Lindenblüten
10 Teile Süßholzwurzel
30 Teile Hagebuttenschalen

9.3 Atemwegs-
infektionen

9.3.1 Anatomische und physiologische Grundlagen

Der Atemtrakt wird in die oberen und unteren Atemwege eingeteilt. Zu den oberen Atemwegen zählen die Nasenhöhle, die Nasennebenhöhlen und der Rachen (Pharynx), zu den unteren Atemwegen gehören der Kehlkopf (Larynx), die Luftröhre (Trachea), die Stammbronchien, die Bronchien und deren weitere Verzweigungen (Abb. 9-3). Der gesamte naso-tracheo-bronchiale Bereich – mit Ausnahme des Nasenvorhofs – ist mit einer gefäßreichen Schleimhaut ausgekleidet. Die Oberfläche der Schleimhaut besteht überwiegend aus zilientragendem Flimmerepithel, dazwischen sind schleimproduzierende Becherzellen eingelagert. Unterhalb der Basalschicht der Schleimhaut liegen submuköse Drüsen, die aus serösen und muköesen Zellen bestehen und ihr Sekret über einen Ausführungsgang an der Schleimhautoberfläche entleeren. In der Schleimschicht, die sich aus dem Sekret der Becherzellen und dem der submukösen Drüsen zusammensetzt, lassen sich zwei Phasen unterscheiden: Eine dünnflüssige, seröse Schicht, die sogenannte Solphase, liegt der Schleimhaut direkt auf, darauf schwimmt als Gelphase eine dick-

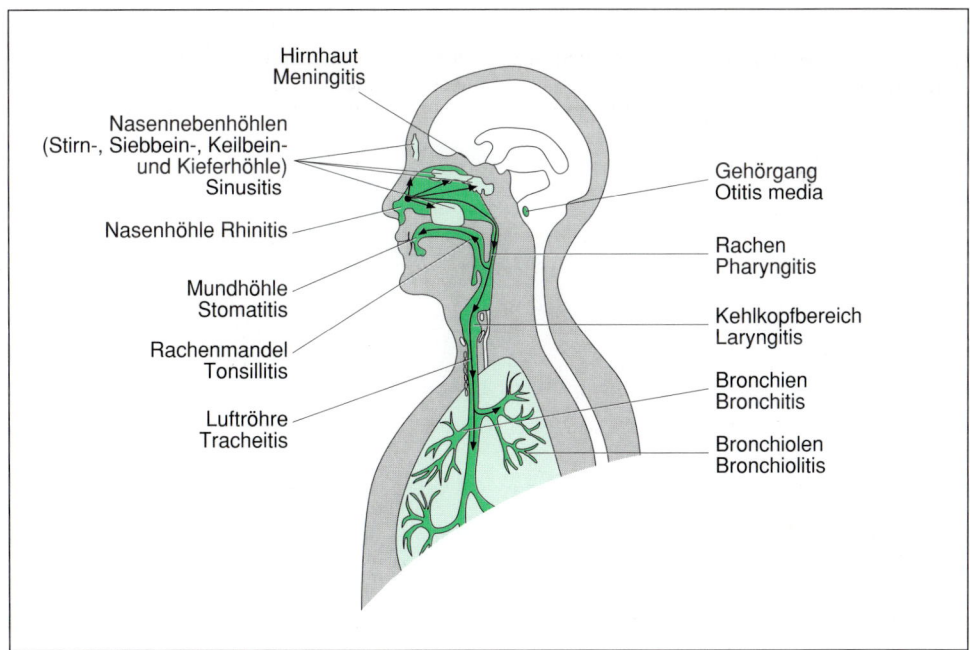

Abb. 9-3   Obere und untere Atemwege und Atemwegsinfektionen, nach [17].

flüssige, muköse Schicht, die vielfach nur aus einzelnen Schleiminseln besteht (Abb. 9-4).

Die oberen und unteren Atemwege stehen über die Atemluft mit der Außenwelt in direkter Verbindung. Neben dem Erwärmen und Befeuchten der Atemluft ist ihre wichtigste Aufgabe die Abwehr von Fremdkörpern und Mikroorganismen. Die Schleimhaut als physikalisch-mechanische Schutzbarriere ist Träger der lokalen unspezifischen Immunabwehr. In der Solphase sorgen die Flimmerhärchen durch peitschenartige Bewegungen für den Transport von Fremdpartikeln, Keimen und Schleim in Richtung Rachen. Von dort aus wird der Schleim zusammen mit den Fremdkörpern verschluckt oder ausgehustet und so aus den Atemwegen entfernt. Das lymphatische Gewebe im Rachenbereich, der lymphatische Abwehrring aus Rachen-, Gaumen-, Zungenmandel und Seitensträngen, ist eine weitere Schutzbarriere in der Erregerabwehr. Hier findet der Kontakt zwischen Phagozyten und den verschiedenen Lymphozytenpopulationen statt.

Der **Selbstreinigungsmechanismus** der Schleimhaut, die **mukoziliäre Clearance,** setzt sich aus zwei Komponenten zusammen: der Aktivität der Flimmerhärchen (Zilien) und der Förderbandwirkung des Schleims (Mucus). Beide Funktionen können durch verschiedene Faktoren beeinträchtigt werden:

- Die **Aktivität der Flimmerhärchen** wird durch Bakterien oder zähen Schleim vermindert, niedrige Temperatur der Atemluft, Unterkühlung und Austrocknung der Schleimhaut, Rauchen, hohe Schadstoffkonzentration der Luft (Smog) oder bestimmte Medikamente behindern zusätzlich ihre Tätigkeit.
- Die **Förderbandwirkung des Schleims** wird durch eine Veränderung in der Viskosität unterdrückt. Eine Zunahme von Becherzellen, die zähflüssiges Sekret produzieren, sowie vermehrter Wasserverlust durch Fieber, bewirken eine Viskositätszunahme. Auch der pH-Wert im Bereich der Schleimhaut spielt eine Rolle. Der für den Schleimtransport optimale Wert liegt bei einem pH von 7 bis 8, eine Verschiebung des Ionengleichgewichts hin zum sauren Bereich führt zu einem zähen, festsitzenden Schleim.

Ist die mukoziliäre Clearance in ihrer Funktion gestört, wird sie im Krankheitsfall durch Niesen oder Husten zur Reinigung der Atem-

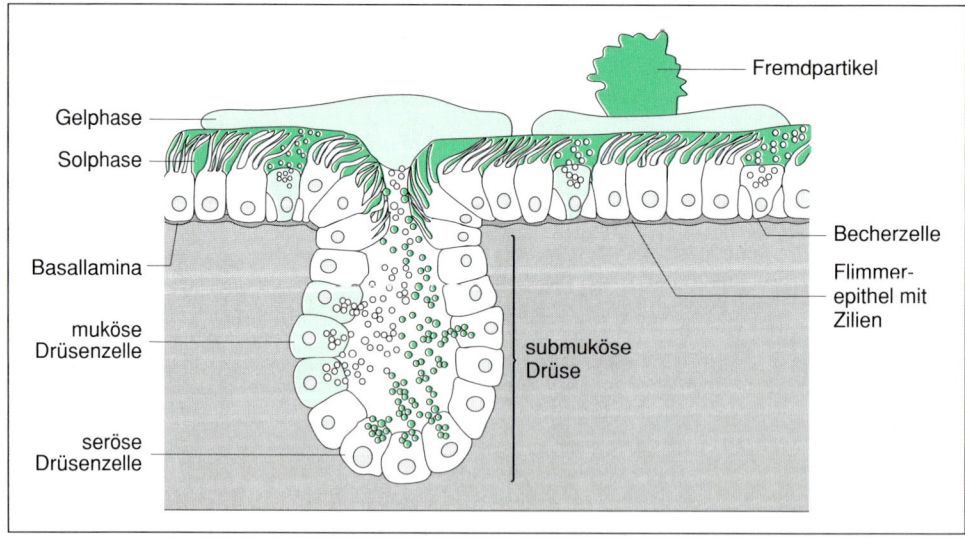

Abb. 9-4 Aufbau der Schleimhaut, nach [17].

wege ergänzt oder teilweise ersetzt und es kommt zu den bekannten, behandlungsbedürftigen Symptomen einer Atemwegsinfektion.

Lokale Immunabwehr der Schleimhaut

Neben der mechanischen Reinigung erfüllt das Sekret der Atemwege auch lokale immunologische Aufgaben zur Erregerabwehr. Die serösen Zellen der submukösen Drüsen geben **unspezifische Resistenzfaktoren** in die Solphase ab. Dazu gehören das bakteriostatisch wirkende *Lactoferrin* und *Lysozym*. Letzteres spaltet Mukopolysaccharide und -peptide der Bakterienzellwand und führt so zu einer Auflösung der Bakterien, zusätzlich unterstützt es den mukoziliären Transport. *Transferrin* greift im Eisenstoffwechsel der Bakterien an und wirkt hemmend auf deren Wachstum. *Protease-Inhibitoren* hemmen die Aktivität bestimmter eiweißspaltender und gewebeschädlicher Enzyme. Weiterhin sind in der Solphase die von aktivierten Makrophagen und Granulozyten gebildeten *Zytokine, Komplementfaktoren, Akute-Phase-Proteine* und die sekretorischen Immunglobuline *IgA* und *IgM* enthalten.

Der Anteil des serösen Sekrets nimmt unter pathologischen Bedingungen ab, lokale Immunreaktionen und mukoziliäre Clearance sind nicht mehr ausreichend, um Erreger auszuscheiden oder unschädlich zu machen. Sie dringen in die Schleimhaut ein, treffen in der Bindegewebsschicht auf Makrophagen und lösen eine verstärkte unspezifische und spezifische Immunantwort aus. Letztendlich entscheidet die Virulenz der Erreger und die Abwehrlage des Organismus darüber, ob eine Infektion zum Ausbruch kommt. Die **Abwehrmechanismen** der **Schleimhaut** lassen sich wie folgt zusammenfassen:

- mukoziliäre Clearance
- lokale Immunreaktion durch unspezifische Resistenzfaktoren und sekretorische Immunglobuline A und M

- Abwehrreaktion des unspezifischen und spezifischen Immunsystems
- Entzündungsreaktion.

Im Verlauf einer viralen Infektion werden alle Abwehrmechanismen beeinträchtigt. Die Viren schädigen die Zellen des Immunsystems in ihrer Funktion, sie erhöhen die Viskosität des Schleims und behindern die Transportfunktion der Flimmerhärchen. Das zähe Sekret bildet einen idealen Nährboden für die Erreger, sie werden nicht mehr entfernt und rufen auf der Schleimhaut Entzündungsreaktionen hervor. Komplikationen entstehen, wenn Bakterien zusätzlich die geschädigte Schleimhaut besiedeln und sich durch die geschwächte Immunabwehr eine bakterielle Sekundärinfektion anschließt.

Die Infektionen der Atemwege können nur einen Teilabschnitt betreffen oder auf mehrere Bereiche übergreifen. Eine Erkältung beginnt meist mit Schnupfen, Beeinträchtigung der Nasenatmung und des Riechvermögens. Bei ausreichender Körperabwehr ist ein banaler Schnupfen innerhalb von wenigen Tagen ausgeheilt. Bei massiven Infekten oder Schwächung des Immunsystems schließen sich über die Verbindungswege der Schleimhaut weitere Entzündungserscheinungen an, die sich im Nebenhöhlensystem, im Rachen- und Kehlkopfbereich bis zu den Bronchien ausbreiten können. Es kommt zu Halsschmerzen, Schluckbeschwerden, Heiserkeit und Husten. Allen Atemwegsinfektionen gemeinsam ist die **Schleimhautschwellung,** eine pathologisch **veränderte Sekretbildung** und ein dadurch verursachter **Sekretstau.**

9.3.2 Akute Rhinitis

Ätherische-Öl-Droge: Kamillenblüten – Matricariae flos. *Ätherische Öle zur Inhalation:* Pfefferminzöl, Fichtennadelöl, Kiefernnadelöl, Eucalyptusöl sowie campher- und mentholhaltige Salben.

Erreger einer akuten Rhinitis sind überwiegend *Rhinoviren.* Der Schnupfen beginnt mit einem trockenen Vorstadium, in dem die Nasenschleimhaut gerötet und geschwollen ist und das oft von starkem Jucken oder Niesen begleitet wird. Nach kurzer Zeit folgt ein katarrhalisches Stadium mit verstärkter Bildung eines wäßrig-seröses Sekrets, das wenige Tage später dickflüssiger wird. Die Schleimhaut kann ihre Schutzfunktionen Erwärmen, Befeuchten und Reinigen der Atemluft nicht mehr ausreichend erfüllen und das gesamte lokale Abwehrsystem ist gestört. Die im Laufe der Immunreaktionen freigesetzten Entzündungsmediatoren verändern die Gefäßdurchlässigkeit der Schleimhaut; eine Epithelschädigung durch die Viren erleichtert das weitere Eindringen der Krankheitserreger. Die Schwellung der Schleimhaut behindert die Belüftung und den Sekretabfluß im Bereich der oberen Atemwege. Sind auch die Schwellkörper an den Ausgängen der Nasennebenhöhlen betroffen, kann sich eine **Rhinosinusitis** entwickeln, die aber normalerweise mit dem Schnupfen innerhalb von etwa acht Tagen ausheilt. Kommt es im weiteren Verlauf zur Ausbildung eines gelblich-grünen, eitrigen Sekrets, ist dies ein Hinweis auf eine bakterielle Sekundärinfektion, die auf alle Bereiche der Atemwege übergreifen kann. Zu beachten ist, daß eine akute Rhinitis auch **Initialsymptom** anderer Infektionskrankheiten wie z.B. Masern, Virusgrippe oder Keuchhusten sein kann.

Bei der **allergischen Rhinitis** handelt es sich um eine überschießende lokale Reaktion der Nasenschleimhaut, die meist durch Pollen, Hausstaubmilben, Tierhaare usw. ausgelöst wird.

> Ein banaler Schnupfen sollte ohne Besserung der Symptome nicht länger als 8 Tage dauern. Ein gelblich-grünes Sekret ist Hinweis auf eine bakterielle Sekundärinfektion.

Nasenspülungen und Inhalationen

Bei allen Atemwegsinfektionen ist es wichtig, ausreichend zu trinken – mindestens 2 Liter pro Tag – um die Schleimhäute feuchtzuhalten und in ihrer Abwehrfunktion zu unterstützen. Bei trockener, gereizter Nasenschleimhaut kann das Einschnupfen von Wasser als erste Maßnahme die Symptome lindern. Nasenspülungen mit isotonischer Kochsalzlösung oder isotonisiertem Meerwasser reinigen und befeuchten die Schleimhaut und verbessern durch den Mineralstoffgehalt die wäßrige Phase des Nasensekrets.

Befreiend auf die verstopfte Nase wirkt das Inhalieren von Wasserdampf mit einem Zusatz von Ätherisch-Öl-Drogen, die auch in Form von Salben eingesetzt werden können. Sie wirken normalisierend auf die Schleimviskosität, fördern die Mukoziliartätigkeit, wirken entzündungshemmend oder antibakteriell. Bei Rhinitis ist eine Inhalation mit *Kamillenblüten* besonders zu empfehlen. Das ätherische Öl hat – im Gegensatz zu manch anderen Ölen – keinerlei Reizwirkung auf die Schleimhaut, α-Bisabolol und das im Wasserdampf entstehende Chamazulen wirken stark antiphlogistisch.

Anwendung. 2–3 Eßlöffel Kamillenblüten oder 1 Teelöffel alkoholischer **Kamillenextrakt** (z. B. Kamillosan®, Kamille® Spitzner) mit siedendem Wasser übergießen, die entstehenden Dämpfe unter einem Tuch oder durch einen Inhalator einatmen. Es empfiehlt sich eine Anwendungsdauer von mindestens 10 Minuten.

> ⚠ Keine Inhalation mit Kamillenblüten oder -extrakt bei bekannter Korbblütlerallergie.

Als angenehm werden Inhalationen mit **Pfefferminzöl, Menthol, menthol- oder campherhaltigen** Salben empfunden. Sie vermitteln das Gefühl einer erleichterten Atmung, indem *nasale Kälterezeptoren* stimuliert werden, wirken jedoch nicht abschwellend auf die Schleimhaut. Das Minzöl der Japanischen Minze, Mentha arvensis L. var. piperascens, zeichnet sich durch einen besonders hohen Gehalt an Menthol aus (frisch destilliert 80 bis über 90%). Es ist u.a. als *Japanisches Heilpflanzenöl* im Handel und ein beliebtes Hausmittel für eine Vielzahl von Beschwerden.

Fichten- und **Kiefernnadelöl** oder **Eukalyptusöl** werden häufig dann verwendet, wenn bereits tiefere Abschnitte der Atemwege von der Infektion mitbetroffen sind. Sie gelangen bei der Inhalation bis zur *Bronchialschleimhaut* und wirken dort sekretolytisch und expektorierend.

Bei einigen ätherischen Ölen wird teilweise ein **Umkehreffekt** beobachtet, d.h., in niedriger Dosierung wirken sie schleimverflüssigend, in hohen Konzentrationen können sie die Zilientätigkeit behindern, besitzen schleimhautreizende oder hyperämisierende Eigenschaften.

> ⚠️ Pfefferminzöl, menthol- und campherhaltige Zubereitungen können bei Säuglingen reflektorisch zu Atemnot, Kehlkopfspasmen oder Herz-Kreislauf-Problemen führen. Sie dürfen keinesfalls im Gesicht oder großflächig auf Brust und Rücken angewendet werden.

9.3.3 Sinusitis

Expektoranzien – Sekretolytika und Mukolytika.

Eine Sinusitis, eine Entzündung der Nasennebenhöhlen, entsteht meist im Anschluß an eine Rhinitis oder Rhinosinusitis. Von der Infektion sind bei Kindern am häufigsten das aus Siebbeinzellen bestehende Hohlraumsystem zwischen Augen- und Nasenhöhle betroffen, bei Erwachsenen die Kieferhöhle. Die Schleimhautschwellung und verstärkte Bildung von zähem Sekret führen zu einem Sekretstau im gesamten Nebenhöhlensystem. Der Abfluß aus Kiefer- oder Stirnhöhle kann sogar völlig blockiert werden, vor allem wenn eine angeborene Verengung im Bereich des Siebbeins oder eine bereits chronisch verdickte Schleimhaut durch Allergien hin-

zukommen. Der Druck in den Nasennebenhöhlen führt zum Leitsymptom einer Sinusitis, dem „Mittelgesichtsschmerz", der sich beim Bücken verstärkt. Auch Zahnschmerzen, die weniger von einem einzelnen Zahn, als vielmehr von einem diffusen Druckgefühl im Oberkiefer ausgehen, können ein Hinweis auf eine Infektion der Nebenhöhlen sein.

Eine **akute, eitrige Sinusitis** kann sich als bakterielle Sekundärinfektion aus einer zunächst viral bedingten Sinusitis entwickeln. Auch ein entzündlicher Herd in den benachbarten Knochen oder den Zähnen kommt als Ursache in Frage. Die bakterielle Sinusitis ist an einem gelblich-grünen, eitrigen Sekret zu erkennen. Hauptsymptom ist auch hier ein Druckgefühl im Bereich der Wangen, der Augen oder der Stirn, bis hin zu starken Kopfschmerzen, die sich beim Bücken oder Pressen verschlimmern. Gelegentlich treten Ohrenschmerzen auf. Die Nasenatmung kann, oft nur einseitig, blockiert sein. Die akute Phase ist von einem deutlichen Krankheitsgefühl und von hohem Fieber begleitet.

> Bei Verdacht auf eine akute, eitrige Sinusitis muß eine eventuell notwendige Behandlung mit einem Antibiotikum durch den Arzt abgeklärt werden. In seltenen Fällen können schwerwiegende Komplikationen (Durchbruch in die umgebenden Weichteile, die Augenhöhle oder ins Schädelinnere, mit nachfolgenden Abszessen, eitriger Meningitis) auftreten.

Für den Verlauf einer Sinusitis ist es von Bedeutung, in welchem Ausmaß die Schleimhäute der oberen Atemwege anschwellen. Je mehr die Ausführungsgänge der Nasennebenhöhlen durch die entzündliche Schwellung verschlossen werden und die Belüftung behindert wird, desto größer ist der Sauerstoffmangel in diesem Bereich. Es entsteht ein saures Milieu in der Schleimhaut und es kommt zu einer *pathologisch veränderten Schleimbildung,* der sogenannten *Dyskrinie.*

Das Sekret wird dickflüssig, die Bewegung der Flimmerhärchen beeinträchtigt und die mukoziliäre Clearance kommt zum Erliegen. Bakterien, Viren und ihre Stoffwechselprodukte werden nicht mehr entfernt und hemmen zusätzlich die Flimmertätigkeit. Verliert der Körper außerdem Flüssigkeit durch Fieber oder Schwitzen, die nicht durch ausreichendes Trinken ersetzt wird, dickt das Sekret weiter ein. Es kann nicht mehr abfließen und bildet einen idealen Nährboden für die Erreger, eine bakterielle Infektion kann sich anschließen.

Das Krankheitsbild einer Sinusitis ist geprägt von der **Dyskrinie** und dem **Sekretstau** in den Nasennebenhöhlen, die verursacht werden durch die:

- Entzündungsreaktion der Schleimhaut mit Schwellung und Abflußbehinderung
- Beeinträchtigung der mukoziliären Clearance: dickflüssiges Sekret durch Sauerstoffmangel und Flüssigkeitsverlust, Aktivitätshemmung der Flimmerhärchen durch die Krankheitserreger.

Kommt es immer wieder zum Ausbruch einer akuten Sinusitis, die schließlich nicht mehr vollständig ausheilt, kann sich daraus eine **chronische Sinusitis** entwickeln. In diesem Fall erfährt die Schleimhaut schwerwiegende Veränderungen und die mukoziliäre Clearance wird anhaltend behindert. Häufig tritt eine Sinusitis zusammen mit einer Bronchitis als **Sinubronchitis** auf. Dies ist darauf zurückzuführen, daß erregerhaltiges Nasensekret in den Rachen fließt und Schleim aus den Bronchien hochgehustet wird, wodurch die Erreger von den oberen in die unteren Atemwege transportiert werden und umgekehrt.

Basistherapie mit Expektoranzien

Zur Basistherapie gehört die rechtzeitige Behandlung mit Expektoranzien bzw. Sekretolytika. Sie zielen auf die **Sekretverflüssigung** und **Wiederherstellung** der **mukoziliären Clearance**. Als weitere Maßnahme sind Nasentropfen oder -sprays mit gefäßverengenden Wirkstoffen sinnvoll, die ein Abschwellen der Nasenschleimhaut und eine bessere Belüftung der Nebenhöhlen bewirken. Unter Expektoranzien als auswurffördernde Mittel versteht man Drogen oder Wirkstoffe, die auf verschiedene Weise das Abhusten oder die Entfernung von störendem, pathologisch vermehrtem oder verändertem Schleim aus den Atemwegen erleichtern und beschleunigen. Dies kann geschehen durch:

- Steigerung der Produktion von dünnflüssigem Sekret (*Sekretolytika*)
- Verflüssigung des zähen Sekrets (*Mukolytika*)
- verstärkter Abtransport des Bronchialsekrets (*Sekretomotorika*)
- Bildung von Surfactant.

Sekretolytika

Zu den pflanzlichen Sekretolytika zählen bestimmte ätherische Öle (Eukalyptusöl, Pfefferminzöl, Anisöl, Myrtol, Thymiankraut – Thymi herba) und Saponine (Primelwurzel – Primulae radix, Efeublätter – Hederae helicis folium).

Sekretolytika erhöhen die Bildung von dünnflüssigem Sekret und unterstützen den Aufbau der Solphase einschließlich der lokalen Resistenzfaktoren. In der Solphase kann die Bewegung der Flimmerzellen ungehindert stattfinden. Da die submukösen Drüsen vegetativ innerviert sind, ist eine Anregung auf reflektorischem Weg von der Magenschleimhaut aus über die Reizung des Nervus vagus möglich.

Ein frühzeitiger Einsatz von pflanzlichen Sekretolytika verhindert den Sekretstau und damit die Gefahr, daß sich eine bakterielle Sekundärinfektion anschließt oder die Sinusitis chronisch wird. Vielfach werden Kombinationen verschiedener Drogen verwendet, die sich in ihren Wirkeigenschaften ergänzen.

Eine 1995 durchgeführte Praxiserhebung unter Allgemeinärzten ergab, daß 75% (von 645 befragten Ärzten) häufig *pflanzliche Sekretolytika* verwenden, mehr als

5% setzen sie regelmäßig als Kombinationspartner zu Antibiotika, Antiasthmatika und Antiallergika ein.

Sinupret® – ein pflanzliches Sekretolytikum

Das meist verordnete pflanzliche Sekretolytikum zur Behandlung akuter und chronischer Entzündungen der Nasennebenhöhlen, der oberen und unteren Atemwege, ist Sinupret®. Es ist seit 1933 im Handel und erhielt im September 1997 als Sinupret® forte eine Neuzulassung als erste Fünffachkombination. Seine Drogenzusammensetzung vereinigt *sekretolytische* und *antientzündliche* Eigenschaften und wirkt sich positiv auf die Immunabwehr aus (Tab. 9-1). Sinupret® forte enthält alle Drogen in doppelter Dosierung.

Pharmakologische Wirkung. Sowohl für Sinupret® als auch für die einzelnen Drogenextrakte wurden folgende pharmakologische Wirkungen nachgewiesen:

- **sekretolytische Wirkung** und **Behebung** der **Dyskrinie**
  Die Bildung von dünnflüssigem, physiologisch zusammengesetztem Sekret in den Atemwegen wird gefördert, Selbstreinigungs- und Abwehrfunktionen der Schleimhaut werden wieder aufgebaut
- **antiphlogistische Wirkung**
  Die Schleimhaut schwillt ab, aufgestautes Sekret kann abfließen und die Nasennebenhöhlen werden durchgängig und belüftet
- **Stärkung immunologischer Abwehrmechanismen**
  Steigerung der Phagozytoseleistung von Granulozyten und Makrophagen, Erhöhung des Verhältnisses CD4/CD8. Die gesteigerte Abwehrreaktion trägt zur Beendigung der Entzündung bei.

Klinische Wirksamkeit. Die klinische Wirksamkeit von Sinupret® bei akuter und chronischer Sinusitis sowie bei akuter Bronchitis

Tab. 9-1 Drogen, ihre Inhaltsstoffe und pharmakologischen Wirkungen von Sinupret®.

Droge	Inhaltsstoffe	Pharmakologische Wirkung
Enzianwurzel, Gelber Enzian, Gentiana lutea	Bitterstoffe (Amarogentin, Gentiopikrosid u.a.)	tonisierende Wirkung auf die Schleimhaut, leicht sekretolytisch, antiphlogistisch
Schlüsselblumenblüten Schlüsselblume, Primula veris	Flavonoide, Salicylsäurederivate Triterpensaponine	antiphlogistisch sekretolytisch
Holunderblüten Holunder, Sambucus nigra	Flavonoide Hydroxyzimtsäurederivate, Sitosterine	antiphlogistisch
Ampferkraut Großer Ampfer (Sauerampfer) Rumex acetosa	Flavonoide Hydroxyzimtsäurederivate Polysaccharide, kondensierte Tannine	antiphlogistische und immunstimulierende Wirkung
Eisenkraut Verbena officinalis	Iridoidglykoside Hydroxyzimtsäurederivate	sekretolytisch, Einfluß auf das Immunsystem, Hemmwirkung auf die Verbreitung von Viren

wurde in mehreren Studien verschiedenen Studiendesigns belegt. Es zeichnet sich durch gute Verträglichkeit aus und kann sowohl Säuglingen und Kleinkindern als auch während einer Schwangerschaft gegeben werden.

Sinupret® ist bei **allen Formen** der **Sinusitis** angezeigt. Es eignet sich zur alleinigen Therapie oder zusätzlich zu einer notwendigen Behandlung mit einem Antibiotikum. Als *begleitende Maßnahme* kann es den Erfolg einer antibakteriellen Therapie deutlich verbessern:

- Bei manchen Antibiotika wird als Nebeneffekt eine Hemmung der Flimmeraktivität beobachtet, der durch die vermehrte Produktion von dünnflüssigem Sekret vermindert wird.
- Die verstärkte Sekretolyse fördert den Abtransport von aktiven und inaktiven Erregern zusammen mit dem Schleim aus den Nasennebenhöhlen.
- Die Steigerung immunologischer Abwehrfunktionen kann die immunsuppressiven Eigenschaften bestimmter Antibiotika vermindern.

Mukolytika

Zu den Mukolytika gehören einige Saponine und z. B. der Arzneistoff N-Acetylcystein.

Mukolytika verflüssigen den bereits gebildeten, zähen Schleim, in dem sie die Querverbindungen zwischen den Glykoproteinen des Schleims aufbrechen. In ähnlicher Weise greifen sie allerdings auch die sekretorischen Immunglobuline (IgA, IgM) und den Magenschleim an, wodurch als Nebenwirkung Magenbeschwerden auftretenden können.

Sekretomotorika

Zu den pflanzlichen Substanzen mit sekretomotorischer Wirkung gehören einige Saponine und ätherische Öle.

Sekretomotorika erhöhen die Aktivität der Flimmerhärchen in der Bronchialschleim-

haut und fördern den Abtransport des Schleims. Voraussetzung für ihre Wirkung ist ein dünnflüssiges Sekret.

Bildung von Surfactant

Unter Surfactant versteht man eine oberflächenaktive Flüssigkeit, die von den Epithelzellen (Pneumozyten) in den Alveolen der Bronchien gebildet wird und dort anstelle des fehlenden Flimmerepithels Reinigungs- und Transportaufgaben übernimmt. Sie ist wichtig zur Erregerabwehr und Phagozytose. Möglicherweise stimulieren Saponine und ätherische Öle die Surfactant-Bildung.

Präparate

Die nachfolgend mit der Indikationsangabe Sinusitis angeführten Präparate (Rote Liste) enthalten ätherische Öle oder Saponine.

Kombinationspräparate

Bronchoforton® Kapseln – Eukalyptusöl, Anisöl, Pfefferminzöl
Gelomyrtol®/Gelomyrtol® forte Kapseln – Myrtol, das Öl der gewöhnlichen Myrte, Myrtus communis
Sinuforton® Kapseln – Anisöl, Primelwurzel, Thymiankraut
Sinuforton® Tropfen – Anisöl, Eukalyptusöl, Thymiankraut

9.3.4 Bronchitis

Bewährte Drogen: Thymiankraut – Thymi herba, Efeublätter – Hederae helicis folium, Primelwurzel – Primulae radix.

Eine **akute Bronchitis** wird meistens durch Viren, seltener durch Bakterien oder Pilze, verursacht. Sie entwickelt sich oft als Folge absteigender Infekte der Atemwege nach einem Schnupfen, einer Rachen- oder Kehlkopfentzündung. Auch Zigarettenrauch, das

Einatmen toxisch wirkender Substanzen (Ozon, Schwefeldioxid, Lösungsmittel) und immer häufiger Allergene kommen als Auslöser in Frage. In diesem Fall spricht man von einer akut irritativen Bronchitis. Im Krankheitsverlauf kommt es zu einer entzündlichen Veränderung der Bronchialschleimhaut mit vermehrter Durchblutung, Ödembildung und erhöhter Schleimproduktion. Die Selbstreinigungsfunktion der Schleimhaut in den unteren Atemwegen ist durch die Abnahme der Solphase und Bildung von zähem Schleim gestört, die Viren hemmen zusätzlich die Aktivität der Flimmerzellen. Das Fieber führt zu einem Wasserverlust und als Folge zur weiteren Sekreteindickung, es kommt zu einem Sekretstau. Die entzündliche Schwellung der Schleimhaut und die Überproduktion von viskösem Sekret verengt die Bronchien in ihrem Lumen, Entzündungsmediatoren wie Histamin und Serotonin bewirken zusätzlich eine Bronchokonstriktion. Als Folge treten die **typischen Symptome** der Bronchitis, **Husten** und **Auswurf**, auf. Im Anfangsstadium ist der Husten trocken und von einem Brennen hinter dem Brustbein begleitet. Nach einigen Tagen wird zunächst wenig zähes Sekret abgehustet, das im Verlauf des Heilungsprozesses produktiver und dünnflüssiger wird. Der anfängliche Reizhusten, später der quälende Krampfhusten, mit relativ geringer Absonderung von dickflüssigem Schleim, beeinträchtigt das Allgemeinbefinden. Meist bestehen mäßiges Fieber und ein allgemeines Krankheitsgefühl. Ein Bronchitis heilt normalerweise in zwei bis drei Wochen aus.

Als Komplikation kann sich an eine viral bedingte Bronchitis eine bakterielle Sekundärinfektion anschließen, die im weiteren Verlauf auch auf das Lungengewebe übergreifen kann.

Eine **bakterielle Bronchitis** ist an einem eitrigen, gelblich-grünlichen Auswurf erkenntlich. Bei einem schweren Verlauf, besonders bei Verdacht auf Beteiligung der Lungen, ist u. U. durch den Arzt eine Antibiotikabehand-

lung erforderlich. Weiterhin besteht bei einer Bronchitis die Gefahr häufiger Rückfälle und der Chronifizierung.

Nach Definition der WHO liegt eine **chronische Bronchitis** vor, wenn ein Patient mindestens drei Monate im Jahr und dies in wenigstens zwei aufeinanderfolgenden Jahren an einer Bronchitis leidet. Die typischen Symptome sind anhaltender Husten mit Auswurf. Im weiteren Verlauf wird die Schleimhaut in ihrem Aufbau irreversibel geschädigt und die Schleimdrüsen produzieren einen veränderten, zähen Schleim. Die Ausatmung wird behindert, es entsteht eine schwere Belastungsdyspnoe mit reichlichem, eitrigem Auswurf. Weitere Komplikationen – Bronchiektasen, Bronchopneumonie, Lungenemphysem – können sich entwickeln.

Bronchospasmolytisch, expektorierend und sekretolytisch wirkende Pflanzen

Die Therapie muß frühzeitig ansetzen, um eine bakterielle Sekundärinfektion und die Ausbildung einer chronischen Bronchitis zu vermeiden. Die wichtigsten therapeutischen Ziele liegen in der Verflüssigung des Sekrets, in der Entzündungshemmung und der Bekämpfung der Bakterien sowie einer Bronchospasmolyse.

Bei **leichteren Verlaufsformen** oder als zusätzliche Maßnahme sind *Arzneitees* aus einzelnen Drogen oder Drogenmischungen angebracht, da die hohe Wassermenge bereits zur Verflüssigung des Bronchialsekrets beiträgt. Die Auswahl der Drogen richtet sich nach der Art des Hustens (s. S. 251 ff.). Im Anfangsstadium bei trockenem Husten werden reizmildernde Schleimdrogen bevorzugt. Als Expektoranzien eignen sich Pflanzen mit ätherischen Ölen oder Saponinen, günstigerweise mit zusätzlich spasmolytischer und antibakterieller Komponente.

Bei **schwereren Verlaufsformen** sind wegen der genaueren Dosierungsmöglichkeit *Fertig-*

präparate zu bevorzugen. Am häufigsten werden mit dem Indikationsanspruch „akute und chronische Bronchitis" oder „symptomatische Behandlung chronisch-entzündlicher Bronchialerkrankungen" *Thymiankraut* und *Efeublätter* verwendet, in Kombinationspräparaten ist oft noch die *Primelwurzel* enthalten. Die Wirkeigenschaften dieser Pflanzen lassen sich folgenden Bereichen zuordnen:

- **sekretolytisch/expektorierend** – die Viskosität des Schleims wird verändert und das Abhusten von zähem Sekret erleichtert
- **antiphlogistisch** – die Schwellung der Schleimhaut geht zurück
- **spasmolytisch** – eine krampfartige Verengung der Bronchien wird gelöst
- **antibakteriell** – die Vermehrung der Bakterien und damit die Gefahr einer bakteriellen Sekundärinfektion wird verhindert.

Thymian – Thymus vulgaris

Thymiankraut hat einen hohen Stellenwert bei der Behandlung bronchialer Erkrankungen. In der Monographie werden **expektorierende, bronchospasmolytische** und **antibakterielle Wirkungen** des Thymiankrauts und seiner Extrakte bestätigt, als Anwendungsgebiete sind Symptome der Bronchitis, Keuchhusten und Katarrhe der oberen Luftwege genannt. Als wirksamer Bestandteil gilt das **ätherische Öl** mit *Thymol* als Hauptkomponente. Das ätherische Öl wird resorbiert und teilweise über die Lungen ausgeschieden. In den Bronchien wirkt es krampflösend und kann durch einen direkten, stimulierenden Einfluß auf die serösen Drüsenzellen der Bronchialschleimhaut eine vermehrte Sekretion von dünnflüssigem Sekret auslösen. Die expektorierende Wirkung kommt möglicherweise auch über einen indirekten, reflektorischen Wirkmechanismus von den sensiblen Magennerven aus zustande. Vom Thymianöl wurde eine Hemmung der Prostaglandinsynthese beobachtet, die seine antiphlogistische Eigenschaft erklärt. Thymol wirkt

wachstumshemmend gegenüber vielen Mikroorganismen.

Efeu – Hedera helix

Efeublätter werden ausschließlich in Extraktform in Fertigpräparaten verwendet. Die Monographie nennt **expektorierende** und **spasmolytische Wirkungen,** wissenschaftlich belegte Anwendungsgebiete sind Katarrhe der Luftwege und die symptomatische Behandlung chronisch-entzündlicher Bronchialerkrankungen. Außerdem zeigen die Extrakte antibiotische und entzündungshemmende Eigenschaften. Für die expektorierende Wirkung macht man die **Triterpensaponine** verantwortlich, vor allem das *Hederacosid C,* das enzymatisch zu *α-Hederin* gespalten wird. Das α-Hederin ist toxisch (hämolytisch), daher wird sein Gehalt in standardisierten Extrakten im niedrigen Konzentrationsbereich gehalten.

Wegen der bronchospasmolytischen Komponente, an der ebenfalls die Saponine beteiligt sind, werden Efeublätterextrakte auch bei krampfartigem Husten und Symptomen des Keuchhustens verwendet.

Primel – Primula veris, Primula elatior

Die Monographie der Primelwurzel erkennt eine **sekretolytische** und **expektorierende** Wirkung an. Wichtige Inhaltsstoffe sind **Saponine,** die über einen reflektorischen Wirkmechanismus – Reizung der sensiblen Nervenendigungen im Magen – zur Schleimverflüssigung beitragen und zusätzlich antiphlogistische Eigenschaften besitzen.

Primelextrakte enthalten Substanzen, die bei direktem Kontakt mit der Schleimhaut ein unangenehmes Kratzgefühl hervorrufen. Aus diesem Grund wird die Primelwurzel in flüssigen Darreichungsformen – Hustentropfen oder -saft – teilweise durch andere, in der sekretolytischen Wirkung vergleichbare und geschmacklich problemlosere Drogen, z. B.

Efeublätter, ersetzt (z. B. Bronchipret®: Filmtabletten: Thymiankraut und Primelwurzel, Tropfen/Saft: Thymiankraut und Efeublätter, Tab. 9-2).

Antibiotisch wirkende Pflanzen

Die **Kapuzinerkresse,** *Tropaeolum majus,* enthält Benzyl-Senföle, die in der Pflanze glykosidisch gebunden sind. Sie werden durch enzymatische Prozesse freigesetzt oder sind mit Wasserdampf destillierbar. Die antibiotische Wirkung wurde gegenüber grampositiven und gramnegativen Bakterien festgestellt, auch werden Erfolge in der Behandlung von Candida-Infektionen berichtet. Zusätzlich hat die Kapuzinerkresse *immunmodulierende Eigenschaften.* Die **Meerrettichwurzel,** *Amoracia rusticana,* enthält Phenyl- und Allyl-Senföle. Die antibiotische Wirkung dieser Pflanzen ist allerdings sehr schwach im Vergleich zu den klassischen Antibiotika aus Schimmelpilzen oder bestimmten Bakterienstämmen (z. B. Penicillin oder Streptomycin). Beide Pflanzen werden nur noch in Kombinationen zur Anwendung bei Tracheobronchitiden und Infektionen der Harnwege eingesetzt (z. B. Angocin® Anti-Infekt N Filmtabletten).

Präparate

Monopräparate – Thymiankraut

Aspecton® Hustensaft
Bronchicum® Hustenpastillen
Bronchitten® T Filmtabletten, Tropfen
Makatussin® Saft zuckerfrei
Melrosum® Hustensirup forte
Nimopect® Hustensaft
Soledum® Hustensaft, Hustentropfen
Thymipin® N Saft, Tropfen, Zäpfchen

Monopräparate – Efeublätter

Bronchoforton® Saft, Tropfen
Cefapulmon® mono Tropfen
Hedelix® Saft, Tropfen
Prospan® Kinderzäpfchen, Kindersaft, Bronchialtropfen, Bronchialtabletten

Kombinationspräparate mit Thymiankraut, Primelwurzel oder Efeublätter

Bronchicum® Sekret-Löser – Thymiankraut, Primelwurzel
Bronchicum® Thymian Tropfen Forte – Thymiankraut, Primelwurzel
Bronchicum® Elixier Plus – Thymiankraut, Spitzwegerichkraut, Primelwurzel
Bronchipret® Filmtabletten, Tropfen – Thymiankraut, Primelwurzel bzw. Efeublätter

Tab. 9-2   Die wichtigsten bei Bronchitis eingesetzten Drogen, ihre Inhaltsstoffe und pharmakologischen Wirkungen.

Droge	Inhaltsstoffe	Pharmakologische Wirkung
Thymiankraut, Thymus vulgaris	ätherisches Öl (Thymol) Flavonoide Gerbstoffe (Rosmarinsäure) Phenolsäuren	sekretolytisch bronchospasmolytisch antibakteriell
Efeublätter, Hedera helix	Saponine Flavonoide Hydroxyzimtsäuren	expektorierend spasmolytisch antibakteriell
Primelwurzel, Primula veris, Primula elatior	Saponine (z. B. Primulagenin) Methylsalicylsäurederivate Flavonoide	expektorierend/sekretolytisch bronchospasmolytisch antiphlogistisch

Bronchitten® forte K Kapseln – Thymiankraut, Primelwurzel

Perdiphen® phyto Lösung – Thymiankraut, Primelwurzel

Phytobronchin® Filmtabletten/Saft/Tinktur – Thymiankraut, Primelwurzel

Tussiflorin® forte Tropfen – Efeublätter, Thymiankraut, Primelwurzel

9.3.5 Symptomatischer Husten

Husten ist ein **notwendiger Reflex** zur Reinigung der Atemwege und ist somit eine Antwort auf die Reizung der Schleimhaut im Atemtrakt oder pathologisches Symptom verschiedener Krankheiten. Unter physiologischen Bedingungen wird das von der Schleimhaut fortlaufend gebildete Sekret durch die Bewegung der Flimmerzellen in Richtung Rachen befördert und dort im allgemeinen verschluckt. Husten ist ein zusätzlicher Mechanismus, um die Atemwege von eingedrungenen Fremdkörpern oder Schleimauflagerungen zu reinigen. Es ist ein **Fremdreflex,** d. h. Rezeptoren und Erfolgsorgan sind räumlich getrennt, der durch chemische oder mechanische Reizung von Neurorezeptoren ausgelöst und durch afferente Nervenfasern ins Hustenzentrum in der Medulla oblongata im Gehirn weitergeleitet wird. Die klassischen Hustenrezeptoren befinden sich im Kehlkopf und an der Verzweigungsstelle der Luftröhre am Beginn der beiden Stammbronchien. Weitere Rezeptoren sind in den Bronchien, den Alveolen, im Rachen und in geringerer Anzahl in der Nase und den Nasennebenhöhlen angesiedelt. Auch in Regionen, die nicht zum Atemtrakt gehören – im Gehörgang, im Magen oder in der Speiseröhre – können Reize einen Hustenreflex verursachen.

Die gesunde Schleimhaut im Bereich der Atemwege ist relativ unempfindlich gegenüber chemischen und thermischen Reizen. Mechanische Reize durch Staub- und Sekret-

auflagerungen hingegen werden von den hustenreizempfindlichen Rezeptoren zum Hustenzentrum weitergeleitet und nach Überschreiten der Reizschwelle wird daraufhin über efferente Nervenbahnen ein Hustenstoß ausgelöst. Der Luftstrom kann Spitzengeschwindigkeiten von 250 m/sec erreichen und stellt eine enorme Belastung für das Atemsystem dar. Husten ist sinnvoll als Schutzreflex zur Reinigung der Atemwege, bei trockener Schleimhaut, entzündlichen Prozessen ohne Sekretbildung im Verlauf von akuten Infekten und bei chronischen Erkrankungen ist er sinnlos und schädlich. Durch die mechanische Beanspruchung der Schleimhaut werden Entzündungen hervorgerufen oder unterhalten und der Patient zusätzlich geschwächt.

Antitussiva

Hustenstillende Arzneimittel, Antitussiva, sind angebracht bei quälendem, unproduktivem, vor allem nächtlichem Hustenreiz und zur Verminderung von Übelkeit und Erbrechen. Eine akute oder chronische Bronchitis ist nur in Ausnahmefällen und bei geschwächten Patienten eine Indikation für Antitussiva. Die Drucksteigerung im Brustbereich kann für das Herz-Kreislauf-System, das bereits durch Fieber oder eine andere Grundkrankheit angegriffen ist, zu einer übermäßigen Belastung werden. In der produktiven Phase sollen Antitussiva nur *kurzfristig* zur Wiederherstellung der Nachtruhe eingesetzt werden, da der Husten als Reinigungsmechanismus zur Entfernung von unphysiologischem Sekret nicht dauerhaft unterdrückt werden darf. Besonders bei gleichzeitiger sekretolytischer oder mukolytischer Therapie besteht sonst die Gefahr eines Sekretstaus.

Antitussiva mit **zentralem Angriffspunkt** sind die **Alkaloide** des *Schlafmohns, Codein, Dihydrocodein* und *Noscapin,* die das Atem- und Hustenzentrum in der Medulla oblongata dämpfen und die Erregungsschwelle herabsetzen. Sie werden nur als Reinstoffpräparate eingesetzt und sind wegen ihrer intensiven Wirkung und dem vorhandenen Suchtpotential verschreibungspflichtig.

Peripher wirkende Antitussiva vermindern die Empfindlichkeit der Hustenrezeptoren. Zu dieser Gruppe zählen als pflanzliche Antitussiva die **schleimführenden Drogen,** die reizmildernd auf die Rezeptoren der Schleimhaut im Mund- und Rachenraum wirken, und das *Sonnentaukraut.*

Akuter entzündlicher Husten – Reizhusten

Schleimdrogen: Eibischwurzel – Althaeae radix, Malvenblätter und -blüten – Malvae folium, Malvae flos, Spitzwegerichkraut – Plantaginis herba, Isländisch Moos – Lichen islandicus, Huflattichblätter – Farfarae folium.
Hustenstillende Droge: Sonnentaukraut – Droserae herba.

Jede Austrocknung und entzündliche Veränderung der Rachen- oder Kehlkopfschleimhaut verursacht Husten. Eine Entzündung der Nasenschleimhaut, der Schleimhaut im Bereich von Rachen, Luftröhre oder der größeren Bronchien ist aber bei jeder Virusinfektion der oberen Luftwege gegeben. Die Viren schädigen die Epithelschicht der Schleimhaut, die Nervenendigungen liegen bloß und sind empfindlicher gegen jede Art von Reiz. Entzündungsmediatoren wie Histamin, Leukotriene und Prostaglandine reizen die Neurorezeptoren und es wird öfter ein Hustenstoß ausgelöst. Somit tritt bei beginnender Erkältung als erstes ein trockener, oft schmerzhafter Reizhusten auf. Nach einigen Tagen reagieren die schleimproduzierenden Zellen mit verstärkter Sekretabsonderung, um die Reize zu mildern. Die Schleimbeläge verursachen über Berührungsrezeptoren ebenfalls einen Husten, durch den das Sekret in die oberen Luftwege befördert wird. Der produktive Husten ist nun ein sinnvoller Reinigungsmechanismus, da festsitzender Schleim einen idealen Nährboden für Krankheitserreger bildet.

> Im **ersten akuten Stadium** einer Erkältung, wenn der Reizhusten von Entzündungen der Mund- und Rachenschleimhaut ausgeht, sind Schleimdrogen zu empfehlen.

Schleimdrogen

Schleimhaltige Drogen enthalten als wichtigste Bestandteile Pflanzenschleime, die mit Wasser visköse, nichtklebrige Lösungen bilden und durch Extraktion oder Mazeration mit heißem oder kaltem Wasser gelöst werden. Sie haben einhüllende, oberflächenabdichtende Eigenschaften und verteilen sich als Schutzschicht im Mund- und Rachenraum. Die Empfindlichkeit der Schleimhaut wird vermindert und Entzündungen klingen ab. Eine reizmildernde Wirkung im Bronchialtrakt würde Resorption und Transport in die Schleimhaut voraussetzen. Dennoch können Schleimstoffe eine pathologisch erhöhte Schleimsekretion im Bronchialtrakt vermindern, wenn diese reflektorisch durch Reize im oberen Verdauungstrakt oder im Magen ausgelöst oder verstärkt wird.

Schleimdrogen werden vorzugsweise in Form von *Tee* angewendet. Da sich Schleime nicht in Alkohol lösen, sind in alkoholischen Hustentropfen keine Schleimdrogen enthalten. Hustensäfte, die aus Zuckersirup oder Honig als Grundlage bestehen, regen über osmotische Vorgänge die Bildung von körpereigenem Sekret an und ersetzen oder ergänzen auf diese Weise die Wirkung der Schleimdrogen.

Eibischwurzel enthält Stärke, die mit heißem Wasser verkleistert und soll daher als *Kaltauszug* hergestellt werden, der der neuesten Fassung der Standardzulassung entsprechend zur Keimverminderung vor der Anwendung kurz aufgekocht werden soll.

Spitzwegerichkraut enthält zusätzlich *Gerbstoffe* mit adstringierenden und entzündungswidrigen Eigenschaften, sowie *antibakteriell wirkende Substanzen (Aucubin),* die zur Wirksamkeit der Drogenzubereitungen beitragen.

Isländisch Moos hat einen *Schleimgehalt* von etwa *50 %*. Weiter sind *Bitterstoffe* enthalten, die tonisierend auf die Schleimhäute des Verdauungstrakts und anregend auf die Produktion von Speichel und Verdauungssäften wirken. Als eingedickter Aquosaextrakt wird Isländisch Moos zu den bei Heiserkeit und Reizhusten beliebten Lutschpastillen verarbeitet. Das Kauen der Pastillen vermehrt durch den guten Geschmack reflektorisch die Speichelproduktion, es wird öfter ein Schluckreflex ausgelöst und willkürliches Schlucken unterdrückt den sich anbahnenden Hustenstoß.

Huflattichblätter haben eine lange Tradition als Hustenmittel. Sie enthalten *saure Schleime* aus der Gruppe der solbildenden Schleime, *Gerbstoffe* und geringe Mengen von *Bitterstoffen* und Flavonoiden. In neuerer Zeit gelten **Anwendungsbeschränkungen,** bedingt durch die in der Droge enthaltenen *Pyrrolizidin-Alkaloide.* Ihr Einsatz sollte kritisch beurteilt werden, zumal sie problemlos durch andere Drogen, z. B. Spitzwegerichkraut, zu ersetzen sind. *Huflattichblüten* sollen nicht mehr verwendet werden, da der Gehalt an Pyrrolizidin-Alkaloiden meistens höher ist als in der Blattdroge.

Hustenstillende Droge

Im Gegensatz zu den Schleimdrogen wirkt das Kraut des **Sonnentaus,** *Drosera rotundifolia,* auch dann hustenreizstillend, wenn der Reiz von der Schleimhaut in den Bronchien ausgeht. Als wirksame Inhaltsstoffe gelten die Naphthochinonderivate mit *bronchospasmolytischen, antiphlogistischen und bakteriostatischen Eigenschaften.*

Präparate

Antitussiva

Bronchicum® Pflanzlicher Hustenstiller – Sonnentaukraut, Thymiankraut

Broncho-Sern® Sirup – Spitzwegerich
Kneipp® Spitzwegerich-Pflanzensaft Hustentrost
Makatussin® Saft Drosera zuckerfrei/Makatussin® Tropfen Drosera – Sonnentaukraut

Lutschtabletten gegen den Hustenreiz

Isla-Moos® und Isla-Mint® Pastillen – Isländisch Moos
Mintetten-Truw® Dragees – Primelwurzel, Thymiankraut, Sonnentaukraut

Husten mit zähem Auswurf

Ätherisch-Öl-Drogen und ätherische Öle: Anisfrüchte – Anisi fructus, Fenchelfrüchte – Foeniculi fructus, Thymiankraut – Thymi herba, Eukalyptusöl, Pfefferminzöl, Fichtennadelöl, Kiefernnadelöl
Saponindrogen: Primelwurzel – Primulae radix, Königskerze – Verbasci flos, Süßholzwurzel – Liquiritiae radix.

Der trockene Reizhusten geht nach einigen Tagen in einen verschleimten Husten über. Das Sekret muß abgehustet und der Hustenreiz darf nicht unterdrückt werden. Wichtig ist die Zufuhr ausreichender Flüssigkeit und ein *Hustentee* wirkt allein schon durch die Wassermenge verflüssigend auf das Bronchialsekret. Der Tee sollte stark mit Rohrzucker gesüßt, möglichst heiß und schluckweise getrunken werden. Der Zucker bewirkt über osmotische Vorgänge eine Sekretionssteigerung, das langsame Trinken und die hohe Temperatur verbessern den inhalativen Effekt ätherischer Öle. Diese sind allerdings als lipophile Substanzen nur zu einem geringen Anteil im Hustentee gelöst. Um ihre sekretolytischen und expektorierenden Eigenschaften besser zu nutzen, ist die Anwendung als *Inhalation* oder innerlich in Form von *Pflanzenextrakten* (z. B. in Kapselform) sinnvoller.

> Besteht Husten mit zähem, festsitzendem Schleim, wirken *Expektoranzien* **schleimverflüssigend.** Sie beschleunigen den Transport des Bronchialsekrets und erleichtern das Abhusten. Zu den Expektoranzien gehören Drogen mit ätherischen Ölen oder Saponinen.

Ätherisch-Öl-Drogen und ätherische Öle

Die ätherischen Öle gelangen sowohl durch Inhalation als auch nach Resorption vom Magen-Darm-Trakt aus auf dem Blutweg in tiefere Bronchialabschnitte. Sie fördern die Durchblutung und wirken mehr oder weniger **reizend auf die Schleimhaut.** Die schleimbildenden Zellen werden zu verstärkter Sekretion angeregt und der Abtransport von Schleim wird gefördert. Ätherische Öle werden teilweise über die Lunge ausgeschieden. Sie sind in der Lage, die Oberflächenspannung in den Alveolen zu senken und infolgedessen eine verstärkte Bildung von dünnflüssigem Sekret anzuregen, das leichter abgehustet werden kann. In höheren Konzentrationen können ätherische Öle die Zilienbewegung und Schleimbildung hemmen (s. S. 243). Einige der ätherischen Öle wirken zusätzlich antibakteriell (*Thymianöl, Eukalyptusöl*) oder krampflösend (*Pfefferminzöl*). Ätherische Öle wirken sowohl **stimulierend** auf die serösen Drüsenzellen und somit sekretolytisch und/oder sekretomotorisch (z. B. *Eukalyptusöl, Kiefernnadelöl*) als auch durch die Reizung der sensiblen Nervenfasern **reflektorisch** (z. B. *Anis, Fenchel, Thymian, Myrtol*). Die reflektorische Wirkung führt zu einer Steigerung der Bronchialsekretion.

Eukalyptusöl, das ätherische Öl des Eukalyptusbaums, wird aus den frischen Blättern und Zweigspitzen gewonnen. Der Baum stammt aus Australien und wächst dort noch heute wild in großen Wäldern. Die Blätter selbst werden seltener verwendet. Das Öl enthält als Hauptkomponente *Cineol* (syn. Eucalyptol), das *schleimverflüssigend, auswurffördernd* und *antibakteriell* wirkt. Es kann experimentell die Oberflächenspannung von Lipidfilmen erniedrigen und einen Surfactant-ähnlichen Effekt hervorrufen. Eukalyptusöl soll eine antitussive, dem Codein ähnliche Wirkung besitzen. Eukalyptusöl und Cineol werden überwiegend in Form von Inhalationen, Salben und Bädern, vielfach mit anderen Ätherisch-Öl-Drogen kombiniert, angewendet. Bei innerlicher Anwendung kann die Einnahme großer Mengen Magenreizungen, Krämpfe, Tachykardie und Zyanose hervorrufen. Auch der übermäßige Genuß von Eukalyptusbonbons kann bei Kindern zu Übelkeit und Erbrechen führen.

Das ätherische Öl des **Thymiankrauts** wirkt *sekretolytisch* und *sekretomotorisch*, bei Ausscheidung über die Lunge kommen zusätzlich die antiseptischen Eigenschaften des *Thymols* zum Tragen. Es wird innerlich, zu Inhalationen oder in Erkältungssalben eingesetzt.

Die ätherischen Öle von **Anis-** und **Fenchelfrüchten** werden nur innerlich angewendet. *Anisöl* setzt die *Viskosität* des *Bronchialsekrets* herab und erhöht seine Ausscheidung. *Fenchelöl* wirkt expektorierend und bakteriostatisch. Beide haben einen angenehmen, süßlichen Geschmack und sind in vielen Hustensäften, Hustentropfen oder -pastillen enthalten.

Fichtennadel- und **Kiefernnadelöle** enthalten u. a. als Geruchsträger *Bornylacetat* und α- und β-*Pinen*. Vom α-Pinen wurde eine deutliche *Steigerung* des *Sekretionsvolumens* festgestellt. Die Öle wirken durchblutungsfördernd und reizend auf Haut und Schleimhaut, sie werden zu Inhalationen, als Einreibungen oder Badezusätze verwendet.

> ⚠ *Anwendungsbeschränkung:* Eukalyptus-, Fichten- und Kiefernnadelöl sollen bei Säuglingen nicht im Gesicht, speziell im Bereich der Nase, angewendet werden!

Anwendung als Externa

Ätherisch-Öl-Drogen können auch äußerlich durch Einreiben von Brust und Rücken angewendet werden. Sie werden dabei teilweise durch die Haut resorbiert, teilweise durch die Atemluft aufgenommen und kommen sowohl auf dem Blutweg als auch inhalativ mit der Bronchialschleimhaut in direkten Kontakt. Es gibt eine große Zahl von Brustbalsamen, -linimenten und -salben, die vorwiegend *Eukalyptus-, Kiefernnadel-* und *Thymianöl* enthalten – oft mit Zusatz von Campher, der durch direkte Reizung der serösen Bronchialdrüsen die expektorierende Wirkung anderer ätherischer Öle ergänzt.

Campher (ältere Schreibweise Kampfer) wird aus dem Holz 50 bis 60 Jahre alter Campher-Bäume durch Wasserdampfdestillation gewonnen. Das ätherische Öl enthält 50–70% Campher, der sich bei Zimmertemperatur kristallin abscheidet und als farbloses, durchsichtiges Pulver mit charakteristischem Geruch und scharf-brennendem, später kühlendem Geschmack in den Handel kommt.

Saponindrogen

Saponine werden nur zu einem geringen Anteil aus dem Magen-Darm-Trakt resorbiert. Ihre expektorierende Wirkung kommt vermutlich durch eine Reizung der sensiblen Nervenfasern im Bereich der Magenschleimhaut zustande, wodurch **reflektorisch** eine **vermehrte Bronchialsekretion** hervorgerufen und der Abtransport des Sekrets gefördert wird. Eine Vagusbeteiligung wird neuerer Literatur zufolge in Frage gestellt. Ob die charakteristische Eigenschaft der Saponine, die Oberflächenspannung zu erniedrigen, mit zu einer Schleimverflüssigung beiträgt, ist nicht abschließend geklärt. Dies würde voraussetzen, daß die Saponine in ihrer ursprünglichen Form bis in die Bronchien gelangen.

In höherer Konzentration können Saponine die Magenschleimhaut reizen.

Die am häufigsten verwendete Saponindroge ist die **Primelwurzel** (s. S. 248). Die *Blüten* der *Königskerze,* die **Wollblumen,** enthalten Schleim, Saponine und etwas ätherisches Öl und verbinden dadurch mehrere Wirkeigenschaften. Sie werden fast ausschließlich in Kombinationen oder Teemischungen eingesetzt, in denen die schönen, gelben Blüten gleichzeitig Schmuckdroge sind.

Die **Süßholzwurzel** gilt als ein bewährtes Expektorans mit *sekretolytischer* und *sekretomotorischer* Komponente. Sie enthält das süßschmeckende Triterpensaponin *Glycyrrhizin*, von dem eine reflektorische Steigerung der Schleimsekretion und des Schleimtransports in den Bronchien angenommen wird. Untersuchungen, die den Mechanismus der expektorierenden Wirkung erklären, gibt es ähnlich den anderen Saponindrogen bisher nicht. Das Glycyrrhizin wirkt entzündungshemmend und antiulzerogen, die Flavonoide der Süßholzwurzel haben spasmolytische Eigenschaften. Das Glycyrrhizin weist in seinem Strukturaufbau Ähnlichkeiten mit den Corticosteroiden der Nebenniere auf. Möglicherweise wird dadurch der Abbau körpereigener Corticosteroide gehemmt, was sowohl die antiphlogistische Wirkung als auch die bei längerem Gebrauch beobachteten aldosteronähnlichen Nebenwirkungen (Hypokaliämie, Ödeme) erklären kann.

Teerezepturen und Präparate

Folgende Teerezepturen, Präparate und Externa können eingesetzt werden bei Symptomen der *Bronchitis,* sowie zur *Reizlinderung* bei Katarrhen der oberen Luftwege mit trockenem Husten, bzw. zur *Förderung* des *Abhustens.*

Brusttee – Species pectorales DAB 6	
Eibischwurzel	40 g
Süßholzwurzel	15 g
Veilchenwurzel	5 g

Huflattichblätter	20 g
Wollblumen	10 g
Anisfrüchte	10 g

Brusttee – Standardzulassung

Anis	10 g
Süßholzwurzel	10 g
Isländisch Moos	20 g
Eibischwurzel	30 g
Huflattichblätter	30 g

Brusttee – Standardzulassung

Anisfrüchte, angestoßen	15 Teile
Süßholzwurzel	25 Teile
Eibischwurzel	25 Teile
Eibischblätter	25 Teile

Trockener Reizhusten – Entzündung der Schleimhäute

Wollblumen	
Huflattichblätter	
Eibischwurzel	
Anisfrüchte	aa ad 100 g

Tee zur Förderung des Abhustens bei subakuter oder chronischer Bronchitis

Primelwurzel	
Thymiankraut	
Spitzwegerichkraut	aa ad 100 g

Husten- und Bronchialtee – Standardzulassung

Fenchelfrüchte	10 g
Spitzwegerichkraut	30 g
Süßholzwurzel	30 g
Thymiankraut	30 g

Expektoranzien mit ätherischen Ölen

Bronchocedin® N Kapseln – Eukalyptusöl, Anisöl, Pfefferminzöl

Bronchicum® Sekret-Löser, Kapseln – Eukalyptusöl, Thymiankraut, Primelwurzel
Eupatal® Saft, Tropfen mit Anis und Thymian – Sternanisöl, Thymiankraut
Gelomyrtol®/Gelomyrtol® forte – Myrtol

Expektoranzien mit Süßholzwurzel

Kretussot-Truw® Sirup – Fenchel, Primelwurzel, Thymiankraut, Süßholzwurzel
Expektorans N Felke® – Anis, Efeu, Fenchel, Süßholz

Präparate zur Inhalation oder zur externen Applikation

Aerosol-Spitzner® N – Kiefernnadelöl, Eukalyptusöl, Edeltannenöl, Latschenkiefernöl, Edeltannenzapfenöl (für Druckinhalator)
Babiforton® Inhalat – Eukalyptusöl, Kiefernnadelöl, Pfefferminzöl
Babix®- Inhalat N – Eukalyptusöl, Fichtennadelöl
Bronchoforton® Salbe – Eukalyptusöl, Fichtennadelöl, Pfefferminzöl
Bronchoforton® Kinderbalsam – Eukalyptusöl, Kiefernnadelöl
Pinimenthol® Liquidum N/Salbe – Eukalyptusöl, Kiefernnadelöl, Menthol
Soledum® Balsam – Cineol
Thymipin® N Erkältungsbalsam – Eukalyptusöl, Campher, Thymiankraut

9.4. Erkältungskrankheiten und Atemwegsinfektionen bei Kindern

Die phytotherapeutische Behandlung von Kindern stimmt im wesentlichen mit der von Erwachsenen überein. Erfahrungsgemäß sprechen gerade Kinder und Jugendliche gut auf Arzneitees und mild wirkende pflanzliche Arzneimittel an. Sie verfügen noch über stark ausgeprägte Selbstheilungskräfte und in vielen Fällen können Phytopharmaka intensivere Therapiemaßnahmen ersetzen oder sinnvoll ergänzen. Insbesondere die häufigsten Erkrankungen im Säuglings- und Kindesalter – Atemwegsinfektionen und Funktionsstörungen im Gastrointestinaltrakt – lassen sich gut mit pflanzlichen Arzneimittel behandeln. Kindgerechte Applikationsformen – Sirupe, Zäpfchen, Inhalate, Bäder – erleichtern die Anwendung und erhöhen die Compliance. Neben einer sorgfältigen Diagnostik und dem Wissen über Möglichkeiten und Grenzen der Phytotherapie ist jedoch zu beachten, daß sich die Pharmakokinetik bei kleinen Kindern teilweise von der bei Erwachsenen unterscheidet. In den ersten sechs Lebensmonaten sind sowohl die Funktion des Immunsystems, als auch die Entgiftungsmechanismen von Leber und Niere noch nicht voll ausgebildet, Abweichungen von der Norm bezüglich Behandlungszeitraum und Dosierungsschema können sich ergeben. Die Wirksamkeit vieler Arzneidrogen ist gesichert, andererseits liegt kaum Erkenntnismaterial für eine Anwendung bei Kindern vor. Die Monographien enthalten meist keine Dosierungen für Kinder, klinische Studien mit Kindern sind erheblich aufwendiger durchzuführen und eine Begründung für Kinderdosierungen ist schwer zu erbringen. Obwohl im Kindesalter vorwiegend Arzneidrogen mit großer therapeutischen Breite verwendet werden, bei denen eine allzu enge Festlegung der Dosierung entbehrlich scheint, ist zu befürchten, daß im laufenden Nachzulassungsverfahren viele für Kinder bewährte Präparate aufgrund unzureichender Untersuchungen den Hinweis tragen werden „nicht anzuwenden bei Kindern unter 12 Jahren".

Eine entsprechende Dosierung ist im Einzelfall alters- und gewichtsbezogen und abhängig vom Präparat festzulegen. In der Praxis hat sich folgende Richtlinie bewährt: für Kinder zwischen 6 und 9 Jahren die Hälfte, für Säuglinge und Kleinkinder ein Drittel der Erwachsenendosis, während Kinder über 10 Jahren meist schon die Erwachsenendosis erhalten können. Für eine Kinderdosierung, die sich an der präparatespezifischen Dosierungsangabe für Erwachsene von 3mal 50 Tropfen bzw. 3mal 3 Tabletten orientiert, können folgende Angaben beispielhaft herangezogen werden: :

> **Altersgruppe 0–5 Jahre:** mittlere Dosierung, etwa $1/3$ der Erwachsenendosis, also 3×15 Tropfen (altersabhängig 10 bis 20) oder 3×1 Tablette
> **Altersgruppe 6–9 Jahre:** etwa die Hälfte der Erwachsenendosis, also 3×25 Tropfen oder $2–3 \times 2$ Tabletten.

9.4.1 Stärkung des Immunsystems

Die vermehrte Infektanfälligkeit bei Kindern und häufige, immer wiederkehrende Atemwegsinfekte hängen zum Teil von den anatomischen und atemphysiologischen Gegebenheiten im Bereich der oberen Luftwege ab. Eine temporäre Abwehrschwäche wird zusätzlich durch mangelnde Abhärtung und ungenügendes Immuntraining begünstigt. Im frühen Kindesalter erfolgt die Infektabwehr im wesentlichen über unspezifische Abwehrmechanismen. Immunzellen und ihre humoralen Elemente erwerben erst im Laufe der Jahre ihre vollständige Funktionsfähigkeit, das spezifische Immunsystems reift durch den Kontakt mit den Erregern der Umwelt und der Ausbildung spezifischer Antikörper und ist etwa ab dem 11. Lebensjahr voll entwickelt. Weitere Faktoren kommen belastend hinzu:

- Kinder erkranken häufiger als Erwachsene an bakteriellen Infektionen oder Mischinfektionen, die oft mit Antibiotika behandelt werden. Zahlreiche Antibiotika haben unerwünschte immunsuppressive Eigenschaften, wodurch die Krankheitsdauer verlängert und Reinfektionen gefördert werden. Auch fiebersenkende Medikamente können das Immunsystem beeinträchtigen.

- In den letzten Jahren wurde eine deutliche Zunahme von Neurodermitis oder Allergien bei Kindern beobachtet, die das Immunsystem schwächen. Allergische Reaktionen im Bereich der Atemwege behindern die Abwehrfunktion der Schleimhaut im Bronchialtrakt, eine vermehrte Histaminausschüttung hemmt die Aktivität der T4-Zellen. Weiter treten bei Neurodermitis häufig Störungen der Phagozytose und der Funktion der T-Lymphozyten auf.

Die für einen Erwachsenen banalen Infekte können bei Kindern, speziell bei Säuglingen, zu Erkrankungen mit erheblichem Leidensdruck führen. Vor diesem Hintergrund ist die Stärkung des Immunsystems mit pflanzlichen Immunmodulatoren, z.B. mit Zubereitungen aus Echinacea purpurea, sowohl während der akuten Phase als auch zur Vorbeugung vor weiteren Infekten von großer Bedeutung. Entsprechende Präparate werden bei Kindern seit langem mit guten Erfolgen eingesetzt.

9.4.2 Symptomatische Behandlung

Bei **beginnender Erkältung** wird auch von Kindern ein Aufwärmungsbad mit einem Zusatz von Ätherisch-Öl-Drogen oder ätherischen Ölen, die befreiend auf die Atemwege wirken, als wohltuend empfunden. Bei **fiebrigen Erkältungskrankheiten** sind schweißtreibende Tees aus *Holunder-* und *Lindenblüten* zu empfehlen, eventuell mit einem Zusatz von schwach entzündungshemmend und schmerzlindernd wirkenden Drogen, z.B. *Mädesüßblüten* oder *Weidenrinde*. Salicylathaltige Drogen sind wegen möglicher gastrointestinaler Nebenwirkungen jedoch nur für ältere Kinder geeignet. Zur Geschmacksverbesserung und Anregung des Appetits können dem Tee Pomeranzenschalen oder

Pfefferminzblätter zugefügt werden. Nichtmedikamentöse Maßnahmen wie Wadenwickel (nur bei warmen Beinen!) oder ein Abkühlungsbad mit einer Temperatur von 1–2 °C unter der gemessenen Temperatur wirken ebenfalls fiebersenkend.

Eine **Rhinitis** oder **Sinusitis** wird am besten mit einem Dampfbad mit *Kamillenblüten* oder Kamillenextrakt behandelt, zusätzlich sollten pflanzliche Sekretolytika zur Sekretverflüssigung und zur Förderung des Schleimtransports gegeben werden.

Bei Säuglingen und Kleinkindern kann sich eine Rhinitis durch das noch nicht voll ausgebildete Immunsystem zu einer Erkrankung entwickeln, die den gesamten Organismus betrifft. Die engen anatomischen Verhältnisse führen rasch zu einem Sekretstau, der die Entstehung eines Tubenkatarrhs oder einer Mittelohrentzündung, einer Sinusitis oder Bronchitis begünstigt. Die verstopfte Nase und die dadurch bedingte Mundatmung erschwert Säuglingen das Trinken an der Brust oder aus der Flasche. Das Verschlucken von Luft und Schleim kann zu Erbrechen als mögliche Komplikation zu einer Infektion des Verdauungstrakts und Durchfall führen. Der dabei auftretende Flüssigkeits- und Elektrolytverlust, der durch eventuell bestehendes Fieber noch verstärkt wird, ist bei Säuglingen immer mit der Gefahr einer Exsikkose verbunden.

Besteht ein **trockener Reizhusten,** dämpfen flüssige Zubereitungen aus schleimhaltigen Drogen – *Eibischwurzel, Malvenblüten, Spitzwegerichkraut* oder *Isländisch Moos* – den Hustenreiz. Sie überziehen die entzündete Schleimhaut der oberen Atemwege mit einer Schutzschicht und wirken lindernd bei akuten Infekten und Entzündungen. Schleimdrogen werden in Form von Tees, Frischpflanzensäften oder Sirupen verabreicht.

Als Expektoranzien bei **Bronchitis** oder **Husten** mit **zähem Schleim** eignen sich ätherische Öle *(Eukalyptus-, Fichten-* und *Kiefernnadelöl)* und Ätherisch-Öl-Drogen, hier besonders *Thymiankraut, Anis-* oder *Fenchelfrüchte,* eventuell mit einem Zusatz von Pfefferminzblättern. Sie regen die Bildung eines dünnflüssigen Sekrets an und wirken antibakteriell. Drogen mit ätherischen Ölen sind in zahlreichen Hustentees, Hustensäften und Lutschbonbons enthalten, sie werden zu Einreibungen oder Inhalationen verwendet. Kleinkinder können auf den intensiven Geruch ätherischer Öle, v.a. von *Menthol, Pfefferminzöl* und *Campher,* mit Atemstillstand oder Krämpfen reagieren (Kratschmer-Reflex). Diese Öle dürfen nicht im Bereich der Nase oder großflächig auf Brust und Rücken aufgetragen werden, für Säuglinge und Kleinkinder sind daher menthol- und campherfreie Brustbalsame verfügbar. Für Inhalationen, Bäder oder die topische Anwendung von ätherischen Ölen bei Kindern gelten folgende Kontraindikationen und Anwendungsbeschränkungen:

 Eukalyptus-, Fichten- und Kiefernnadelöl

Kontraindikationen: Asthma bronchiale und Keuchhusten (Bronchospasmen können verstärkt werden).
Anwendungsbeschränkung: bei Säuglingen und Kleinkindern nicht im Gesicht, speziell im Bereich der Nase auftragen.
Menthol, Pfefferminzöl
Kontraindikationen: Säuglinge und Kleinkinder bis zur Vollendung des zweiten Lebensjahres, Asthma bronchiale, Haut- und Kinderkrankheiten mit Exanthem (topische Anwendung).
Campher
Anwendungsbeschränkung: bei Säuglingen und Kleinkindern nicht im Gesicht, speziell im Bereich der Nase auftragen.

Saponindrogen, z.B. die *Primelwurzel,* wirken über einen reflektorischen Wirkmechanismus durch die Saponine, möglicherweise auch durch den bitteren Geschmack expektorierend und sind ebenfalls in Hustensäften für Kinder enthalten. Die *Süßholzwurzel* hat sekretolytische und antiphlogistische Eigenschaften, sie ist besonders in Form des

Süßholzsaftes (Succus Liquiritiae) für Kinder geeignet. Wegen möglicher mineralocorticoider Nebenwirkungen soll sie nur in niedriger Dosierung und nicht über einen längeren Zeitraum angewendet werden. (Dosierungsangabe laut Monographie: 0,5–1 g Süßholzsaft, nicht länger als 4–6 Wochen, Kinder entsprechend weniger).

Bei **Keuchhusten** können Phytopharmaka als begleitende Therapie die Symptome lindern. Drogen mit bronchospasmolytischer Komponente vermindern den krampfartigen Reizhusten und die Zahl der Hustenanfälle, Sekretolytika verhindern die Bildung von zähem Schleim. Besonders geeignete Drogen sind *Thymiankraut und Efeublätter.*

Teerezepturen und Präparate

Erkältungstee I – Standardzulassung

30 Teile Holunderblüten
30 Teile Lindenblüten
30 Teile Mädesüßblüten
20 Teile Hagebuttenschalen

Schweißtreibender Tee

35 Teile Holunderblüten
25 Teile Lindenblüten
10 Teile Süßholzwurzel
30 Teile Hagebuttenschalen

Erkältungstee

Weidenrinde   30 g
Mädesüßblüten
Lindenblüten
Holunderblüten   aa 20 g

Präparate mit Thymiankraut

Aspecton® Hustensaft
Makatussin® Saft zuckerfrei
Melrosum® Hustensirup forte
Soledum® Hustensaft, Tropfen
Thymipin® Saft, Tropfen, Zäpfchen

Präparate mit Efeublättern

Bronchoforton® Saft, Tropfen
Cefapulmon® mono Tropfen
Hedelix® Saft, Tropfen
Prospan® Kinderzäpfchen, Kindersaft, Bronchialtropfen, Bronchialtabletten

10 |

HERZ-KREISLAUF-ERKRANKUNGEN

10.1 Herzinsuffizienz

Bewährte Drogen: Weißdornblätter mit Blüten – Crataegi folium cum flore.

Unter Herzinsuffizienz versteht man definitionsgemäß eine Funktionsstörung des Herzens, die mit einer nachlassenden Leistungsfähigkeit des Herzmuskels einhergeht. Ein Untergang von Myokardzellen infolge erhöhter Druck- oder Volumenbelastung durch Hypertonie, Klappenfehler oder Myopathien führt zur Verminderung der systolischen und diastolischen Leistung. Da infolgedessen nicht mehr genügend Blut in den Kreislauf gepumpt wird, besteht ein Mißverhältnis zwischen Blutangebot und Bedarf in der Peripherie. Um trotz andauernder und stärkerer Belastung eine adäquate Herzleistung zu gewährleisten, hypertrophieren die noch gesunden Herzmuskelzellen. Es kommt bedingt durch die Hypertrophie zu einem Abfall des Schlagvolumens sowie zu einem Anstieg des enddiastolischen Füllungsdrucks im linken Ventrikel. Der periphere Gefäßwiderstand steigt und es entsteht eine Stauung im Lungenkreislauf. Mit Hilfe verschiedener Kompensationsmechanismen, u. a. über eine Vasokonstriktion durch Stimulierung des sympathischen Nervensystems und des Renin-Angiotensin-Systems, versucht der Körper die zerebrale und koronare Durchblutung möglichst lange aufrechtzuerhalten. Verlauf und Prognose einer chronischen Herzinsuffizienz werden maßgeblich durch diese Faktoren bestimmt. So ist in der Therapie eine Verminderung der sympathischen Aktivität mit einer Verbesserung der Prognose verknüpft, während eine Anregung des Sympathikus

eine Verschlechterung bedeutet. Häufig tritt eine Herzinsuffizienz zusammen mit einer koronaren Herzkrankheit auf, wodurch ebenfalls die Herzleistung begrenzt und der Krankheitsverlauf wesentlich beeinflußt wird.

Symptome einer **Herzinsuffizienz** sind rasche Ermüdbarkeit und allgemeine Leistungsschwäche, Kurzatmigkeit oder Atemnot bei körperlicher Belastung oder bereits in Ruhe, Beklemmungsgefühl, Herzklopfen, Tachykardie und abendliche Ödeme im Knöchelbereich. Der Schweregrad einer Herzinsuffizienz wird nach den Empfehlungen der NYHA (New York Heart Association) in **vier Stadien** eingeteilt (Tab. 10-1). Ausschlaggebend für die Zuordnung ist das subjektive Beschwerdebild des Patienten, abhängig von seiner körperlichen Aktivität, und die Beurteilung durch den Arzt. Die Übergänge zwischen den einzelnen Stadien sind fließend und eine Abgrenzung ist unter Umständen schwierig.

Das Stadium II der Herzinsuffizienz nach NYHA ist gekennzeichnet durch eine leichte Einschränkung der körperlichen Leistungsfähigkeit, d.h. keine Beschwerden in Ruhe und bei mäßiger Belastung, jedoch rasche Ermüdbarkeit, Dyspnoe und Herzklopfen bei zunehmender körperlicher Belastung. Eine Behandlung zielt darauf ab, ein Fortschreiten der verminderten Herzleistung und einen Übergang in Stadium III oder IV zu verhindern. Entscheidend ist eine möglichst frühzeitige Therapie, um die Progression aufzuhalten und die Chancen für eine Verlängerung der Überlebenszeit zu erhöhen.

Die medikamentöse Behandlung einer Herzinsuffizienz orientiert sich am Grad der Symptomatik und der subjektiven Wahrnehmung

Tab. 10-1 Schweregrade der Herzkrankheiten. Einteilung nach den Richtlinien der New York Heart Association (NYHA), nach [26].	
Einteilung nach Graden	**Herzbeschwerden in Abhängigkeit von körperlicher Belastung**
Grad I	Herzkranke, die in Ruhe und Belastung ohne Beschwerden sind.
Grad II	Herzkranke, deren Leistungsfähigkeit ab einer mittelschweren körperlichen Belastung eingeschränkt ist.
Grad III	Herzkranke, die schon bei geringen Belastungen deutlich eingeschränkt sind, in Ruhe jedoch keine Beschwerden haben.
Grad IV	Herzkranke, die schon unter Ruhebedingungen Beschwerden haben.

durch den Patienten. Ziel ist die **Verbesserung** der **hämodynamischen Faktoren** und der **Pumpfunktion** des **Herzmuskels,** um eine ausreichende Durchblutung lebenswichtiger Organe zu sichern. Die Hauptbeschwerden – Dyspnoe, eingeschränkte Belastbarkeit – sollen vermindert und die Lebensqualität des Patienten verbessert werden. Eine Erhöhung der Belastbarkeit und Lebensqualität bedeutet jedoch nicht gleichzeitig eine Zunahme der Überlebenswahrscheinlichkeit. Für herzinsuffiziente Patienten besteht grundsätzlich ein erhöhtes Mortalitätsrisiko und die Sterblichkeit an dieser Krankheit hat sich in den letzten 50 Jahren kaum verändert.

Phytopharmaka aus standardisierten *Weiß dornextrakten* bieten im **Frühstadium** einer **Herzinsuffizienz,** insbesondere mit altersbedingten, degenerativen Veränderungen am Herzmuskel und an den Herzkranzgefäßen eine wirksame und gut verträgliche Alternative zur Behandlung der nachlassenden Herzleistung. Sie führen zu einer Ökonomisierung der Herzarbeit und vermindern die Beschwerden. Sie steigern das subjektive Wohlbefinden und haben aufgrund ihres günstigen Nutzen-Risiko-Verhältnisses bei den Patienten eine hohe Akzeptanz.

Im **fortgeschrittenen Stadium** einer Herzinsuffizienz werden *Herzglykoside* zur Stärkung der Kontraktionskraft des Myokards eingesetzt. *Diuretika, Vasodilatatoren oder ACE-Hemmer,* die eine Fehlregulation des Renin-Angiotensin-Systems korrigieren, bewirken eine Senkung der Vor- und/oder Nachlast bzw. steigern das Herzzeitvolumen. Aufgrund möglicher Nebenwirkungen können diese Arzneimittel vor allem ältere Patienten oft zusätzlich belasten.

10.1.1 Herzglykoside

Herzglykoside – nach ihrem Hauptvorkommen im *Roten* und *Wolligen Fingerhut, Digitalis purpurea* und *Digitalis lanata,* auch Digitalisglykoside genannt – bestehen wie alle Glykoside aus zwei Komponenten. Der Nichtzuckeranteil, das Genin oder Aglykon, bestimmt die pharmakologische Wirkung und hat bei allen Herzglykosiden ein Steroidgrundgerüst (Cardenolid- bzw. Bufadienolidgerüst). Als Zuckeranteil kommen Glucose, Rhamnose und eine Reihe seltener Zucker vor. Die Zuckerkomponente, die verantwortlich für die Resorptions- und Eliminationsgeschwindigkeit ist, erklärt die Unterschiede der einzelnen Glykoside bezüglich Wirkungsdauer und Kumulationsgefahr.

Heute werden die Herzglykoside fast ausschließlich in Form **isolierter Reinsubstanzen** eingesetzt. Bekannte Herzglykoside sind das *Digitoxin* aus dem *Roten Fingerhut* (z. B. Digimerck®) und *Digoxin* aus dem *Wolligen Fingerhut* (z. B. Lanicor®).

Herzglykoside wirken am Herzen alle auf die gleiche, spezifische Art. Sie erhöhen die **Kontraktionsfähigkeit** des **Herzmuskels** und verbessern die **Ökonomie** der **Herzarbeit.** Von Nachteil ist ihre geringe therapeutische Breite, d. h., die volle wirksame Dosis liegt nahe der Menge, die bereits Vergiftungserscheinungen hervorruft. Aufgrund dieser Tatsache und ihrer ausgeprägten pharmakologischen Wirkung auf das Herz unterliegen die Herzglykoside des *Fingerhuts* und der *Strophanthus-Arten* (Lianen des tropischen Urwalds) der Verschreibungspflicht. Die **Wirkungen** der **Herzglykoside** können wie folgt bestimmt werden:

- positiv inotrop: Steigerung der Kontraktionskraft des Herzmuskels
- negativ chronotrop: Abnahme der Schlagfrequenz
- negativ dromotrop: Abnahme der Erregungsleitungsgeschwindigkeit
- positiv bathmotrop: Zunahme der Erregbarkeit durch Herabsetzung der Reizschwelle.

Die Herzglykoside des Fingerhuts, der Strophanthus-Arten und die partialsynthetischen Substanzen Methyl- und Acetyldigoxin werden auch als *Digitalisglykoside erster Ordnung* bezeichnet. Nach einer Erhebung aus dem Jahr 1996 spielen sie mit einem Anteil von ca. 40 % der Verordnungen zwar noch eine zentrale Rolle in der Behandlung einer Herzinsuffizienz im fortgeschrittenen Stadium, werden aber durch die zunehmende Bedeutung neu entwickelter Arzneistoffe allmählich verdrängt. Entsprechend der Verwendung ausschließlich in Form von Reinsubstanzen zählen diese Herzglykoside nicht mehr zum Bereich der Phytotherapie im engeren Sinn. Im Gegensatz dazu versteht man unter *Digitalisglykosiden zweiter Ordnung* oder Digitaloiden die herzwirksamen Glykoside bestimmter Pflanzen, die als **Extraktpräparate** eingesetzt werden.

10.1.2 Digitaloide

Digitaloide wirken grundsätzlich in gleicher Weise wie die vorstehend beschriebenen Herzglykoside. Aufgrund ihrer **schlechten Resorbierbarkeit** ist jedoch nicht gewährleistet, daß für die Therapie einer leichten Herzinsuffizienz eine ausreichend hohe *Bioverfügbarkeit* erreicht wird. Zu den Digitaloiden, die in Form von Monoextraktpräparaten oder Kombinationen eingesetzt werden, zählen die Glykoside des Adonisröschens, des Maiglöckchens und der Meerzwiebel.

Adonisröschen – Adonis vernalis

Verwendet wird das Kraut. *Monographie:* leicht eingeschränkte Herzleistung, besonders bei nervöser Begleitsymptomatik.*Wirkung:* positiv inotrop, erweiternd auf die Herzkranzgefäße, venentonisierend, zentral sedierend.

Maiglöckchen – Convallaria majalis

Verwendet wird das Kraut. *Monographie:* leichte Belastungsinsuffizienz, Altersherz, chronisches Cor pulmonale. *Wirkung:* positiv inotrop auf das Arbeitsmyokard, ökonomisiert die Herzarbeit, senkt den pathologisch erhöhten Venendruck, venentonisierend, diuretisch. Wird bei Bradykardien und Digitalisüberempfindlichkeit eingesetzt.

Meerzwiebel – Urginea (Scilla) maritima

Verwendet werden die mittleren Zwiebelschuppen. *Monographie:* leichtere Formen der Herzinsuffizienz, auch bei verminderter Nierenleistung. *Wirkung:* positiv inotrop auf das Arbeitsmyokard, negativ chronotrop, senkt den pathologisch erhöhten Venendruck durch Tonisierung peripherer Gefäße, diuretisch.

Bei **leichten Formen der Herzinsuffizienz** ist heute der Einsatz von Herzglykosiden, der wegen der geringen therapeutischen Breite dieser Substanzen mit unnötigen Risiken verbunden ist, nicht mehr vertretbar. Dennoch werden Digitaloid-Extraktpräparate noch immer im großen Umfang und bevorzugt mit dem Indikationsanspruch „nervös-funktionelle Herzbeschwerden" oder beim „Altersherz" verordnet, oftmals mit sedierend wirkenden Pflanzen kombiniert. Als nicht verschreibungspflichtige Arzneimittel sind sie nach wie vor auch in der Selbstmedikation beliebt.

> Nach international anerkannter Lehrmeinung besteht für die Therapie mit Digitaloid-Extraktpräparaten aufgrund geringer und schwankender Resorptionsquote ein ungünstiges Nutzen-Risiko-Verhältnis. Diese Extraktpräparate sind nicht Bestandteil einer rationalen Phytotherapie.

10.1.3 Flavonoidhaltige herzwirksame Pflanzen

Weißdorn – Crataegus laevigata (oxyacantha), Crataegus monogyna

Der Weißdorn wurde in den letzten Jahren eingehend pharmakologisch untersucht und klinisch geprüft. Neuere Untersuchungen wurden mit *standardisierten Extrakten* aus *Weißdornblättern mit Blüten* durchgeführt, für die eine Positiv-Monographie der Kommission E aus dem Jahr 1994 zur Anwendung bei nachlassender Leistungsfähigkeit des Herzens Stadium II nach NYHA besteht. Als wirksamkeitsbestimmende Inhaltsstoffe gelten **Flavonoide** bzw. Flavone und Flavonole mit *Hyperosid, Vitexinrhamnosid, Rutin, Vitexin* und **oligomere Procyanidine.** Monographiekonforme Extrakte sind auf 2,2% Flavonoide (Auszugsmittel Methanol 70%)

oder auf 18,75% oligomere Procyanidine (Auszugsmittel Ethanol 45%) eingestellt. Der Weißdorn enthält keine Herzglykoside.

Durch die Monographie „Weißdornblätter mit Blüten" wurde die bis zu diesem Zeitpunkt gültige Monographie „Weißdorn" aus dem Jahr 1984 ersetzt. Zubereitungen aus nur einem Pflanzenteil, wäßrige, wäßrig-alkoholische und weinige Drogenauszüge, sowie Frischpflanzensäfte sind aufgrund fehlender Prüfungen als traditionelle Arzneimittel mit nicht gesicherten Anwendungsgebieten bzw. zur „Stärkung und Kräftigung der Herz-Kreislauf-Funktion" zu bewerten. Ebenso sind die in der Monographie von 1984 noch genannten Indikationen für Weißdornzubereitungen – leichte Formen von bradykarden Herzrhythmusstörungen – bisher wissenschaftlich nicht ausreichend belegt.

Die Ergebnisse der pharmakologischen und klinischen Untersuchungen mit standardisierten Extrakten sind *nicht vergleichbar* den von einem Teeaufguß ausgehenden Effekten. Ein Tee ist durch die natürliche Schwankungsbreite der Drogeninhaltsstoffe nicht standardisierbar und die Zusammensetzung des Inhaltsstoffspektrums stimmt nicht mit einem alkoholischen Auszug überein. Die oligomeren Procyanidine und teilweise die Flavonoide sind jedoch als wasserlösliche Substanzen auch in einem Tee vorhanden.

Pharmakologische Wirkungen

Für *standardisierte Extrakte* aus Weißdornblättern mit Blüten wurden experimentell **drei Hauptwirkungen** festgestellt:

- positiv inotrop: energetisch wirkungsvolle Stärkung der Herzkraft durch Zunahme der Kontraktionsamplitude und -dauer bei nur mäßig erhöhtem Sauerstoffverbrauch
- Vasodilatation von Herzkranz- und Skelettmuskelgefäßen, Zunahme der Myokard- und Koronardurchblutung
- Verlängerung der Refraktärzeit, Hinweis auf einen arrhythmieprotektiven Effekt.

Die Kombination der pharmakologischen Wirkeigenschaften von **positiver Inotropie** und **Gefäßerweiterung** erweist sich als therapeutisch besonders günstig. Die Steigerung der Herzkraft setzt eine entsprechende Sauerstoff-

und Energieversorgung des Herzmuskels voraus, die durch eine ausreichende Durchblutung als Folge der Koronardilatation gewährleistet wird. Weitere experimentelle Untersuchungen ergaben eine positiv dromotrope und negativ bathmotrope Wirkung und eine Senkung des peripheren Gefäßwiderstands.

Positive Inotropie

Die Steigerung der Herzkraft durch den Weißdornextrakt ist an einer **Erhöhung** der **Kontraktionsamplitude** bei gleichzeitig verlängerter Kontraktionszeit zu erkennen, die innerhalb weniger Minuten eintritt. Sie ist auf eine **Veränderung** im **Aktionspotential** der Herzmuskelzellen im Zusammenhang mit dem erhöhten Einstrom von Calcium und einer vermehrten intrazellulären Calciumfreisetzung zurückzuführen. An der positiv inotropen Wirkung sind Flavonoide beteiligt, die bestimmte Enzymsysteme, die Phosphodiesterasen, hemmen.

Eine Hemmung der Phosphodiesterase (PDE) hat eine intrazelluläre Konzentrationserhöhung von Calcium und zyklischem Adenosin-Monophosphat (cAMP) zur Folge, das als „second messenger" eine zentrale Rolle in der hormonalen Regulation des Zellstoffwechsels und der Energieübertragung spielt. PDE-Hemmer wirken positv inotrop und verursachen eine Gefäßerweiterung.

Erweiterung der Koronargefäße

Unter dem Einfluß des Weißdornextrakts wird die Wandspannung *normaler* und *sklerotisch veränderter* Gefäße verringert. Bei älteren Menschen ist eine ausreichende Durchblutung des Myokards oft durch eine mehr oder minder ausgeprägte Atherosklerose der Herzkranzgefäße erschwert. In diesem Fall ist der Tonus der Koronararterien bereits erhöht, da die Veränderungen an der Gefäßwand die Bildung oder Freisetzung von vasodilatatorisch wirkendem Prostazyklin (s. S. 281) vermindern. Die Erhöhung des Gefäßtonus wird durch den Crataegusextrakt teilweise reduziert. Voraussetzung für die gefäßerweiternde Wirkung ist eine **Hyperpolarisation der Zellmembran** der Gefäßmuskelzelle durch den Extrakt.

Am Gefäßmuskel werden Kontraktion und Erschlaffung in der Regel nicht durch Aktionspotentiale sondern bereits durch geringfügige Änderungen im Membranpotential hervorgerufen. Membran*depolarisation* (Abnahme des negativen Membranpotentials) löst in der Regel die *Kontraktion* des Gefäßmuskels aus, *Hyperpolarisation* (Zunahme der Negativierung des Membranpotentials) die *Erschlaffung*. Der Einstrom von *Calcium*ionen in die Zelle ist spannungsabhängig. Bei Hyperpolarisation der glatten Gefäßmuskelzellmembran werden Calciumkanäle geschlossen und der Einstrom von Ca^{2+}-Ionen aus dem Extrazellularraum in das Myoplasma vermindert. Die intrazelluläre Calciumaktivität und als Folge der Gefäßtonus nehmen ab, es kommt zur Gefäßerweiterung. Eine Depolarisation der Membran führt zu entgegengesetzten Vorgängen.

Die gefäßerweiternde Wirkung des Weißdornextrakts erstreckt sich auf die Koronargefäße und die Gefäße des Skelettmuskels. Vermutet wird ein Zusammenhang mit der *Stimulierung von adrenergen β_2-Rezeptoren*, die sich ausschließlich an Herzkranz- und Skelettmuskelgefäßen befinden. Nach Interaktion mit dem Rezeptor und Aktivierung des Enzymsystems in der Zellmembran wird der aktive Auswärtstransport von Ca^{2+}-Ionen aus der Muskelzelle gefördert und der passive Einstrom gehemmt. Offensichtlich besitzen die Inhaltsstoffe im Weißdornextrakt, vornehmlich die *Flavonoide*, kaliumkanalöffnende Eigenschaften. Es werden zusätzliche Kanäle geöffnet, d.h. bestimmte Poren in der Zellmembran werden für Kaliumionen durchlässig. Der Ausstrom von Kaliumionen aus der Zelle führt zur Membranhyperpolarisation, die ihrerseits bewirkt, daß spannungsabhängige Calciumkanäle geschlossen werden. Damit nimmt sowohl der Einstrom von Ca^{2+}-Ionen in die Gefäßmuskelzelle als auch die intrazelluläre Calciumkonzentration ab. Die Folge ist eine Gefäßerweiterung. Die Vasodilatation führt zu einer deutlichen Zunahme des koronaren Blutflusses und der Gewebedurchblutung und damit zu einer Verbesserung der Energieversorgung des Herzmuskels. Sie bleibt auf Koronar- und Skelettmuskelgefäße beschränkt, daher ist kein wesentlicher Einfluß auf den systemischen Blutdruck zu erwarten (Abb. 10-1).

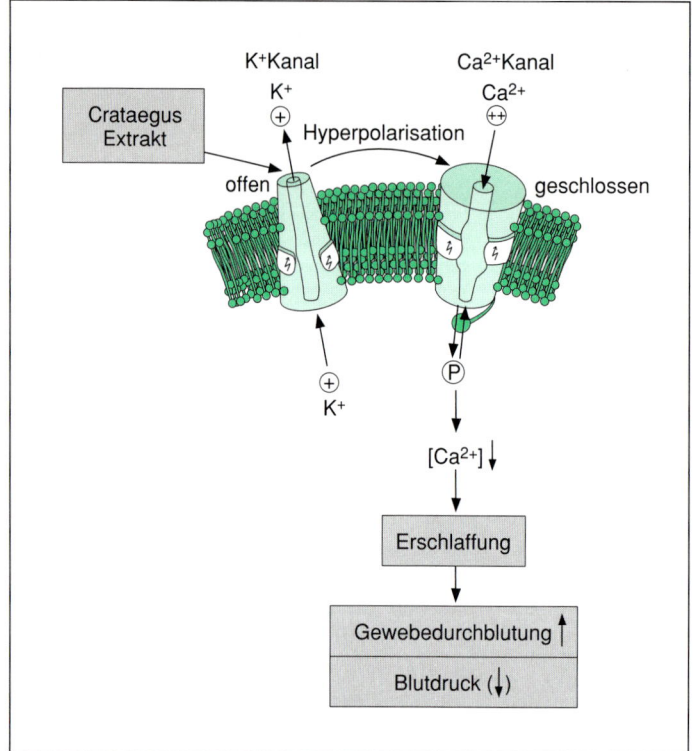

Abb. 10-1   Einfluß des Crataegusextrakts auf Kalium- und Calciumkanäle in der Membran von Gefäßmusterzellen, nach [19].

Klinische Wirksamkeit

Klinische Studien belegen die therapeutische Wirksamkeit und gute Verträglichkeit standardisierter Extrakte aus Weißdornblättern mit Blüten und rechtfertigen ihre Anwendung bei **leichten** bis **mittelschweren Formen** der **Herzinsuffizienz**, entsprechend **Stadium II** NYHA. Anhand allgemein anerkannter Untersuchungsverfahren konnte eine erhöhte Belastbarkeit und verbesserte Lebensqualität nachgewiesen werden, die im Einklang stand mit einer subjektiv empfundenen Besserung der Beschwerden und der Beurteilung durch den Arzt.

Als einfach zu bestimmendes Maß für die Leistungsfähigkeit des Herzens kann das Druck-Frequenz-Produkt (DFP: Produkt aus systolischem Blutdruck und Herzfrequenz/100) herangezogen werden, das zum Sauerstoffverbrauch des Myokards bei unterschiedlicher Belastung in Beziehung steht. Zielgröße ist die Änderung der Differenz zwischen dem DFP in Ruhe und unter Belastung im Verlauf der Therapie, wobei die Abnahme der Differenz einer Ökonomisierung der Herzarbeit entspricht. Unter der Behandlung mit standardisiertem Weißdornextrakt fiel die Zunahme der Herzfrequenz für alle Belastungsstufen geringer aus, d.h., es ist eine deutliche Verkleinerung der DFP-Differenz zwischen Therapiebeginn und Therapieende im Sinne einer verbesserten Herzleistung zu verzeichnen. Dieses Ergebnis zeichnete sich bereits innerhalb vier Behandlungswochen ab und war nach acht Wochen klar zu erkennen.

Zusammenfassend ergaben klinisch-pharmakologische Untersuchungen an Patienten eine **Verbesserung hämodynamischer Faktoren** in Ruhe und unter Belastung:

- Steigerung der Auswurffunktion (Ejektionsfraktion) des linken Ventrikels
- Vergrößerung des Schlagvolumens und des Herzzeitvolumens
- Senkung des Druck-Frequenz-Produkts
- Senkung des peripheren Widerstands und des erhöhten Venendrucks (Nachlastsenkung)

- Verbesserung der Kontraktilität des Herzmuskels
- Steigerung der Arbeitstoleranz: Die Arbeitstoleranz ist eine Aussage über die Arbeitsleistung, gemessen am Fahrradergometer als maximale Wattzahl über mindestens 2 oder 3 Minuten (z. B. eine Zunahme in der Verumgruppe um 28 Watt in 3 Minuten)
- Erhöhung der anaeroben Schwelle und Verbesserung der Sauerstoffaufnahme, gemessen mittels Spiroergometrie.

Eine *Dauerleistung* des Skelettmuskels ist nur über eine *aerobe*, d.h. mit Sauerstoff ablaufende Energiegewinnung aus Glucose möglich. Dazu müssen die Muskeldurchblutung, die Atmung und die Herzleistung dem Stoffwechsel des Muskels angepaßt werden. Bei Überschreiten der Leistungsgrenze wird die Energielücke über eine verstärkte *anaerobe* Glykolyse gedeckt. Dabei fällt vermehrt Milchsäure im Muskel an (Laktatanhäufung), die auch zu einem systemischen pH-Abfall (Laktazidose) führt. Die zur Muskelkontraktion nötigen chemischen Reaktionen werden gehemmt und es kommt zu einem Mangel an energiereichem ATP im Muskel. Die Folge ist Ermüdung, die zum Abbruch der Arbeit führt.

Die Beeinträchtigung im subjektiven Befinden des Patienten wird nach dem B-L-Score (Beschwerdeliste nach v. Zerssen) in 48 Items (Beurteilungsgegenstände) abgefragt. In allen Studien konnte eine **Reduzierung** der **Beschwerden** Kurzatmigkeit, Schwächegefühl, eingeschränkte Belastbarkeit oder Knöchelödeme festgestellt werden, die einherging mit einer Steigerung des subjektiven Wohlbefindens und einer Verbesserung der Lebensqualität. Aufgrund guter Verträglichkeit eignen sich Weißdornpräparate sowohl zur Langzeitbehandlung als auch begleitend zu einer notwendigen Digitalistherapie. Entscheidend für die Ergebnisse ist eine ausreichend hohe Dosierung bis zu 900 mg Extrakt/Tag über vier bis acht Wochen.

Momentan wird eine großangelegte Mortalitätsstudie an knapp 3000 Patienten vorbereitet, die voraussichtlich im September 1998 beginnen und in der der Einfluß des Weißdornextrakts auf die Verlängerung der Überlebenszeit überprüft werden soll.

> Bei unverändertem Fortbestehen der Krankheitssymptome über sechs Wochen, bei Wasseransammlungen in den Beinen oder bei Schmerzen in der Herzgegend, die in die Arme, den Oberbauch oder die Halsregion ausstrahlen können, ist eine ärztliche Abklärung der Diagnose erforderlich.

Präparate

Weißdorn-Präparate

Crataegutt® novo 450/-80 Filmtabletten
Crataegutt® forte Lösung
Crataepas® Filmtabletten, Tropfen
Cratecor® Filmtabletten, Lösung
Esbericard® novo Dragees, Lösung
Steicorton® Fluidextrakt, Filmtabletten
SX Crataegus Filmtabletten
Tensitruw®/-N Fluidextrakt/Dragees

Kombinationen mit Herzglykosiden

Cor-Vel® N Dragees – Maiglöckchenkraut, Weißdornblätter mit -blüten
Nephrisan® P Kapseln – Meerzwiebeln, Weißdornblätter mit -blüten

Herzsalben

Herzsalben dienen im Sinne der Segmenttherapie dazu, segmental auftretende Schmerzen zu beseitigen und den Kreislauf anzuregen. Dies geschieht durch Unterbrechung der Schmerzleitung oder über kutisviszerale Reflexe (Head-Zone) infolge durchblutungsfördernder oder spasmolytischer Eigenschaften der eingesetzten Pflanzen. Krampfartige, nervös bedingte Spannungen der Herzkranzgefäße lösen sich und Schmerzen werden vermindert. Herzsalben enthalten ätherische Öle (Campher, Rosmarin- oder Eukalyptusöl), Weißdorn- oder Arnikaextrakte und werden bei nervösen und funktionellen Herzbeschwerden verwendet.

Cor Vel® Herzsalbe – Rosmarinöl, Fichtennadelöl, Campher Menthol

Kneipp® Herzsalbe, Unguentum Cardiacum Kneipp® – Rosmarinöl, Campher, Menthol

10.2 Blutdruckanomalien

10.2.1 Hypertonie

Eine leichte bis mittelschwere Hypertonie (Grenzwerthypertonie) wird oft schon durch eine Änderung der Lebensweise positiv beeinflußt. Ausdauersportarten (Schwimmen, Radfahren), diätetische Maßnahmen (Kochsalzverminderung, Gewichtsreduzierung), Einschränkung von Kaffee, Alkohol und Nikotin, sowie Vermeidung von Streß können zur Senkung erhöhter Blutdruckwerte beitragen.

Pflanzen mit blutdrucksenkender Wirkung

In der Vergangenheit wurde einigen Pflanzen eine blutdrucksenkende Wirkung zugeschrieben. Bedeutung erlangt hat die **Schlangenwurz**, *Rauwolfia serpentina,* eine alte indische Heilpflanze. Wie bereits ihr Name ausdrückt, diente die Wurzel früher als Gegenmittel bei Schlangenbissen. Aus der Wurzelrinde konnten etwa fünfzig verschiedene *Alkaloide* isoliert werden, darunter die Hauptalkaloide *Reserpin, Ajmalin* und *Raubasin.* Die Alkaloide werden heute überwiegend als **Reinsubstanzen** eingesetzt. *Reserpin* hat ausgeprägte blutdrucksenkende Eigenschaften. Wegen unerwünschter Nebenwirkungen wird es kaum mehr als Monopräparat verwendet, sondern in schwacher Dosierung mit anderen blutdrucksenkenden Substanzen kombiniert. *Ajmalin* setzt die Erregbarkeit des Herzens herab und eignet sich bei bestimmten Formen von Herzrhythmusstörungen. *Raubasin* wirkt blutdrucksenkend und zentraldämpfend, wird aber hauptsächlich wegen seiner gefäßerweiternden Wirkung bei arteriellen Durchblutungsstörungen eingesetzt. Anwendungsgebiete für standardisierte **Extrakte der Droge** sind leichte, essentielle Hypertonien und ein erhöhter Sympathikotonus mit Tachykardie, Angst- und Spannungszuständen. Reinalkaloide *und* Drogenextrakte der Schlangenwurz sind verschreibungspflichtig.

Als Arzneipflanze zur Blutdrucksenkung im Zusammenhang mit einer Atherosklerose eignet sich vor allem der **Knoblauch** (s. S. 271). In der *Volksmedizin* werden Tees und Extrakte aus dem Kraut der *Mistel, Viscum album,* bevorzugt zur Therapie eines Grenzwert-Hochdrucks empfohlen. Eine blutdrucksenkende Wirkung wird in der Erfahrungsmedizin immer wieder beschrieben, ist jedoch bisher nicht wissenschaftlich belegt. Die Mistel soll auch die Begleiterscheinungen des Hochdrucks wie Kopfschmerzen, Schwindel, Unruhe, Nervosität und verminderte Belastbarkeit verbessern.

Teerezepturen

Teerezeptur zur Stärkung der Herzkraft und gleichzeitigen Blutdrucksenkung

Weißdornblätter	
mit -blüten	
Mistelkraut	aa ad 100 g

Teerezeptur – blutdrucksenkend und beruhigend

Weißdornblätter	
mit -blüten	30 g
Melissenblätter	20 g
Baldrianwurzel	50 g
Mistelkraut	50 g

Teerezeptur bei nervösen Herzbeschwerden

Weißdornblätter	
mit -blüten	
Melissenblätter	aa ad 100 g

10.2.2 Hypotonie

Ein niedriger Blutdruck muß meist nur vorübergehend in Zeiten der Rekonvaleszenz oder während großer körperlicher oder psychischer Beanspruchung behandelt werden. Oft reichen körperliches Training und physikalische Anwendungen (Güsse nach KNEIPP, Wechselduschen, Sauna) aus, um die Beschwerden zu vermindern.

Kreislaufanregende Pflanzen

Die Blätter des **Rosmarins** enthalten ein ätherisches Öl mit *Cineol, Campher* und *Borneol,* das **durchblutungsfördernde** und **zentralanaleptische Eigenschaften** besitzt. Der Campher wirkt sowohl bei innerlicher als auch auf reflektorischem Weg bei äußerlicher Anwendung herz- und kreislaufanregend. Das ätherische Öl geht nur zu einem geringen Teil in eine Teezubereitung über, daher soll der Rosmarin bei niedrigem Blutdruck und Kreislaufschwäche besser als Tonikum (Tinktur oder alkoholischer Extrakt) eingesetzt werden. Er eignet sich gleichfalls zu anregenden Bädern bei Müdigkeit und Erschöpfung. Rosmarinöl ist zusammen mit anderen durchblutungsfördernden Bestandteilen in Herzsalben zur Anwendung bei nervösen und funktionellen Herzbeschwerden enthalten. Kreislaufanregend wirken Getränke aus den koffeinhaltigen Drogen Kaffeebohnen, Teeblätter und Colasamen.

Präparate

Kreislaufanregendes Präparat

Korodin-Herz-Kreislauf-Tropfen® – Campher, Weißdorn

10.3 Degenerative Gefäßveränderungen – Atherosklerose

Die Atherosklerose als wesentliche Ursache von Herz-Kreislauf-Erkrankungen nimmt im Zuge des Wohlstands in den Industrieländern in alarmierendem Maße zu. In Deutschland sind mittlerweile die Hälfte aller Todesfälle – mit steigender Tendenz – auf Erkrankungen des Herz-Kreislauf-Systems im Zusammenhang mit degenerativen Veränderungen am arteriellen Gefäßsystem zurückzuführen (Abb. 10-2). An erster Stelle stehen Herzinfarkt als Folge von koronaren Herzerkrankungen und Schlaganfall, gefolgt von zerebralen und peripheren Durchblutungsstörungen. In wachsendem Umfang sind auch jüngere Menschen betroffen. Der Anteil dieser Erkrankungen an der Frühinvalidität steigt und die Prävention gewinnt immer größere Bedeutung.

Die Atherosklerose beginnt langsam und zunächst unbemerkt mit einer **Schädigung** der **Gefäßintima.** Der weitere Verlauf ist durch eine fortschreitende Verdickung und Verhärtung der Arterienwand mit zunehmender Verengung des Gefäßlumens gekennzeichnet. Das System elastischer Arterien

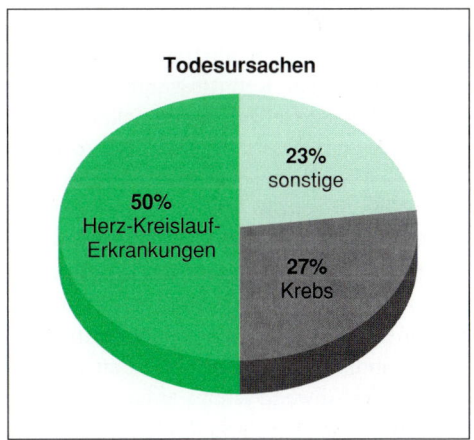

Abb. 10-2 Todesursachen in der Bundesrepublik Deutschland 1991, Statistisches Jahrbuch 1993.

dient zur Dämpfung der Druckstöße, die beim Zusammenziehen der Herzkammern entstehen. Insbesondere die Aorta mit ihrer Windkesselfunktion und die großen Arterien können bis zu 50% des Blutvolumens eines Herzschlags speichern. Durch den Elastizitätsverlust der Arterienwand infolge der Atherosklerose verliert dieses System die Fähigkeit zum Druckausgleich. Das Herz muß mehr Pumparbeit leisten und kann durch die dauerhafte Überlastung geschädigt werden. Die Pulswellen verlaufen härter durch den Körper, der systolische Blutdruck steigt und ein bereits labil vorhandener Bluthochdruck kann manifest werden. Die Durchblutung der Organe erfolgt nicht mehr gleichmäßig sondern stoßweise. Auch die Arterien selbst sind den extremen, herzschlagbedingten Druckspitzen ausgesetzt und die Gefäßintima wird übermäßig beansprucht.

An der Schädigung der Gefäßwand sind das *Cholesterin* in Form von *LDL* (Low Density Lipoprotein) sowie *aggressive Sauerstoffradikale* beteiligt. LDL-Partikel bestehen im Kern aus Triglyceriden und Cholesterinestern und besitzen eine Membran aus Lipoproteinen und Phopholipiden. Ein einziges LDL-Partikel enthält etwa 3600 Fettsäuremoleküle, davon die Hälfte mehrfach ungesättigte Fettsäuren, und Antioxidantien wie z. B. Vitamin E. Die Oberfläche der LDL-Partikel wird durch freie Radikale oxidativ verändert. Nach bisherigem Kenntnisstand findet die Oxidation ausschließlich in den Zellen der Gefäßwände statt. Das *oxidierte LDL (o-LDL)* lagert sich nun unter dem Endothel der Arterienintima ab und ist erst in dieser Form für die Blutgefäße schädlich. Aktuellen Studienergebnissen entsprechend ist die Bildung von o-LDL einer der Initialschritte in der Pathogenese atherosklerotischer Ablagerungen. Als Fremdkörper wird es von den Makrophagen des Abwehrsystems angegriffen. Diese verwandeln sich daraufhin in sogenannte Schaumzellen und geben das angesammelte Fett als freie Lipidpartikel in der Intima frei, ein „*Fatty Streak*" als erste krankhafte Veränderung entsteht. Gleichzeitig werden Wachstumsfaktoren und Enzyme abgegeben, die die Proliferation von Bindegewebszellen fördern und aus den Fettablagerungen bilden sich **fettig-fibröse Plaques.** Zusätzlich bewirken Enzyme der Schaumzellen ein Auskristallisieren des Calciums in der Arterienintima. Das Calcium reichert sich in den Plaques an, die dadurch verhärten. Am Ende dieses Prozesses ist aus dem elastischen Gewebe der Arterienwand ein starres Gebilde geworden, das die Arterien in ihrer Transportfunktion erheblich behindert.

Die Atherosklerose ist Teil des natürlichen Alterungsprozesses und beginnt oft schon im jugendlichen Alter. Vorwiegend betroffen sind die Herzkranz-, Gehirn-, Nieren- oder Beinarterien. Beschwerden äußern sich als Angina pectoris, Vergeßlichkeit, Schwindel, Nierenfunktionsstörungen und Schmerzen beim Gehen. Zu den **Risikofaktoren,** die die Entstehung einer Atherosklerose und den Prozeß der Plaquebildung beschleunigen, zählen in erster Linie erhöhte Blutfettwerte, vor allem in Form von LDL und VLDL (Very Low Densitiy Lipoprotein), bei gleichzeitig vermindertem HDL-Gehalt (High Densitiy Lipoprotein), weiter Bluthochdruck, Rauchen, Diabetes mellitus, Bewegungsmangel, Übergewicht und Streß. Vorbeugende Maßnahmen zielen auf eine Verringerung der Risikofaktoren durch eine bewußte Lebensführung und Änderung der Ernährungsgewohnheiten (s.u.), insbesondere eine Vermeidung von tierischen Fetten. In der Praxis sollten Patienten mit Hyperlipidämie und Hypercholesterinämie zuerst hinsichtlich einer Diät beraten werden. Aus epidemiologischen Studien ist bekannt, daß eine Reduzierung des Blutcholesterinspiegels um 1% eine Reduktion des kardiovaskulären Risikos um 2% bedeutet. Bei unzureichendem Erfolg einer Diät kann die zusätzliche Einnahme von hochdosierten *Knoblauchtrockenpulverpräparaten* die Bildung von o-LDL und die Entstehung cholesterinhaltiger Ablagerungen an der Arterienwand reduzieren. Auf die Möglichkeit einer Atheroskleroseprävention mit standardisiertem *Artischockenblätterextrakt* wird an anderer Stelle noch hingewiesen (s. S. 320 ff.).

Vorbeugung einer Atherosklerose durch Änderung der Ernährungsgewohnheiten. *In Mitteleuropa und Amerika wird der Fettbedarf zu einem großen Teil mit tierischen Fetten und den gesättigten Fettsäuren Laurin-, Myristin- und Palmitinsäure gedeckt. Gesättigte Fettsäuren führen im Körper zu einer Erhöhung von LDL-Cholesterin. Im Vergleich dazu enthält die Ernährung der Mittelmeerländer nur wenig unerwünschte Bestandteile wie gesättigte Fettsäuren, trans-Fettsäuren und Cholesterin, statt dessen mehr Vitamine und Antioxidantien. Dadurch wird die Gefahr ernährungsbedingter Krankheiten wesentlich verringert. So hat ein Amerikaner ein rund 60fach erhöhtes Risiko, an den Folgen einer koronaren Herzkrankheit zu sterben, als eine Bewohner Kretas.*
In der mediterranen Ernährung ist die Hauptfettquelle das Olivenöl, das auf zweifache Weise die Entstehung von o-LDL und damit von atherosklerotischen Plaques verhindern und das KHK-Risiko senken kann. Olivenöl besteht hauptsächlich aus Ölsäure, einer einfach ungesättigten Fettsäure, die in die LDL-Partikel eingebaut wird. Aus experimentellen Untersuchungen ist bekannt, daß LDL-Partikel mit einer hohen Ölsäurekonzentration weitgehend vor Oxidation geschützt sind. Zusätzlich enthält Olivenöl Vitamin E und phenolische Verbindungen mit antioxidativen Eigenschaften. Diese fangen freie Radikale ab und blockieren ebenfalls die Bildung von oxidiertem LDL.
Offensichtlich wird das KHK-Risiko vorwiegend durch den Genuß von einfach ungesättigten Fettsäuren vermindert, während bei einer Ernährung mit mehrfach ungesättigten Fettsäuren sogar eine gesteigerte LDL-Oxidation zu beobachten war.

10.3.1 Antiatherogen wirkende Pflanzen

Knoblauch – Allium sativum

Die Knoblauchzwiebel enthält die spezifische **Aminosäure** *Alliin* und das **Enzym** *Allinase*. In frischen Knoblauchzehen sind diese beiden Bestandteile in verschiedenen Zellkompartimenten lokalisiert. Erst bei Zerstörung der Zellstruktur durch Zerschneiden oder Zerreiben, in wäßriger Lösung oder beim Auflösen von Knoblauchpulver im Magen, findet eine enzymatische Umsetzung statt und es entsteht das eigentlich wirksame Prinzip. Die Allinase induziert primär die Umwandlung von Alliin zu Allicin, aus dem durch Folgereaktionen weitere pharmakologisch aktive schwefelhaltige Verbindungen, u.a. *Ajoen*, gebildet werden. Diese sind für den typischen Knoblauchgeruch verantwortlich. Qualitätsbestimmend ist demnach nicht nur der Gehalt an Alliin, sondern vor allem die **Aktivität** der **Allinase** und die dadurch bedingte **Allicinfreisetzung.** Abhängig vom Standort und der Art der Aufbereitung, insbesondere der Trocknungstemperatur, können diese Qualitätskriterien stark variieren. Die höchste Wirkstoffmenge liefert der chinesische Knoblauch, das aktive Alliin-Allinase-System ist nur in frischen Knoblauchzehen oder schonend getrocknetem Knoblauchpulver enthalten. Das *Allicin* hemmt das Wachstum pathogener Keime im Magen-Darm-Bereich, wirkt verdauungsfördernd und anregend auf die Galleproduktion.

Pharmakologische Wirkungen

Das medizinische Interesse hat sich in letzter Zeit auf die Untersuchung von direkten und indirekten Einflüssen von Knoblauchpulver, Allicin und anderen schwefelhaltigen Verbindungen auf das arterielle Gefäßsystem konzentriert. Seit einigen Jahren gehört der Knoblauch mit zu den pharmakologisch und klinisch am besten untersuchten Arzneipflanzen. Geprüft wurden getrocknetes Knoblauchpulver bzw. wäßrige Knoblauchtrockenpulverextrakte, die auf einen bestimmten Alliingehalt mit daraus resultierender Allicinfreisetzung standardisiert waren. Folgende pharmakologische Wirkungen des Knoblauchpulvers sind gesichert:

- antioxidative Wirkung *(Allicin, Ajoen u. a.)*
- Hemmung der Cholesterinbiosynthese *(Allicin, Ajoen)*
- Verminderung der Atherogenität und Oxidierbarkeit von LDL

- Vasodilatation und Blutdrucksenkung
- Verbesserung der Fließeigenschaften des Bluts.

Antioxidative Wirkung

Sauerstoffradikale werden im Verlauf von Stoffwechselreaktionen gebildet oder wirken von außen auf den Körper ein, z. B. durch Zigarettenrauch. Im Körper sind bestimmte Enzyme (Glutathionperoxidase, Glutathiondisulfidreduktase) in der Lage, die laufend entstehenden Sauerstoffradikale zu neutralisieren. An verschiedenen Testmodellen wurde gezeigt, daß Knoblauchpulver, insbesondere *Allicin* und seine *Stoffwechselprodukte,* die Bildung freier Radikale und die Lipidperoxidation vermindern, während reines *Alliin* in der entsprechenden Versuchsanordnung wirkungslos blieb. Teilweise wurde durch Knoblauchpulver die Konzentration der neutralisierenden Enzyme erhöht.

Hemmung der Cholesterinbiosynthese in den Leberzellen

Experimentelle Untersuchungen mit wäßrigen Knoblauchpulverextrakten an Hepatozyten-Primärkulturen und an menschlichen Leberzellinien zeigen eine konzentrationsabhängige Hemmung der endogenen Cholesterinbiosynthese durch die schwefelhaltigen Verbindungen im Knoblauch. Die Hemmwirkung erfolgt auf verschiedenen Ebenen des Synthesewegs, u.a. durch eine indirekte Beeinflussung der Aktivität des Schlüsselenzyms, der HMG-CoA-Reduktase (s. S. 321). Von Bedeutung ist, daß alle Mechanismen auf physiologische Weise durch Aktivierung bzw. Inaktivierung der entscheidenden Enzyme und Zwischenprodukte ablaufen. Dadurch wird die Biosynthese nur teilweise gehemmt und es kommt nicht zu einer Verminderung oder einem Ausfall wichtiger Vorstufen des Cholesterins. Unerwünschte Wirkungen, wie sie bei synthetischen HMG-CoA-Reduktase-Hemmern auftreten können, wurden mit Knoblauchpräparaten auch bei einer Langzeitanwendung nicht beobachtet.

Antiatherogene Wirkung

Die Atherogenität des LDL wird durch seine Fähigkeit bestimmt, innerhalb der Zelle Fettpartikel und Cholesterin anzureichern und in der Zellkultur das Zellwachstum anzuregen. Experimentelle Untersuchungen an Kulturen glatter Muskelzellen aus atherosklerotischen Plaques ergaben, daß wäßrige Knoblauchpulverextrakte die zur Atherosklerose führenden Prozesse direkt beeinflussen. Die durch Plasma von Patienten mit koronaren Herzerkrankungen (KHK) hervorgerufene **Cholesterinakkumulation** wird **verringert,** der Cholesteringehalt der Zelle sinkt und die Zellproliferation wird gehemmt. Pharmakologische Studien am Menschen zeigen entsprechende Ergebnisse: Nach vierwöchiger Behandlung mit Knoblauchpulver war das atherogene Potential des Plasmas von KHK-Patienten und die Oxidationsbereitschaft von LDL deutlich reduziert.

Atherogenes LDL aus dem Blut von Patienten mit koronaren Herzkrankheiten weist gegenüber dem LDL von Gesunden einen geringeren Sialinsäuregehalt auf. Unter der Bezeichnung Sialinsäure versteht man eine Gruppe von Verbindungen, die in Zellmembranen, Drüsensekreten und Blutplasma als Bausteine von Glykolipiden und Glykoproteinen vorkommen. Nach einer vierwöchigen Therapie mit Knoblauchpulver war die Sialinsäurekonzentration des LDL signifikant erhöht und erreichte den Wert im Blut von Normalpersonen.

Aus diesen Ergebnissen lassen sich Hinweise auf eine antiatherogene, im Sinne einer präventiven, und eine antiatherosklerotische, im Sinne einer therapeutischen Wirkung von Knoblauchpulver ableiten.

Vasodilatation

In pharmakologischen Untersuchungen an isolierten Gefäßabschnitten wurde gezeigt, daß Knoblauchpulverextrakte konzentrationsabhängig zu einer **Hyperpolarisation** der **Zellmembran** glatter Gefäßmuskelzellen führen. Dies geschieht über eine Beeinflussung der Kalium- und Calciumkanäle in der Membran. Eine Hyperpolarisation entspricht einer Zunahme der Wahrscheinlichkeit offener K$^+$-Kanäle. Offensichtlich besitzen bestimmte Inhaltsstoffe (*Allicin, Ajoen*) im Knoblauchextrakt *kanalöffnende Eigenschaften*. Es werden zusätzliche K$^+$-Kanäle geöffnet und durch den Ausstrom von Kalium aus der Zelle nimmt die Negativierung des Membranpotentials zu. Dadurch werden gleichzeitig spannungsabhängige Ca^{2+}-Kanäle geschlossen. Der Einstrom von Calciumionen in die Gefäßmuskelzelle wird vermindert und der intrazelluläre Calciumgehalt sinkt. Für die Muskelzelle bedeutet dies eine Erschlaffung, der Gefäßtonus nimmt ab und die Folge ist eine Gefäßerweiterung (Membranhyperpolarisation, Kalium- und Calciumkanäle, s. S. 265 f.).

Einfluß auf die Fließeigenschaft des Bluts

An der Entstehung von koronaren Herzerkrankungen oder arteriellen Gefäßverschlüssen ist eine Anlagerung von Thrombozyten an die Gefäßintima wesentlich beteiligt. Zu den Risikofaktoren, die ein Auftreten dieser Erkrankungen begünstigen, zählen erhöhte Fibrinogenkonzentrationen im Blut und eine verminderte Fibrinolyse-Aktivität, wodurch gebildete Thromben nicht mehr aufgelöst werden. Rauchen, Übergewicht, Diabetes und fortgeschrittenes Lebensalter erhöhen die Fibrinogenwerte. Unter dem Einfluß von Knoblauchpulver, u.a. durch *Allicin* und seine *Stoffwechselprodukte*, wurde eine **Hemmung** der **Thrombozytenaggregation** beobachtet. Die Zahl zirkulierender Thrombozytenaggregate und die Konzentration an Fibrinogen wurde reduziert, bei gleichzeitiger Steigerung der Fibrinolyse-Aktivität.

Klinische Wirksamkeit

Die Wirksamkeit von standardisiertem Knoblauchtrockenpulver zur Vorbeugung und Behandlung der Atherosklerose wurde in zahlreichen pharmakologischen und klinischen Studien nachgewiesen.

Studie Knoblauchpulver. Als Meßgröße für die Elastizität der Aorta oder der Koronararterien kann die Pulswellengeschwindigkeit herangezogen werden. Sie nimmt mit dem Alter zu und korreliert mit dem Ausmaß der atherosklerotischen Gefäßläsionen. Starre Gefäße ergeben einen hohen Wert, bei elastischen Gefäßen fällt dieser niedrig aus. In einer Studie wurde die Pulswellengeschwindigkeit in Ruhe und unter Belastung gemessen. Verglichen wurden die Werte zweier Patientengruppen, von denen eine Gruppe mindestens über zwei Jahre hinweg ein Knoblauchpulverpräparat (Kwai®, täglich mindestens 300 mg) eingenommen hatte. Als Ergebnis war zu ersehen, daß eine alters- und artherosklerosebedingte Zunahme der Steifigkeit der Aorta durch die regelmäßige Einnahme von Knoblauchpulver aufgehalten werden kann. Der Unterschied zur Kontrollgruppe war um so deutlicher, je älter die Patienten waren. Daraus läßt sich folgern, daß ältere Patienten stärker von einer vorbeugenden Therapie mit Knoblauchpräparaten profitieren als jüngere.

Senkung von Laborparametern

Mehrere langfristige Studien der letzten Jahre bewerten eine Senkung des **Cholesterin- und Triglyceridspiegels** bei Patienten mit erhöhten Blutfettwerten (Abb. 10-3, 10-4). Im Mittel fiel das Gesamtcholesterin um 10–12%, die Triglyceride nahmen in ähnlichem Umfang ab.

Der Einfluß von *Knoblauchpulver* auf den Lipidstoffwechsel und den Blutdruck im Vergleich zu *Knoblauchöl* wurde ebenfalls überprüft. Die Ergebnisse zeigen im Verlauf von vier Monaten eine stärkere Wirkung von Knoblauchpulver auf die Blutfettwerte, Knoblauchöl beeinflußt den *Blutdruck nicht*.

Die blutdrucksenkende Wirkung des Knoblauchpulvers läßt sich aus der Gefäßerweiterung im Zusammenhang mit einer Verbesserung der Fließeigenschaften des Bluts ableiten. Die tägliche Einnahme von 900 mg Knoblauchpulver führt zur Senkung des **systolischen** und **diastolischen Blutdrucks**. Eine Verminderung des erhöhten Blutdrucks geht langsam vor sich, signifikante Unterschiede wurden nach vier Monaten Behandlungsdauer erreicht, eine maximale Senkung nach sechs Monaten.

Neben einer Senkung des Cholesterinspiegels und des Blutdrucks ist die Fließfähigkeit des Bluts in Hinblick auf die periphere Durchblutung ein wesentlicher Faktor in der Atheroskleroseprophylaxe. Studien belegen eine **Verminderung** der **Klebrigkeit** von

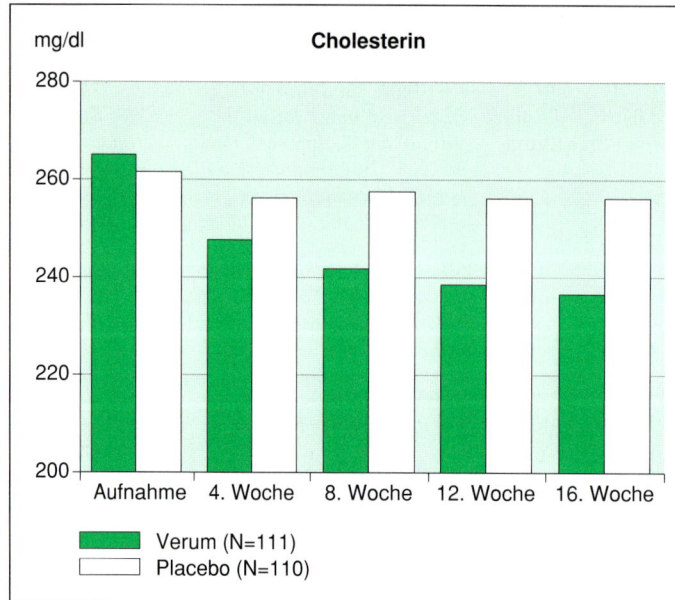

Abb. 10-3 Senkung von Gesamtcholesterin im Verlauf einer 16wöchigen Behandlung mit Knoblauchpulver (Kwai®), nach [21]. Multizentrische placebokontrollierte Doppelblindstudie an 261 Patienten mit Hypercholesterinämie.

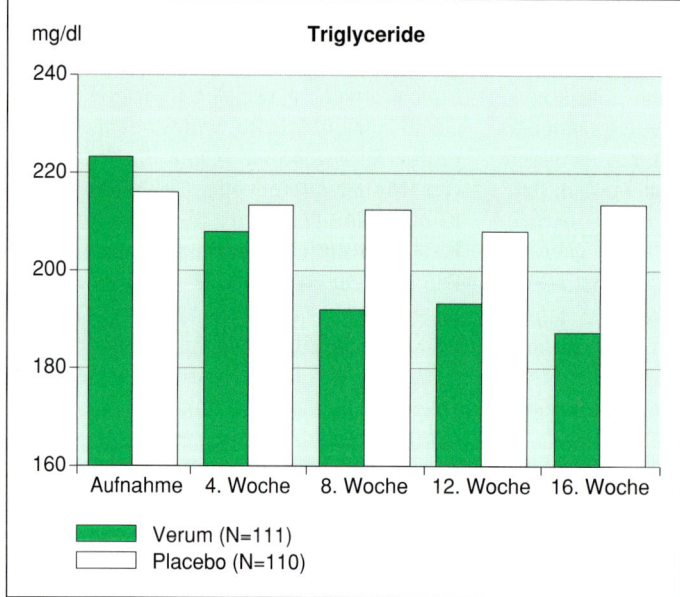

Abb. 10-4 Senkung von Triglyceriden im Verlauf einer 16wöchigen Behandlung mit Knoblauchpulver (Kwai®), nach [21]. Multizentrische placebokontrollierte Doppelblindstudie an 261 Patienten mit Hypercholesterinämie.

Thrombozyten und einen positiven Effekt bei Patienten mit atherosklerotisch bedingten Gefäßverschlüssen in den Beinen. An einer Gruppe von Teilnehmern einer großen epidemiologischen Untersuchung mit knapp 3000 Patienten, der sogenannten Aachen-Studie, wird momentan der Einfluß einer Langzeittherapie mit täglich 900 mg Knoblauchpulver auf die Plaquebildung in den Carotis- und Femoralarterien geprüft. Dabei zeigt sich nach bisherigen Ergebnissen ein Trend zur **Abnahme der Plaquegröße** innerhalb des Gesamtkollektivs.

Bezüglich der Dosierung empfiehlt die Monographie von 1987 noch eine Tagesdosis von 4 g frischem Knoblauch, was einer Menge von 1,3 g Knoblauchpulver entspricht. Die Mehrzahl der Studien sind jüngeren Datums. Aus neueren Erkenntnissen ergibt sich eine wirksame Dosierung von 600–900 mg Knoblauchpulver, entsprechend 1,8–2,7 g frischem Knoblauch.

Nebenwirkungen, Wechselwirkungen

Die Vorbeugung der Atherosklerose erfordert im allgemeinen eine langjährige Einnahme und daher ein gut verträgliches Arzneimittel. Von Knoblauchpräparaten wurden nur in seltenen Fällen allergische Hautreaktionen, ähnlich dem Frischknoblauch, oder Magen-Darm-Beschwerden beobachtet. Daher wird empfohlen, Knoblauchpräparate nicht auf nüchternen Magen einzunehmen. Bei gleichzeitiger Einnahme von blutdrucksenkenden Arzneimitteln kann deren Wirkung verstärkt werden.

Knoblauchpulver-Präparate

beni-cur® Dragees
Ilja Rogoff® Forte Dragees
Kwai® N Dragees

10.4 Zerebrale und periphere Durchblutungsstörungen

Bewährte Drogen: Ginkgoblätter – Ginkgo bilobae folium.

In den letzten hundert Jahren hat sich die mittlere Lebenserwartung nahezu verdoppelt. Durch den zunehmenden Anteil älterer Menschen an der Gesamtbevölkerung wächst die Zahl der Personen, die von altersbedingten, degenerativen Schäden am Herz-Kreislauf-System und im Gehirn betroffen sind. Bisher konnte die dadurch bedingte Morbidität und Mortalität noch nicht ent-

scheidend gesenkt werden und die daraus resultierenden Kosten durch Arbeitsausfall, Rehabilitationsmaßnahmen oder Pflegebedürftigkeit stellen eine große Belastung unseres Gesundheitssystems dar. Nach einer Studie des Kieler Instituts für Gesundheitssystem-Forschung ist im Extremfall im Jahr 2010 mit etwa 1,7 Millionen an Hirnleistungsstörungen erkrankten Menschen zu rechnen, deren Pflege gesamtwirtschaftliche Kosten von 55 Milliarden DM verursachen würde.

10.4.1 Hirnleistungsstörungen – Demenz

Unter Hirnleistungsstörungen versteht man einen Komplex verschiedener Symptome, die im Alter durch ein Nachlassen der Hirnfunktionen auftreten. Es ist ein chronisch verlaufender und irreversibler Krankheitsprozeß, der mit Störungen in der Gedächtnisleistung beginnt und oft bereits in einem frühen Stadium von Kopfschmerzen oder Schwindel, Schlaflosigkeit, Konzentrationsschwäche oder depressiver Verstimmung begleitet ist. Bei Fortschreiten der Krankheit kommt es zu einer Einschränkung des Denkens und der Wahrnehmung, einem Rückgang intellektueller Fähigkeiten und der Orientiertheit in Raum, Zeit und Person. Verwirrtheitszustände und Störungen in der Affektivität, der Motivation und im Sozialverhalten führen zu Veränderungen der Persönlichkeit und zum klinischen Bild der Demenz. Man unterscheidet zwischen primären und sekundären Demenzen.

Sekundäre Demenzen können als Folge von Herz-Kreislauf-Erkrankungen, von hormonellen Fehlregulationen oder entzündlichen Prozessen, nach Infektionen oder Vergiftungen (Arzneimittelschäden) auftreten.

Primäre Demenzen sind durch einen massiven Untergang von Nervenzellen im Gehirn oder durch Unterbrechung einer größeren Anzahl von Nervenverbindungen charakterisiert. Sie entstehen durch degenerative Veränderungen oder vaskulär bedingte Störungen und gehören zu etwa 90% der Demenz vom Alzheimer-Typ (DAT), der Multiinfarkt-Demenz (MID) oder Mischformen von beiden an.

Demenz vom Alzheimer-Typ DAT

Die Demenz vom Alzheimer-Typ ist die häufigste Form der primären Hirnleistungsstörungen. Sie ist geprägt von einem **kontinuierlich fortschreitenden Abbau intellektuell-kognitiver** und **sozialer Leistungen.** In erster Linie sind Kurzzeitgedächtnis und Orientierung betroffen. Der Beginn der Erkrankung ist schleichend; sie kann sich über 30 bis 40 Jahre hinweg unbemerkt entwickeln, bevor erste klinische Symptome offenbar werden. Der genaue Zeitpunkt des Krankheitsausbruchs ist oft schwer zu bestimmen. Auffällig wird die Krankheit erst im späteren Stadium, wenn sich die Fähigkeiten in der Wahrnehmung und dem Gedächtnis, das soziale Verhalten und die Persönlichkeit bereits merklich verändert haben. Depressionen, Ängstlichkeit, Antriebsarmut, Unsicherheit und Aggressivität prägen den weiteren Verlauf. Im Spätstadium kommen Schwierigkeiten in Motorik und Sprache – Bewegungsunfähigkeit, Wortfindungsstörungen – Urin- und Stuhlinkontinenz hinzu. Vollständiger Gedächtnisschwund macht eine eigenständige Lebensführung unmöglich, psychiatrische Störungen führen zu geistigem Verfall und Verlust der Persönlichkeit.

Das Risiko, an der Alzheimer-Demenz zu erkranken, nimmt mit dem Alter zu. Von den über 65jährigen zeigen etwa 1,5% Symptome der Krankheit, von den über 85jährigen sind bereits 24% betroffen. Nach einer epidemiologischen Studie in den USA Ende der achtziger Jahre steigt die Prävalenzrate ab dem 65. Lebensjahr nahezu exponentiell und verdoppelt sich etwa alle fünf Jahre (Tab. 10-2).

Die DAT ist gekennzeichnet durch den **Verlust** von **Neuronen** und eine **Abnahme** der

Tab. 10-2   Prävalenzrate für die Alzheimer-Demenz. Die Prävalenzrate (in %) gibt die Anzahl der Erkrankten, bezogen auf die Anzahl der untersuchten Personen, an, nach [7].

Altersgruppe in Jahren	Prävalenzrate in %
65–74	3
75–84	18,7
über 85	47,2

synaptischen Verbindungen in der Großhirnrinde und anderen Hirnarealen. Es besteht ein enger Zusammenhang zwischen dem Rückgang in der *Synapsendichte* und dem *Schweregrad* der *Demenz.* Eine Degeneration von cholinergen Neuronen im basalen Vorderhirn hat zur Folge, daß Neuronen in der Großhirnrinde und dem Hippocampus nicht mehr ausreichend stimuliert werden. Diese Hirnregionen sind jedoch für das Gedächtnis von besonderer Bedeutung.

Cholinerge Neuronen synthetisieren den Neurotransmitter Acetylcholin, der bei Erregung in den synaptischen Spalt ausgeschüttet wird. Dort bindet er an bestimmte Rezeptorproteine der postsynaptischen Nervenzellmembran, die sogenannten Muscarinrezeptoren (M1   M5). Für die Signalübertragung im Gehirn spielt der M1-Rezeptor eine wichtige Rolle.

Für den Untergang von Nervenzellen wird ein Zusammenwirken verschiedener Prozesse verantwortlich gemacht. Zentrales Geschehen ist ein erhöhter oxidativer Streß durch das Ansteigen der intrazellulären Konzentration an freien Radikalen im Laufe des pathologisch veränderten neuronalen Stoffwechsels. Die energetische Umwandlung von Glucose zu ATP verläuft unter der Mitwirkung von Sauerstoffradikalen, deren Konzentration durch Inaktivierungsmechanismen im Körper streng kontrolliert wird. Eine Verschlechterung in der Glucoseverwertung bedeutet für die Zelle einen Mangel in der Energieversorgung und führt gleichzeitig zu einer Erhöhung der Radikalkonzentration. Die im Übermaß gebildeten Radikale greifen Lipidstrukturen der Zellmembran und Enzymsysteme an. Das am aktiven Transport von Kalium- und Natriumionen beteiligte Enzym, die Kalium-Natrium-ATPase wird gehemmt. Der Natrium- und Calciumgehalt in der Zelle steigen, während gleichzeitig der Kaliumgehalt abnimmt. Es kommt zu Störungen im Membranpotential und schließlich zum Untergang der Zelle.

Ein weiterer Zusammenhang besteht mit extrazellulären *Amyloidablagerungen* und der Bildung von *Neurofibrillenbündeln* innerhalb der Zelle, die ebenfalls den Zelltod herbeiführen.

Bereits 1906 fand der Entdecker der Krankheit, der Neurologe ALOIS ALZHEIMER, im Gehirn einer verstorbenen Demenzpatientin extrazelluläre Ablagerungen einer Eiweißverbindung, die heute als *Amyloid-β-Protein (β-A4-Protein)* bezeichnet wird. Dieses Protein ist Teil eines wesentlich größeren Vorläuferproteins, des *Amyloid-Precursor-Proteins (APP)*, das fest in der Zellmembran von Neuronen und anderen Zellen verankert ist. Im normalen Stoffwechselweg wird das APP durch ein eiweißspaltendes Enzym, die α-Sekretase, genau innerhalb des Amyloid-β-Protein-Abschnitts zerlegt und es entsteht kein Amyloid-β-Protein. Der verbleibende APP-Rest ist an Reparaturvorgängen in der Nervenzelle beteiligt, er hat neuroprotektive Eigenschaften und schützt die Zelle vor einer Übererregung. Das pathologische Amyloid-β-Protein wird erst dann gebildet, wenn das Enzym β-Sekretase das APP durch eine Fehlspaltung an falscher Stelle zerschneidet. Die entstehenden Fragmente lagern sich im Zellzwischenraum zu unlöslichen Aggregaten, den sogenannten senilen Plaques zusammen und wirken in dieser Form neurotoxisch. Senile Plaques sind vor allem im Hippocampus, in der Großhirnrinde und in den Wänden zerebraler Blutgefäße zu finden. Parallel dazu entwickeln sich auch innerhalb der Nervenzellen Verdickungen, die *Neurofibrillen*. Sie bestehen in der Hauptsache aus Proteinen (sogenannte Tau-Proteine), die ihre Fähigkeit, den Stofftransport in der Zelle zu unterstützen, verloren haben. Lebenswichtige Funktionen der Zelle werden behindert und die Zelle stirbt ab. Nach dem Zelltod bleiben die Neurofibrillen als unlösliche Gebilde zurück.

Die Veränderungen in den Nervenzellen führen über Jahrzehnte hinweg zu den typischen klinischen Symptomen der DAT. Dabei korreliert das *Ausmaß* der *Amyloidablagerungen* mit dem *Schweregrad* der *Erkrankung.*

Hirnleistungsstörung vaskulärer Genese – Multiinfarkt-Demenz (MID)

Bei der Hirnleistungsstörung vaskulärer Genese sind im Hirngewebe zahlreiche Herde mit verminderter Stoffwechselaktivität nachzuweisen. In den meisten Fällen liegt die Ursache nicht in einer Atherosklerose der großen Gefäße außerhalb des Gehirns und der dadurch bedingten Durchblutungsminderung. Sie steht vielmehr im Zusammenhang mit **Wandveränderungen kleiner Gefäße** in der Endstrombahn im Gehirn und einer ausgedehnten **Demyelinisierung markhaltiger Nervenbahnen.** Kernspintomographisch ist eine zunehmende Häufung lakunärer Infarkte und eine Marklagerschädigung in der Umgebung der Seitenventrikel zu erkennen. Von Bedeutung für die Pathogenese ist die Aktivität des *plättchenaktivierenden Faktors PAF*, und die dadurch bedingten Störungen in der Mikrozirkulation durch eine Aggregation von Trombozyten und eine Erhöhung der Gefäßpermeabilität mit anschließender Ödembildung.

Die Multiinfarktdemenz unterscheidet sich von der Demenz vom Alzheimer-Typ durch das akute Auftreten zu einem relativ frühen mittleren Zeitpunkt zwischen 40 und 60 Jahren und einen schubartigen Verlauf. Männer erkranken häufiger an einer MID, Frauen an einer DAT. Auch die Häufigkeitsverteilung der Symptome ist bei beiden Demenzformen unterschiedlich. Bei der DAT stehen Störungen in der Gedächtnisleistung, der Orientierung und Sprache im Vordergrund. Die MID führt häufig zu neurologischen Ausfallserscheinungen (Gangstörungen, Harninkontinenz), während die räumliche Orientierung und die Sprache kaum betroffen sind.

10.4.2 Periphere arterielle Verschlußkrankheit (pAVK) – Claudicatio intermittens

Die periphere arterielle Verschlußkrankheit, pAVK, ist durch eine zunehmende Durchblutungsstörung infolge einer Verengung oder eines Verschlusses peripherer Arterien charakterisiert. Ursache sind atherosklerotische Prozesse an der Gefäßwand, die in erster Linie die Gefäße der unteren Extremitäten einschließlich Aorta und Beckengefäße betreffen. Bei etwa 3% der über 50jährigen Patienten manifestiert sich die Krankheit durch das Auftreten einer Claudicatio intermittens (intermittierendes Hinken, Schaufensterkrankheit).

An der **Entstehung** der **atherosklerotischen Gefäßveränderungen** sind die *Lipoproteine* in Form von *LDL*, das *Gerinnungssystem* und die Funktion der *Thrombozyten* beteiligt. Die strukturelle Veränderung der Gefäßintima durch die Ablagerung von o-LDL in den Endothelzellen und die nachfolgende Umwandlung der Makrophagen in Schaumzellen begünstigt eine Anlagerung von Thrombozyten. Dadurch wird das Gerinnungssystem aktiviert und Fibrin gebildet, das den Thrombus durchzieht und verfestigt. Gleichzeitig werden Wachstumsfaktoren abgegeben, die die Proliferation von glatten Muskelzellen der Gefäßwand stimulieren. Alle Prozesse führen zur **Verengung des Gefäßlumens** und schließlich zum Gefäßverschluß. Als Folge des stark verringerten Blutdurchflusses kommt es im betroffenen Gebiet zu einem Sauerstoffmangel, der die Bildung toxischer Stoffwechselprodukte und freier Radikale fördert. Diese reagieren ihrerseits mit den Lipidbestandteilen der Zellmembranen und rufen weitere Gefäßschädigungen hervor.

Die pAVK kann lange Zeit symptomlos bleiben, da die Ruhedurchblutung erst bei einer Verringerung des Gefäßdurchmessers von mehr als 50 % reduziert wird. Sekundär bilden sich Kollateralen aus und der Gefäßstoffwechsel paßt sich dem verminderten Sauerstoffangebot an. Die pAVK wird nach FONTAINE in **vier Stadien** eingeteilt. Stadium I ist beschwerdefrei und kann mehrere Jahre andauern. Erste klinische Symptome treten in Abhängigkeit der Belastung auf (Stadium II), bei etwa 10% der Patienten geht die pAVK in Stadium III (Ruheschmerzen) und Stadium IV (Nekrose, Gangrän) über. Zeichen einer pAVK im fortgeschrittenen Stadium sind Hyperkeratose und Schwielenbildung an den Fußsohlen, Nageldystrophie und Haarausfall an den Beinen. Früher war die Behandlung von Stadium II ausschließlich einer konservativen Therapie vorbehalten. Da in den letzten zwanzig Jahren das Spektrum an gefäßchirurgischen Behandlungsmöglichkeiten deutlich erweitert wurde, ist nach individueller Indikationsstellung eine chirurgische Behandlung einem Teil der Patienten bereits in einem frühen Stadium zugänglich. Doch werden nach wie vor die meisten Patienten konservativ behandelt.

Grundlage jeder **konservativen Therapie** ist die Vermeidung möglicher Risikofaktoren – Rauchen, Bewegungsarmut und Übergewicht – die eine Atherosklerose begünstigen. Von großer Bedeutung ist die *Senkung* erhöhter *Triglycerid- und Cholesterinspiegel*, sowie die optimale *Einstellung* eines *Diabetes* oder *Bluthochdrucks*. Inzwischen ist bekannt, daß einzelne Risikofaktoren Gefäßschäden in unterschiedlichen Regionen verursachen: Während ein erhöhter Cholesterinspiegel der entscheidende Faktor in der Entstehung koronarer Herzkrankheiten ist und Bluthochdruck zerebrale Durchblutungsstörungen hervorruft, ist Rauchen die dominierende Ursache für periphere Gefäßverschlüsse. Die Verringerung der Risikofaktoren trägt dazu bei, das Risiko von Spätfolgen zu verringern, zumal bei etwa der Hälfte der pAVK-Patienten eine erhöhte Gefährdung im Hinblick auf koronare Herzkrankheiten besteht. Auch die Gefahr von Schlaganfällen mit bleibenden neuronalen Schäden ist doppelt so hoch wie bei Personen ohne periphere Verschlußkrankheit gleichen Alters. Zur Basistherapie gehört ebenso ein Bewegungstraining, um die noch vorhandene Durchblutungsreserve zu mobilisieren. Die Wirksamkeit einer konsequenten physikalischen Therapie ist unumstritten. Epidemiologische Untersuchungen zeigen jedoch, daß nur etwa ein Drittel der Patienten mit Claudicatio intermittens aufgrund kardialer und orthopädischer Kontraindikationen oder mangelnder Trainingsbereitschaft davon profitieren kann. Somit ist die medikamentöse Behandlung ein wesentlicher Bestandteil im Spektrum therapeutischer Möglichkeiten der pVAK.

10.4.3 Schwindel, Tinnitus, Hörstörungen

Der vestibulär bedingte, **systematische** Schwindel geht vom Innenohr oder dem vestibulären System aus und tritt u.a. als Folge von Mikro- oder Makrozirkulationsstörungen auf. Er äußert sich meist als Dreh- oder Schwankschwindel und ist von Nystagmus oder Übelkeit begleitet. Häufiger ist der **unsystematische** Schwindel, dem hypo- oder hypertone Kreislaufbeschwerden, Herzrhythmus- oder Hirnleistungsstörungen zugrunde liegen. Bei der Behandlung des Schwindels hat sich die Kombination aus physikalischem Training und der medikamentösen Therapie mit Substanzen, die den Hirnstoffwechsel beeinflussen, bewährt.

Tinnitus und **Hörstörungen** können ebenfalls von Mikrozirkulationsstörungen ausgelöst werden. Unter Tinnitus versteht man subjektiv empfundene Ohrgeräusche (Pfeif-, Rausch- oder Klingelgeräusche), die ein- oder beidseitig auftreten können. Der **Hörsturz** ist ein plötzlicher, meist einseitiger Hörverlust. Er kann als Folge von Traumen, Virusinfektionen oder Autoimmunreaktionen auftreten.

Oft sind die Ursachen unklar, vermutlich spielen Durchblutungsstörungen im Innenohr eine Rolle.

> Der Hörsturz erfordert eine sofortige, fachärztliche Behandlung, da nur bei einem Therapiebeginn innerhalb 24 Stunden eine vollständige Wiederherstellung möglich ist.

10.4.4 Pflanzen zur Verbesserung der Mikrozirkulation

Gingkobaum – Ginkgo-biloba

Extrakte aus den Blättern von Ginkgo biloba werden seit mehr als 30 Jahren zur Behandlung von zerebralen und peripheren Durchblutungsstörungen, sowie bei nachlassender intellektueller Leistungsfähigkeit eingesetzt. Obwohl seine ursprüngliche Heimat in China liegt, gelten Zubereitungen aus Ginkgo-biloba-Blättern mittlerweile als deutsche Spezialität. In keinem anderen Land Europas oder Amerikas wird der Pflanze und ihren pharmakologischen Eigenschaften so viel Aufmerksamkeit entgegengebracht. Der Ginkgobiloba-Spezialextrakt gehört hierzulande zu den am besten erforschten pflanzlichen Arzneistoffen, auch die meisten klinischen Wirksamkeitsstudien stammen bisher aus Deutschland. Abhängig vom Extraktionsverfahren unterscheiden sich die einzelnen Ginkgoextrakte in ihrem Wirkprofil. Experimentelle und klinische Prüfungen wurden im wesentlichen mit zwei in einem kontrollierten Produktionsprozeß hergestellten **Spezialextrakten** durchgeführt, die auf 24% *Flavonglykoside* und 6% *Terpenlaktone* (EGb 761, z.B. Tebonin®, Rökan®) bzw. 25% *Flavonglykoside* und 6% *Terpenlaktone* (LI 1370, z.B. Kaveri®) standardisiert sind. Die erzielten Ergebnisse sind nicht ohne weiteres auf Extrakte, die nicht den genannten Anforderungen entsprechen, übertragbar.

Die Herstellung des Spezialextrakts aus den frisch geernteten und getrockneten Blättern des Ginkgobaums ist ein hochtechnisiertes, standardisiertes Verfahren, bei dem in einem mehrstufigen Extraktionsprozeß mit dem Auszugsmittel Aceton-Wasser die wirksamkeitsbestimmenden Inhaltsstoffe angereichert werden. Im Laufe des Herstellungsprozesses werden etwa 90% der im Rohextrakt vorhandenen Substanzen, die nicht zur Wirksamkeit beitragen oder die Verträglichkeit mindern, durch verschiedene Reinigungsverfahren entfernt oder in ihrer Konzentration stark vermindert. So sind Biflavone und Ginkgolsäuren, stark hautreizende und allergieauslösende Verbindungen des Primärextrakts, im Spezialextrakt nicht mehr enthalten. Hauptbestandteil im Spezialextrakt ist die Gruppe der **Flavonglykoside,** die sich überwiegend aus *Glykosiden* von Quercetin, Kämpferol oder Isorhamnetin mit *Glucose* oder *Rhamnose* als Zuckerkomponenten zusammensetzt. Die zweite wichtige Stoffgruppe bilden die **Terpenlaktone**, die in erster Linie aus Diterpenlaktonen, den *Ginkgoliden,* und dem Sesquiterpenlakton, *Bilobalid,* bestehen. Weiter sind oligomere Proanthocyanide und organische Säuren enthalten, die als Lösungsvermittler für die schwerlöslichen Flavonglykoside und Terpenlaktone dienen.

Pharmakologische Wirkungen

Das pharmakologische Wirkprofil des Ginkgo-biloba-Spezialextrakts umfaßt Wirkungen auf das **Blut,** das **Gefäßsystem** und das **Gewebe.** Durch den Einfluß auf alle wesentlich an der Blutversorgung beteiligten Komponenten wird die lokale Durchblutung im Bereich der *Mikrozirkulation* gesteigert. Der Extrakt reguliert den Gefäßtonus durch Verstärkung des Kapillarwiderstands und verringert die erhöhte Kapillarpermeabilität. Im Gewebe führt der Extrakt zu einer Erhöhung der Hypoxietoleranz und verhindert die Ausbildung eines zytotoxischen Ödems. Er fördert den Energiestoffwechsel, neutralisiert die im Übermaß gebildeten Radikale und vermindert neuronale Schäden als Folge einer Mangeldurchblutung.

Die pharmakologischen Wirkungen des Ginkgo-biloba-Spezialextrakts können vier Bereichen (Abb. 10-5) zugeordnet werden:

Rheologie	Radikalfänger	PAF-Antagonismus	Neuroprotektion

• Senkung der
- Vollblut- und
  Plasmaviskosität
- Erythrozyten-
  aggregation
- Thrombozyten-
  aggregation
- Fibrinogenwerte
 	
• Steigerung der
  Erythrozyten-
  flexibilität
 	
• Steigerung der
  Leukozyten-
  flexibilität
	• Hemmwirkung auf
	- Lipidperoxidation
	- Radikalproduktion
	  von Granulozyten
	- radikalinduzierte
	  Membranschäden
	
	• Steigerung der
	  Prostazyklin-
	  synthese
	
	• Beschleunigung
	  postischämischer
	  Reparations-
	  vorgänge
		• Hemmung der
		  durch den Mediator
		  PAF induzierten
		- Thrombozyten-
		  aggregation
		- Ca^{2+}-Akkumulation
		- Ödementstehung
		- postischämischen
		  Zellschäden
		- Leukozyten-
		  aktivierung
			• Ödemhemmung
			
			• Steigerung der
			  Hypoxietoleranz
			
			• Stoffwechsel-
			  verbesserung
			  (intrazerebral)
			  unter Hypoxie und
			  Ischämie

Abb. 10-5　Pharmakologische Wirkungen von Ginkgo biloba, nach [27].

- Beeinflussung des Fließverhaltens des Bluts
- Radikalfängereigenschaften (*Flavonglykoside*)
- PAF-Antagonismus durch *Ginkgolide,* besonders *Ginkgolid B*
- Schutz des neuronalen Gewebes (Neuroprotektion), Verbesserung des Energiestoffwechsels durch *Flavonoide* und *Bilobalid.*

Rheologische Wirkung

Das Fließverhalten des Bluts wird durch den Hämatokrit, die Eigenschaften des Plasmas und der zellulären Bestandteile bestimmt. Ein ausschlaggebender Faktor der Hämorheologie ist die Aggregationsneigung der *Erythrozyten* und die Flexibilität ihrer Membran zur Überwindung mechanischer Hindernisse. Da Erythrozyten nur unter den Bedingungen einer Strömungsverlangsamung aggregieren, zeigen sie im Blut von Patienten mit zerebralen oder peripheren Durchblutungsstörungen eine erhöhte Tendenz zur Aggregation. Die *Leukozyten* sind im Vergleich zu den Erythrozyten relativ groß und wenig verformbar. Sie bestimmen vor allem im Bereich der Mikrozirkulation die Fließeigenschaften des Bluts. Die Aggregation der *Thrombozyten* wird durch den plättchenaktivierenden Faktor, PAF, (s. S. 282) und das Zusammenspiel der Gewebehormone Prostazyklin und Thromboxan beeinflußt. Thromboxan wird in den Thrombozyten gebildet und löst im Laufe der Blutgerinnung die Thrombozytenaggregation aus. Prostazyklin gehört zu der Gruppe der Prostaglandine und ist sein physiologischer Gegenspieler. Es ist in den Endothelzellen lokalisiert, wirkt gefäßerweiternd und hemmt die Funktion der Thrombozyten. Der Ginkgo-biloba-Spezialextrakt **verringert** die **Vollblut-** und **Plasmaviskosität** und führt zu einer **Abnahme erhöhter Fibrinogenwerte.** Er hemmt die Erythrozyten- und Thrombozytenaggregation, erhöht die Biegsamkeit der Membran von Erythrozyten und verringert die Leukozytenrigidität. Die hemmende Wirkung auf die Aggregation der Thrombozyten hängt sowohl mit einem spezifischen Antagonismus zu PAF und der Radikalfängereigenschaft des Extrakts zusammen, als auch mit der Stimulierung der endothelialen Prostazyklinsynthese und der daraus folgenden Verschiebung des Prostazyklin-Thromboxan-Gleichgewichts zugunsten des Prostazyklins.

Radikalfängereigenschaften

Freie Radikale sind Atome oder Moleküle, die im äußeren Orbital ihrer Elektronenhülle ein ungepaartes Elektron besitzen. Es sind äußerst reaktionsfreudige Verbindungen, da sie durch Aufnahme oder Abgabe von Elektronen einen energetisch stabileren Zustand anstreben. Im Organismus haben vor allem die vom Sauerstoff abgeleiteten Radikale physiologische oder pathologische Bedeutung. Sie entstehen im Verlauf von Stoffwechselprozessen, z. B. bei der oxidativen Phosphorylierung in den Mitochondrien (Synthese von energiereichem ATP), bei der Bildung von Prostaglandinen und Leukotrienen oder sie werden von Leukozyten während Entzündungsreaktionen gebildet.

Die Leukozyten (Granulozyten, Monozyten, Makrophagen) sind in ihrer Gesamtheit die Zellen des Bluts, die durch ihre Fähigkeit zur Phagozytose den Organismus vor exogenen und endogenen Schadstoffen schützen. In ihrer Membran sind Enzyme (Peroxidasen, NADPH-Oxidase) lokalisiert, die eine Bildung von Sauerstoffradikalen und anderen hoch reaktiven Molekülen fördern, die im Rahmen einer frühen, unspezifischen Immunabwehr zur Vernichtung von Erregern und Tumorzellen beitragen.

Im Körper werden freie Radikale durch verschiedene Mechanismen laufend inaktiviert, bevor sie das Gewebe schädigen können. Wichtige **Schutzfunktion** üben *spezifische Enzyme* (z. B. Glutathionperoxidase, s. S. 272) oder *Vitamin E* in den Zellmembranen aus. Pathologische Prozesse entstehen erst dann, wenn Radikale im Übermaß produziert werden oder die körpereigenen Kontrollfunktionen nicht mehr ausreichen. Dies ist in besonderem Maße bei chronischen Entzündungen oder bei unzureichender Sauerstoffzufuhr infolge einer Unterbrechung der arteriellen Durchblutung der Fall. Dabei wird der normale Ablauf der Atmungskette, eines in den Mitochondrien lokalisierten Enzymsystems, gestört, die freiwerdenden Elektronen werden auf den Sauerstoff übertragen und es entsteht das hoch reaktive *Superoxidanion-Radikal*. Besonders anfällig gegenüber oxidativen Prozessen sind die mehrfach ungesättigten Fettsäuren, die am Aufbau der Zellmembran beteiligt sind. Unter der Einwirkung von Radikalen werden sie in Lipidperoxide umgewandelt, die über eine Kettenreaktion die Zelle in ihrer Funktionsfähigkeit behindern und schließlich zur Zerstörung der Zellmembran führen. Radikale greifen auch Proteine, Kohlenhydrate und Nukleinsäuren an und schädigen wichtige Zellstrukturen.

Zu den **Krankheitsbildern,** die mit einer übermäßigen Produktion von freien Radikalen in Verbindung gebracht werden, gehören Herz-Kreislauf-Erkrankungen, zerebrale Infarkte, Atherosklerose, rheumatische und entzündliche Erkrankungen. Radikale vermitteln auch die Neurotoxizität des β-Amyloid-Proteins bei der Alzheimer-Demenz und sind vermutlich an Alterungsprozessen und der Krebsentstehung beteiligt.

Der *Ginkgo-biloba-Spezialextrakt* verfügt über eine **ausgeprägte Radikalfängeraktivität.** Verantwortliche Inhaltsstoffe sind in erster Linie die *Flavonglykoside*. Radikale werden nicht nur abgefangen, sondern gleichzeitig wird ihre Entstehung über eine *Hemmung bestimmter Enzyme* (z. B. NADPH-Oxidase in neutrophilen Granulozyten, Myeloperoxidase) verhindert. Dadurch werden die Folgen einer vermehrten Radikalfreisetzung – Peroxidation der Membranlipide, Minderung der Prostazyklinsynthese, Zelluntergang – reduziert. Durch den Einfluß auf die Prostazyklinbildung in der Gefäßwand trägt auch die Radikalfängereigenschaft zu einer Steigerung der Durchblutung bei.

Die Radikalfängereigenschaft des EGb-761 Ginkgo-biloba-Spezialextrakts wurde in vitro und in vivo bestätigt. Experimentell kann sie durch eine Verminderung der Netzhautzell-Läsionen und des Netzhautödems nachgewiesen werden. Die Netzhaut des Auges ist als Gewebe mit einem hohen Anteil mehrfach ungesättigter Fettsäuren besonders empfindlich gegenüber radikalinduzierten Prozessen.

PAF-Antagonismus

Der plättchenaktivierende Faktor, PAF, wird von vielen Zellen (Granulozyten, Makrophagen, Endothel- und Nierenzellen) als Reaktion auf eine Stimulation, z. B. immunologischer Art, freigesetzt. Auch im Gehirngewebe wird nach einer Ischämie (s. u.) der PAF gebildet. Zu seinen Wirkeigenschaften zählen Thrombozyten- und Leukozytenaggregation, Steigerung der Gefäßpermeabilität und Ödembildung, Blutdrucksenkung und Bronchokonstriktion. Es gibt Hinweise auf eine Beteiligung an der Entstehung allergischer Reaktionen, Asthma und Atherosklerose. Die Thrombozytenaggregation wird ausgelöst, indem der PAF an spezifische Rezeptoren auf der Thrombozytenoberfläche bindet. Auch im Gehirn wurden PAF-Rezeptoren nachgewiesen. Nach systemischer Applikation von PAF ist eine Verminderung der zerebralen Durchblutung und eine Thrombozytenaggregation in den schlecht durchbluteten Gebieten festzustellen. Aus vielen Untersuchungen ist eine **Hemmung** der **Rezeptorbindung** durch den Ginkgo-biloba-Spezialextrakt, speziell durch *Ginkgolid B*, bekannt. Ginkgolid B ist ein spezifischer Antagonist gegenüber PAF-induzierten Reaktionen, verhindert die Aggregationsneigung der Thrombozyten, die Superoxidproduktion und die Chemotaxis von Granulozyten.

Schutz des neuronalen Gewebes

Die neuroprotektive Wirkung von Arzneistoffen kann an dem Modell der zerebralen Ischämie oder durch Messung der Hypoxietoleranz bestimmt werden. Ischämie- und Hypoxieversuche ergeben einen deutlichen Hinweis auf eine **Verbesserung** des **zerebralen Energiestoffwechsels** unter der Einwirkung des Ginkgo-biloba-Spezialextrakts.

Eine *Ischämie* verursacht eine *Hypoxie,* d. h., eine Abnahme des Sauerstoffgehalts im betroffenen Gewebe. Als Folge kommt es zum beschleunigten Abbau von Glucose, wobei durch den Sauerstoffmangel vermehrt anaerob Laktat gebildet wird.

Unter aeroben Bedingungen, d. h. in Gegenwart von Sauerstoff, verläuft der Abbau von Glucose unter Bildung von Pyruvat (Brenztraubensäure), das in weiteren Schritten über Acetyl-Coenzym-A in den Zitronensäurezyklus eingeschleust wird. Pyruvat ist das Verbindungsglied zwischen Glucose- und Aminosäurestoffwechsel. Die Energieausbeute im Zitronensäurezyklus und der angeschlossenen Atmungskette ist wesentlich höher als beim anaeroben Glucoseabbau. Deshalb wird bei ausreichender Sauerstoffzufuhr in der Zelle kein Laktat gebildet.

Im weiteren Verlauf sinkt auch der Gehalt an energiereichem ATP und der Zelle steht nicht mehr genügend Energie zur Verfügung. Es besteht ein Zusammenhang zwischen der Menge an gebildetem Laktat und dem Ausmaß der Nekrosen, die nach einer nicht letalen Hypoxie oder Ischämie im Gehirn entstehen. Im Bereich der Ischämie kommt es bei der nachfolgenden Mehrdurchblutung zu einer Akkumulation von neutrophilen Leukozyten, die durch Freisetzung von hydrolytischen Enzymen und Proteasen zu einer Zerstörung des Gewebes beitragen.

Unter dem Einfluß des *Ginkgo-biloba-Spezialextrakts* erhöht sich die **Hypoxietoleranz,** d. h., die Überlebenszeit nach einer Hypoxie. Es wird weniger Laktat gebildet, obwohl die Bedingungen einer Hypoxie an sich zu einer Steigerung des lokalen Glucoseumsatzes führen. Der zerebrale Glucoseumsatz wird durch den Extrakt grundsätzlich nicht beeinflußt. Offensichtlich wird jedoch das während der Glykolyse anfallende NADH in der Atmungskette besser verwertet und die Energiegewinnung ist effektiver. Die Abnahme des ATP-Gehalts in der Zelle als Folge der Hypoxie wird vermindert und der Zusammenbruch des zerebralen Energiestoffwechsels verzögert. Damit gewährleistet der Extrakt die für die Aufrechterhaltung der Nervenzellfunktionen erforderliche Energie-

bereitstellung und das Gehirngewebe behält während einer Ischämie länger seine Funktionsfähigkeit. Gleichzeitig werden die bei einer Störung der Energiegewinnung vermehrt anfallenden Sauerstoffradikale, die mitverantwortlich sind für den postischämischen Zelltod, durch den Extrakt als Radikalfänger unschädlich gemacht.

Ödemreduktion

Experimentell kommt es nach Aufhebung einer Ischämie zunächst zu einer **Hyperperfusion** die in eine anschließende **Hypoperfusion** übergeht. Nach einer Stunde sind nur noch ca. 50% des Blutflusses vor der Ischämie zu messen. Die Mangeldurchblutung ist von einer *Ödembildung* und *Gewebeschädigung* begleitet. Verantwortlich dafür sind Störungen im Bereich von Zellmembranen und -strukturen, in deren Verlauf Ionenverschiebungen und Fehlregulationen von Stoffwechselvorgängen auftreten. Im Gewebe, das nach einer Ischämie wieder durchblutet wird, findet durch das vorübergehend erhöhte Sauerstoffangebot eine verstärkte Bildung von Lipidperoxiden statt. Diese hemmen die Synthese von Prostazyklin, die Thromboxanbildung in den Thrombozyten kann jedoch ungehindert ablaufen. Dies bedingt eine Aggregation der Thrombozyten sowie eine erhöhte Gefäßpermeabilität mit nachfolgender Ödembildung.

Das zerebrale Ödem ist gekennzeichnet durch den Anstieg des Natrium- und Wassergehalts im Gehirngewebe und pathologische Veränderungen an Myelinscheiden und Astrozyten.

Ein geeignetes Modell zum Nachweis der ödemprotektiven Eigenschaften ist das Triethylzinn-(TEZ-) induzierte Gehirnödem der Ratte. Eine Vergiftung mit TEZ bewirkt eine Störung der oxidativen Phosphorylierung und damit ein Defizit in der Energieversorgung. Der Energiemangel führt zur Ausbildung eines zerebralen Ödems. Wird den Tieren gleichzeitig mit TEZ der EGb 761 verabreicht, wird die Entstehung des Ödems verhindert. Bei bereits bestehendem Ödem fördert der EGb 761 die Rückbildung und verringert den Natrium- und Wassergehalt im Gewebe.

Der *Ginkgo-biloba-Spezialextrakt* **schwächt** die **Hypoperfusion ab** und verbessert die zerebrale Durchblutung im Anschluß an eine akute Durchblutungsstörung. Die pathologische Einlagerung von Natriumionen und Wasser wird reduziert und die **Ödembildung verhindert** bzw. herabgesetzt. Die Verringerung des postischämischen Ödems trägt dazu bei, die Erholungsfähigkeit des neuronalen Gewebes nach einer Ischämie zu unterstützen. Möglicherweise stimuliert der Extrakt die Astrozytenfunktion und fördert die Reparaturvorgänge im neuronalen Gewebe. Die **ödem-** und **neuroprotektiven Eigenschaften** werden der Nichtflavonfraktion, vornehmlich *Bilobalid*, zugeordnet. Die Wirkung des *Gesamtextrakts* ist allerdings um den Faktor drei bis vier höher als von *Bilobalid* allein.

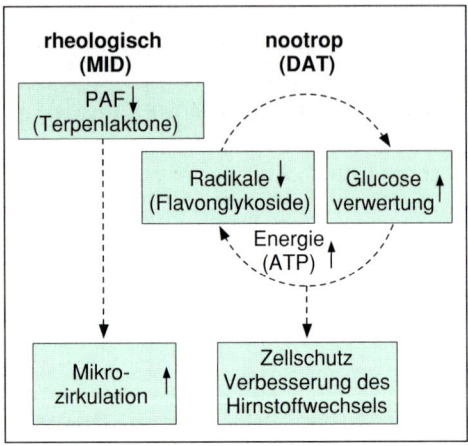

Abb. 10-6 Duales Wirkprinzip von Ginkgo biloba, nach Fa. Medichemie bioline.

Signalübertragung – Neurotransmitter
Experimentell wurde gezeigt, daß der Ginkgo-biloba-Spezialextrakt die altersbedingte Verminderung der Muscarinrezeptoren hemmt und die Aufnahme von Acetylcholin im Hippocampus fördert. Eine Abnahme der Muscarinrezeptoren wird mit einer reduzierten intellektuellen Leistungsfähigkeit in Verbindung gebracht.

> Die Ursachen für ischämische Erkrankungen sind in einem dynamischen Prozeß zu sehen, an dem Gefäßwand, Fließeigenschaften des Bluts, Stoffwechselvorgänge und neurohormonelle Regulationsmechanismen des betroffenen Gewebes beteiligt sind. Der Ginkgo-biloba-Spezialextrakt verbindet **rheologische** und **nootrope** Eigenschaften durch eine Verbesserung des Stoffwechsels und der Energiesituation der Nervenzelle (Abb. 10-6). Der Schwerpunkt der pharmakologischen Wirkungen liegt auf der Schutzwirkung gegenüber Sauerstoffmangelsituationen. Beim Menschen führt ein Sauerstoffmangel im Gehirn zu Ermüdung, verminderter Konzentrations- und Leistungsfähigkeit.

Klinische Wirksamkeit
Therapie bei Hirnleistungsstörungen
Der Ginkgo-biloba-Spezialextrakt ist laut Monographie zugelassen „zur symptomatischen Behandlung von hirnorganisch bedingten Leistungsstörungen im Rahmen eines therapeutischen Gesamtkonzepts bei dementiellen Syndromen mit der Leitsymptomatik: Gedächtnis- und Konzentrationsstörungen, depressive Verstimmung, Schwindel, Ohrensausen, Kopfschmerzen. Zur primären Zielgruppe gehören dementielle Syndrome bei primär degenerativer Demenz, vaskulärer Demenz und Mischformen aus beiden."
Die Diagnose **Hirnleistungsstörung** ist gerechtfertigt, wenn die genannten Symptome über sechs Monate hinweg bestehen. Die symptomatische Behandlung dementieller Syndrome zielt darauf ab, die kognitive Leistungsfähigkeit zu erhalten oder zu verbessern und den Patienten soweit zu stabilisieren, daß er in der Lage ist, seinen Alltag weitgehend selbständig zu bewältigen. Entscheidend ist eine frühzeitige Therapie, um ein Fortschreiten der Erkrankung zu verlangsamen. Da die degenerativen Veränderungen bereits Jahrzehnte vor dem Endstadium der Krankheit beginnen, soll durch eine

Verzögerung erreicht werden, daß die dramatischen klinischen Symptome zu Lebzeiten des Patienten nicht mehr zum Ausbruch kommen. In jedem Fall handelt es sich um eine Langzeittherapie und es besteht die Forderung nach Präparaten, bei denen sich Wirksamkeit und Verträglichkeit verbinden.

Der Funktionszustand des Gehirns und die Entwicklung von Störungen können mit Hilfe von pathophysiologischen Parametern (Durchblutung, Sauerstoffverbrauch, pH-Wert) gemessen werden. Eine wichtige Meßgröße zur quantitativen Erfassung ist die Bestimmung des Glucosestoffwechsels. Die Bewertung des Funktionszustands des Gehirns erfolgt durch Elektroenzephalographie oder anhand *psychometrischer Verfahren.* Hierzu gehören Intelligenztests und klinische Beurteilungsskalen, die eine Beeinträchtigung im Gedächtnis, der Konzentration oder Sprache erfassen und die Ausprägung der Demenz, sowie Störungen im Affektverhalten oder das Auftreten von Begleitdepressionen beurteilen.

Klinische Beurteilungsskalen. Klinische Beurteilungsskalen bewerten nach Punkten sowohl den *Schweregrad* einer Hirnleistungsstörung als auch die Wirksamkeit einer Therapie. Eine häufig verwendete Fremdbeurteilungsskala ist die *Geriatrische Beurteilungsskala* nach *Sandoz* (Sandoz-Clinical-Assessment-Geriatric-Scale, SCAG). Hierbei werden in 18 Items (Beurteilungsgegenständen), jeweils nach siebenstufiger Skalierung, fünf Faktoren geprüft: kognitive Störungen, soziales Verhalten, Antriebsarmut, affektive und somatische Störungen und ein Gesamtscore für den Zustand des Patienten gebildet. Die *geriatrische Skala* nach *Crichton* gibt Hinweise auf die Alltagsbewältigung. Die Maximalbewertung ist in beiden Fällen eine Aussage über eine starke Beeinträchtigung im Befinden und Sozialverhalten des Patienten. Eine *Differenzierung* zwischen primär degenerativer und vaskulärer Demenz ermöglicht die *Ischämie-Skala nach Hachinski* (HIS)

als standardisiertes Fremdbeurteilungsverfahren. Sie umfaßt 13 Merkmale, die mit unterschiedlichen Punktwerten in den Gesamtscore eingehen. Bei einer Punktzahl von 0 bis 4 liegt eine DAT vor, über 7 Punkte eine MID und bei 5 bis 6 Punkten ein Mischtyp. Die Grundlage dieser Skala bilden klinische Kriterien, für die ein Zusammenhang mit EEG- und angiographischen Befunden, verminderter Gehirndurchblutung und multiplen Infarkten belegt wurde.

Für eine Behandlung mit dem *Ginkgobiloba-Spezialextrakt* ist eine Differentialdiagnose nach den zugrundeliegenden Ursachen der Demenz von untergeordneter Bedeutung, da er durch sein *duales Wirkprin-*

Tab. 10-3 Ischämische Skala nach HACHINSKI zur Differenzierung zwischen primär degenerativer und vaskulärer Demenz. Punktewerte 1 oder 2: vorhanden; 0: nicht vorhanden.	
Kriterium	**Punktewerte**
plötzliches Einsetzen	2
schrittweise Verschlechterung	1
schwankender Verlauf	2
nächtliche Verwirrtheit	1
relative Erhaltung der Persönlichkeit	1
Depressionen	1
somatische Beschwerden	1
emotionale Labilität	1
Hypertonie	1
Insult in der Vorgeschichte	2
lokale neurologische Symptome	2
lokale neurologische Zeichen	2
andere Zeichen einer Arteriosklerose	1

Tab. 10-4 Geriatrische Beurteilungsskala nach SANDOZ (SCAG). Maximalbewertung: 133 Punkte.
Beurteilungsgegenstand
Vewirrtheit
geistige Wachsamkeit
Beeinträchtigung des Kurzzeitgedächtnisses
Desorientierung
depressive Stimmung
emotionale Labilität
sorgt für sich selbst
Angst
Motivation, Initiative
Reizbarkeit
Feindseligkeit
lästig
indifferent gegenüber der Umgebung
Ungeselligkeit
nicht kooperativ
Ermüdung
Appetit (Anorexie)
Schwindel
Gesamteindruck des Patienten
Bewertung
1 = nicht vorhanden
2 = sehr gering
3 = gering
4 = gering bis mäßig
5 = mäßig stark
6 = stark
7 = sehr stark

Tab. 10-5 Geriatrische Skala nach CRICHTON. Maximalbewertung: 55 Punkte.
Beurteilungsgegenstand
Beweglichkeit
Orientierungssinn
Kommunikation
Mitarbeit
Ruhelosigkeit
Ankleiden
Essen
Kontinenz
Schlaf
objektive Stimmungslage
subjektives Verhalten
Bewertung
1 = normal
2 = sehr leicht
3 = leicht
4 = mäßig
5 = schwer

zips (Abb. 10-6) sowohl die zerebrale Durchblutung verbessert als auch einen direkten Schutzeffekt auf das neuronale Gewebe ausübt. Klinische Studien zum Wirksamkeitsnachweis wurden bei primär degenerativer und vaskulärer Demenz leichter bis mittlerer Schweregrade, sowie bei Hirnleistungsstörungen ohne Differenzierung nach der Ursache durchgeführt. Es ergaben sich keine Hinweise auf einen Wirksamkeitsunterschied in Hinblick auf die Grunderkrankung.

Von einer Therapie mit dem Ginkgo-biloba-Spezialextrakt profitieren Patienten mit **Morbus Alzheimer**, mit **vaskulär bedingten Demenzen** oder einer Kombination beider Formen. Entsprechende Zubereitungen sind in der Lage, bei Patienten mit Hirnleistungsstörungen grundlegende kognitive Leistungen wie Aufmerksamkeit, Konzentrationsfähigkeit und Reaktionsgeschwindigkeit, aber auch die höher integrierten Leistungen Gedächtnis und Lernen zu verbessern. Die

Wirksamkeit zeigte sich in einem Rückgang der Gesamtpunktzahl der klinisch-geriatrischen Beurteilungsskalen oder in einer höheren Bewertung psychometrischer Tests, z. B. im Zahlen-Symbol-Test oder Zahlen-Nachsprechen, gegenüber der Placebogruppe. Besonders deutlich war die Verbesserung der Störung des Kurzzeitgedächtnisses und der geistigen Wachheit, sowie der Begleitsymptome Schwindel, Kopfschmerzen und Ohrgeräusche. Ein Therapieeffekt war auch bei den Items Gleichgültigkeit gegenüber der Umgebung, Verwirrtheit und Begleitdepressionen zu erkennen. Gleichzeitig stabilisierte sich der Gesamtzustand, die Befindlichkeitsbewertung durch den Arzt und die subjektive Beurteilung des Patienten über sein allgemeines Befinden fielen höher aus. Aufgrund seiner guten Verträglichkeit hat die Therapie mit Ginkgo biloba eine hohe Akzeptanz seitens der Patienten (Abb. 10-7).

Dosierung: 120–240 mg nativer Trockenextrakt in zwei oder drei Einzeldosen (laut Monographie).

Anwendungsdauer: Die Dauer der Behandlung richtet sich nach dem Schweregrad des Krankheitsbildes und soll bei chronischen Erkrankungen mindestens acht Wochen betragen. Nach einer Behandlungsdauer von drei Monaten ist zu überprüfen, ob die Weiterführung der Behandlung noch gerechtfertigt ist (Monographie).

Vor kurzem wurde eine amerikanische, randomisierte, placebokontrollierte Doppelblindstudie mit dem Spezialextrakt EGb 761 veröffentlicht, in der die in Deutschland erzielten Ergebnisse bestätigt werden. Ginkgo biloba stabilisierte bzw. verbesserte bei Patienten mit leichter bis mittelschwerer Demenz die Hirnleistung unabhängig von der zugrundeliegenden Demenzform. Der geistigen Verfall wird durch Ginkgo biloba zwar nicht verhindert, aber nach Meinung der Autoren etwa um sechs Monate verzögert.

Weitere Studien untersuchen den Einfluß verschiedener Dosierungen des Ginkgo-biloba-Spezialextrakts auf das quantitative Elektroenzephalogramm QEEG. Mit dem quantitativen EEG können bei Patienten mit psychiatrischen Erkrankungen von der Durchschnittsbevölkerung abweichende EEG-Befunde festgestellt werden. Darüber hinaus dient es zum Nachweis der zerebralen Bioverfügbarkeit eines Arzneistoffs. Das QEEG von Demenzpatienten ist unregelmäßig und zeigt typischerweise eine Abnahme der Alpha-Wellen mit einem pathologisch

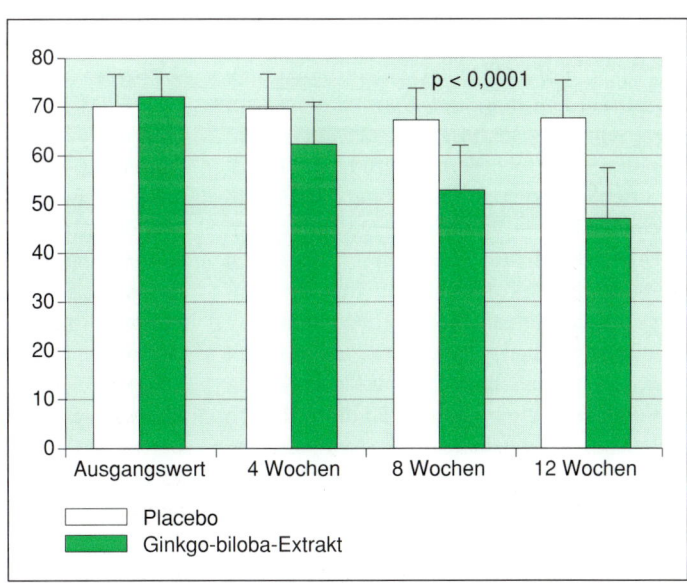

Abb. 10-7 Studie zur Demenz vom Alzheimer-Typ, nach [14]. Signifikante Verbesserung (p <0,0001) in den Score-Werten der SCAG-Skala innerhalb 12 Wochen Behandlungsdauer mit EGb 761.

erhöhten Delta- und Theta-Anteil. Unter der Therapie mit dem Ginkgo-biloba-Spezialextrakt wiesen die EEG-Befunde eine Normalisierung mit kontinuierlicher Zunahme der Alpha-Wellen auf, während im Bereich der niedrigen Frequenzen die Delta- und Theta-Wellen abnahmen. Dieses Ergebnis war kein Akuteffekt, sondern konnte in mehrwöchiger Therapiedauer als anhaltende Wirkung beobachtet werden. Anhand des QEEG zeigte sich, daß nur der *Spezialextrakt* aus den Blättern von Ginkgo biloba (EGb 761) zu einer Erhöhung der Alpha-Aktivität führt, während andere Ginkgoextrakte unwirksam waren.

Therapie bei peripherer arterieller Verschlußkrankheit

Die Bestimmung der **schmerzfreien Gehstrecke** auf dem Laufband unter definierten Versuchsbedingungen (stets der gleiche Untersucher, zur gleichen Tageszeit, gleiche Geschwindigkeit und Steigung, meist 3 km/h und 10%) ist ein anerkanntes Verfahren, um das Ausmaß einer Durchblutungsstörung zu erfassen. Sie dient zur Bewertung des Schweregrades einer Claudicatio intermittens und als Verlaufskontrolle während einer Therapie. Ein weiterer therapeutisch wichtiger Parameter ist die **maximale Gesamtgehstrecke**. Die Behandlung mit dem Ginkgo-biloba-Spezialextrakt läßt aufgrund pharmakologischer Eigenschaften – Verbesserung der Fließeigenschaften des Bluts, Verminderung der Kapillardurchlässigkeit, Stimulierung der Prostazyklinsynthese – einen günstigen therapeutischen Effekt auf die Durchblutung im Bereich der Mikrozirkulation und im Hinblick auf die Gehstreckenleistung erwarten.

Klinische Studien ergaben bei Patienten mit peripheren arteriellen Verschlußkrankheiten der unteren Extremitäten im Stadium II nach FONTAINE einen **eindeutigen Behandlungserfolg** anhand der Wirksamkeitskriterien „schmerzfreie Gehstrecke" und „maximale Gesamtgehstrecke". Zielgröße war die Differenz der am Laufband gemessenen Gehstrecke zwischen Therapiebeginn und Therapieende. Nach durchschnittlich einem Monat Behandlungsdauer war in der Verum-Gruppe eine deutlich größere Zunahme der mittleren Gehstreckenleistung zu beobachten, wobei die klinisch relevante Verbesserung sich unabhängig vom anfänglichen Schweregrad der Erkrankung zeigte. Auch die subjektive Beurteilung des Therapieerfolgs durch den Patienten fiel sehr günstig aus. Der Vorteil einer zusätzlichen Behandlung mit dem Ginkgo-biloba-Spezialextrakt zeigte sich bei Patienten, die durch intensive physikalische Maßnahmen keine weitere Durchblutungsreseve mobilisieren konnten: Nach regelmäßigem Gehtraining war in den Wochen vor Studienbeginn keine weitere Zunahme der schmerzfreien Gehstrecke zu erzielen (Abb. 10-8).

In einer Meta-Analyse aus dem Jahr 1992 zur Wirksamkeit des Ginkgo-biloba-Spezialextrakts (EGb 761) bei pAVK wurden fünf placebokontrollierte Studien beurteilt, in denen der therapeutische Effekt durch die Verlängerung der maximalen Gehstrecke, gemessen auf dem Laufband unter standardisierten Bedingungen, erfaßt wird. In allen Studien konnte eine deutliche Überlegenheit der mit EGb 761 behandelten Gruppe und eine große Homogenität der Wirkungsgröße – in diesem Fall der Differenz in der mittleren Gehstreckenänderung zwischen Verum- und Placebogruppe – gezeigt werden. Da es sich bei dem Patientengut um behandlungsbedürftige Patienten handelte, ist dieses Ergebnis als Beweis für eine stabile therapeutische Wirksamkeit bei der Indikation periphere arterielle Verschlußkrankheit anzusehen.

Dosierung: 120–160 mg nativer Trockenextrakt in zwei oder drei Einzeldosen (laut Monographie).

Anwendungsdauer: Die Besserung der Gehstreckenleistung setzt eine Behandlungsdauer von mindestens sechs Wochen voraus (Monographie).

Therapie bei Schwindel und Tinnitus

Der Ginkgo-biloba-Spezialextrakt ist zugelassen zur Behandlung von Schwindel und Tinnitus vaskulärer und involutiver Genese (altersbedingte, degenerative Rückbildungsvorgänge). In klinischen Studien wurde

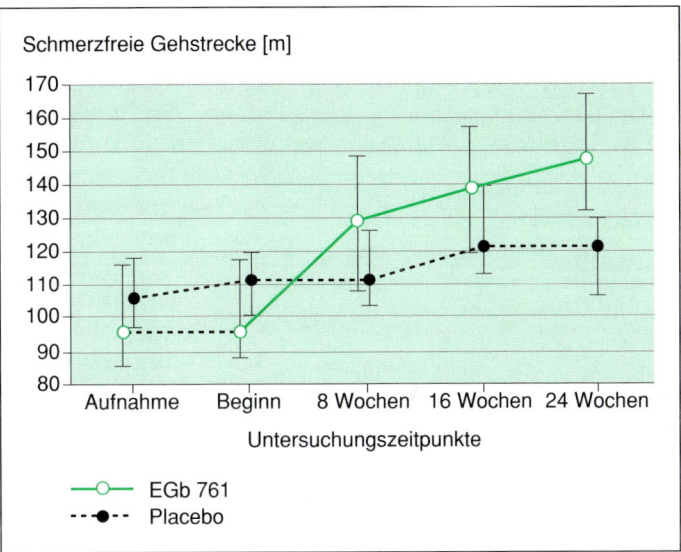

Abb. 10-8   Verbesserung der schmerzfreien Gehstrecke bei pAVK, Medianverlauf nach [2].

gezeigt, daß unter der Ginkgo-biloba-Behandlung der Grad der Besserung bei *vestibulärem Schwindel* – gemessen als Schwankamplitude – ausgeprägter war als unter Gleichgewichtstraining allein. Dies drückt sich in einer Abnahme des Schwindelgefühls und der Zahl der Schwindelanfälle aus.

Dosierung: 120–160 mg nativer Trockenextrakt in zwei oder drei Einzeldosen (laut Monographie).

Anwendungsdauer: Die Anwendung über einen längeren Zeitraum als sechs bis acht Wochen bringt keine therapeutischen Vorteile (Monographie).

Zusammenfassung und Beurteilung klinischer Studien

Mit Zubereitungen aus dem Ginkgo-biloba-Spezialextrakt wurde eine Vielzahl von Studien zum Nachweis der therapeutischen Wirksamkeit bei Hirnleistungsstörungen oder bei peripherer Verschlußkrankheit durchgeführt. Die Dosierungen lagen zwischen 120 und 240 mg Extrakt/Tag, die Studiendauer betrug 12 bis 52 Wochen. Nicht alle Studien, vor allem die älteren Datums, können aufgrund methodischer Mängel oder

fehlender Qualitätsstandards im Studiendesign einer Kritik standhalten. Allerdings betrifft dies in vergleichbarer Weise auch andere Nootropika, da methodische Empfehlungen zur Durchführung klinischer Studien mit nootropen Wirkstoffen erst Anfang der 90er Jahre veröffentlicht wurden.

Studien Ginkgo biloba. In einer Meta-Analyse aus dem Jahr 1991 wurden 25 kontrollierte Studien zum Nachweis der therapeutischen Wirksamkeit von Ginkgo biloba bei Hirnleistungsstörungen und pAVK auf ihre Aussagefähigkeit hin überprüft. Das Ziel einer Meta-Analyse ist, die Einzelergebnisse aller bis zu diesem Zeitpunkt vorliegenden – vorzugsweise placebokontrollierten – klinischen Studien methodisch gestützt und nachvollziehbar zu einer einheitlichen Aussage zusammenzufassen und zu bewerten. Voraussetzungen für eine quantitative Zusammenfassung und statistische Auswertung sind Gemeinsamkeiten im Studienziel und der Studienanlage, d. h. Ein- und Ausschlußkriterien der Patientenwahl, Behandlungs- und Beobachtungsstrategien, sowie die zu beurteilenden Zielparameter sollten für alle Studien vergleichbar sein.

In der vorliegenden Meta-Analyse konnten einige Studien trotz positiver Ergebnisse zur Wirksamkeit nicht bewertet werden, da sie aufgrund methodischer Mängel – geringer Versuchsumfang, fehlende Randomisierung, unvollständiges Cross-over-Design – oder unzureichender Planung und Durch-

führung nicht den biometrischen Anforderungen genügten. Unter den verbleibenden aussagefähigen Studien zum Wirksamkeitsnachweis bei Hirnleistungsstörungen stehen zehn bestätigende zwei nichtbestätigenden Studien gegenüber. Unter Berücksichtigung von Zufälligkeit und Wahrscheinlichkeit kann dieses Verhältnis als Beleg der therapeutischen Wirksamkeit von Ginkgo biloba gewertet werden.

Zwischenzeitlich wurden weitere Studien durchgeführt, aus denen sich insgesamt eine positive Bewertung der therapeutischen Wirksamkeit gegenüber kognitiven Leistungsstörungen ableiten läßt. Zusammen mit dem pharmakologischen Wirkprofil bildet diese Tatsache eine rationale Grundlage für die Anwendung des Ginkgo-biloba-Spezialextrakts im Rahmen eines Gesamtkonzepts bei Hirnleistungsstörungen primär degenerativer und vaskulärer Genese.

Präparate

Spezialextrakt aus Ginkgo-biloba-Blättern

Gingium® Filmtabletten, Lösung
Gingopret® Lösung, Filmtabletten
Ginkgo Stada® Filmtabletten, Tropfen
Kaveri® forte Filmtabletten, Tropfen
Rökan® Novo Filmtabletten
Rökan® Plus/Rökan® Filmtabletten
Rökan® Tropfen
SX Gingko® Filmtabletten
Tebonin® forte/-intens/-spezial Filmtabletten, Lösung

10.5 Erkrankungen des Venensystems

Bewährte Drogen: Roßkastaniensamen – Hippocastani semen, Rotes Weinlaub – Vitis viniferae folium, Steinkleekraut – Meliloti herba, Mäusedornwurzelstock – Rusci aculeati rhizoma.

Venenerkrankungen zählen in den Industrienationen zu den häufigsten Volkskrankheiten. In den letzten Jahrzehnten ist ein deutlicher Anstieg durch stehende oder sitzende Tätigkeiten, Bewegungsmangel und falsche Ernährung zu verzeichnen. Fast ausschließlich betrifft die Erkrankung die Beinvenen. Nach einer Erhebung aus dem Jahr 1994 leiden mehr als 15 Millionen Bundesbürger an behandlungsbedürftigen Krampfadern, 9 bis 10 Millionen an einer chronischen Veneninsuffizienz und 2 Millionen an einem Ulcus cruris. Frauen sind durch hormonelle Einflüsse (Ovulationshemmer, Schwangerschaften) auf das Bindegewebe und die Thromboseneigung häufiger betroffen. Schätzungsweise bei 70% der über dreißigjährigen Frauen – gegenüber 50% der Männer dieser Altersgruppe – und bei 80% der Frauen über sechzig sind Venenleiden festzustellen. Dabei handelt es sich keineswegs um eine typische Alterskrankheit, erste Anzeichen sind bereits bei 40% der Frauen unter dreißig zu beobachten.

Venensystem. Die Venen führen das Blut aus der Peripherie zum Herzen zurück, sie leiten 90% der bei Stoffwechselprozessen anfallenden Gewebeflüssigkeit ab und sind an der Wärmeregulation beteiligt. Das Venensystem ist ein sehr dehnbares System, in dem ca. 85% des Gesamtblutvolumens ohne nennenswerten Druckanstieg gespeichert werden. Im Gegensatz zu den Arterien haben die Venen nur eine schwache Gefäßmuskulatur, ihre Wand ist dünn und elastisch. Die Venenwand setzt dem Blutstrom keinen großen Widerstand entgegen und erleichtert dadurch den Rücktransport des Bluts. Der Rücktransport hängt von der Leistung des Herzens als Saugpumpe, der Wandspannung der Venen und der Ventilfunktion der Venenklappen ab. Er wird durch den rhythmischen Druck der pulsierenden Arterien und der Muskelpumpe von Waden, Fußsohlen und Oberschenkel unterstützt.

Anatomisch wird das Beinvenensystem in ein oberflächliches, extrafasziales und ein tiefes, intrafasziales, d.h., innerhalb der Muskelfaszie liegendes System eingeteilt. Über Verbindungsvenen wird das Blut bei der Bewegung des Beines aus den oberflächlichen in die tieferen Leit- oder Transportvenen entleert. Der Rückfluß des venösen Bluts erfolgt nur zu 10% über die Oberflächenvenen, der Hauptteil von 90% wird über die tiefen Leitvenen zurückgeführt. Die Strömungsrichtung wird durch die Funktion der Venenklappen gesteuert, die ein Zurückströmen des von unten nach oben fließenden Bluts verhindern. Funktionsfähige Venenklappen, die den Druck der Blutsäule auf darunterliegende Venenabschnitte auffangen, ein großer Gefäßquerschnitt und ein geringer Tonus der Venen gewährleisten einen niedrigen Venendruck in der Körperperipherie. Der Blutdruck ist in den Venen geringer als in den Arterien, dies ermöglicht den Stoffaustausch und ist eine wesentliche Voraussetzung für eine normale Flüssigkeitsfiltration und -resorption im Kapillargebiet.

Der Abschnitt des Blutgefäßsystems, der aus Arteriolen, Kapillaren und Venolen besteht, wird als *Endstrombahn* bezeichnet. In diesem Bereich der Mikrozirkulation findet die gesamte Versorgung des Gewebes mit Sauerstoff und Nährstoffen sowie die Entsorgung der Stoffwechselprodukte statt. Auf der arteriellen Seite wird Flüssigkeit ins Gewebe filtriert, auf der venösen Seite wird Wasser wieder aus dem Gewebe resorbiert. Die Menge der resorbierten Flüssigkeit ist nicht gleich der filtrierten, es verbleiben etwa 10% Restflüssigkeit, die von den Lymphgefäßen aufgenommen werden. Wird infolge venöser Stauungen nicht genügend Gewebeflüssigkeit in das Venensystem rückresorbiert, können die Lymphbahnen bis zum zwanzigfachen mehr ableiten. Erst wenn diese Kapazität erschöpft ist, bilden sich Ödeme.

Krampfadern – Varizen. Krampfadern entstehen aufgrund von Abflußstörungen des venösen Bluts, meist zuerst im Bereich des Unterschenkels und sind als geschlängelte, ausgebuchtete, bläulich verfärbte Venen sichtbar. Ursache ist eine genetisch bedingte *Bindegewebsschwäche,* eine *Schädigung der Venenwand* oder eine *Venenklappeninsuffizienz.* Da die Venenwand nur eine schwache Gefäßmuskulatur besitzt, ist an der Aufrechterhaltung des Gefäßtonus das umliegende Bindegewebe mitbeteiligt. Bei einer Bindegewebsschwäche oder bei Fetteinlagerungen infolge Übergewicht lockert sich seine Struktur auf, und die Gefäßwand ist anfälliger für Störungen. Elastizität und Kontraktionsfähigkeit nehmen ab, der Blutdruck dehnt die Venenwand und Krampfadern bilden sich aus. Durch den größeren Gefäßdurchmesser der Krampfadern können die Venenklappen

den Querschnitt nicht mehr dicht abschließen und verlieren ihre Ventilfunktion. Die Strömungsrichtung des venösen Bluts kehrt sich um und es fließt Richtung Füße. Die Druckbelastung führt dazu, daß auch weiter unten liegende Klappen insuffizient werden. Die Veranlagung zu Krampfadern ist zu 80% erblich bedingt. Hormonelle Einflüsse, sitzende oder stehende Berufe, enge Kleidung, chronische Obstipation und ein altersbedingter Umbau der Venen begünstigen ihre Entstehung. Ein erhöhter Blutdruck stellt einen zusätzlichen Risikofaktor dar, da die infolgedessen erweiterten Venen durch die Gefäßmuskulatur nicht mehr ausreichend verengt werden können.

Krampfadern verursachen nicht in jedem Fall Beschwerden. Komplikationen in Form von Venenentzündungen oder Thrombosen tieferliegender Venen können jedoch eine Weiterentwicklung zu einer chronisch-venösen Insuffizienz fördern.

10.5.1 Chronische Veneninsuffizienz (CVI)

Unter chronisch-venöser Insuffizienz versteht man einen **Symptomenkomplex,** der als Folge einer venösen Rückstauung im Zusammenhang mit Veränderungen der Venenwand und einer Gefäßerweiterung entsteht. Krampfadern, Thrombosen oberflächlicher Venen mit einer Verringerung der Venendurchblutung, eine Neigung zur Ödembildung und im weiteren Verlauf Hautveränderungen, gehören zum Erscheinungsbild einer CVI. Der Beginn ist langsam und schleichend, oft werden erste Warnsignale – müde und schwere Beine, abendliche Schwellungen im Bereich der Knöchel – übersehen. Die Erkrankung schreitet schrittweise fort, vor allem wenn durch einen Bewegungsmangel die unterstützende Wirkung der Muskelpumpe fehlt. Der verzögerte und erschwerte Rückfluß des Bluts führt zu einem permanenten Druckanstieg. Die Stützelemente der

Venenwand erleiden einen Funktionsverlust, die Venen können dem Druck nicht mehr standhalten und dehnen sich aus, die Venenklappen schließen nicht mehr richtig. Das Blut versackt in den tieferen Bereichen der Beinvenen.

Die Druckerhöhung stört die Resorption der Gewebeflüssigkeit in das venöse System und führt zu Schäden im Gebiet der Mikrozirkulation und dem interstitiellen Bindegewebe. Die Gefäßwand wird durchlässiger, Blutplasmabestandteile, Leukozyten und Plasmawasser treten ins Gewebe aus. Das Blut dickt ein und es kommt zu einem weiteren Rückstau. Die Bluteiweiße, die vermehrt aus der Endstrohmbahn ins Gewebe übergehen, lösen dort entzündliche Reaktionen aus. Es fällt weitere Gewebeflüssigkeit an, deren Ableitung über die Lymphbahnen vermindert ist. All diese Vorgänge fördern die Entstehung eines Ödems. Der Diffusionsweg für Sauerstoff und Nährstoffe aus dem Blut ins Gewebe wird durch die Ödeme erschwert. Eine ausreichende Versorgung des umliegenden Gewebes ist nicht mehr gewährleistet, Nekrosen und Geschwüre können die Folge sein. Der Krankheitsverlauf wird beschleunigt, wenn gleichzeitig Funktionselemente des Bindegewebes durch Enzyme, z.B. durch Hyaluronidasen abgebaut werden oder ein erhöhter Radikalstoffwechsel das Gefäßendothel schädigt.

Die **CVI** verläuft in **drei Stadien,** von einem leichten Ödem (Stadium I) über zusätzliche Hautveränderungen und Hyperpigmentierung (Stadium II) bis zum frischen oder abgeheilten Unterschenkelgeschwür, dem Ulcus cruris (Stadium III). Erste Hinweise auf eine beginnende chronisch-venöse Insuffizienz sind Schweregefühl in den Beinen, Kribbeln oder Schmerzen im Unterschenkel und nächtliche Wadenkrämpfe. Bereits in einem frühen Stadium bildet sich das venöse Stauungsödem, das zunächst abends im Bereich des Knöchels auftritt und nachts im Liegen wieder verschwindet. Anzeichen auf der Haut als Ausdruck der Fehlernährung des Gewebes sind bläulich gefärbte oder weißliche Flecken, bläulich-rote Äderchen im Knöchelbereich, vor allem auf der Schenkelinnenseite. Unbehandelt hat die CVI einen progredienten Verlauf mit erheblichem Krankheitswert, da sie zu teils irreversiblen Spätfolgen (Ulcus cruris) und lebensbedrohlichen Erkrankungen wie ei-

Tab. 10-6 Einteilung der chronisch-venösen Insuffizienz nach der auftretenden Symptomatik in drei Stufen.	
Schweregrad	**Symptome**
1	• abendliche Schwere und Spannungsgefühle in den Beinen
	• abendliche Schwellung im Knöchel- und Wadenbereich
	• Schmerzen in den Beinen
	• deutliche Zeichnung im Bereich des Knöchels (Rötung, Blaufärbung)
2	Zusätzlich zum Schweregrad 1 treten auf:
	• morgendliche Schwere und Spannungsgefühl in den Beinen
	• Hautveränderungen im Bereich des Knöchels und der unteren Wade
	• Besenreiser und Krampfadern
3	Zusätzlich zu den Symptomen der Schweregrade 1 und 2 treten auf:
	• geschwürige Veränderungen (Ulcus cruris)

ner Phlebothrombose oder Lungenembolie führen kann.

Eine **rechtzeitige Behandlung** verhindert das Fortschreiten der pathologischen Prozesse. Der **Patient** kann selbst einige **Vorbeugungsmaßnahmen** treffen: regelmäßiges Hochlagern der Beine, Beingymnastik und Bewegungspausen bei sitzenden Tätigkeiten, Gewichtsreduzierung. Sportarten wie Wandern, Radfahren, Skilanglauf stärken die Beinmuskulatur und aktivieren die Muskelpumpe. Zu den Standardmaßnahmen gehören das Anlegen von *Kompressionsverbänden* oder das Tragen von *Kompressionsstrümpfen*. Der Druck von außen verstärkt bei der Bewegung die Muskelpumpe, durch die Verengung der Gefäße wird die Funktion der Venenklappen unterstützt und der venöse Rückfluß erhöht. Gewebeflüssigkeit kann wieder in das venöse System aufgenommen und abtransportiert werden, Ödeme bilden sich zurück. Es bestehen allerdings eine Reihe von Kontraindikationen für eine Kompressionsbehandlung (schwere Hypertonie, Herzinsuffizienz, arterielle Durchblutungsstörungen), auch wird sie wegen mangelnder Bereitschaft des Patienten oft nicht konsequent durchgeführt. Vor allem ältere Patienten haben vielfach Schwierigkeiten beim Anlegen oder Anziehen des Verbands bzw. der Strümpfe.

Pflanzliche Ödemprotektiva

In der medikamentösen Venentherapie haben Phytopharmaka mit ödemprotektiven Eigenschaften die größte Bedeutung. Sie sind vor allem im **Anfangsstadium** der **CVI** gut wirksam, sie stabilisieren die Venenfunktion und unterstützen eine physikalische Therapie. Zusätzlich können *diuretisch wirkende Pflanzenextrakte – Goldrutenkraut, Schachtelhalmkraut* – das Ausschwemmen der Ödeme fördern.

Unter Ödemprotektiva versteht man Wirkstoffe, die **kapillarabdichtend, venentonisierend** und **antiödematös** wirken. Sie verringern die Durchlässigkeit der Gefäßwand für Flüssigkeit und Eiweiß in der Endstrombahn und verhindern damit die Entstehung bzw. Neubildung von Ödemen. Durch eine Hemmung des enzymatischen Abbaus von Stützelementen der Gefäßwand und des umliegenden Bindegewebes wird die Venenwand geschützt und gestärkt. Der Durchmesser überdehnter Venen wird verkleinert und der venöse Rückfluß verbessert. Symptome wie Spannungsgefühl, Schmerzen und Wadenkrämpfe werden gelindert. Ödemprotektiva sind angezeigt im ersten und zweiten Stadium einer CVI, können jedoch als begleitende Maßnahme auch in einem fortgeschritteneren Stadium eingesetzt werden. Sie dienen vor allem der **Sta-**

Tab. 10-7 Maßnahmen zur Behandlung eines Venenleidens, nach [20].	
Bei Venenleiden zu empfehlen	**Bei Venenleiden zu vermeiden**
Bewegung	wenig Bewegung
Beingymnastik	langes Stehen, Sitzen, „Fernsehbeine"
Pausen zum „Beinevertreten"	„Economy-Class-Syndrom" (Langstreckenflüge)
kühle Beingüsse	Wärme, Unterkühlung
Hochlagern der Beine	schweres Heben, Tragen, Pressen, Überanstrengung
	Übergewicht, Darmträgheit, Verstopfung
	Durstzustände
	einschnürende Kleidung
	Rauchen

bilisierung eines erreichten **Entstauungszustands** und wirken der Bildung von Rezidiven entgegen. Spätfolgen werden reduziert. Pflanzliche Ödemprotektiva werden eingesetzt zur Überbrückung bis zu einer möglichen Durchführung einer chirurgischen Maßnahme, bei orthostatisch und thermisch bedingten peripheren Stauungsbeschwerden und Ödemen im Zusammenhang mit einer hormonellen Behandlung oder dem prämenstruellen Syndrom. In Abhängigkeit vom Schweregrad der Erkrankung können Ödemprotektiva mit anderen konservativen Maßnahmen (physikalische Therapie, Kompression, Diuretika) kombiniert werden. Auch bei längerer Anwendung treten kaum Nebenwirkungen auf.

Bei der Behandlung einer chronischen Veneninsuffizienz müssen Anzeichen einer Phlebitis, insbesondere Hinweise auf eine tiefe Thrombophlebitis (Phlebothrombose) sorgfältig beachtet und eventuell klinisch abgeklärt werden.

> Plötzlich eintretende und ungewöhnlich starke Beschwerden, wie Spannungs- und Hitzegefühl, Verfärbungen der Haut, Schwellungen und Schmerzen, die vor allem nur an einem Bein auftreten, können Anzeichen einer Phlebothrombose sein.

Ödemprotektiva enthalten im wesentlichen vier Gruppen von pharmakologischen Wirkstoffen: *Triterpensaponine, Flavonoide, Steroidsaponine und Cumarine*. Sie werden *innerlich* verabreicht, eventuell gleichzeitig mit der topischen Anwendung von Externa.

Triterpensaponine: Roßkastanie – Aesculus hippocastanum

Die Samen der Roßkastanie enthalten ein komplexes Gemisch verschiedener Triterpensaponine, das in vier Haupttypen eingeteilt wird: *ß-Aescin*, Kryptoaescin, ein Gemisch dieser beiden Produkte, als *α-Aescin* bezeichnet,

und *Aescinole,* die sich von den Aescinen ableiten. Wirksamkeitsbestimmend ist das *β-Aescin,* von dem experimentell eine **antiexsudative, membranstabilisierende** und **venentonisierende** Wirkung nachgewiesen wurde. Durch die Erhöhung der Gefäßwandspannung wird die Funktion der Venenklappen unterstützt, der Rückfluß beschleunigt und es kommt zur Entstauung. Das *ß-Aescin* **hemmt** die **Aktivität lysosomaler Enzyme** und verringert besonders in der ersten Phase einer Entzündung den Austritt von niedermolekularen Proteinen, Elektrolyten und Wasser ins Gewebe.

Die Durchlässigkeit der Kapillarwand wird durch den Strukturaufbau der Außenfläche der Zellmembran aus hochmolekularen Glykoproteinen und Mucopolysacchariden bestimmt. Unter physiologischen Bedingungen steht der Aufbau dieser Kohlenhydrathülle (Glykokalyx) aus Oligo- oder Disacchariden und der Abbau durch lysosomale Enzyme in monomere Bausteine in einem ständigen Gleichgewicht. In varikösen Venen ist die Aktivität dieser Enzyme und damit der Abbau der Mucopolysaccharide im Bereich der Kapillarwand erhöht, so daß die Kapillaren auch für Proteine durchlässig werden. Nach dem osmotischen Gesetz strömt mit den Proteinen auch Wasser in den Extravasalraum und es entsteht ein Ödem.

Das *ß-Aescin* stabilisiert die Lysosomenmembran und verhindert die Enzymfreisetzung. Es erhöht die Resistenz der Kapillarwände, indem es mit Cholesterin als Bestandteil von Zellmembranen einen Komplex bildet. Dadurch nimmt die Lipophilie zu, der Durchtritt von Wasser und hydrophilen Substanzen wird erschwert und die Membrandurchlässigkeit reduziert. Gleichzeitig erhöht das Aescin als oberflächenaktives Saponingemisch die Benetzbarkeit der Gefäßwand und erleichtert das nach innen gerichtete Abströmen von Gewebsflüssigkeit. Das Verhältnis zwischen Filtration und Resorption wird normalisiert, Ödeme bilden sich zurück und ihre Neuentstehung wird erschwert. Aescin verbessert die Durchblutung in der Endstrombahn und damit sowohl die Sauerstoff- und Nährstoffversorgung des Gewebes als auch den Abtransport von Stoffwechselprodukten.

Monographie

Es besteht eine Positiv-Monographie für einen standardisierten Extrakt aus Roßkastaniensamen, und zwar für eine tägliche Dosis von zweimal 50 mg Aescin in Zubereitungen in retardierter Darreichungsform. Aescin kann als Saponin Schleimhautreizungen im Magen hervorrufen, die durch eine magensaftresistente retardierte Darreichungsform, die den Wirkstoff erst im Dünndarm freisetzt, reduziert werden.

Die **Wirksamkeit** des standardisierten Roßkastaniensamenextrakts bei CVI wurde nach mehrwöchiger Einnahme als hochsignifikante Verbesserung der Symptome Juckreiz, Schweregefühl und Schmerzen in den Beinen, sowie einer Verringerung der Ödembildung nachgewiesen. Wie bei allen Phytopharmaka baut sich der Effekt langsam auf, nach 3–5 Tagen gehen Spannungsgefühl in den Beinen und Ödeme zurück. Die systemische Therapie mit *Aescin* ist eine wirksame Alternative zur klassischen Methode der Kompressionbehandlung. Nach 12 Wochen Behandlungsdauer wurde ein gleiches Ergebnis erzielt wie mit einer Anwendung von Kompressionsstrümpfen der Klasse 2.

Flavonoide

Die große und strukturell vielgestaltige Gruppe der Flavonoide weist eine breitgefächertes Wirkungsspektrum auf. Einige von ihnen besitzen eine ausgeprägt **ödemprotektive** Wirkung. Sie steigern die Resistenz der Kapillaren, reduzieren die Membrandurchlässigkeit und verhindern die Entstehung von Ödemen. Sie hemmen bindegewebsabbauende Enzymsysteme, in erster Linie Hyaluronidasen, die für die Depolymerisation der Hyaluronsäure verantwortlich sind. Die Hyaluronsäure ist ein wichtiges Stützelement der Gefäße und des Bindegewebes. Ihr Auf- und Abbau muß in einem Gleichgewicht stehen, damit die Funktion des Bindegewebes erhalten bleibt. Eine Hemmung des enzymatischen Abbaus vermindert eine Bindegewebsschwäche, die Bildung von Krampfadern und die Durchlässigkeit der Gefäße.

Flavonoide haben *entzündungshemmende* und *antioxidative Eigenschaften.* Sie fangen aggressive Sauerstoffradikale ab, die elastische Fasern und das Gefäßendothel schädigen. Sie wirken hemmend auf die Thrombozytenaggregation, wodurch die Fließeigenschaften des Bluts verbessert werden und die Gefahr einer Thrombenbildung verringert wird.

Flavonoide mit venentonisierenden und kapillarabdichtenden Eigenschaften werden auch als **Bioflavonoide** bezeichnet. Eine wichtiger Vertreter dieser Gruppe ist das *Rutin* (Rutosid), das sich vom Quercetin ableitet und im Pflanzenreich sehr häufig vorkommt. Ursprünglich wurde es aus dem *Buchweizenkraut* extrahiert. Heute verwendet man zur technischen Gewinnung rutinreiche *Eukalyptusblätter* als Ausgangsmaterial. Wegen seiner schlechten Löslichkeit in Wasser wird Rutin chemisch verändert und in seinem Lösungsvermögen verbessert. Die bedeutendsten, partialsynthetisch gewonnenen Verbindungen sind *Troxerutin* (ein Gemisch aus Tri- und Tetrahydroxyethylrutin) und *Oxerutin* (β-Hydroxyethylrutosid). Durch die chemische Umwandlung werden diese Verbindungen wasserlöslich, resorbierbar und damit für die perorale Therapie verwendbar.

Weitere Bioflavonoide sind *Hesperidin* und *Diosmin.* Das Hesperidin, bzw. ein Hesperidinkomplex, wird aus den Schalen von *Zitronen, Orangen, Grapefruits* und *Mandarinen* gewonnen und ist in Form von Trimethylhesperidinchalkon in Fertigarzneimitteln enthalten.

Chalkone und Flavonoide stehen durch chemische Umlagerung innerhalb des Moleküls über die Chalkon-Flavon-Isomerase in einem Gleichgewicht. Die pharmakologische Wirkung der Chalkone ist stärker als die der entsprechenden Flavone.

Diosmin kommt in der Natur verhältnismäßig selten vor (z. B. in Buccoblättern), es wird durch chemische Umwandlung aus Hesperidin hergestellt.

Als Tagesdosen werden 600–1200 mg *Toxerutin* und *Oxerutin,* 300–800 mg für *Trimethylhesperidinchalkon* empfohlen. Nach neueren Untersuchungen mit Oxerutin muß die Dosierung bei zweimal 500 mg liegen. Fertigpräparate sind teilweise noch unterdosiert und lassen keinen positiven Effekt erwarten.

Rotes Weinlaub – Vitis vinifera

Die Weinrebe war schon in der antiken Heilkunde bekannt und hat ihren Platz in der Volksmedizin vieler europäischer Länder beibehalten. Der Überlieferung nach hatten die Traubenstampfer in früheren Zeiten keinerlei Venenprobleme. Französische Weinbauern stellten aus dem Weinlaub Aufgüsse zum Trinken und breiartige Umschläge zur örtlichen Behandlung geschwollener, schmerzender Beine her. Aus dieser Erfahrung heraus wird in Frankreich ein Extrakt aus dem Roten Weinlaub seit Jahrzehnten bei Venenerkrankungen eingesetzt und wurde mit dieser Indikation in die nationale Pharmakopoe aufgenommen. In Deutschland ist seit über 20 Jahren ein Präparat zur inneren und äußeren Anwendung im Handel (Antistax®), dessen Wirksamkeit durch gute Therapieerfolge belegt ist. Arzneilich wirksamer Bestandteil ist ein wäßriger Extrakt aus dem Roten Weinlaub, in den Arzneiformen zur systemischen Anwendung (Kapseln, Tropfen) ist zusätzlich Aesculin, ein Cumarinderivat aus den Blättern und der Rinde der Roßkastanie enthalten.

Pharmakologisch bedeutsame Inhaltsstoffe im Roten Weinlaub sind **Kaffeesäurederivate** und **Flavonoide,** darunter die glykosidischen Verbindungen *Quercetin-3-glucuronid* und *Isoquercetin* als Hauptkomponenten, weiter Quercetin, Kämpferol und Rutin. Außerdem sind *Gerbstoffe,* vorwiegend vom Catechintyp, und organische Säuren, vor allem Äpfelsäure und Oxalsäure enthalten.

Die *Flavonoidfraktion* ist für die ödemprotektive Wirkung verantwortlich. Verschiedene Testmodelle bestätigen eine Erniedrigung der Kapillardurchlässigkeit und eine Erhöhung der Stabilität und Resistenz der Blutgefäße. Dabei war die Wirkung des Quercetin-3-glucuronids bis zu 20mal stärker als von Hydroxyethylrutosiden, die in Roßkastanienzubereitungen enthalten sind. Die Flavonoide zeigen eine ausgeprägte antiphlogistische Wirkung, die vermutlich über eine Hemmung der Prostaglandinsynthese zustande kommt.

Anwendungsbeobachtungen Rotes Weinlaub-Präparat. Die Wirksamkeit von Antistax® wurde in Anwendungsbeobachtungen bei verschiedenen Venenerkrankungen – Thrombophlebitis, Krampfadern, Ulcus cruris – geprüft. Subjektive Beschwerden – Schweregefühl, Schmerzen, Juckreiz, nächtliche Wadenkrämpfe – wurden deutlich gelindert. Nach achtwöchiger Behandlung wurde eine Reduktion des Ödemvolumens um nahezu 50% erreicht, die zu einer Verbesserung der Mikrozirkulation führt und der Progression von Venenerkrankungen entgegenwirkt. Die gleichzeitige orale und lokale Anwendung bewirkt bei Ulcus cruris eine rasche Abheilung des Geschwürs.

Steroidsaponine: Mäusedorn – Ruscus aculeatus

Die Steroidsaponine des Mäusedorns weisen ebenfalls eine *antiphlogistische, antiexsudative* und *venentonisierende Wirkung* auf. Verwendet wird der Wurzelstock, Hauptwirkstoffe sind Ruscin und Ruscosid, bzw. das Aglykon Ruscogenin.

Cumarine (Benzopyrone): Steinklee – Melilotus officinalis

Wirksamkeitsbestimmend im Steinkleekraut sind freie **Cumarine, Cumarinderivate und Flavonoide** (*Kämpferol- und Quercetinglykoside*). Die *Cumarine* wirken **entzündungshemmend, antiödematös und lymphokinetisch,** d.h., sie beschleunigen den Abtransport der Lymphflüssigkeit. Cumarine haben proteolytische Eigenschaften, sie spalten die Eiweißstoffe, die durch eine erhöhte Kapillardurchlässigkeit ins Interstitium gelangen. Diese Bruchstücke können leichter mit der Lymphe abtransportiert werden. Am Krankheitsgeschehen der chronisch-venösen Insuffizienz sind Sauerstoffradikale beteiligt, die Schäden an der Kapillarwand verursachen und den Übertritt von Leukozyten und Eiweiß ins Gewebe ermöglichen. Die Cumarine reagieren mit den aggressiven Sauerstoffradikalen und verringern oxidative Gewebeschädigungen. Die *Flavonoide* **verringern** ebenfalls die **Membrandurchlässigkeit.** Der venöse Rückfluß wird verbessert, entzündliche Schwellungen und Stauungsödeme positiv beeinflußt. Vom Steinkleekraut werden Extrakte verwendet, die auf einen bestimmten Cumaringehalt (tägl. Dosierung 3–30 mg) eingestellt sind.

Im Gegensatz zu Dicumarol, das als Vitamin-K-Antagonist die Bildung von Prothrombin und anderen Gerinnungsfaktoren in der Leber hemmt, hat Cumarin keine blutgerinnungshemmende Wirkung.

Externa

Topisch anzuwendende Venenmittel enthalten vorwiegend *standardisierte* **Roßkastaniensamenextrakte** bzw. *Aescin.* Zum Teil sind sie mit anderen Wirkstoffen kombiniert, die zusätzlich antiphlogistische und schmerzlindernde Eigenschaften haben, z. B. *Arnikatinktur, Salicylsäurederivate.* **Hamamelisrinde** enthält *Gerbstoffe* und *Flavonoide,* sie wirkt adstringierend, entzündungshemmend, kapillarabdichtend und lokal hämostyptisch. Die Wirksamkeit der Externa bei Venenerkrankungen kann durch einen Zusatz von *Heparin* unterstützt werden, das die Gerinnungsfähigkeit des Bluts herabsetzt und die Bildung von Thromben verhindert.

Die Wirkung von lokal applizierten Venenmitteln wird widersprüchlich beurteilt. Sie sollen die Kapillardurchlässigkeit vermindern, Ödeme ausschwemmen, entzündungshemmend wirken und venöse Stauungen beseitigen. Als Ergänzung zur Kompression als Basistherapie oder zur oralen Anwendung von Ödemprotektiva sind sie sicherlich sinnvoll. Externa werden als Gel oder Salbe angeboten. Ein Gel fettet nicht und kann unbedenklich unter Strümpfen oder Verbänden angewendet werden kann. Es ist bei Entzündungserscheinungen angenehm kühlend und schmerzlindernd. Salben dringen in tiefere Hautschichten ein. Venensalben werden dünn im Bereich der geschwollenen oder schmerzenden Partien aufgetragen. Sie müssen nicht einmassiert werden, was bei akut entzündlichen Prozessen auch nicht erwünscht ist.

Präparate

Roßkastaniensamen-Präparate

Aescorin® forte Kapseln
Essaven® 50 Mono Filmtabletten
Noricaven® novo Dragees
Vasotonin® Kapseln
Venalot® novo Depot Retardkapseln
Venoplant® retard S Retardtabletten
Venostasin® -retard/ Venostasin® S Retardkapseln
Venen-Tabletten Stada® retard
SX Aesculus® Retardtabletten

Mäusedornwurzel-Präparate

Fagorutin Ruscus Kapseln
Rhenus® med Dragees
Phlebodril® Kapseln
Duoform® novo Dragees

Steinkleekraut-Präparate

Meli Rephastasan® Flüssigkeit
Venalot® intern Venendragees

Rotes-Weinlaub-Präparat

Antistax® Kapseln, Tropfen, Creme

Kombinationspräparate

Pascovenol® novo Dragees, Tropfen – Roßkastanienextrakt, Steinkleekraut, Hamamelisblätter

Essaven® N Kapseln – Roßkastaniensamenextrakt, Trimethylhesperidinchalkon

Essaven® ultra Kapseln – Roßkastaniensamenextrakt, Trimethylhesperidinchalkon, EPL-Substanz (EPL-Substanz = „essentielle Phospholipide"; erhöhen die pharmakologischen Wirkungen des Aescins. Sie fördern die Durchblutung in der Endstrombahn und verbessern die Ernährung und den Stoffwechsel der Endothelzellen.

Externa

Aescorin® N Salbe – Roßkastaniensamen, Hamamelisrinde

Phlebodril® N Creme – Mäusedornwurzelstock, Steinklee, Dextran-Natriumsulfat

Venoplant top Hamamelis – Hamamelisrinde

Venostasin® N-Salbe – Roßkastaniensamen

11

ERKRANKUNGEN DES VERDAUUNGSTRAKTS

11.1 Schleimhaut-erkrankungen des Mund- und Rachenraums

Bewährte Drogen: Kamillenblüten – Matricariae flos, Arnikablüten – Arnicae flos, Salbeiblätter – Salviae folium.
Schleimdrogen: Malvenblätter, Malvenblüten – Malvae folium, Malvae flos, Eibischwurzel – Althaeae radix, Isländisch Moos – Lichen islandicus.
Gerbstoffdrogen: Heidelbeeren – Myrtilli fructus, Rhabarberwurzel – Rhei radix, Ratanhiawurzel – Rathaniae radix, Myrrhe – Myrrha.

Entzündungen in Mund- und Rachenraum können die Mundschleimhaut (Stomatitis), das Zahnfleisch (Gingivitis) oder den Rachen (Pharyngitis) betreffen. Eine Entzündung der Rachenschleimhaut tritt meist im Zusammenhang mit einer Virusinfektion der oberen Atemwege auf. Die Schleimhaut ist trocken, geschwollen, rot bis tiefrot verfärbt und sieht wie mit Lack überzogen aus. Es besteht ein kratzendes, brennendes Gefühl bis hin zu Schmerzen und Schluckbeschwerden, die oft von deutlicher Heiserkeit begleitet sind. Behandlungsziel ist die Wiederherstellung einer intakten Schleimhaut.

11.1.1 Anwendungen

Mit Mundspülungen und Gurgelanwendungen erreicht man eine Reinigung auch schwer zugänglicher Stellen und eine bessere Durchblutung der Mund- und Rachenschleimhaut. Die Erreger werden durch das Gurgeln abgespült, der Speichelfluß wird angeregt und die Schleimhaut befeuchtet. Physiologische Abwehrmechanismen können sich wieder aufbauen, akute Erscheinungen klingen schneller ab, und die Krankheitsdauer wird verkürzt. Zur Behandlung eignen sich Drogen mit antiphlogistischen, adstringierenden und antiseptischen Wirkungen, die einzeln, im Wechsel oder miteinander kombiniert eingesetzt werden.

- **Salbeiblätter** vereinigen im wesentlichen zwei Wirkprinzipien. Das *ätherische Öl* mit einem relativ hohen Anteil an *Cineol*, *Campher* und *Thujon* wirkt antiphlogistisch und wachstumshemmend auf Bakterien und Pilze. Die *Gerbstoffe* und *Flavonoide* unterstützen die entzündungshemmende Wirkung durch adstringierende und gewebeabdichtende Eigenschaften.
- **Entzündungshemmende Drogen,** vor allem *Kamillenblüten,* sind besonders bei akuten Entzündungen angebracht. *Arnikablüten* wirken ebenfalls entzündungshemmend, sie regen die Durchblutung der Schleimhaut an und verbessern die lokale Abwehrbereitschaft.
- **Gerbstoffhaltige Drogen,** wie die *Tormentillwurzel* oder *getrocknete Heidelbeeren,* wirken adstringierend und sind besonders bei chronischen Prozessen angebracht. Die Gerbstoffe dichten die Schleimhaut ab und entziehen den Bakterien den Nährboden.
- **Schleimdrogen,** wie *Malvenblätter, Isländisch Moos* oder *Eibischwurzel,* wirken reizmildernd bei Entzündungen und Schluckbeschwerden. Der Schleim legt sich als Schutzschicht über die Mund- und Rachenschleimhaut und ersetzt die natürliche Schleimschicht, die von den geschä-

digten Schleimzellen nicht mehr in ausreichendem Maße gebildet werden kann.

- **Bitterstoffdrogen,** wie *Tausendgüldenkraut, Bitterkleeblätter* und *Enzianwurzel,* wirken tonisierend auf die Schleimhaut. Beim Gurgeln regen sie die Sekretion der Speichel- und Schleimdrüsen an und unterstützen auf diesem Weg die Heilung.

Gurgelanwendungen

Kamillenblüten und Salbeiblätter

Mehrmals täglich – anfangs stündlich – mit konzentriertem, möglichst warmem Teeaufguß oder heißem Wasser mit einem Zusatz alkoholischer Pflanzenextrakte gurgeln. Im *Kamillentee* sind neben entzündungshemmenden Substanzen auch *Schleimpolysaccharide* mit immunmodulierenden Eigenschaften gelöst, im *Salbeitee* kommt vorwiegend die *Gerbstoffwirkung* zum Tragen. Ein Teeaufguß enthält jedoch nur einen geringen Anteil des ätherischen Öls, wirkungsvoller ist ein wäßrig-alkoholischer Extrakt, in dem sowohl die lipophilen als auch hydrophilen Bestandteile in ausreichender Konzentration vorhanden sind. Bewährt hat sich eine Mischung von Kamillen- und Salbeiextrakt zu gleichen Teilen.

Arnikablüten

Zu Mundspülungen nur als 10fach verdünnte Arnikatinktur anwenden, mehrmals täglich möglichst heiß gurgeln.

Pinselungen

Zu Pinselungen bei Schleimhautzündungen werden Tinkturen aus gerbstoffhaltigen Drogen mit antiphlogistischen Eigenschaften eingesetzt, so z. B. aus *Salbeiblättern, Ratanhia*oder *Rhabarberwurzel* und *Myrrhentinktur.*

Myrrhe

Die Myrrhe ist ein Gummiharz verschiedener Comniphora-Arten aus der Familie der Bur-

seraceae, das nach Verletzung aus der Rinde kleiner Bäume als gelber Balsam ausfließt und an der Luft zu gelblich-braunen Körnern erstarrt. Es enthält lipophile, wasserdampfflüchtige Bestandteile (Myrrhenöl), eine ethanollösliche Harzfraktion und wasserlösliche Schleimstoffe. Die Myrrhe hat *antiphlogistische, adstringierende, granulationsfördernde* und *antiseptische Eigenschaften* und gehört zu den Standardtherapeutika bei Schleimhautdefekten in Mund- und Rachenraum.

Immunmodulatoren

Die meisten Infekte der Mund- und Rachenschleimhaut kommen durch eine mangelnde Immunabwehr zum Ausbruch. Die innerliche Anwendung von Immunmodulatoren als zusätzliche Maßnahme, bei Risikopatienten auch vorbeugend, kann aus diesem Grund sinnvoll sein.

Präparate

Kombinationspräparate

Ad-Muc® – Kamillenblüten, Myrrhentinktur
Aperisan® Gel Mundschleimhauttherapeutikum – Salbeiblätter
Inspirol® P forte – Myrrhentinktur
Pyralvex® – Rhabarberwurzelextrakt, Salicylsäure
Salvibest® – Ratanhiatinktur
Salviathymol® – Salbeiöl, Eukalyptusöl, Pfefferminzöl, Zimtöl, Nelkenöl, Fenchelöl, Anisöl, Menthol, Thymol

11.2 Funktionsstörungen von Magen und Darm

Bitterstoffdrogen: Enzianwurzel – Gentianae radix, Tausendgüldenkraut – Centaurii herba, Wermutkraut – Absinthii herba, Schafgarbenkraut – Millefolii herba, Pomeranzenschale – Aurantii pericarpium, Kalmusrhizom – Calami rhizoma.

Carminativa: Anisfrüchte – Anisi fructus, Fenchelfrüchte – Foeniculi fructus, Kümmelfrüchte – Carvi
fructus, Pfefferminzblätter – Menthae piperitae folium.

Erkrankungen der Verdauungsorgane sind
eine häufige Indikation für pflanzliche Arzneimittel, insbesondere für *Arzneitees.* Es
existieren Standardzulassungen für sechs
verschiedene Magentees, zwölf Magen-
Darm-Tees und es gibt eine Reihe von Fertig-
teepräparaten. Wie kaum in einem anderen
Bereich haben sich hier seit Jahrhunderten
Arzneipflanzen bewährt, mit denen neben
entsprechenden diätetischen Maßnahmen
große Erfolge erzielt werden können. Im
wesentlichen sind **Funktionsstörungen** und
chronische Erkrankungen eine Domäne der
Phytotherapie. Die hierbei auftretenden
Krankheitsbeschwerden werden meist durch
vegetativ oder psychosomatisch, seltener
organisch bedingte Dysfunktionen der Verdauungsorgane ausgelöst. Funktionsstörungen betreffen den Tonus, die Motilität, die
Sekretion oder Resorption. Als Folge einer
mangelhaften Produktion von Verdauungssäften und -enzymen oder einer Beeinträchtigung der Eigenbeweglichkeit von Magen und
Darm, wird die Nahrung nur ungenügend
aufgeschlossen und zu langsam transportiert.
Es kommt zu Appetitlosigkeit, Übelkeit,
Oberbauchbeschwerden und Flatulenz. Diese
unspezifischen Verdauungsstörungen werden
als **dyspeptischer Symptomenkomplex** bezeichnet und führen zum klinischen Bild der
Refluxkrankheit, des Reizmagens oder Reizkolons. Der Reizmagen ist gekennzeichnet
durch Spasmen in der Magenmuskulatur,
Aufstoßen und dem typischen retrosternalen
Schmerz durch Rückfluß von saurem Ma-
geninhalt in die Speiseröhre (Sodbrennen).
Unverträglichkeit bestimmter Nahrungsmittel (fette und süße Speisen, Alkohol, Kaffee),
Nüchternschmerz, frühes Sättigungsgefühl
und postprandiales Völlegefühl kommen hinzu. Die Beschwerden verschlimmern sich
durch Streß oder Angst. In mehr als 30 % der
Fälle sind sie von dickdarmbezogenen Sym-

ptomen des Reizkolons wie Meteorismus,
Blähungen und unregelmäßigem Stuhlgang
mit abwechselnder Diarrhö und Obstipation
begleitet. Schätzungsweise ein Drittel der
bundesdeutschen Bevölkerung leidet im Laufe eines Jahres an dyspeptischen Beschwerden.

> Unter dem dyspeptischen Symptomen-
> komplex (Dyspepsie) werden anhalten-
> de oder immer wiederkehrende, subjek-
> tiv empfundene Beschwerden des obe-
> ren Verdauungstrakts zusammengefaßt,
> die nicht auf organische Ursachen
> zurückzuführen sind. Dazu zählen un-
> spezifische Verdauungsstörungen wie
> frühzeitige Sättigung, Völlegefühl, Blä-
> hungen, Übelkeit, Erbrechen und
> krampfartige Oberbauchschmerzen.

11.2.1 Bitterstoffdrogen, Ätherisch-Öl-Drogen und carminative Drogen

Funktionelle Störungen im Magen-Darm-
Bereich haben in den letzten Jahren an Häufigkeit zugenommen. Die Ursachen liegen in
der heutigen streßbetonten, bewegungsarmen
und von schlechten Ernährungsgewohnheiten bestimmten Lebensweise. Diese Faktoren
begünstigen gleichzeitig organische Erkrankungen im Verdauungstrakt.
Die Behandlung der funktionellen Beschwerden richtet sich nach den vorherrschenden
Symptomen. Im allgemeinen gibt man bei
Appetitlosigkeit magentonisierende und sekretionsfördernde *Bitterstoffdrogen,* bei **Dys-
pepsie** zusätzlich *choleretisch wirkende* oder
blähungstreibende Drogen (Carminativa),
bei **nervösen Magenbeschwerden** eignen sich
Drogen mit *spasmolytischen* und *sedativen
Eigenschaften.* Liegt die auslösende Ursache
in einem galligen Rückfluß vom Duodenum
aus in den Magen, können gallensäurebin-

dende Quellstoffdrogen wie z. B. Flohsamen helfen.

In jedem Fall sollte Kaffee oder Schwarztee durch einen Tee entsprechender Arzneidrogen ersetzt werden. Ein Arzneitee eignet sich ebenso zur begleitenden Therapie neben Enzympräparaten oder anderen Magenmitteln (z. B. H_2-Blockern wie Ranitidin). Wichtig ist, den Tee möglichst körperwarm, nicht zu heiß und nicht zu kalt, zu trinken.

Die Unterteilung der Arzneidrogen in Stomachika, Cholagoga und Carminativa (Tab. 11-1), entsprechend ihrer Anwendung dem Leitsymptom folgend, wurde früher strenger eingehalten. Nach heutiger Sicht sind durch die funktionelle Verknüpfung der Verdauungsorgane die Übergänge zwischen den einzelnen Krankheitsbildern fließend, auch sind die Drogen aufgrund ihrer Zusammensetzung und Wirkungsweise nicht immer klar einzuordnen. So werden einige der sekretionsfördernden Drogen sowohl bei dyspeptischen Beschwerden eingesetzt als auch wegen ausgeprägter choleretischer Eigenschaften den Leber-Galle-Mitteln zugerechnet.

Bitterstoffdrogen – Amara

Bitterstoffe wirken **appetitanregend,** indem sie sowohl **direkt** als auch **reflektorisch** zu einer verstärkten *Sekretion* von *Speichel* und *Verdauungssäften* führen. Die Erregung geht von den Bitterrezeptoren in den Geschmacksknospen des Zungengrundes aus und beeinflußt den Nervus vagus, wodurch reflektorisch die Drüsenzellen der Magenschleimhaut zur Mehrproduktion von Salzsäure und Pepsinogen veranlaßt werden. Gelangen die Bitterstoffe in den Magen, wird in einer zweiten Phase Gastrin freigesetzt, das auf humoralem Weg weiter sekretionssteigernd wirkt und die Magenmotorik und die Produktion von Galle- und Pankreassaft stimuliert. Die vermehrte Produktion von Magensaft bedeutet auch eine erhöhte Bereitstellung von Verdauungsenzymen. Gleichzeitig wird durch die verstärkte Sekretion von Salzsäure ein Säuregrad erreicht, der ein *Aktivitätsoptimum* für die *Enzyme* ist. Dieser Prozeß, der mit einer Mehrdurchblutung der Magenschleimhaut einhergeht, entspricht der Reaktion eines gesunden Magens zur Vorbereitung der Verdauung. Der Appetit wird angeregt, die Entleerung des Magens nach der Speisenaufnahme beschleunigt und die Resorption der Nahrungsstoffe gefördert. Bitterstoffe werden durch ihre allgemein tonisierende und stärkende Wirkung oft in Zeiten der **Rekonvaleszenz,** nach Infektionskrankheiten oder bei **älteren Patienten** verordnet. Da die Wirkung von den Geschmacksnerven ausgeht, sollen Bitterstoffdrogen als *Tee* oder

Tab. 11-1 Stomachika, Carminativa und Cholagoga.		
Stomachika Magenmittel	Carminativa blähungstreibende Mittel	Cholagoga galletreibende Mittel
Bitterstoffe (Amara pura) ätherische Öle (Amara aromatica)	ätherische Öle	Bitterstoffe ätherische Öle Scharfstoffe
Enzianwurzel Tausendgüldenkraut Wermutkraut Pomeranzenschale Kraut	Anis Fenchel Kümmel	Boldoblätter Javanische Gelbwurz Pfefferminzblätter Löwenzahnwurzel mit Kalmusrhizom

Tinktur eingenommen werden, Arzneiformen wie Kapseln oder Dragees würden den bitteren Geschmack überdecken. Nicht zu vernachlässigen ist eine psychische Komponente, da die Bitterstoffe als „bittere Medizin" dem Arzneimittel einen therapeutischen Charakter verleihen. Wesentliche Voraussetzung für die sekretionssteigernde und appetitanregende Wirkung der Bitterstoffdrogen ist eine Einnahme etwa eine halbe Stunde **vor dem Essen.**

Man unterscheidet zwischen **Amara pura,** deren Wirkung im üblichen Dosierungsbereich fast ausschließlich durch die *Bitterstoffe* bestimmt wird, und **Amara aromatica,** die neben den Bitterstoffen meist größere Mengen *ätherischer Öle* mit zusätzlichen Wirkeigenschaften enthalten. Die wichtigsten Bitterstoffdrogen sind:

- **Amara pura**
  - Enzianwurzel – Gentiana lutea
  - Tausendgüldenkraut – Centaurium minus
  - Bitterklee – Menyanthes trifoliata
  - Benediktenkraut – Cnicus benedictus
  - Condurangorinde – Marsdenia condurango.
- **Amara aromatica**
  - Wermutkraut – choleretisch
  - Kalmusrhizom – carminativ, antiseptisch
  - Schafgarbenkraut – entzündungshemmend, spasmolytisch
  - Pomeranzenschale – spasmolytisch, gärungswidrig.

Die Auswahl der Drogen kann anhand ihres Bitterwerts (Tab. 11-2) als Maß für die sekretionsteigernde Wirkung getroffen werden. Bei zu hohen Konzentration an Bitterstoffen ist als gegenteiliger Effekt eine Appetit- und Sekretionshemmung möglich.

Die **Enzianwurzel** hat den höchsten Bitterwert einheimischen Pflanzen, als Bitterstoffe kommen *Gentiopikrin* (syn. Gentiopikrosid) und *Amarogentin* vor. Amarogentin hat – bezogen auf Gewichtsbasis – einen Bitterwert von 1 : 58 Millionen. In der Droge ist es mit ca. 0,05 % enthalten. **Wermutkraut** enthält die beiden Hauptbitterstoffe *Absinthin* und *Artabsin,* zusätzlich *ätherisches Öl* mit *Thujon* als Hauptkomponente. Es ist ein typisches *Amarum aromaticum,* das bei Appetitlosigkeit, dyspeptischen Beschwerden und Dyskinese der Gallenwege (Störung der Gallenfunktion ohne organische Ursache) verwendet wird. Wäßrige Auszüge enthalten nur Spuren des gesundheitsschädlichen Thujons und können im Gegensatz zu reinem ätherischen Öl in normalen Teedosierungen bedenkenlos angewendet werden. Die Gefahr einer Überdosierung besteht kaum, da sich durch den intensiv bitteren Geschmack meist schon nach kurzer Zeit ein ausgesprochener Widerwille gegen eine weitere Einnahme entwickelt. **Schafgarbenkraut** enthält ätherisches Öl, Bitterstoffe, Flavonoide, Gerbstoffe und Kaffeesäurederivate. Es hat spasmolytische und entzündungshemmende Eigenschaften und wird vor allem bei *krampfartigen Magen-* und *Gallenbeschwerden* eingesetzt. Die **Pomeranzenschale** wird von den Früchten der Bitterorange gewonnen, die im Vergleich zur bekannten Apfelsine klein und dunkelorange gefärbt sind. Sie enthält ätherisches Öl mit *Limonen* als Hauptkomponente und als Bitterstoffe die Flavonglykoside Naringin und Neohesperidin. Pomeranzenschale wird hauptsächlich als *Geschmackskorrigens* und wegen des geringeren Bitterwerts zur Appetitsteigerung bei Kindern verwendet.

Tab. 11-2 Bitterwert einzelner Drogen.	
Droge	**Bitterwert (Arzneibuchangaben)**
Enzianwurzel	10 000–30 000
Wermutkraut	10 000–25 000
Tausendgüldenkraut	2 000–10 000
Pomeranzenschale	600–2500
Benediktenkraut	800–1500

Ätherisch-Öl-Drogen

Ätherische Öle fördern auf direktem und reflektorischem Weg die **Freisetzung** von *Salzsäure, Pepsinogen, Gastrin und Prostaglandinen.* Sie **stimulieren** die physiologische **Magen- und Darmmotilität** und haben zum Teil ausgeprägte **spasmolytische Eigenschaften.** Sie hemmen eine übermäßige, krampfartige Peristaltik im Gastrointestinaltrakt (*Melissenöl, Pfefferminzöl*) oder besitzen zusätzlich choleretische und bakteriostatische Wirkungen (*Fenchelöl, Pfefferminzöl*). Der spasmolytische Effekt von Pfefferminzöl bzw. Menthol beruht möglicherweise auf einer calciumantagonistischen Wirkung durch Hemmung des Calciumeinstroms in die Zelle. Einige der ätherischen Öle können bei Überdosierung Reizerscheinungen der Schleimhaut im Magen-Darm-Trakt mit Übelkeit und Erbrechen hervorrufen, z. B. wirkt *reines Fenchelöl* erregend auf die Darmmuskulatur und entzündungsverstärkend. Kreislaufreaktionen, zentrale Erregung oder Sedierung sind als Nebenwirkungen durch hohe Konzentrationen ätherischer Öle bekannt. In üblicher Dosierung, insbesondere bei Anwendung der Ätherisch-Öl-Drogen als Tee, sind auch bei längerfristigem Gebrauch keine Schäden zu erwarten.

Carminativa – blähungstreibende Drogen

Dyspeptische Beschwerden sind oft von Blähungen begleitet. Die übermäßigen Gasansammlungen im Oberbauch beruhen nicht nur auf einer Mehrbildung von Darmgasen infolge Verdauungsstörungen, auch eine ungenügende Resorption kann die Ursache sein. Als Carminativa bezeichnet man Drogen, die ätherische Öle enthalten und aufgrund ihres Geschmacks oder Geruchs **reflektorisch** die **Sekretion** der **Verdauungsorgane** anregen. Gleichzeitig fördern sie durch eine geringe Schleimhautreizung die **Durchblutung** im oberen Verdauungstrakt und die Resorption der Gase. Sie stimulieren die Darm-

motorik und haben durch spasmolytische oder antibakterielle Eigenschaften einen günstigen Einfluß auf Gasentleerung und Meteorismus. Die klassischen Carminativa sind die Früchte von *Anis, Fenchel* und *Kümmel; Pfefferminzblätter* und *Schafgarbenkraut* haben ebenfalls carminative Eigenschaften.

Gewürzpflanzen. Viele Pflanzen aus dem Bereich der Stomachika und Carminativa stellen durch ihren würzigen Geschmack und Geruch einen Übergang zu den Gewürzpflanzen dar. Gewürze sind nicht nur ein geschmacksverbessernder Zusatz zu Nahrungs- und Genußmitteln, sondern sie fördern gleichzeitig durch die Anregung der Verdauungsprozesse die Verträglichkeit der Speisen (Beispiel Kümmel in Sauerkraut und anderen blähenden Gerichten). Gewürzpflanzen enthalten hauptsächlich ätherische Öle und Scharfstoffe, die ebenfalls reflektorisch die Magensaftsekretion und Darmperistaltik anregen. Bekannte Gewürzpflanzen sind: Kardamomfrüchte: (ätherisches Öl), carminativ, choleretisch
Ingwerwurzelstock: (ätherisches Öl, Scharfstoffe), carminativ, choleretisch, spasmolytisch, antiemetisch
Schwarzer und Weißer Pfeffer: (ätherisches Öl, scharfschmeckende Säureamide), verdauungsanregend, sekretionsfördernd
Zimtrinde: (ätherisches Öl, Zimtsäure, Zimtaldehyd, Gerbstoffe), verdauungsanregend, sekretionsfördernd.

Teerezepturen und Präparate

Magentee I – NRF (Standardzulassung)

Enzianwurzel	20 g
Pomeranzenschale	20 g
Tausendgüldenkraut	25 g
Wermutkraut	25 g
Zimtrinde	10 g

lauwarm ½ Stunde vor dem Essen, schluckweise trinken

Magentee VI – NRF

Enzianwurzel	15 g
Pomeranzenschale	25 g
Tausendgüldenkraut	25 g
Wermutkraut	20 g
Korianderfrüchte	5 g
Pomeranzenblüten	5 g
Ringelblumenblüten (Schmuckdroge)	5 g

Magen-Darm-Tee I – NRF, (auch Standardzulassung)

Kümmelfrüchte	25 g
Kamillenblüten	25 g
Pfefferminzblätter	25 g
Baldrianwurzel	25 g

Magen-Darm-Tee XII – NRF

Kamillenblüten	40 g
Schafgarbenkraut	25 g
Süßholzwurzel	30 g
Malvenblüten (Schmuckdroge)	5 g

Magen-Darm-Katarrh mit Blähungen

Kümmelfrüchte		
Fenchelfrüchte	aa	10 g
Kamillenblüten	ad	100 g

Blähungstreibender Tee

Anisfrüchte	
Fenchelfrüchte	
Kümmelfrüchte	aa 20 g

Bestehen außerdem noch Magenbeschwerden, kann man Kamillenblüten oder Pfefferminzblätter zusetzen.

Teemischung bei Verdauungsstörungen und Blähungen

Kümmelfrüchte	
Fenchelfrüchte	
Wermutkraut	
Schafgarbenkraut	aa 20 g

Teemischung bei chronischen Magenerkrankungen

Fenchelfrüchte	
Pfefferminzblätter	
Melissenblätter	
Kalmuswurzel	aa 20 g

Appetitanregende Präparate

Enziagil® Magenplus Kapseln – Enzianwurzel
Carvomin® forte Lösung – Angelikawurzel, Benediktenkraut, Pfefferminzblätter
Unex® Amarum Flüssigkeit – Enzianwurzel, Wermutkraut, Ingwerwurzelstock

Motilitätsanregende Präparate

Enteroplant® – Pfefferminzöl, Kümmelöl
Iberogast® Tinktur – Bittere Schleifenblume (Iberis amara), Angelikawurzel, Kamillenblüten, Kümmelfrüchte, Mariendistelfrüchte, Melissenblätter, Pfefferminzblätter, Schöllkraut, Süßholzwurzel

Carminativa

Carminativum Babynos® Blähungstropfen – Bitterer Fenchel, Koriander, Kamillenblüten
Carminativum-Hetterich N Tropfen – Kamillenblüten, Pfefferminzblätter, Fenchelfrüchte, Kümmelfrüchte, Pomeranzenschalen
Pascopankreat novo Tropfen – Kümmelöl, Kamillenöl, Condurangorinde, Mariendistelfrüchte, Fenchelfrüchte

Teepräparate

Kneipp® Magentee – Anis, Fenchel, Kümmel
Ullus® Magen-Tee N – Fenchel, Pfefferminzblätter

11.3 Akute und chronische Gastritis, Ulcus ventriculi und Ulcus duodeni

Bewährte Drogen: Kamillenblüten – Matricariae flos, Süßholzwurzel – Liquiritiae radix, Pfefferminzblätter – Menthae piperitae folium, Melissenblätter – Melissae folium, Anguraté-Pflanze – Mentzeliae herba et radix
Schleimdrogen: Leinsamen – Lini semen, Eibischwurzel – Althaeae radix.

Eine **akute Gastritis** äußert sich in einer entzündlichen Veränderung der Magenschleimhaut und meist übermäßiger Sekretion der Magendrüsen. Es bestehen dumpfe Schmerzen in der Magengegend, die sich bei Nahrungsaufnahme verstärken und von Appetitlosigkeit, Übelkeit und Erbrechen begleitet sind. Eine akute Gastritis wird durch bestimmte schädliche Stoffe (Medikamente, Alkohol) ausgelöst.

Die **chronische Gastritis** kommt vor allem in höherem Lebensalter sehr häufig vor. Sie kann sich aus einer akuten Gastritis entwickeln, wenn schädigende Einflüsse nicht ausgeschaltet werden. In jüngster Zeit wurde ein deutlicher Zusammenhang mit einer Schleimhautbesiedlung mit dem Bakterium *Helicobacter pylori* festgestellt: Etwa 90% aller Krankheitsfälle durch Gastritis sind durch H. pylori induziert, bei 80% der Magengeschwüre ist das Bakterium nachweisbar. Demzufolge wird die chronische Gastritis als Immunreaktion des Organismus auf Helicobacter pylori betrachtet, und nicht als eine altersbedingte Veränderung der Magenschleimhaut. Anfangs ist die Schleimhaut oberflächlich entzündet (Oberflächengastritis), im weiteren Verlauf kommt es zu entzündlichen Infiltraten und einer atrophischen Rückbildung der Magendrüsen (chronisch-atrophische Gastritis). Die Beschwerden einer chronischen Gastritis sind Druck- und Völlegefühl nach der Nahrungsaufnahme und eine Unverträglichkeit schwerverdaulicher Speisen. Der Appetit ist meist nicht beeinträchtigt, Übelkeit oder Erbrechen fehlen.

An der Entstehung von **Magen- und Zwölffingerdarmgeschwüren** ist neben psychischen Faktoren ebenfalls das Bakterium *Helicobacter pylori* beteiligt. Darüber hinaus besteht ein Ungleichgewicht zwischen aggressiven Substanzen (Salzsäure, Pepsin, Gallensäuren) und schleimhautschützenden Faktoren (z. B. durch ungenügende Schleimproduktion, mangelnde Schleimhautregeneration). Auslöser für die Ausbildung eines Magengeschwürs können eine chronisch-atrophische Gastritis, die Einwirkung exogener Noxen (Alkohol, bestimmte Medikamente, z. B. Acetylsalicylsäure, Indometacin, Zytostatika) oder ein Reflux von gallehaltigem Duodenalinhalt in den Magen sein. Die Ursache für die Entstehung eines Zwölffingerdarmgeschwürs liegt u. a. in einer erhöhten Salzsäure- und Pepsinproduktion oder einer Störung der Säureneutralisation im Bereich des Zwölffingerdarms. Leitsymptom eines Geschwürs ist der lokalisierte Schmerz, der oft von Übelkeit, Druck- und Völlegefühl begleitet ist. Durch die Übersäuerung des Magens werden säurelockende Nahrungs- und Genußmittel (Alkohol, Kaffee, Süßigkeiten) schlecht vertragen.

11.3.1 Diätetische und phytotherapeutische Maßnahmen

Für die Therapie der Gastritis, des Magen- und Zwölffingerdarmgeschwürs können die allgemeinen Behandlungsziele übereinstimmend wie folgt formuliert werden:

- Diätetische Maßnahmen: keine säurelockenden, süßen und scharf gewürzten Speisen, meiden von erhitzten Fetten, frischem Brot, Kaffee und Alkohol
- Absetzen ulzerogener Arzneimittel (Acetylsalicylsäure, Indometacin)
- psychische Betreuung, Streßvermeidung.

Eine akute Gastritis wird zweckmäßig mit einer ein- bis zweitägigen Nahrungskarenz behandelt, während der reichlich dünner Schwarztee oder Kamillentee getrunken werden soll. Gegen den Brechreiz hilft Pfefferminztee. Eine Rollkur mit einem zwei- bis dreifach stärkeren Kamillentee oder Kamillenextrakt wird vielfach als lindernd empfunden: Der Patient rollt sich im Liegen langsam um seine Längsachse, wobei die Magenschleimhaut von allen Seiten benetzt wird. Anschließend erfolgt ein langsamer Kostaufbau mit Schleimzubereitungen oder Zwieback. Bei chronischer Gastritis werden mehrere kleine Mahlzeiten über den Tag verteilt besser vertragen.

Entzündungshemmende und spasmolytisch wirkende Pflanzen

In erster Linie werden entzündungshemmende Pflanzen, *Kamille* oder *Süßholz* eingesetzt. Anstelle von Kamille kann die geschmacksneutralere *Schafgarbe* mit ähnlichen, jedoch etwas schwächeren Wirkeigenschaften verwendet werden. Die *Anguraté-Pflanze* normalisiert die Säureverhältnisse, *Pfefferminze* wirkt spasmolytisch und antiemetisch. *Melisse* eignet sich durch ihre sedativen und mild spasmolytischen Eigenschaften bei nervösen und streßbedingten Magenbeschwerden.

Kamille – Matricaria recutita

Kamillenblüten enthalten **ätherisches Öl** mit *α-Bisabolol und Chamazulen*, das bei der Destillation aus Matricin entsteht. Beide Substanzen wirken **antiphlogistisch,** vermutlich durch Hemmung der Enzyme, die an der Biosynthese der Prostaglandine beteiligt sind. α-Bisabolol wirkt spasmolytisch, es vermindert die Sekretion von Pepsinogen im Magen und zeigt eine Schutzwirkung gegenüber der Entstehung von Magengeschwüren. Weiter sind *entzündungshemmend* und *krampflösend* wirkende **Flavonoide,** sowie **Schleimpolysaccharide** mit *immunmodulierenden Eigenschaften* enthalten. Letztere führen zu einer Steigerung der Phagozytosetätigkeit von Makrophagen und Granulozyten.

Kamillenblüten werden bei allen entzündlichen Erkrankungen im Magen-Darm-Trakt – Gastritis, Enteritis, Durchfälle – und bei Ulkusleiden eingesetzt. Empfohlen wird eine regelmäßige Einnahme über zwei bis drei Monate in ausreichender Dosierung. Die Wirkung hängt stark von der Art des Extrakts ab. Im *Kamillentee* sind nur etwa 15% des ätherischen Öls gelöst, während Flavonoide und Schleimpolysaccharide fast vollständig vorhanden sind. Flavonoide sind in wäßrigen und alkoholischen *Extrakten*, jedoch nicht in reinem *Kamillenöl*, Schleimstoffe nicht in konzentrierten alkoholischen Extrakten enthalten.

Kamillentee eignet sich als Ersatz von Kaffee oder Schwarztee bei Sodbrennen, Magenschleimhautentzündung und Magengeschwüren.

Süßholz – Glycyrrhiza glabra

Die Süßholzwurzel wird als Schnittdroge in Teemischungen oder zur Herstellung eines dickflüssigen Süßholzextrakts (Succus liquiritiae) verwendet. Wichtige Inhaltsstoffe sind *Kalium- und Calciumsalze* der Glycyrrhizinsäure, als **Glycyrrhizin** bezeichnet, mit stark **antiphlogistischer Wirkung** und **spasmolytisch** wirkende **Flavonoide** (*Liquiritin* und *Isoliquiritin*). An der Wirksamkeit gegen Magengeschwüre ist die Glycyrrhetinsäure, das Aglykon der Glycyrrhizinsäure, wesentlich beteiligt. Vermutlich besteht ein *Synergismus* mit den körpereigenen Corticosteroiden, der auf eine Aktivitätshemmung bestimmter Enzyme zurückzuführen ist. Der Abbau der Corticosteroide wird verzögert und dadurch eine „cortisonähnliche" Wirkung hervorgerufen.

Die Glycyrrhetinsäure selbst ist ein weißes oder cremefarbenes Pulver, das in Wasser sehr schwer löslich, in Ethanol oder Chloroform leicht löslich ist. Es wird in Hautgels oder -salben verarbeitet und bei entzündlichen Hauterkrankungen oder in der Kosmetik bei unreiner Haut verwendet. In Form des besser wasserlöslichen Bernsteinsäurehalbesters (Carbenoloxon) wurde die Glycyrrhetinsäure erstmals in der Ulkustherapie eingesetzt. Die Schleimproduktion der Magenschleimhaut wird erhöht, wodurch die Epithelzellen besser vor der Säure geschützt und die Pepsinaktivität vermindert werden.

Bei **Überdosierung** oder **längerdauernder Einnahme** können mineralocorticoide Nebenwirkungen auftreten: Natrium- und Wasserretention, Ödeme im Gesicht und Knöchelbereich, Kaliumverlust, erhöter Blutdruck mit Kopfschmerzen. Die vermehrte Kaliumausscheidung kann eine Hypokaliämie mit Müdigkeit und Muskelschwäche hervorrufen.

> Die Süßholzwurzel soll nicht in höheren Dosierungen als 5–15 g/Tag, entsprechend 200–600 mg Glycyrrhizin, eingenommen werden, die Anwendungsdauer ist auf vier bis sechs Wochen zu beschränken. *Fertigpräparate* enthalten etwa 200–300 mg Süßholzextrakt. Süßholzwurzel und ihre Zubereitungen dürfen nicht in der Schwangerschaft angewendet werden.

Pfefferminze – Mentha piperita

Pfefferminzblätter enthalten **ätherisches Öl** mit *Menthol*, **Labiatengerbstoffe** von Typ der *Rosmarinsäure*, **Flavonoide** und **Phenylcarbonsäuren** (*Ferula-*, *Chlorogen-* und *Kaffeesäure*). Das ätherische Öl fördert die Sekretion der Verdauungssäfte, es hemmt die Vermehrung von Keimen im Magen-Darm-Trakt und verhindert übermäßige Gärungsprozesse im Darm. Die Flavonoide besitzen **spasmolytische,** Chlorogen- und Kaffeesäure **choleretische** Eigenschaften. Die Droge wird vor allem gegen Krämpfe im Magen-Darm-Trakt und im Bereich der Gallenwege eingesetzt. Sie wirkt **antiemetisch, gärungswidrig** und **carminativ.** Ein Pfefferminztee hilft bei Beschwerden, die mit Übelkeit und Brechreiz einhergehen, weniger bei akuten und chronischen Entzündungen des Magens, da die Pflanze keine entzündungshemmenden Wirkstoffe aufweist. Bei chronischen Magenbeschwerden ist von einem Dauergebrauch von Pfefferminzzubereitungen abzuraten.

Regulierung des Säuremilieus

Anguraté-Pflanze

Neben der Entzündungshemmung und der Verminderung von Krämpfen ist die Normalisierung der Säureverhältnisse eine wichtige Therapiemaßnahme bei akuten und chronischen Magenerkrankungen. Von der Anguraté-Pflanze, einer alte Heilpflanze der peruanischen Indios, wurde ein regulierender Einfluß auf das Säuremilieu beobachtet. Die Droge besteht aus Zweigspitzen, Stengel- und Wurzelteilen. Wesentliche Inhaltsstoffe sind **Flavonoide, Caffeoyle, Bitterstoffe** und **Schleim.** Caffeoyle sind Derivate der Zimtsäure oder der Hydroxyzimtsäure, die beide im Stoffwechsel der Pflanze wichtige Vorstufen für eine Vielzahl von sekundären Pflanzeninhaltsstoffen sind. Zu den Caffeoylen zählen z. B. Kaffee- und Chlorogensäure. Die Flavonoide besitzen **spasmolytische, antiphlogistische** und **gefäßschützende** Eigenschaften, die Caffeoyle wirken **choleretisch,** sie stimulieren die Magensaftsekretion und die Darmbewegung. Die Bitterstoffe wirken appetit- und sekretionsfördernd, neuere Untersuchungen lassen auf schleimhautstabilisierende Effekte und starke Einflüsse auf das *Immunsystem* im *Darmbereich* schließen. Der Schleim schützt die Oberfläche der Schleimhaut und trägt über eine gewisse Pufferwirkung zur **Normalisierung des Säuregehalts** bei: Im Falle einer Subazidität wird die Sekretion von Magensaft erhöht, bei Hyperazidität die Säureproduktion gedämpft.

Anguraté-Tee ist als Teedroge grob geschnitten oder in fein zerkleinerter Form in Filterbeuteln im Handel. Die Droge ist auch als Tonikum mit 15% Ethanol erhältlich, das wegen des Alkoholgehalts jedoch nicht für alle Magenerkrankungen geeignet ist. Wesentlich für die Wirkung ist die vorschriftsmäßige **Zubereitung** des Tees:

- *geschnittene Droge*: 1 Eßlöffel mit 250 ml siedendem Wasser übergießen, vor dem Abseihen 7–8 Min. kochen
- *Filterbeutel*: 1 Beutel mit einer Tasse kochendem Wasser übergießen, 7–8 Min. ziehen lassen.

Die Anwendung soll kurmäßig bis zum Abklingen der Beschwerden erfolgen, und zwar in einer Dosierung von 1–2 Tassen, 3mal täglich 15 Min. vor dem Essen. Anguraté-Tee kann auch begleitend z. B. zu H_2-Blockern oder Antacida eingenommen werden.

Anguraté-Tee wird bei einer Vielzahl von **Magen-Darm-Störungen** eingesetzt: Gastritis, Sodbrennen, bei funktionellen Störungen mit Appetitlosigkeit, Völlegefühl und Magenkrämpfen, bei verdorbenem oder nervösem Magen. Schon seit langem war bekannt, daß der Tee bei verschiedenen Formen von Schmerzen und Entzündungen im Magen-Darm-Bereich zu einer schnellen Verbesserung der Symptome führt, ohne daß röntgenologisch eine Abheilung der Geschwüre erkennbar war. In weiterführenden Untersuchungen wurde eine **Schutzwirkung** gegenüber der Entstehung von **Magengeschwüren** festgestellt, sowie die Wirksamkeit und gute Verträglichkeit des Anguraté-Tees bestätigt.

Anwendungsbeobachtung Anguraté-Pflanze. In einer Anwendungsbeobachtung war bei mehr als 50% der Patienten mit Gastritis, Magen- und Zwölffingerdarmgeschwüren innerhalb von drei Wochen bis drei Monaten eine deutliche Linderung bis hin zum völligen Verschwinden der Symptomatik zu verzeichnen. Ebenfalls geprüft wurde eine prophylaktische Gabe während einer Therapie mit nichtsteroidalen Antirheumatika (Diclofenac, Indometacin), von denen gastrointestinale Nebenwirkungen bekannt sind. Die medikamenteninduzierten Symptome Schmerzen, Sodbrennen, Übelkeit und Brechreiz nach dem Essen wurden verringert, der Erfolg wurde von über 80% der Patienten als sehr gut bzw. gut beurteilt.

Schleimhaltige Drogen

Bei Magenerkrankungen, Gastritis und Enteritis können wäßrige Auszüge der *Eibischwurzel* oder Schleimzubereitung aus *Leinsamen* die Beschwerden lindern. Die Schleimstoffe dieser Drogen bilden eine Schutzschicht auf der entzündeten Schleimhaut, die selbst nicht mehr genügend Schleim produzieren kann. Sie wirken reizmildernd und auf diese Weise entzündungshemmend. Den Leinsamen läßt man vor der Einnahme durch Einweichen in Wasser bereits vorquellen (1 bis 2 Eßlöffel ganzer Leinsamen in 250–500 ml Wasser, mindestens $\frac{1}{2}$ bis mehrere Stunden einweichen).

Präparate

Gastritis- und Ulkusmittel – Monopräparate

Schamill Schafgarbe-Extrakt – Schafgarbenkraut
Ulgastrin® Neu Tabletten – Süßholzwurzel
Gastronal Beutel – wäßrige Schleimzubereitung aus Leinsamen
Kamillosan® Konzentrat Lösung – Kamillenblüten
Kamillenextrakt Steierl® – Kamillenblüten

Gastritis- und Ulkusmittel – Kombinationspräparate

Ulcotruw® N Kautabletten – Kamillenblüten, Pfefferminzblätter, Süßholzwurzel
Ulcu-Pasc® Filmtabletten, Tropfen – Süßholzwurzel, Kamillenblüten

Magentee-Präparat

Heumann Magentee Solu-Vetan® – Süßholzwurzel, Pefferminzblätter, Pfefferminzöl

11.4 Durchfallerkrankungen

Bewährte Drogen: Blutwurz – Tormentillae radix, Heidelbeeren – Myrtilli fructus, Uzarawurzel – Uzarae radix.

Nach Angaben der WHO zählen Durchfallerkrankungen zu den zehn häufigsten Krankheiten, allein 1995 wurden mehr als vier Milliarden Krankheitsfälle registriert. Die Ursachen sind vielfältig und müssen vor allem bei Verdacht auf bakterielle Darminfektionen oder bei chronischen Durchfällen sorgfältig abgeklärt werden. Durchfall ist ein Symptom, mit dem der Körper reagiert, um Krankheitserreger und schädliche Stoffe aus dem Darm zu entfernen. Eine phytotherapeutische Behandlung eignet sich für akute, **unspezifische**

Durchfallerkrankungen und für sogenannte **Sommer-** oder **Reisediarrhöen,** die durch Klimawechsel, Umstellung auf ungewohnte Ernährung oder mangelnde Hygiene in fremden Ländern entstehen. Unspezifische Durchfallerkrankungen sind gekennzeichnet durch dünnflüssige Stühle mit meist erheblichem Wasser- und Elektrolytverlust, oft verbunden mit krampfartigen Leibschmerzen durch die gesteigerte Darmperistaltik. An der Darmschleimhaut ist das Verhältnis zwischen Resorption und Sekretion von Elektrolyten, vor allem von Natrium- und Chloridionen, gestört, und der Wasserhaushalt gerät aus dem Gleichgewicht. Eine wichtige Maßnahme, insbesondere bei Kindern, liegt daher in der **Zufuhr von Flüssigkeit und Elektrolyten.**

11.4.1 Symptomatische Behandlung

Für eine symptomatische Behandlung bieten sich verschiedene Möglichkeiten an:

- Verminderung der entzündlichen Sekretion der Darmschleimhaut durch gerbstoffhaltige Pflanzen *(Tormentillwurzel, Heidelbeeren)*
- Normalisierung der verkürzten Darmpassagezeit, Hemmung der übermäßigen Darmperistaltik *(Uzarawurzel)*
- Adsorption von Giftstoffen *(Kohle)*, Eindickung des Darminhalts durch Quellstoffe *(Apfelpektin, Johannisbrotsamen)*
- Entzündungshemmnug durch Schleimstoffe *(Indischer Flohsamen)* oder Ätherisch-Öl-Drogen *(Kamillenblüten)*
- Wiederherstellung der physiologischen Darmflora durch Präparate, die Hefe oder Mikroorganismen enthalten.

Eine phytotherapeutische Behandlung ist nur für leichte Durchfallerkrankungen ohne Fieber oder blutige und schleimige Beimengungen angezeigt, die nicht länger als drei Tage andauern.

Gerbstoffhaltige Drogen

Akute Durchfallerkrankungen waren schon immer eine Indikation für Gerbstoffdrogen. Sie wirken mild und regulierend, d.h., die Darmbewegung wird nicht blockiert, so daß keine anschließende Verstopfung zu befürchten ist. Die **adstringierende, schleimhautschützende** und **schleimhautabdichtende** Eigenschaft der Gerbstoffe wirkt einer verstärkten Sekretion der Darmschleimhaut entgegen und fördert die Wiederherstellung der physiologischen Resorption. Gleichzeitig wird durch die Vernetzung der Eiweißmoleküle das Wachstum der Bakterien gehemmt. Das bei Diarrhö gestörte Verhältnis zwischen Resorption und Sekretion wird häufig durch Bakterientoxine von Escherichia coli verursacht. In letzter Zeit wird zunehmend ein direkter Einfluß der Gerbstoffe auf die Toxinbildung und -wirkung diskutiert. Von Gerbstoffdrogen sind kaum Nebenwirkungen zu erwarten. Sie werden in therapeutischer Dosierung nicht resorbiert, sie wirken nur lokal und nicht systemisch. Bei akuter Diarrhö wird vielfach als erstes Mittel Schwarzer Tee empfohlen, besser noch unfermentierter Grüner Tee. Er wirkt nicht nur wegen seines Gerbstoffgehalts antidiarrhöisch, sondern erhöht durch das enthaltene Theophyllin die Flüssigkeitsresorption aus dem Darm.

Zu den einheimischen Pflanzen mit langem Erfahrungswissen über die Anwendung bei Durchfall gehören die *Blutwurz* (Tormentillwurzel) und die *Heidelbeeren*. Beide Drogen enthalten **Catechingerbstoffe**, die Blutwurz zusammen mit Gallotanninen bis zu 20%, Heidelbeeren bis zu 10%. Sie werden als Tee oder in Pulverform verwendet. Von der *Tormentillwurzel* existiert ein standardisiertes *Extraktpräparat*, dem vor kurzem die Zulassung nach AMG II erteilt wurde. Eine Zubereitung als Tee hat den Vorteil, daß gleichzeitig der Flüssigkeitsverlust ersetzt wird. Man sollte den Tee niemals süßen, da sonst Fehlgärungen begünstigt werden. Eine konzentrierte, ungesüßte Abkochung der *getrockne-*

ten Heidelbeeren kann man auch zusammen mit Quark einnehmen, der an sich schon stopfend wirkt. Manchmal werden die Beeren auch gekaut, dabei können jedoch die Schalen und Kerne der Früchte die empfindliche Darmschleimhaut reizen.

Frische Heidelbeeren, vor allem zusammen mit Zucker, wirken im Gegensatz dazu *abführend.* Die zellulosehaltigen Schalen und Kerne quellen als Ballaststoffe im Darm und regen die Peristaltik der glatten Muskulatur an, der Zucker unterstützt die abführende Wirkung.

Glykosidhaltige Drogen

Uzara – Xysmalobium undulatum

Die Uzarawurzel wird seit 1911 in Form eines Trockenextrakts zur Behandlung akuter Durchfallerkrankungen eingesetzt. Wirksamkeitsbestimmend sind Glykoside mit einem Cardenolid-Grundgerüst, d.h., der Strukturaufbau ihres Aglykons entspricht dem der Herzglykoside. Sie unterscheiden sich jedoch von diesen durch die räumliche Anordnung, wodurch die erheblich schwächere, therapeutisch nicht bedeutsame Herzwirkung der Uzaraglykoside erklärt wird. Die Uzarawurzel normalisiert eine experimentell ausgelöste übersteigerte Darmperistaltik, ohne den Darm zu lähmen. Die pharmakologische Wirkung besteht in einer **Stimulierung** der **physiologischen Hemmmechanismen** im **Magen-Darm-Trakt.** Dadurch werden:

- die Empfindlichkeit der sympathischen Nervenendigungn für Adrenalin erhöht
- Sympathikusfasern im Bereich des Nervus splanchnicus (Eingeweidenerv) angeregt und eine Motilitäts- und Sekretionshemmung im Darm verursacht.

Die Darmtätigkeit wird lediglich gedämpft, der Darm behält seinen Tonus und bleibt weiter erregbar. Durch Herabsetzung der Reizschwelle werden Krampf- und Tenesmennei-

gung vermindert. Die beschleunigte Passagedauer wird verlangsamt bzw. normalisiert, die Selbstreinigungsfunktion des Darms jedoch nicht abrupt unterbrochen. Die Wirkung der Uzarawurzel ist ausgewogen, da physiologische Mechanismen unterstützt und die natürliche Darmflora geschont werden.

Wichtigste Indikationen für die Uzarawurzel sind die **akute, unspezifische Diarrhöen** und **Brechdurchfälle.** Der Wirkmechanismus läßt darauf schließen, daß der Einfluß auf die hemmenden Sympathikusfasern alle Bewegungsvorgänge der glattmuskulären Organe im Gastrointestinaltrakt, einschließlich Blase und Uterus, betrifft. Durch die **ausgeprägte spasmolytische Wirkung** scheint eine Anwendung bei weiteren Krankheitsbildern, die mit übermäßigen Kontraktionen der glatten Muskulatur zusammenhängen, sinnvoll, so z. B. bei funktioneller Dysmenorrhö, Blasentenesmen oder Migräne (Abb. 11-1).

 Uzarawurzel ist kontraindiziert bei gleichzeitiger Therapie mit Herzglykosiden.

Klinische Wirksamkeit. Die klinische Wirksamkeit als Antidiarrhoikum und eine sehr gute Verträglichkeit, vor allem auch bei Durchfall im Kindes- und Säuglingsalter, sind für den Extrakt der Uzarawurzel seit mehr als 80 Jahren dokumentiert. Aus letzter Zeit liegen Anwendungsbeobachtungen mit einer großer Patientzahl vor, in denen die rasch einsetzende Wirkung bestätigt wird. Der volle therapeutische Erfolg trat in den meisten Fällen bereits nach ein bis drei Tagen ein, auch bei anfangs stark ausgeprägter Symptomatik und erheblich beeinträchtigtem Allgemeinbefinden. Die Stuhlfrequenz wird nachweislich reduziert, die Abstände zwischen den Entleerungen werden allmählich größer und normalisieren sich. Das subjektive Empfinden wird deutlich gebessert. Durch die stark krampflösende und antiemetische Eigenschaft der Uzarawurzel bilden sich die Be-

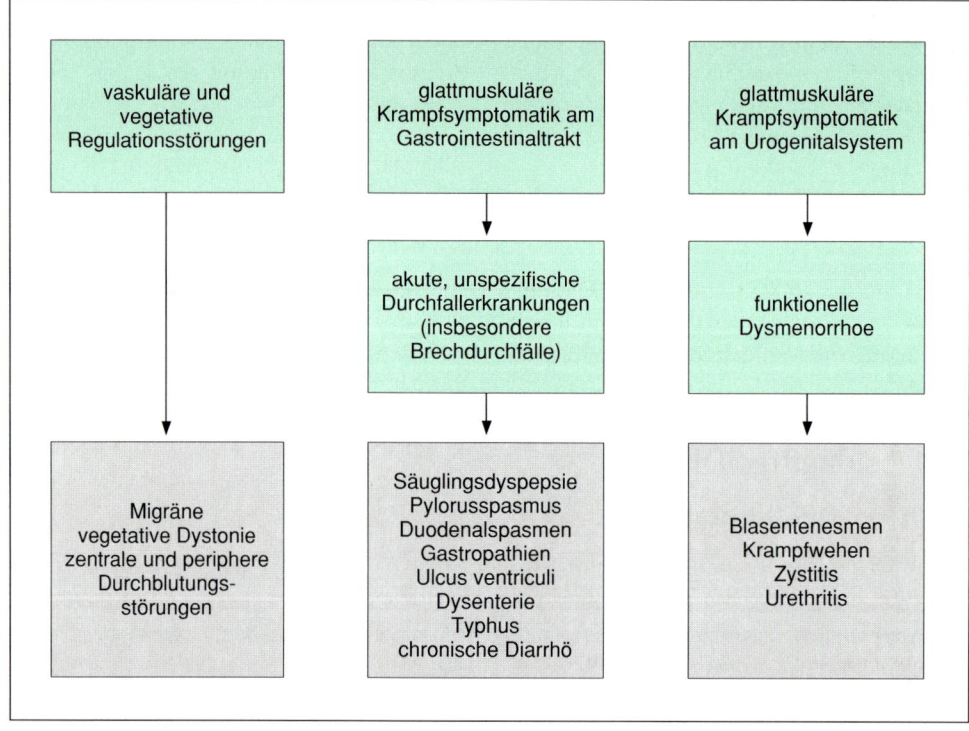

Abb. 11-1 Festgestellte therapeutische Wirkungen von Uzara und wichtigste abgeleitete Indikationen. Klinische Dokumentation Uzara 1993 und Uzara, STADA-OTC-Arzneimittel, Firmenbroschüre, nach Fa. Stada.

gleitsymptome Übelkeit, Erbrechen und Schmerzen im Unterleib praktisch vollständig zurück.

Empfohlen wird eine ausschließliche Anwendung als *Monopräparat*.

Adsorptiv wirkende Substanzen

Medizinische Kohle wird aus tierischen oder pflanzlichen Produkten hergestellt. Die *Kaffeekohle*, Coffeae carbo, besteht aus Kaffeebohnen, die bis zur Verkohlung geröstet wurden. Aufgrund der stark vergrößerten Oberfläche besitzt sie ein großes Adsorptionsvermögen, Gärungsprodukte und Bakterientoxine werden gebunden. Da sich auch Verdauungsenzyme und wichtige Nahrungsstoffe (Vitamine) oder Arzneimittel anlagern können, darf medizinische Kohle nicht zu lange gegeben werden.

Quellstoffe

Pektine und Schleimstoffe können durch ihr Quellungsvermögen Wasser binden. Dem Darminhalt wird Wasser entzogen und wäßrige Stühle bekommen eine festere, breiige Konsistenz. Zusätzlich werden Gärungsprodukte und Giftstoffe adsorbiert.

Pektine sind hochmolekulare Produkte aus Zuckerbausteinen mit einem hohen Anteil von Säuregruppen im Molekül. Sie kommen in vielen Früchten oder Wurzeln vor. Durch ihre Fähigkeit, in wäßriger Lösung aus dem Sol- in den Gelzustand überzugehen, bilden sie einen Schutzfilm auf der Schleimhaut. Pektine sind unverdaulich, sie gelangen in untere Darmabschnitte und werden dort durch die Bakterien der Darmflora abgebaut. Als Abbauprodukte entstehen Säuren, die für die Lebensbedingungen darmfremder, durchfallauslösender Mikroorganismen ein ungünstiges Milieu schaffen. *Apfelpektin, Johannisbrotsamen,* oder im einfachsten Fall *geriebene Banane* oder *Apfel,* sind vor allem für Kinder beliebte Antidiarrhoika.

Wasserbindende **Schleimstoffe,** z. B. im *Indische Flohsamen,* können sowohl als Laxanzien als auch zur unterstützenden Behandlung bei Durchfall und Reizdarm eingesetzt werden. Indischer Flohsamen führt bis zu 25% saure und neutrale Schleime mit gelbildenden Eigenschaften, die reizmildernd auf die entzündlich veränderte Darmschleimhaut wirken (s. S. 315).

> ⚠️ Wegen der Gefahr eines Darmverschlusses dürfen Quellstoffe nicht gleichzeitig mit darmmotilitätshemmenden Antidiarrhoika (z. B. Loperamid) eingenommen werden.

Präparate

Gerbstoffpräparate

Diaro® Kapseln – Tormentillwurzelstock
Traxaton® Tabletten – Eichenrinde

Kaffeekohle

Carbo Königsfeld®
Myrrhinil-Intest® Dragees – Myrrhe, Kaffeekohle, Kamillenblüten

Quellstoffpräparate

Aplona® Granulat – getrocknetes Apfelpulver
Diarrhoesan® Flüssigkeit – Apfelpektin, Kamille
Mucofalk® Apfel/- Orange/- Pur Granulat – Indische Flohsamenschalen
Pascomucil® Pulver – Indische Flohsamenschalen
Laxiplant® soft Pulver – Indische Flohsamenschalen

Uzarawurzel

Uzara® Dragees, Lösung

11.5　Obstipation

Bewährte Drogen: Leinsamen – Lini semen, Flohsamen – Psyllii semen, Indischer Flohsamen – Plantaginis ovatae semen.
Anthranoid-Drogen: Aloe – Kap-Aloe, Curacao-Aloe, Sennesfrüchte – Sennae fructus acutifoliae und angustifoliae, Sennesblätter – Sennae folium, Rhabarberwurzel – Rhei radix, Faulbaumrinde – Rhamni cortex.

In der Bundesrepublik leiden schätzungsweise 30–60% der Erwachsenen an Obstipation davon doppelt so viele Frauen als Männer. Verstopfung ist eine Funktionsstörung des Dickdarms, die durch Tonusstörungen und Spasmen, vor allem aber durch psychische Belastungsfaktoren, ballaststoffarme Nahrung und Bewegungsarmut ausgelöst wird. Als Ursachen kommen auch organische Erkrankungen (Entzündungen, Tumoren, Hämorrhoiden) oder Medikamente, z. B. Opiate oder Laxanzienmißbrauch in Frage. Viele Patienten greifen zu schnell zu Abführmitteln, die bei übermäßigem Gebrauch zu Elektrolytstörungen, insbesondere zu einem Kaliummangel führen, der wiederum die Darmträgheit fördert. Wird daraufhin die Menge des Abführmittels erhöht, setzt der anhaltende Kaliumverlust einen Circulus vitiosus mit einer Verstärkung der Obstipation und einer weiteren Steigerung der Laxanziendosis in Gang.

11.5.1 Diätetische und phytotherapeutische Maßnahmen

Zur Bekämpfung einer habituellen, chronischen Obstipation ist zunächst auf ballaststoffreiche Ernährung, genügend Bewegung und ausreichende Flüssigkeitszufuhr zu achten. Die Trinkmenge ist vor allem bei älteren

Menschen oft viel zu gering. Die Deutsche Gesellschaft für Ernährung (DGE) rät zur Aufnahme von mindestens 30 g Ballaststoffen pro Tag: Das entspricht rund 12,5 g/1000 kcal und ist in 200 g Roggenvollkornbrot oder zwei Äpfeln enthalten.

Ballaststoffe sind polymere Bestandteile pflanzlicher Zellwände. Sie stellen eine sehr heterogene Stoffklasse dar und werden in **lösliche** und **unlösliche** Ballaststoffe unterteilt. Zur ersten Gruppe gehören die *β-Glucane* im Hafer und *Pektine*, zu den unlöslichen Ballaststoffen zählen *Zellulose, Hemizellulosen* und *Lignine*. Untersuchungen haben ergeben, daß lösliche Ballaststoffe einen erhöhten Serumcholesterinspiegel senken können, indem sie offensichtlich Cholesterin adsorbieren und seine Ausscheidung erhöhen. Gleichzeitig werden Gallensäuren gebunden und ausgeschieden, wodurch über eine gesteigerte Gallensäuresynthese ebenfalls der Cholesterinspiegel gesenkt wird. Ballaststoffe werden durch die Verdauungsenzyme des Menschen nicht angegriffen, sondern nur teilweise durch die Bakterien der natürlichen Darmflora zu resorbierbaren Einzelbausteinen abgebaut. Die unverdaulichen Pflanzenfasern vergrößern das Darmvolumen, und über den Füllungsdruck wird ein mechanischer Reiz auf die Darmfunktion ausgeübt. Es besteht ein direkter Zusammenhang zwischen dem Stuhlgewicht und -volumen und der Transitzeit, d. h. der Zeit, die von der Nahrungsaufnahme bis zur Ausscheidung der unverdaulichen Bestandteile verstreicht. Bei der in den westlichen Ländern üblichen Ernährung schwankt die Transitzeit bei Erwachsenen zwischen ein und drei Tagen.

Eine Umstellung auf ballaststoffreiche Kost muß allmählich mit täglich steigendem Ballaststoffanteil erfolgen, um Blähungen, Druck- und Völlegefühl möglichst auszuschalten. Bei **laxansgewohnten Patienten** soll die stufenweise Reduzierung des Abführmittels bei gleichzeitiger Erhöhung der Ballaststoffmenge über vier bis fünf Tage hinweg durchgeführt werden. Während dieser Zeit sind blähende Speisen und kohlensäurehaltige Getränke zu meiden. Wegen der hohen Quellfähigkeit ballaststoffreicher Nahrung, muß ausreichend Flüssigkeit zugeführt werden. Auftretende Blähungen lassen sich mit einem Tee aus Anis, Fenchel, Kümmel oder Pfefferminzblättern bessern.

Bei **chronischer Obstipation** eignen sich Quellstoffdrogen wie *Leinsamen* und *Flohsamen*. Sie enthalten Schleimpolysaccharide in der Epidermis ihrer Samenschale und quellen im Darm auf ein Mehrfaches ihres ursprünglichen Volumens. Die abführende Wirkung kommt auf physiologischem Weg und nicht durch eine Schleimhautreizung zustande und ist eher als **stuhlregulierend** zu bezeichnen. Während der Behandlung ist auf eine ausreichende Flüssigkeitszufuhr von täglich 1–2 Litern zu achten.

Das **Reizdarmsyndrom**, Colon irritabile, ist eine funktionelle Störung des Dickdarms, die meist psychische Ursachen hat. Es treten Schmerzen im Zusammenhang mit Darmbewegungen und Stuhlgang auf. Obstipation und Durchfall wechseln sich ab, Schleimauflagerungen am Stuhl sind ohne organische Ursache möglich. In der Behandlung werden psychisch entspannende Maßnahmen mit *spasmolytisch* wirkenden Mitteln (*Pfefferminzblätter, Pfefferminzöl*) und *Carminativa* (*Fenchel und Kümmel*) gegen auftretende Blähungen kombiniert. *Quellstoffpräparate (Indischer Flohsamen)* eignen sich besonders für Patienten mit überwiegender Obstipation, die Schleimstoffe wirken gleichzeitig reizmildernd auf die Darmschleimhaut.

Quellstoffdrogen

Flohsamen – Plantago psyllium und Indischer Flohsamen – Plantago ovata

Die Samen von Plantago ovata werden wegen des höheren Schleimgehalts (bis zu 25 %) gegenüber Plantago psyllium (10–12%) bevorzugt. Flohsamen enthalten ein Gemisch von *sauren Schleimen* mit der Fähigkeit zur Gelbildung, und *neutralen Schleimen,* die mehr kolloidale Lösungen bilden. Vom Indischen Flohsamen werden als Droge anstelle der ganzen Samen häufig nur die Samenschalen verwendet. Sie besitzen ein höheres Quellungsvermögen und können bis zum 40fachen ihres Gewichts an Wasser binden. Nach der Einnahme gelangen die unverdaulichen Samenschalen in tiefere Darmabschnitte, der Darminhalt nimmt erheblich an Volumen zu und wird weicher. Durch den Druck auf die Dehnungsrezeptoren in der Darmwand wird die Peristaltik angeregt und die **Darmpassage beschleunigt.**

Die **wirksame Dosis** liegt bei 10–15 g/Tag. Die Wirkung tritt nach etwa 12–24 Stunden ein, es können auch 2–3 Tage bis zum vollen Wirkungseintritt vergehen.

Die Monographie nennt als Anwendungsgebiete für *Indische Flohsamen* „habituelle Obstipation und Erkrankungen, bei denen eine erleichterte Darmentleerung mit weichem Stuhl erwünscht ist (Analfissuren, Hämorrhoiden, nach operativen Eingriffen, Schwangerschaft)". Weitere Indikationen sind Durchfälle unterschiedlicher Genese und Reizdarm (Colon irritabile).

Bei unspezifischen Durchfällen können die Schleimstoffe durch das Wasserbindungsvermögen zu einer Verringerung der Stuhlfrequenz und zur Verfestigung des Darminhalts beitragen. Die gelbildenden Schleimstoffe wirken reizmildernd auf die entzündlich veränderte Darmschleimhaut und adsorbieren Giftstoffe, Gase und Bakterien (s. S. 312 f.).

Leinsamen – Linum usitatissimum

Leinsamen führen bis zu *12% Schleim* und reichlich *Ballaststoffe.* Zur Behandlung einer Obstipation werden die ganzen oder nur leicht gequetschten, nicht geschroteten Samen verwendet. Da in diesem Fall das Quellungsvermögen der Samen genützt werden soll, dürfen sie nicht wie zu einer Schleimzubereitung bei Gastritis zum Vorquellen mit Wasser angesetzt werden. Die Quellung soll erst allmählich im Darm erfolgen, geschroteter Leinsamen quillt bereits im Magen und übt weniger Druck auf die Darmwand aus. Leicht gequetschter, „aufgeschlosssener" Leinsamen ist haltbarer, es werden nur die Samenschalen aufgebrochen und die ölführenden Zellen bleiben intakt. Durch das Quellungsvermögen wird ein Dehnungsreiz auf die Darmwand ausgeübt, der die Darmbewegung stimuliert und die Darmpassage verkürzt. Der Schleim bindet Wasser und der Darminhalt wird weicher.

Anwendung: Zwei- bis dreimal täglich je ein bis zwei Eßlöffel ganzen oder gequetschten Leinsamen mit mindestens 150 bis 200 ml Flüssigkeit einnehmen.

> ⚠ Leinsamen und Flohsamen sind bei drohendem oder bestehendem Darmverschluß kontraindiziert.

Anthranoiddrogen

Zur **kurzfristigen** Behandlung einer **akuten** Verstopfung, zur Darmreinigung vor Röntgen- oder diagnostischen Untersuchungen können die Anthranoiddrogen *Aloe, Faulbaumrinde, Rhabarberwurzel, Sennesblätter, Alexandriner-Sennesfrüchte* und *Tinnevelly-Sennesfrüchte* eingesetzt werden.

Die Anthranoiddrogen enthalten vorwiegend **Anthronglykoside** und **Anthrachinone** vom *Aloe-Emodin-Typ.* Die Glykoside gelangen größtenteils unverändert in den Dickdarm, wo sie durch Enzyme gespalten und zu den eigentlich wirksamen Substanzen, den Anthronen, umgewandelt werden. *Aloe* hat die stärkste abführende Wirkung, *Faulbaumrinde* die schwächste. In einer vorschriftsmäßig gelagerten Rinde liegen die Wirkstoffe als Glykoside der Anthrachinonstufe mit milderer Wirkung vor, außerdem enthält sie kaum freie Anthrachinone, die als Nebenwirkung heftige Leibschmerzen hervorrufen können. Anthranoiddrogen gehören zu den stimulierenden, dickdarmwirksamen Abführmitteln. Die Wirkung beruht auf einer **Anregung** der **Darmmotilität** und einer **Reizung** der **Darmschleimhaut.** Die Resorption von Wasser und Natriumionen aus dem Dickdarm in die Blutbahn wird gehemmt und der Darminhalt nicht eingedickt. Gleichzeitig werden durch eine Erhöhung der aktiven Chloridsekretion vermehrt Elektrolyte und Wasser in den Darm sezerniert. Beide Mechanismen führen zu einer Volumenzunahme, der so gesetzte Dehnungsreiz verursacht reflektorisch eine Steigerung der Darmperistaltik und eine Verkürzung der Darmpassagedauer.

Als **Nebenwirkungen** können vor allem in höherer Dosierung Leibschmerzen und Koliken auftreten. Bei längerem Gebrauch kommt es zu Störungen im Elektrolyt- und Wasserhaushalt, insbesondere zu einem Mangel an Kalium. Der Kaliumverlust führt zu Störungen in der Erregungsleitung, er beeinträchtigt die Herzfunktion und steigert die Digitalisempfindlichkeit.

Ein Kaliummangel hat eine allgemeine Muskelschwäche zur Folge und verstärkt die Darmträgheit. Bei chronischem Mißbrauch kann es zu einem Reizzustand des Darms und zu entzündlichen Veränderungen der Darmschleimhaut kommen (Laxanzienkolon). Anthranoide können zu vorübergehenden und harmlosen Pigmenteinlagerungen in der Darmschleimhaut führen.

⚠ Kontraindikationen sind Darmverschluß, akut-entzündliche Erkrankungen des Darms (z. B. Morbus Crohn), abdominale Schmerzen unbekannter Ursache, Schwangerschaft und Stillzeit, sowie die Anwendung bei Kindern unter 10 Jahren.
Vorsicht bei gleichzeitiger Einnahme von Herzglykosiden.

Anwendung

Anthranoiddrogen werden abends eingenommen, der Wirkungseintritt erfolgt im Durchschnitt nach 8–12 Stunden. Die individuell richtige Dosierung ist die geringste, die nötig ist, um einen weich geformten Stuhl zu erhalten. Sie richtet sich nach der jeweiligen Droge und entspricht im Mittel 20–40 mg Hydroxyanthracenderivate/Tag (Angaben siehe bei den einzelnen Drogen in Kap. 8)

Seit Anfang 1997 wurden die Indikationen für anthranoidhaltige Arzneimittel zur innerlichen Anwendung, die Zubereitungen aus *Aloe, Senna, Faulbaum* und *Rhabarber* enthalten, eingeschränkt auf eine kurzfristige Anwendung – nicht länger als ein bis zwei Wochen – bei Verstopfung bzw. zur Darmentleerung vor Röntgenuntersuchungen. Dieser Anordnung entsprechend sind Anthranoiddrogen nicht mehr für eine Anwendung in sogenannten „Blutreinigungstees" oder zur „Verdauungsförderung" zugelassen.

Früher gab es noch eine Reihe von Blutreinigungs- oder Schlankheitstees, die meist aus einer Vielzahl von Drogen zusammengesetzt waren. Ein Blutreinigungstee sollte stoffwechselanregend wirken und die Ausscheidung von Stoffwechselprodukten fördern. Er bestand im wesentlichen aus abführenden (Sennesblätter, Faulbaumrinde) und harntreibenden Drogen (Birkenblätter, Schachtelhalmkraut) mit einem Zusatz von Anis, Fenchel, Kümmel oder Kamillenblüten, um Blähungen und Krämpfe zu beseitigen. Stiefmütterchenkraut sollte bei Hautunreinheiten helfen, Pfefferminzblätter dienten zur Geschmacksverbesserung.

Teezezepturen und Präparate

Für selbst zusammengestellte Teerezepturen oder für Teemischungen nach Standardzulassungen, die Anthranoiddrogen enthalten, gelten die oben genannten Anwendungsbeschränkungen in gleicher Weise.

Abführtee – Species laxantes NRF

Fenchel	10 g
Kamillenblüten	10 g
Pfefferminzblätter	20 g
Sennesblätter	60 g

Abführtee

Faulbaumrinde	
Sennesblätter	
Fenchelfrüchte	
Kamillenblüten	aa ad 100 g

Indischer Flohsamen- und indische Flohsamenschalen-Präparate

Agiocur® Granulat
Agiolax® Ballast Pur Granulat
Laxiplant® soft Pulver
Pascomucil® Pulver
Mucofalk® Apfel/-Orange/-Pur Granulat

Leinsamen-Präparate

Linusit® Creola Leinsamen
Linusit Darmaktiv Leinsamen

Aloe-Präparate

Aristochol® Konzentrat Granulat – Kap-Aloe, Schöllkraut
Pascoletten® N Dragees – Aloe, Kamillenblüten

Sennesfrüchte-Präparate

Agiolax® Granulat – Plantago-ovata-Samen, -Samenschalen, Tinnevelly-Sennesfrüchte
Depuran® N Kapseln – Alexandriner-Sennesfrüchte
Liquidepur® N Lösung – Alexandriner-Sennesfrüchte
Bekunis® Kräuter Dragees N – Tinnevelly-Sennesfrüchte
Kneipp® Wörisetten S Dragees – Tinnevelly-Sennesfrüchte

Liquidepur® Abführ-Dosiertabletten – Alexandriner- und Tinnevelly-Sennesfrüchte

Teepräparate

Heumann Abführtee Solubilax® – Sennesblätter, Faulbaumrinde
Kneipp® Abführtee – Sennesfrüchte
Salus® Abführtee, Kräutertee Nr. 2a – Fenchel, Kamillenblüten, Sennesblätter, Tinnevelly-Sennesfrüchte

11.6 Magen-Darm-störungen bei Kindern

Die Behandlung funktioneller Störungen im Magen-Darm-Trakt bei Kindern unterscheidet sich nicht grundsätzlich von der bei Erwachsenen. Bei **Magenbeschwerden, Gastritis** oder **Reizmagen** werden vor allem *Kamillenblüten* eingesetzt, krampfartige Beschwerden lassen sich mit *Pfefferminz-* oder *Melissenblättern* lindern. **Blähungen** sind eine besonders häufige Störung im Säuglings- und Kleinkindalter. Mittel der Wahl ist ein Tee aus den carminativen Drogen *Anis-, Fenchel-* und *Kümmelfrüchten*, entweder einzeln oder als Teemischung angewendet. Bewährt hat sich auch eine Kombination mit *sekretionsfördernden Bitterstoffdrogen*, z.B. Pomeranzenschale oder spasmolytisch wirkenden Pfefferminzblättern. Blähungen bei Säuglingen oder Nabelkoliken lassen sich oft wirksam mit Einreibungen von einigen Tropfen Kümmelöl oder einer 10%igen Lösung von ätherischem Kümmelöl in Olivenöl in der Nabelgegend bessern.

Appetitlosigkeit kommt insbesondere bei asthenischen Kindern und jungen Mädchen vor. Sofern organische Erkrankungen ausgeschlossen sind, eignen sich zur symptomatischen Behandlung Drogen mit niedrigem Bitterstoff- und hohem Ätherisch-Öl-Gehalt, die *Amara aromatica,* die sekretionsfördernd und appetitanregend wirken. Da bei Kindern der Geschmack eine große Rolle spielt, sind *Pomeranzenschale, Kalmus-* und *Ingwerwurzel* gegenüber Wermutkraut zu bevorzugen. Sie werden als Tee oder Tinktur – 10–20 Tropfen Tinktur in Wasser vor den Mahlzeiten – gegeben. Bei Zubereitungen aus dem Kalmusrhizom ist darauf zu achten, daß es sich um die nordamerikanische, asaronfreie Rasse und nicht um Acorus calamus ostasiatischer Herkunft mit einem relativ hohen Gehalt an β-Asaron handelt (s. S. 150 f.). Reine Bitterstoffdrogen, *Amara pura* – Tausendgüldenkraut, Enzian – oder Löwenzahn werden wegen des ausgeprägt bitteren Geschmacks für Kinder nur in Kombinationen verwendet. Bei **unspezifischem, kurzzeitigem Durchfall** im Kindesalter steht der Ersatz von Flüssigkeit und Elektrolyten im Vordergrund. Salzlösungen werden von Kindern und Säuglingen schlecht angenommen, daher gibt man sie besser als Zusatz in einem wohlschmeckenden Tee (*Fencheltee*) oder zusammen mit Aufbaunahrung. Schwarzer oder Grüner Tee, den man lange ziehen läßt, wirkt durch den Gerbstoffgehalt adstringierend, ebenso ein Tee aus getrockneten Heidelbeeren. Die Gerbstoffe besitzen schleimhautschützende Eigenschaften und vermindern eine verstärkte Sekretion der Darmschleimhaut. Quellstoffe wie Apfelpektin binden Wasser und bewirken eine Eindickung des Darminhalts. Zur Diät und als langsamer Nahrungsaufbau sind Karottenmus, Apfel- oder Bananenbrei und Reisschleim zu empfehlen.

Elektrolytlösung für Kinder und Erwachsene

Ein Liter Schwarztee oder Fencheltee wird versetzt mit
2 Eßlöffel Glucose
$^1/_2$ Teelöffel Kochsalz
$^1/_2$ Teelöffel Kaliumchlorid
$^1/_2$ Teelöffel Natriumhydrogencarbonat (Backpulver).

Elektrolytlösung für Säuglinge

3 bis 4 Eßlöffel Glucose
$^1/_4$ Teelöffel Kochsalz
$^1/_4$ Teelöffel Kaliumchlorid
$^1/_4$ Teelöffel Natriumhydrogencarbonat.

Eine **Verstopfung** bei Kindern erfordert eine sorgfältige Diagnostik, um organische oder psychosomatische Erkrankungen auszuschließen. Milchzucker und schlackenreiche Kost unterstützen die Verdauung, Quellstoffe aus Leinsamen oder Flohsamen wirken über eine Volumenzunahme des Darminhalts mild abführend. Fertigpräparate auf der Basis von Leinsamen oder Flohsamen enthalten meist keine Dosierungsangaben für Kinder bzw. Kinder unter 12 Jahren sind aufgrund unzureichender Untersuchungen unter Gegenanzeigen aufgeführt.

 Die Anthranoiddrogen Rhabarberwurzel, Faulbaumrinde, Aloe, Sennesblätter und -früchte sind bei Kindern unter 10 Jahren kontraindiziert.

Madenwürmer

Madenwürmer, Oxyuren, kamen früher bei kleinen Kindern sehr häufig vor. In letzter Zeit beobachtet man wieder ein vermehrtes Auftreten bei älteren Kindern, aber auch Erwachsene können befallen werden. Neben der Beachtung allgemeinen Hygienemaßnahmen ist es ratsam, die engsten Kontaktpersonen vorsorglich mitzubehandeln. Bei leichtem Wurmbefall kann ein Therapieversuch mit Knoblauch, frischen Mohrrüben oder strahlenloser Kamille durchgeführt werden. Diese Behandlungsvorschläge entstammen der Erfahrungs- und *Volksmedizin* und sind nicht wissenschaftlich gesichert.

Knoblauch. Ein bis zwei frisch zerkleinerte Knoblauchzehen werden 10 Minuten in $^1/_4$ Liter Wasser gekocht. Mit dem körperwarmen Auszug macht man einen Einlauf und wiederholt diesen Vorgang nach einigen Tagen. Zusätzlich empfiehlt sich die Einnahme von Milchzucker oder ballaststoffreicher Nahrung, damit durch eine geregelte Verdauung die Würmer von den oberen in die unteren Darmabschnitte gelangen und ausgetrieben werden können.

Mohrrüben. Für eine Wurmkur gibt man ein bis zwei Tage nichts anderes als rohe, geriebene Mohrrüben. Zur Vorbeugung oder bei Verdacht auf Madenwürmer empfiehlt es sich, täglich ein bis zwei frische Mohrrüben zu essen oder ein Glas frischen Saft zu trinken.

Strahlenlose Kamille. Die strahlenlose Kamille (Matricaria discoidea) ist an dem gedrungenen Wuchs und den fehlenden weißen Zungenblüten zu erkennen. Im Handel ist sie schwer zu bekommen. Eine Tee-Kur mit der strahlenlosen Kamille sollte vier bis sechs Wochen durchgeführt werden, bei einmaliger oder kurzfristiger Anwendung ist kaum eine Wirkung zu erwarten.

Teerezepturen und Präparate

Ein „Kinderberuhigungstee" kann aus Kamillenblüten, Anis-, Fenchel- und Kümmelfrüchten, eventuell Süßholzwurzel zur Geschmacksverbesserung selbst zusammengestellt werden.

„Windtee", Species deflatulentis

Kamillenblüten	30 g
Pfefferminzblätter	15 g
Kümmelfrüchte	20 g
Fenchelfrüchte	30 g
Pomeranzenschale	5 g

Bei Bedarf eine Tasse, für Säuglinge 50–100 ml ins Fläschchen.

Teemischung bei Blähungen

Anisfrüchte	
Fenchelfrüchte	
Kümmelfrüchte	aa 20 g

frisch gestoßen; bei Bedarf mehrmals täglich eine Tasse.

Appetitanregende Magentropfen

Pomeranzentinktur	1 g
Enziantinktur	9 g
Kalmustinktur	10 g

Vor jeder Mahlzeit 10 Tropfen in 1/2 Glas Wasser schluckweise trinken.

Präparate bei Blähungen

Carminativum Babynos® Blähungstropfen – Bitterer Fenchel, Koriander, Kamillenblüten
Carminativum-Hetterich N Tropfen – Kamillenblüten, Pefferminzblätter, Fenchel, Kümmel, Pomeranzenschalen.

Präparate bei Durchfall

Aplona® Granulat – getrocknetes Apfelpulver
Diarrhoesan® Flüssigkeit – Apfelpektin, Kamille
Uzara® Dragees, Lösung – Uzarawurzel.

11.7 Leber- und Gallenwegserkrankungen

Leberwirksame Drogen: Mariendistelfrüchte – Cardui mariae fructus, Artischockenblätter – Cynarae folium.
Gallenwirksame Drogen: Boldoblätter – Boldo folium, Javanische Gelbwurz – Curcumae xanthorrizae rhizoma, Schöllkraut – Chelidonii herba, Löwenzahnwurzel mit Kraut – Taraxaci radix cum herba, Schafgarbenkraut – Millefolii herba, Wermutkraut – Absinthii herba.

11.7.1 Erkrankungen der Leber

Die Leber ist unser wichtigstes Stoffwechselorgan. Sie wird heute in zunehmendem Maße durch Chemikalien und Umweltgifte, Medikamente oder Alkohol belastet. Bei ihren Entgiftungsprozessen verbraucht die Leber Sauerstoff und in den Leberzellen fallen vermehrt aggressive Sauerstoffradikale an, die Zellstrukturen schädigen. Leberparenchymschäden durch toxische Substanzen, virale, bakterielle und parasitäre Infektionen der Leber sind oft an einer Größenveränderung der Leber und einer Gelbfärbung der Haut und der Skleren durch den Anstieg des Bilirubins im Blut zu erkennen. Wichtige Hinweise sind eine Dunkelfärbung des Urins und eine Entfärbung des Stuhls. Begleitet sind Lebererkrankungen von Leistungsabfall, Müdigkeit, Juckreiz und unspezifischen Verdauungsbeschwerden wie Appetitlosigkeit, Völlegefühl, Fettintoleranz, Übelkeit und Oberbauchschmerzen.

Die Leber besitzt ein gutes Regenerationsvermögen, das durch eiweiß- und vitaminreiche Kost und vor allem durch Alkoholverbot gefördert werden kann. Um sie im Krankheitsfall bei ihren Synthese- und Entgiftungsprozessen zu entlasten, werden einzelne Grund- oder Teilbausteine des Stoffwechsels zugeführt, z. B. ungesättigte Fettsäuren („essentielle Phospholipide"), Orotsäure als Baustein der Purinsynthese oder Ornithinaspartat zur Entgiftung des aus dem Eiweißabbau stammenden Ammoniaks.

Pflanzliche Lebertherapeutika werden in großem Umfang und mit Erfolg zur unterstützenden Behandlung **chronisch-entzündlicher Lebererkrankungen** und bei **Leberzirrhose** eingesetzt. Sowohl laborchemische Befunde (Serumenzymwerte) als auch subjektives Befinden und sekundäre Beschwerden wie Appetitstörungen, Fettunverträglichkeit oder Ikterus werden verbessert. Bei Patienten mit Leberzirrhose können Phytopharmaka die Überlebenszeit verlängern, insbesondere, da im fortgeschrittenen Krankheitsstadium Corticosteroide und andere stark wirksame Medikamente die Leber zusätzlich belasten. Leberwirksame Phytopharmaka eignen sich zur begleitenden Therapie neben Chemotherapeutika und Zytostatika, um der damit verbundenen Leberschädigung entgegenzuwirken.

Zwei botanisch verwandte Pflanzen, die *Mariendistel* und die *Artischocke,* zeigen eine interessante Analogie in bezug auf eine spezifische Leberschutzwirkung ihrer Drogenextrakte. Eine Kombination der beiden Pflanzen untereinander ist nicht üblich, während bei Anzeichen einer Gallestauung eine Kombination mit pflanzlichen Gallenwegstherapeutika zur Anregung des Galleflusses von Vorteil sein kann.

Mariendistel – Silybum marianum

Die Mariendistel, bereits zur Zeit Hahnemanns zur Behandlung von Gallenwegserkrankungen eingeführt, wurde lange Zeit wenig beachtet. In jüngster Zeit gehört der auf einen bestimmten Gehalt an Silymarin eingestellte Extrakt aus den Früchten zu den am besten untersuchten Lebertherapeutika. Der Wirkstoffkomplex *Silymarin* besteht aus einem Gemisch verschiedener Flavanolignane mit *Silybin* (syn. Silibinin) als therapeutisch wichtiger Komponente.

Pharmakologische Wirkung

Silymarin bzw. *Silybin* wirkt antagonistisch zu zahlreichen Lebergiften und zeigt eine **ausgeprägte Leberschutzwirkung,** wie in verschiedenen Leberschädigungsmodellen, u. a. gegenüber den Giftstoffen des Grünen Knollenblatterpilzes (*α-Amanitin, Phalloidin*) und Tetrachlorkohlenstoff nachgewiesen werden konnte. Durch seine antioxidative Eigenschaft schützt es die Leberzelle vor der Zerstörung durch freie Radikale, die bei Oxidationsprozessen oder bei Alkoholmißbrauch in größeren Mengen auftreten. Die hepatoprotektive Wirkung beruht auf einem zweifachen Wirkmechanismus, der:

- **Stabilisierung der Zellmembranen im Leberparenchym**
  Sylibin lagert sich an die Proteine der Zellmembran an, die Membranstruktur wird in der Weise verändert, daß weder Lebergifte und Viren in die Zelle eindringen können, noch gelöste Zellbestandteile (z. B. Enzyme) verlorengehen. Gleichzeitig wird die Lipidperoxidation, die für die Schädigung der Zellmembran verantwortlich ist, verhindert.

- **Erhöhung der Regenerationsfähigkeit der Leber**

  In den bereits geschädigten Zellen wird die Aktivität bestimmter im Zellkern lokalisierter Enzyme (RNA-Polymerasen) erhöht. Dadurch wird die Bildung ribosomaler RNA und die Proteinbiosynthese gesteigert und die Neubildung von Leberzellen angeregt.

Der Silymarinkomplex ist in Wasser schwer löslich. Für die Indikation Lebererkrankung sind deshalb nur *alkoholische Zubereitungen* bzw. *standardisierte Extraktpräparate* in einer Dosierung von mindestens 200–400 mg/Tag geeignet. Mariendistelfrüchte als Teedroge werden bei dyspeptischen Beschwerden verwendet, eine choleretische Wirkung ist allerdings nicht gesichert.

Klinische Wirksamkeit

Mit *Extrakten* aus Mariendistelfrüchten liegen Erfahrungen aus über 25jähriger Anwendung vor. In dieser Zeit sind keine nennenswerten Nebenwirkungen und keine Kontraindikationen bekannt geworden. Die klinische Wirksamkeit des *Silymarins* wurde in mehreren Studien bei alkoholbedingten Lebererkrankungen und zur unterstützenden Behandlung bei chronisch-entzündlichen Lebererkrankungen und Leberzirrhose geprüft. Sie äußert sich in der Verbesserung der Leberfunktionswerte und der **Normalisierung pathologischer Parameter** (Transaminasen, Bilirubin). Durch die Membranstabilisierung wird bei entzündlichen Prozessen ein leichterer Krankheitsverlauf erzielt und ein Fortschreiten der Krankheit vermieden. Bei Leberzirrhose wurde die Überlebensrate erhöht.

Die ausgeprägte hepatoprotektive Wirkung des Silymarins wurde bei akuten Vergiftungsfällen mit dem Knollenblätterpilz, dessen Toxine eine besondere Affinität zur Leber haben, nachgewiesen. *Silybin* besetzt die Rezeptoren der Leberzelle und verhindert die Aufnahme des Gifts. Bei einer Gabe innerhalb von 48 Stunden konnte eine Zerstörung

der Leberzellen verhindert und die Mortalität gesenkt werden.

Präparate

Monopräparate

Cefasilymarin® 140 Filmtabletten
hepa-loges N® Dragees
Hepar-Pasc® 100 Filmtabletten
Heplant® Filmtabletten
Legalon® 70/-140 Kapseln/-Suspension
Phytohepar Kapseln
Silimarit® Kapseln
Silymarin Stada® 70/140 Kapseln

Kombinationspräparate

Hepatimed® N Filmtabletten – Mariendistelfrüchte, Schöllkraut, Gelbwurzelstock
Hepatofalk® Planta Kapseln – Mariendistelfrüchte, Javanische Gelbwurz, Schöllkraut
Pascohepan® novo Tropfen – Mariendistelfrüchte, Schöllkraut, Löwenzahnkraut mit -wurzel
Hepar-Pasc® N Filmtabletten – Mariendistelfrüchte, Schöllkraut
Pankreaplex® Neu – Mariendistelfrüchte, Condurangorinde, Syzygiumrinde, Sarsaparillwurzel

Artischocke – Cynara scolymnus

Die heute bekannte Artischocke ist als Züchtung aus der Wildartischocke (*Cynara cardunculus*) hervorgegangen. Linné ordnete dieser Gattung auch die *Mariendistel* (Carduus marianus, heute Silybum marianum) zu. Die Artischocke wird bereits seit dem Mittelalter erfolgreich bei Verdauungsstörungen und Lebererkrankungen eingesetzt. Jüngste Untersuchungen belegen ihre **gallensekretionsfördernde, carminativ-spasmolytische** und **antiemetische Wirkung** und bestätigen die traditionelle Anwendung beim dyspeptischen Symptomenkomplex.

Pharmakologische und klinische Untersuchungen wurden mit einem wäßrigen *Artischockenblätterextrakt* durchgeführt, der aus den besonders wirkstoffreichen einjährigen Grundblättern gewonnen wird. Die **wirksamkeitsbestimmenden Inhaltsstoffe** sind weitgehend identifiziert und gehören drei Stoffgruppen an: *Caffeoylchinasäuren*, darunter das *Cynarin* (1,5-Di-caffeoylchinasäure), *Flavonoiden* mit *Luteolin* und *Sesquiterpenlaktonen* (Bitterstoffe) mit *Cynaropikrin*. Lange Zeit galt *Cynarin* als die wirksame Substanz. Es ist in den frischen Blättern nur in Spuren enthalten und entsteht als Umwandlungsprodukt während der Trocknung oder der Extraktherstellung. Mittlerweile ist bekannt, daß Cynarin nur einen geringen Teil

zu den nachgewiesenen Wirkungen beiträgt und der Gesamtextrakt eine weitaus bessere Wirkung gegenüber reinem Cynarin aufweist. Die Flavonoide, darunter vor allem das *Cynarosid* (Luteolin-7-O-Glucosid), sind für die Hemmung der Cholesterinsynthese verantwortlich. Die Bitterstoffe regen über eine Reizung der Geschmacksnerven die Sekretion der Verdauungssäfte an und wirken auf diese Weise verdauungsfördernd.

Pharmakologische Wirkungen

Der *Artischockenblätterextrakt* vereint choleretische, anticholestatische, spasmolytische und antiemetische Eigenschaften mit einer lipidsenkenden und hepatoprotektiven Wirkung (Abb. 11-2).

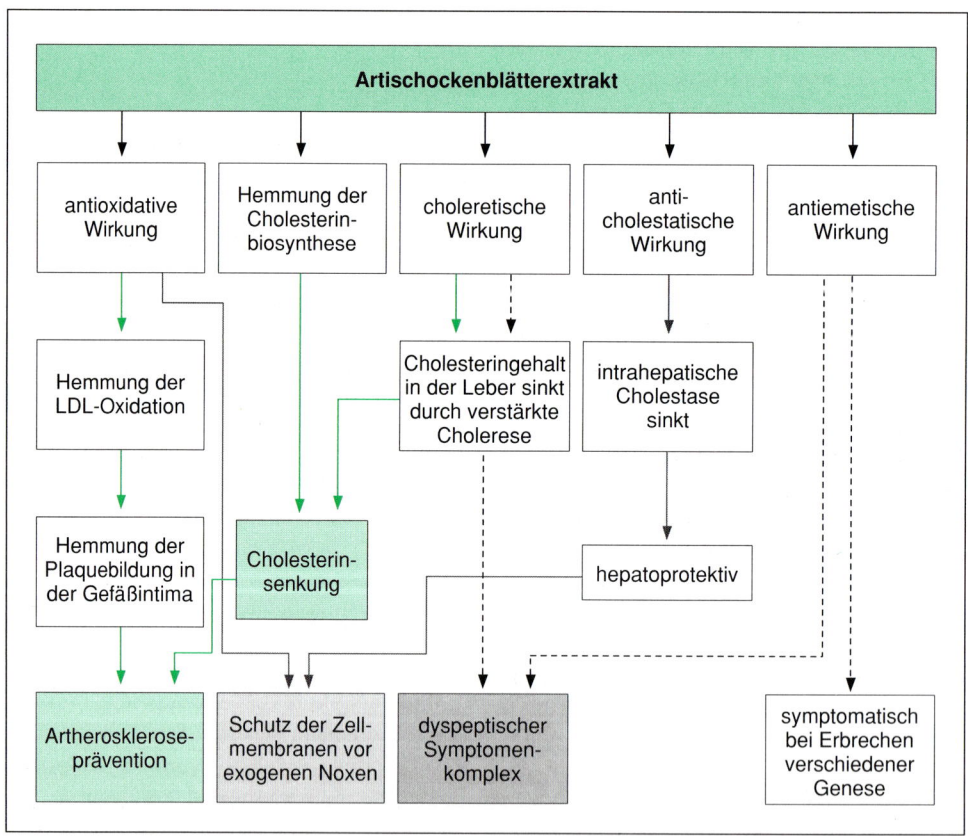

Abb. 11-2 Wirkmechanismen des Artischockenblätterextrakts, nach [10].

Choleretische und anticholestatische Wirkung

In Leberzellkulturen wurde in Anwesenheit des Artischockenblätterextrakts sowohl die **Sekretion gallepflichtiger Substanzen** als auch Zahl und Größe der sezernierenden Gallekanälchen in den Leberzellen erhöht. Zusätzlich wird eine durch *Lithocholsäure* ausgelöste Cholestase vermindert. Die Lithocholsäure gehört zur Gruppe der Gallensäuren. Sie verformt die Gallekanälchen und verursacht eine Abflußbehinderung und Gallestauung. Die Lithocholsäure kann von der Leber nicht weiter abgebaut werden und führt in hohen Konzentrationen zu Leberschäden und Diarrhö. Eine anticholestatische Wirkung ist von anderen choleretisch wirkenden Pflanzen bisher nicht bekannt.

Hemmung der Cholesterinbiosynthese

Experimentelle Untersuchungen an Leberzellkulturen mit hochdosiertem Artischokenblätterextrakt belegen eindeutig eine konzentrationsabhängige **Verminderung** der **Neusynthese** von **Cholesterin** in den Leberzellen. Verantwortlich hierfür sind *Flavonoide*, vor allem das *Luteolin-Glucosid*, aus dem Enzyme (β-Glucosidasen) im Verdauungstrakt und in den Leberzellen Luteolin freisetzen. Freies Luteolin wirkt stärker als sein Glucosid und kann die Cholesterinsynthese bis zu 60% hemmen.

Die Hemmung der Cholesterinbiosynthese geschieht offensichtlich über eine indirekte Beeinflussung der Aktivität ihres Schlüsselenzyms (HMG-CoA-Reduktase), indem inaktivierende Mechanismen verstärkt und aktivierende gehemmt werden. Eine Anhäufung unerwünschter Vorläuferstufen des Cholesterins, wie sie bei synthetischen Cholesterinsynthesehemmern mit direkter Hemmung des Enzyms auftreten kann, wurde nicht beobachtet.

Lipidsenkende Wirkung

Die lipidsenkende Wirkung des Artischokenblätterextrakts beruht auf einer Reduzierung des Blutcholesterinspiegels und der Erhöhung des HDL-LDL-Quotienten. Dies geschieht durch einen **zweifachen Wirkmechanismus:** So wird zum einen der intrahepatische Cholesteringehalt durch die choleretisch gesteigerte Elimination vermindert, die Sekretion von Cholesterin in die Galle und damit seine Ausscheidung in freier Form und nach Umwandlung in Gallensäuren erhöht, zum anderen wird die Neusynthese des Cholesterins in den Leberzellen gehemmt.

Antioxidative und hepatoprotektive Wirkung

Bereits früher wurde in verschiedenen Leberschädigungsmodellen eine Schutzwirkung des Artischockenblätterextrakts auf Leberzellen festgestellt. Unter anderem wurde eine vermehrte Durchblutung der Leber, eine Steigerung der Geweberegeneration und eine Stimulation der Zellteilung beobachtet. Aktuelle Ergebnisse an molekularen und zellulären Testsystemen zeigen ausgeprägte antioxidative Eigenschaften des Artischockenblätterextrakts, die eine oxidative **Schädigung** der **Hepatozytenmembran** durch freie Radikale verhindern. Als verantwortliche Inhaltsstoffe wurde ein *Flavonoidgemisch* mit *Kaffeesäure, Cynarin, Luteolin-7-O-Glucosid* und *Luteolin* identifiziert.

Freie Radikale lösen eine Peroxidation von Membranlipiden aus, die zur Zerstörung der Zellmembran und schließlich zum Absterben der Zellen führt. In einem Testmodell wurden Leberzellkulturen mit Tetrachlorkohlenstoff (CCl_4) versetzt. Tetrachlorkohlenstoff ist ein bekanntes Lebergift, das über die Bildung eines CCl_3-Radikals Kettenreaktionen auslöst, die den Zelltod verursachen. Lösungsmitteleffekte konnten aufgrund der Versuchsbedingungen ausgeschlossen werden, so daß die oxidative Schädigung der Hepatozytenmembran durch freie Radikale im Vordergrund stand. Setzt man dem tetrachlorkohlenstoffhaltigen Medium einen standardisierten, wäßrigen Artischockenblätterextrakt zu, wird das Absterben der Zellen weitgehend verhindert.

Es ist anzunehmen, daß die antioxidative Wirkung des Artischockenblätterextrakts nicht auf zelluläre Bereiche beschränkt bleibt, sondern in gleicher Weise pathologische Reaktionen verhindert, die ebenfalls durch freie Radikale ausgelöst werden, wie z. B. die Oxidation von LDL. Oxidiertes LDL-Cholesterin (o-LDL) ist maßgeblich an atherosklerotischen Prozessen beteiligt. Es wird als Fremdkörper von Makrophagen angegriffen und es bilden sich Schaumzellen, die eine Plaquebildung an der Arterienintima induzieren.

Klinische Wirksamkeit

Der Artischockenblätterextrakt wird seit langem erfolgreich beim **dyspeptischen Symptomenkomplex** eingesetzt. Die dabei auftretenden Beschwerden – Völlegefühl, Blähungen, Fettunverträglichkeit, krampfartige Oberbauchschmerzen – werden oft durch eine verminderte Cholerese verursacht. Klinische Studien belegen eine *Vermehrung* des ins Duodenum ausgeschiedenen *Gallensekretvolumens* und eine wesentliche Symptomenverbesserung bei Patienten mit Leber- und Gallenwegserkrankungen (Abb. 11-3).

Anwendungsbeobachtung Artischockenblätterextrakt. *Während einer sechswöchigen Anwendungsbeobachtung, durchgeführt mit hochdosiertem, standardisiertem Artischockenblätterextrakt (Hepar-SL® forte, 3mal täglich, 1–2 Kapseln mit 320 mg AE) an einer großen Patientenzahl mit chronifiziertem Beschwerdebild und dem Schwerpunkt dyspeptische Beschwerden, funktionelle Gallenwegsbeschwerden und Obstipation, bildeten sich die Symptome im Mittel um etwa 70% zurück. Am deutlichsten war der Rückgang bei den Symptomen Erbrechen und Übelkeit, gefolgt von Bauchschmerzen, Appetitlosigkeit, Obstipation, Flatulenz, Meteorismus und Fettintoleranz. Die therapeutische Wirksamkeit wurde ärztlicherseits als sehr gut beurteilt, die Rückbildungsrate der Einzelsymptome lag zwischen 46 und 88% (Abb. 11-4).*

Weitere **Anwendungsgebiete** des Artischockenblätterextrakts sind die Förderung der Fettverdauung und der Cholesterinausscheidung, Hyperlipoproteinämien sowie Fettstoffwechselstörungen. Die klinisch beobachtete *Senkung* der *Blutfettwerte* fiel um so deutlicher aus, je höher der Ausgangswert war. Gleichzeitig war ein tendenzieller Anstieg des protektiven HDL zu verzeichnen.

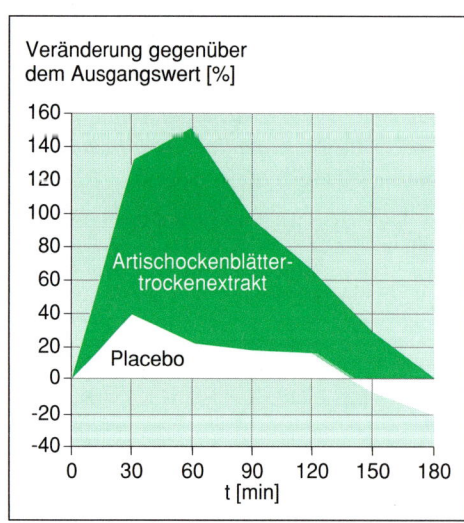

Abb. 11-3 Gesteigerte Cholerese nach Applikation von Artischockenblätter-Spezialextrakt, nach [15]. Die Gabe von Artischockenextrakt steigert die Cholerese um 110% gegenüber Placebo. Appliziert wurden 1,92 g Artischockenextrakt, intestinal über Sonde, gelöst in 50 ml Wasser. Klinischer Wirknachweis in Doppelblindstudien.

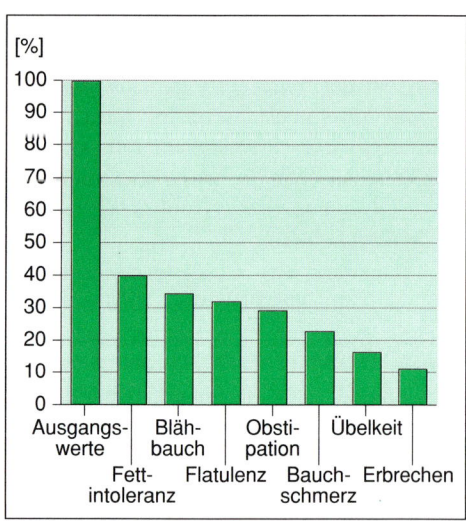

Abb. 11-4 Symptomenrückgang nach der Behandlung mit einem Artischockenpräparat, nach [8]. Wirkungsbestätigung von Hepar-Sl-forte im Praxiseinsatz an über 550 Patienten.

Die Kombination zwischen **lipidsenkender** und **antioxidativer** Wirkung läßt auf eine Möglichkeit in Hinblick auf die Atheroskleroseprävention schließen. Hohe Cholesterin- und Blutfettwerte zählen zu den Risikofaktoren in der Entwicklung einer Atherosklerose und ihren Spätfolgen.

In den USA und in Europa besteht für ca. 15% der Erwachsenen ein verstärktes Risiko, wegen erhöhter Blutfettwerte kardiovaskuläre Ereignisse in Form von Herzinfarkt und plötzlichem Herztod zu erleiden. Klinische Studien zeigen, daß eine Verminderung der LDL-Cholesterin-Werte zu einer Reduzierung der Morbidität und Mortalität an koronaren Herzkrankheiten führt.

Durch den Artischockenblätterextrakt werden die Gesamtcholesterin- und Triglyceridwerte gesenkt, die Bildung von o-LDL und die Entstehung cholesterinhaltiger Ablagerungen an der Arterienwand verhindert. Eine Reduzierung des Blutcholesterinsspiegels um 10–15% bedeutet eine Reduktion des kardiovaskulären Risikos von 20–30% (Abb. 11-5).

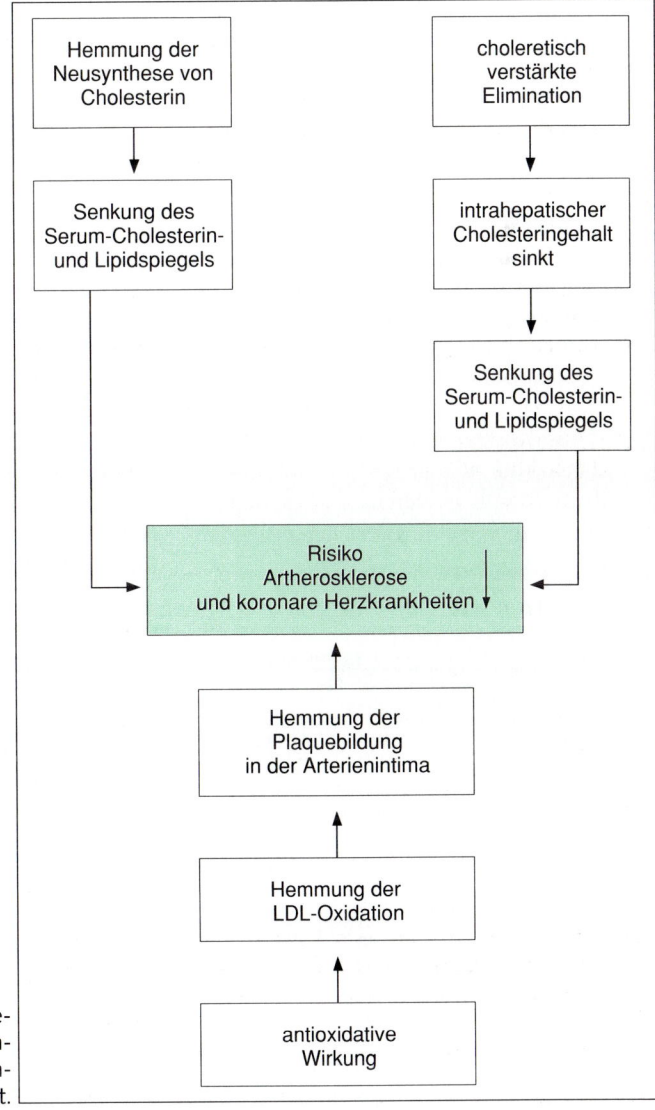

Abb. 11-5 Atherosklerose-prävention mit hochdosiertem Artischockenblätterextrakt.

Durch die ausgeprägte **antiemetische Wirkung** ist eine Erweiterung der Indikationen auf Erbrechen und Übelkeit während einer Chemotherapie oder Strahlenbehandlung oder bei Schwangerschaftserbrechen denkbar.

Der Artischockenblätterextrakt ist durch seine hepatoprotektive Schutzfunktion, die lebertherapeutisch bedeutsame Eigenschaft der Cholesterinsynthesehemmung in den Leberzellen und der choleretischen Wirkung ein wirksames Lebermittel, das die Leberleistung akut und bei längerdauernder Therapie unterstützen kann. Durch seine sehr gute Verträglichkeit ist er für Langzeit- oder Daueranwendung geeignet. Schwerwiegende Nebenwirkungen sind nicht bekannt. Allergische Reaktionen wurden nur bei Hautkontakt mit der Frischpflanze in Form von Kontaktallergien beobachtet (Artischockenpflückerinnen). Obwohl humorale Allergien vom Typ I nach oraler Zufuhr weder für die Frischpflanze noch für den Extrakt beschrieben wurden, lassen sich atopische Reaktionen nicht ausschließen.

> ⚠ Als Kontraindikation gelten eine bekannte Allergie gegen Korbblütler und wie für alle choleretisch wirkenden Pflanzen ein Verschluß der Gallenwege.

Präparate

Artischockenblätter-Präparate

Cynacur® Dragees
Hepagallin® Dragees
Hepar SL® forte Kapseln
Hewechol® Artischockendragees
Maquil® 200 Kapseln

11.7.2 Erkrankungen der Gallenblase und Gallenwege

Die Gallenflüssigkeit wird in den Leberzellen gebildet und entweder direkt in den Zwölf-fingerdarm abgegeben oder in der Gallenblase gespeichert, wo ihr Wasser entzogen wird. Sie ist im Darm für die Emulgierung der Nahrungsfette verantwortlich, sie beschleunigt die Fettspaltung und -resorption und wirkt auf physiologische Weise abführend. Voraussetzung für den normalen Ablauf der Verdauung ist eine ausreichende Produktion und Sekretion von Gallensaft. Beschwerden im Bereich der Gallenwege werden ausgelöst durch:

- fettreiche Nahrung und erhöhten Bedarf an Gallenflüssigkeit
- funktionelle Störungen und Dyskinesien von Gallenblase und Gallengängen, die in ihrem Ausprägungsgrad echte Gallenkoliken vortäuschen können
- Gallensteine
- Entzündungen der Gallenblase und -wege, die meist auf Gallensteine zurückzuführen sind.

Da sowohl in topographischer als auch in funktioneller Hinsicht eine enge Verknüpfung zwischen Magen, Dünndarm, Leber, Gallenwegen und Pankreas besteht, ist eine gegenseitige Beeinflussung dieser Organe zu erwarten. Die Symptome der einzelnen Krankheitsbilder sind ähnlich, sie überschneiden sich teilweise und man spricht folglich auch vom Oberbauchsyndrom. Ziehende oder krampfartige Schmerzen im Oberbauch, die nach rechts in den Rücken bis hin zur rechten Schulter ausstrahlen, deuten auf Störungen im ableitenden Gallensystem hin. Zu den uncharakteristischen Begleiterscheinungen zählen dyspeptische Beschwerden mit Übelkeit und Blähungen und eine Unverträglichkeit bestimmter Speisen. Wichtige diätetische Maßnahmen bestehen darin, Speisen, die zu ihrer Verdauung größere Mengen Gallenflüssigkeit benötigen, z. B. Fettgebackenes, zu vermeiden, ebenso scharf gewürzte und schwerverdauliche Nahrungsmittel, z. B. Hülsenfrüchte, Alkohol und Kaffee.

Funktionelle Störungen und Dyskinesien sind ein wichtiges Indikationsgebiet für **Arz-**

neitees. Die Drogen, die in Leber-Galle-Tees eingesetzt werden, haben **carminative, spasmolytische, choleretische** und **hepatoprotektive** Eigenschaften, sie sollen Verdauungsstörungen verbessern und Entzündungen vorbeugen. Ähnlich den Beschwerdebildern gibt es auch hier Überschneidungen. Drogen und Präparate, die im Bereich des Gallensystems wirksam sind, unterstützen die Verdauungsfunktion von Magen und Darm und umgekehrt. So werden die **Bitterstoffdrogen** *Wermutkraut* und S*chafgarbenkraut* durch ihre choleretische und allgemein sekretionsfördernde Wirkung sowohl zur Behandlung von Gallenwegserkrankungen, als auch bei dyspeptischen Beschwerden eingesetzt. **Arzneitees** und **Phytopharmaka** eignen sich zur symptomatischen oder begleitenden Behandlung von **Gallensteinleiden** und **chronischen Entzündungen** im Bereich der **Gallenwege,** während im akuten Stadium unter Umständen eine Antibiotikatherapie durch den Arzt erforderlich ist.

⚠️ Verschluß der Gallenwege, Gallenblasenempyem, schwere Leberfunktionsstörungen, schwere Infektionen und Entzündungen sind keine Anwendungsgebiete für Phytopharmaka.

Gallenwegstherapeutika

Unter der älteren Bezeichnung Cholagoga werden sogenannte galletreibende Mittel zusammengefaßt, also alle Substanzen und Präparate, die die Absonderung von Galle in den Darm steigern. Heute differenziert man zwischen Choleretika und Cholekinetika. *Choleretika* regen die Leberzellen zu vermehrter Neubildung und Sekretion von Gallenflüssigkeit an, *Cholekinetika* fördern die Kontraktion und damit die Entleerung von Gallenblase und Gallengängen. Pflanzen mit überwiegend spasmolytischer Komponente sind ebenfalls bevorzugte Gallenwegstherapeutika, da Erkrankungen im Bereich der

Gallenwege häufig mit Krampfneigung und Entzündungen einhergehen. Kombinationen mit sedierend, antiphlogistisch und analgetisch wirkenden Drogen können sinnvoll sein.

Choleretisch und spasmolytisch wirkende Pflanzen

Zu den wichtigsten choleretisch bzw. cholekinetisch und spasmolytisch wirkenden Pflanzen gehören die *Artischocke* (s. S. 319 ff.), das *Schöllkraut, Boldo, Javanische Gelbwurz, Löwenzahn* und *Pfefferminze.* Wichtige Inhaltsstoffe sind **ätherische Öle, Alkaloide** und **Phenylpropanderivate** (Kaffeesäureester).

Das **Schöllkraut** führt in seinem Milchsaft verschiedene *Isochindolin-Alkaloide,* darunter *Chelidonin.* Es besitzt eine gesicherte spasmolytische, papaverinartige Wirkung am oberen Verdauungstrakt, d.h., der Angriffspunkt liegt direkt an der glatten Muskulatur. Dadurch wirkt es schmerzlindernd im Magen-Darm-Galle-Bereich und wird hauptsächlich bei **krampfartigen Beschwerden** eingesetzt. Die beobachtete Steigerung des Galleflusses ist vermutlich mehr auf eine choleretische als eine cholekinetische Wirkung zurückzuführen.

⚠️ Als relative Gegenanzeigen gelten Lebererkrankungen und die gleichzeitige Einnahme anderer leberschädigender Arzneimittel.

In letzter Zeit gab es Berichte über unerwünschte Wirkungen an der Leber, die auf die enthaltenen Isochinolin-Alkaloide, u.a. Chelidonin zurückgeführt werden. Auf Veranlassung des BfArM wurden zusätzliche Angaben in den Gebrauchs- und Fachinformationen schöllkrauthaltiger Fertigarzneimittel vereinbart. Hingewiesen wird auf mögliche Nebenwirkungen, die einen Anstieg der Lebertransaminasen und des Bilirubins, in Einzelfällen medikamentös-toxische Hepatitiden betreffen, die sich aber nach Absetzen des Präparats wieder zurückbilden. Bei einer länger als vier Wochen dauernden Anwendung sollen die Leberfunktionswerte überprüft werden. Die Anwendungsbeschränkungen gelten für Fertigarzneimittel in einer Dosierung von 2,5 mg Gesamtalkaloide pro Tag. Von einer Verwendung der *Droge* Schöllkraut wird von seiten der Arzneimittelkommission abgeraten.

Boldoblätter enthalten *Alkaloide,* als Hauptwirkstoff das *Boldin,* und *ätherisches Öl.* Sie wirken choleretisch, spasmolytisch und anregend auf die Magensaftsekretion.

Das ätherische Öl der **Javanischen Gelbwurz** besitzt choleretische Effekte, die Curcuminoide mit Curcumin wirken ebenfalls choleretisch und cholekinetisch. Vom Gesamtextrakt sind *antiphlogistische, antibakterielle* und *cholesterinsenkende* Eigenschaften beschrieben. Das Curcumin hat antioxidative Eigenschaften, es verhindert die Lipidperoxidbildung und zeigt eine gewisse Leberschutzwirkung. Die Javanische Gelbwurz wird gegenüber der verwandten Art *Curcuma longa (domestica)* und deren Droge *Curcumawurzelstock* bevorzugt. Letztere enthält Di-ρ-cumaroylmethan, das die Cholerese hemmt und die Wirkung der anderen Curcuminoide vermindert.

Die *Droge* **Löwenzahnwurzel mit -kraut** enthält sekretionsfördernde *Bitterstoffe* und wirkt stark *choleretisch.* **Pfefferminzblätter** wirken *spasmolytisch* an der glatten Muskulatur im Magen-Darm-Trakt und im Bereich der Gallenwege, sie enthalten *ätherisches Öl* mit sekretionsfördernden und Phenylcarbonsäuren (Chlorogen- und Kaffeesäure) mit choleretischen Eigenschaften.

Vom **Erdrauchkraut,** *Fumaria officinalis,* ist eine *regulierende Wirkung* auf die *Gallesekretion* bekannt. Bei ungenügender Galleproduktion wirkt es choleretisch, während es eine zu starke Gallebildung hemmt. Zusätzlich wirkt es spasmolytisch auf den Sphincter Oddi (Ringmuskel im Bereich der Vaterpapille) und eignet sich zur Behandlung von Dyskinesien der Gallenwege.

Für die **Harongarinde** *(Harungana madagascariensis)* wurden als Inhaltsstoffe bisher *Flavonoide* und *hypericinähnliche Substanzen* nachgewiesen, die ihre verdauungsfördernde Wirkung jedoch nicht erklären. Extrakte aus Harungana madagascariensis verbessern die Cholerese und die Pankreassekretion bei funktionellen Störungen der Bauchspeicheldrüse und des Leber-Galle-Systems. Sie vermindern Meteorismus, Druck- und Völlegefühl und werden bei übermäßigen Gasansammlungen im Gastrointestinaltrakt, bei Unverträglichkeit von Süßspeisen, fetter und schwerverdaulicher Nahrung, eingesetzt. Weiter wurde bei Patienten mit Hypoazidität eine Zunahme der Magensaft- und Säuresekretion beobachtet.

Teerezepturen und Präparate

Gallentee

Benediktenkraut	
Wermutkraut	
Mariendistelfrüchte	
Löwenzahnwurzel mit -kraut	
Pfefferminzblätter	aa ad 100 g

Gallentee – Standardzulassung

Kümmel	10 Teile
Javanische Gelbwurz	20 Teile
Mariendistelfrüchte	20 Teile
Pfefferminzblätter	20 Teile
Löwenzahnwurzel mit -kraut	30 Teile

Curcumawurzelstock-Präparat

Sergast® Kapseln

Erdrauchkraut-Präparat

Oddibil® Dragees

Harongarinde-Präparate

Harongan® Tabletten, Tropfen – Harongarinde, -blätter

Enzym-Harongan® Mantel-Dragees – Harongarinde, Javanische Gelbwurz, Pankreasenzyme

Schöllkraut-Präparate

Ardeycholan® N Dragees
Panchelidon® N Kapseln, Tropfen
Cholarist® Tabletten
Gallopas® Tabletten, Tropfen

Kombinationspräparate

Aristochol® N Tropfen – Schöllkraut, Schafgarbenkraut, Löwenzahn-Ganzpflanze, Ruhrkrautblüten, Wermutkraut

Cholagogum F Nattermann® Kapseln – Curcumawurzelstock, Schöllkraut

Cholagogum N Nattermann® Tropfen – Schöllkraut, Curcumawurzelstock, Pfefferminzöl

Cholapret® forte Tropfen, Filmtabletten – Schöllkraut, Javanische Gelbwurz, Boldoblätter

Cynarzym® N Dragees – Artischockenblätter, Boldoblätter, Schöllkraut

Gallemolan® forte Kapseln – Schöllkraut, Wermutkraut, Löwenzahnwurzel mit -kraut

Gallemolan® G – Flüssigkeit Wermutkraut, Boldoblätter, Kamillenblüten, Schöllkraut, Löwenzahnwurzel mit -kraut

Pascobilin® novo Filmtabletten – Pfefferminzblätter, Löwenzahnwurzel mit -kraut, Artischockenblätter

Spasmo gallo sanol® Dragees – Schöllkraut, Javanische Gelbwurz

Teepräparate

Solu-Hepar® N Heumann Leber- und Galletee – Boldoblätter, Schöllkraut, Mariendistel, Pfefferminzblätter

ERKRANKUNGEN DES UROGENITALTRAKTS

12.1 Erkrankungen der Niere und der Blase

12.1.1 Dysurische Beschwerden

Ätherisch-Öl-Drogen: Wacholderbeeren – Juniperi fructus, Liebstöckelwurzel – Levistici radix, Petersilienkraut – Petroselini herba.
Flavonoiddrogen: Goldrutenkraut (Riesengoldrutenkraut) – Solidaginis virgaureae herba, Birkenblätter – Betulae folium, Schachtelhalmkraut – Equiseti herba, Orthosiphonblätter – Orthosiphonis folium, Brennnesselkraut – Urticae herba, Hauhechelwurzel – Ononidis radix.

Die Phytotherapie hat eine lange Tradition in der Behandlung von Harnwegserkrankungen. Schon im Altertum gab es zahlreiche Rezepturen, mit deren Hilfe Bakterien und Steine ausgeschwemmt werden sollten. In der Urologie stehen auch heute noch Arzneipflanzenzubereitungen an erster Stelle der verordneten Medikamente. Auf keinem anderen Indikationsgebiet ist die Zahl der Fertigteepräparate so groß, etwa hundert verschiedene Drogen werden verwendet. Arzneitees und Phytopharmaka haben einen festen Platz in der Behandlung allgemeiner dysurischer Beschwerden. Unter diesem Begriff werden alle Krankheitsbilder zusammengefaßt, die mit einer erschwerten oder schmerzhaften Harnentleerung einhergehen. Dazu zählen leichte bis mittelschwere Harnwegsinfektionen, Blasen- und Nierenentzündungen oder Abflußhindernisse durch Harn- und Nierensteine. In all diesen Fällen ist eine Vergrößerung des Harnvolumens zur Verdünnung des Urins und zur Durchspülung und Reinigung der Harnwege wichtig.

Diuretika

Arzneimittel, die den Harnfluß vergrößern und die Ausscheidung von Wasser erhöhen, werden als Diuretika bezeichnet. **Pflanzliche Diuretika** fördern durch osmotische und durchblutungssteigernde Vorgänge die Filtrationsrate in der Niere und damit die Bildung von Primärharn. Im Gegensatz zu den meisten synthetischen Diuretika greifen sie nicht am tubulären System an, beispielsweise durch Hemmung der Rückresorption von Natriumionen, sondern wirken über eine **Zunahme** der **Harnmenge** vor allem ausschwemmend und aquaretisch. Im Sinne einer Durchspülungstherapie wird der Harn verdünnt und seine Verweildauer verkürzt, die Vermehrung der Bakterien und ihre Anlagerung an das Schleimhautepithel in den Harnwegen verhindert.

> Pflanzliche Diuretika bewirken eine Wasserdiurese; sie werden aus diesem Grund nach SCHILCHER [30, 31] auch als Aquaretika bezeichnet und eignen sich in erster Linie für eine Durchspülungstherapie.

Eine Wasserdiurese wird ebenso durch die Zufuhr größerer Mengen hypotoner Flüssigkeit ausgelöst und kommt über eine Hemmung des Adiuretin-Mechanismus zustande. Sie tritt etwa 15 Min. nach der Aufnahme ein und erreicht nach 40 Min. ihr Maximum. Aus diesem Grund hat im Bereich der Harnwegsinfektionen die *Teemedikation* eine große

Bedeutung, da bereits die vermehrte Flüssigkeitszufuhr in Form einer Verdünnungsdiurese eine erfolgreiche Therapiemaßnahme ist.

Spezifische Wirkstoffe der in Blasen-Nieren-Tees verwendeten Arzneidrogen sind oft nicht bekannt. An der **aquaretischen Wirkung** können *ätherische Öle, Flavonoide, Saponine* bzw. ein Komplex verschiedener Inhaltsstoffe beteiligt sein. Bei vielen Drogen wird die Diurese durch *osmotisch wirkende Mineralstoffe,* in erster Linie durch Kaliumsalze, unterstützt, bei anderen durch spasmolytische, analgetische oder antimikrobielle Eigenschaften ergänzt. In den Monographien der verwendeten Drogen erkennt die Kommission E als Anwendungsgebiete die „Durchspülungstherapie bei entzündlichen Erkrankungen der ableitenden Harnwege und zur Vorbeugung von Nierengrieß" an. Teilweise liegen klinische Studien zur Wirksamkeit vor. Unter Gegenanzeigen wurde der Hinweis „keine Durchspülungstherapie bei Ödemen infolge eingeschränkter Herz- und Nierentätigkeit" aufgenommen.

Früher wurden viele der diuretisch wirkenden Drogen auch mit Erfolg zur Verhinderung von Ödemen bei Herz- und Niereninsuffizienz eingesetzt. Zusätzlich sind Wirkungen auf den Gewebestoffwechsel und als traditionelle Anwendungsgebiete Rheuma, Haut- und Stoffwechselerkrankungen beschrieben [48].

Arzneitees und Phytopharmaka mit aquaretisch wirkenden Pflanzen werden zur **alleinigen** oder **begleitenden Therapie** von Erkrankungen verwendet, bei denen eine erhöhte Harnbildung erwünscht ist:

- Zur **Behandlung** und Nachbehandlung von **akuten** und **chronischen Infektionen** der **Harnwege** und der **Blase** mit und ohne Beteiligung des Nierenbeckens
  Durch den erhöhten Flüssigkeitsdurchfluß werden Erreger ausgespült und ihre Vermehrung verhindert.
- Zur **Vorbeugung** von **Harn- und Nierensteinen**
  Bei stark verdünntem Harn können keine Harnsalze auskristallisieren.

- Zur **Rezidivprophylaxe** von Harnwegsinfekten und -steinen.
- Zur **Durchspülungsbehandlung** bei funktionellen Harnwegsbeschwerden und Reizzuständen der Blase.

> Bei Blut im Urin, Fieber und anhaltenden Beschwerden über mehrere Tage ist eine Abklärung der Diagnose durch den Arzt erforderlich.

Ätherisch-Öl-Drogen

Ätherisch-Öl-Drogen fördern die Harnbildung, indem sie die **Nierendurchblutung** und die **Filtrationsrate steigern.**

Das ätherische Öl der **Wacholderbeeren** setzt sich überwiegend aus Monoterpenen – *Limonen, α- und β-Pinen* – und sauerstoffhaltigen Monoterpenderivaten wie *Terpinen-4-ol* zusammen. Im Gegensatz zu Terpinen-4-ol wirken α- und β-Pinen gewebereizend. Wacholderbeeren sollen nicht länger als vier Wochen eingenommen werden, bei länger dauernder Anwendung oder bei Überdosierung kann eine Albuminurie als erstes Zeichen einer Nierenschädigung auftreten. Ein erhöhtes Nebenwirkungsrisiko besteht, wenn das ätherische Öl der Beeren mit dem Öl der Zweigspitzen verfälscht ist, das einen höheren Gehalt an α- und β-Pinen aufweist. Wacholderbeeren werden als Trockenextrakt in sofort löslichen Tees verarbeitet.

> ⚠ Wacholderbeeren sind kontraindiziert bei Nierenentzündungen und in der Schwangerschaft, da das ätherische Öl Kontraktionen an der Gebärmutter auslösen kann.

Liebstöckelwurzel und **Petersilienkraut** werden fast ausschließlich in Kombinationen verwendet. Beide Drogen wirken **aquaretisch** und **krampflösend** auf die glatte Muskulatur der Harnwege. Das ätherische Öl der Liebstöckelwurzel fördert die Nierendurchblutung, möglicherweise durch eine Erweiterung der Nierenkapillaren. Das ätherische Öl der Petersilie mit Apiol und Myristicin kann das Nierengewebe reizen oder schädigen und es wirkt uteruserregend. Es gibt Rassen mit einem besonders hohen Apiolgehalt, die einen Abort auslösen können und früher mißbräuchlich zu Abtreibungsversuchen verwendet wurden. Das reine ätherische Öl und Petersilienfrüchte, die einen höheren Gehalt an ätherischem Öl aufweisen als das Kraut, erhielten aus diesem Grund eine negative Monographie; die Anwendung kann aufgrund der Risiken nicht befürwortet werden. Als Nebenwirkungen wurden sowohl von der Liebstöckelwurzel als auch vom Petersilienkraut photosensibilisierende Eigenschaften beobachtet, d. h., die Lichtempfindlichkeit der Haut wird erhöht und unter Sonneneinstrahlung kann es zu Hautrötung und unerwünschten Hautveränderungen kommen.

Drogen mit Flavonoiden und anderen Inhaltsstoffen

Die Flavonoide der entsprechenden Drogen leiten sich hauptsächlich vom *Quercetin* und *Kämpferol* ab. Die diuretische Wirkung hängt vermutlich mit ihrer **kapillarabdichtenden** bzw. **kapillarerweiternden** Eigenschaft zusammen, einige der Flavonoide wirken zusätzlich spasmolytisch, entzündungshemmend oder antibakteriell. Viele der Drogen enthalten außerdem *ätherisches Öl* und *Mineralstoffe,* in erster Linie Kaliumsalze, die die Wirkung ergänzen.

Die Anwendung von **Goldrutenkraut** zur Behandlung von Blasen- und Nierenleiden läßt sich lange zurückverfolgen. Verwendet wurde immer die echte Goldrute. In Mitteleuropa wird sie mittlerweile oft durch andere Arten – Riesengoldrute (Solidago gigantea), Kanadische Goldrute (Solidago canadensis) – von ihren Standorten verdrängt, die ebenfalls in der Monographie berücksichtigt werden. Wesentliche Inhaltsstoffe sind *Flavonoide, Saponine* und *ätherisches Öl.* Die aquaretische Wirkung ist bei allen drei Arten in etwa gleich, sie unterscheiden sich jedoch in Hinblick auf antiphlogistische und antibakterielle Eigenschaften. Die hierfür verantwortlichen *Phenylglykoside* Leiocarposid und Virgaureosid A sind nur in der echten Goldrute enthalten, die daher bei entzündlichen Erkrankungen zu bevorzugen ist.

Birkenblätter eignen sich zur Durchspülungstherapie bei funktionellen, bakteriellen und entzündlichen Erkrankungen der ableitenden Harnwege. An dem aquaretischen Effekt sind *Flavonoide, Phenylcarbonsäuren* und der relativ hohe Gehalt an mineralischen Bestandteilen, v. a. *Kaliumtartrat,* beteiligt. Auch **Schachtelhalmkraut** ist ein wichtiges Durchspülungsmittel, von dem aquaretische und spasmolytische Wirkungen nachgewiesen sind. Neben Flavonoiden und Kaliumsalzen ist *Kieselsäure* enthalten, die als harnpflichtige Substanz über die Nieren ausgeschieden wird und den diuretischen Effekt verstärkt.

Brennesselblätter führen neben *Kieselsäure* und *Calcium* ebenfalls reichlich *Kaliumsalze.* **Orthosiphonblätter** enthalten *lipophile Flavonoide, Kaffesäurederivate* und relativ große Mengen *Kaliumsalze.* Die Flavonoide zeigen diuretische Wirkungen, als lipophile Substanzen gelangen sie allerdings nur zu einem geringen Teil in einen Teeaufguß. Die aquaretische Wirkung der Droge ist vermutlich auch auf den Gehalt an Kaliumionen in Verbindung mit einer vermehrten Flüssigkeitszufuhr zurückzuführen. Die **Hauhechelwurzel** (Stammpflanze *Ononis spinosa, Fabaceae*) enthält Flavonoide, Triterpene, mineralische Bestandteile und etwas ätherisches Öl.

Eine positive Monographie zur unterstützenden Behandlung dysurischer Beschwerden haben die samenfreien Hülsen der **Gartenbohne,** *Phaseolus vulgaris.* Die Gartenbohne ist eine einjährige, linkswendende Schlingpflanze mit dreizähligen Blättern. Ihre Heimat ist Südamerika, eine Wildart kommt heute in den Anden vor. Die Droge stammt ausschließlich aus Kulturen. Sie besteht aus den von den Samen befreiten und getrockneten Fruchtwänden. Bohnenhülsen sind geruchlos und schmecken schwach schleimig. Sie enthalten ein *Lektingemisch, Aminosäuren, reichlich Kalium* und wirken schwach diuretisch. Bohnenhülsen werden in der Volksmedizin als „Blutzuckertee" mit angeblich antidiabetischer Wirkung verwendet. Von einigen Lektinen ist eine insulinartige Wirkung bekannt, sie stimulieren die Lipogenese und den Transport von Glucose. Ob diese Eigenschaften für die Lektine der Bohnenhülsen zutreffen, ist nicht untersucht (s. S. 418 f.).

Teerezepturen und Präparate

Aquaretika werden häufig als *Teemischungen* oder *Kombinationspräparate* eingesetzt, da synergistische Effekte zu einer Wirkungsverstärkung führen können. Die Kommission E empfiehlt als fixe Kombination:

- zur **Durchspülungstherapie** bei entzündlichen Erkrankungen der ableitenden Harnwege und zur Vorbeugung bei Nierengrieß: *Birkenblätter, Goldrutenkraut, Orthosiphonblätter,*
- zur unterstützenden Behandlung bei **entzündlichen Erkrankungen** der ableitenden Harnwege: *Bärentraubenblätter, Goldrutenkraut, Orthosiphonblätter.*

Harntreibender Tee – Species diureticae DAB 6

Wacholderbeeren	
Hauhechelwurzel	
Liebstöcklwurzel	
Süßholzwurzel	aa 25 g

Blasen-Nieren-Tee – Species urologicae DAB 6/NRF

Orthosiphonblätter	10 g
Mateblätter	10 g
Bärentraubenblätter	20 g
Schachtelhalmkraut	20 g

Birkenblätter	20 g
Bohnenhülsen	20 g

Blasen-Nieren-Tee – Standardzulassung

Birkenblätter	20 g
Queckenwurzelstock	20 g
Riesengoldrutenkraut	20 g
Hauhechelwurzel	20 g
Süßholzwurzel	20 g

Goldrutenkraut-Präparate

Cystinol® long Kapseln
Nephrisol® mono Lösung
Nieral® 100 Tabletten/-Tropfen 100
Solidago Steiner® Tabletten
Urodyn® Filmtabletten, Tropfen
Urol® mono Kapseln
Uroplant forte® Filmtabletten

Orthosiphonblätter-Präparate

Carito® mono Kapseln
Nephronorm med Dragees

Schachtelhalmkraut-Präparate

Biolavan® Kapseln
Prodiuret® Kapseln

Wacholderbeeröl-Präparate

Roleca® Wacholder 50 mg/-extra stark 100 mg Kapseln

Teepräparate

Cysto Fink® Durchspülungstee – Birkenblätter, Goldrutenkraut, Orthosiphonblätter, Schwarze Johannisbeerblätter, Bärentraubenblätter
Harntee-Steiner® – Birkenblätter, Goldrutenkraut, Orthosiphonblätter
Heumann Blasen- und Nierentee Solubitrat® N – Birkenblätter, Goldrutenkraut, Orthosiphonblätter, Fenchelöl

Nieron®-Tee N – Birkenblätter, Schachtelhalmkraut, Löwenzahnwurzel mit -kraut, Hauhechelwurzel
Ullus® Blasen-Nieren-Tee N – Birkenblätter, Goldrutenkraut, Hauhechelwurzel

12.1.2 Akute Harnwegsinfekte – Zystitis

Bewährte Drogen: Bärentraubenblätter – Uvae ursi folium.

Infektionen der Harnwege und der Blase kommen aus anatomischen Gründen bei Frauen sehr viel häufiger vor. Die typischen Symptome Harndrang, Brennen beim Wasserlassen und Pollakisurie sind in der Praxis nicht immer vom Zustand der Reizblase zu unterscheiden. Sind keine Anzeichen einer Nierenbeteiligung vorhanden, steht die Durchspülungstherapie mit aquaretisch wirkenden Arzneidrogen an erster Stelle. In jedem Fall ist sie als begleitende Maßnahme zu einer unter Umständen unerläßlichen Antibiotikatherapie sinnvoll. Bereits die Ausscheidung von mehr als 2 l/Tag kann die Ausbreitung einer Infektion zuverlässig verhindern. Unterstützend wirken durchblutungsfördernde Anwendungen in Form von heißen Sitzbädern oder ansteigenden Fußbädern, die im Sinne einer konsensuellen Reaktion die Beckendurchblutung deutlich erhöhen.

Unter **Reizblase** versteht man einen chronischen Reizzustand des unteren Harntrakts, der überwiegend Frauen betrifft. Die Beschwerden sind denen einer Blasenentzündung ähnlich, es sind jedoch keine Erreger im Urin nachzuweisen. Auslöser können nichtbakterielle Infektionen (Pilze), neurovegetative oder psychische Faktoren, Östrogenmangel im Klimakterium oder Stoffwechselerkrankungen sein. Auch hier ist eine Durchspülungstherapie mit aquaretisch wirkenden Arzneitees angezeigt, denen man eventuell bei psychisch belasteten Patienten

beruhigende Pflanzen (*Baldrian*, *Hopfen*, *Melisse*) zusetzen kann.

Antibakteriell wirkende Pflanzen

Bärentraube – Arctostaphylos uva-ursi

In der Behandlung einer akuten Blasenentzündung können antibakteriell wirkende Pflanzen die Keimzahl reduzieren. Für Bärentraubenblätter ist eine bakteriostatische Wirkung gegenüber den häufigsten Erregern entzündlicher Harnwegserkrankungen bestätigt. Wichtigste Inhaltsstoffe sind **Arbutin**, **Methylarbutin** und **Gerbstoffe.** Arbutin, eine *Glucosid* des *Hydrochinons*, wirkt an sich noch nicht antibakteriell. Es wird in den Zellen der Dünndarmschleimhaut durch β-Glucosidasen enzymatisch in Zucker und Hydrochinon gespalten. Hydrochinon verbindet sich sofort mit Glucuronsäure und Schwefelsäure und wird in dieser Form im Harn ausgeschieden. Die bakteriostatische Wirkung in den Harnwegen ist auf *freies Hydrochinon* zurückzuführen, das dort aus seinen Glucuronsäure- und Schwefelsäureverbindungen freigesetzt wird. Die Spaltung findet nur im alkalischen Milieu statt, daher muß durch pflanzenreiche Nahrung (Gemüse, vor allem Tomaten, Kartoffel, Früchte) und Milch oder durch Einnahme entsprechender Medikamente (Natriumhydrogencarbonat) für einen alkalischen Harn gesorgt werden. In der Praxis ist es allerdings nahezu undurchführbar, für längere Zeit ein alkalisches Milieu im Harn aufrechtzuerhalten.

Die hohe Gerbstoffkonzentration in den Bärentraubenblättern kann bei längerdauernder Einnahme zu Magenreizungen führen. Die Droge sollte immer als **Kaltauszug** angesetzt werden, da in diesem Fall die Gerbstoffe kaum gelöst werden. Bärentraubenblätter schmecken sehr herb, eine Kombination mit aquaretisch wirkenden Drogen hat den Vorteil eines ausgewogeneren Geschmacks und Magenbeschwerden werden vermindert.

Bei magenempfindlichen Patienten sind gerbstoffarme oder -freie, auf einen bestimmten Arbutingehalt standardisierte Fertigpräparate zu bevorzugen. Die toxikologischen Verhältnisse der Wirkstoffe sind noch nicht ausreichend geklärt, bei längerer Anwendung sind Leberschäden möglich.

> ⚠️ Als Kontraindikationen gelten Schwangerschaft, Stillzeit und Kinder unter 12 Jahren.
> *Anwendungsbeschränkung:* Arbutinhaltige Arzneimittel sollten **nicht länger als eine Woche** und **höchstens fünfmal im Jahr** eingenommen werden.

Die beiden antimikrobiell wirkenden Drogen **Meerrettichwurzel** und **Kapuzinerkresse** enthalten *Senföle* mit zusätzlich *immunmodulierenden Eigenschaften*. Sie werden nur noch in Kombinationen zur Behandlung von Infektionen der Harnwege oder der Atemwege verwendet (z. B. Angocin Anti-Infekt, s. S. 249).

Präparate

Bärentraubenblätter-Präparate

Arctuvan® N Dragees
Cystinol® akut Dragees
Uvalysat® Lösung

12.1.3 Chronische Harnwegsinfekte

Chronische und immer wiederkehrende Harnwegsinfekte erfordern eine längerfristige Therapiemaßnahme. Der Einsatz von Antibiotika führt oft nicht zu einer dauerhaften Beschwerdefreiheit. Resistenzentwicklung, das Auftreten von Nebenwirkungen und häufige Rezidive beeinträchtigen die Akzeptanz bei den Patienten. Phytopharmaka werden vor allem in diesem Bereich seit langem mit Erfolg eingesetzt und haben aufgrund ihrer guten Wirksamkeit und Verträglichkeit einen hohen Stellenwert erreicht. Vorteilhaft sind **Drogenkombinationen,** die *antibakterielle, diuretische* und *spasmolytische* Eigenschaften der einzelnen Bestandteile miteinander verbinden.

Klinische Ergebnisse einer Vergleichsstudie, in der ein pflanzliches Kombinationspräparat (Cystinol® Lösung: Birkenblätter, Schachtelhalmkraut, Goldrutenkraut, Bärentraubenblätter) gegen ein Antibiotikum geprüft wurde, belegen eine signifikante Reduzierung der Keimzahl und eine deutliche Besserung der Symptome Druckschmerz und Brennen beim Wasserlassen.

Präparate

Kombinationen aus Birkenblätter, Goldrutenkraut, Orthosiphonblätter

Canephron® novo Filmtabletten, Tropfen
Nephropur® tri Flüssigkeit
Urodil® phyto Dragees
Urostei® Tinktur Steigerwald

Andere Kombinationen

Cefanephrin® N Tropfen – Bärentraubenblätter, Goldrutenkraut
Cystinol® Lösung – Bärentraubenblätter, Birkenblätter, Schachtelhalmkraut, Goldrutenkraut
Kneipp® Pflanzen-Dragees Brennessel – Brennesselkraut
nephro-loges® Flüssigkeit – Schachtelhalmkraut, Goldrutenkraut, Hauhechelwurzel, Petersilienwurzel
Uro-Pasc® Flüssigkeit – Goldrutenkraut, Löwenzahnwurzel mit -kraut

12.1.4 Harn- und Nierensteine

Mehr als zwei Drittel aller Harnsteine sind aufgrund ihrer Größe oder Lage abgangsfähig und können spontan ausgetrieben werden. Die konservative Behandlung umfaßt eine **Durchspülungstherapie** durch verstärkte Diurese und Verdünnung, *schmerzstillende* und *krampflösende Maßnahmen* oder die *Steinauflösung*. Für eine Durchspülungstherapie sind alle vorstehend genannten Drogen geeignet. Am häufigsten wird das Goldrutenkraut verwendet, da es neben aquaretischen noch spasmolytische und analgetische Eigenschaften besitzt. Die Einnahme erfolgt am besten als Tee oder zusammen mit reichlich Flüssigkeit. Die Harnverdünnung dient gleichzeitig der Prophylaxe von Blasen- und Nierensteinen, da Harnsalze bei einer Verminderung des spezifischen Gewichts nicht mehr auskristallisieren. Bei einer Trinkmenge von mindestens 2–2,5 l werden bereits gebildete Steinkeime ausgespült und die Konzentration der lithogenen Harnsalze vermindert. Die Ausscheidungsspitzen steinbildender Substanzen liegen in der Nacht, daher ist vor allem abends statt einer reichhaltigen Mahlzeit eine vermehrte Flüssigkeitszufuhr zu empfehlen. Harnsäure- und Calciumoxalatsteine bzw. Mischsteine können durch Alkalisierung des Harns – z. B. mit Kalium-Natrium-Hydrogencitrat (Uralyt-U® Granulat) – aufgelöst oder zumindest eine Größenzunahme verhindert werden (Tab. 12-1).

Teerezepturen und Präparate

Zur Durchspülungstherapie können die bereits in Kapitel 12.1.1 genannten Teerezepturen bzw. Tee-Fertigpräparate, (s. S. 334) eingesetzt werden.

12.2   Benigne Prostatahyperplasie (BPH)

Die benigne Prostatahyperplasie (ältere Bezeichnungen: Prostataadenom, Prostatahypertrophie) ist bei Männern ab dem 40. Lebensjahr die häufigste Erkrankung des Urogenitaltrakts. Sie nimmt mit dem Alter an

Tab. 12-1	Ernährungsempfehlungen zur Vermeidung von Harnsteinen, nach [42].
Art der Steine	**Spezielle Ernährungsempfehlungen**
Oxalatsteine	Oxalathaltige Speisen wie Spinat, Mangold, Rhabarber, Kohl, Rote Beete, Stachel- und Johannisbeeren meiden.
Calciumsteine (Ca-Oxalat, Ca-Phosphat, Ca-Carbonat)	Calciumaufnahme von 800 mg/Tag nicht überschreiten. Calciumreiche Speisen (Milchprodukte, Eier, Bananaen, Obst) meiden. Da die Calciumausscheidung durch Protein, Kochsalz und Zucker gesteigert wird, sind auch diese Produkte zu meiden.
Uratsteine	Fleisch, Fisch, Wurst nicht über 150 g/Tag und besonders purinhaltige Speisen wie Innereien, Heringe, Hülsenfrüchte meiden. Evtl. Alkalisierung des Harns mit bicarbonatreichen (mindestens 1500 mg/l) und calciumarmen (höchstens 150 mg/l) Mineralwässern/Säften/Tees zur Verbesserung der Uratlöslichkeit.
Zystinsteine	Harndilution (3,5 l Ausscheidung pro Tag), alkalisierende Getränke, vegetarische Mischkost. Kochsalz und Eiweiß nicht übermäßig einnehmen.
Phosphatsteine	Vegetarische Kost und alkalisierende Getränke meiden. Statt dessen Zufuhr vitaminreicher Vollkost mit reichlich Ballaststoffen und harnneutralen Getränken.

Häufigkeit zu; im 5. Lebensjahrzehnt sind etwa 55% betroffen, im 7. und 8. Lebensjahrzehnt bis zu 95%.

Die Prostata ist normalerweise kastaniengroß, sie liegt unterhalb der Harnblase und umschließt die Harnröhre ringförmig. Sie setzt sich aus dreißig bis vierzig einzelnen Drüsen zusammen, die in ein Stroma aus Bindegewebe und glatter Muskulatur eingebettet sind. Von ihrem morphologischen Aufbau her können mehrere Zonen unterschieden werden. Der Hauptteil des Drüsenvolumens wird von einer großen, peripheren und einer kleinen, zentralen Zone gebildet, etwa 5% umgeben die Harnröhre als sogenannte Übergangszone. Die BPH äußert sich in einer Proliferation des periurethralen Drüsenepithels und Drüsenstromas, wobei sie in den letzten Jahren vermehrt als eine **Erkrankung** des **Stromas** betrachtet wird. Diese Vorstellung geht davon aus, daß das Stroma der Übergangszone die Drüsen in der Umgebung der Harnröhre zum Wachstum anregt und auf diese Weise eine Hyperplasie auslöst. Die Vergrößerung der Prostata kann lange Zeit unbemerkt vor sich gehen, klinisch manifeste Beschwerden beim Wasserlassen treten oft erst nach Jahren auf. Man unterscheidet **obstruktive Symptome** durch die fortschreitende Verengung der Harnröhre – verzögerter Miktionsbeginn, abgeschwächter Harnstrahl, Nachträufeln – und **irritative Symptome** – Erhöhung der Miktionsfrequenz, Nykturie, Restharngefühl –, die auf einen erhöhten Reizzustand der Blase zurückzuführen sind. Klinisch von Bedeutung sind *verminderter Uroflow* (Harnmenge pro Zeiteinheit) und *erhöhte Restharnbildung*, die unbehandelt zu irreversiblen Blasen- und Nierenschädigungen führen können. Die BPH wird nach dem Beschwerdebild in **drei** bzw. **vier Stadien** eingeteilt; die Stadien II bis IV nach VAHLENSIECK entsprechen den Stadien I bis III nach ALKEN:

- **Stadium I:** mehr oder weniger ausgeprägte BPH, keine Miktionsstörungen, evtl. abgeschwächter Harnstrahl, kein Restharn.

- **Stadium II:** mehr oder weniger ausgeprägte BPH, wechselnde Miktionsstörungen (Pollakisurie, häufiger, auch nächtlicher Drang zur Miktion), kein oder beginnender Restharn, keine oder beginnende Trabekelblase.

- **Stadium III:** permanente Miktionsstörungen, Harnentleerung nur unter verstärktem Druck möglich. Die Blasenmuskulatur wird überdehnt und überbeansprucht, sie verdickt und springt bälkchenartig hervor: Eine Balken- oder Trabekelblase bildet sich aus. Restharn > 50 ml.

- **Stadium IV:** permanente Miktionsstörungen, Dilatationsblase, Harnstauung oberer Harnwege durch Verschluß der Harnröhre, Restharn > 100 ml, progrediente Niereninsuffizienz.

Über die Entstehung der BPH besteht bis heute keine Klarheit. Vermutlich handelt es sich um ein **multifaktorelles Geschehen,** wobei **hormonelle Umstellungen** in fortgeschrittenem Lebensalter als auslösende Faktoren im Vordergrund stehen. Von Bedeutung sind **Androgene,** in erster Linie *Dihydrotestosteron* als biologisch wichtigstes Hormon der Prostata, aber auch vermehrt gebildete **Östrogene,** die das Zellwachstum in der Prostata fördern.

Der überwiegende Teil der Androgene (ca. 95%) wird nach Ausschüttung des luteinisierenden Hormons LH aus dem Hypophysenvorderlappen in Form von Testosteron in den Leydig-Zellen der Hoden gebildet. Die restlichen 5% der Androgene entstehen in den Nebennieren nach Stimulation durch das adrenocorticotrope Hormon (ACTH) und werden im peripheren Gewebe und in der Prostata selbst in Testosteron umgewandelt. Die Hauptmenge des im Blut zirkulierenden Testosterons ist an das sexualhormonbindende Globulin (SHBG) oder Albumin gebunden, nur 2–3% liegen in freier Form vor. Das SHBG ist das wichtigste Transportprotein für Androgene im Blut. Das freie Testosteron wird in die Prostatazellen aufgenommen und dort unter dem Einfluß des spezifischen

Enzyms *5α-Reduktase* zu dem wesentlich potenteren Androgen Dihydrotestosteron (DHT) metabolisiert, das im Zytoplasma an lösliche Rezeptorstrukturen bindet und über die Bildung androgenregulierender Proteine im Zellkern unter anderem die Zellreifung und -proliferation in der Prostata stimuliert. Gleichzeitig ist bei älteren Männern der Androgen-Östrogen-Quotient zugunsten der Östrogene verschoben, die ebenfalls das Zellwachstum anregen. Beim Krankheitsbild der BPH findet im Prostatagewebe eine vermehrte **Umwandlung** des **zirkulierenden Testosterons** zu **Östradiol** statt und im Stroma ist ein erhöhter Gehalt an Östradiol nachweisbar. Diese Stoffwechselreaktion, eine sogenannte Aromatisierung, wird durch das Enzym *Aromatase* katalysiert (Abb. 12-1).

Die BPH ist häufig von nichtinfektiösen Entzündungen der Prostata oder rezidivierenden Harnwegsinfektionen begleitet, die durch eine Kongestion infolge Sekretstauungen und Harnverhalten hervorgerufen werden und für die irritativen Symptome verantwortlich sind. Die **konservative, medikamentöse Behandlung** der irritativen und obstruktiven Symptome einer BPH, die (noch) keine Operation erfordert, umfaßt *α₁-Rezeptorenblocker* zur Senkung des α-adrenergen Tonus im Bereich von Prostata und Blasenhals, antiandrogen wirkende *5α-Reduktase-Hemmer, Antiöstrogene* oder *Aromatasehemmer.* In Deutschland ist im Therapiekonzept der Stadien I und II nach ALKEN der Einsatz von Phytopharmaka weit verbreitet.

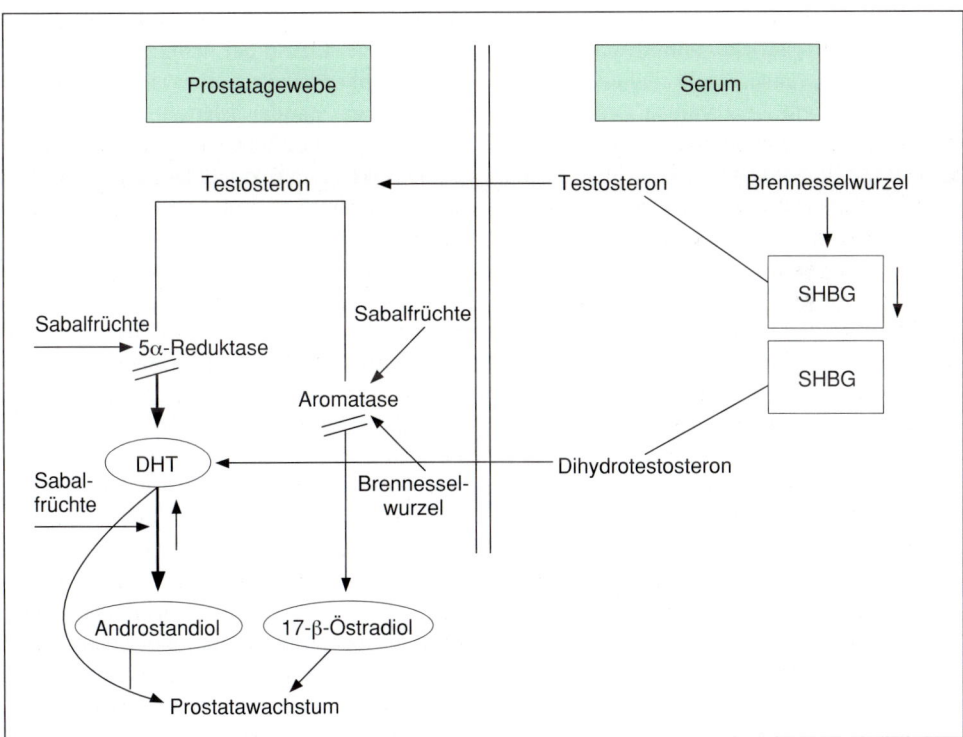

Abb. 12-1   Hormonregulation in der Prostata und möglicher Angriffspunkt von Phytopharmaka, nach Fa. Schaper & Brümmer und [46].

Pflanzen mit Einfluß auf den Steroidstoffwechsel

Die über lange Zeit empirische Verwendung pflanzlicher Zubereitungen aus *Sägepalmenfrüchten, Brennesselwurzel* und *Kürbissamen* erfuhr durch experimentelle und klinische Untersuchungen in den letzten Jahren eine wissenschaftliche Bestätigung. Auf dieser Grundlage hat die Kommission E für die genannten Drogen positive Monographien für das Indikationsgebiet benigne Prostatahyperplasie erstellt. Extrakte dieser Drogen haben ein breites pharmakologisches Wirkprofil, verantwortliche Inhaltsstoffe sind jedoch noch weitgehend unbekannt. Pflanzliche Prostatamittel greifen über verschiedene Mechanismen in den **Stoffwechsel** der **Steroidhormone** ein und lassen einen positiven Effekt auf die Progression des Zellwachstums erwarten. Sie hemmen die Enzyme des Arachidonsäuremetabolismus (s. S. 352 f.), haben **antiphlogistische, antiödematöse** oder **immunmodulierende** Eigenschaften und verbessern vor allem die **irritativen Beschwerden** durch eine begleitende Kongestion oder unspezifische Prostatitis. Pflanzliche Extrakte steigern den Harnfluß und verringern das Restharngefühl, haben jedoch keinen Einfluß auf die Größe der Prostata. Aus diesem Grund ist eine regelmäßige ärztliche Kontrolle dringend erforderlich.

> Vor einer phytotherapeutischen Behandlung muß eine bösartige Erkrankung oder eine Harnstauung ausgeschlossen sein.

Sägepalme – Serenoa repens syn. Sabal serrulata

Seit Beginn dieses Jahrhunderts werden Zubereitungen aus den Früchten, *(Sabal fructus)* der amerikanischen Zwerg- oder Sägepalme zur Behandlung der BPH und der Prostatitis eingesetzt. Die Sägepalmenfrüchte enthalten ein **fettes Öl,** das bei der Lagerung durch Lipasen in die Säurekomponenten gespalten wird, **Phytosterole,** weitere **Lipide, Polysaccharide** und Harze.

Heute verwendet man vorzugsweise *lipophile Extrakte,* in denen gesättigte und ungesättigte Fettsäuren überwiegend in freier Form, aber auch gebunden als Ethylester und Triglyceride vorliegen. Die Monographie erkennt für Auszüge mit dem lipophilen Extraktionsmittel Hexan eine antiandrogene Wirkung an, die später auch für ethanolische und mit überkritischem Kohlendioxid gewonnene Auszüge nachgewiesen wurde. Für wäßrige Extrakte wird eine antiexsudative Wirkung angegeben.

Pharmakologische Wirkungen

Erste Berichte, die auf eine *Aktivitätsminderung der 5α-Reduktase* durch einen öligen Extrakt aus Sabalfrüchten hinweisen, liegen bereits seit Anfang der achtziger Jahren vor. Neuere pharmakologische Untersuchungen mit einem standardisierten ethanolischen Sabalextrakt bestätigen eine Hemmung der 5α-Reduktase, die zur Folge hat, daß weniger **wachstumsförderndes Dihydrotestosteron (DHT)** gebildet wird. Aus klinischen Studien mit einem synthetischen 5α-Reduktase-Hemmer (Finasterid) ist bekannt, daß die Verhinderung der Umwandlung von Testosteron in DHT ein geeignetes Therapieprinzip zur konservativen Behandlung der BPH darstellt. Die beobachtete Hemmwirkung konnte nicht eindeutig einem bestimmten Inhaltsstoff zugeordnet werden, vermutlich wird sie durch synergistische Effekte der Einzelkomponenten verstärkt. Besonders aktiv erwies sich die Fraktion der Fettsäuren, wobei in erster Linie die *freien Fettsäuren* im Sabalextrakt für die Enzymhemmung verantwortlich gemacht werden. Die wirksamen Verbindungen müssen offensichtlich bestimmte Strukturmerkmale aufweisen, wie sie bei mittelkettigen, gesättigten und bestimmten ungesättigten Fettsäuren gegeben sind. Man nimmt an, daß die Fettsäuren nach ihrer Einlagerung in die Zellmembranen das Lipidmuster verändern und auf diese Weise indirekt die Aktivität der 5α-Reduktase, die in der Membran lokalisiert ist, beeinflussen.

Fettsäuren mit 5α-Reduktase-hemmender Wirkung kommen in zahlreichen Lebensmitteln vor, werden also auch mit der Nahrung zugeführt. Im Gegensatz zu den Fettsäuren im Sabalextrakt liegen sie jedoch in den meisten Fettquellen als Esterverbindungen mit geringerer Bioverfügbarkeit vor.

Experimentelle Befunde mit lipophilen, alkoholischen bzw. Hexanextrakten aus Sabalfrüchten betreffen antiödematöse und antiphlogistische Wirkungen, sowie die Einflußnahme auf weitere Enzyme des Steroidstoffwechsels. Nachgewiesen wurde eine **Hemmung** der **Ödembildung** und der **Synthese** von **Prostaglandinen** und **Leukotrienen,** die als wesentliche Vermittler von Entzündungsreaktionen anzusehen sind. Da Sekretstauungen im Verlauf einer benignen Prostatahyperplasie häufig eine nichtinfektiöse Prostatitis bedingen, werden entzündungshemmende Eigenschaften pflanzlicher Prostatamittel mit ihrer klinischen Wirksamkeit in Zusammenhang gebracht. Des weiteren konnte eine **Hemmung** der **Aromatase** durch lipophile Sabalextrakte gezeigt werden, wodurch die Umwandlung von Testosteron zu Östradiol im Prostatagewebe unterbunden wird. Offenbar reagiert das Stroma zusätzlich auf eine Stimulation durch Östrogene, während das Prostataepithel hauptsächlich durch Androgene zur Proliferation angeregt wird. Aus diesem Grund galt der Einsatz von Aromatasehemmern, die die Bildung von Östrogenen und damit das Zellwachstum im Bereich des Stromas verringern, als mögliche Alternative im Therapiekonzept der BPH. Zwischenzeitlich wurde dieses Konzept wieder verworfen, da eine Beteiligung der Östrogene an der Entstehung einer BPH nicht abschließend geklärt ist und auch altersabhängige Störungen im Stoffwechsel der Sexualhormone die Ursache für den veränderten Gehalt in den verschiedenen Geweben sein können.

Der Abbau des biologisch aktiven Dihydrotestosterons zu dem wesentlich schwächer androgen wirkenden Androstandiol verläuft unter dem Einfluß des Enzyms 3α-*Hydroxysteroid-Oxireduktase*. In einer Studie wurden die Enzymaktivitäten in Prostata-Resektaten von 18 BPH-Patienten gemessen, die präoperativ zwölf Wochen mit einem ethanolischen, standardisierten Sabalextrakt bzw. Placebo behandelt wurden. Die Ergebnisse lassen eine um fast 50% erhöhte Aktivität der 3α-Hydroxysteroid-Oxireduktase in der Prostata unter der Therapie mit Sabalextrakt erkennen. Zusätzlich ergaben sich Hinweise, daß dieses Enzym die Aktivität von Prostaglandinen und Leukotrienen vermindert, indem es deren Abbau in weniger wirksame Verbindungen unterstützt. Mit einer Hemmung der Prostaglandine durch den Sabalextrakt wird der beobachtete Rückgang der ödematösen und kongestiven Befunde im Prostatagewebe und eine deutliche Besserung der irritativen und obstruktiven Beschwerden erklärt.

Studie Sabalextrakt. In einer offenen Therapiestudie über drei Jahre wurde ein standardisierter Extrakt aus Sägepalmenfrüchten (Remiprostan® uno) an 435 BPH-Patienten in Stadien II und III nach Vahlensieck geprüft. Die Ergebnisse zeigten bei mehr als 75% der Patienten eine deutliche Besserung der Miktionssymptomatik, eine Abnahme des Restharnvolumens um durchschnittlich 50% und eine Steigerung des maximalen Harnflusses. Insbesondere die Symptome Nykturie und Restharngefühl wurden in der überwiegenden Zahl der Fälle gebessert oder vollständig behoben. Wirksamkeit und Verträglichkeit des Medikaments wurden ärztlicherseits bei mehr als 80% der Patienten als gut bis sehr gut beurteilt. In seltenen Fällen wurden als Nebenwirkungen Magenbeschwerden beobachtet.

Pharmakologische Studien am Menschen deuten darauf hin, daß im *Sabalextrakt* Substanzen mit **antiandrogenen** und **antiöstrogenen** Eigenschaften enthalten sind, die eine kompetitive Hemmung von löslichen Hormonrezeptoren im Zytoplasma bewirken. Auf diese Weise wird deren Translokation in den Zellkern verhindert, wo sie durch Stimulation oder Unterdrückung der Proteinbiosynthese einen Einfluß auf die Bildung hormonregulierender Proteine und damit auf die Zellreifung und -proliferation in der Prostata haben.

Brennessel – Urtica urens, Urtica dioica

Die Brennesselwurzel, *Urticae radix*, wird erst seit den fünfziger Jahren zur Behandlung der BPH eingesetzt. Heute verwendet man vorwiegend *alkoholisch-wäßrige Extrakte*, deren wichtigste Inhaltsstoffe **Phytosterole** (*β-Sitosterin in* freier und glykosidisch gebundener Form), Triterpensäuren, Hydroxyfettsäuren, Cumarine (Scopoletin), Ceramide, **Polysaccharide**, phenolische Verbindungen und **Lektine** sind.

Pharmakologische Wirkungen

Experimentelle Untersuchungen mit einem *wäßrig-ethanolischen Brennesselextrakt* ergaben eine **Hemmung** der **Leukozytenelastase** und der **Komplementaktivierung.** Die Leukozytenelastase zählt zu den wichtigsten Proteasen der polymorphkernigen Leukozyten, die bei entzündlichen Reaktionen ins Gewebe einwandern. Dieses Enzym katalysiert destruktive Prozesse im Körper, u.a. den Abbau von Strukturelementen des Bindegewebes (Elastin, Kollagen) oder Plasmaproteinen (Immunglobuline, Fibrinogen). Die zwischen den Drüsen liegende glatte Muskulatur der menschlichen Prostata ist von zahlreichen elastischen Fasern durchzogen. Möglicherweise werden die **obstruktiven Symptome** im Verlauf einer BPH außer durch die Vergrößerung des Organs auch durch eine Degeneration des Bindegewebes und einen Verlust der elastischen Elemente bedingt. Somit könnte die Reduzierung der proteolytischen Wirkung der Leukozytenelastase ein geeignetes Prinzip zur Behandlung der BPH darstellen.

Das Komplementsystem umfaßt eine Reihe von Serumproteinen, die sich gegenseitig kaskadenartig aktivieren. Die entstehenden Produkte spielen eine wichtige Rolle bei Entzündungsvorgängen, unter anderem durch Förderung der Phagozytose, Erhöhung der Gefäßpermeabilität oder durch chemotaktische Reize auf Leukozyten. Die Komplementaktivierung kann durch Immunzellen, aber auch durch *eiweißabbauende Enzyme* stimuliert werden. Davon ausgehend, daß Enzyme dieser Strukturklasse durch einen wäßrig-ethanolischen Brennesselextrakt gehemmt werden, wurde sein Einfluß auf das Komplementsystem und auf Entzündungsreaktionen geprüft. Nachgewiesen wurden schwach antiphlogistische Eigenschaften und eine **Hemmung** der **Komplementaktivierung.** Als verantwortliche Inhaltsstoffe kommen *Polysaccharide* und *Pektine* in Frage.

Vor einigen Jahren wurde aus der Brennesselwurzel eine Gruppe von *Isolektinen* isoliert. Unter Lektinen versteht man allgemein Proteine pflanzlicher oder tierischer Herkunft, die spezifisch mit bestimmten Zuckerstrukturen reagieren. Durch Bindung an Zuckerbestandteile von Zellmembranen und Membranrezeptoren können sie Erythrozyten agglutinieren oder Lymphozyten stimulieren und zur Proliferation anregen. Die Lektine der Brennesselwurzel weisen nur geringe hämagglutinierende Aktivitäten auf, sind jedoch in der Lage, eine **Mitogenstimulation** von **T-Lymphozyten** auszulösen und das Immunsystem zu aktivieren. Immunmodulierende Eigenschaften sind auch von einigen *Polysacchariden* der Brennesselwurzel bekannt. Eine Intervention in immunologische Regelkreise scheint als Alternative in der Behandlung der BPH durchaus sinnvoll, da im hyperplastischen Prostatagewebe im Vergleich zu normalem Prostatagewebe qualitative und quantitative *Veränderungen* von *Lymphozyten-Subpopulationen* oder Antigenstrukturen auftreten. Auch wird seit langem vermutet, daß Autoimmunreaktionen am Auftreten einer abakteriellen Prostatitis beteiligt sind. So können bei einer großen Anzahl der Männer mit Prostatabeschwerden Antikörper gegen Prostatagewebe nachgewiesen werden. Neuere Untersuchungen an Zellkulturen besonders schnell wachsender Zellen zeigten, daß *Brennessellektine* eine durch Wachstumsfaktoren induzierte Proliferation dieser Zellen verhindern können. Da die Lektine auch an Membranrezeptoren im Prostatagewebe binden, greifen sie möglicherweise direkt auf der Ebene von Wachstumsfaktoren **regulierend** in **Zellproliferations-** und **-differenzierungsvorgänge** ein. Es wird angenommen, daß Wachstumsfaktoren in großer Zahl und Menge in der Prostata, insbesondere im Stroma, gebildet werden. Nach der Behandlung mit einem *methanolischen Brennesselextrakt* wurde bei BPH-Patienten ein Rückgang der Zellproliferation im Prostatagewebe beobachtet.

Weitere Wirkungen des Brennesselextrakts betreffen den Stoffwechsel der **Steroidhormone.** Bestätigt wurde eine **Hemmung der Aromatase,** wodurch die Umwandlung von Testosteron bzw. seines Metaboliten Androstendion zu Östradiol verhindert wird. Als wirksame Inhaltsstoffe wurden lipophile Substanzen, unter anderem *Fettsäuren* und deren Oxidationsprodukte, identifiziert. Die Aromatisierung der Androgene zu Östrogenen findet vorwiegend im Fettgewebe statt, in dem sich die lipophilen Extraktbestandteile in pharmakologisch ausreichenden Konzentrationen anreichern können.

Als mögliches Therapiekonzept in der Behandlung der BPH wird eine verstärkte Blockierung der Bindung von Androgenen an ihr Transportprotein, das sexualhormonbindende Globulin (SHBG), diskutiert. Im hyperplastischen Prostatagewebe ist die lokale Konzentration an Plasmaproteinen und damit auch an SHBG erhöht, da diese vermutlich aufgrund degenerativer Gefäßveränderungen vermehrt in den Extravasalraum übergehen. Gleichzeitig nimmt die SHBG-Konzentration im Plasma mit dem Alter zu. Über den Mechanismus und die Auswirkungen auf die Prostatazelle gibt es zwei Denkmodelle. Zu einen könnten durch die Ansammlung der Steroidhormone der Zelle auch mehr Androgene zur Verfügung stehen. Die andere Hypothese geht davon aus, daß die verstärkte Bindung von Androgenen für die Prostatazelle eher einen Androgenmangel bedeutet, den sie kompensatorisch mit einer Vergrößerung ausgleicht. Experimentell wurde die Bindungskapazität von SHBG durch einen wäßrig-alkoholischen Brennesselextrakt verringert. Nach zwölfwöchiger Therapie mit einem methanolisch-wäßrigen Brennesselextrakt kam es bei BPH-Patienten zu einer deutlichen Abnahme der SHBG-Konzentration im Serum.

Die klinische Wirksamkeit und die **Besserung** der **Symptome** nach der Einnahme von Präparaten, die einen *Brennesselextrakt* enthalten, zeigen sich in einer Erhöhung des Miktionsvolumens und des maximalen Harnflusses, sowie einer Erniedrigung der Nykturiefrequenz und der Restharnmenge.

Kürbis – Curcubita pepo

In der Volksmedizin Südosteuropas werden Kürbissamen, *Curcubitae peponis semen,* seit Jahrhunderten bei Blasenbeschwerden, Reizblase und BPH verwendet. Empfohlen wird vor allem die weichschalige Sorte von Curcubita pepo var. styrica. Die Samen enthalten ein **fettes Öl** mit bis zu *64% Linolsäure,* **Phyotsterole** in freier und gebundener Form, β- und γ-Tocopherol, die **Aminosäure** *Curcubitin* und Mineralstoffe, v. a. Selen. Sie werden als ganze oder zerkleinerte Samen, in Form des ausgepreßten Öls oder als Trockenextrakte eingenommen. Als Bestandteil von Kombinationspräparaten ist auch ein isoliertes Protein, das sogenannte Kürbisglobulin, im Handel. Zur Zeit liegen nur wenige experimentelle Daten zu Kürbissamen vor und „für die klinisch-empirisch gefundene Wirksamkeit fehlen mangels geeigneter Modelle entsprechende pharmakologische Untersuchungen", wie der Monographietext vermerkt. Neben einer nachgewiesenen **bakterienhemmenden** Wirkung werden **diuretische, antiphlogistische** und **Radikalfängereigenschaften** beschrieben. Die Radikalfängereigenschaften sind aufgrund des Gehalts an *Carotinoiden, Tocopherolen* und *Selen* denkbar, bisher jedoch nicht belegt. In einer Untersuchung wird berichtet, daß die Bindung des Dihydrotestosterons an Androgenrezeptoren in humanen Fibroblasten durch ein Gemisch isolierter Kürbissamen-Phytosterole verringert wird. Diese Ergebnisse wurden in einer klinischen Studie – allerdings nur mit sechs Patienten – bestätigt. Im resezierten Prostatagewebe der Patienten, die vor der Prostatektomie mit dem Phytosterolgemisch behandelt wurden, war die Konzentration an DHT gegenüber der unbehandelten Kontrollgruppe deutlich erniedrigt. Da es gleichzeitig zu einer Erhöhung des Testosteronspiegels im Serum kam, können diese Befunde möglicherweise als Hemmung der 5α-Reduktase interpretiert werden.

Präparate

Sägepalmenfrüchte-Präparate

Prostagutt® mono/Prostagutt® uno Kapseln
Prosta Urgenin Uno® Kapseln
Remiprostan® uno Kapseln
Sabacur uno Kapseln
SX Sabal Kapseln

Brennesselwurzel-Präparate

Bazoton® N Kapseln/Bazoton® uno Filmtabletten
Prostaforton Kapseln
Prostaherb® N Urticae Dragees
Prostata Stada® Filmtabletten
Serless® Kapseln

Kürbissamen-Präparate

Nomon® mono Kapseln
Prosta Fink® forte Kapseln

Prostaherb® Curcubitae Filmtabletten
Turiplex® Kapseln
Urgenin® Curcubitae oleum Kapseln

Kombinationspräparate

Prosta Fink® N Kapseln – Sägepalmenfrüchte, Kürbissamen
Prostagutt® forte Kapseln – Sägepalmenfrüchte, Brennesselwurzel
Prostamed® Tabletten – Kürbisglobulin, Kürbiskernmehl, Goldrutenkraut, Zitterpappelblätter

12.3 Gynäkologische Erkrankungen

Menstruationsstörungen: Gänsefingerkraut – Anserinae herba, Hirtentäschelkraut – Bursae pastoris herba.
Prämenstruelles Syndrom: Keuschlammfrüchte – Agni casti fructus, Wolfstrappkraut – Lycopi herba.
Klimakterische Beschwerden: Traubensilberkerze – Cimicifugae rhizoma.

12.3.1 Menstruationsstörungen

Menstruationsstörungen, die nicht auf organische Ursachen zurückzuführen sind, äußern sich überwiegend als funktionell oder hormonell bedingte Regeltempoanomalien und dysmenorrhöische Beschwerden. Unregelmäßigkeiten im Zyklus können auch durch Belastungsfaktoren und Streß ausgelöst werden. Zu den Symptomen einer Dysmenorrhö, die unabhängig von der Blutungsstärke auftreten, zählen Bauch- und Rückenschmerzen, Allgemeinbeschwerden wie Kopfschmerzen, Kreislaufstörungen, Appetitlosigkeit und Reizbarkeit.
Das **Behandlungsziel** ist, mit spasmolytisch und analgetisch wirkenden Arzneidrogen, krampfartige Regelschmerzen zu lindern.

Sitzbäder oder heiße Kataplasmen im Bereich des kleinen Beckens mit durchblutungsfördernden Zusätzen, z. B. *Heublumen oder Schafgarbenkraut,* beeinflussen über kutiviskerale Reflexe die inneren Organe und können unterstützend angewendet werden.

Spasmolytisch wirkende Pflanzen

Das **Gänsefingerkraut** (Stammpflanze *Potentilla anserina*) enthält *Flavonoide, Phytosterole* und relativ viele *Gerbstoffe.* Es wirkt adstringierend, krampflösend und schmerzlindernd, vermutlich über eine direkten *Angriff* an der *glatten Muskulatur* des Uterus.

Studie Gänsefingerkraut. In einer Feldstudie wurde die Wirksamkeit und Verträglichkeit eines Trockenextrakts aus Gänsefingerkraut (Cefadian®) bei 97 Patientinnen mit dysmenorrhöischen Beschwerden geprüft. Im Verlauf einer achtwöchigen Behandlung war der deutliche Rückgang bis hin zu völliger Beschwerdefreiheit bei den Hauptsymptomen Bauch- und Rückenschmerzen zu verzeichnen.

Das **Hirtentäschelkraut** (Stammpflanze *Capsella bursae pastoris*) hat bei gynäkologischen Erkrankungen nur noch eine untergeordnete Bedeutung. Es enthält *Flavonoide, Saponine* und Mineralstoffe und hat schwach blutstillende Eigenschaften. Der Monographie entsprechend wird es lokal als Hämostyptikum und innerlich als Teeaufguß bei leichten Menorrhagien oder Metrorrhagien eingesetzt. Die Behandlungserfolge in diesem Bereich sind jedoch unsicher.

Früher wurde das **Frauenmantelkraut** *(*Stammpflanze *Alchemilla vulgaris*) gegen Krämpfe und Schmerzen im Kreuz- und Beckenbereich empfohlen. Es enthält *Flavonoide* und *Gerbstoffe* mit adstringierenden Eigenschaften. Heute gilt die Anwendung bei dysmenorrhöischen Beschwerden als obsolet, die Monographie nennt als Anwendungsgebiete nur noch leichte, unspezifische Durchfallerkrankungen.

Präparate

Hirtentäschelkraut-Präparat

Styptysat® Bürger Dragees

Gänsefingerkraut-Präparat

Cefadian® Filmtabletten

12.3.2 Prämenstruelles Syndrom

Unter dem prämenstruellen Syndrom (PMS) werden **psychovegetative** und **körperliche Beschwerden** zusammengefaßt, die in individuell unterschiedlicher Intensität bei Frauen in der zweiten Zyklushälfte, etwa 7–10 Tage vor dem Beginn der Menstruation, auftreten können. Körperliche Symptome sind Wassereinlagerungen, Verstopfung und vorübergehende Gewichtszunahme, schmerzhafte Schwellungen und Spannungsgefühl in der Brust (Mastodynie). Manchmal kommen Unterleibs- und Kreuzschmerzen, eventuell Kopfschmerzen und Migräne hinzu. Psychische Veränderungen äußern sich in ausgeprägten Stimmungsschwankungen, depressiver Verstimmung, Reizbarkeit, innerer Unruhe und Konzentrationsschwäche. Die Symptome treten nicht immer in ihrer Gesamtheit auf, sie sind auch nicht jeden Monat gleich stark und verschwinden mit Einsetzen der Blutung. Als Ursachen kommen psychodynamische und endokrine Faktoren in Frage, unter anderem ein Mißverhältnis zwischen Östrogenen und Gestagenen.

Hormonregulation des weiblichen Geschlechtszyklus

Die weiblichen Geschlechtshormone werden unter dem Einfluß der Gonadotropine FSH (follikelstimulierendes Hormon) und LH (luteinisierendes Hormon) in den Eierstöcken gebildet. Östrogene (Östradiol) und Gestagene (Progesteron) regeln ihrerseits über einen negativen Feedback-Mechanismus die Produktion und Sekretion der Gonadotropine in der Hypophyse, die in gleicher Weise über einen Rückkopplungsmechanismus mit der Ausschüttung des Gonadotropin-Releasing-Hormons (GnRH) im Hypothalamus korrespondieren. In der ersten Hälfte des weiblichen Zyklus steigt etwa ab dem 7. Tag die Östrogenproduktion und es kommt zur Reifung des Follikels. Der erhöhte Östrogenspiegel ist ein Signal für das LH, den Eisprung auszulösen. Der verbleibende Follikel bildet sich zum Gelbkörper um, der nun Progesteron produziert. Damit sinkt in der Zyklusmitte der Östrogenspiegel zugunsten des Progesterons, dessen Konzentration normalerweise in der zweiten Zyklushälfte erhöht ist.

Kommt es nun in diesem Zyklusabschnitt durch eine Gelbkörperinsuffizienz zu einer relativen Erniedrigung des Progesteronspiegels und einer relativen Erhöhung des Östrogenspiegels, können daraus die typischen Beschwerden des PMS, insbesondere einer Mastodynie resultieren. Ein Überwiegen der Östrogene fördert die Proliferation des Gewebes und eine Wasserretention in der weiblichen Brust. Bei Frauen mit prämenstruellen Symptomen sind gleichzeitig erhöhte Prolaktinwerte zu beobachten, die ihrerseits das Sekretionsmuster der Gonadotropine beeinflussen. Dadurch kann der physiologische Prozeß von Eisprung, Follikelreifung und Gelbkörperphase gestört werden und als Folge zu einem Mißverhältnis zwischen Östrogenen (Östradiol) und Progesteron führen. Prolaktin stimuliert prämenstruell das Brustgewebe, ähnlich wie in der Frühschwangerschaft. Bindegewebsvermehrung und Umbauprozesse in Form von Milchgangserweiterungen (fibrozystische Mastopathie) lösen ein schmerzhaftes Spannungsgefühl und diffuse Schmerzen als Zeichen einer Mastodynie aus.

Neuronale Einflüsse

Störungen im normalen Ablauf des Monatszyklus können auch durch neuronale Ein-flüsse ausgelöst werden. Bestimmte biologisch aktive Substanzen, z. B. Adrenalin, Noradrenalin oder Dopamin, fungieren entweder als Hormone oder als Neurotransmitter und dienen dem Informationsaustausch zwischen Hormon- und Nervensystem. So wird beispielsweise die GnRH-Produktion und infolgedessen die Freisetzung von FSH und LH durch serotoninerge und noradrenerge Neurone gefördert und durch dopaminerge Neurone unterdrückt. Dopamin beeinflußt einerseits die Regelung der Hormonausschüttung und ist andererseits eine wichtige Komponente im zentralen Nervensystem. Durch den Zusammenhang zwischen Hormonregulation und Nervensystem lassen sich die psychischen Begleiterscheinungen des PMS wie depressive Verstimmungen, Nervosität und Reizbarkeit erklären.

Pflanzen bei prämenstruellen Beschwerden

Keuschlamm (Mönchspfeffer) – Vitex agnus-castus

Die Früchte des Mönchspfeffers enthalten die **Iridoide** *Acubin* und *Agnusid,* **Flavonoide, ätherisches Öl** und **Bitterstoffe.** Die Inhaltsstoffe im Extrakt greifen offenbar direkt an den laktotropen Zellen der Hypophyse an. Sie binden dort an die Dopaminrezeptoren und fungieren als Dopaminantagonisten. Über dieses **dopaminerge Wirkprinzip** wird die Prolaktinsekretion in vitro und in vivo gehemmt. Die Senkung des Prolaktinspiegels bewirkt eine Normalisierung der Gonadotropinfreisetzung und der Zyklusfunktion. Das Mißverhältnis zwischen Östrogenen und Progesteron wird aufgehoben und die proliferativen Effekte des Prolaktins auf das Brustgewebe werden vermindert.

Die dopaminerge Wirkung betrifft gleichzeitig das **zentrale Nervensystem.** Dopamin ist wie andere Katecholamine ein neuronaler Überträgerstoff und spielt eine Rolle bei innerer Unruhe, Depressions- und Angstzuständen. Auf diese Weise erklärt sich der günstige Einfluß des Agnus-castus-Extrakts auf die psychische Symptomatik im Zusammenhang mit dem PMS.

Indikationen für den *Agnus-castus-Extrakt* sind alle Krankheitserscheinungen, die mit einer Gelbkörperinsuffizienz oder einer relativen Östrogenerhöhung zusammenhängen: **PMS, Regeltempoanomalien, Pupertätsgynäkomastie.** Die Wirkung ist besonders ausgeprägt bei Mastodynie, dem Leitsymptom des PMS. Im Präklimakterium wirkt der Agnus-castus-Extrakt ausgleichend auf die in Richtung Östrogen verschobene Östrogen-Gestagen-Balance. Wenn die Eierstöcke in der Postmenopause ihre Tätigkeit eingestellt haben, ist der Einsatz nicht mehr sinnvoll. Die Wirksamkeit des Agnus-castus-Extrakts tritt nicht sofort ein, die Präparate sollen kontinuierlich über Wochen bis mehrere Monate genommen werden.

Wolfstrapp – Lycopus europaeus

Das Wolfstrappkraut gehört in die Familie der Lippenblütler und ist in Europa, Asien und Nordamerika beheimatet.

Wolfstrapp ist ein ausdauerndes Kraut mit über einen Meter langen, meist mit stark zerschlitzten Niederblättern besetzten Bodenausläufern und scharf zugespitzten, tief gesägten Laubblättern. Die Krone besteht aus einer weißen Oberlippe und einer dreilappigen, weiß rot punktierten Unterlippe.

Wolfstrappkraut enthält **ätherisches Öl, Flavonoide, Mineralsalze** und ein Gemisch von **Hydroxyzimtsäurederivaten** (*Rosmarinsäure, Kaffeesäure*), die als wirksame Bestandteile bzw. als deren Vorstufen gelten. Nachgewiesen wurde eine **Hemmung der Gonadotropineffekte** und der **Schilddrüsenfunktion** (antithyreotrope Wirkung). Weiter wurde eine **Reduzierung** der **Prolaktinbildung** im Hypophysenvorderlappen und eine Absenkung des Prolaktinspiegels festgestellt. Dadurch werden die prämenstruelle Stimulierung des Brustgewebes, die zyklusabhängige

Mehrdurchblutung und die intraalveoläre Sekretion in der Brustdrüse vermindert. Die Brust wird kleiner und der Spannungsschmerz läßt nach. Zu den Anwendungsgebieten für Wolfstrappkraut zählen prämenstruelles Spannungsgefühl und Schmerzen in der Brustdrüse sowie leichte Schilddrüsenüberfunktion mit vegetativ-nervösen Störungen, die häufig von einer Mastopathie oder Mastodynie begleitet sind.

Studie Wolfstrappkraut. In einer klinischen Studie wurde ein Monopräparat aus Wolfstrappkraut (Cefavale®) zur Behandlung der prämenstruellen Mastodynie, teilweise auf dem Boden einer Mastopathie, geprüft. Sie führte bei mehr als 90% der Patientinnen nach ein- bis zweimonatiger Therapiedauer zur Besserung der Symptome bzw. zur Symptomfreiheit. Es wurde eine durchschnittlich leichte Gewichtszunahme und Abnahme der Pulsfrequenz beobachtet, die auf eine antithyreotrope Wirkung hinweisen. Es traten keine Unverträglichkeiten oder unerwünschte Nebenwirkungen auf.

Präparate

Keuschlammfrüchte-Präparate

Agnolyt® Kapseln, Lösung
Agnucaston® Filmtabletten, Lösung
Agnufemil® Kapseln, Lösung
Cefanorm® forte Lösung

Wolfstrappkraut-Präparat

Cefavale® Tropfen

12.3.3 Klimakterische Beschwerden

Durchschnittlich findet im 52. Lebensjahr die letzte Regelblutung statt. Klimakterische Beschwerden können bereits einige Jahre vor der Menopause, etwa um das 45. Lebensjahr, durch ein Nachlassen der Eierstockfunktion auftreten. Der Hormonspiegel verändert sich, zunächst durch eine Verminderung der Progesteronproduktion. Später sinkt auch der

Östrogenspiegel, bei gleichzeitig vermehrter Sekretion der gonadotropen Hormone FSH und LH. Vor allem der starke Östrogenabfall ist die Ursache für Ausfallerscheinungen und klimakterische Beschwerden, die sich als **vegetative, funktionelle** und **psychische Störungen** äußern. Zu den häufigsten Beschwerden zählen Hitzewallungen und Schweißausbrüche, Schlafstörungen, Depressionen und

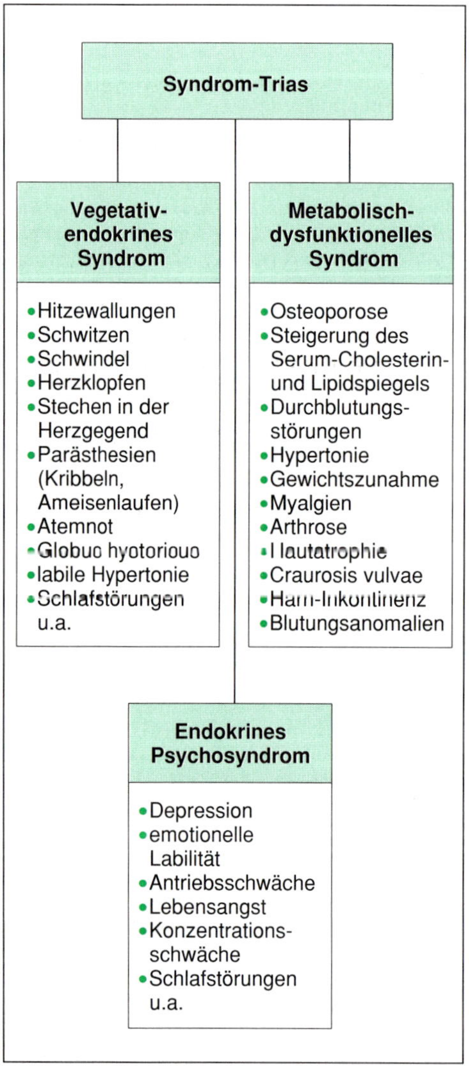

Angstzustände. Körperliche Symptome wie trockene Haut und Schleimhäute, gelegentliche Harninkontinenz, Gelenkbeschwerden oder Herzrasen u.a. kommen hinzu (Abb. 12-2).

Heutzutage hat eine Frau nach der Menopause noch rund ein Drittel ihres Lebens vor sich. Um so größer ist die Bedeutung, in dieser Zeit die Lebensqualität zu sichern und auftretende Beschwerden zu lindern. Die **charakteristischen Symptome** Schweißausbrüche und Hitzewallungen werden hauptsächlich durch die Erhöhung der eierstockstimulierenden Hormone LH und FSH verursacht. Eine therapeutische Möglichkeit ist darin zu sehen, durch Östrogene oder östrogenartigwirkende Substanzen die LH-Sekretion zu verringern. Phytopharmaka gelten heute als Standardpräparate zur Behandlung klimakterischer Beschwerden, wenn eine Hormonbehandlung kontraindiziert, (noch) nicht erforderlich oder von der Patientin nicht erwünscht ist. Insbesondere neurovegetative und psychische Symptome sprechen gut darauf an. Pflanzliche Präparate können jedoch nicht eine Hormonsubstitution ersetzen, wenn diese z. B. zur Prävention oder Behandlung einer Osteoporose oder zur Reduzierung des Atheroskleroserisikos unerläßlich ist. Wichtig für die Beratung ist der Hinweis, daß sich die volle Wirksamkeit erst nach einigen Wochen zeigt.

Pflanzen bei neurovegetativen und klimakterischen Beschwerden

Traubensilberkerze – Cimicifuga racemosa

Die wertbestimmenden Inhaltsstoffe des Cimicifuga-Wurzelstocks sind **Triterpenglykoside** (*Actein, Cimifugosid*) und das **Isoflavon** *Formononetin*, das eine östrogenähnliche Struktur aufweist. Lange Zeit schrieb man der Droge empirisch eine östrogenartige Wirkung zu. Man vermutet, daß die Inhaltsstoffe des Ci-

Abb. 12-2 Klimakterische Syndromentrias, nach [37].

Syndrom-Trias

Vegetativ-endokrines Syndrom
- Hitzewallungen
- Schwitzen
- Schwindel
- Herzklopfen
- Stechen in der Herzgegend
- Parästhesien (Kribbeln, Ameisenlaufen)
- Atemnot
- Globuc hyotorioup
- labile Hypertonie
- Schlafstörungen u.a.

Metabolisch-dysfunktionelles Syndrom
- Osteoporose
- Steigerung des Serum-Cholesterin- und Lipidspiegels
- Durchblutungsstörungen
- Hypertonie
- Gewichtszunahme
- Myalgien
- Arthrose
- Hautatrophie
- Craurosis vulvae
- Harn-Inkontinenz
- Blutungsanomalien

Endokrines Psychosyndrom
- Depression
- emotionelle Labilität
- Antriebsschwäche
- Lebensangst
- Konzentrationsschwäche
- Schlafstörungen u.a.

micifuga-Wurzelstocks regulierend in den Regelkreis Hypothalamus–Hypophyse–Ovar eingreifen und möglicherweise östrogenempfindliche Regulationsmechanismen im Hypothalamus, z.B. die Sekretion von LH-Releasing-Hormon, beeinflussen. Experimentell wurde eine **Bindung** an **Östrogenrezeptoren** nachgewiesen, es werden jedoch keine wachstumsfördernden Effekte im Sinne einer östrogenartigen Wirkung an der Gebärmutterschleimhaut oder auf östrogenabhängige Tumorzellen in der Brust hervorgerufen. Eine in der Literatur oft angegebene Senkung des LH-Serumspiegels konnte in klinischen Studien nicht belegt werden. Neuere Erkenntnisse lassen demnach nicht auf ein hormonähnliches Wirkprinzip schließen.

Experimentell wurde für die Droge eine antientzündliche und hypoglykämische Wirkung, sowie eine Senkung des Blutdrucks festgestellt. Das wichtigste Einsatzgebiet der Traubensilberkerze sind **neurovegetative Beschwerden** bei nachlassender Eierstockfunktion im Klimakterium oder prämenstruell (Hitzewallungen, Schweißausbrüche, Nervosität, depressive Verstimmung), sowie dysmenorrhöische Symptome.

Klinische Studien zeigen eine deutliche Verbesserung der klimakterischen Symptomatik. Vor allem im Bereich der neurovegetativen Beschwerden ist die Wirksamkeit eines *standardisierten Cimicifuga-Wurzelextrakts* mit einer niedrig-dosierten Östrogentherapie vergleichbar. Den Studien nach profitieren 60–75% der Frauen von einer Langzeitanwendung. Therapeutische Effekte zeigen sich nach einer Behandlungsdauer von etwa zwei Wochen.

> ⚠️ Aufgrund der postulierten östrogenartigen Wirkung wurden vorsichtshalber bei neu zugelassenen Cimicifuga-Präparaten als Gegenanzeigen hormonabhängige Tumoren, Schwangerschaft und Stillzeit aufgenommen.

Sollte sich in weiteren Untersuchungen bestätigen, daß kein östrogenartiges Wirkprinzip vorliegt, werden diese Gegenanzeigen wieder entfallen. Eine ärztliche Kontrolle alle sechs Monate ist anzuraten, um organische Erkrankungen auszuschließen.

Eine Kombination des *Cimicifuga-Wurzelextrakts* mit *Johanniskrautextrakten* scheint in vielen Fällen sinnvoll, da bei Wechseljahrsbeschwerden oft die psychischen Symptome im Vordergrund stehen. Die antidepressiven, stimmungsaufhellenden Eigenschaften des Johanniskrauts werden durch die mild psychotropen Wirkungen der Traubensilberkerze ergänzt. Johanniskraut- und Cimicifugaextrakte führen auch bei längerfristiger Anwendung nicht zu Gewöhnung und Abhängigkeit.

Präparate

Cimicifuga-Präparate

Cefakliman® mono Kapseln, Lösung
Femilla® N Tinktur
Klimadynon® Filmtabletten, Lösung
Remifemin® Tabletten, Lösung
Jinda® Tabletten

Kombinationspräparate

Remifemin® plus Dragees – Johanniskraut, Cimicifuga-Wurzelstock

RHEUMATISCHE ERKRANKUNGEN

13.1. Krankheitsbilder

Innerliche Anwendung: Brennesselblätter – Urticae folium, Teufelskrallenwurzel – Harpagophyti radix, Weidenrinde – Salicis cortex.
Äußerliche Anwendung: Arnikablüten – Arnicae flos, Cayennepfeffer (Capsaicin) – Capsici fructus.

Im Zusammenhang mit der höheren Lebenserwartung und dem wachsenden Anteil älterer Menschen an der Bevölkerungsstruktur nimmt auch die Prävalenz rheumatischer Erkrankungen zu. Bereits 75% der 55- bis 60jährigen leiden unter rheumatischen Beschwerden. Der umgangssprachliche Begriff „Rheuma" umfaßt eine Vielzahl von Krankheitsbildern. Am häufigsten sind degenerative (Arthrose oder Verschleißrheumatismus) und chronisch-entzündliche Formen (chronische Polyarthritis, rheumatoide Arthritis), weiter sind extraartikuläre Formen wie der Weichteilrheumatismus bekannt. Von den rheumatisch-entzündlichen Erkrankungen sind Frauen dreimal häufiger betroffen als Männer.

Charakteristisch für die **degenerative Form** ist der **Belastungsschmerz,** der in der Regel in Ruhe wieder verschwindet. Abrieb von Knorpelpartikeln der überlasteten Gelenkflächen ruft Reiz- und Entzündungserscheinungen an der Synovialmembran hervor. Eine so aktivierte Arthrose führt reflektorisch zu verstärkten Muskelverspannungen, die den Schmerz intensivieren. Das fortgeschrittene Krankheitsstadium ist von Dauerschmerzen begleitet.

Im Gegensatz dazu steht der Schmerz bei der **entzündlichen Verlaufsform** in keinem Zusammenhang mit der körperlichen Belastung und tritt vor allem nachts auf. Der Entzündungsprozeß ist an schmerzenden, geröteten und geschwollenen Gelenken zu erkennen, die in ihrer Beweglichkeit eingeschränkt sind. Im Blut sind Entzündungsparameter nachzuweisen. Die **chronische Polyarthritis** bleibt oft nicht auf die Gelenke beschränkt und kann sich auf die Sehnen, das Fettgewebe und die Haut ausweiten.

13.2 Ursachen und Pathogenese

Über die Ursachen besteht noch Unklarheit, mögliche Auslöser sind Autoimmunreaktionen, genetische Veranlagung oder Infektionen. Zusammenhänge mit akut arthritischen Erscheinungen wurden z. B. nach Hepatitis-B-, Röteln- und HIV-Infektionen, nach Streptokokken- und Toxoplasmoseinfektionen beobachtet.

An der Pathogenese rheumatischer Erkrankungen sind *Zytokine* wesentlich beteiligt. Diese Botenstoffe werden von den Immunzellen im Körper als Reaktion auf pathogene Schadstoffe freigesetzt und aktivieren über chemotaktische Reize benachbarte Zellen, wodurch sich die Immunantwort verstärkt. Im normalen Ablauf ist der Organismus durch eine physiologische Regulation der Abwehrmechanismen vor einer überschießenden Zytokinwirkung geschützt. Bei entzündlich-rheumatischen Erkrankungen werden bestimmte Zytokine dauerhaft aktiviert und ihr physiologisch ausgewogenes Zusammenspiel ist gestört. So sind in der Synovialflüssigkeit erhöhte Konzentrationen von Interleukin-1β (IL-1β) und Tumornekrosefaktor-α (TNF-α) zu finden. Beide Zytokine wirken proinflammatorisch, indem sie über Prostaglandine Entzündungsreaktionen fördern. Zusätzlich werden sie für die Bildung knorpelabbauender Enzyme und damit für die destruktiven Prozesse bei rheumatischen Erkrankungen verantwortlich gemacht. Bei entzündlichen Gelenkerkrankungen ist das Gleichgewicht von Bindegewebssynthese und -abbau verschoben und liegt auf der Seite des Abbaus der Bindegewebsstruktur. Die schädigende und entzündungsauslösende Wirkung der Zytokine kann durch Zytokinantagonisten vermindert werden.

13.3 Therapie-maßnahmen

In der Behandlung des Rheumakranken ergänzen sich physikalische und ergotherapeutische Maßnahmen, psychische Betreuung, eventuell Kuraufenthalte oder operative Eingriffe mit der medikamentösen Therapie. Wichtigstes Ziel ist die Verbesserung der Lebensqualität des Patienten und wenn möglich, einen Stillstand in dem progressiven Krankheitsverlauf zu erreichen. Sinn einer physikalischen oder Bewegungstherapie ist die Erhaltung und Verbesserung der Gelenkfunktion, sowie muskelentspannende oder -kräftigende und durchblutungsfördernde Effekte. Eine kausal wirksame Substanz ist bis heute nicht bekannt, und die Behandlung beschränkt sich häufig auf den Einsatz schmerz- und entzündungslindernder Medikamente.

Die oft notwendige Anwendung nicht-steroidaler Antirheumatika (NSAR) ist mit zahlreichen Nebenwirkungen, insbesondere im Gastrointestinaltrakt, verbunden und hat vielfach Therapieabbrüche zur Folge. Erkrankungen des rheumatischen Formenkreises sind durch einen chronischen und langfristigen Verlauf gekennzeichnet, sie erfordern daher eine wirksame und nebenwirkungsarme Therapie.

Basierend auf Überlieferungen der Erfahrungsmedizin, werden verschiedene **Arzneipflanzen,** vorwiegend in Form von Tees oder Säften, im Sinne von sogenannten Antidyskratika zu ausleitenden Kuren eingesetzt. Hier sind vor allem *Löwenzahnwurzel, Brennessel- und Birkenblätter* zu nennen, die durch diuretische, choleretische oder mild laxierende Eigenschaften den Stoffwechsel im Binde- und Stützgewebe verbessern sollen. Auf der Suche nach wirksamen und verträglichen pflanzlichen Wirkstoffen ist ein *Trockenextrakt aus Brennesselblättern* ins Zentrum des Interesses gerückt, der als möglicher Zytokinantagonist in den Pathomechanismus der Krankheitsentstehung eingreift.

13.3.1 Entzündungs-hemmende Pflanzen

Schmerz- und Entzündungszustände bei rheumatischen Erkrankungen werden durch bestimmte Mediatoren oder Gewebshormone, durch Prostaglandine und Leukotriene, ausgelöst. Beide Substanzgruppen entstehen im Metabolismus der Arachindonsäure, einer essentiellen Fettsäure, die durch enzymatische Reaktion aus Membranlipiden freigesetzt wird. Im weiteren Stoffwechselweg haben zwei **Enzyme** eine Schlüsselfunktion: die *5-Lipoxygenase* katalysiert die Bildung von Leukotrienen, die *Cyclooxygenase* ist für die Prostaglandinsynthese verantwortlich. Die Produkte, die auf dem Weg der 5-Lipoxygenase entstehen, sind wirksame Mediatoren chronischer Entzündungen und allergischer Reaktionen vom Soforttyp. So stimuliert Leukotrien B$_4$ die Leukozytenaktivierung, z. B. durch Auslösen der Chemotaxis, Superoxidproduktion oder Freisetzung hydrolytischer Enzyme. Die Cyclooxygenase-2 fördert die Bildung entzündungsauslösender Prostaglandine, die Cyclooxygenase-1 ist für die Synthese schleimhaut-

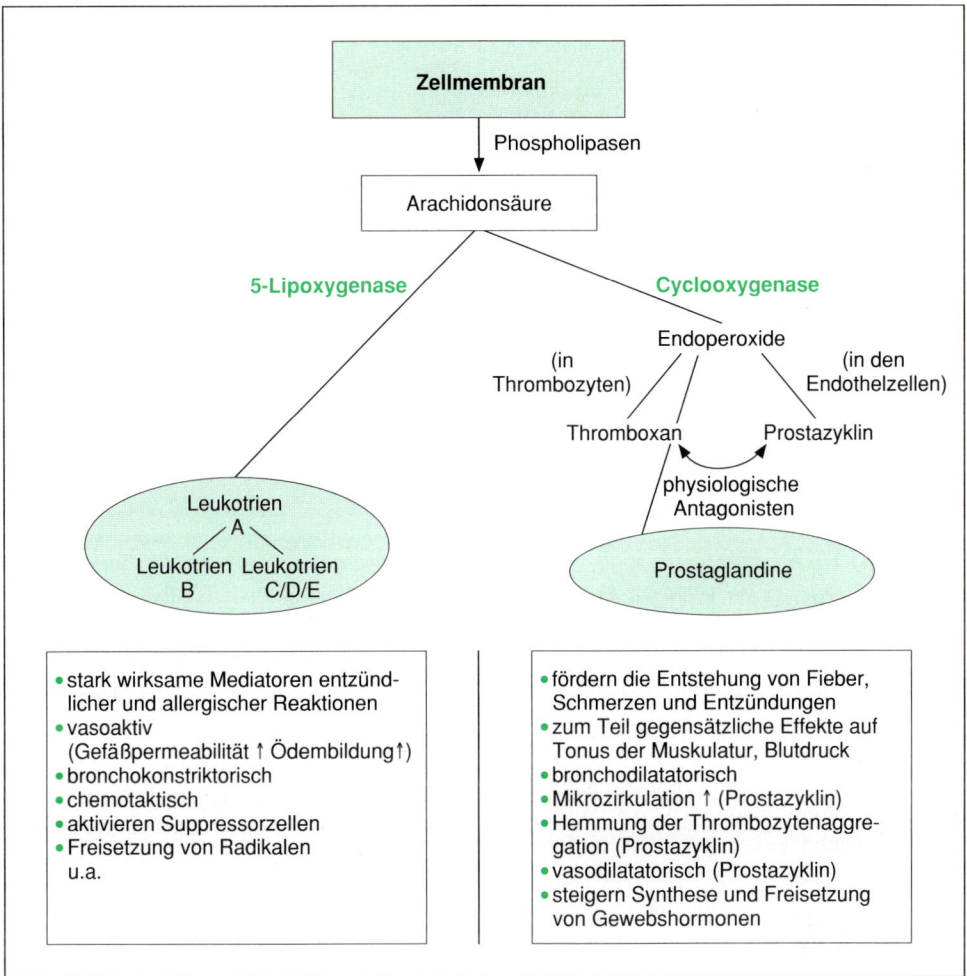

Abb. 13-1   Arachidonsäuremetabolismus.

schützender Prostaglandine verantwortlich. Ein Eingreifen in diesen Metabolismus, beispielsweise über eine Hemmung der Schlüsselenzyme, vermindert die Synthese von Prostaglandinen bzw. Leukotrienen und verhindert Entzündungsreaktionen (Abb. 13-1).

Brennessel – Urtica dioica, Urtica ureus

Die Brennessel wird in der Volksmedizin schon seit Jahrhunderten zur Behandlung rheumatischer Beschwerden eingesetzt. Vor kurzem erfuhr die traditionelle Anwendung durch experimentelle und klinische Untersuchungen mit einem *Trockenextrakt* aus *Brennesselblättern* (IDS 23, z.B. Rheuma-HEK®) eine Bestätigung. Im Rahmen einer Anwendungsbeobachtung konnte festgestellt werden, daß IDS 23 die Prostaglandin- und Leukotriensynthese hemmt und zytokinantagonistische Eigenschaften besitzt. Auf diese Weise werden Knorpel und Bindegewebe vor der destruktiven Wirkung der Zytokine geschützt und der progrediente Verlauf der Erkrankung wird aufgehalten.

Studie Brennesselextrakt. *Eine dreiwöchige Studie an Gesunden und Osteoarthrose-Patienten zeigte, daß IDS 23 nach einwöchiger oraler Gabe die Freisetzung von IL-1b und TNF-a nach Stimulation von Makrophagen um 19,2 bzw. 14,6% senkt. Nach drei Wochen war die Konzentration von IL-1b um 39,2% und von TNF-a um 24% erniedrigt. Ruhe-, Bewegungs- und Druckschmerz wurden um etwa 51% verringert und andere Medikamente konnten reduziert werden. Die Bewegungseinschränkung der betroffenen Gelenke wurde beim überwiegenden Teil der Patienten um rund ein Drittel verbessert. Die Verträglichkeit wurde sehr gut beurteilt. Diese Ergebnisse sollen nun durch randomisierte placebokontrollierte Doppelblindstudien bestätigt werden.*

Teufelskralle – Harpagophytum procumbens

Die Teufelskralle wurde in den fünfziger Jahren aus ihrer Heimat, den Savannen der Kalahari Südafrikas, nach Europa eingeführt. Die Droge stammt immer noch aus Wildsammlungen und ist oft mit der äußerlich kaum zu unterscheidenden Art Harpagophytum zeyheri von insgesamt schwächerer Wirkung verfälscht. Die Wurzel der Teufelskralle wird in der Volksmedizin seit langem zur Behandlung von Beschwerden im Magen-Darm-Bereich und bei rheumatischen Erkrankungen eingesetzt. Hauptinhaltsstoffe sind *Harpagosid*, ein Iridoidglykosid, *Harpagid*, vermutlich ein Abbauprodukt des Harpagosids, und *Zimtsäure*. Pharmakologische Untersuchungen an verschiedenen Testsystemen ergaben eine ausgeprägte **antiphlogistische Wirkung**, die dem Arzneistoff Indometacin, einem nichtsteroidalen Antirheumatikum, vergleichbar ist. Verantwortlich hierfür ist in erster Linie das *Harpagosid*, das hemmend in die Prostaglandinsynthese eingreift. Experimentelle Ergebnisse lassen den Schluß zu, daß Harpagosid eine Art Prodrug darstellt und erst im Körper in die wirksame Form umgewandelt wird.

Studie Teufelskrallenextrakt. *Ein Teufelskrallenextrakt wurde in einer randomisierten, doppelblinden, placebokontrollierten Studie an 118 Rheumapatienten auf seine Wirksamkeit hin überprüft. Als Ergebnis war in der Verumgruppe eine deutliche Verbesserung des Schmerzindex, insbesondere eine Verringerung des lokalen Weichteil- und Knochenschmerzes zu verzeichnen. In einer Anwendungsbeobachtung mit 102 Patienten mit Rückenschmerzen bestätigte sich die schmerzlindernde Wirkung des Teufelskrallenextrakts.*

Weide – Salix alba

In die Familie der Weidengewächse, Salicaceae, gehören die beiden phytochemisch sehr ähnlichen Gattungen Salix (Weiden) und Populus (Pappeln). Von den ca. 300 bis 500 Weidenarten sind etwa 30 in Mitteleuropa heimisch. Die Droge *Weidenrinde* stammt von der Silberweide, Salix alba, und anderen Arten.

Die Wuchsform der einzelnen Arten ist sehr unterschiedlich und wird von Umwelteinflüssen mitbestimmt. Sie reicht von großen Bäumen in den mitteleuropäischen Auwäldern bis zu niedrigen Kriechweiden im Hochgebirge. Die Silberweide ist ein etwa 15 Meter hoher Baum mit grauer, tiefrissiger Borke. Die jungen Zweige haben eine gelbbraune Rinde und sind sehr biegsam. Die Blätter sind kurz gestielt, lanzettlich, beidseits silbrig behaart mit dunkelgrüner, glänzender Oberseite und graugrüner Unterseite. Die Weide ist zweihäusig mit unterschiedlichen Blütenständen: männliche Kätzchen aufrecht, bis 7 cm lang, weibliche Blüten kürzer und dünner.

Zubereitungen aus der Weidenrinde werden seit der Antike bei leichten und mittleren Schmerzzuständen und Fieber verwendet. Mit der Isolierung des *Salicins* Anfang des 19. Jahrhunderts und der Entwicklung synthetischer Salicylsäurederivate geriet die Droge in Vergessenheit. In den letzten Jahren führten intensivere Untersuchungen zum Wirkmechanismus zu einer Wiederentdeckung der Weidenrinde, die in Form eines ausreichend hoch dosierten Extrakts zur Behandlung rheumatischer Erkrankungen eingesetzt werden kann.

Pharmakologische Wirkungen

Die wirksamkeitsbestimmenden Inhaltsstoffe sind **Phenolglykoside** mit *Salicin* als wichtigstem Vertreter. Das Salicin, ein Glykosid des Saligenins (Salicylalkohol), ist selbst nur in geringer Menge enthalten und liegt in Form von Esterverbindungen vor. Weitere Inhaltsstoffe sind **Flavonoide, Anthocyane** und **Catechingerbstoffe.** Die Monographie „Weidenrinde" nennt antipyretische, antiphlogistische und analgetische Wirkungen. Anwendungsgebiete sind schmerzhafte Erkrankungen des Bewegungsapparats, fieberhafte Erkrankungen und Kopfschmerzen.

Die **entzündungshemmende** Wirkung kommt über einen Eingriff in den Arachidonsäuremetabolismus und die Synthese der entzündungs- und schmerzauslösenden Mediatoren *Prostaglandine* und *Leukotriene* zustande. In vitro kann mit Extrakten der Weidenrinde allerdings keine Hemmung der Prostaglandinsynthese erreicht werden und die Leukotriensynthese wird nur geringfügig verringert. Salicin und Salicylalkohol sind Prodrugs, die erst im Körper in die wirksame Form umgewandelt werden. Im Darm spalten bakterielle Glykosidasen aus den Glykosiden hydrolytisch den Zucker ab und der entstehende Salicylalkohol wird rasch resorbiert. Im Blut und in der Leber findet eine anschließende Oxidation zu Salicylsäure als der eigentlich aktiven Form statt. Ein Nachweis der entzündungshemmenden Wirkung des Weidenrindenextrakts ist folglich nur in vivo möglich.

Salicin und *Salicylsäure* wurden an biologische Entzündungsmodellen untersucht. Die Hemmung des experimentell ausgelösten Entzündungsgeschehens erfolgte teilweise verzögert, bedingt durch metabolische Veränderungen (Umwandlung von Salicin in Salicylalkohol durch Abspaltung des Glucoserestes). Die Salicylsäure **senkt** entsprechend der Acetylsalicylsäure die **Prostaglandin-E$_2$-Konzentration** im entzündeten Gewebe um 50–70%. Im Vergleich zu Acetylsalicylsäure wird die Thromboxansynthese schwächer und nicht irrreversibel gehemmt.

Die *Catechingerbstoffe* führen möglicherweise ebenfalls zu einer Hemmung der Cyclooxygenase als Schlüsselenzym der Prostaglandinsynthese. Von den *Flavonoiden* ist eine hemmende Wirkung auf die Enzymaktivität der 5-Lipoxygenase in der Leukotriensynthese bekannt.

Extrakte aus der Weidenrinde sind gut verträglich. Da Salicin und Saligenin keine schleimhautreizende Säuregruppe im Molekül tragen, sind gastrointestinale Nebenwirkungen, wie von der Acetylsalicylsäure bekannt, nicht zu erwarten. Bedingt durch strukturelle Unterschiede fehlt auch der Einfluß auf die Gerinnungsfähigkeit des Bluts, eine erhöhte Blutungsneigung wurde nicht beobachtet.

 Überempfindlichkeit gegen Salicylate.

Zitterpappel – Fraxinus excelsior, Esche – Populus tremula

Rinde und Blätter der Zitterpappel und die Rinde der Esche werden entsprechend der Weidenrinde traditionell zur Schmerz- und Entzündungslinderung bei rheumatischen Erkrankungen eingesetzt. Die Zitterpappel oder Espe aus der Familie der Weidengewächse ist ein in Deutschland weit verbreiteter Laubbaum von 10–30 Meter Höhe. Die Esche kann bis zu 40 Meter hoch werden und gehört zur Familie der Ölbaumgewächse, Oleaceae.

Pharmakologische Wirkungen

Die Blätter der **Zitterpappel** enthalten wie die Weide *Salicin, Salicylalkohol* und *Flavonoide* und wirken antiinflammatorisch. Die wichtigsten Inhaltsstoffe der **Eschenrinde** sind *Cumarine* mit antiphlogistischen Eigenschaften. Experimentelle und klinische Untersuchungen dieser Pflanzen wurden mit einem Kombinationspräparat durchgeführt, das einen wäßrig-alkoholischen Frischpflanzenauszug aus Zitterpappelblättern und -rinde, Eschenrinde und Goldrutenkraut enthält (Phytodolor® Tinktur).

Das pharmakologische Wirkprofil wurde an einer Reihe validierter Testmodelle und im Vergleich zu nicht-steroidalen Antirheumatika überprüft. Nachgewiesen wurde eine **analgetische**, **antiphlogistische** und **antipyretische** Wirkung. Der Wirkmechanismus erklärt sich über einen zweifachen Eingriff in die *Arachidonsäurekaskade*, und zwar durch Hemmung der Enzymaktivität der Cyclooxygenase und der 5-Lipoxygenase. In-vitro-Untersuchungen zeigten, daß mit der geprüften Kombination die Aktivierbarkeit von isolierten Granulozyten und Makrophagen gehemmt und sowohl die Freisetzung von Entzündungsmediatoren (Histamin, Prostaglandine, Leukotriene), als auch von Sauerstoffradikalen vermindert werden kann. Dabei ergänzen sich die Einzelkomponenten in ihren Wirkeigenschaften und die Wirkung der Kombination war aufgrund synergistischer Effekte stärker ausgeprägt.

Klinische Studien

Klinische Studien unterschiedlicher Studiendesigns an einer großen Patientenzahl ergaben eine gute antiphlogistische und schmerzlindernde Wirksamkeit, vergleichbar den nicht-steroidalen Antirheumatika Indometacin und Diclofenac. Eine begleitende Therapie mit anderen Medikamenten (Basistherapeutika, NSAR) ist möglich. In seltenen Fällen können Nebenwirkungen in Form von Magen-Darm-Beschwerden auftreten.

 Überempfindlichkeit gegenüber Salicylaten.

Studien Kombinationspräparat. Klinische Studien wurden bei Patienten mit entzündlichen und chronisch-degenerativen rheumatischen Erkrankungen durchgeführt. Zielparameter waren Bewegungs- und Dauerschmerz und daraus resultierende Funktionseinschränkung. Bei Patienten mit schmerzhaften degenerativen Gelenkerkrankungen war eine deutliche Verbesserung der Schmerzsymptomatik (Bewegungs-, Druck-, Tag- und Nachtschmerz) zu verzeichnen. Die aktive und passive Beweglichkeit bei aktivierter Arthrose wurde erhöht, bei gleichzeitiger Abnahme des Schmerzscores aus Druck-, Dauerschmerz und Schmerz bei Bewegungsbeginn. Bei der überwiegenden Zahl von Patienten mit chronischer Polyarthritis, leichten bis mittelschweren Stadiums, konnte ebenfalls eine deutliche Besserung des objektiven Befundes anhand der Wirkparameter Schmerz, Entzündung, Schwellung und Bewegungseinschränkung erzielt werden. Überprüft wurde auch der Zusatzbedarf an NSAR, der mit Phytodolor® Tinktur signifikant niedriger ausfiel als in der Placebogruppe.

Weihrauch – Boswellia sacra, B. serrata

Vor einiger Zeit wurden in den Medien Arzneimittel mit *Weihrauchextrakt* zur Behandlung von Rheuma propagiert. Die Droge wird vor allem in der traditionellen indischen Ayurveda-Medizin zur Behandlung von Entzündungen, rheumatischen Erkrankungen, Gicht und Schuppenflechte verwendet. In Europa ist sie bisher relativ wenig bekannt.

Das Weihrauchharz stammt von arabischen oder indischen Boswelliaarten aus der Familie der Burseraceae, die mehr als 300 Arten tropische Holzpflanzen umfaßt. Das Harz wird im Frühjahr gewonnen. Nach dem Einschneiden der Stämme fließt aus schizogenen Exkretbehältern in der Rinde ein Milchsaft aus, der an der Luft zu einem Gummiharz von karamelartiger bis brauner oder schwarzer Farbe erstarrt. Man unterscheidet zwischen dem Arabischen Harz, *Olibanum*, das bereits 1887 im Deutschen Arzneibuch (DAB 1) aufgeführt und 1944 in den Ergänzungsband zum DAB 6 aufgenommen wurde, und dem Indischen Harz, *Salai Guggal*.

Pharmakologische Wirkungen

Das Harz besteht aus einem Gemisch zahlreicher Verbindungen von stark wechselnder Zusammensetzung je nach Herkunft und Charge. Es enthält ein **ätherisches Öl**, in dem über 80 Substanzen identifiziert werden konnten, im wesentlichen Mono-, Di- und Sesquiterpene. Weiter sind neutrale und saure **Polysaccharide**, höhere **Terpene** und als wichtigste Inhaltsstoffe **Boswelliasäuren** und deren Derivate enthalten. Boswelliasäuren sind in der Lage, in stimulierten neutrophilen Granulozyten die Biosynthese von entzündungsauslösenden Botenstoffen aus der Klasse der Leukotriene nahezu vollständig zu blockieren. Es ist denkbar, daß im Rohharz weitere Substanzen enthalten sind, die zusätzlich zu einer Hemmung der Prostaglandinsynthese führen. Auch liegen Befunde vor, daß höhere Konzentrationen bestimmter Boswelliasäuren in vitro die Cyclooxygenase-1 und die Lipoxygenase der Thrombozyten hemmen können.

Weitergehende Untersuchungen mit Weihrauchharz bzw. Boswelliasäuren lassen auf Einflüsse auf das **Komplementsystem,** auf die **Aktivität** von **Proteasen** und **Topoisomerasen** (s. S. 64 ff.), sowie hepatoprotektive Eigenschaften schließen. Möglicherweise eröffnen diese Ergebnisse Perspektiven in der Krebstherapie mit definierten, hochdosierten Boswelliasäuren.

Klinische Studien

Klinische Studien in Deutschland und Indien geben Hinweise auf die Wirksamkeit des Weihrauchextrakts bei **chronischer Polyarthritis** und **juveniler chronischer Arthritis.** Eine Zusatztherapie mit Weihrauchextrakt führte bei Patienten mit rheumatisch-entzündlichen Gelenkerkrankungen zu einer Verminderung der Gelenkschwellungen und der Schmerzintensität, sowie zu einer Verbesserung des Allgemeinbefindens. In klinischen Untersuchungen sind Möglichkeiten einer wirksamen Therapie bei Colitis ulcerosa und tumorinduzierten Ödemen im Gehirn zu erkennen.

Pilotstudie Weihrauchextrakt. In einer Pilotstudie wurde die Wirksamkeit eines Weihrauchextrakts an Patienten mit Gehirntumoren (Astrogliome) untersucht. Die Tumorzellen (Astrozytom- und Glioblastomzellen) produzieren Leukotriene und es konnte ein Zusammenhang festgestellt werden zwischen dem Schweregrad der Tumoren und der Konzentration von Leukotrien-derivaten im Urin. Während der siebentägigen Behandlung verringerten sich die umgebenden Ödeme, und die Leukotrienausscheidung im Urin ging deutlich zurück. Bei der nachfolgenden operativen Entfernung des Tumors konnte im Gewebe ein Rückgang der Nekrosenbildung festgestellt werden.

Fertigpräparate mit Weihrauchtrockenextrakten sind nach momentanem Stand (4/98) in Deutschland weder zugelassen noch verkehrsfähig. Bisher sind Arzneimittel, die einen nicht-standardisierten Rohextrakt aus dem Harz von Boswellia serrata mit einem Gemisch von Boswelliasäuren enthalten, nur im schweizerischen Kanton Appenzell und in Indien im Handel. Aus arzneimittelrechtlichen Gründen ist in Deutschland ein genereller Import aus diesen Ländern unzulässig. Bei Vorliegen einer ärztlichen Verordnung über ein Weihrauchpräparat wird ein Import nur in Ausnahmefällen von der Überwachungsbehörde toleriert.

13.3.2 Therapie mit Externa

Bei streng lokalisierten Entzündungsprozessen, bei Muskelverspannungen im Schulter-, Rücken- und Lendenbereich, werden Externa bevorzugt. Dies gilt im besonderen Maß für Patienten, die an einer Magenerkrankung oder an einem empfindlichen Magen leiden. Allerdings können Präparate zur topischen Anwendung unter Umständen auch systemische Wirkungen hervorrufen. Salben, Linimente und Pflaster zur Rheumabehandlung wirken entzündungshemmend, schmerzlindernd und durchblutungsfördernd und sollen einer Aktivierung der Arthrosen vorbeugen. Sie enthalten **ätherische Öle** (*Menthol, Campher, Eukalyptus-* oder *Rosmarinöl*), Zubereitungen aus **Arnikablüten** mit antiphlogistisch wirkenden *Sesquiterpenlaktonen,* **salicylathaltige Pflanzenextrakte** aus der *Weidenrinde* bzw. Methylsalicylat oder Wintergrünöl (96–99% Methylsalicylat). Eine Anwendung vor oder nach einem heißen Bad, speziell nach einem Rheumabad, kann die Wirkung erheblich verstärken.

Antiphlogistisch wirkende Hautreizstoffe

Hautreizstoffe wie Cayennepfefferextrakte bzw. Capsaicin oder Senföle rufen beim Einreiben in die Haut oder bei subkutaner Injektion **Entzündungsreaktionen** hervor, die bei zu hoher Dosierung sogar zu Blasenbildung und Nekrotisierung des betroffenen Hautareals führen können. Über sogenannte konterirritierende (counter irritant) Effekte werden dadurch antiphlogistische und analgetische Wirkungen auf Muskeln, Nerven oder Gelenke ausgelöst. Hierfür werden hormonelle und immunologische Regulationsmechanismen verantwortlich gemacht, die über eine Freisetzung von Histamin und anderen Entzündungsmediatoren beeinflußt werden. Gleichzeitig führen kutiviszerale Reflexe durch eine Reizung der Hautnerven und Weiterleitung der Reize über afferente und efferente Nervenbahnen zu ähnlichen Wirkungen in anderen Körperregionen.

Capsaicin

Capsaicin ist ein scharfschmeckendes Säureamid aus den Früchten des *Cayennepfeffers, Capsicum frutescens.* Bei innerlicher Anwendung wirkt es anregend auf die Speichel- und Magensaftsekretion, stimuliert die Magenmotorik und fördert die Schweißsekretion. Lokal auf Schleimhäuten oder zarten Hautpartien appliziert, ruft Capsaicin ein heftiges Brennen und Schmerzgefühl hervor. Über eine Ausschüttung der Substanz P als Transmitter aus nicht-myelinen Nervenendigungen werden **Schmerz-** und **Wärmerezeptoren erregt**. Der Wärmereiz führt reflektorisch zu einer Durchblutungssteigerung. Abhängig von der Konzentration kommen zwei Wirkmechanismen in Frage: In hohen Konzentrationen wirkt Capsaicin unspezifisch neurotoxisch an allen Neuronen, in niedrigeren Dosierungen werden spezifisch afferente, nozizeptive C-Fasern und schmerzleitende A-Delta-Fasern stimuliert. Dabei folgt der anfänglichen Stimulation eine anschließende Desensibilisierung.

In der Monographie des ehemaligen BGA werden als Indikation schmerzhafte **Muskelverspannungen** im Schulter-Arm-Bereich angegeben. Neuere Untersuchungen mit capsaicinhaltigen Externa deuten auf eine Wirksamkeit bei **Neuralgien** nach Herpeszoster-Infektionen und **diabetischen Neuropathien** hin. Auch eine länger als zwei Tage dauernde Anwendung ist entgegen bisherigen Angaben möglich, ohne daß es zu Reizerscheinungen auf der Haut kommt.

Senfmehl

Ein starkes und im Rahmen physikalischer Therapiemaßnahmen häufig verwendetes Hautreizmittel ist das Senfmehl aus den entölten, gepulverten *Schwarzen Senfsamen* oder einem Gemisch aus Weißen und schwarzen Senfsamen. Es wird als Senfwickel oder Senffußbad bei Katarrhen der oberen Luftwege eingesetzt, in Form von Breiumschlägen oder Pflastern zur Segmenttherapie bei chronisch-degenerativen Gelenkerkrankungen und Weichteilrheumatismus. Senfsamen enthalten **Senfölglykoside** (Glucosinolate) – Sinigrin im Schwarzen Senf bzw. Sinalbin im Weißen Senf – aus denen bei Wasserdampfdestillation oder beim Zerkleinern des Gewebes durch enzymatische Reaktion die Senföle freigesetzt werden.

Anwendung: 4 EL Pulverdroge werden unmittelbar vor der Anwendung mit lauwarmem Wasser zu breiartiger Konsistenz angerührt. Die Umschläge verbleiben bei Kindern 5 bis 10 Minuten, bei Erwachsenen 10–15 Minuten auf der Haut. Bei empfindlicher Haut ist die Anwendungszeit individuell zu verkürzen. Anwendungsdauer maximal bis zu zwei Wochen.

Wärmeanwendungen, Bäder

Bei nicht-aktivierten Arthrosen sind hydrotherapeutische Wärmeanwendungen wie der Heusack nach KNEIPP oder Bäder mit pflanzlichen Zusätzen sinnvoll. Die Durchwärmung verbessert die Sekretion und Funktion der Synovialmembran, wirkt schmerzlindernd und muskelentspannend.

Heusack nach KNEIPP

Heublumen sammeln sich bei der Heulagerung am Boden an und bestehen aus Blüten, Früchten, Blätter und kleinen Stengelstückchen verschiedener Gräser und Wiesenblumen. Sie enthalten reichlich **ätherisches Öl** und **Cumarine**. Heublumen sind ein altes Volksmittel, das als feucht-heiße Kompresse laut Monographie „zur lokalen Wärmetherapie bei degenerativen Erkrankungen des rheumatischen Formenkreises" eingesetzt wird. Die Heublumen werden in ein Säckchen oder Kissen gefüllt, sie sind auch als fertige Einmalpackung erhältlich. Der Heusack wird im kochenden Wasser erhitzt, auf ca. 50 °C abgekühlt und nach mehrmaligem Aufschütteln auf die zu behandelnde Stelle gelegt. Er wird mit einem Leinentuch fixiert und straff mit einem Wolltuch umwickelt, damit keine feuchte Wärme entweichen kann. Die Dauer der Anwendung hängt vom Wärmegefühl ab, sie beträgt ungefähr 40–50 Minuten. In dieser Form wirken Heublumen hyperämisierend und über kutiviszerale Reflexe werden innere Organe beeinflußt. In der KNEIPP-Therapie wird der Heusack außer bei rheumatischen Erkrankungen auch bei Beschwerden im Magen-Darm-Trakt, im Bereich der Harnwege oder bei gynäkologischen Unterleibsbeschwerden verwendet.

Rheumabäder

Rheumabäder zur unterstützenden Behandlung eignen sich in erster Linie bei chronisch-degenerativen Rheumaformen, Weichteilrheumatismus oder Wirbelsäulensyndrom. Da Wärmebehandlungen einen entzündlichen Schub verstärken können, ist bei chronischer Polyarthritis ein Bad nur außerhalb des Schubs anzuraten. **Badezusätze** aus **salicylathaltigen Pflanzen** wirken bei ausreichender Resorption entzündungshemmend. Als **durchblutungssteigernde Wirkstoffe** werden *Eukalyptusöl*, *Heublumenöl* bzw. *-extrakt*, *Menthol* oder *Wacholderöl* eingesetzt. Die Erwärmung durch das heiße Bad und die vermehrte Durchblutung der Muskulatur kann den Abbau von Myogelosen (knoten- oder wulstförmige Verhärtung der Muskulatur mit Palpationsschmerz) fördern. Aus diesem Grund bevorzugen Rheuma-Patienten meist eine höhere Badetemperatur als 36–38 °C. Auf reflektorischem Wege wird gleichzeitig eine bessere Durchblutung tieferer Gewebeschichten erreicht und die Schmerzleitung beeinflußt.

Studie Rheumabad. In einer randomisierten, placebokontrollierten Doppelblindstudie wurde die Wirksamkeit eines Rheumabads, bestehend aus Wacholderholzöl und Wintergrünöl (96–99% Methylsalicylat), an 68 Patienten mit „druckschmerzhaften Verspannungen der Muskulatur in der Lumbalregion auf der Basis von subakuten oder chronischen Rheuma- bzw. Bandscheibenbeschwerden in mindestens mittelstarker Ausprägung" untersucht. Das Ergebnis bestätigte die Wirksamkeit anhand der stärkeren Durchblutung und Überwärmung der Haut, die von den Patienten deutlich empfunden wurde. Die Besserung der Schmerzen und Bewegungseinschränkungen war durch das Verumbad signifikant höher.

Präparate

Brennesselblätterextrakt-Präparate

Reumaless® Kapseln
Rheuma-Hek® Kapseln

Teufelskrallenwurzel-Präparate

Dolo-Arthrodynat® Kapseln
Harpagoforte Asmedic® Kapseln
Harpagophytum arkocaps® Kapseln
Rheuma-Sern® Kapseln

Teepräparate

Teufelskralle-Tee

Weidenrinde-Präparate

Rheumakaps® Kapseln
Rheumatab Salicis Tabletten

Kombinationspräparate

Phytodolor® Tinktur – Zitterpappelrinde und
-blätter, Eschenrinde, Goldrutenkraut

Externa – Gele

arnica-loges Gel – Arnikablüten
Arthrosenex® AR Salbe – Arnikablüten
Kneipp® Rheumasalbe® Capsicum forte –
Cayennepfeffer
Thermo Bürger® Salbe – Cayennepfeffer

Externa – Kompressen, Auflagen

ABC-Wärme-Pflaster N – Arnikablüten, Cayennepfeffer
Kneipp® Heupack Herbatherm® N – Wiesenheu mit Blüten

Bäder

Kneipp® Rheuma-Bad – Wacholderholzöl,
Wintergrünöl
Leukona®-Rheuma-Bad-N – Methylsalicylat,
Terpentinöl, Fichtennadelöl

14

ERKRANKUNGEN DES NERVENSYSTEMS

14.1 Schlafstörungen und nervöse Unruhezustände

Bewährte Drogen: Baldrianwurzel – Valerianae radix, Hopfenzapfen – Lupuli strobulus, Melissenblätter – Melissae folium, Passionsblumenkraut – Passiflorae herba.

Nach epidemiologischen Untersuchungen leiden in den westlichen Industrieländern etwa 20–30% der Bevölkerung zumindest zeitweise an Ein- und Durchschlafschwierigkeiten oder wenig erholsamem Schlaf. Bei der Hälfte der Betroffenen manifestieren sich die Beschwerden in Form von schweren, behandlungsbedürftigen Schlafstörungen. Jeder fünfte Patient der Allgemeinarztpraxis klagt über Schlafstörungen, die Beschwerdehäufigkeit ist bei Frauen größer und nimmt mit dem Alter zu. Zunächst können nervöse Unruhe, Ein- und Durchschlafstörungen eine normale und vorübergehende Reaktion auf bestimmte Ereignisse, unbewältigte familiäre und berufliche Probleme, Ängste oder ständige Überforderung sein, sie können sich jedoch auch verselbständigen und in körperlichen und seelischen Erschöpfungszuständen mit erheblichem Leidensdruck zum Ausdruck kommen.

Schlafstörungen, die aus einem *Mißverhältnis* zwischen *Schlafbedürfnis* und *Schlafvermögen* entstehen und durch einen *Mangel* an *Schlafmenge* und/oder *Schlafqualität* charakterisiert sind, werden mit dem Begriff **Insomnie** (Schlaflosigkeit) bezeichnet. Obwohl der Ausdruck Insomnie vollständige Schlaflosigkeit impliziert, beschreibt er meist

den Zustand eines *graduellen Schlafmangels* und damit im eigentlichen Sinn eine Hyposomnie. Entsprechend den klinisch-diagnostischen Leitlinien der Internationalen Klassifikation psychischer Störungen, ICD-10, Kapitel V, der Weltgesundheitsorganisation (WHO) werden Insomnien dann als **manifeste Erkrankung** angesehen, wenn Ein- und Durchschlafstörungen bzw. schlechte Schlafqualität wenigstens einen Monat lang bestehen, sich in dieser Zeit mindestens dreimal pro Woche wiederholen und zu deutlichen Einbußen in der Tagesbefindlichkeit führen. Insomnien werden aufrechterhalten, wenn der Patient mit besonderer Aufmerksamkeit auf eine ursprünglich situationsbedingte Schlafstörung reagiert und sich sowohl nachts als auch tagsüber überwiegend mit der Schlafstörung beschäftigt, sie überbewertet und sich übertriebene Sorgen über die negativen Konsequenzen macht. Die unbefriedigende Schlafdauer und Schlafqualität beeinflussen das Wachgeschehen in erheblicher Weise und äußern sich in pathologischer Müdigkeit, Konzentrationsschwäche, Reizbarkeit, Aggressivität und innerer Erregung; sie wirken sich auch auf die soziale und berufliche Leistungsfähigkeit aus. Patienten mit Insomnie zeigen zur Schlafenszeit eine erhöhte geistige und körperliche Anspannung, sie entwickeln eine kognitive Überaktivität und haben Angst vor der kommenden Nacht. Von Selbstzweifeln bestimmtes Grübeln und quälende Gedanken über den unzureichenden Schlaf lösen Versagensängste oder Depressionen aus; so kann sich schnell ein „Circulus vitiosus" aufbauen, der die Schlafstörung verstärkt.

Insomnien können organisch bedingt sein (Schlafapnoesyndrom, Restless-legs-Syndrom) sowie als Begleiterscheinung psychiatrischer Erkrankungen oder als Folge von Alkohol- und Drogenmißbrauch auftreten. Sie können durch Arzneimittelnebenwirkungen entstehen oder Anzeichen von Krankheiten sein, die typischerweise mit einer Beeinträchtigung des Schlafs einhergehen: So kann das häufige frühmorgendliche Erwachen auf eine Depression hinweisen bzw. deren baldigen Ausbruch ankündigen. **Primäre Insomnien** hingegen sind ein eigenständiges Krankheitsbild, deren Hauptsymptom die Schlafstörung ist.

14.1.1 Physiologie des gesunden Schlafs

Der Schlaf ist nicht nur notwendige Ruhe und Entspannung, sondern gestaltet sich als aktiver Prozeß, der bestimmten Regeln unterworfen ist. Innerhalb dieses Prozesses ist der periodische Wechsel zwischen Aktivität und Ruhephasen eine lebenswichtige Voraussetzung für den reibungslosen Ablauf der zentralnervösen Regulationsmechanismen, die der Erneuerung und Wiederherstellung körperlicher und geistiger Funktionsfähigkeit dient. Schlaf entsteht nicht als Folge des natürlichen Wechsels zwischen Hell und Dunkel, sondern ist wie viele andere Körperfunktionen einem **endogen erzeugten biologischen Rhythmus** unterworfen. Die tagesperiodischen Schwankungen, die zirkadianen Rhythmen, werden von „inneren Uhren" gesteuert, die im zentralen Nervensystem lokalisiert sind und das Schlaf-Wach-Bedürfnis regeln. Außenreize der Umwelt – Licht-Dunkel-Unterschiede, Geräusche, Temperaturveränderungen und soziale Kontakte – wirken als Zeitgeber, die die inneren Rhythmen mit dem äußeren 24-Stunden-Tag abstimmen.

Als stärkster Zeitgeber für den Menschen gilt helles Licht von mehr als 2500 Lux, so daß die natürliche Tag-Nacht-Abfolge ein wesentlicher Faktor für die Synchronisation ist. Auch ohne synchronisierende Faktoren und ohne Kenntnis der Tageszeit, wie es unter den extremen Bedingungen bei Isolationsversuchen ohne Tageslicht und Sozialkontakte der Fall ist, bleibt der innere Tagesrhythmus erhalten, verlängert sich jedoch auf 25 Stunden. Die meisten **Lebensfunktionen** des **Menschen**, z. B. Blutdruck, Organdurchblutung und -funktion, Enzym- oder Elektrolytkonzentration im Blut, aber auch Krankheitssymptome zeigen einen **tagesrhythmischen Verlauf:** In den frühen Morgenstunden ereignen sich die meisten Geburten und Todesfälle, die subjektive Schmerzempfindung ist am höchsten und Lokalanästhetika wirken am kürzesten. Angina-pectoris-Anfälle treten vorwiegend zwischen vier und sechs Uhr morgens auf, Herzinfarkte und kardiale Todesfälle zwischen acht und zwölf, Asthmaanfälle vorrangig nachts. Die Cortisolausschüttung beginnt unabhängig vom Schlaf gegen 3 Uhr morgens, die Körperkerntemperatur schwankt zwischen einem nächtlichen Minimum und einem Maximum am frühen Abend um ca. 1,5 °C. Erkenntnisse aus Isolationsstudien zeigen, daß der spontane Schlaf überwiegend zu den von der Tagesperiodik vorgegebenen Zeiträumen stattfindet, die von einem physiologischen Funktionstief des Gesamtorganismus begleitet sind. Die höchste Schlafbereitschaft ist zum Zeitpunkt absinkender Körpertemperatur zu verzeichnen und es fällt schwer, im Minimum wach zu bleiben bzw. während des Temperaturmaximums zu schlafen.

Schlafstörungen entstehen, wenn der Wechsel zwischen Schlafen und Wachen nicht an den zirkadianen Rhythmus angepaßt werden kann. Bei Schichtarbeitern oder bei Reisenden auf Fernflügen über Zeitzonen deckt sich der durch die innere Uhr bestimmte biologische Rhythmus nicht mit den äußeren Lebensbedingungen, er muß sich erst auf neue Zeitgeber durch soziale Kontakte oder den Tag-Nacht-Wechsel am Zielort einstellen. Die Folge sind Vigilanzverschlechterung, Stimmungs- und Leistungsminderung (Jet-lag-Beschwerden). Für Schichtarbeiter scheint die verträglichste Form ein schnell wechselndes Schichtsystem zu sein, in dem die Reihenfolge der Schichten, dem Uhrzeigersinn folgend – Frühschicht, Spätschicht, Nachtschicht – abläuft. Offensichtlich bleibt bei zwei- bis dreitägigem Schichtwechsel der ursprüngliche zirkadiane Rhythmus erhalten. Da Licht als starker Zeitgeber wirkt, kann die Umstellung bei Fernreisen gefördert werden, wenn sich der Reisende ein bis zwei Stunden intensivem Licht, z. B. an einem Sonnenstrand, aussetzt.

Der **Schlaf-Wach-Rhythmus** unterliegt einer **komplexen Steuerung,** an der eine Reihe endogener Substanzen beteiligt sind, unter anderem das Epiphysenhormon *Melatonin* und die Neurotransmitter *Serotonin, Noradrenalin* und *Gamma-Aminobuttersäure (GABA)*. An der postsynaptischen Membran der Nervenzelle sind unterschiedliche Rezeptoren vorhanden, an die sich die Überträgerstoffe oder entsprechende Arzneistoffe binden und auf diese Weise ihre Wirkung übermitteln. Inzwischen ist bekannt, daß *serotonerge Neurone* für den Tiefschlaf verantwortlich sind, während *adrenerge Neurone* an den REM-Schlafphasen beteiligt sind (s. u.). Von *Melatonin* wurde eine synchronisierende Wirkung auf zirkadiane Rhythmen nachgewiesen. In-vitro-Untersuchungen deuten darauf hin, daß Melatonin in bestimmten Hirnregionen eine GABA-ähnliche Wirkung zeigt, und man vermutet eine funktionelle Verknüpfung des Melatoninrezeptors mit dem GABA-Rezeptorsystem.

Melatonin, das bisher einzige bekannte Hormon der Zirbeldrüse (Epiphyse) wird auf enzymatischem Weg aus Tryptophan und Serotonin gebildet. Seine Produktion ist von den Helligkeitsunterschieden zwischen Tag und Nacht abhängig, wird jedoch auch durch künstliches Licht beeinflußt. Mit Eintritt der Dunkelheit kommt es zu einem Anstieg der Melatoninproduktion, beim Einschalten einer Lichtquelle sinkt sie rasch wieder ab. Informationen über die Lichtverhältnisse werden über die Netzhaut im Auge zum Nucleus suprachiasmaticus im basalen Hypothalamus geleitet, der als Sitz der inneren Uhr gilt. Bei Helligkeit wird über mehrere Stufen die Biosynthese und Sekretion von Melatonin in der Epiphyse gehemmt. Melatonin steuert das Schlaf-Wach-Verhalten und ist vermutlich auch der Zeitgeber für viele andere zirkadiane Funktionen des Körpers. Die **schlaffördernde Wirkung** des Melatonins steht in engem Zusammenhang mit einer Senkung der Körpertemperatur, die es teilweise selbst hervorruft. Vom Zeitpunkt der Pubertät an nimmt die Melatoninbildung ständig ab, nächtliche Plasmakonzentrationen sinken und sind im hohen Alter oft nicht mehr meßbar. Schlafstörungen älterer Menschen werden mit dem physiologischen Melatoninmangel in Verbindung gebracht, bei Patienten mit Einschlafschwierigkeiten steigt der Melatoninspiegel abends langsamer an.

Die Schlafstadien

Der gesunde Schlaf verläuft im **periodischen Wechsel** zwischen Non-REM-Schlaf (= NREM-Schlaf) und REM-Schlaf (REM = **r**apid **e**ye **m**ovements). Der NREM-Schlaf wird in vier verschiedene Stadien (Abb. 14-1)

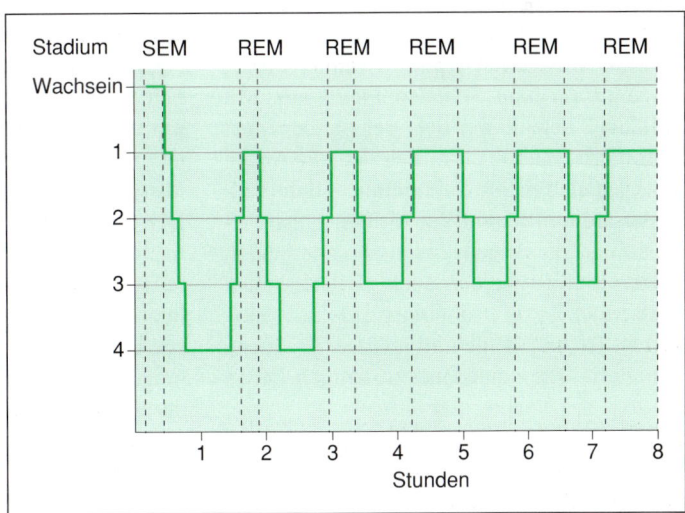

Abb. 14-1 Schlafperiodik beim gesunden Menschen, nach [26]. SEM: slow eye movements; REM: rapid eye movements.

eingeteilt, die durch typische Veränderungen in der elektrischen Aktivität des Gehirns, dem Tonus der Haltemuskulatur am Kinn sowie den horizontalen Augenbewegungen gekennzeichnet sind und mit der Empfindlichkeit gegenüber Weckreizen im Zusammenhang stehen. Die Bestimmung der einzelnen Schlafstadien erfolgt durch physiologische Messungen der Hirnstromwellen im EEG (Elektroenzephalogramm), wobei das Schlaf-EEG ein charakteristisches Wellenmuster von sich ändernden Frequenzen und Amplituden aufweist. Die Anspannung der Kinnmuskulatur wird mittels EMG (Elektromyogramm) registriert, die Augenbewegungen werden im EOG (Elektrookulogramm) erfaßt. Das **Schlafstadium 1** entspricht dem Übergang vom Wachen zum Schlafen und ist selten vom Wachzustand zu unterscheiden. Der Muskeltonus ist noch mittelhoch bis hoch, es können Einschlafzuckungen auftreten, die Augen bewegen sich langsam rollend (slow eye movements, SEM). Das EEG zeigt ein Frequenzbild aus niederamplitudigen Alpha- und Beta-Wellen mit hoher Frequenz und langsamere Theta-Wellen. Mit dem **Stadium 2,** dem Leichtschlafstadium, beginnt der eigentliche Schlaf, der 50% des ganzen Nachtschlafs ausmacht. Das Wachbewußtsein ist ausgeschaltet, der Muskeltonus ist mittelhoch, die Augen hören auf zu pendeln. In diesem Stadium nehmen Theta-Wellen zu und das EEG weist typische Schlafbefunde (K-Komplexe und Schlafspindeln) auf. Mit **Stadium 3** beginnt der tiefe Schlaf. Der Muskeltonus ist niedrig bis mittelhoch, die Augen bewegen sich nicht. Im **Stadium 4,** dem Tiefschlafstadium, nimmt der Muskeltonus weiter ab und die Augen sind ruhig. Die beiden letzten Stadien werden auch als Deltaschlaf bezeichnet, da nun zunehmend Delta-Wellen von hoher Amplitude und niederer Frequenz auftreten. Sie machen zusammen etwa 10–20% des Nachtschlafs aus.

Die verschiedenen Phasen vom Wachzustand bis zum Tiefschlaf werden in durchschnittlich 30–40 Minuten durchlaufen, nach einem Verweilen von 20–30 Minuten in Stadium 4 folgen die Stadien 3 und 2 rückläufig. Anschließend, etwa 70–90 Minuten nach dem Einschlafen, setzt die erste, noch relativ kurze REM-Periode ein. Sie ist von schnellen, gleichsinnig verlaufenden horizontalen oder vertikalen Augenbewegungen, einer hohen Aktivität des Gehirns (hochfrequentes, niederamplitudiges EEG) und einem stark erniedrigtem Muskeltonus bis zu völliger Atonie der Haltemuskulatur gekennzeichnet. Dieses Stadium ist die aktivste Phase des Schlafs. Aufgrund der EEG-Befunde wird es auch als paradoxer Schlaf bezeichnet, im Gegensatz zum orthodoxen Schlaf der NREM-Stadien 1 bis 4. Das Gehirn verbraucht mehr Glucose, Herzschlag und Atmung sind beschleunigt und unregelmäßig, Hirndurchblutung und Körpertemperatur sind erhöht. Jetzt wird meist intensiv geträumt und man vermutet, daß die REM-Phasen durch Traumerlebnisse der Stabilisierung des emotionalen Gleichgewichts dienen. Das Ende der REM-Phase schließt den ersten Schlafzyklus einer Nacht ab.

Während eines achtstündigen Schlafs werden vier bis fünf solcher **Schlafzyklen** durchlaufen. Ein Zyklus dauert jeweils zwischen 80 und 110 Minuten, etwa alle 90 bis 100 Minuten treten REM-Schlaf Perioden auf. Ein junger Erwachsener verbringt 25% des Nachtschlafs im REM-Schlaf. Im Laufe der Nacht verändert sich das Muster der einzelnen Schlafzyklen. Die erste REM-Phase ist nur etwa 10 Minuten lang, sie nimmt im Verlauf der Nacht an Länge zu und kann gegen Morgen bis zu einer halben Stunde betragen. Der größte Teil des REM-Schlafs liegt demnach in der zweiten Nachthälfte. Die Tiefschlafphasen hingegen finden überwiegend in der ersten Nachthälfte statt. Sie treten bald nach dem Einschlafen ein und können anfangs 30–60 Minuten dauern. Mit zunehmender Schlafdauer verkürzen sich die Stadien 3 und 4 des NREM-Schlafs und werden immer seltener erreicht. Gegen Morgen überwiegt das Leichtschlafstadium 2. Die Tiefschlafstadien stellen für den Organismus die eigentliche Erholungsphase dar. Bei einer Schlafzeitverkürzung bleiben sie relativ konstant, während die REM-Phasen deutlich verringert werden. Demgegenüber ist die Gesamtschlafdauer von untergeordneter Bedeutung. Sie zeigt individuelle Unterschiede und ist abhängig vom Lebensalter. Der Normwert für einen Erwachsenen liegt zwischen 5,5 und 9,5 Stunden bei einer mittleren Schlafdauer von 7,5 Stunden.

Das EEG-Bild, das sich durch die Aneinanderreihung der verschiedenen Stadien ergibt, wird als **Architektur des Schlafs** bezeichnet. Bei Patienten mit Schlafstörungen ist diese Feinstruktur nicht mehr in der gewohnten Regelmäßigkeit vorhanden. Häufig ist die Einschlafdauer verlängert, es kommt zu mehrfachem nächtlichem Aufwachen und das Schlafprofil weist zu wenig Tiefschlafphasen auf.

14.1.2 Schlafhygiene und nicht-medikamentöse Maßnahmen

Für die gezielte Therapie von Schlafstörungen wurden in den letzten Jahren einige nicht-medikamentöse Therapieverfahren entwickelt, die an den auslösenden und die Insomnie stabilisierenden Faktoren ansetzen. Grundlage aller nicht-medikamentösen Therapien ist die Aufklärung des Patienten über den physiologischen Ablauf des Schlafs, die Regulationsmechanismen des Schlaf-Wach-Verhaltens und die Entwicklung des Schlafverhaltens im Laufe des Lebens. Vor allem ältere Patienten haben oft angstbesetzte und zu hohe Ansprüche an die Qualität und die Dauer des Nachtschlafs. Da der Schlaf im Alter mehr polyphasisch ausgerichtet ist, d. h., durch Schlafzeiten am Tage ein mehrfacher Wechsel von Schlaf- und Wachzeiten innerhalb 24 Stunden besteht, müssen eine verkürzte Schlafdauer oder mehrmaliges Aufwachen in der Nacht noch keinen Krankheitswert haben. Informationen über die Veränderungen des Schlafs im Alter können helfen, den schlechteren Schlaf als normal zu akzeptieren und ein Schlafdefizit in der Nacht durch kurze Schlafpausen am Tage auszugleichen.

Empfehlungen zur **Schlafhygiene** und Ansätze aus der **Verhaltenstherapie** haben zum Ziel, den Patienten aktiv in die Gestaltung seiner Therapie miteinzubeziehen. Er soll lernen, mit der Schlafstörung umzugehen, von der Überbewertung der Schlafstörung Abstand zu nehmen und das Gefühl der Ohnmacht gegenüber seinen Beschwerden verlieren. Eine Beratung zur Schlafhygiene umfaßt Anregungen hinsichtlich der Umgebung und Lebensweise, um in vielen Bereichen zur Verbesserung des Schlafs beitragen zu können: Dazu gehören das Ausschalten von Lärm- und Lichtquellen, eine günstige mittlere Raumtemperatur zwischen 14 und 18 °C, ein bequemes Bett sowie eine angenehme und entspannende Atmosphäre des Schlafzimmers, die nicht durch Dinge, die an den Beruf oder andere Streßfaktoren erinnern, gestört werden soll. Die sogenannte *Stimuluskontrolle* beinhaltet konkrete Anweisungen, mit deren Hilfe die bei chronischen Insomnien fast immer mit negativen und erregungsauslösenden Reizen gekoppelte Verbindung zwischen Schlafumgebung und Wachsein vermindert werden soll. Der Anblick des Bettes sollte immer mit Müdigkeit und erholsamem Schlaf assoziiert, das Bett nicht zum Essen, Arbeiten oder Fernsehen genutzt werden. Bei Einschlafproblemen soll der Patient das Bett verlassen und erst wieder zurückkehren, wenn er sich müde fühlt, um auch auf diesem Weg zu lernen, die Aufmerksamkeit nicht ständig auf das Wachliegen zu lenken, schlafbehindernde Gedanken (Fokussieren auf den Schlaf) auszuschalten und die Wachphasen auch als Möglichkeit der Entspannung anzunehmen. Hilfreich ist das Erlernen von Entspannungstechniken – Autogenes Training, progressive Muskelentspannung nach JACOBSEN, Biofeedback-Verfahren – die dazu beitragen, ein zu hohes Erregungsniveau im emotionalen oder kognitiven Bereich zu verringern.

Der Tag sollte so verbracht werden, daß abends ausreichend Zeit für entspannende Tätigkeiten zur Verfügung steht. Ein immer wiederkehrender Handlungsablauf am Abend und regelmäßige Einschlafrituale, zu denen auch das Zubereiten eines Beruhigungstees gehört, stimmen auf das Schlafen ein. Aus dem Zusammenhang von Schlafverhalten und Veränderungen der Körpertemperatur läßt sich erklären, daß sportliche Betätigung vier bis sechs Stunden vor der Bettgehzeit den Schlaf fördert, während große körperliche Anstrengung kurz vor dem Schlafengehen am Einschlafen hindert. Zu achten ist auf ausgewogene Ernährung, schwere Mahlzeiten vor dem Zubettgehen, koffeinhaltige Getränke am späten Nachmittag, Alkohol- oder Nikotingenuß am Abend, sind zu meiden. Das abendliche Glas Bier oder Wein kann zwar anfänglich bei Einschlafschwierigkeiten helfen, auf Dauer stört Alkohol sowohl die Schlafkontinuität als auch den Traumablauf der REM-Phasen und verringert die Schlaftiefe. Im Sinne der Schlafhygiene ist es auch wichtig, ungünstige Schlafgewohnheiten und einen unregelmäßigen Schlaf-Wach-Rhythmus, z. B. durch Schlaf am Tage, zu verändern: So sollte das morgendliche Aufstehen unabhängig von der Schlafqualität möglichst immer zur gleichen Zeit und nicht zu spät (7.00 bis 7.30 Uhr) erfolgen, um den biologischen Rhythmus des Schlaf-Wach-Verhaltens möglichst wenig aus dem Takt zu bringen. Um die Zusammenhänge zwischen Tagesereignissen und schlechtem Schlaf erkennen zu können, empfiehlt es sich, ein Tagebuch zu führen, in dem Einschlafzeiten, Durchschlafprobleme und Gesamtschlafdauer erfaßt werden. Es vermittelt ein tieferes Verständnis für die Schlafstörung und kann helfen, Schlafwahrnehmungsstörungen aufzudecken, die sich darin äußern, daß die Schlafzeit unterschätzt und die Wachzeit überschätzt wird. Oft zeigt sich bei einer Überprüfung im Schlaflabor, daß die vermeintlich schlaflose Nacht aus ein- oder mehrmaligem Aufwachen und höchstens einer halben Stunde Wachliegen besteht.

14.1.3 Pflanzliche Sedativa

Bei organisch oder psychisch bedingten Insomnien steht die Behandlung der Grundkrankheit im Vordergrund. Eine Pharmakotherapie von Schlafstörungen, denen keine organische oder psychiatrische Erkrankung zugrunde liegt, sollte immer in Kombination mit einer schlafhygienischen Beratung und Aufklärung über die Schlaf-Wach-Regulation und möglichst erst dann durchgeführt werden, wenn, wie oben aufgeführt, nicht-medikamentöse Therapiemaßnahmen ausreichend ausgeschöpft wurden. Weltweit sind Benzodiazepintranquillizer und -hypnotika die am häufigsten verordneten Arzneimittel zur Behandlung von Schlafstörungen. Ursprünglich aufgrund der großen therapeutischen Breite als Mittel der ersten Wahl eingestuft, erfolgt ihre Anwendung wegen verschiedener Nachteile möglichst nur unter strenger Indikationsstellung und zeitlicher Limitierung. Zu den unerwünschten Wirkungen zählen Abhängigkeitspotential und Toleranzentwicklung, sowie das bei längerer Anwendungsdauer beobachtete Rebound-Phänomen, d. h., bei abruptem Absetzen nach längerer Einnahme kann es zu einem massiven, oft noch über dem Ausgangsniveau liegenden Wiedereinsetzen der Schlafstörung kommen. Aus diesem Grund ist vor dem Einsatz von Benzodiazepinen ein Therapieversuch mit pflanzlichen Sedativa empfehlenswert.

Bei **leichten** bis **mäßig ausgeprägten Insomnien** bieten die seit Jahrhunderten bewährten Pflanzen *Baldrian, Hopfen, Passionsblume* und *Melisse* eine sinnvolle Alternative. Sie werden vor allem bei nervös-bedingten Einschlafschwierigkeiten, nervöser Unruhe am Tage und Konzentrationsstörungen eingesetzt. In pharmakologischen Modellen sind beruhigende, schlafanstoßende (hypnogene) und schlaffördernde Wirkungen beschrieben und die Kommission E hat die Drogen *Baldrianwurzel, Hopfenzapfen, Passionsblumenkraut* und *Melissenblätter* in entsprechenden Monographien positiv bewertet. Bei Anwendung in Form eines Tees gehört die Zeremonie des Zubereitens zum Schlafritual und kann durch psychologische Effekte die Wirkung unterstützen. Alkoholhaltige Zubereitungen sind zu meiden, da Alkohol das Schlafprofil negativ beeinflußt und die Tiefschlafphasen verringert. Pflanzliche Arzneimittel, die Extrakte dieser Drogen enthalten, haben in der Selbstmedikation einen hohen Stellenwert und auch in der ärztlichen Verordnung nimmt ihr Anteil seit Jahren zu. Dennoch werden sie in der Praxis häufig nur als „Pseudoplacebos" betrachtet. Das liegt zum Teil daran, daß die für eine Wirksamkeit erforderliche Dosierung in vielen älteren, nicht-standardisierten Fertigpräparaten nicht erreicht wird, insbesondere Kombinationen sind häufig zu niedrig dosiert. Auch liegen mit Ausnahme der *Baldrianwurzel* keine oder nur unzureichende klinische Wirksamkeitsstudien vor: So wurden in die meisten Studien der Vergangenheit keine Insomnie-Patienten sondern ausschließlich gesunde Probanden einbezogen; Hinweise auf die klinische Wirksamkeit bei Insomnie sind diesen nicht zu entnehmen. In der Zwischenzeit hat sich die Situation etwas verändert. Studien von guter Qualität zeigen zumindest für ausreichend hochdosierte Phytopharmaka aus Extrakten der *Baldrianwurzel,* wie sie von einigen Herstellern bereits angeboten werden, eine über den Placeboeffekt hinausgehende Wirksamkeit bei Schlafstörungen. Ein gewisser Placeboeffekt ist beim Wirksamkeitsnachweis von Arzneimitteln zur Behandlung von Insomnien bei einem Teil der Patienten immer zu beobachten, da psychologische Effekte in der Therapie eine Rolle spielen. Dies gilt jedoch in gleicher Weise für pflanzliche und chemisch-synthetische Hypnotika. Schwere Insomnien oder Schlaf-

störungen, die einen möglichst raschen Therapieerfolg voraussetzen, sind sicher nicht die primäre Zielgruppe pflanzlicher Arzneimittel. Die Behandlung erfordert etwas Geduld, zwischen Therapiebeginn und Wirkungseintritt liegen meist einige Tage und die volle Wirksamkeit entfaltet sich erst im Verlauf von zwei bis vier Wochen. Beruhigende und zentral-dämpfende **Phytopharmaka** weisen einige **Vorteile** im Vergleich zu chemisch-definierten Hypnotika auf, indem sie:

- die physiologische Schlafarchitektur erhalten
- eine deutliche Besserung der Tagesmüdigkeit erzielen und keinen Hang-over-Effekt verursachen
- die Leistungsfähigkeit oder die Vigilanz älterer Patienten nicht beeinträchtigen und somit gute Beruhigungsmittel am Tage sind
- gut verträglich sind und keine unerwünschten Wirkungen oder bekannte Wechselwirkungen mit einer Begleitmedikation verursachen.

Grundsätzlich besteht bei Arzneimitteln aus der Gruppe der Sedativa oder Hypnotika, auch bei bestimmungsgemäßem Gebrauch, ein **Gefahrenpotential** im Hinblick auf Gewöhnung und Abhängigkeit sowie durch die Veränderung des Reaktionsvermögens, auch in bezug auf die Fähigkeit zur Teilnahme am Straßenverkehr und des Bedienens von Maschinen. Dies gilt insbesondere im Zusammenwirken mit Alkohol. Bisherige klinische Untersuchungen zeigen in Verbindung mit Alkohol keine über die reine Alkoholwirkung hinausgehenden Wirkungen und keine Einschränkung der Fahrtüchtigkeit durch pflanzliche Präparate. Die Indikationsstellung sollte jedoch auch bei der Einnahme von Phytopharmaka nach drei Monaten kontrolliert werden, da bisher nicht bekannt ist, ob eine jahrelange Einnahme zur Abhängigkeit führt oder den Umstieg auf chemische Substanzen fördert.

Baldrian – Valeriana officinalis

Der Baldrian ist eine Arzneipflanze mit langer Tradition in der Behandlung von Schlafstörungen. Weltweit sind etwa 250 Arten bekannt, die meisten im Handel verfügbaren Fertigpräparate enthalten vor allem wäßrige und wäßrig-ethanolische Auszüge aus der Wurzel von Valeriana officinalis. Ausgangsmaterial für valepotriathaltige Extrakte sind indische und mexikanische Baldrianarten. Die wichtigsten Inhaltsstoffe der Baldrianwurzel sind **ätherisches Öl** mit Mono- und Sesquiterpenen *(Valeranon, Valerenal)* und schwerflüchtigen Sesquiterpensäuren *(Valerensäure* mit ihren Verbindungen), kurzkettige Carbonsäuren wie *Isovaleriansäure* und Buttersäure, **Valepotriate** mit *Valtrat* als Hauptkomponente und **Aminosäuren,** darunter *Gamma-Aminobuttersäure (GABA).* Die Sesquiterpene und *Valerensäuren* wirken zentral-dämpfend, spasmolytisch und muskelrelaxierend, für *Valeranon* und *Valerenal* wurde eine motilitätshemmende Wirkung festgestellt. Die Valerensäuren beeinflussen Enzyme, die für den Abbau der Gamma-Aminobuttersäure verantwortlich sind. Die *Valepotriate* haben beruhigende und vegetativ-dämpfende Eigenschaften. Es sind thermolabile und chemisch instabile Verbindungen, die in alkoholischer Lösung rasch abgebaut werden und in wäßrigen und wäßrig-alkoholischen Auszügen meist nur noch in Form ihrer Abbauprodukte vorhanden sind, die jedoch ähnliche Wirkungen aufweisen. Extrakte der Baldrianwurzel wirken beruhigend, angstlösend und fördern dadurch die Schlafbereitschaft. Durch den erholsameren Schlaf wird tagsüber die Konzentrations- und Leistungsfähigkeit verbessert. Für einen *Gesamtextrakt* wurde experimentell durch Messung des Glucoseumsatzes, der ein Maß für die Aktivität des Gehirns ist, eine **zentral dämpfende** und **muskelrelaxierende Eigenschaft** nachgewiesen. Hinweise auf einen möglichen Wirkmechanismus ergeben sich aus einer *Wechselwirkung* mit dem *GABA-Rezeptorsystem.* Neuere In-vitro-Untersuchungen zeigen, daß durch den Baldrianextrakt die Freisetzung der Gamma-Aminobuttersäure aus den Synaptosomen angeregt und ihre Wiederaufnahme in die Vesikel gehemmt wird, wodurch sich die *Konzentration* der *GABA* im synaptischen Spalt *erhöht.* Die GABA ist im ZNS der Überträgerstoff mit überwiegend hemmendem Einfluß und eine Erhöhung führt zur allgemeinen Sedierung. Offensichtlich besitzt der Baldrianextrakt auch die Fähigkeit, *Melatonin* von seinen Bindungsstellen zu verdrängen. Melatonin verfügt in menschlichen Kleinhirn- und Großhirnrindenarealen über eine GABA-ähnliche Wirkung. Bisher war es nicht möglich, die pharmakologischen Effekte bestimmten Inhaltsstoffen zuzuordnen, vermutlich ist für die sedierende Wirkung der Baldrianwurzel das Zusammenspiel mehrerer Inhaltsstoffe ausschlaggebend. Zur Resorption, Verteilung und Elimination der Inhaltsstoffe liegen noch keine Ergebnisse am Menschen vor.

Klinische Studien neueren Datums mit hochdosiertem Baldrianwurzelextrakt, in die Patienten mit eindeutig diagnostizierter Insomnie eingeschlossen wurden, ergaben eine Normalisierung des Schlafprofils, eine **Verbesserung** der **Schlafqualität** und der **Tagesbefindlichkeit.** Der verzögerte Wirkungseintritt von mehreren Tagen läßt den Schluß zu, daß eine mindestens drei- bis vierwöchige Therapie Voraussetzung für die Wirkungsentfaltung ist.

Studie Baldrianextrakt. In einer multizentrischen, randomisierten, placebokontrollierten Doppelblindstudie wurden 121 Patienten mit nicht organisch bedingter Insomnie etwa eine Stunde vor dem Schlafengehen mit einem hochdosierten, valepotriatfreien Baldrianextrakt (600 mg Trockenextrakt aus Baldrianwurzel, Sedonium®) behandelt. Die Ergebnisse zeigen deutliche Effekte bei den Wirksamkeitsparametern Schlafqualität, Erholtsein nach dem Schlaf und Verbesserung der Gesamtbefindlichkeit. Wirksamkeit und Verträglichkeit wurden von Arzt und Patienten als gut bis sehr gut beurteilt, unerwünschte Arzneimittelwirkungen traten nicht öfter auf als unter Placebo.

Hopfen – Humulus Lupulus, Passionsblume – Passiflora incarnata, Melisse – Melissa officinalis

Von den Drogen Hopfenzapfen, Passionsblumenkraut und Melissenblätter liegen im Vergleich zur Baldrianwurzel weniger pharmakologische und klinische Daten vor. Die wertbestimmenden Inhaltsstoffe der **Hopfenzapfen** sind *ätherisches Öl*, die *Hopfenbitterstoffe* Humulon und Lupulon und Verbindungen aus der Gruppe der *Flavonoide*. Im ätherischen Öl wurden über 150 Verbindungen nachgewiesen, mengenmäßig überwiegen die Terpene Humulen, Myrcen und Carophyllen. Humulenreiche Sorten weisen ein besonders feines Aroma auf. Die Bitterstoffe werden bei der Lagerung abgebaut und Hopfenextrakte, die in Fertigpräparaten enthalten sind, weisen keine genuinen Bitterstoffe mehr auf. Beim Abbau entsteht das Oxidationsprodukt 2-Methyl-3-Buten-ol, von dem eine zentral dämpfende und schlaffördernde Wirkung nachgewiesen wurde. Da einige Flavonoide an den GABA-Rezeptor binden, kann daraus ein Hinweis auf eine mögliche Erklärung für die sedierende Wirkung abgeleitet werden. Hopfenzapfen werden vorwiegend *in Kombinationen* verwendet.

Das **Passionsblumenkraut** enthält *Flavonoide, Cumarinderivate* und Spuren von *ätherischem Öl*. Frühere Annahmen zum Wirkprinzip stützen sich auf das Vorkommen von Harmanalkaloiden, das jedoch nicht bestätigt werden konnte. Extrakte aus dem Passionsblumenkraut wirken spasmolytisch an der glatten Muskulatur und vermindern die motorische Aktivität. Bisher ist nicht bekannt, welche Inhaltsstoffe für die beruhigende Wirkung verantwortlich sind. Von dem Flavon Chrysin einer verwandten Art, *Passiflora coerulea*, wurde eine Bindung an Benzodiazepinrezeptoren nachgewiesen. Da Chrysin auch in Passiflora incarnata gefunden wurde,

könnte dies einen Ansatz zu weiteren Forschungen bezüglich des Wirkungsmechanismus bieten. Die sedierende Wirkung von Passionsblumenkraut ist nicht sehr ausgeprägt; es wird fast ausschließlich *in Kombinationen* eingesetzt, in denen synergistische Effekte die Eigenschaften der Einzelkomponenten verstärken.

Für die Bestandteile im *ätherischen Öl* der **Melissenblätter** – *Citronellal, Citral* und *Linalool* – wurden sedierende und zentraldämpfende Effekte nachgewiesen. Das ätherische Öl hat zusätzlich spasmolytische, karminative und antibakterielle Eigenschaften, daher eignen sich Melissenblätter besonders bei Einschlafstörungen, die mit nervösen Herz- oder Magen-Darm-Beschwerden zusammenhängen.

Lavendelblüten (von *Lavandula angustifolia*) enthalten ätherisches Öl, u.a. mit Linalool und Cineol und haben schwach beruhigende Eigenschaften. Sie werden innerlich bei Unruhezuständen und nervösen Magen-Darm-Beschwerden, äußerlich als Badezusatz zu einem entspannenden Bad verwendet. In Südfrankreich kennt man den Brauch, unruhigen Säuglingen ein Lavendelsträußchen an die Wiege zu hängen oder die Blüten in ein Schlafkissen für das Kinderbett zu füllen. Verschiedenen Literaturangaben zufolge werden Lavendelblüten in der Balneotherapie traditionell zur Anregung bei funktionellen Kreislaufbeschwerden eingesetzt.

Kombinationspräparate

Eine Kombination aus zwei oder mehr Drogen kann durch Summierung und synergistische Effekte der Einzelbestandteile die beruhigende, zentraldämpfende und schlaffördernde Wirkung verstärken. Für das Anwendungsgebiet nervös bedingte Einschlafstörungen und nervöse Unruhezustände besteht eine Monographieempfehlung der Kommission E für die fixe Kombination aus *Baldrianwurzel* und *Hopfenzapfen*, bzw. Mustermonographien für fixe Kombinationen aus *Baldrianwurzel*, *Hopfenzapfen* und *Melissenblätter* sowie für *Baldrianwurzel*, *Hopfenzapfen* und *Passionsblumenkraut*.

Experimentelle und klinische Untersuchungen mit einer monographiekonformen Kombination aus *Baldrianwurzel* und *Hopfenzapfen* zeigen anhand des Frequenzmusters im Schlaf-EEG eine allgemeine **Verbesserung** der **Schlafarchitektur** im Sinne einer Normalisierung. Die Einschlafzeit war verkürzt, Tiefschlafanteile und Gesamtschlafzeit waren verlängert und der Anteil der Patienten, die nachts durchschlafen konnten, nahm zu. Durch die Verbesserung der Schlafqualität und der Erholung während der Nacht, ist auch in der mentalen Leistungsfähigkeit und der Allgemeinbefindlichkeit eine Steigerung zu verzeichnen.

Studie fixe Kombinationen. Auch für die fixe Kombination Baldrianwurzel, Hopfenzapfen und Melissenblätter (Sedacur® forte Beruhigungsdragees) zeigen die Ergebnisse einer multizentrischen Anwendungsbeobachtung an über 500 Patienten eine deutliche Verbesserung der Leitsymptome nervöse Unruhe, Ein- und Durchschlafstörungen und Beeinträchtigung der Schlafqualität, nach vierwöchiger Behandlung. Im Verlauf dieser Studie war ein therapeutischer Erfolg, insbesondere bei den Patienten zu verzeichnen, die unter starken Beschwerden litten und bisher nicht erfolgreich mit anderen pflanzlichen oder chemisch-definierten Sedativa behandelt werden konnten. Wirksamkeit und Verträglichkeit wurden von Patienten und Prüfärzten als gut bis sehr gut beurteilt.

Bäder

Hydrotherapeutische Kaltwasseranwendungen – Wassertreten, Fußwickel – rufen eine reaktive Mehrdurchblutung hervor und sind als Einschlafhilfen geeignet, da kalte Füße bekanntlich am Einschlafen hindern. Ein warmes Bad am Abend erhöht die Körpertemperatur, durch die kühlere Umgebung sinkt sie anschließend wieder ab, wodurch die Schlafbereitschaft erhöht wird. Als Badezusätze werden *Baldrianöl* und *-extrakt*,

Hopfenextrakt, *Melissenöl*, *Citronell-* und *Lavendelöl* verwendet. Citronellöl (indisches Melissenöl) ist ein Gemisch verschiedener Terpene, u.a. Citronellol, Citronellal und Linalool, mit ähnlicher Zusammensetzung wie Melissenöl. Die Inhaltsstoffe werden transdermal und über die Atemwege aufgenommen, zudem beeinflussen sedierende Bäder auch durch den Duft der ätherischen Öle die Stimmung und die Befindlichkeit.

Untersuchungen mit verschiedenen Beruhigungsbädern an gesunden Probanden und Patienten mit Schlafstörungen weisen für *Citronellöl* eine dosisabhängige sedierende und schlaffördernde Wirkung nach, gemessen an der Desaktivität vor und nach den Bädern. Auch bei den Parametern Schlafqualität und Entspannung war eine deutliche Verbesserung gegenüber dem Placebobad zu erkennen, die bei nervösen oder schlafgestörten Patienten stärker zum Ausdruck kam als bei Symptomfreiheit. Die sedierende Wirkung von *Hopfenbädern* ist schwächer und zeigt sich erst in hoher Dosierung und serieller Anwendung, während *Lavendelöl* eher im Sinne einer Harmonisierung wirkt.

Teemischungen

Für acht Beruhigungstees aus den Drogen *Baldrianwurzel*, *Melissenblätter*, *Hopfenzapfen*, *Passionsblumenkraut* und *Lavendelblüten* existieren Standardzulassungen. Unter Umständen kann eine Kombination mit Drogen, die andere Wirkeigenschaften aufweisen, sinnvoll sein, z.B. mit *Fenchel-* und *Kümmelfrüchten*, *Kamillenblüten* (krampflösend, blähungstreibend), den Bitterstoffdrogen *Enzianwurzel*, *Tausendgülden-* und *Schafgarbenkraut* (verdauungsfördernd) oder *Johanniskraut* gegen depressive Verstimmungen.

Teerezepturen und Präparate

Beruhigungstee I – Standardzulassung

Baldrianwurzel	40 g
Hopfenzapfen	20 g
Melissenblätter	15 g
Pfefferminzblätter	15 g
Pomeranzenschale	10 g

2–3 mal täglich und vor dem
Schlafengehen 1 Tasse

Beruhigungstee II – Standardzulassung

Baldrianwurzel	40 g
Hopfenzapfen	30 g
Melissenblätter	30 g

Beruhigungstee VII – Standardzulassung

Baldrianwurzel	40 g
Melissenblätter	20 g
Passionsblumenkraut	20 g
Pfefferminzblätter	20 g

Beruhigungstee VIII – Standardzulassung

Baldrianwurzel	
Hopfenzapfen	
Lavendelblüten	
Melissenblätter	aa ad 100 g

Baldrianwurzel-Präparate

Baldrian-Dispert® Dragees/-stark am Tag Dragees
Benedorm® Baldrian Dragees
Regivital Baldrian Perlen
Sedonium® Dragees
Valdispert®/-125 Dragees

Präparate aus Baldrianwurzel und Hopfenzapfen

Baldrian-Dispert® Nacht Dragees
Baldriparan® N Entspannungsdragees
Hovaletten® N Filmtabletten
Luvased Dragees

Seda Kneipp® N Dragees
Valdispert® comp. Dragees
Vivinox® duo Baldrian-Hopfen-Dragees

Präparate aus Baldrianwurzel, Hopfenzapfen, Melissenblättern

Baldiparan® stark N Beruhigungsdragees
Pascosedon® Tropfen, Filmtabletten
Sedacur® forte Beruhigungsdragees

Präparate aus Baldrianwurzel, Hopfenzapfen, Passionsblumenkraut

Biosedon® S Dragees
Kytta-Sedativum® f Dragees, Tropfen
Moradorm® S Filmtabletten
Visinal® Dragees

Präparate aus Baldrianwurzel, Melissenblättern

Euvegal® forte Dragees
Plantival® novo Dragees, Lösung

Präparate aus Baldrianwurzel, Melissenblättern, Passionsblumenkraut

Euvegal® Tropfen N
Phytonoctu® Filmtabletten/-Fluidextrakt
Sedaselect® N Dragees – Baldrianwurzel, Melissenblätter, Passionsblumenkraut, Hopfenzapfen

Teepräparate

Heumann Beruhigungstee Tenerval® N – Baldrianwurzel, Melissenkraut, Baldrianöl
Kneipp® Nerven- und Schlaf-Tee N – Baldrianwurzel, Melissenblätter, Orangenschalen

Bäder

Kneipp® Beruhigungs-Bad spezial – Baldrianöl, Citronellöl
Valmarin® Bad N – Citronellöl
Leukona® Sedativ-Bad sine Chloralhydrat – Baldrianwurzel, Hopfenblüten

14.2 Depressionen und depressive Verstimmungs- zustände

Bewährte Droge: Johanniskraut – Hyperici herba.

Depressionen begleiten die Menschen durch alle Zeiten. Schon vor dreitausend Jahren haben ägyptische Priester eine Krankheit beschrieben, für die sie damals noch keinen Namen hatten, die jedoch dem heutigen Krankheitsbild einer Depression entspricht: Nach einem Verlust fallen die Menschen in ein langanhaltendes Stimmungstief, das in Phasen wiederkehrt. Das Alte Testament berichtet von DAVID, der mit seinem Zitherspiel die depressiven Stimmungen König SAULS erhellte, bis der König in einem tief düsteren Gemützustand schließlich sich selbst tötete. Die Vier-Säfte-Lehre der Antike nahm bereits einen Erklärungsversuch für seelische Störungen vor und sah die Ursache der Melancholie in einem Übermaß an schwarzer Galle (Melan chole). HIPPOKRATES erkannte einen Zusammenhang mit Störungen im Gehirn und beschrieb ein Erscheinungsbild der Manie und der Melancholie, das heute noch Gültigkeit hat. Das Mittelalter fiel dann wieder in eine von Dämonen und Exorzismus geprägte Betrachtungsweise zurück, derzufolge psychische Krankheiten lange Zeit mit der Heimsuchung Gottes in Zusammenhang gebracht wurden. Erst mit Beginn des 18. Jahrhunderts setzte sich ein somatisch-orientiertes Konzept durch, das Geisteskrankheiten als Krankheiten des Gehirns anerkannte. Im Laufe der Geschichte scheint sich die Ansicht ARISTOTELES' zu bestätigen, der schon 350 Jahre vor Christus die Auffassung vertrat, daß alle genialen Menschen Melancholiker seien. Viele berühmte Persönlichkeiten und große Künstler – MICHELANGELO, ARTUR SCHOPENHAUER, KURT TUCHOLSKY, WINSTON CHURCHILL, GUSTAV MAHLER, FRE-

DERIK CHOPIN, VINCENT VAN GOGH, um nur einige zu nennen –, durchlitten ihr Leben in einer Depression, die sie jedoch nicht an der Entfaltung ihrer Genialität hindern konnte.

14.2.1 Definition und Krankheitsbild

Depressionen treten heute zehnmal häufiger auf als noch vor fünfzig Jahren. Nach Angaben der Weltgesundheitsorganisation (WHO) leiden 3–5% der Weltbevölkerung an depressiven Episoden oder anhaltenden Depressionen, Frauen in vielen Kulturkreisen doppelt so häufig wie Männer. Nahezu jeder vierte Patient in der Praxis des Allgemeinarztes und fast jeder zweite in der Nervenarztpraxis ist davon betroffen. Die Krankheit scheint das Älterwerden zu begleiten. Isolation und Vereinsamung, körperliche Gebrechen und nachlassende Stoffwechselaktivität des Gehirns zählen zu den auslösenden Faktoren einer Altersdepression, die sich bei 20–30% der über 65jährigen entwickelt. In den letzten Jahrzehnten sind zunehmend auch junge Menschen gefährdet, wie Zahlen über den wachsenden Verbrauch von Antidepressiva in der Altersgruppe der 25- bis 40jährigen erkennen lassen. Steigende Anforderungen im Berufsleben, Reizüberflutung im Alltag, in dem die nötigen Ruhepausen der Freizeit oft zwanghaft mit Aktivitäten ausgefüllt werden, der Wegfall von Traditionen und familiären Bindungen sowie Schwierigkeiten im sozialen Umfeld begünstigen die Disposition zu depressiven Störungen.

Änderungen in der Befindlichkeit und Stimmungsschwankungen, die abhängig sind von äußeren Bedingungen (z. B. Wetter), körperlichen Einflüssen (Menstruation, Schwangerschaft, Klimakterium) oder zwischenmenschlichen Beziehungen (Partnerschaft, Arbeitsplatz) gehören zum Spektrum menschlichen Erlebens. Zwar haben **Verstimmungszustände,** die unsere schnellebige Zeit widerspiegeln und Ausdruck des Bemühens sind, den gestiegenen Ansprüchen und den oft damit einhergehenden Unsicherheiten und Versagensängsten gerecht zu werden, zugenommen. Doch haben diese noch keinen Krankheitswert. Auch die **Trauer** ist eine natürliche Reaktion auf den Verlust eines nahestehenden Menschen oder auf einen Schicksalsschlag und kann im Rahmen des oft sehr schmerzhaften Trauerprozesses meist nach angemessener Zeit aus eigener Kraft verarbeitet werden. Verstimmungszustände und Trauer können noch nicht als Depression klassifiziert werden, obwohl gelegentlich fließende Übergänge vorkommen und eine langwierige Trauer in eine Depression münden kann.

Unter einer **Depression** (von lat. deprimere = unterdrücken, herunterdrücken) versteht man ein psychisches Leiden, das auf die unterschiedlichsten Ursachen zurückzuführen ist und mit Veränderungen der Affektivität einhergeht. Im Vordergrund stehen je nach Schweregrad eine gedrückte Stimmung bis hin zu einem existentiellen Gefühl tiefster Niedergeschlagenheit. Diese affektive Beeinträchtigung, die jedes gewöhnliche Maß im Hinblick auf Dauer und Intensität des erlebten Gefühlszustands übersteigt, ist verbunden mit einer Verminderung des Antriebs und infolgedessen einer Einschränkung der Aktivität. Eine Depression ist durch psychische, körperliche und psychosoziale Symptome gekennzeichnet, die in unterschiedlicher Kombination und Ausprägung auftreten und zusammenfassend auch als **depressives Syndrom** bezeichnet werden.

Psychische Symptome äußern sich unter anderem in Interesselosigkeit, Gefühlsleere und als Unfähigkeit, Freude oder Trauer zu empfinden, ebenso in Reizbarkeit und innerer Unruhe sowie in Angstzuständen oder Schuldgefühlen. Zu den somatischen Symptomen gehören Schlaf- und Appetitstörungen, Antriebslosigkeit, erhöhte Ermüdbarkeit, gastrointestinale Beschwerden, Gewichtsverlust, Herz- und Kreislaufbeschwerden, Sekretionsstörungen (z. B. Mundtrockenheit), Beeinträchtigung von Stimme und Psychomotorik (leise, monotone Stimme, kraftloser, schleppender Gang). Psychosoziale Symptome betreffen den Rückgang zwischenmenschlicher Kontakte, Beziehungsstörungen, Probleme mit Familie oder Vorgesetzten sowie die Tendenz sich zu isolieren. Bei der sogenannten *larvierten Depression* (von lat. larva = Maske, Hülle, Larve) verlagern sich die psychischen Beschwerden und kommen als vegetative Übererregbarkeit und körperliche Symptome zum Ausdruck, wodurch die eigentliche Krankheitsursache oft lange Zeit nicht erkannt wird. Die Patienten klagen über Schlafstörungen oder Magenschmerzen, erst bei gezieltem Nachfragen werden innere Leere, Verzweiflung oder Ängste erwähnt. Liegen keine organischen Ursachen zugrunde, sind die körperlichen Beschwerden ernstzunehmende Alarmzeichen einer beginnenden oder bereits manifesten depressiven Störung. Depressionen stellen für den Betroffenen eine schwere Belastung dar, Resignation und Hoffnungslosigkeit bestimmen sein Verhalten. Keine andere psychische Störung ist von einer ähnlich starken Suizidalität geprägt, über 20% der depressiven Patienten haben einen Selbsttötungsversuch hinter sich. 1996 starben in Deutschland mehr als 12 000 Menschen durch Suizid, bei 40–60% war der Suizid vermutlich Folge einer Depression.

Eine Depression wird durch Zeiten von Krisen und Veränderungen (Klimakterium, Arbeitslosigkeit, Pensionierung) oder durch einen Schicksalsschlag ausgelöst; sie entsteht als Folge bestimmter körperlicher Erkrankungen (z. B. Infektionskrankheiten, Schilddrüsenunterfunktion) oder körperlich-seelischer Überforderung, ist Teil einer neurotischen Störung oder entwickelt sich durch Veränderungen im Gehirnstoffwechsel als biologisch erklärbare seelische Krankheit auf endogener Grundlage. In der deutschsprachigen Psychiatrie hat sich lange Zeit die Unterscheidung zwischen somatogenen (körperlich begründbaren), psychogenen (reaktiven und neurotischen) und endogenen Depressionen oder depressiven Persönlichkeitsstörungen bewährt. Heute setzt sich an ihrer Stelle zunehmend die international anerkannte **Klassifikation psychischer Störungen** nach dem Diagnoseschlüssel ICD-10 Kapitel V, der WHO durch, in der nach einer Vielzahl diagnostischer Begriffe stärker differenziert wird. Depressive Störungen, bei denen die Depression das vorrangig diagnostizierte Syndrom darstellt, werden im Abschnitt F3 unter „Affektive Störungen" eingeordnet, wobei das Spektrum von F32 *„Depressive Episode"* (z. B. leichte bzw. mittelgradige depressive Episode mit oder ohne somatischem Syndrom, schwere depressive Episode mit oder ohne psychotische Symptome) über F33 *„Rezidivierende depressive Störungen"* bis hin zu F34 *„Anhaltende affektive Störungen"* (z. B. Dysthymia) reicht. Unter der Bezeichnung **Dysthymia** versteht man eine chronisch-depressive Verstimmung, die nach Schweregrad und Dauer niemals oder nur selten die Kriterien für eine leichte oder mittelgradige depressive Störung erfüllt. Die Patienten fühlen sich oft monatelang ohne Antrieb, müde und depressiv, erleben jedoch zwischen den depressiven Phasen zusammenhängende Perioden von Tagen oder Wochen vergleichsweiser Normalität im Befinden. Eine Dysthymia beginnt meist im frühen Erwachsenenalter und besteht mindestes über mehrere Jahre, manchmal auch lebenslang.

Die Klassifikation ICD-10 verwendet durchgehend den Begriff „Störung" anstelle von „Krankheit" oder „Erkrankung". Die Verwendung dieses Begriffs „soll einen klinisch erkennbaren Komplex von Symptomen oder Verhaltensauffälligkeiten anzeigen, die immer auf der individuellen Ebene und oft auch auf der Gruppen- oder sozialen Ebene mit Belastung und Beeinträchtigung von Funktionen verbunden sind" [6].

Depressionen, Angst- und Schlafstörungen

Depressionen sind fast ausnahmslos von Schlafstörungen begleitet, die als frühes Krankheitszeichen schon vor einer depressiven Phase auftreten können und für den Patienten sehr belastend sind. Typisch für schwere Depressionen sind vor allem Wiedereinschlafstörungen mit einem Stimmungstief am frühen Morgen. Durch gleichzeitig auftretende Angststörungen besteht in der Praxis häufig eine **Symptomentrias** von Depression, Angst- und Schlafstörungen, wobei sich die Symptome teilweise überschneiden oder Mischsyndrome bilden. Bei mehr als der Hälfte der Patienten mit primärer Depression lautet die Zweitdiagnose Angststörung, nächtliches, angstbesetztes Erwachen oder Wachliegen in ängstlicher Anspannung prägen das klinische Bild. Ebenso berichten Patienten mit Angstneurosen über Phasen depressiver Verstimmungen. Die Ängste wiederum beeinflussen den Schlafablauf – verlängerte Einschlafzeit, wiederholte Aufwachvorgänge, Verlust von Tiefschlafanteilen – und sind wesentlich an der Entstehung von Schlafstörungen beteiligt.

14.2.2 Biochemie der Depression

Auf der biochemischen Ebene wurde lange Zeit ein Mangel bzw. ein Mißverhältnis der Überträgerstoffe Noradrenalin, Serotonin und Dopamin im ZNS als Ursache für die Entstehung von Depressionen angenommen. Diese Theorie stützt sich auf den Wirkmechanismus klassischer Antidepressiva, die in verschiedene Inaktivierungsvorgänge eingreifen und akut zu einem Mehrangebot an Neurotransmittern führen. In der Synapse (Abb. 14-2) sind bestimmte Enzyme zur Inaktivierung von Noradrenalin, Serotonin und Dopamin lokalisiert, die deren Wirkung und Verfügbarkeit in der Nervenzelle begrenzen. *Klassische Antidepressiva* hemmen die katabolen Enzyme **Monoaminooxidase, MAO,** die den intraneuronalen Abbau von Noradrenalin und Serotonin katalysiert und **Catechol-O-methyl-transferase, COMT,** die für die

Umwandlung und den Abbau der Transmitter außerhalb der Zelle verantwortlich ist. Andere Arzneistoffe, wie die trizyklischen Antidepressiva und besonders spezifisch die modernen Serotonin-Wiederaufnahme-Hemmer blockieren die aktive Wiederaufnahme von freigesetztem Serotonin und Noradrenalin aus dem synaptischen Spalt. Durch eine verstärkte Interaktion mit den postsynaptischen Rezeptoren wird dadurch zumindest kurzfristig die Überträgerfunktion dieser Neurotransmitter im ZNS erhöht. Aus der klinischen Anwendung ist jedoch bekannt, daß Antidepressiva eine Wirklatenz von zwei bis drei Wochen aufweisen und ihre Wirksamkeit aus diesem Grund nicht mit einem akuten Effekt dieser schnell einsetzenden Mechanismen erklärt werden kann. Man konnte nachweisen, daß im **ZNS adaptive Veränderungen** in der Empfindlichkeit von **Rezeptorsystemen**

(Abb. 14-3, 14-4) mit einem ähnlichen Zeitverlauf verbunden sind und in etwa zwei Wochen ihr Maximum erreichen. Die initial ausgelöste Konzentrationserhöhung der aminergen Transmitter führt offensichtlich als physiologische Antwort auf der postsynaptischen Seite zu adaptiven Veränderungen, die als bekanntesten Vorgang für sehr viele Antidepressiva die sogenannte *β-Down-Regulation*, d.h., eine Abnahme in der Dichte und Empfindlichkeit von adrenergen β-Rezeptoren betreffen. Die α-Rezeptoren der noradrenergen Synapse können entgegengesetzt durch Zunahme der Sensitivität reagieren und in ihrer Dichte hochreguliert werden (Up-Regulation), während Veränderungen an der serotoninergen Synapse vor allem eine Abnahme in der Dichte der $5-HT_2$-Rezeptoren betreffen. Je nach Substanztyp gelten $α_1$-, $α_2$-, β- oder $5-HT_2$-Re-

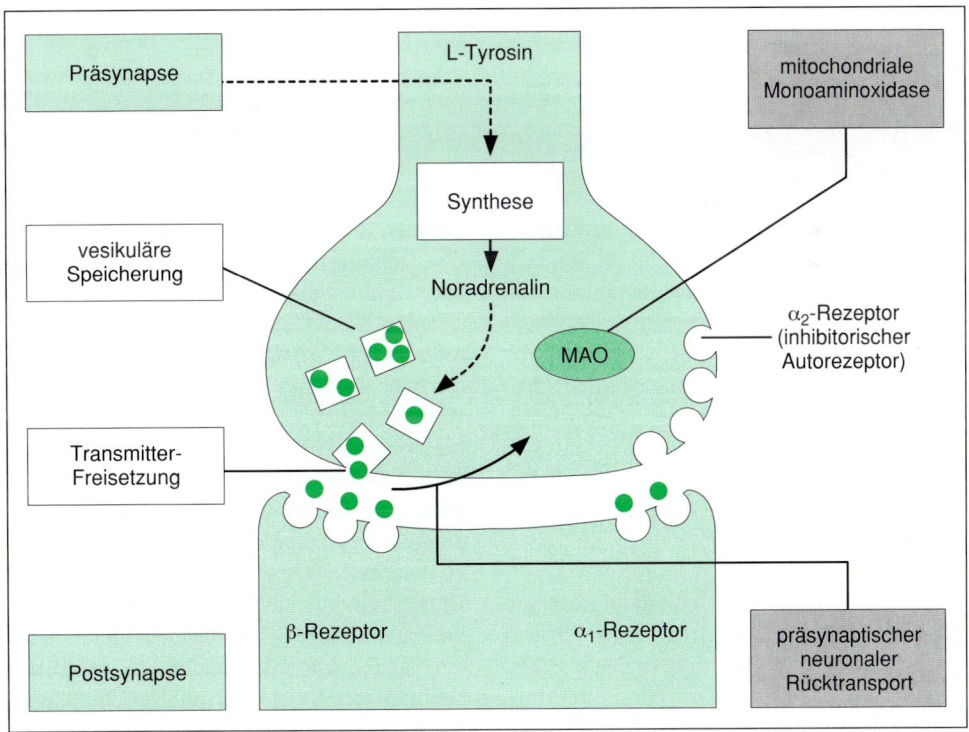

Abb. 14-2 Darstellung einer zentralen noradrenergen Synapse, nach [23].

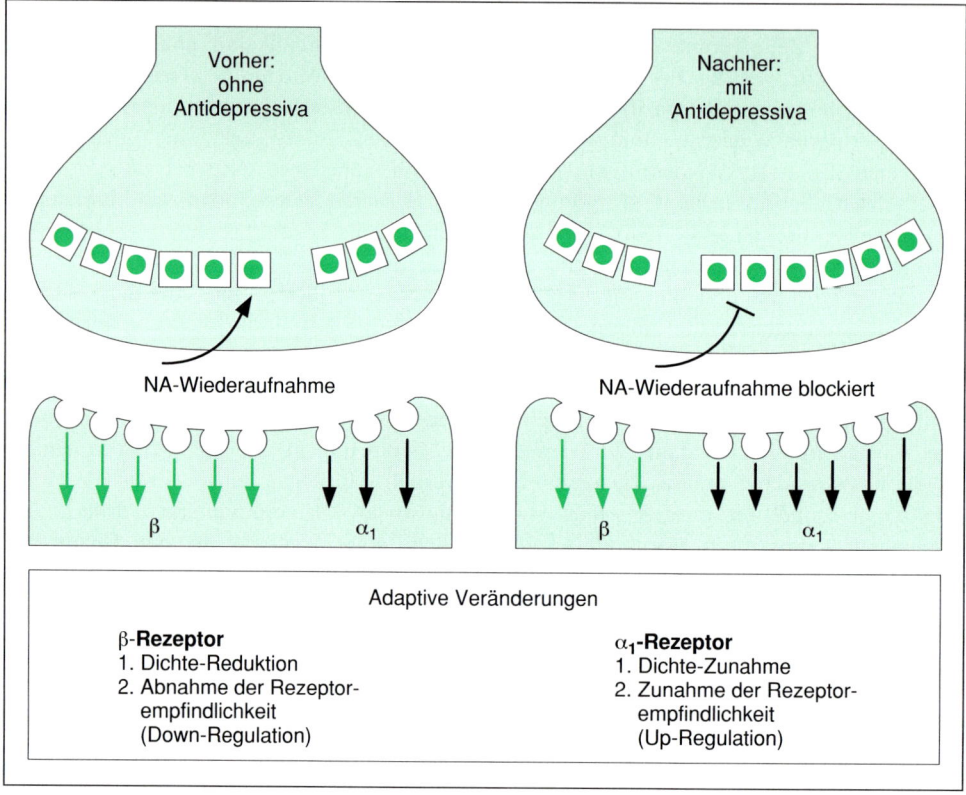

Vorher:
ohne
Antidepressiva

Nachher:
mit
Antidepressiva

NA-Wiederaufnahme

NA-Wiederaufnahme blockiert

β α_1 β α_1

Adaptive Veränderungen

β-**Rezeptor**
1. Dichte-Reduktion
2. Abnahme der Rezeptor-
   empfindlichkeit
   (Down-Regulation)

α_1-**Rezeptor**
1. Dichte-Zunahme
2. Zunahme der Rezeptor-
   empfindlichkeit
   (Up-Regulation)

Abb. 14-3 Adaptive Veränderungen der noradrenergen Synapse nach Therapie mit einem trizyklischen Antidepressivum, das die Wiederaufnahme von Noradrenalin blockiert, nach [24].

zeptoren als primärer Angriffspunkt für Antidepressiva. Die Übereinstimmung im zeitlichen Ablauf bestätigt die Annahme, daß die adaptiven Veränderungen an den zentralen Transmittersystemen eng mit der antidepressiven Wirksamkeit beim Menschen verknüpft sind.

14.2.3 Therapiemaßnahmen

Eine erforderliche Pharmakotherapie sollte immer in ein Gesamtkonzept eingebunden sein, das neben der Psychotherapie als Basisbehandlung soziotherapeutische Hilfen und Verhaltensregeln sowie Entspannungsübungen und physikalische Unterstützungsmaß-

nahmen umfaßt. Weitere Möglichkeiten in der Depressionsbehandlung sind Schlafentzug, Beschäftigungs- und Lichttherapie (bei saisonal ausgelösten affektiven Störungen). *Synthetische Antidepressiva* sind durch kardiovaskuläre und anticholinerge Effekte – Blutdrucksenkung, Schwindelgefühle, Mundtrockenheit, Miktionsbeschwerden, Obstipation, Sehstörungen – mit zum Teil sehr belastenden Nebenwirkungen behaftet. Aus diesem Grund werden sie in der Praxis häufig zu niedrig dosiert, was jedoch die Gefahr der Chronifizierung der depressiven Beschwerden mit sich bringt. Auch stehen viele Patienten Psychopharmaka ablehnend gegenüber, brechen schon bei geringfügigen Nebenwirkungen die Therapie ab oder nehmen das Medikament unregelmäßig ein. Eine Alternative

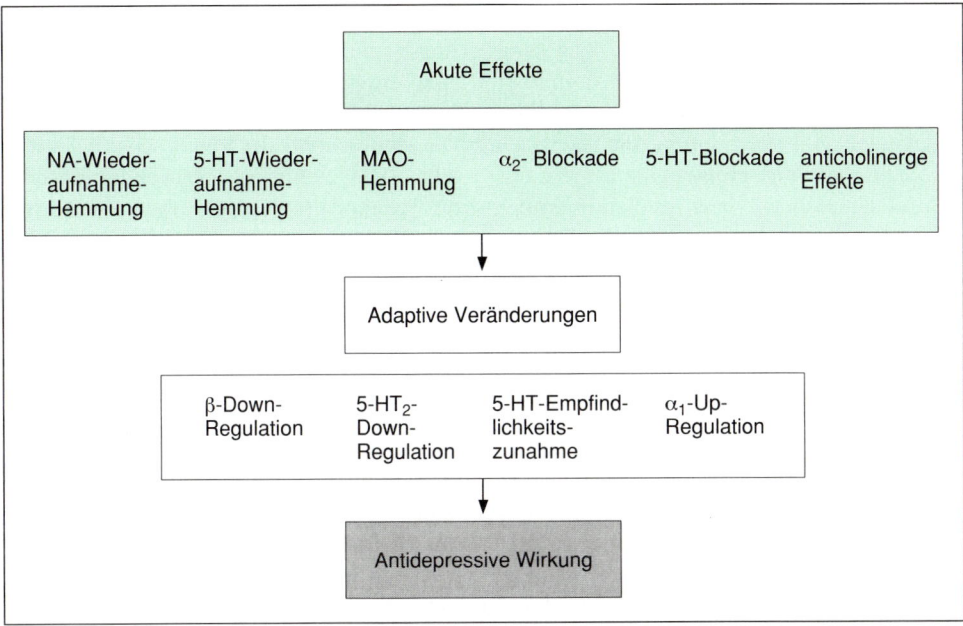

Abb. 14-4 Bedeutung von akuten Effekten und adaptiven Veränderungen für die antidepressive Wirkung, nach [24].

in der Behandlung von **leichten** bis **mittelschweren depressiven Störungen** bieten *psychotrope Phytopharmaka,* die vor allem im ambulanten Bereich chemische Antidepressiva teilweise ersetzen oder sinnvoll ergänzen können. Pflanzliche Präparate auf der Basis eines hochdosierten Johanniskrauttrockenextrakts haben sich in den letzten Jahren einen beträchtlichen Marktanteil erobert, wie in der Umsatzstatistik des deutschen Marktes an Antidepressiva abzulesen ist, die von einem Johanniskrautpräparat angeführt wird.

Johanniskraut – Hypericum perforatum

Zahlreiche durchscheinende ölhaltige Sekretbehälter geben den Blüten und Blättern des Johanniskrauts im Gegenlicht ein punktiertes oder getüpfeltes Aussehen, das sich in der Namensgebung („perforatum") widerspiegelt. Nach Erzählungen aus dem Volks-

mund soll der Teufel vor Wut über die besonderen Heilkräfte der Pflanze und ihre Wirkung gegen „böse Geister" die Blätter durchstochen haben. Johanniskraut enthält eine große Zahl von Substanzen oder Substanzgruppen, die zur arzneilichen Wirksamkeit beitragen können. In den **Sekretbehältern** finden sich **Harze, fettes** und **ätherisches Öl** mit roten Farbpigmenten, den *Hypericinen* (Naphthodianthronderivate) mit den Hauptverbindungen *Hypericin* und *Pseudohypericin.* Weitere Inhaltsstoffe sind **Flavone** und Flavonole (vorwiegend Glykoside des Quercetins wie *Hyperosid, Rutosid*), **Phenylcarbonsäuren** (*Chlorogen- und Kaffesäure*), **Procyanidine, Gerbstoffe** und Xanthone. Letztere haben aufgrund des geringen Gehalts keine Bedeutung als Wirkstoffe.

In den **Blüten** kommt neben *Biapigenin* und *Amentoflavon,* zwei seltenen Biflavonoiden, das Phloroglucinderivat *Hyperforin* vor, das eine den Hopfenbittersäuren ähnliche Struktur aufweist. Hyperforin, mengenmäßig der

Hauptinhaltsstoff, ist instabil und wird bei unsachgemäßer Trocknung oder Lagerung rasch abgebaut. Im ätherischen Öl kann es in Form von 2-Methyl-3-Buten-ol nachgewiesen werden, einer Verbindung, die bereits als Abbauprodukt der Hopfenbittersäuren mit zentral-dämpfender und schlaffördernder Wirkung bekannt ist (s. S. 369). Die Procyanidine wirken in vitro und möglicherweise auch in vivo als Lösungsvermittler für die schwerlöslichen *Hypericine*, wodurch sich deren Bioverfügbarkeit erhöht. Die Inhaltsstoffe sind quantitativ und qualitativ ungleich in der Pflanze verteilt und ihr Gehalt unterliegt – abhängig von den Wachstumsbedingungen – großen Schwankungen. Es hat sich gezeigt, daß die Pflanzen mit dem höchsten Hypericingehalt auch die höchste Konzentration an allen anderen Substanzen aufweisen. Dies ist insofern von Bedeutung, da aus der Gehaltsbestimmung eines Inhaltsstoffes Aussagen über die Qualität der Pflanze abgeleitet werden können. Zur Extraktherstellung wird das obere Drittel der Pflanze verarbeitet, nach unten zu nimmt der Gehalt aller Inhaltsstoffe mengenmäßig ab.

Johanniskraut wirkt **desinfizierend, antiviral** (gegen *Retro-* und *HIV-Viren*), **wundheilend und stimmungsaufhellend.** Seit Jahrhunderten wird es traditionell als Gerbstoffdroge bei Durchfallerkrankungen oder zu Mundspülungen, zur Förderung der Wundheilung oder als Leber- und Gallemittel verwendet. Bereits in der frühen christlichen Tradition steht es durch seine leuchtend gelben Blüten als Metapher für Licht und Sonne, eine antidepressive Wirkung war schon im 11. Jh. bekannt. Seit dem 16. Jh. findet sich in den Kräuterbüchern stets auch der Hinweis „fuga daemonum", der wie der volkstümliche Name „Teufelsflucht" seine Heilkraft gegenüber psychischen Krankheiten und den von „Dämonen besessenen Menschen" unterstreicht. In einem Kräuterbuch aus dem 17. Jh. wird es gegen die „fürchterlichen melancholischen Gedanken" empfohlen. Erfahrungsberichte der Neuzeit dokumentieren den erfolgreichen Einsatz von Johanniskraut bei depressiven Stimmungen, Angst- und Schlafstörungen und bestätigen eine erregungsdämpfende, den physiologischen Schlaf harmonisierende Wirkung.

Die Monographie der Kommission E aus dem Jahr 1984 nennt als Anwendungsgebiete für Johanniskraut **psychovegetative Störungen, depressive Verstimmungszustände, Angst** und/oder **nervöse Unruhe**. Unter dem psychovegetativen Syndrom werden funktionelle und/oder Befindlichkeitsstörungen zusammengefaßt, die durch Streß oder psychische Belastungssituationen hervorgerufen werden. Kennzeichnend sind ständig wechselnde Symptome – Kopf- und Magenschmerzen, Herzbeschwerden, Müdigkeit, Schwindelgefühle – im psychovegetativen System in kurzen Zeitabständen, ohne daß pathophysiologische oder organische Ursachen nachzuweisen sind. Rund ein Viertel der Bevölkerung ist von dieser Symptomatik betroffen; darunter mehr Frauen und Menschen, die in sozial schwächeren Verhältnissen leben, der Häufigkeitsgipfel liegt zwischen dem 20. und 40. Lebensjahr.

Pharmakologische Wirkungen

Die traditionelle Anwendungsform für Johanniskraut ist der Teeaufguß. Forschungsergebnisse der letzten Jahre lassen erkennen, daß die pharmakologische Wirkung in erster Linie an die lipophilen Inhaltsstoffe gebunden ist. In wäßrigen Auszügen werden bei einem Temperaturoptimum von 80 °C 10–20% des *Hypericins* und 30–40% des *Pseudohypericins* erfaßt. Zur Herstellung von Johanniskrautextrakten, die entsprechenden Fertigpräparaten zugrunde liegen, werden Methanol oder Ethanol bzw. deren Mischungen mit Wasser als Auszugsmittel verwendet. Mit 80% Methanol in Wasser lassen sich beide Hypericine nahezu quantitativ extrahieren.

Die bedeutendste Wirkung des Johanniskrautextrakts besteht in einer **Interaktion** mit **Enzymen** und **Rezeptoren** im **ZNS** mit Relevanz für eine antidepressive Aktivität. Lange

Zeit wurden die Hypericine, v.a. *Hypericin* und *Pseudohypericin*, als wirksamkeitsbestimmende Inhaltsstoffe betrachtet, neuerdings wird verstärkt *Hyperforin* in die Diskussion gebracht. Als isolierter Reinstoff ist *Hypericin* in verschiedenen In-vitro-Modellen kaum oder nur in sehr hoher Konzentration wirksam, während in den gleichen Modellen die Wirksamkeit des Gesamtextrakts deutlich höher liegt. Aufgrund der Untersuchungsergebnisse kann jedoch nicht ausgeschlossen werden, daß *Hypericin* in Gegenwart von lösungsvermittelnden Begleitsubstanzen im Gesamtextrakt wesentlich zur Wirksamkeit beitragen kann. Für *Hyperforin* konnte mittlerweile an allen für eine antidepressive Wirkung bedeutenden neuronalen Systemen eine gleich starke Hemmwirkung nachgewiesen werden. Diese wird nicht über eine Bindung an spezifische Bindungsstellen erklärt, sondern soll einem anderen Mechanismus folgen. Nach heutigem Wissensstand ist davon auszugehen, daß an der therapeutischen Wirksamkeit des Johanniskrautextrakts sowohl mehrere Wirkstoffe als auch mehrere Wirkmechanismen beteiligt sind.

Einfluß auf neuronale Systeme im ZNS

Die ursprüngliche Annahme, daß die antidepressive Wirksamkeit von Johanniskraut allein mit einer Hemmung der inaktivierenden Enzyme Monoaminooxidase MAO und Catechol-O-methyl-transferase COMT zu erklären ist, konnte in jüngsten Untersuchungen nicht bestätigt werden. In pharmakologischen Modellen wurde für den Johanniskrautextrakt in einem therapeutisch relevanten Dosisbereich eine **Hemmung der Wiederaufnahme** von *Serotonin, Noradrenalin, Dopamin* und *GABA* aus dem synaptischen Spalt nachgewiesen, während eine Hemmung der MAO und COMT nur mit relativ hohen Konzentrationen erreicht wurde. An der Inaktivierung der MAO sind Flavonoide und Hyperforin, an der Inaktivierung der COMT vor allem Flavonole beteiligt. Darüber hinaus

wurden **adaptive Veränderungen** im Sinne einer *Down-Regulation* der *β-Rezeptoren* durch den Johanniskrautextrakt beobachtet, ein Wirkmechanismus, der dem vieler Antidepressiva entspricht. Im Gegensatz zur Wirkung der trizyklischen Antidepressiva steht beim Extrakt die Zunahme der Dichte der 5-HT$_2$-Rezeptoren im Vordergrund. Diese Effekte beruhen vermutlich auf einer Interaktion von *Hyperforin* mit den Serotoninrezeptoren.

Weitere Untersuchungen weisen auf einen dopaminerg vermittelten Wirkmodus hin. *Hypericin* hemmt die Aktivität der Dopamin-β-Hydroxylase. Dieses Enzym unterstützt die Umwandlung von Dopamin zu Noradrenalin, seine Hemmung bewirkt eine Erhöhung der Dopaminkonzentration. Auch Ergebnisse aus Hormonmessungen, wie z.B. eine Absenkung des Prolaktinwerts, lassen eine Beeinflussung des dopaminergen Systems vermuten. Dopamin vermindert als physiologischer Prolaktinhemmer die Abgabe von Prolaktin aus der Hypophyse. Bereits in den 70er Jahren wurde auf eine mögliche Beteiligung von Dopamin an der Pathogenese der Depression aufmerksam gemacht.

Das Biflavon Amentoflavon bindet an Benzodiazepinrezeptoren im Transmittersystem der Gamma-Aminobuttersäure und soll zentralberuhigende Eigenschaften aufweisen.

Einfluß auf die Sekretion von Interleukin-6 (IL-6)

Hinweise auf einen möglichen Wirkmechanismus und einen Einfluß auf neuro-immuno-endokrine Regulationsmechanismen durch den Johanniskrautextrakt geben In-vitro-Untersuchungen, in denen eine deutliche **Hemmung der Interleukin-6-Freisetzung** festgestellt wurde. IL-6 aktiviert die Sekretion des Corticotropin-Releasing-Hormons, CRH, das die Ausschüttung von ACTH und damit die Synthese der Glucocorticoide regelt, umgekehrt steuert CRH auch die IL-6-Produktion. Ein hoher IL-6-Spiegel kann durch die Aktivierung der Hypothalamus-Hypophysen-

Nebennierenrinden-Achse eine Depression aufrechterhalten. Bei depressiven Patienten wurde eine vermehrte CRH-Sekretion im Hypothalamus und ein erhöhter Cortisolspiegel gemessen, während gleichzeitig die Zahl der CRH-Rezeptoren im ZNS erniedrigt war. Eine Verminderung der Interleukin-6-Freisetzung und damit der CRH-Konzentration im Gehirn könnte demnach eine Erklärung für die antidepressive Wirkung sein. Eine Überprüfung dieser Befunde in vivo steht noch aus.

Einfluß auf den Schlaf

In Untersuchungen zur Pharmakodynamik eines methanolischen Johanniskrautextrakts wurde der Einfluß auf die Schlafdauer und -qualität überprüft. Während der Behandlung wurde eine Zunahme der langsamwelligen Aktivität im Schlaf-EEG nachgewiesen. Im Gegensatz zu den trizyklischen Antidepressiva kam es weder zur Unterdrückung des REM-Schlafs, noch zur Verlängerung der REM-Latenz. Der prozentuale **Anstieg** des **Tiefschlafanteils** am Gesamtschlaf kann möglicherweise mit der *erhöhten Freisetzung* von *Interleukin-1 (IL-1)* aus den Monozyten unter Einnahme eines Hypericumextrakts erklärt werden, da IL-1 als Verstärker des langsamwelligen Schlafanteils gilt. In einer weiteren experimentellen Studie mit gesunden Probanden wurde eine Steigerung der nächtlichen Melatoninsekretion durch den Johanniskrautextrakt beobachtet. Melatonin steuert das Schlaf-Wach-Verhalten und wirkt schlaffördernd (s. S. 363).

Da Schlafstörungen zu den häufigsten Symptomen einer Depression zählen, die oft erheblichen Leidensdruck verursachen, hat die positive Beeinflussung des Schlafprofils in der Behandlung mit antidepressiv wirkenden Arzneimitteln besondere Bedeutung.

Klinische Wirksamkeit

Die klinische Wirksamkeit als Antidepressivum und die Verträglichkeit verschiedener Johanniskraut-Präparate wurden in den letzten 15 Jahren in zahlreichen kontrollierten Studien mit einer großen Patientenzahl entweder im Vergleich zu Placebo oder zu einer Standardtherapie – synthetisches Antidepressivum bzw. Lichttherapie – geprüft. Etwa die Hälfte der Studien wurde mit einem definierten methanolischen Hypericumextrakt (LI 160, Jarsin® bzw. Jarsin® 300), die andere Hälfte mit Präparaten auf der Basis eines ethanolischen Extrakts durchgeführt. Der depressive Zustand wird durch international validierte psychometrische Verfahren quantifiziert und die Wirksamkeit anhand von Beurteilungsskalen durch Befragen vor und nach der Therapie gemessen. Alle neueren Studien verwenden als **Fremdbeurteilungsverfahren** die HAMILTON DEPRESSIONS Scale, HAMD, die den Schweregrad einer Depression nach Einschätzung des Arztes erfaßt. In 21 Items werden depressive Stimmung (Hoffnungslosigkeit, Wertlosigkeit), Schuldgefühle, Schlafstörungen, Leistungsfähigkeit, psychische und somatische Angst (gastrointestinale oder kardiovaskuläre Begleiterscheinungen der Angst), körperliche Symptome, sowie Angaben zur Krankheitseinsicht und Tagesschwankungen abgefragt. Die Clinical-Global-Impression-Scale, CGI, wird auf Arztebene nach den drei Kriterien therapeutischer Erfolg, Zustandsänderung bei Therapieende und Änderung im Schweregrad der Erkrankung ausgewertet. Als **Selbstbeurteilungsverfahren** durch den Patienten stehen mehrere Methoden zur Verfügung. Beispiele sind die **Bef**indlichkeitsskala nach VON ZERSSEN Bf-S, die aus 28 Gegensatzpaaren wie froh – schwermütig, selbstsicher – unsicher, zögernd – bestimmt oder verlassen – umsorgt besteht. Sie macht Aussagen zum momentanen Gemütszustand und gibt Zustandsänderungen im subjektiven Befinden wider. Mit der **D**epressivitätsskala nach VON ZERSSEN D-S wird in 16 Befragungsgegenständen die Befindensbeeinträchtigung als depressive, ängstliche oder dysphorische Verstimmung angegeben.

In der Mehrzahl der Studien konnte die therapeutische Wirksamkeit von hochdosierten, standardisierten Johanniskrautextrakten auf der Basis der HAMD statistisch signifikant nachgewiesen werden. Der Unterschied gegenüber Placebo war bereits in den ersten zwei Wochen zu erkennen und vergrößerte sich im Laufe der Therapie weiter. **Schlafstörungen, neurovegetative** und **körperliche Symptome** wurden deutlich verbessert. Auch in der Selbsteinschätzung durch den Patienten zeichnete sich die klinische Überlegenheit des Verums innerhalb von sieben bis vierzehn Tagen ab und nahm während der nächsten Wochen weiter zu. Die HAMILTON-Response-Raten – ein Absinken des Gesamtpunktescores unter der Therapie um 50% bzw. unter einen Gesamtwert von 10 – entsprechen der Erfolgsrate synthetischer Antidepressiva und liegen im Mittel bei 70%. Der therapeutische Erfolg hängt vom Ausgangswert ab, d. h., die relative Besserung fällt um so größer aus, je höher der HAMD-Score zu Beginn der Therapie war. Bei der Bewertung muß allerdings eine Placebo-Response-Rate, abhängig von der Qualität der ärztlichen Betreuung zwischen 10 und 40%, miteinbezogen werden. Nach heutigen Ergebnissen läßt sich aussagen, daß standardisierte Johannis-

krautextrakte in ausreichender Dosierung bei 60–70% der Patienten mit leichten bis mittelschweren Depressionen antidepressiv wirken.

Studie Johanniskrautextrakt. *In einer multizentrischen, placebokontrollierten Doppelblindstudie, durchgeführt an 17 Praxen niedergelassener Ärzte für Neurologie und Psychiatrie, erhielten insgesamt 102 Patienten im Alter zwischen 18 und 70 Jahren vier Wochen lang 3mal täglich 1 Dragee Johanniskrautextrakt (LI 160) oder 3mal 1 Dragee eines äußerlich identischen Placebopräparats. In der 5. und 6. Woche nahmen die Patienten beider Gruppen das Verum in der Dosierung 3mal 1 Dragee ein. Kontrolluntersuchungen erfolgten in der 2., 4. und 6. Behandlungswoche. Die Beurteilung der Wirksamkeit und Verträglichkeit wurde anhand der* HAMILTON*-Depressionsskala, HAMD, der Depressivitätsskala nach* VON ZERSSEN*, D-S, des Beschwerde-Erfassungsbogen, BEB, und der Clinical-Global-Impression-Scale, CGI, vorgenommen. Der HAMD-Gesamtscore (Abb. 14-5) verringerte sich im Verlauf von vier Wochen in beiden Patientengruppen, der Unterschied zwischen Verum und Placebo war sowohl nach zwei als auch nach vier Wochen statistisch signifikant. Die Verbesserung setzte sich in der 6. Woche kontinuierlich fort, eine deutliche Verbesserung war auch in der ursprünglichen Placebogruppe zu beobachten, die ab der 5. Woche ebenfalls das Verumpräparat erhielt. In der 4. Woche betrug die Hamilton-Response-Rate in der Verumgruppe 70% im Gegensatz zur Placebogruppe mit 24%. Auch die Werte der D-S verringerten sich unter Verum und lagen nach vier Wochen in dem für Gesunde angegebenen Bereich,*

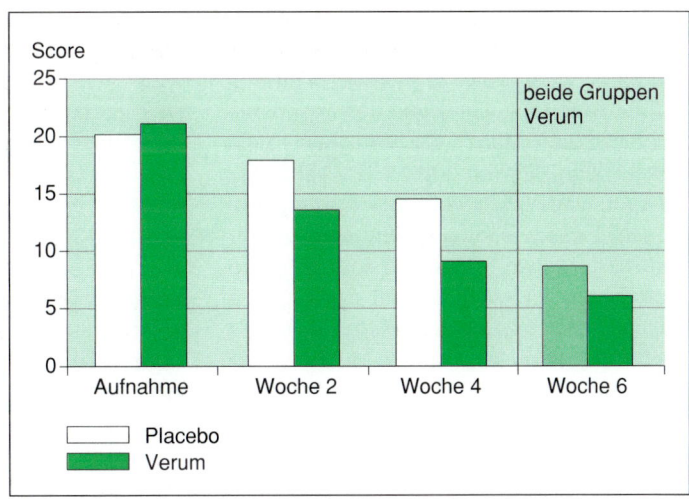

Abb. 14-5 Verlauf des HAMD-Scores in einer placebokontrollierten Doppelblindstudie mit hochdosiertem Johanniskrautextrakt, nach [43].

während der Normalbereich unter Placebo über die gesamte Behandlungsdauer nicht erreicht wurde. Die Verträglichkeit des Prüfpräparats kann als sehr gut beurteilt werden. Nur drei von 96 Patienten gaben leichte Nebenwirkungen an (Schlafstörung und Kopfschmerzen bzw. gastrointestinale Beschwerden).

Aus Vergleichsstudien, die unter anderem gegen Imipramin als Referenzsubstanz durchgeführt wurden, läßt sich ableiten, daß die Wirksamkeit von Johanniskrautextrakten in einer Dosierung von 900 mg pro Tag derjenigen von synthetischen Standard-Antidepressiva durchaus gleichwertig ist. Imipramin aus der Gruppe der trizyklischen Antidepressiva wirkt depressionslösend und stimmungsaufhellend. Im Behandlungsverlauf wurden die Punktwerte der HAMILTON-Depressionsskala und der Depressivitätsskala nach VON ZERSSEN sowohl in der Johanniskrautgruppe als auch in der Imipramingruppe deutlich reduziert, zwischen den Gruppen bestand kein signifikanter Unterschied. Die Auswertung der Clinical-Global-Impression-Scale ergab für alle drei Kriterien in beiden Behandlungsgruppen gleichartige Verbesserungen, die jedoch bei den Patienten mit der Johanniskrautmedikation jeweils etwas stärker ausgeprägt waren.

Aus allen Studien geht hervor, daß sich Johanniskrautpräparate durch eine **sehr gute Verträglichkeit** auszeichnen, die weit besser ist als von klassischen Antidepressiva bekannt. Johanniskraut hat keine sedierenden Eigenschaften und keinen negativen Einfluß auf die Aufmerksamkeit und das Reaktionsvermögen bei depressiven Patienten, auch besteht kein Gewöhnungs- oder Abhängigkeitspotential. Nach den vorliegenden Studienergebnissen können hochdosierte, standardisierte Johanniskrautextrakte aufgrund ihrer hohen Wirksamkeit und der geringen bis fehlenden Nebenwirkungen bei **leichteren affektiven Störungen,** die die Mehrzahl der Fälle ausmachen, als Mittel der Wahl eingesetzt werden. Sie eignen sich zur Behandlung **depressiver Verstimmungszustände** im Zusammenhang mit hormonellen Umstellungen

im Klimakterium, eine Anwendung zur Behandlung des prämenstruellen Syndroms wird diskutiert. Johanniskraut kann bei Winterdepressionen oder dem sogenannten Burned-out-Syndrom gegeben werden. Auch in der **Begleitung** einer **Trauerreaktion,** in der eine längerfristige medikamentöse Intervention erforderlich sein sollte, sind eher psychotrope Phytopharmaka anzuraten, da diese nicht in den notwendigen Trauerprozeß eingreifen. Bisher ist noch nicht geklärt, ob sich bei mittelschweren oder schweren Depressionen eventuell eine adjuvante Therapie mit Johanniskrautpräparaten anbietet.

Dosierung und Anwendungsdauer

Voraussetzung für eine therapeutische Wirksamkeit ist eine ausreichend hohe Dosierung, empfohlen werden 3mal täglich 300 mg Extrakt. Die Fertigpräparate, die heute den Markt bestimmen, sind bis auf wenige Ausnahmen auf einen *Gesamthypericingehalt* standardisiert und – bezogen auf die Tagesdosis – mit 900 mg Extrakt, entsprechend 2700 µg Gesamthypericin wesentlich höher dosiert als noch vor 10 Jahren mit 240 mg Extrakt, entsprechend 300 µg Hypericin. Ein Wirkungseintritt ist nach 10–14 Tagen zu erwarten, ähnlich den trizyklischen Antidepressiva, die eine Wirklatenz von zwei bis drei Wochen haben. Als Therapiedauer wird ein Zeitraum von mindestens drei Monaten angegeben, nach weitgehender Besserung der Symptome ist ein langsames Ausschleichen der Therapie über einen Monat hinweg einem plötzlichen Absetzen vorzuziehen. Aussagen über eine Langzeitanwendung von Johanniskraut liegen zum momentanen Zeitpunkt nicht vor.

Nebenwirkungen

In Publikationen aus dem Bereich der Veterinärmedizin wird vom **Hyperizismus,** der sogenannten Lichtkrankheit bei Weidetieren berichtet. Sie besteht in einer erhöhten Lichtempfindlichkeit nach dem Verzehr von Johanniskraut und betrifft vor allem hellhäutige

Tiere. Durch *Hypericin* als photodynamischer Substanz im Zusammenwirken mit Licht bestimmter Wellenlänge treten Hautrötungen und -reizungen bis hin zur Bläschenbildung auf. Voraussetzung für diese phototoxische Hautreaktion ist eine definierte Menge an Hypericin, die jedoch wesentlich höher liegt als die therapeutisch empfohlene Tagesdosierung für den Johanniskrautextrakt. Obwohl beim Menschen bisher noch kein derartiges Krankheitsbild beschrieben wurde, wird vorsorglich auf dieses Nebenwirkungsrisiko hingewiesen, das bei besonders hellhäutigen Menschen und bei der Anwendung von Solarien berücksichtigt werden sollte. Eine Verstärkung photosensibilisierender Eigenschaften anderer Arzneistoffe durch Johanniskraut wäre denkbar. Momentan werden Untersuchungen zur Phototoxizität beim Menschen durchgeführt. Weitere Nebenwirkungen sind selten und betreffen gelegentliche Magen-Darm-Beschwerden, Übelkeit, allergische Hautreaktionen oder Schwindel. Über Wechselwirkungen von Johanniskrautpräparaten mit anderen Arzneimitteln ist bisher nichts bekannt; eine Wechselwirkung von Alkohol und Johanniskraut in bezug auf die psychomotorische und mentale Leistung kann aufgrund von Studienergebnissen ausgeschlossen werden.

Grenzen der Phytotherapie

Schwere Depressionen eignen sich grundsätzlich nicht für eine Behandlung mit Phytopharmaka. Tritt während einer Therapie mit einem Johanniskrautpräparat bei leichten depressiven Störungen nach vier bis sechs Wochen keine Besserung ein oder verändert sich das Beschwerdebild von einem leichten zu einem mittelschweren Ausprägungsgrad, muß wegen dem schwer abzuschätzenden Verlauf der Depression rechtzeitig eine Behandlung mit einem synthetischen Antidepressivum eingeleitet werden. Dies gilt in besonderem Maße bei den geringsten Anzeichen einer **Suizidgefährdung.** Synthetische

Antidepressiva haben eine Wirklatenz von zwei bis drei Wochen und müssen langsam aufdosiert werden. Damit der Patient nicht in eine Therapielücke fällt, wird in diesem Fall das Johanniskrautpräparat weiter gegeben und erst dann langsam ausschleichend abgesetzt, wenn für das Antidepressivum die Enddosierung erreicht ist. Nach Abklingen der akuten Symptomatik ist unter Umständen eine kombinierte Weiterbehandlung mit Johanniskrautextrakt und Psychopharmaka oder Tranquilizern möglich.

Ausreichende Erfahrungen über eine Anwendung von Johanniskrautpräparaten während Schwangerschaft und Stillzeit sind noch nicht dokumentiert, ebenso ist bisher nichts bekannt über eine prophylaktische Wirkung bei bipolaren affektiven Störungen, d. h. bei Störungen, die durch wiederholte manische und depressive Phasen charakterisiert sind.

Präparate

Johanniskraut-Präparate

Esbericum® Kapseln/Esbericum® forte Dragees
Felis Dragees/Felis 425 Kapseln/Felis Tropfen
Helarium® Hypericum Dragees
Hyperforat® Dragees, Tropfen, Injektionslösung
Hypericum Stada® N Kapseln
Jarsin® 300 Dragees
Kira® Dragees
Neuroplant 300 Filmtabletten
Psychotonin® 300 Kapseln/-M Tinktur

Kombinationspräparate

Sedariston® Konzentrat Kapseln – Johanniskraut, Baldrianwurzel
Psychotonin®-sed. Kapseln/-Tinktur – Johanniskraut, Baldrianwurzel

14.3 Angststörungen

Bewährte Droge: Kava-Kava-Wurzelstock – Piperis methystici rhizoma.

Angst ist ein wesentlicher Bestandteil menschlichen Erlebens. Sie ist als Symptomäußerung des Körpers auf seelische Belastungen bekannt und dient der Vermeidung oder der Abwehr innerer und äußerer Gefahren. Ähnlich dem Schmerz hat sie eine wichtige Schutzfunktion, die nicht nur vor einer Schädigung des Organismus warnt, sondern sich auch gegen Bedrohungen durch die Außenwelt richtet. Die Angst vor realen Gefahren – Unfällen, Katastrophen oder Krankheiten – löst Fluchtreaktionen aus oder mobilisiert Aggressionen und Abwehrmechanismen. Die Erfahrung der Angst, der Umgang mit der Angst und die Fähigkeit zu ihrer Bewältigung sind wichtige Lernschritte in der Entwicklung jedes Menschen. Frühere Angsterlebnisse und ihre Verarbeitung bestimmen ebenso wie die Persönlichkeitsstruktur und die momentane psychische und körperliche Verfassung das Ausmaß der realen Angst und die dadurch ausgelösten Reaktionen. Im Gegensatz zur normalen Angstreaktion, der ein erkennbares und von außen nachvollziehbares Ereignis zugrunde liegt, bekommt die Angst Krankheitswert, wenn sie als sogenannte *frei flottierende Angst* nicht auf etwas Bestimmtes bezogen ist und sich in einem ständigen, für den Patienten oft qualvollen Gefühl der Bedrohung und des hilflos Ausgeliefertseins äußert. Übertriebene und unrealistische Ängste können auch bei verschiedenen psychiatrischen Krankheitsbildern, u. a. bei Depressionen im Vordergrund stehen.

Angst wird als unangenehmer Zustand von Anspannung und Erregung erlebt. Sie tritt als psychosomatischer Vorgang in vielgestaltiger Symptomatik in Erscheinung, indem die körperlichen Symptome sowohl Ausdruck der Überlastungs- oder Überforderungssituation als auch unmittelbares Korrelat des seelischen Geschehens sind. Somatische Symptome ohne Organbefund und wechselnde Beschwerdebilder sind immer ein Hinweis auf eine psychische Genese. Als Kriterien zur Unterscheidung zwischen normaler und pathologischer Angst und zur Erfassung des Schweregrads einer Angststörung werden die Unangemessenheit gegenüber der realen Bedrohung, die Intensität und Dauerhaftigkeit der Symptomausprägung, der subjektive Leidensdruck, sowie das gleichzeitige Vorhandensein psychischer und körperlicher Symptome herangezogen. Klinisch lassen sich **verschiedene Formen** von **Angststörungen** unterscheiden. Nach dem amerikanischen Klassifikationsschema DSM-III-R (Diagnostisches und statistisches Manual psychischer Störungen) werden sie entsprechend der vorherrschenden Syndrome in Panikstörung, generalisierte Angststörung, posttraumatische Belastungsstörung, Zwangsstörung und Phobien eingeteilt. Seit 1992 erfolgt international eine Diagnose und Einteilung der Angststörungen durch die Internationale Klassifikation psychischer Störungen ICD-10, Kapitel V, der Weltgesundheitsorganisation, die sich an der DSM-III-R orientiert. Die 10. Revision der ICD ist durch eine stärkere Berücksichtigung klinischer Erfahrungen geprägt und betont das Zusammenspiel zwischen psychischen und somatischen Symptomen. Angststörungen sind im Abschnitt F4 der ICD-10, der „Neurotische, Belastungs- und somatoforme Störungen" umfaßt, hauptsächlich unter F41 als *Panikstörung, generalisierte Angststörung, Angst* und *depressive Störung gemischt* und oder *sonstige Angststörungen* eingeordnet.

14.3.1 Generalisierte Angststörung

In Hinblick auf eine Indikation für Phytopharmaka ist die generalisierte Angststörung von besonderem Interesse. Sie tritt oft im Zusammenhang mit andauernden äußeren Belastungssituationen oder Verlusterlebnissen auf und kommt bei Frauen häufiger vor. Als

prädisponierende Faktoren gelten bestimmte Persönlichkeitsmerkmale, unter anderem ein Mangel an Selbstwertgefühl und Selbstvertrauen oder eine Überempfindlichkeit gegenüber Zurückweisungen. Die Patienten leiden unter anhaltenden, unrealistischen Ängsten, die nicht auf bestimmte Situationen beschränkt bleiben und in nicht adäquaten Befürchtungen zum Ausdruck kommen. Wiederholt werden Sorgen und Vorahnungen geäußert, dem Patienten selbst oder einem nahen Angehörigen könnte bald ein Unglück zustoßen oder es drohe eine schwere Krankheit. Die psychische Angstsymptomatik drückt sich als körperliche Angst in Form von motorischer Anspannung (körperlicher Unruhe, Spannungskopfschmerz, Unfähigkeit sich zu entspannen) und vegetativer Übererregbarkeit (Benommenheit, Schwitzen, Zittern, Herzklopfen, Schwindelgefühle, Oberbauchbeschwerden) aus. Zeichen einer Hypervigilanz oder erhöhten Aktiviertheit sind Konzentrationsschwierigkeiten, Reizbarkeit, Nervosität und das Gefühl, getrieben zu sein. *Psychische Angst, körperliche Beschwerden* und *Hypervigilanz* stehen miteinander in enger Beziehung. Die Wahrnehmung somatischer Angstsymptome kann das Gefühl der Angst weiter verstärken. Die Hypervigilanz ist einerseits Bestandteil der Angst, andererseits selbständiges Geschehen und steht manchmal als Ausdruck unausgesprochenen Angstempfindens im Vordergrund. Durch den engen Zusammenhang zwischen Angst, Ein- und Durchschlafschwierigkeiten, sollte in der Beurteilung von Patienten mit Angst- oder Schlafstörungen immer eine Koinzidenz beider Syndrome berücksichtigt werden.

Der Verlauf der Angststörung ist unterschiedlich und zeigt eine Tendenz zu Schwankungen und Chronifizierung. Nach den diagnostischen Leitlinien der ICD-10 für das Vorliegen einer generalisierten Angststörung „muß der Patient primäre Symptome von Angst an den meisten Tagen, mindestens mehrere Wochen lang, meist mehrere Monate, aufweisen". Treten vorübergehend und während jeweils weniger Tage andere Symptome, z. B. einer Depression auf, die jedoch nicht die vollständigen Kriterien für eine depressive Episode erfüllen, wird damit eine generalisierte Angststörung (Abb. 14-6) als Hauptdiagnose nicht ausgeschlossen.

Motorische Spannung	Vegetative Übererregbarkeit	Hypervigilanz
Zittern, Zucken und Beben	Atemnot oder Beklemmungsgefühle	sich angespannt fühlen
Muskelspannung und Schmerzen oder Empfindlichkeit	Palpitationen oder beschleunigter Herzschlag (Tachykardie)	ständig „auf dem Sprung sein"
Ruhelosigkeit	Schwitzen oder kalte, feuchte Hände	übermäßige Schreckhaftigkeit
leichte Ermüdbarkeit	Mundtrockenheit	Konzentrationsschwierigkeiten
	Benommenheit oder Schwindel, Übelkeit	„Black out" aus Angst
	Durchfälle oder andere abdominelle Beschwerden	Ein- oder Durchschlafstörungen
	Hitzewallungen oder Kälteschauer, Schluckbeschwerden oder Kloßgefühl im Hals	Reizbarkeit

Abb. 14-6   Charakteristische Symptome generalisierter Angststörungen nach DSM-III-R, nach [5].

Aus heutiger Sicht kann man davon ausgehen, daß Angststörungen mit klar definierten biologischen Vorgängen im zentralen Nervensystem einhergehen, die **Veränderungen** an **Neurotransmittersystemen** betreffen. Die Beobachtung, daß sich Arzneistoffe, die eine Wiederaufnahme von Noradrenalin im ZNS hemmen, zur Therapie von Angststörungen eignen, führte zu der Annahme, daß adrencrgc Ncuronc in bestimmten Hirnbereichen überreaktiv werden. Wahrscheinlich ist auch eine Beteiligung der Rezeptoren des serotoninergen Systems und des GABA-Benzodiazepin-Rezeptorkomplexes. Die Gamma-Aminobuttersäure, GABA, ist der wichtigste inhibitorische Neurotransmitter im ZNS. Eine Beeinträchtigung ihrer Überträgerfunktion führt zu einer unzureichenden Hemmung, was einer verstärkten Erregung der Neurone entspricht.

14.3.2 Pflanzliches Anxiolytikum

In der Behandlung von psychomotorischen Unruhe-, Angst- und Spannungszuständen und generalisierten Angststörungen leichteren Schweregrads haben sich Phytopharmaka auf der Basis eines Trockenextrakts aus dem Wurzelstock von *Kava-Kava* bewährt.

Kava-Kava – Piper methysticum

Die psychotropen Wirkungen der Kava-Droge sind bereits aus der traditonellen Erfahrung bekannt. Seit altersher bereiten die Einwohner Polynesiens aus dem Wurzelstock der Kava-Kava-Pflanze ein Getränk, das Entspannung und Gelassenheit hervorruft, ohne das Bewußtsein zu trüben. Bei Einnahme einer geringen Menge steht eine erfrischende, anregende und euphorisierende Wirkung im Vordergrund, übermäßiger Gebrauch führt zu motorischer Ataxie, d.h., zu Störungen in der Koordination von Bewegungsabläufen.

Auch von einer schmerzlindernden und schlaffördernden Wirkung wird berichtet. In Europa wurde der *Kava-Kava-Wurzelstock* bereits Ende des vorigen Jahrhunderts wissenschaftlich untersucht und erste kristalline Bestandteile isoliert. Wesentliche Inhaltsstoffe sind **lipophile α-Pyron-Verbindungen,** die **Kava-Pyrone** oder **Kava-Lactone** mit den Hauptverbindungen *Kawain, Methysticin* und *Yangonin,* die abhängig von der Herkunft in unterschiedlichen Mengenverhältnissen vorliegen. Der Gesamtgehalt des α-Pyron-Gemisches in der Rohdroge beträgt etwa 5–8%. Weitere Inhaltsstoffe sind **Chalcone** (gelbe Farbstoffe), **Ketone, Sterine** und **freie Carbonsäuren.** Die Kava-Pyrone sind optisch aktive Substanzen und werden von der Pflanze nur als rechtsdrehende (+)-Enantiomere aufgebaut, während bei der chemischen Synthese das Razemat entsteht.

Lösungen von optisch aktiven Substanzen sind in der Lage, die Schwingungsebene des polarisierten Lichtes in einem bestimmten Winkel zu drehen. Diese Verbindungen kommen in zwei Konfigurationen als Spiegelbildisomere vor, die nach der Drehung der Schwingungsebene als rechts-(+)-drehende (im Uhrzeigersinn) und als links-(–)-drehende (gegen den Uhrzeigersinn) Enantiomere unterschieden werden. Ein Gemisch aus gleichen Teilen rechts- und linksdrehender Enantiomere wird als Razemat bezeichnet. Die entgegengesetzten und gleichgroßen Drehwerte heben sich auf und das Razemat ist nicht mehr optisch aktiv. Razemat und Enantiomere können verschiedenartige physikalisch-chemische Eigenschaften aufweisen und daher auch in ihren pharmakologischen Wirkungen stark voneinander abweichen.

Die reinen Kava-Pyrone sind in Wasser sehr schwer löslich und werden schlecht resorbiert. Lösungsvermittelnde Begleitsubstanzen im Kava-Kava-Rhizom tragen dazu bei, daß die Wasserlöslichkeit und damit das Resorptionsverhalten der Kava-Pyrone im Gesamtextrakt verbessert wird. Außerdem beeinflussen sich die einzelnen Kava-Pyrone gegenseitig synergistisch in ihrem Lösungs- und Resorptionsverhalten, wodurch sich im Extrakt die Bioverfügbarkeit der schwerer resorbierbaren Verbindungen erhöht. Bei einer Extraktion mit Alkohol-Wasser-Mischungen nimmt zwar der Gehalt an Kava-Pyronen zu, es gehen aber auch harzige, resorptionsbehindernde Bestandteile in Lösung. Um einen Extrakt mit einer möglichst hohen Konzentration an wirksamkeitsbestimmenden Kava-Pyronen bei gleichzeitig guter Löslichkeit und Resorbierbarkeit zu erhalten, wurde zur Gewinnung eines *Kava-Spezialextrakts* ein kontrolliertes, mehrstufiges Verfahren mit einem Aceton-Wasser-Gemisch als Extraktionsmittel entwickelt. In diesem Herstellungsprozeß werden die Kava-Pyrone auf 70% angereichert, während unerwünschte Substanzen – Harze oder Flavocaine – auf ein Minimum reduziert werden. Zusätzlich sind im Spezialextrakt 30% resorptionsfördernde Begleitstoffe enthalten. Fertigpräparate basieren entweder auf diesem Kava-Spezialextrakt oder auf mit lipophilen Extraktionsmitteln gewonnenen Trockenextrakten mit einem angereicherten Pyrongehalt von mindestens 30%. In zahlreichen Untersuchungen wurde der Nachweis erbracht, daß die *Kava-Pyrone* in ihrer Gesamtheit für die pharmakologische Wirkung des Kava-Extrakts verantwortlich sind und sich nur hinsichtlich der Wirkungsstärke und der Pharmakokinetik voneinander unterscheiden. Die pharmakologischen Wirkungen des Kava-Extrakts betreffen überwiegend das **zentrale Nervensystem.** Aufgrund ihrer ausgeprägten Lipophilie überwinden die Kava-Pyrone leicht die Blut-Hirn-Schranke und sind im ZNS verfügbar. Wirkungen an peripheren Organen, wie z. B. antiarrhythmische Effekte am Herzmuskel, antiphlogistische Eigenschaften oder spasmolytische Effekte an der glatten Darmmuskulatur, sind für die therapeutische Anwendung als **Anxiolytikum** von untergeordneter Bedeutung. Bereits in der ethnographischen Literatur werden eine motorisch lähmende Wirkung auf die Skelettmuskulatur, ein überwältigendes Schlafbedürfnis nach dem Genuß größerer Mengen des Kava-Tranks, entspannende und beruhigende Eigenschaften beschriebenen. Experimentelle Ergebnisse der letzten Jahrzehnte bestätigen eine **zentral**

muskelrelaxierende, angstlösende und **schlafbegünstigende** Wirkung. Demnach entspricht das Wirkprofil des Kava-Extrakts dem der Benzodiazepine als synthetische Tranquilizer. Während die Kava-Pyrone eindeutig als wirksamkeitsbestimmende Inhaltsstoffe identifiziert wurden, besteht noch keine Klarheit über den Wirkmechanismus. Diskutiert werden eine Hemmung des spannungsabhängigen Na^+-Kanals, eine allosterische Beeinflussung des $GABA_A$-Rezeptors und eine Bindung an den Histamin-H_3-Rezeptor.

Pharmakologische Wirkungen

Zentral muskelrelaxierende und antikonvulsive Wirkung

Als Angriffspunkt für die zentrale Muskelrelaxation gelten spinale und supraspinale Zentren wie die Formatio reticularis und die von hier ausgehenden absteigenden Bahnen. Bereits niedrige Konzentrationen der *Kava-Pyrone* **hemmen** den **tonischen Dehnungsreflex,** ohne daß in diesen Dosen die neuromuskuläre Übertragung oder andere Fremd- und Eigenreflexe beeinflußt werden. Der Dehnungsreflex dient zur Kontrolle des Muskeltonus und der Stütz- und Haltemotorik, seine Hemmung bedeutet eine Abnahme des Skelettmuskeltonus. Obwohl die muskelrelaxierende Wirkung mit der der Benzodiazepine vergleichbar ist, konnte keine Interaktion mit Benzodiazepinrezeptoren gezeigt werden.

In verschiedenen Konvulsionsmodellen wurden antikonvulsive Eigenschaften des Kava-Extrakts nachgewiesen, die vermutlich über eine Hemmung der zentralnervösen Krampfausbreitung zustande kommen.

Tranquilierende Wirkung – Dämpfung der limbischen Systems

Eine Erregungsdämpfung durch die Kava-Pyrone läßt sich in einem Standardtest durch eine Verkürzung oder Aufhebung der Nachentladungsreaktionen hirnelektrisch nachweisen. Die elektrische Reizung bestimmter Strukturen im limbischen System führt bei verschiedenen Tierarten nach Reizende zu hypersynchronisierten, generalisierenden Spitzenentladungen, die als Zuckungen der Nackenmuskulatur und Pupillenerweiterung zum Ausdruck kommen. Eine Unterdrückung der Nachentladungsreaktion durch Arzneistoffe stellt ein Maß für die Dämpfung des limbischen Systems dar. Die **Erregungsdämpfung** der *Kava-Pyrone* in diesem Testmodell entspricht der Wirkung des Benzodiazepinderivats Diazepam. Als bevorzugte Angriffsorte im limbischen System wurden die Mandelkerne (Nucleus amygdalae) und ihre Projektionen zu anderen Hirnstrukturen wie dem Hippocampus, dem Hypothalamus und der Formatio reticularis erkannt. Hinweise auf eine angstbeseitigende, gleichgültigmachende Wirkung des Kava-Extrakts ergeben sich aus **Veränderungen** der **elektrischen Aktivität** im **Mandelkern** und der Ausbildung von hochamplitudigen Delta-Wellen bis hin zu fortlaufenden Alpha- und Beta-Synchronisationen in den Ableitungen des Mandelkerns. Im EEG ist als hippokampale Antwort auf die Reizung des Mandelkerns eine deutliche Amplitudensteigerung abzulesen. Der Bereich des Mandelkerns ist an den meisten emotionalen Prozessen beteiligt und wird als die Struktur im Gehirn angesehen, die für die Angst verantwortlich ist. Eine Verminderung der Aktivität der Mandelkerne und ihrer Projektionen bedeutet eine Absenkung der emotionalen Erregbarkeit. Die Nivellierung affektiver Mißempfindungen führt zu deutlichen anxiolytischen Effekten.

Schlafbegünstigende Wirkung

Im Schlaf-EEG ist eine Verbesserung der Schlafqualität und eine Verlängerung der Gesamtschlafzeit durch den Kava-Extrakt zu erkennen. Einschlafphase, leichter Schlaf und REM-Latenzen werden verkürzt, die Tiefschlafstadien 3 und 4 nehmen zu und REM-Schlafphasen werden nicht unterdrückt. Aus experimentellen Befunden geht hervor, daß die Kava-Pyrone nicht zu einer Erregungsdämpfung des aufsteigenden akti-

vierenden Systems und nicht zu einer Verminderung der motorischen Aktivität im Sinne einer Sedierung führen. Eine Veränderung der Bewußtseinslage und Aktiviertheit konnte nach diesen Ergebnissen ausgeschlossen werden. Im Gegensatz zu den klassischen synthetischen Schlafmitteln, die die Aktivität des Schlaf-Wach-Zentrums in der Formatio reticularis verändern, das Reaktionsvermögen beeinträchtigen und die Gefahr eines Hang-over-Effekts in sich bergen, wird die schlafbegünstigende Wirkung des Kava-Extrakts durch Angriffspunkte außerhalb der Formatio reticularis erklärt. Für die Förderung des Schlafs ohne sedierende Effekte spielt vermutlich der **Einfluß** auf **Strukturen** des **limbischen Systems,** insbesondere der Mandelkerne und ihrer Projektionen, eine Rolle. Die Schlafbereitschaft wird zusätzlich durch die muskelrelaxierende Eigenschaft der Kava-Pyrone unterstützt.

Klinische Wirksamkeit

Hauptindikationen für Phytopharmaka auf der Basis eines Kava-Kava-Trockenextrakts mit definiertem Gehalt an Kava-Pyronen sind **Angststörungen leichter** bis **mittelgradiger Ausprägung,** die mit motorischer Spannung und vegetativer Übererregbarkeit einhergehen und damit weitgehend dem Bild der **generalisierten Angststörung** nach der ICD-10 entsprechen. Der Kava-Extrakt wirkt beruhigend, psychisch entspannend und angstlösend, er führt zu einem erholsameren Schlaf und verbessert die Stimmungslage. Psychovegetative und körperliche Beschwerden werden verringert. Die therapeutische Wirksamkeit des Kava-Spezialextrakts konnte in kontrollierten klinischen Studien an Patienten mit Angststörungen sowohl im Vergleich zu Placebo als auch zu Benzodiazepinen anhand anerkannter psychometrischer Verfahren belegt werden. Hauptkriterium war die Veränderung des Gesamtscores in der Hamilton-Angst-Skala, HAMA, zwischen Beginn und Ende der Therapie.

Die HAMA-Skala ist ein geeignetes Fremdbeurteilungsverfahren zur Verlaufskontrolle einer Therapie. Symptome, die im Zusammenhang mit Angstzuständen zu beobachten sind, werden in 13 Symptomenkomplexen gruppiert, die 14. Variable stellt das Verhalten während der Befragung dar. Die Symptomengruppierungen beziehen sich auf psychische und somatische Auswirkungen der Angst und fragen z. B. ängstliche Stimmung, Schlaflosigkeit, depressive Stimmung, kardiovaskuläre, respiratorische oder gastrointestinale Symptome ab.

Während einer vierwöchigen Therapie mit dem Kava-Spezialextrakt wurden die psychischen und somatischen Korrelate der Angst bereits innerhalb einer Woche mit statistischer Signifikanz vermindert. Die Wirksamkeit bei leichten bis mittelschweren Angststörungen ist den Benzodiazepinderivaten Oxazepam und Bromazepan vergleichbar. Aus den Ergebnissen einer Nachbeobachtungsphase im Anschluß an diese Vergleichsstudie kann abgeleitet werden, daß eine Umstellung von Benzodiazepinen auf Extraktpräparate aus dem Kava-Kava-Rhizom prinzipiell möglich ist, allerdings erfolgt der Wirkungseintritt im Gegensatz zu den innerhalb von Stunden wirkenden Benzodiazepinen erst nach 8 bis 10 Tagen. In den vorliegenden Untersuchungen waren bei sehr guter Verträglichkeit keine Hinweise auf ein Toleranz-, Sucht- oder Abhängigkeitspotential festzustellen.

Der Monographie entsprechend liegt die empfohlene Dosierung bei 60–120 mg Kava-Pyronen/Tag. Neuere Empfehlungen lauten auf 120–240 mg Kava-Pyrone/Tag, da sich eine Überlegenheit einer Dosierung von 3mal 100 mg Extrakt/Tag entsprechend 210 mg Kava-Pyrone bei gleich guter Verträglichkeit abzeichnet. Die Anwendungsdauer sollte auf drei Monate begrenzt werden, wegen mangelnder Erfahrung gelten Schwangerschaft und Stillzeit als Kontraindikation.

Nebenwirkungen
Nach der Einnahme von Fertigpräparaten auf der Basis eines Kava-Extrakts wurden sehr selten leichte Magen-Darm-Beschwerden beobachtet. Aus der Erfahrungsmedizin ist bekannt, daß bei Überdosierung oder länger dauernder Anwendung des Kava-Getränks eine vorübergehende Gelbfärbung von Haut und Hautanhangsgsbilden auftreten kann, die nach dem Absetzen des Tranks wieder abklingt. Bei der Einnahme von Fertigpräparaten in therapeutischer Dosierung wurde eine Gelbfärbung der Haut bisher nicht beobachtet.

Aus humanpharmakologischen Untersuchungen mit dem Kava-Spezialextrakt geht hervor, daß weder das Reaktionsvermögen noch die Arbeitsfähigkeit beeinflußt werden und auch keine Wechselwirkungen mit Alkohol in bezug auf das psychomotorische und mentale Leistungsvermögen bestehen. Dennoch kann aufgrund unterschiedlicher individueller Reaktionen eine Beeinträchtigung der Fähigkeit zur aktiven Teilnahme am Straßenverkehr oder zum Bedienen von Maschinen nicht grundsätzlich ausgeschlossen werden. Das gleiche gilt für eine Wirkungsverstärkung durch zentralwirksame Substanzen wie Alkohol, Schlafmittel (Barbiturate) und Psychopharmaka.

Kava-Kava-Präparate

Antares® 120 Tabletten
Cefakava® 150 Filmtabletten
Kavacur® Dragees
Kavatino® Kapseln, Lösung
Kavosporal® forte Kapseln
Laitan® 100 Kapseln
SX Kava Kapseln

Kombinationspräparate

Hewepsychon duo® Tropfen – Kava-Kava-Wurzelstock, Johanniskraut

14.4 Primäre Kopfschmerzerkrankungen

Bewährte Drogen: Pfefferminzöl, Paulina cupana.

Kopfschmerzen gehören zu den häufigsten Beschwerden, die in der ärztlichen Praxis geäußert werden. Nach einer epidemiologischen Untersuchung aus dem Jahr 1993 leiden 2,4 Millionen Bundesbürger täglich unter Kopfschmerzen, 54 Millionen sind zumindest zeitweise davon betroffen. Die Kopfschmerz-Klassifikation der International Headache Society (IHS) unterscheidet 13 Gruppen, unter denen **primäre Kopfschmerzerkrankungen** wie Kopfschmerzen vom Spannungstyp und Migräne mit etwa 90% den größten Anteil ausmachen. Zwischen den vorrangig auftretenden Kopfschmerzerkrankungen sind geschlechtsspezifische Unterschiede und eine auffallende Abhängigkeit vom Lebensalter festzustellen. Unter den Migränepatienten ist die Anzahl der Frauen deutlich höher. Die Prävalenz der Migräne steigt bis etwa zum 40. Lebensjahr und sinkt dann mit zunehmendem Alter, während der chronische Kopfschmerz vom Spannungstyp bei älteren Menschen an Häufigkeit zunimmt.

Eine Unterscheidung zwischen den Kopfschmerzen vom Spannungstyp und der Migräne (Abb. 14-7), ist nicht immer eindeutig zu treffen, da häufig eine primär bestehende Migräne ohne Aura durch Kopfschmerzen vom Spannungstyp überlagert wird.

14.4.1 Kopfschmerzen vom Spannungstyp

An erster Stelle der Kopfschmerz-Klassifikation stehen Kopfschmerzen vom Spannungstyp, die in episodischer oder chronischer Verlaufsform, jeweils mit oder ohne erhöhte Schmerzempfindlichkeit perikranialer Muskeln, vorkommen. Da die ältere Bezeichnung „Spannungskopfschmerz" in jedem Fall eine Verbindung mit schmerzhaften Muskelverspannungen mißverständlich einbezieht, wurde sie von der IHS durch den klar definierten Begriff „Kopfschmerz vom Spannungstyp" ersetzt.

Der Kopfschmerz vom Spannungstyp ist dumpf, drückend oder ziehend. Er ist von leichter bis mäßiger Intensität, beidseitig und im ganzen Kopf spürbar. Übelkeit oder Erbrechen fehlen, körperliche Arbeit führt nicht zu einer Verstärkung. Aus einem zunächst episodisch auftretenden Schmerz kann sich eine chronische Form entwickeln. Liegt die Ursache in Muskelverspannungen physischer oder psychosomatischer Natur, können physikalische Therapie, Kopfmassagen oder einfache Dehn- und Streckübungen zur Lockerung der Nacken- und Schultermuskulatur hilfreich sein. Bewegung an frischer Luft, ebenso ein kaltes Armbad oder Armgüsse, abwechselnd an beiden Armen, werden als lindernd empfunden. Entspannungsübungen oder autogenes Training helfen, wenn emotionale Belastungen als Auslöser für die Versteifung der Nackenmuskulatur angenommen werden.

Die Anwendung von *Analgetika* zur Schmerzlinderung ist aufgrund ernstzunehmender Nebenwirkungen dieser Präparate, vor allem bei häufig oder täglich auftretenden Kopfschmerzen, problematisch, da es sich meist um Erkrankungen handelt, die über Jahre oder Jahrzehnte hinweg bestehen. Zusätzlich birgt jede regelmäßige Einnahme von Schmerzmitteln ein großes Risiko in sich, selbst einen medikamenteninduzierten Dauerkopfschmerz mit dem Charakter eines dumpfen, chronischen Kopfschmerzes vom Spannungstyp auszulösen. Dieser Zusammenhang ist in der Selbstmedikation weitgehend unbekannt.

Pfefferminzöl – Menthae piperitae oleum

Die Anwendung von Pfefferminzzubereitungen zur Behandlung von Kopfschmerzen läßt sich bis in die Zeit PLINIUS DES ÄLTEREN zurückverfolgen, der das Auflegen von frischen Pfefferminzblättern auf die Schläfen empfahl. Auch heute noch ist das Pfefferminzöl eines der gängigsten pflanzlichen Mittel gegen Kopfschmerzen. Eine weitere Indikation für die äußerliche Anwendung sind Schmerz- und Verspannungszustände der Muskulatur. Hauptbestandteile im **ätherischen Öl** der Pfefferminze sind *Menthol* und *Menthon*. Das Öl wird nach dem Auftragen

Kopfschmerzform:	Migräne	Kopfschmerz vom Spannungstyp	Analgetika-kopfschmerzen	Cluster-kopfschmerzen	Trigeminusneuralgie
Häufigkeit:	wenig Anfälle im Leben bis mehrmals/Woche	episodisch: weniger als 15 Tage/Monat chronisch: 15 oder mehr Tage/Monat	täglich	in Cluster-Perioden 1–8 pro 24 Std.	häufig mehrere Attacken in Folge (salvenartig)
Dauer:	4–72 Stunden	30 Min. – 7 Tage	Dauerkopfschmerz	15–180 Min.	wenige Sekunden bis 2 Minuten
Lokalisation:	überwiegend einseitig, temporal, frontal	diffus, frontal, parietal	diffus	streng einseitig, orbital, retroorbital	überwiegend einseitig, Versorgungsgebiet des Nervus trigeminus (2. und 3. Ast)
Intensität:	mäßig bis sehr stark	leicht bis mäßig	gering bis mäßig	extrem stark, unerträglich	extrem stark, unerträglich
Geschlecht:	w > m	w > m	w > m	m >> w	w > m
Schmerzcharakter:	pulsierend, pochend	dumpf, drückend	dumpf, drückend, stechend	stechend, brennend, bohrend	kurz, stromstoßartig, scharf, stechend
Beispiele für Auslöser:	Streß, Hormone, Nahrung	Streß? Wetterwechsel?	tägliche oder fast tägliche Analgetikaeinnahme	Alkohol? Nitrate, Histamin	Berührung (Waschen, Rasieren), Sprechen, Essen
wichtige Begleitsymptome	Übelkeit, Erbrechen, Photophobie, Phonophobie, evtl. Aura	höchstens geringe	z. T. leichte vegetative Symptome wie Übelkeit, Phonophobie, Photophobie,	Augenrötung, Ptosis, Miosis, Lakrimation, Rhinorrhoe, periorbitales Ödem	Gewichtsverlust, Sprechunfähigkeit

Abb. 14-7 Differentialdiagnose wichtiger Kopfschmerzformen, nach [35].

auf die Haut gut resorbiert. Die Angaben in der Literatur über die Resorptionszeit durch die intakte Haut reichen von wenigen Minuten bis zu zwei Stunden, bei verletzter Haut erfolgt die Resorption wesentlich schneller. Bei lokaler Applikation können allergische Typ-IV- Reaktionen auftreten, das Risiko einer Sensibilisierung ist jedoch sehr gering.

Die der lokalen Anwendung zugrundeliegenden Wirkmechanismen des Pfefferminzöls konnten durch Untersuchungen aus jüngster Zeit weitgehend aufgeklärt werden. Zunächst kommt es im Bereich der Auftragestelle zu einem langanhaltenden Kältegefühl. Ausgelöst wird es durch **Stimulation** der **Kälte- und Druckrezeptoren** auf der Haut, während Wärmerezeptoren nicht beeinflußt werden. Nach neuesten Ergebnissen bewirkt Menthol eine Veränderung an den Calciumkanälen der Zellmembranen der Kälterezeptoren. Dies führt zu einer Verminderung des Calciumionen-Ausstroms und infolgedessen zu einer *Erhöhung* der *elektrischen Aktivität* dieser Nervenzellen. Die Anregung der Kälterezeptoren erklärt möglicherweise die analgetische Wirkung von Pfefferminzöl. Kältereize werden über langsam leitende, kaum markhaltige A-delta-Fasern geleitet und können durch segmentale Hemmung im Bereich des Rückenmarks die Schmerzleitung über marklose, afferente nozizeptive C-Fasern blockieren. Von höheren Konzentrationen (2–5% Menthol) wurde eine lokal anästhesierende Wirkung beobachtet, während niedere Konzentrationen Menthol lediglich ein Kältegefühl hervorrufen.

Experimentelle Untersuchungen an der glatten Muskulatur zeigen eine **Hemmung** der durch die Transmitter Serotonin und Substanz P (Neuropeptid P) ausgelösten **Muskelkontraktionen** durch Pfefferminzöl. Beide Verbindungen sind wesentlich an der Schmerzregulierung des trigeminovaskulären Systems und der Entstehung von Kopfschmerzen beteiligt. Es ist denkbar, daß bei lokaler Anwendung freie Nervenendigungen in der Haut, die für die Wahrnehmung und Weiterleitung von Schmerz verantwortlich sind, sogenannte Nozizeptoren, gehemmt und auf diese Weise analgetische Effekte hervorgerufen werden. Die Reduktion der Schmerzwahrnehmung wird vermutlich durch zentral-stimulierende Eigenschaften des Pfefferminzöls unterstützt.

Außerdem wirkt Pfefferminzöl als **Calciumantagonist** über eine Veränderung der spannungsabhängigen Calciumkanäle **muskelrelaxierend** und **vasodilatatorisch.** Durch 10%iges Pfefferminzöl wurde eine Verminderung der EMG-Oberflächenaktivität des Musculus temporalis hervorgerufen. Kopfschmerzen vom Spannungstyp und teilweise auch Migräne sind oft von einer erhöhten EMG-Oberflächenaktivität und vermehrten Anspannung der Muskulatur im Schädelbereich begleitet. Die gefäßerweiternde Wirkung wurde nach lokaler Anwendung im Bereich des Gesichts als Steigerung des Blutflusses in den Hautkapillaren nachgewiesen. Klinische Studien belegen, daß Pfefferminzöl als wirksame und gut verträgliche Alternative bei Kopfschmerzen vom Spannungstyp eingesetzt werden kann.

Studien Pfefferminzöl. *In einer randomisierten, doppelblinden, placebokontrollierten klinischen Studie wurde die analgetische Wirksamkeit und Verträglichkeit von lokal appliziertem Pfefferminzöl bei Kopfschmerzen vom Spannungstyp im Vergleich zu Placebo und Paracetamol überprüft. Das Ergebnis zeigte, daß mit 10%igem Pfefferminzöl in ethanolischer Lösung ein Rückgang in der Schmerzintensität innerhalb von 15 Minuten nach Behandlungsbeginn zu erreichen war, der sich im Verlauf der Beobachtungszeit von einer Stunde weiter fortsetzte. Es bestand kein Unterschied zwischen der Wirksamkeit von 1g Paracetamol und 10%igem Pfefferminzöl, bei gleichzeitiger Gabe beider Prüflösungen war ein additiver Effekt festzustellen.*
In einer weiteren Studie wurde die Wirkung von Pfefferminz- und Eukalyptusöl auf neurophysiologische Parameter und physiologische Funktionen des ZNS untersucht. Als Ergebnis waren analgesierende und modulierende Effekte auf neurophysiologische Mechanismen durch die ätherischen Öle, insbesondere durch Pfefferminzöl, zu erkennen.

Paulina cupana

Seit einigen Jahren steht ein weiteres pflanzliches Analgetikum zur Kopfschmerzbehandlung zur Verfügung. Wirkstoff ist die Urtinktur aus den gerösteten und gemahlenen Samen von Paulina cupana.

Die Pflanze aus der Familie der Seifenbaumgewächse (Sapindaceae) wächst wild in den Urwäldern Südamerikas, vor allem im Amazonas- und Orinokogebiet. Heute wird sie in Kulturen ausschließlich in Südamerika angebaut.

Paulina cupana ist ein bis zu zehn Meter hoher, lianenähnlicher Kletterstrauch. Zur Blütezeit trägt er kleine, weiße, unscheinbare und geruchlose Blüten, aus denen sich leuchtend rote Fruchttrauben entwickeln. Beim Aufplatzen der Fruchtstände wird in der Mitte eine weiße Hülle mit einem schwarzen, haselnußgroßen Samenkern sichtbar.

Die Samen enthalten **Coffein, Theobromin, Gerbstoffe, ätherisches Öl, Saponine** und **Harze.** In der Volksmedizin Südamerikas sind sie schon seit Jahrhunderten als schmerzlinderndes und leicht anregendes Mittel bekannt. Anfang des letzten Jahrhunderts wurde die Pflanze von europäischen Forschern entdeckt und in die homöopathische Medizin eingeführt. In Europa fand sie jedoch kaum Beachtung. Erst in jüngerer Zeit werden die Samen entsprechend dem homöopathischen Arzneimittelbild bei nervösen Kopfschmerzen, Migräne, Neuralgien, Kopfschmerzen nach Kaffee- oder Alkoholmißbrauch eingesetzt. Die traditionelle Anwendung konnte durch neuere Untersuchungen bestätigt werden.

Anwendungsbeobachtung Paulina cupana. Durchgeführt wurde eine Anwendungsbeobachtung mit 172 Patienten zur Wirksamkeit von dolor-loges® bei verschiedenen Formen von Kopfschmerzen. Die Wirkung trat bei einfachen Kopfschmerzen – ausgelöst durch Müdigkeit, Wetterfühligkeit, Sauerstoffmangel oder Streß, durch zuviel Alkohol oder Nikotin – umgehend, teilweise bereits nach der ersten Einnahme ein. Sowohl der episodische als auch der chronische Kopfschmerz vom Spannungstyp wurden günstig beeinflußt. Die episodische Form spricht meist innerhalb einer Stunde nach zwei- bis dreimaliger Gabe an (Dosierung im akuten Fall halbstündlich 5–10 Tropfen, bei Bedarf bis 20 Tropfen, bei chronischen Schmerzen 3mal

täglich 5–10 Tropfen, bei Bedarf bis 20 Tropfen). Ein guter Erfolg war in der Mehrzahl der Fälle auch bei der chronischen Verlaufsform zu verzeichnen, jedoch mit verzögertem Wirkungseintritt. Bei täglicher Einnahme war auch noch nach 2–4 Wochen eine Besserung festzustellen. Ebenfalls in die Studie aufgenommen wurden Patienten mit migräneartigen Kopfschmerzen bis hin zu mittleren Formen der Migräne. Leichte, migräneartige Kopfschmerzen sprachen ähnlich dem episodischen Kopfschmerz vom Spannungstyp gut und schnell an. Dabei verbesserte sich die Wirkung bei längeranhaltender Therapie. Bei schwereren Formen der Migräne genügt dolor-loges® allein nicht. Offensichtlich können Schmerzen nur bis zu einer bestimmten Schwelle kupiert werden. Migräneanfälle wurden nicht verhindert, jedoch konnten in einigen Fällen die Intervalle zwischen den Anfällen verlängert werden. Die Verträglichkeit wurde als sehr gut beurteilt, es sind keine Gegenanzeigen, Nebenwirkungen und Wechselwirkungen mit anderen Medikamenten bekannt.

Insgesamt kann das Präparat als rasch wirksames, gut verträgliches Kopfschmerzmittel beurteilt werden, das in leichten Fällen eine schnelle Linderung der Beschwerden ermöglicht und bei chronischen Verläufen zu einer deutlichen Besserung, auch zusammen mit anderen Maßnahmen, führt. Vor einer Empfehlung zur breiten Anwendung bei Migräne sind weitere Untersuchungen abzuwarten.

Präparate

Paulina-cupana-Präparate

dolor-loges® Tropfen

Pfefferminzöl-Präparate

JHP Rödler® Japanisches Heilpflanzenöl – Minzöl
China-Öl Destillat – Pfefferminzöl

14.4.2 Migräne

Der Migränekopfschmerz tritt anfallsartig und mit hochgradiger Intensität meist halbseitig auf und wird meist von Übelkeit, Erbrechen, Lärm- und Lichtscheu oder neurologischen Ausfällen begleitet. Für den Migränepatienten sind Ruhe, Licht- und Bewegungsarmut (Liegen im abgedunkelten Zimmer) erste wichtige Maßnahmen zur Schmerzlinderung. An der Entstehung der Migräne sind entzündliche und durchblutungsabhängige Vorgänge beteiligt, die genauen Pathomechanismen sind noch nicht eindeutig geklärt. Vermutet wird eine durch den Neurotransmitter Serotonin hervorgerufene Veränderung der Blutzirkulation im Kopfbereich. Nach anfänglicher Gefäßverengung und dadurch induzierter Verminderung der Hirndurchblutung und Sauerstoffversorgung kommt es im Stadium eines Anfalls zur Weitstellung der Hirngefäße. Die starke Ausdehnung der kortikalen Arterien löst dann den pulsierenden Migräneschmerz aus. Als Grundprinzipien einer Migränetherapie stehen demnach Gefäßverengung und Entzündungshemmung durch Beeinflussung der Prostaglandinsynthese im Vordergrund.

Ein wichtiges Enzym der Prostaglandinsynthese ist die Cyclooxygenase-(COX)-2, die im Arachidonsäurestoffwechsel eine Umwandlung der Arachidonsäure als vierfach ungesättigte Fettsäure in zyklische Endoperoxide katalysiert und damit für die Bildung entzündungsfördernder Prostaglandine verantwortlich ist. Eine Hemmung der Cyclooxygenase, z.B. durch Acetylsalicylsäure, verhindert die Entstehung der Vorstufen dieser Prostaglandine und bewirkt auf diese Weise eine Entzündungshemmung (s. S. 352 ff. und Abb. 13-1).

Nachgewiesen ist eine Verbesserung der Symptomatik durch Serotonin-Rezeptorantagonisten, die eine Vasokonstriktion intra- und extrakranialer Arterien hervorrufen. Als pflanzliche Serotonin-Antagonisten sind bestimmte **Alkaloide** des **Mutterkorns** bekannt, die genuin oder in hydrierter Form ausschließlich als *Reinstoffpräparate* eingesetzt werden (z.B. Ergotamin, Dihydroergotamin und Derivate).

> Eine therapeutische Beeinflussung der physiologischen Mechanismen der Gefäßverengung und -erweiterung sollte immer unter ärztlicher Aufsicht erfolgen. Alle entsprechenden Präparate aus Mutterkornalkaloiden sind *verschreibungspflichtig!*

Mutterkorn – Secale cornutum

Unter Mutterkorn versteht man das etwa 3 cm lange, schwarz-violette und hornförmige Dauermyzel des Mutterkornpilzes, Claviceps purpurea, aus der Klasse der Schlauchpilze (Ascomycetes). Der Pilz wächst als Schmarotzer hauptsächlich auf Roggenähren. In seinem natürlichen Entwicklungszyklus werden die Pilzsporen durch den Wind auf die Narbe der Roggenblüte übertragen. Dort keimen sie mit Pilzfäden aus und befallen die Samenanlage. Der Fruchtknoten wird mit einem Myzel überzogen. Auf diesen Reiz hin scheidet die Roggenpflanze eine zuckerhaltige Flüssigkeit, den Honigtau aus. Dadurch werden Insekten angelockt, die zu weiteren Sekundärinfektionen der Pflanze beitragen. Nachdem der Pilz das Fruchtknotengewebe aufgezehrt hat, entwickelt sich aus dem lockeren Myzel ein kompaktes, hartes und widerstandsfähiges Hyphengeflecht, das Sklerotium. Es vergrößert sich und ragt schließlich aus der Ähre heraus. In dieser Form kann es überwintern und im nächsten Jahr wachsen daraus lang gestielte, kugelige Fruchtkörperchen mit sporenhaltigen Schläuchen.

Das Mutterkorn enthält eine Reihe verschiedener Peptidalkaloide, die sich von der Lysergsäure ableiten. In früheren Jahrhunderten war mutterkornverunreinigtes Brotgetreide der Auslöser von Massenvergiftungen. Der sogenannte Ergotismus war von Durchblutungsstörungen gekennzeichnet, bei denen entweder Krämpfe oder Nekrosen ganzer Gliedmaßen im Vordergrund standen. Das

Ergotamin wurde Mitte der zwanziger Jahre in die Migränebehandlung eingeführt. Seine Wirkung ist ausschließlich auf die **Schmerzen** des **Migräneanfalls** gerichtet, daher muß die Diagnose Migräne gesichert sein. Eine längerdauernde Verabreichung birgt immer die Gefahr von Vergiftungserscheinungen in sich, somit besteht die dringende Empfehlung, die Dosierung auf 4–8 mg/Woche zu begrenzen. Die Lysergsäure ist heute Zwischenprodukt für die partialsynthetische Gewinnung von Ergometrin und Methysergid, einem Alkaloid, das genuin nicht in der Droge vorkommt. Methysergid ist ein starker Antagonist an Serotoninrezeptoren ($5HT_2$-Rezeptoren) und wird zur Prophylaxe und Intervallbehandlung der Migräne eingesetzt. Von der Lysergsäure leitet sich das Lysergsäurediethylamid ab, bekannt als LSD, ein starkes Psychomimetikum und Halluzinogen.

Mutterkraut – Tanacetum parthenium

Nach neuesten Erkenntnissen können bestimmte Inhaltsstoffe aus der Gruppe der *Sesquiterpenlaktone,* insbesondere das Parthenolid im Mutterkraut, Tanacetum parthenium (früher Chrysanthemum parthenium), den **Serotoninstoffwechsel** beeinflussen und die Bildung von anfallsauslösenden Substanzen verhindern. Das Mutterkraut gehört zur Familie der Asteraceae und ist der Kamille sehr ähnlich. In manchen Gegenden wird der Name synonym für Kamille gebraucht. Im Mittelalter wurde die Pflanze hauptsächlich zur Behandlung von Frauenkrankheiten verwendet, es gibt jedoch auch volksmedizinische Berichte im Zusammenhang mit Migräne. Drogenextrakte und Pulver aus den Blättern werden in Großbritannien und Frankreich zur Behandlung von Kopfschmerzen und Migräne verwendet. Momentan wird in Deutschland die Wirksamkeit eines Extrakts aus den Blättern und Blüten der Pflanze in einer klinischen Studie überprüft. Mit der Zulassung eines entsprechenden Präparats (Scharper & Brümmer) wird in einigen Jahren gerechnet.

HAUTERKRANKUNGEN

Die Haut, das flächenmäßig größte Organ des Menschen, ist wie kein anderes Organ zahlreichen biologischen, chemischen und physikalischen Einflüssen und Schädigungen ausgesetzt. Dementsprechend umfassen Erkrankungen der Haut eine Vielzahl von Krankheitsbildern, die durch Bakterien, Viren, Pilze oder Parasiten verursacht werden, nicht erregerbedingt oder allergischer Natur sein können bzw. durch mechanische Verletzungen hervorgerufen werden. Da die Haut in der Regel unabhängig von der Art der Schädigung auf eine pathologische Veränderung mit einer Entzündung reagiert, gehören entzündliche Erkrankungen zu den häufigsten Krankheitserscheinungen der Haut. Die Begriffe Dermatitis (-itis = Entzündung) und Ekzem (gr. ekzeo = ich koche) bezeichnen beide eine entzündliche Reaktion der Haut, die meist auf exogene Noxen hin entsteht und vorwiegend in der Epidermis lokalisiert ist. Im engeren Sinn versteht man unter dem Begriff Dermatitis eine Hauterkrankung infektiöser oder nichtinfektiöser Art, in einer eher akuten Verlaufsform, die nicht mit einer definierten Symptomatik assoziiert ist. Der Begriff Ekzem hingegen wird immer in bezug auf ein bestimmtes Krankheitsbild gebraucht, dessen Verlauf eher chronisch, nichtinfektiös und in den meisten Fällen durch starken Juckreiz gekennzeichnet ist.

15.1 Barrierefunktion der Haut

Die Haut ist auf ihrer Oberfläche von einem emulsionsartigen Schutzfilm aus wasser- und fettlöslichen Substanzen überzogen, der hauptsächlich von den Ausscheidungsprodukten der Talg- und Schweißdrüsen gebildet wird. Dieser **Hydrolipidfilm** hält die Haut geschmeidig und ist zusammen mit der Hornschicht eine wichtige Barriere gegen Umwelt- und Klimaeinflüsse, Feuchtigkeitsverlust und Austrocknen, sowie das Eindringen von Fremdkörpern und Erregern.

Die ekkrinen Schweißdrüsen produzieren die Hauptmenge der **wasserlöslichen Stoffe**, in erster Linie *Aminosäuren* und *Salze organischer Säuren* (z. B. Laktat, das Salz der Milchsäure), die in Form von Ionen vorliegen. Das starke Wasserbindungsvermögen dieser Ionen trägt entscheidend dazu bei, daß die Hautoberfläche feuchtgehalten wird und der Film nie ganz eintrocknet. An der Feuchthaltung der Haut sind außerdem anorganische Salze (Natrium- und Kaliumchlorid), Glucose und Harnstoff, das Ausscheidungsprodukt des allgemeinen Zellstoffwechsels, beteiligt. Beim Waschen werden die wasserlöslichen Stoffe größtenteils entfernt, sie werden aber im Laufe eines Tages vollständig erneuert, da auch ohne körperliche Anstrengung ständig Schweiß ausgeschieden wird.

Eine wichtige Schutzfunktion haben die **fettlöslichen Substanzen,** die vorwiegend aus den Talgdrüsen und nur zu einem geringen Teil aus der Lipidschicht zwischen den verhornten Zellen der Epidermis stammen. Die qualitative Zusammensetzung des Lipidfilms ist starken Schwankungen unterworfen, er besteht jedoch immer aus *Triglyceriden, Fettsäuren, Wachsen* und *Squalen* als Hauptkomponenten. Aus dem Hornfett gelangen zusätzlich *Cholesterin* und *Cholesterinester* an die Oberfläche. Triglyceride,

Wachse und Squalen sind wasserabweisend und verhindern, daß Wasser die Hornschicht erweicht. Salze freier Fettsäuren, Mono- und Diglyceride und andere Substanzen wirken als Emulgatoren und bilden aus der Fett- und Wasserphase eine Emulsion, die eine gleichmäßige Verteilung der Lipide auf der Haut ermöglicht. Die Talgproduktion wird durch männliche Geschlechtshormone gesteuert und kann nicht kurzfristig, z. B. durch intensives Waschen, stimuliert werden. Talgdrüsen befinden sich mit Ausnahme der Handinnenflächen und der Fußsohlen überall in der menschlichen Haut. Im Laufe des natürlichen Alterungsprozesses der Haut nimmt der Hydrolipidfilm durch die verminderte Talg- und Schweißsekretion ab. Die Haut erscheint trocken und spröde, sie wird rissig und durchlässiger für Schadstoffe und Erreger.

Der Oberflächenfilm wird auch als **Säureschutzmantel** der Haut bezeichnet, da er mit einem pH-Wert zwischen 5 und 6 im schwach sauren Bereich liegt. Durch dieses für das Wachstum verschiedener Mikroorganismen, insbesondere von Pilzen, ungünstige Milieu übernimmt der Säureschutzmantel eine wichtige Funktion in der Regulierung der mikrobiellen Besiedlung der Hautoberfläche. Eine Zerstörung des Säureschutzmantels durch intensives Reinigen der Haut mit Tensiden oder Funktionseinbußen im Alter machen die Haut anfälliger für ekzemartige Veränderungen, pathogene Pilze und Verletzungen.

Die eigentliche **Schutzbarriere** der menschlichen Haut bilden verschiedene *Lipide*, die zwischen den Hornzellen der Epidermis in Doppelmembranen angeordnet sind. Für die Stabilität der Membranstruktur scheinen in erster Linie bestimmte *Ceramide* mit *Linolsäure* als Baustein wichtig zu sein, weiter sind *Triglyceride, Cholesterin, freie Fettsäuren* und geringe Mengen von *Phospholipiden* vorhanden. Die Lipide füllen die Zwischenräume zwischen den Hornschüppchen aus und sind für die Undurchlässigkeit der Hornhaut für Wasser verantwortlich. Bei verminderter Barrierefunktion ist der transepidermale Wasserverlust (TEWL) gegenüber der normalen Haut erhöht, infolgedessen entstehen trockene, schuppende Hautveränderungen. Für den Aufbau der Lipidschicht in der Epidermis sind essentielle Fettsäuren, insbesondere *Linolsäure* oder *Gamma-Linolensäure*, von großer Bedeutung. So kann die Einnahme von Linolsäure die erhöhte Durchlässigkeit der Haut für Wasser bei Patienten mit Psoriasis reduzieren. Auch von außen zugeführte Linolsäure oder Ceramide, z. B. durch Kosmetika auf der Basis von Pflanzenölen, können die Barrierefunktion verbessern und den TEWL normalisieren. Linolsäure ist praktisch in jedem Pflanzenöl enthalten, besonders reichlich in Sonnenblumen- oder Maiskeimöl.

15.2 Ekzeme

Gerbstoffdrogen: Eichenrinde – Quercus cortex, Hamamelisblätter und -rinde – Hamamelidis folium, Hamamelidis cortex, Bittersüßstengel – Dulcamarae stipites.

Ekzeme sind nicht-ansteckende Entzündungen der Oberhaut und der Lederhaut, die sich meist auf dem Boden einer Überempfindlichkeit gegen bestimmte Substanzen entwickeln. Das **Erscheinungsbild** eines Ekzems wird im akuten Zustand durch Rötung und Schwellung, Papeln oder Bläschen bestimmt. Die Bläschen platzen auf, nässen und führen nachfolgend zur Krustenbildung und Schuppung. Charakteristisch für ein Ekzem ist das Bild der *Polymorphie*, das durch ein Nebeneinander verschiedener Entwicklungsstadien entsteht. Typisches Symptom ist der starke **Juckreiz**, der durch Kratzen schwere Hautläsionen hervorruft und Komplikationen in Form von eitrigen, bakteriellen Infektionen begünstigt. Durch Verschlimmerung und häufige Rezidive im Laufe der Chronifizierung des Ekzems kommt es zur Epidermisverdickung und Vergröberung der Hautfelderung (Lichenifikation). Unter den akut auftretenden Ekzemen bilden Kontaktekzeme allergischer und toxischer Genese eine Hauptgruppe. Diagnostisch unterscheidet man eine Reihe anderer Ekzemformen, z. B. psoriatisches, seborrhoisches oder dyshidrotisches Ekzem. Die systematische Einteilung der Ekzeme orientiert sich meist an der auslösenden Ursache, vielfach ist die Zuordnung jedoch aufgrund multifaktoreller Entstehung erschwert.

Die häufigste Form ist das **allergische Kontaktekzem** als Manifestation einer Immunreaktion vom Spättyp (Typ IV). Es entwickelt sich in zwei Stufen durch Kontakt mit allergieauslösenden Stoffen bei hierfür besonders prädisponierten Menschen. Zwischen dem Erstkontakt mit dem Allergen und dem Auftreten von Symptomen besteht eine Latenz, da Kontaktallergene als niedermolekulare Substanzen Halbantigene, sogenannte Haptene, darstellen, die allein noch nicht immunogen wirken. In der Sensibilisierungsphase durchdringt das Allergen die Haut und wird an Trägereiweiß gekoppelt. Erst durch die Eiweißbindung wird es zum Vollantigen, das nun T-Lymphozyten sensibilisiert. Diese setzen bei erneutem Erregerkontakt Lymphokine frei, die nun Entzündungszellen anlocken und aktivieren (Auslösungsphase). Dauer und Intensität des Kontakts, Sensibilisierungspotential des Allergens, der Hautzustand und individuelle Disposition sind ausschlaggebend für die Entwicklung einer Sensibilisierung. Als Allergene kommen *Metalle* (Nickel, Chrom), *Konservierungs- und Duftstoffe, Medikamente* (früher z. B. durch lokal angewandtes Penicillin, heute obsolet), *Salbengrundlagen* oder *Pflanzenextrakte* (z. B. Arnikablüten) in Frage. An der Kontaktstelle entwickeln sich die typischen Entzündungszeichen mit Rötung, Bläschenbildung und Nässen, später Krustenbildung und Schuppung. Der chronische Verlauf ist durch Hyperkeratosen und Lichenifikation gekennzeichnet. Das Erscheinungsbild allergischer Hautreaktionen ist meist diffus und kann bei längerer Antigenexposition in die gesunde Umgebung streuen.

Das **toxische Kontaktekzem** entsteht als Folge einer direkten Schädigung der Haut durch die Einwirkung exogener Noxen. Zur Gruppe der toxisch bedingten Hautreaktionen gehört auch der Sonnenbrand und die in der Bevölkerung fälschlicherweise als Sonnenallergie bezeichnete Mallorca-Akne. In beiden Fällen ist das *UV-Licht*, bzw. UV-Licht zusammen mit *Emulgatoren* aus Kosmetika, die auslösende Ursache, aber kein Allergen.

Die akute Entzündung mit Rötung, Ödemen und Bläschen ist häufig von Brennen und Schmerzen begleitet. Die **chronische Form,** das kumulativ-toxische Kontaktekzem, entwickelt sich oftmals berufsbedingt durch ständigen Kontakt mit *Wasser* und *Seife* oder durch aggressive Stoffe wie *Säuren, Alkalien* oder *Lösungsmittel.* Hier sind wegen der starken Exposition überwiegend die Hände betroffen. Es kommt zu Erythemen, Schuppung, Rhagaden und Juckreiz. Wichtig sind, prophylaktische Maßnahmen, indem Schutzhandschuhe getragen oder Arbeitsschutzsalben angewendet und für eine konsequente Rückfettung der Haut nach dem Waschen Sorge getragen wird. Der Heilungsprozeß ist langwierig, oft dauert es Monate, bis die Barrierefunktion der Haut wiederhergestellt ist. Toxische Hautreaktionen sind scharf begrenzt, sie treten sofort, abhängig von der Menge und nur an der Kontaktstelle auf.

Das **bakterielle** und **mykotische Ekzem** entspricht in seiner Entstehung dem allergischen Kontaktekzem, nur sind in diesem Fall Bakterien beziehungsweise Pilze oder Strukturen davon als Antigene wirksam.

15.2.1 Atopisches Ekzem – Neurodermitis

Das atopische Ekzem oder die Neurodermitis (synonym endogenes Ekzem, atopische Dermatitis) ist eine chronisch-rezidivierende, entzündliche Hauterkrankung, deren Inzidenz in den letzten Jahren durch die zunehmende *Schadstoffbelastung* der *Umwelt* stetig wächst. Zusammen mit der allergischen Rhinitis oder dem allergischen Asthma bronchiale gehört es zum **Formenkreis der Atopien.** Unter Atopie versteht man die familiär gehäuft auftretende abnorme Bereitschaft von Haut und Schleimhäuten, verstärkt auf Fremdstoffe und Umwelteinflüsse zu reagieren. Bei entsprechender genetischer Disposition können klimatische Faktoren, Allergene – Gräser, Milben oder eine bestehende Nahrungsmittelallergie –, Infekte oder eine bakterielle Besiedlung der Haut mit Staphylococcus aureus als sogenannte Realisationsfaktoren die Krankheit auslösen. Bekannt ist eine Verstärkung durch psycho- und neurovegetative Störungen.

Das atopische Ekzem manifestiert sich bevorzugt im **Kleinkindalter** und zählt mit einem Anteil von 10–15% zu den häufigsten Hauterkrankungen im Säuglings- und Kindesalter. Es kann akute, subakute und chronische Verläufe zeigen, das klinische Erscheinungsbild ist vielgestaltig und je nach Lebensalter verschieden. Das Säuglingsekzem, auch als Milchschorf bekannt, ist von einem akuten, stark exsudativen Stadium mit diffusen Rötungen, nässenden Erosionen, Krusten- und Schuppenbildung, vor allem im Wangen- und Scheitelbereich, geprägt. Später treten umschriebene, lichenifizierte Herde auf, die im Gesicht, Nacken und vor allem an den Beugeseiten der Extremitäten (Kniekehle, Ellenbogenbeuge) lokalisiert sind. Im Erwachsenenalter ist der Ausprägungsgrad des Ekzems meist geringer. In jedem Fall leiden die Patienten unter der starken Trockenheit der Haut und dem oft quälenden Juckreiz, der häufig auch den Schlaf stark beeinträchtigt.

Die Haut ist in ihren Funktionseigenschaften durch eine verminderte Talgproduktion, einen erhöhten transepidermalen Wasserverlust und einen Rückgang der Epithelregeneration behindert. Die dünnere Hornschicht bringt eine gesteigerte Empfindlichkeit der Haut mit sich, sie trocknet aus und Fremdsubstanzen und Erreger können leichter eindringen. Warum es zu dieser **Störung** im **Aufbau** der **Haut** kommt, ist noch weitgehend ungeklärt. Beobachtet wurde eine veränderte *Zusammensetzung* der *Lipidschicht* und ein *geringerer Anteil* an *Kittsubstanzen* wie Ceramiden. Seit einigen Jahren wird ein *Mangel* an *Delta-6-Desaturase* als wesentlicher Faktor an der Entstehung des atopischen Ekzems betrachtet. Dieses Enzym ist für die Synthese der langkettigen, ungesättigten Fettsäuren zuständig, die in Ceramide eingebaut werden und damit entscheidend zur Barrierefunktion der Haut beitragen. Die Delta-6-Desaturase katalysiert die Umwandlung der Linolsäure in Gamma-Linolensäure, aus der im weiteren Stoffwechselweg Arachidonsäure als Vorstufe der Prostaglandine und Leukotriene gebildet wird. Ein Enzymmangel hat demnach eine verminderte Prostaglandinproduktion zur Folge. Damit können möglicherweise die bei Neurodermitikern auftretenden Veränderungen immunologischer Regulationsmechanismen erklärt werden, die eine erhöhte Bildung von Immunglobulinen der Klasse E (IgE = hautsensibilisierende Antikörper) und damit verbunden das vermehrte Auftreten von IgE-vermittelten Reaktionen vom Soforttyp betreffen. Die Prostaglandine E_1 und E_2 fördern normalerweise die Reifung und Differenzierung von T-Lymphozyten und hemmen gleichzeitig die Bildung von IgE in den B-Lymphozyten. Auch für die gesteigerte Produktion von Zytokinen, v.a. der Interleukine 4, 5 und 13, wird eine Reifungsstörung der T-Suppressorzellen als Ursache angenommen.

15.2.2 Therapiemaßnahmen

Eine kausale Ekzemtherapie ist nur beim toxischen und allergischen Kontaktekzem möglich, indem die auslösenden Faktoren gemieden werden. In den übrigen Fällen stehen die Linderung der Symptome, vor allem des quälenden Juckreizes und Maßnahmen zur Abheilung der entzündlichen Hautreaktionen im Vordergrund. In der Behandlung allergisch-entzündlicher Dermatosen nehmen topische Glucocorticoide eine Vorrangstellung ein, obwohl ihr Einsatz trotz zweifelsfreier Wirksamkeit aufgrund zum Teil schwerwiegender lokaler und systemischer Nebenwirkungen eingeschränkt ist. Insbesondere Hautatrophie, erhöhte Infektionsgefahr durch immunsuppressive Effekte und Unterdrückung der Hypothalamus-Hypophysen-Nebennierenrinden-Achse sind gefürchtete Reaktionen einer Langzeittherapie, wie sie der chronisch-rezidivierende Verlauf eines atopischen Ekzems meist erfordert. Forschungsergebnisse neueren Datums lassen erkennen, daß Phytopharmaka in Anbetracht des günstigen Nutzen-Risiko-Verhältnisses eine geeignete und erfolgversprechende Alternative bieten können. In vielen Fällen, vor allem bei weniger schweren Krankheitsbildern oder zwischen akuten Schüben können pflanzliche Präparate mit juckreizstillenden Wirkstoffen oder Substanzen, die hemmend in die Bildung der Entzündungsmediatoren eingreifen, sinnvoll sein.

15.2.3 Pflanzen mit juckreizstillenden und entzündungshemmenden Wirkstoffen

Eine Vielzahl von Arzneipflanzen und -drogen beansprucht das Indikationsgebiet Hauterkrankungen. Zum großen Teil basiert ihre Verwendung auf Überlieferungen der Erfahrungsmedizin, die auch heute noch Gültigkeit haben. Viele Pflanzeninhaltsstoffe haben antibakterielle, antivirale oder antimykotische Eigenschaften. *Ätherische Öle* oder phenolische Verbindungen wirken entzündungshemmend oder durchblutungsfördernd. *Schleimstoffe* binden Wasser, bilden viskose Lösungen und wirken lokal reizmildernd durch Ausbildung eines kühlenden Wasserdepots auf der Haut. *Flavonoide* haben antiphlogistische und zellschützende

Effekte, indem sie durch Radikalfängereigenschaften Kettenreaktionen unterbrechen. *Saponine* unterstützen die Penetration anderer Wirkstoffe in die Haut. Pflanzen können jedoch auch potentielle Allergene oder toxisch relevante Stoffe enthalten. Dies ist der Grund, warum einige der in der Vergangenheit beliebten Drogen auf der Bewertungsgrundlage der Kommission E nicht mehr verwendet werden sollen. Hierunter fallen das *Hundszungenkraut*, das lebertoxische Pyrrolizidin-Alkaloide enthält, *Walnußfruchtschalen* mit dem mutagen und karzinogen wirkenden Naphthochinonderivat Juglon oder die *Sarsaparillwurzel*, die früher zur Behandlung der Psoriasis empfohlen wurde, jedoch bei längerer Anwendung zu Nierenschäden führt.

Juckreizstillende Pflanzeninhaltsstoffe

Die Empfindung Juckreiz entsteht ähnlich der Schmerzauslösung über Nozizeptoren, wenn durch Einwirkung bestimmter Schadstoffe Mediatoren und Gewebshormone, z. B. Histamin und Prostaglandine, freigesetzt werden, die dann auf entsprechende Rezeptoren treffen. Eine Linderung des Juckreizes erfolgt durch Anwendung von Wirkstoffen mit kühlender, entzündungshemmender und schmerzlindernder Eigenschaft. Als pflanzliche Substanzen werden die **Monoterpene** *Menthol* und *Thymol* eingesetzt. Menthol, die Hauptkomponente im ätherischen Öl der Pfefferminze, wirkt kühlend auf der Haut und setzt die Empfindungsschwelle für Hautreize herab. Thymol ist im ätherischen Öl des Thymians enthalten, es wirkt analgetisch-anästhesierend und antibakteriell.

Seit einiger Zeit wird der **Scharfstoff** *Capsaicin* aus den Früchten des Paprikas und des Cayennepfeffers in den USA in Form einer 0,025%igen Creme zur Behandlung der Psoriasis verwendet. Capsaicin kann Erytheme und Juckreiz unterdrücken: Nach Applikation entsteht zuerst ein brennendes Gefühl, das nach etwa zwanzig Minuten verschwindet, die gleichzeitig auftretende Rötung der Haut geht nach ein bis zwei Stunden zurück. Die wiederholte Anwendung führt zur Entwicklung einer Tachyphylaxie, indem die Empfindungs- und Gefäßreaktionen zunehmend schwächer werden und schließlich ganz ausbleiben. Verursacht wird diese Tachyphylaxie vermutlich durch die Entspeicherung der Substanz P aus den Nozizeptoren.

Pflanzen mit entzündungshemmenden Wirkstoffen

Bei **nässenden Ekzemen** und Hauterkrankungen, die von Bläschenbildung begleitet sind, eignen sich *Gerbstoffdrogen* zur Lokalbehandlung. Sie werden auch heute noch bevorzugt als Infus oder Dekokt zur Bereitung von feuchten Umschlägen oder Teilbädern angewendet. Gerbstoffe wirken lokal adstringierend und austrocknend. In höheren Konzentrationen auf Haut und Schleimhaut aufgebracht, fällen sie die Eiweißstoffe der oberflächlichen Schichten der Epidermis, verdichten kolloidale Gewebsstrukturen und führen zur Ausbildung einer dünnen, schützenden Membran im Wundbereich. Diese macht die Haut widerstandsfähiger und erschwert das Eindringen von Erregern und Schadstoffen. Gerbstoffe wirken indirekt antibakteriell, da Bakterien durch die Verdichtung des Gewebes keinen günstigen Nährboden vorfinden. Niedrigere Konzentrationen, die noch keine Eiweißfällung hervorrufen, vermindern die Kapillardurchlässigkeit und die Sekretion des entzündeten Gewebes, was einer entzündungswidrigen Wirkung entspricht. Gerbstoffe wirken leicht oberflächenanästhesierend und damit *juckreizmildernd*. Sie zeichnen sich durch eine gute Verträglichkeit aus, allergische Reaktionen sind selten.

Bekannte Gerbstoffdrogen sind *Eichenrinde, Walnußblätter* (Juglandis folium), *Hamamelisblätter* und *-rinde*. *Spitzwegerichkraut*

enthält neben Gerbstoffen Iridoidglykoside mit Aucubin als Hauptkomponente, das nach Zuckerabspaltung antibakteriell wirkt. Wäßrige Extrakte wirken entzündungshemmend und wundheilungsfördernd. In der Droge wurden Phenylethanoide (Acteosid u. a.) nachgewiesen, die in vitro die 5-Lipoxygenase hemmen und antiinflammatorische Eigenschaften besitzen. Klinische Untersuchungen zur Wirksamkeit von Spitzwegerichkraut bei Ekzemen wurden bisher noch nicht durchgeführt.

Hamamelis (Virginische Zaubernuß) – Hamamelis virginiana

Über die traditionelle Anwendung der Blätter und der Rinde von Hamamelis virginiana bei entzündlichen Hauterkrankungen existieren zahlreiche Erfahrungsberichte. In neuerer Zeit gelten insbesondere das **atopische Ekzem** und **Hämorrhoidalleiden** als Indikationen für Hamamelis. Bereits in der Literatur aus dem 19. Jh. werden zwei verschiedene Zubereitungen erwähnt, ein alkoholischer *Auszug der Rinde* und ein *Destillat* aus den *blühenden Hamameliszweigen*. Wesentliche Inhaltsstoffe sind Gerbstoffe, die als **kondensierte Gerbstoffe** (Catechingerbstoffe) und als **Verbindungen** der **Gallus-** und **Ellagsäure** vorliegen. Unter der Gruppenbezeichnung Hamameli(s)tannine werden Ester der Gallussäure mit einem verzweigtkettigen Zucker, der Hamamelose, zusammengefaßt. Entsprechend dem Verhältnis Gallussäure zu Hamamelose unterscheidet man α-, β- oder γ-Hamamelitannin. Weitere wichtige Inhaltsstoffe sind **Flavonoide,** die hauptsächlich in Form von *Quercetin-, Kämpferol-* und *Myricetinglykosiden* vorliegen, und **organische Säuren** wie *China- oder Kaffeesäure.* In den Blättern und zum geringen Teil in der Zweigrinde kommen **ätherisches Öl** und andere wasserdampfflüchtige Substanzen (*Carbonylverbindungen, Ketone, Aldehyde*) vor, die in das Wasserdampfdestillat gelangen. Gerbstoffe sind nur in Extraktzubereitungen aus Hamamelisblättern und -rinde, und nicht im Destillat, dem sogenannten Hamameliswasser enthalten. Trotz abweichender Zusammensetzung wird das Destillat entsprechend der Monographie der Kommission E mit demselben Indikationsanspruch eingesetzt.

Pharmakologische Wirkungen

Pharmakologische Untersuchungen an verschiedenen Entzündungsmodellen ergeben eine deutliche antiphlogistische Wirkung, die auf gefäßverengende Effekte der *Hamamelitannine* und die daraus folgende Verminderung der Hautdurchblutung zurückzuführen ist. Möglicherweise wird die **Entzündungshemmung** durch eine *verringerte Histaminfreisetzung* aufgrund der enthaltenen Flavone und eine *Radikalenfängereigenschaft* der Flavonglykoside unterstützt. Zusätzlich sind von Hamameliszubereitungen **bakteriostatische Eigenschaften** beschrieben. Für die adstringierende und lokal hämostyptische Wirkung sind in erster Linie die *Gerbstoffe* verantwortlich, zum Teil auch andere phenolische Inhaltsstoffe wie Aldehyde und Ketone, die ins Destillat übergehen. Entzündungshemmende Wirkstoffe – vermutlich Flavonoide, Ester und Ketone – sind mit Sicherheit auch im Wasserdampfdestillat enthalten.

Als Wirkstoffe in Phytopharmaka stehen Hamamelisblätterextrakte, Hamamelisrindentinktur, sowie auf Hamamelisketone standardisiertes Wasserdampfdestillat aus den frischen Blättern und der Zweigrinde zur Verfügung.

Klinische Studien

Die antiphlogistische Wirksamkeit von Hamameliszubereitungen zur Behandlung **entzündlicher Dermatosen** wurde in klinischen Studien überprüft. Als Ergebnis konnte eine gute Wirksamkeit bei gleichzeitig ausgezeichneter Verträglichkeit festgestellt werden. Für eine *Salbenzubereitung* aus Hamamelisdestillat wurde eine **Verminderung** der **Hautdurchblutung** und eine **Abnahme** des perkutan gemessenen **Sauerstoffpartialdrucks** im Vergleich zur Salbengrundlage ermittelt. Beide Parameter gelten als Meßgröße für eine antiphlogistische Wirkung. Eine randomisierte, doppelblinde, referenzkontrollierte Studie mit einem Salbenpräparat aus Hamamelisdestillat bei Patienten mit Neurodermitis ergab eine erhebliche Besserung der Hautsymptome Rötung, Juckreiz, Schuppung und Lichenifikation im Verlauf der Therapie. Die Ergebnisse waren einer Behandlung mit dem Antiphlogistikum Bufexamac gleichwertig. In dieser Studie fehlt allerdings der Vergleich zur Salbengrundlage, die selbst schon zu einer Symptomverbesserung führen kann.

Studie Hamamelis. In einer experimentellen Studie wurde die entzündungshemmende Wirkung verschiedener Salbenzubereitungen, die als Wirkstoff auf Hamamelisketone standardisiertes Hamamelisdestillat enthielten, abhängig von der Wirkstoffkonzentration und der Art der Salbengrundlage als Trägersubstanz, untersucht. Die Entzündung wurde mittels UV-Erythem-Test und Klebeband-Stripping-Test verursacht. Geprüft wurde im Vergleich zu einer 1%igen Hydrocortison-Creme, einer 2%igen Kamillenextrakt-Creme und gegen wirkstofffreie Salbengrundlagen. Im UV-Erythem-Test zeigten sowohl die Hamameliscreme als auch die Hydrocortisoncreme eine deutliche Verbesserung gegenüber der wirkstofffreien Grundlage, während die Kamillenextrakt-Creme keinen positiven Effekt auf die Abheilung des Erythems hatte. Dabei wies die Hamameliszubereitung höherer Dosierung keinen Vorteil gegenüber der niedrigdosierten Salbenzubereitung auf. Im Klebeband-Stripping-Test wurden die Entzündungserscheinungen sowohl durch Hamameliscreme beider Konzentrationen als auch durch die Kamillencreme unterdrückt. In beiden Testmodellen zeichnete sich eine Überlegenheit der Hydrocortisoncreme ab. Die Wirkdifferenz war jedoch zu einer Hamameliscreme, die in der Salbengrundlage einen Hilfsstoff zur Verbesserung der lokalen Verfügbarkeit enthielt (Phosphadidylcholin) am geringsten. Mit diesem Ergebnis konnte gezeigt werden, daß Zubereitungen mit Hamamelisdestillat bei entzündlichen Hauterkrankungen durchaus eine Alternative zu einer Behandlung mit Glucocorticoiden darstellen, die zumindest während weniger akuter Phasen sinnvoll erscheint.

Bittersüßer Nachtschatten – Solanum dulcamara

Der Bittersüße Nachtschatten gehört zur Familie der Nachtschattengewächse (*Solanaceae*), die viele in der Medizin bedeutsame Pflanzen mit hochwirksamen Alkaloiden umfaßt, z. B. *Bilsenkraut, Stechapfel* und *Tollkirsche.* Bittersüßstengel werden schon seit Jahrhunderten traditionell bei chronischen, juckenden Hauterkrankungen und Ekzemen eingesetzt. Die Kommission E hat die **innerliche** und **äußerliche** Anwendung der Droge „zur unterstützenden Therapie bei chronischen Ekzemen" in einer Aufbereitungsmonographie positiv bewertet. Wirksamkeitsbestimmende Inhaltsstoffe sind **Gerbstoffe,** glykosidisch gebundene **Steroidalkaloide,** basische und neutrale **Steroidsaponine.**

Steroide entstehen biochemisch aus Triterpenen, indem von einem C_{30}-Grundgerüst oxidativ drei Kohlenstoffgruppen abgespalten werden. Auf der Stufe der C_{27}-Steroide ist das Cholesterin die wichtigste Verbindung, von der sich alle weiteren Steroide ableiten. Veränderungen im Molekül durch zusätzliche C-Atome, Seitenketten, Ringbildung usw. bedingen unterschiedliche Eigenschaften und pharmakologische Wirkungen. Zur Gruppe der Steroide gehören viele Hormone, u.a. Östrogene, Androgene und Glucocorticoide.

Steroidsaponine kommen bei den Magnoliatae nur in wenigen Familien und Gattungen vor (z. B. Gattung Digitalis), jedoch gehäuft in Familien der Liliatae. Steroidalkaloide sind vor allem in Vertretern der Familie der Solanaceae zu finden.

Die wichtigsten Steroidalkaloide der Bittersüßstengel sind *Tomatidenol, Soladulcidin* und *Solasodin,* sie wirken entzündungshemmend, antiallergisch, juckreizstillend und anticholinerg (parasympatholytisch). Für isoliertes Solasodin, seinem Glykosid Solasonin und einer Esterverbindung des Solasodins wurden antiphlogistische, cortisonähnliche Wirkungen nachgewiesen. Die Steroidsaponine wirken antimikrobiell, antiphlogistisch und immunmodulierend. Durch den Gerbstoffgehalt mit lokal adstringierenden, juckreizmildernden und antimikrobiellen Eigenschaften haben Dulcamaraextrakte besondere Bedeutung zur topischen Anwendung bei nässenden und juckenden Hauterkrankungen.

Fertigarzneimittel mit Bittersüßstengelextrakten gibt es zur innerlichen und äußerlichen Anwendung. Bei großflächigen Ekzemen, bei denen eine systemische Wirkung erwünscht ist, kann die lokale Applikation der Salbe durch die Einnahme von Tropfen oder Tabletten ergänzt werden. Anwendungsbeobachtungen und klinische Studien liegen für orale und topische Arzneiformen vor. Abbildung 15-1 zeigt die Ergebnisse einer multizentrischen Studie mit insgesamt 536 ambulanten Patienten mit juckenden Ekzemen. Dokumentiert wurde der Heilungsverlauf unter der Therapie mit einer Salbe, die als Wirrkstoff einen ethanolischen Extrakt aus Solanum dulcamara enthält (Cefabene® Salbe). Anhand der wichtigsten Hautsymptome (Rötung, Juckreiz, Nässen, Schuppung) läßt sich eine deutliche Besserung der Symptomatik ablesen. Auch die Beurteilung durch Arzt und Patienten weist auf eine gute bis sehr gute Wirksamkeit der Dulcamara-Salbe hin. Insgesamt sollten die bisher vorliegenden Studienergebnisse durch weitere klinischen Prüfungen mit besserem Studiendesign, z. B. durch einen Vergleich zur wirkstofffreien Salbengrundlage, bestätigt werden.

Studie Dulcamara-Salbe. In einer weiteren Studie wurde die Wirksamkeit und Verträglichkeit einer Dulcamara-Salbe (Cefabene®-Salbe) bei Patienten mit chronischem Ekzem (atopisches Ekzem, Exsikkationsekzem, allergisches Kontaktekzem, toxisch-kumulatives Ekzem) in dreiwöchiger Therapie überprüft. Die Studie wurde offen (ohne Vergleich mit Placebo) an drei Dermatologiezentren an 45 Patienten durchgeführt. Aus acht Symptomen – Juckreiz, Rötung, Schwellung, Bläschen, Nässen, Krustenbildung, Schuppung, Lichenifikation – wurde ein Summenscore gebildet. Leitsymptom zu Beginn der Studie war der Juckreiz, zusätzlich mußte mindestens ein weiteres Symptom bestehen. Hauptzielparameter war die Änderung des Summenscores am Ende der Studie gegenüber dem Ausgangswert zu Studienbeginn. Ergebnis der Studie war eine Verbesserung des Summenscores nach einer Woche Therapie um

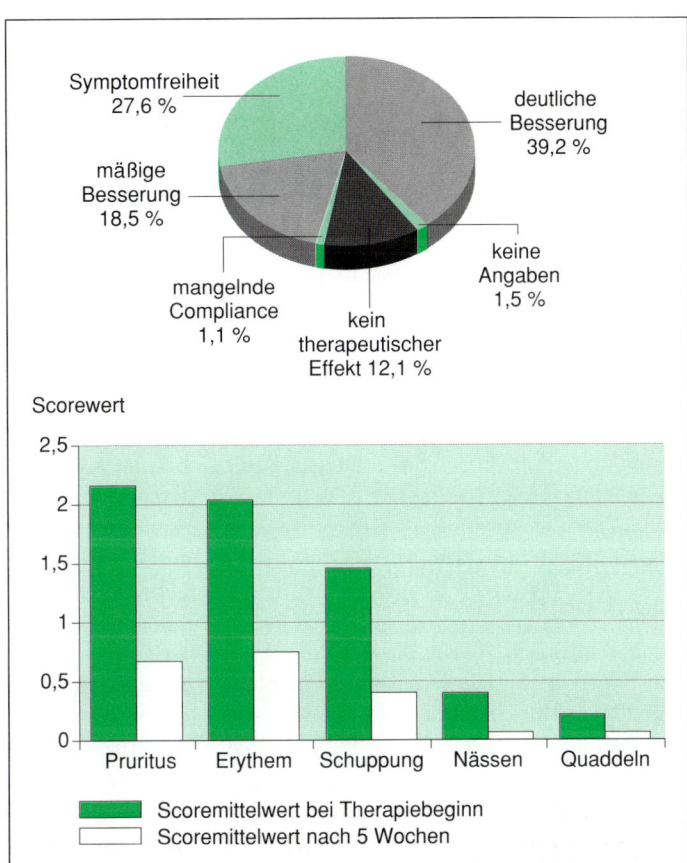

Abb. 15-1 Topische Ekzemtherapie mit Cefabene® Salbe. Multizentrische Studie nach [25].

ca. 43%, nach drei Wochen um 62%. Komplette Abheilung, d.h., keines der acht Symptome war mehr vorhanden, wurde nach dreiwöchiger Therapie bei 8 Patienten (20%) beobachtet, der stark beeinträchtigende Pruritus konnte bei 35% der Patienten beseitigt werden.

Durch die ausgezeichnete Verträglichkeit eignen sich *Dulcamaraextrakte* zur **Langzeittherapie,** ein Vorteil, der vor allem bei der Behandlung chronisch-rezidivierender Hauterkrankungen oder dem atopischen Ekzem bei Kindern von Bedeutung ist. Gelegentliche Reizerscheinungen (Rötung, Brennen) bei lokaler Anwendung auf vorgeschädigter Haut, z.B. im Bereich von Kratzstellen, lassen sich durch den geringen Alkoholgehalt der Salbe erklären.

Ballonrebe – Cardiospermum halicacabum

Die Ballonrebe ist eine Schlingpflanze aus der Familie der Sapindaceae, die in Indien, Afrika und Südamerika weit verbreitet ist. Wäßrige und alkoholische Extrakte aus dem Kraut der Pflanze zeigen **antiphlogistische und juckreizstillende Wirkungen.** Als Inhaltsstoffe wurden *Halicarsäure,* **Triterpensaponine, Tannine, Sterine** und **Flavonoide** identifiziert. Vor einigen Jahren wurde einem Salbenpräparat, das als Wirkstoff die Urtinktur aus den blühenden, oberirdischen Teilen der Pflanze in einer Konzentration von 10 g Urtinktur in 100 g Salbe enthält, die Zulassung erteilt (Halicar®-Salbe). Es wurden Beobachtungsstudien und kontrollierte Doppelblind-studien zur Wirksamkeit und Verträglichkeit der Salbe bei Patienten mit Neurodermitis und unterschiedlichen Ekzemformen durch-geführt. Im Vergleich zur Salbengrundlage zeigte die Cardiospermum-Salbe bezüglich der Verbesserung des Gesamtscores aus zehn Einzelsymptomen (u. a. Juckreiz, Rötung, Schwellung) nur eine geringe Überlegenheit, die jedoch bei allen Prüfparametern stati-stisch signifikant war. Aufgrund der guten bis sehr guten Verträglichkeit eignet sich Cardiospermum halicacabum für die **Lang-zeit-** und **Begleittherapie** bei verschiedenen **Ekzemformen** leichter bis mittelschwerer Ausprägung.

Mahonie – Mahonia aquifolium

Die Mahonie, eine Berberidaceae Nordame-rikas, wird in Mitteleuropa als Zierstrauch angepflanzt. Ihre Stamm- und Wurzelrinde hat eine lange Tradition in der indianischen Medizin und wird schon seit langem in der Homöopathie innerlich zur Behandlung von Psoriasis und trockenen, schuppenden Hautausschlägen verwendet. Von den In-haltsstoffen der Droge sind bisher nur **Alka-loide** näher bekannt, darunter *Berberin* und *Berbamin.* Von Rindenextrakten und der Ur-tinktur wurden in vitro **antimikrobielle** und **antiphlogistische Wirkungen** nachgewiesen. Letztere beruhen auf einer *Hemmung der 5-Lipoxygenase* und der *Cyclooxygenase,* sowie auf *Radikalenfängereigenschaften* der Extrakte und einzelner Alkaloide. *Berberin* beeinflußt die *Proteinbiosynthese* und greift regulierend in die *Zellproliferation* ein (anti-proliferativer Effekt). Mahonia aquifolium wurde in jüngster Zeit in Form einer Salbe eingeführt, die eine homöopathische Urtink-tur der Rinde in 10%iger Konzentration ent-hält (Rubisan®). Klinische Beobachtungen, die Hinweise auf eine therapeutische Wirk-samkeit geben, liegen bisher nur in der Be-handlung der **Psoriasis** und der **Acne vulgaris**

vor. Aufgrund der pharmakologischen Eigen-schaften der Droge erscheint eine Anwen-dung bei entzündlichen Hauterkrankungen und Ekzemen plausibel.

Nachtkerze – Oenothera biennis, Borretsch – Borago officinalis

Die Samen der Nachtkerze und des Bor-retsch enthalten ein **fettes Öl** mit hohen An-teilen an *Linolsäure* und 10–25% *Gamma-Linolensäure,* einer Omega-6-Fettsäure. Die-se langkettigen, essentiellen Fettsäuren sind unentbehrliche Bausteine für die Zellmem-branen, ein Mangel zeigt sich in patholo-gischen, trockenen Hautveränderungen und Schuppenbildung. Sie sind gleichzeitig Vor-stufen der Eicosanoide, zu denen *Prosta-glandine* und *Leukotriene* gehören. Ein zu-sätzliche **orale** Zufuhr von Gamma-Lino-lensäure kann möglicherweise regulierend in das **Ungleichgewicht** der physiologisch gebil-deten **Eicosanoide** eingreifen, das bei Neuro-dermitikern aufgrund des postulierten Man-gels bzw. der verminderten Aktivität der Del-ta-6-Desaturase vorliegt (s. S. 400). Bewiesen ist, daß die mit der Nahrung zugeführte Gam-ma-Linolensäure in die Membran der Haut-zellen eingebaut wird. Es wird angenommen, daß damit auch die Bildung des *antiinflam-matorischen Prostaglandins E$_1$* als Gegen-spieler des entzündungsfördernden Leuko-triens B$_4$ angeregt werden kann. Die Gamma-Linolensäure wird heute oral und topisch zur Behandlung der **Neurodermitis** eingesetzt. Nach vorliegenden Befunden soll sich bei 60–70% der Patienten mit Neurodermitis nach vier bis zwölf Wochen ein positiver the-rapeutischer Effekt zeigen.

In der *Volksmedizin* wird das **Stiefmütter-chenkraut,** *Violae tricoloris herba,* innerlich und äußerlich zur unterstützenden Behand-lung bei Ekzemen, Akne, Juckreiz und an-deren Hauterkrankungen eingesetzt. Eine positive Monographie besteht nur für die äußere Anwendung als Aufguß oder Abkochung bei leichten seborrhoischen Hauterkrankungen und Milchschorf. Als Inhaltsstoffe werden Flavonoide, Saponine und Methylsalicylat angegeben, klinische Untersuchungen fehlen.

Phytosterole

In den letzten Jahren erregten Phytosterole das Interesse in der topischen Ekzembehandlung. Es ist denkbar, daß diese Substanzen die geschädigte Zellmembran stabilisieren und auf diese Weise eine verstärkte Freisetzung der Arachidonsäure und ihren Metabolismus mit der Bildung von Prostaglandinen und Leukotrienen verhindern können. Erfahrungsberichte mit einer Salbe, die einen nicht standardisierten Extrakt aus den Sprossen der Kalifornischen Avocado enthält, beschreiben einen Rückgang der Symptome Juckreiz, Rötung, Bläschenbildung und Schuppung bei atopischen und anderen Ekzemformen. Ein Wirksamkeitsnachweis durch kontrollierte Studien steht noch aus.

Pflanzen zur Wundbehandlung

Bewährte Drogen: Kamillenblüten – Matricariae flos, Ringelblumenblüten – Calendulae flos, Purpursonnenhutkraut – Echinaceae purpureae herba.

Kamille – Matricaria recutita

Kamillenblüten wirken entzündungshemmend, antibakteriell, wundheilungsfördernd und anregend auf den Energiestoffwechsel der Haut. Sie haben sich vor allem zur Behandlung **oberflächlicher Entzündungsvorgänge** bewährt. Die antiphlogistisch wirksamen Bestandteile sind α-*Bisabolol,* das Sesquiterpenlakton *Matricin* und das bei der Destillation entstehende *Chamazulen, Spiroether* sowie *Flavonoide,* u. a. das Flavon *Apigenin.* Im Entzündungsmodell zeigen Kamillenflavone bei topischer Anwendung eine dem NSAR Indometacin vergleichbare

antiinflammatorische Wirkung. Für Kamillenextrakte und für die einzelnen Inhaltsstoffe wurde eine **Verminderung** der Bildung und Freisetzung von Entzündungsmediatoren wie **Histamin, Serotonin** oder **Prostaglandinen** nachgewiesen. Die Hemmung der Prostaglandin- und Leukotriensynthese erfolgt sowohl direkt über eine Aktivitätsverminderung der entsprechenden Enzyme (Cyclooxygenase und 5-Lipoxygenase), als auch indirekt durch die antioxidative Eigenschaft der Flavone als Radikalfänger. α-Bisabolol kann bei lokaler Anwendung das Penetrationsvermögen anderer Wirkstoffe durch die intakte Haut verstärken. Klinische Untersuchungen mit standardisiertem Kamillenextrakt bestätigen eine **schnellere Wundheilung** und **Abtrocknung nässender Wundflächen** und einen positiven Therapieeffekt bei Ekzemerkrankungen.

Kontaktallergien durch Kamillenblüten sind selten. Häufiger werden sie durch Verfälschungen mit der Hundskamille hervorgerufen, in der ein Sesquiterpenlakton (Anthecotulid) als Kontaktallergen identifiziert wurde. Die Inhaltsstoffe der Kamillenblüten zeigen Unterschiede in ihrer Polarität und damit in ihrer Löslichkeit. Abhängig von der Wahl des Extraktionsmittels entstehen aus der Droge Auszüge mit qualitativ und quantitativ unterschiedlicher Zusammensetzung. *Sesquiterpene* und *Spiroether* aus dem ätherischen Öl, *lipophile Flavonoide* und *Flavone* sind nur in alkoholischen Extrakten und entsprechenden Zubereitungen in ihrer Gesamtheit enthalten.

Ringelblume – Calendula officinalis

Die Blüten der Ringelblume enthalten *Carotinoide, ätherisches Öl* mit Sesquiterpenen und den Abbauprodukten der Carotinoide, *Flavonoide, Triterpensaponine* und *-Alkohole* mit *Faradiol* als Hauptkomponente. Es wurden **antimikrobielle** und **wundheilungsfördernde Wirkungen** nachgewiesen, die Triterpenalkohole, vor allem *Faradiol,* wirken im

Entzündungsmodell antiinflammatorisch. Vermutlich sind die *Carotinoide*, bzw. ihre Abbauprodukte, an dem wundheilungsfördernden Wirkprinzip beteiligt. Sie stehen chemisch dem Vitamin A nahe, von dem granulationsfördernde Eigenschaften bekannt sind. Ringelblumen werden als wäßrige, alkoholische und ölige Auszüge (Calendulaöl) oder in Form von Salben bei Entzündungen der Haut, „Wunden, auch mit schlechter Heilungstendenz" (Indikationsgebiet laut Monographie der Kommission E), Ekzemen und Verbrennungen eingesetzt. Ihre Anwendung begründet sich hauptsächlich auf Überlieferungen der Erfahrungsmedizin, kontrollierte klinische Wirksamkeitsstudien liegen bisher nicht vor.

Purpursonnenhut – Echinacea purpurea

Für den Frischpflanzensaft aus den oberirdischen Teilen von Echinacea purpurea besteht eine positive Monographie zur äußeren Anwendung bei „schlecht heilenden, oberflächlichen Wunden". Durch die immunmodulierende Wirkung des Purpursonnenhutkrauts wird das **Immunsystem** der **Epidermis** als wesentlicher Faktor für einen optimalen Ablauf der Wundheilung unterstützt. Aktivierte Makrophagen und Granulozyten reinigen das Wundgebiet durch Phagozytose von Erregern und Gewebebruchstücken. Sie bilden Wachstumsfaktoren und setzen Zytokine frei, die über chemotaktische Reize auf benachbarte Zellen die Immunantwort verstärken. Echinacea aktiviert *Fibroblasten* und verhindert durch eine *Hemmung* der *Hyaluronidase* (s. S. 230) die Ausbreitung lokaler, bakterieller Infektionsherde. Die Fibroblasten produzieren Mucopolysaccharide und steuern die Bildung von Granulationsgewebe mit anschließender Epithelisierung. Der Wundheilungsprozeß wird beschleunigt und Sekundärinfektionen werden vermieden. Klinische Erfahrungen mit einer großen Patientenzahl bestätigen die Wirksamkeit einer Echinacea-Salbe bei entzündlichen Hauterkrankungen, infizierten Wunden, Verbrennungen, Herpes simplex und Ulcus cruris. Innerhalb ein bis zwei Wochen zeichneten sich beim überwiegenden Teil der Patienten gute Heilungserfolge ab, die subjektiven Beschwerden besserten sich bereits innerhalb drei bis fünf Tagen.

15.2.4 Externa

Salbengrundlage

Bei allen Hauterkrankungen ist die Wahl der Grundlage als Arzneistoffträger mitbestimmend für eine erfolgreiche Therapie und mitunter wichtiger als der Wirkstoff. Mit einer Externagrundlage, die den transepidermalen Wasserverlust beeinflussen kann, ist bereits ein therapeutischer Effekt zu erzielen. Die Auswahl richtet sich nach dem Hautzustand und sollte der alten, nach wie vor gültigen Regel „feucht auf feucht" folgen. **Akute, nässende Ekzeme** werden am besten mit feuchten Umschlägen, stark wasserhaltigen Lotionen bzw. Schüttelmixturen bis höchstens zur Öl-in-Wasser-Emulsion (Creme) behandelt. **Chronische Entzündungen** und **trockene Ekzeme** erfordern Wasser-in-Öl-Emulsionen, also Salben oder Fettsalben. Je chronischer die Hauterkrankung und je trockener die Haut, um so fetthaltiger sollte die Grundlage sein, unter Umständen ist sogar ein Okklusiv-Verband angebracht.

Umschläge

Auch feuchte Umschläge stellen bereits selbst eine therapeutische Maßnahme dar. Durch die rasche Abdunstung wirken sie kühlend, entzündungshemmend und juckreizstillend. Diese Therapieeffekte werden durch adstringierende, antimikrobielle, antiphlogistische oder wundheilungsfördernde Eigenschaften des jeweiligen Pflanzenextrakts ergänzt.
Anwendung. Man tränkt ein Leinentuch mit dem Pflanzenauszug und legt es dreimal täglich, für ein bis zwei Stunden, auf die er-

krankte Haut. Der Umschlag muß erneuert werden, sobald er warm wird und trocknet, was nach etwa 15–20 Minuten der Fall sein wird. Wichtig ist, daß der Umschlag locker aufliegt und gut abdunsten kann. Er darf also nicht mit einer luftundurchlässigen Auflage abgedeckt werden.

Hautbäder

Bäder mit einem Zusatz von Pflanzenextrakten können zur unterstützenden Behandlung bei verschiedenen Hauterkrankungen eingesetzt werden. Entsprechend den Aufbereitungsmonographien der Expertenkommission B8 für Balneologika am ehemaligen Bundesgesundheitsamt eignen sich *Gerbstoffdrogen* bei **juckenden** und **nässenden Ekzemen** (*Eichenrinde, Haferstrohextrakt*), *Kamillenöl* oder *-extrakt, Schafgarben-* oder *Schachtelhalmextrakt* bei **entzündlichen Hauterscheinungen,** sowie *Menthol* und *Thymianöl* gegen **Juckreiz.**

Bei Dermatosen mit **trockener Haut** sind stark rückfettende Ölbäder angebracht. Ins-

besondere für Patienten mit atopischem Ekzem bringt häufiges Baden einen Verlust der wasserlöslichen Lipoproteine und eine Beeinträchtigung der Barrierefunktion der Haut mit sich. Gebadet werden sollte immer mit dem Zusatz eines medizinischen Ölbades auf der Basis von Pflanzenölen oder dünnflüssigem Paraffin, das kaum Emulgatoren enthält. In neuerer Zeit scheinen Bäder mit Soja- oder Nachtkerzenöl erfolgversprechend bei Neurodermitis oder Psoriasis. Vorteilhaft sind vor allem Spreitungsölbäder ohne Emulgatorzusatz. Das Öl schwimmt auf der Wasseroberfläche und bleibt beim Aussteigen aus der Wanne als homogener Lipidfilm auf der Haut zurück. Die Wassertemperatur sollte nicht über 36 °C liegen, da der rückfettende Effekt durch höhere Temperaturen offensichtlich vermindert wird.

 Bei unklaren, akuten Hauterkrankungen und großen Hautverletzungen sind Vollbäder kontraindiziert (s. S. 236 f.).

Tab. 15-1   Externagrundlagen für spezifische Zustände der Haut, nach [1].

Hautzustand	geeignet	weniger geeignet
trockene Haut	Ö/W- oder W/Ö-Emulsion, Salben	Puder, Flüssigkeiten, Pasten, Schüttelmixturen
Hautrötung	Schüttelmixturen, Ö/W-Emulsionen, feuchte Verbände	W/Ö-Emulsion, Salben, Pasten, Puder
Bläschenbildung auf der Haut	feuchte Verbände, Schüttelmixturen	Emulsionen, Salben, Pasten, Puder
nässende Hautstellen	feuchte oder fettfeuchte Verbände	Salben, Pasten, Puder, Schüttelmixturen
Entzündungen in Hautfalten	feuchte Verbände, Cremepasten	Schüttelmixturen, Salben
Krustenbildung	fettfeuchte Verbände, Salben	Pasten, Ö/W-Emulsionen, Schüttelmixturen, Puder
entzündliche, nässende Hautveränderungen, Verdickung und Vergröberung des Hautreliefs	weiche Pasten, Salben, W/Ö-Emulsionen	Ö/W-Emulsionen, Puder, Flüssigkeiten, Schüttelmixturen

15.3 Herpes labialis

Melissenblätterextrakte wirken **virostatisch** gegenüber Herpesviren, ohne zytotoxische Effekte aufzuweisen. Als wirksames Prinzip werden die *Lamiaceen-Gerbstoffe*, in erster Linie die Verbindungen der *Kaffeesäure* betrachtet. Diese Substanzen können offensichtlich sowohl mit den Proteinen der Zellmembran und als auch mit den Proteinen des Virus eine Bindung eingehen und auf diese Weise die Anlagerung des Virions an die Zellmembran und damit eine Infektion verhindern. Klinische Untersuchungen bestätigen die Wirksamkeit einer Salbe, die einen Spezialextrakt aus Melissenblättern enthält (Lomaherpan®-Creme) bei Herpes labialis.

15.4 Stumpfe Verletzungen

Bewährte Drogen: Arnikablüten – Arnicae flos, Beinwellwurzel – Symphyti radix.

Arnika – Arnica montana

Arnikablüten wirken bei äußerer Anwendung **antibakteriell, antimykotisch** und **antiphlogistisch.** Wesentliche Bestandteile sind **Sesquiterpenlaktone**, v. a. *Helenalin, Dihydrohelenalin* und deren Esterverbindungen. In Entzündungsmodellen zeigen diese Inhaltsstoffe im Vergleich zu synthetischen Antiphlogistika stärkere entzündungshemmende und konsekutiv analgetische Wirkungen. Nachgewiesen wurde ein **Einfluß** auf wichtige **Stoffwechselprozesse** im Verlauf von Entzündungsreaktionen: Hemmung der Chemotaxis von Leukozyten, Hemmung der Thrombozytenaggregation und der oxidativen Phosphorylierung (Synthese von ATP) in neutrophilen Granulozyten, Verringerung der Aktivität lysosomaler Enzyme und der Freisetzung von Histamin und Serotonin. Neuere Untersuchungen weisen auf eine indirekte Aktivitätsminderung bestimmter Phospholipasen und damit der Freisetzung der Arachidonsäure aus den Membranlipiden durch Helenalin und Dihydrohelenalin hin.

Arnikablüten werden der Monographie entsprechend als Tinktur oder Salbe **äußerlich** bei Verletzungs- und Unfallfolgen (Hämatomen, Prellungen, Verstauchungen, Quetschungen), bei Furunkulose und Entzündungen als Folge von Insektenstichen, Entzündungen der Schleimhäute im Mund- und Rachenraum, Oberflächenphlebitis und rheumatischen Muskel- und Gelenkbeschwerden eingesetzt. Aufgrund der kontaktallergenen Potenz von *Helenalin* und *Dihydrohelenalin* eignen sie sich nicht zur Behandlung von Ekzemen. Bei bekannter Überempfindlichkeit gegenüber Arnika und anderen Korbblütlern sollten sie grundsätzlich nicht angewendet werden. Die Sensibilisierungspotenz hängt stark von der Art der Zubereitung ab und ist bei der Tinktur höher als bei einer Arnikasalbe.

> Arnikatinktur kann in hoher Konzentration auf vorgeschädigter Haut zu Entzündungen mit Schwellung, Bläschenbildung und Gewebezerstörung führen, sie darf nie unverdünnt und nicht auf offenen Wunden angewendet werden (Verdünnung: Arnikatinktur 3–10fach mit Wasser, Arnikablüten als 2%iger Aufguß für Umschläge).

Beinwell – Symphytum officinale

Die Beinwellwurzel enthält das **Purinderivat** *Allantoin*, **Schleim- und Gerbstoffe.** Allantoin wirkt wundheilend, indem es ähnlich dem Harnstoff auf osmotischem Wege einen Flüssigkeitsabstrom aus der Wundfläche hervorruft. Bakterien und Bakterientoxine werden ausgespült, Immunabwehr, Zellerneuerung und Bildung von Granulationsgewebe werden gefördert. Die Verbesserung der lokalen Durchblutung verhindert den Austritt von Gewebeflüssigkeit und die Entstehung von Ödemen. Zubereitungen der Beinwellwurzel wirken **schmerzlindernd, entzündungshemmend** und **abschwellend.** Ihr Einsatzgebiet sind Sport- und Unfallverletzungen, Prellungen, Zerrungen, Verstauchungen, Knochenbrüche und Gelenkergüsse.

Die Beinwellwurzel enthält lebertoxische Pyrrolizidin-Alkaloide und darf deshalb nur **äußerlich** verwendet werden.

> ⚠ Auch für den externen Gebrauch gelten **Anwendungsbeschränkungen:** Anwendung nur auf intakter Haut, nicht in die Augen oder auf Schleimhäute bringen, nicht länger als vier bis sechs Wochen im Jahr, tägliche Höchstmenge 100 μg Pyrrolizidin-Alkaloide.

Präparate

Monopräparate zur innerlichen Anwendung

Epogam®/Epogam® 1000 Kapseln – Nachtkerzensamenöl
Gammacur Kapseln – Nachtkerzensamenöl
Cefabene® Tropfen – Bittersüßstengel

Externa aus Eichenrinde, Hamamelis oder Bittersüßstengel

Silvapin® Eichenrinde
Hametum®/-Creme, Salbe – Destillat aus frischen Hamamelisblättern und -zweigen
Hametum® Extrakt – Destillat aus frischen Hamamelisblättern und -zweigen
Virgamelis® Creme – Destillat aus frischen Hamamelisblättern und -zweigen
Hamamelis-Salbe N LAW – Hamamelisblätter
Hamevis N ® Tinktur – Hamamelisrinde
Cefabene® Salbe – Bittersüßstengel
Dolexaderm H Salbe – Bittersüßstengel
Halicar® Salbe – Cardiospermum Urtinktur

Externa aus Kamillenblüten oder Arnikablüten

Kamillosan® Creme, Salbe – Kamillenblüten
Matmille® Salbe, Bad – Kamillenblüten
Kamillensalbe Robugen® – Kamillenblüten
Arnikamill® Gel – Arnikablüten, Kamillenblüten
Arniflor® – Arnikablüten
Arnica Kneipp® Gel – Arnikablüten

Externa aus Purpursonnenkraut oder aus der Beinwellwurzel

Echinacin® Madaus Salbe – Purpursonnenhutkraut
Kytta-Plasma®/Kytta-Salbe® – Beinwellwurzel

TUMORERKRANKUNGEN

Mistelkraut – Visci herba.

In den Industrieländern ist Krebs nach den Erkrankungen des Herz-Kreislauf-Systems noch immer die zweithäufigste Todesursache. Etwa jeder dritte Mensch wird im Laufe seines Lebens mit der Diagnose einer Tumorerkrankung konfrontiert. Die wenigsten Tumorarten lassen sich endgültig heilen, rund 85 % aller Patienten mit einem metastasierenden Tumor sterben an ihrer Krankheit. Während der Erkrankung wird die Lebensqualität durch Chemotherapie und Tumorschmerz erheblich beeinträchtigt und zum überwiegenden Teil liegt das erreichbare Therapieziel darin, ein würdiges und möglichst langes Leben mit der Krankheit zu ermöglichen.

16.1 Faktoren der Krebsentstehung

Obwohl bei manchen Tumorarten auch erbliche Ursachen diskutiert werden, liegt der Schwerpunkt eindeutig bei **exogenen Faktoren.** Als Auslöser kommen physikalische (UV-Licht, Röntgen- und radioaktive Strahlen), chemische (Nitrosamine, polyzyklische aromatische Kohlenwasserstoffe) oder biologische Karzinogene in Frage. Zu letzteren zählen Schimmelpilzgifte sowie bestimmte DNA-Viren (z. B. Epstein-Barr- und Papillomaviren) oder RNA-Viren (z. B. HIV-Viren). Auch freie Radikale, die beim oxidativen Stoffwechsel entstehen, wirken karzinogen und mutagen an DNA-Strukturen im Zellkern. Die **Schädigung** des **genetischen Mate-**rials der Zelle, die einen Verlust der Wachstumskontrolle mit sich bringt, stellt die eigentliche Ursache der Krebsentstehung dar. Durch Mutationen in DNA-Bereichen, auf denen die Gene für Zellwachstum und -proliferation lokalisiert sind, fallen **Kontrollmechanismen** aus: So führt die mangelnde Inaktivierung von Wachstumsaktivatoren und die damit einhergehende verstärkte Aussendung von Proliferationssignalen zur Wachstumsentgleisung mit fortlaufender Zellteilung. Die fehlende Aktivierung von Wachstumsinhibitoren bewirkt zudem, daß diese einer ungehemmten Zellproliferation nicht mehr entgegenwirken können.

Mutierte Zellen produzieren andere Proteine oder Peptidfragmente als gesunde Zellen. Im gesunden Organismus werden falsche Proteine von den T-Zellen des Immunsystems erkannt, die daraufhin die Bildung zytotoxischer T-Zellen vermitteln und eine Zerstörung dieser veränderten Zellen einleiten. Bei Krebspatienten ist das Immunsystem nicht oder nur in unzureichendem Maße in der Lage, mutierte Zellen zu erkennen, die sich dadurch vermehren und ausbreiten können. Normalerweise wird die genetische Information von der Zelle selbst auf Fehler überprüft. Beim Auftreten von Mutationen, die von der Zelle nicht repariert werden können, wird in der sogenannten G_1-Phase der Zellteilung der eigene Tod, die **Apoptose** eingeleitet. Auch bestimmte Proteine oder ein Mißverhältnis von Zytokinen können den Zelltod herbeiführen. In Tumorzellen versagen die Mechanismen im Überprüfungsprogramm, die Apoptose bleibt aus und die Zelle synthetisiert in der anschließenden S-Phase des Zellzyklus **fehlerhafte Gene.** Mit zunehmendem Alter häufen sich die Schäden bei der Zellteilung und die Reparaturmechanismen der Zelle reichen nicht mehr aus. Entartete Zellen entgehen den Kontrollen des Immunsystems. Mutierte Gene werden weitergegeben und sorgen dafür, daß die neu gebildeten Zellen wesentlich länger als normale Zellen leben.

Das Wort Apoptose kommt aus dem Griechischen und beschreibt das Abfallen welker Blätter im Herbst. Ebenso wie der Laubabfall in der Natur das Wachstum reguliert, müssen irreparabel geschädigte oder funktionslos gewordene Zellen laufend aus dem Organismus entfernt werden, damit dieser überleben kann. Als Apoptose oder programmierter Zelltod wird ein **genetisch festgelegtes Programm** bezeichnet, das den Tod nicht mehr benötigter Zellen herbeiführt. Die Apoptose hat wichtige regulative Aufgaben, indem sie die Vermehrung von Zellen mit geschädigtem Erbmaterial verhindert und das Gleichgewicht von Zellerneuerung und Zelluntergang als Voraussetzung für ein gesundes Wachstum bestimmt. Der genaue Mechanismus, nach dem sie abläuft, ist noch nicht bekannt. Lange Zeit vermuteten Wissenschaftler, daß ein massiver Einstrom von Calcium oder Magnesium in die Zelle für die Aktivierung der Apoptose verantwortlich ist. Es stellte sich aber heraus, daß an der Spaltung der DNA im Zellkern sowohl calciumabhängige, als auch calciumunabhängige Enzyme beteiligt sind. Als Folge der DNA-Fragmentierung bricht der Zellkern auseinander und die Zelle stirbt. Unter den für eine Induktion der Apoptose **wesentlichen Faktoren** sind das Tumorsuppressorgen p53 und das CD95-System am besten erforscht. Das Tumorsuppressorgen p53 bildet ein Protein, das nach seinem Molekulargewicht ebenfalls p53 genannt wird und aktiviert bei fehlerhafter Transkription im Zellkern einen Reparaturmechanismus. Gelingt es nicht, den Fehler zu beseitigen, wird der Tod der Zelle eingeleitet. Bei vielen Krebsarten ist die Kontrolle des Tumorsuppressorgens in den entarteten Zellen gestört. UV-Licht oder toxische Substanzen lösen Mutationen in diesem Gen aus oder Genprodukte werden durch Virusinfektionen angegriffen. Ein Defekt im p53-Gen hat einen Ausfall der Apoptose und damit ein ungehemmtes Wachstum von geschädigten Zellen zur Folge. CD95 ist die Bezeichnung für einen Zelloberflächenrezeptor, der sich auf zahlreichen Zellen des Organismus befindet und derselben Rezeptorfamilie wie der Tumor-Nekrose-Faktor-α, TNF-α, angehört. Eine Interaktion des CD95-Rezeptors mit seinem körpereigenen CD95-Liganden löst den Tod der betroffenen Zelle aus.

Die Apoptose spielt eine wichtige Rolle bei Autoimmunerkrankungen, Virusinfektionen oder destruktiven Lebererkrankungen, vermutlich auch beim Absterben der Gehirnzellen von Alzheimer-Patienten. Eine Verminderung der Apoptoseaktivität, wie es bei Krebs der Fall ist, bedeutet ein unerwünschtes Zellwachstum, während bei Krankheiten mit hoher Apoptoseaktivität, z.B. bei AIDS, mehr Zellen absterben als entstehen.

16.2 Therapie-maßnahmen

16.2.1 Konventionelle Krebstherapie

Mit den drei Standardverfahren der konventionellen Krebstherapie – Operation, Chemotherapie und Bestrahlung – können etwa 45 % aller Krebserkrankungen kurativ behandelt oder zumindest langfristige Remissionen erreicht werden, bei 55 % der Patienten ist nur eine symptomatische Behandlung oder vorübergehende Heilung möglich. Ein wesentlicher Punkt zukünftiger Krebstherapie ist die Früherkennung mittels biologischer Tumormarker, da heute Tumoren überwiegend dann erkannt werden, wenn sie Jahre der Entstehung hinter sich haben und sich bereits in einem metastasierenden Stadium befinden. Biologische Therapieansätze, die in die körpereigenen Mechanismen der Krebsentstehung eingreifen, werden an Bedeutung zunehmen. So ist es möglich, mit Metastaseinhibitoren spezifische Haftstrukturen zu beeinflussen, mit deren Hilfe sich Tumorzellen in verschiedenen Organen ansiedeln. Angiogeneseinhibitoren hemmen die tumorinduzierte Ausbildung von Blutkapillaren. Sie behindern die Blutversorgung und Näherstoffzufuhr des wachsenden Tumors und beschränken Wachstum und Metastasenbildung. Untersuchungen an In-vitro-Modellen weisen auch für **sekundäre Pflanzenstoffe** – Flavone, Vitamin-A-Derivate, Polysaccharide einer *Lupinenart* – eine Angiogenesehemmung nach. Konjugierte

Isoflavone der *Sojabohne* werden im Darm zu *Genistein* metabolisiert, das als Hemmstoff der Angiogenese und von Wachstumshormonen das Krebswachstum unterbindet. **Phytoöstrogene,** zu denen Polyphenole wie Lignane und Isoflavone zählen, binden an den Östrogenrezeptor und verhindern das östrogeninduzierte Tumorwachstum.

Erkenntnisse der Molekularbiologie und Gentechnik weisen neue Wege in der Krebsforschung. Große Hoffnungen werden in die somatische Gentherapie gesetzt, die Möglichkeiten erschließt, Tumorzellen spezifisch anzugreifen, ohne gesunde Zellen zu schädigen. Durch Einbringen zusätzlicher genetischer Informationen in die Tumorzelle soll künftig krankhaftes Zellwachstum auf DNA-Ebene unterbunden werden. Verschiedene Therapieansätze zielen darauf hin, durch gentechnisch veränderte Zellen die gestörte Apoptose zu regulieren oder die zytotoxische Immunantwort des Organismus zu stärken.

Pflanzliche Zytostatika

Einige Pflanzen enthalten Wirkstoffe mit direkt zytotoxischer Wirkung, die als isolierte Reinstoffe, synthetische oder partialsynthetische Produkte eingesetzt werden. Diese Substanzen greifen als **Mitosehemmstoffe** direkt phasenspezifisch in den Mechanismus der Zellteilung und Zellproliferation ein oder hemmen die **DNA- oder Proteinbiosynthese.** Hierzu gehören die *Catharantus-Alkaloide* Vinblastin und Vincristin aus den Blättern von *Catharantus roseus,* einer dem heimischen *Immergrün* verwandten tropischen Pflanze, und die *Podophyllotoxine* der Flußblattwurzel. Der am längsten bekannte Mitosehemmstoff, das *Alkaloid Colchicin* aus den Knollen und Samen der *Herbstzeitlose* (Colchicum autumnale), wird heute zur Krebsbehandlung aufgrund seiner Toxizität nicht mehr verwendet. In neuerer Zeit wurden aus den Taxanen der *Eibe,* Taxol und Taxotere, hochwirksame Krebsmittel entwickelt. *Camptothecin,* ein Inhaltsstoff des asiatischen Baumes *Camptotheca acuminata,* stellt die Grundlage für eine neue Stoffklasse dar, die über eine Hemmung des Mitoseenzyms Topoisomerase die Tumorbildung verlangsamt. Zytostatika pflanzlicher Herkunft werden wie chemisch definierte Tumormittel in der Regel hoch dosiert und haben dementsprechend ein hohes Nebenwirkungsrisiko.

16.2.2 Unkonventionelle Methoden der Krebsbehandlung

Trotz intensiver Forschung haben sich die Heilungschancen in den letzten Jahren nicht grundlegend verändert. Obwohl es gelungen ist, durch Schmerztherapie und Bekämpfung der schwerwiegendsten Nebenwirkung einer Chemotherapie, dem akuten Erbrechen, die Lebensqualität des Patienten wesentlich zu verbessern, wenden sich mehr als die Hälfte der Krebspatienten während oder nach einer konventionellen Behandlung alternativen Methoden zu. Aus der Sicht des Patienten wird die Krankheit „Krebs" anders beurteilt als vom Standpunkt der naturwissenschaftlichen Medizin. Neben der Pathogenese, die sich auf die Entstehung der Krankheit bezieht, soll mehr die **Salutogenese,** die das Zustandekommen von Gesundsein und Heilsein meint, berücksichtigt werden. Daher steht hinter der Abkehr von schulmedizinischen Therapieformen weniger mangelndes Vertrauen oder Angst vor den bekannten Nebenwirkungen, als vielmehr der Wunsch nach ganzheitlichen Behandlungsmaßnahmen. Unkonventionelle Methoden kommen dem Bedürfnis entgegen, selbst etwas zur Gesundung beizutragen und den Krankheitsverlauf durch Stärkung der Selbstheilungskräfte positiv zu beeinflussen.

Zu den unkonventionellen Methoden der Krebstherapie zählen Naturheilverfahren wie die Phytotherapie, die Hydro-Thermo- oder Bewegungstherapie, die der naturwissenschaftlich-orientierten Medizin sehr nahestehen. Andererseits werden unter diesem Begriff alternative Therapieverfahren zusammengefaßt, die nicht dem schulmedizinischen Standard entsprechen und deren Wirksamkeit wissenschaftlich nicht belegt ist. Hierzu gehören die Anthroposophie und Homöopathie, aber auch Einzelmaßnahmen wie die Behandlung mit Radikalfänger- (Selen, Zink), Thymus- oder Enzympräparaten. Die Beurteilung der Wirksamkeit unkonventioneller Methoden wird durch eine gegensätzliche Krankheitsauffassung und ein unterschiedliches Weltbild erschwert. Die wissenschaftliche Medizin betrachtet Krankheit als passive Funktionsstörung einzelner Organsysteme und Krebs als eine zelluläre Entgleisung. Sie folgt dem pathogenetischen Paradigma, demzufolge Heilung in eins gesetzt wird mit der Bekämpfung der Krankheit. Konventionelle Behandlungsmaßnahmen sollen den Patienten **am Leben** erhalten; sie zielen auf Entfernung oder Wachstumshemmung der Krebszellen. Im Gegensatz dazu begreift die unkonventionelle Medizin Krankheit als eine veränderte Gesamtleistung des Körpers und somit als einen Vorgang, der den ganzen Menschen betrifft. Ihr salutogenetischer Ansatz entspricht der Meinung des Patienten, der eine eigene Philosophie über die Krebsentstehung entwickelt und sein „Kranksein" erlebt. Unkonventionelle Maßnahmen wollen durch Stärkung von Lebensqualität und Lebenswille den Patienten **im Leben** halten, sie versuchen auf die Gesundung einzuwirken und die Selbsthilfe zu erweitern. In diesem Sinn hat B. M. HEINY Lebensqualität definiert als „das Führen eines den Umständen angepaßten Lebens unter Beibehaltung gewohnter und erwünschter Inhalte".

Heute strebt man eine Synthese beider Sichtweisen an, indem die konventionelle Krebstherapie in ein Gesamtkonzept eingebunden wird, das Ernährungsberatung, Physiotherapie, sozialmedizinische Beratung, Psychotherapie und Seelsorge mit einschließt. Entspannungstechniken, gelenkte Imaginationen, Ansätze aus der kognitiven Verhaltenstherapie oder Elemente aus der Gesprächs- und systemischen Familientherapie bieten Hilfen in der aktiven Auseinandersetzung mit der Krankheit und der Lebenssituation, die sich auch positiv auf das somatische Geschehen auswirken.

Die Bundesregierung hat 1981 ein Forschungsförderprojekt „Unkonventionelle Methoden der Krebsbekämpfung (UMK)" eingerichtet mit dem Ziel, den Therapieerfolg dieser Heilverfahren zu überprüfen und ihre wissenschaftliche Weiterentwicklung zu unterstützen. Angestrebt wird der wissenschaftliche Diskurs zwischen Vertretern naturwissenschaftlicher und alternativer Lehrmeinungen. Unter den förderungswürdigen Vorhaben, die Psychoneuroimmunologie, Thymus- und Fiebertherapie, Magnetfeld- und Enzymtherapie umfassen, bildet die Behandlung mit Mistelextrakten oder Mistellektinen einen Schwerpunkt.

16.3 Stellenwert der Phytotherapie

Die Phytotherapie ist **keine** Alternative zu den klassischen Verfahren der Tumorbehandlung, d.h., eine direkte Beeinflussung der Tumorzelle mit pflanzlichen Mitteln ist bisher keinesfalls bewiesen. Dennoch hat die Phytotherapie, wie in allen Bereichen der Medizin, auch in der Onkologie ihren Stellenwert zur Behandlung einfacher Begleiterkrankungen oder nicht bedrohlicher Störungen. Wie andere Naturheilverfahren oder Behandlungsmaßnahmen hat sie ihre Bedeutung in der palliativen Medizin, die nur gegen die Symptome und nicht gegen die Ursachen der Krankheit gerichtet ist. Wickel, Auflagen, Bäder oder Inhalationen mit ätherischen Ölen oder Pflanzenextrakten können Beschwerden lindern, das Wohlbefinden fördern und damit für den Patienten einen Gewinn an Lebensqualität bringen. Ebenso sind pflanzliche Arzneimittel und Tees in der Lage, die Verträglichkeit anderer Medikamente zu fördern und die Prognose der Standardtherapie zu verbessern. Immunmodulatoren wie *Echinacea* aktivieren das unspezifische Abwehrsystem, steigern die Phagozytoseleistung und stimulieren Makrophagen zur Bildung von Zytokinen, u.a. von Tumornekrosefaktor-α mit zytotoxischer Aktivität. *Ginkgo biloba* kann möglicherweise die Chemotherapieresistenz von Krebszellen beeinflussen. Allerdings müssen auch für den Einsatz von Phytopharmaka bestimmte Kriterien und Interaktionen beachtet werden.

Arzneipflanzen werden im Rahmen von Selbsthilfeprogrammen eingesetzt, die zur Bewältigung der Situation und dem Umgang mit der Krankheit „Krebs" von Patienten entwickelt werden. Sie unterstützen den Patienten in seinem Bedürfnis, mit natürlichen Mitteln selbst etwas zur Steigerung der Abwehr beizutragen, wobei sich der Begriff „Abwehr" für den Krebspatienten nicht nur auf das Immunsystem bezieht, sondern auch die Bereiche Angst und soziale Isolation mit einschließt.

Seit Jahrzehnten nehmen Extrakte des Baumhalbparasiten *Mistel* in der Krebstherapie einen großen Raum ein. Fast 60% der Allgemeinärzte verordnen Mistelpräparate; bei den Patienten haben sie eine hohe Akzeptanz und werden oft als „Rettungsanker" betrachtet, an den sich große Hoffnungen knüpfen. Dennoch ist der Einsatz von Mistelextrakten nach wie vor umstritten und nur ergänzend zu den Standardverfahren der onkologischen Primärtherapie – Operation, Chemotherapie und Strahlenbehandlung – zu vertreten. Eine abschließende Bewertung ist zum augenblicklichen Zeitpunkt noch nicht möglich. In jedem Fall besteht die Pflicht zur Aufklärung über Möglichkeiten und Grenzen alternativer Methoden, um Verunsicherung und Enttäuschung zu vermeiden. Die Erwartungen von seiten des Patienten sind sehr hoch und es gilt, realistische Ziele zu formulieren, in denen es vor allem darum geht, das Leben mit der Krankheit würdig und erträglich zu gestalten.

Mistel – Viscum album

Die Therapie mit Mistelextrakten ist eng mit dem anthroposophischen Weltbild RUDOLF STEINERS verknüpft, der die Pflanze um 1920 in die Krebsbehandlung einführte. Unter den gängigen Mistelpräparaten soll bei der überwiegenden Zahl der fiktiven Zulassung und der Herstellerinformation entsprechend die Anwendung „gemäß der anthroposophischen Menschen- und Naturkenntnis" erfolgen. Inzwischen sind zahlreiche Inhaltsstoffe bekannt, pharmakologische und immunologische Reaktionen nachweisbar. Durch Standardisierung auf einen bestimmten Wirkstoffgehalt und laufende klinische Untersuchungen nähert sich die lange Zeit anthroposophisch geprägte Misteltherapie der wissenschaftlichen Medizin. Zur Zeit sind drei Präparate (Eurixor®, Lektinol®, Plenosol® N) auf phytotherapeutischer Basis im Handel, die laut Monographie „zur Palliativtherapie im Sinne einer unspezifischen Reiztherapie bei malignen Tumoren" eingesetzt werden.

Nach den Grundgedanken des Ideenwerks RUDOLF STEINERS ist der Mensch aus vier Wesenheiten aufgebaut, die ihre Entsprechung in den Elementen des Naturreichs haben. Störungen in der Balance zwischen dem physischen Körper, dem Äther- und Astralleib und der Ich-Organisation werden bestimmten Krankheiten zugeordnet. So bedeutet ein Vorwalten der Elemente der Lebensorganisation, die dem Ätherleib entspricht, daß das Leben zu wuchern beginnt und Tumorkrankheiten auftreten. Als Heilmittel verwendet die anthroposophische Medizin, um die verwandtschaftliche Beziehung zwischen Mensch und Natur zum Ausdruck zu bringen, nur Naturstoffe – Mineralien, Pflanzen und Tiere. Im Gegensatz zur naturwissenschaftlichen Medizin kommt es bei den anthroposophischen Mitteln nicht auf einen bestimmten Stoff oder eine Struktur an, wesentlich sind die Kräfte, die von Natur aus enthalten sind oder durch Bearbeitung in das Heilmittel gelangen. Ihre Aufgabe ist es, eines der vier Wesensglieder zu unterstützen oder deren exzessive Entfaltung einzuschränken, um die Beziehungen untereinander zu harmonisieren. Erkenntnisse über die zugrundeliegenden Wirkprinzipien und die zu erwartende Wirkungsrichtung werden auf geisteswissenschaftlichem Wege, aus der Gestalt oder durch Beobachten der Funktionen von Pflanzenorganen abgeleitet. Nach der Lehre Steiners wird die Misteltherapie nicht als alleinige Maßnahme empfohlen. Sie ist eingebunden in ein Konzept, das Eurhythmie und künstlerische Übungen miteinbezieht und in dem auf Einzelkomponenten nicht verzichtet werden darf.

Wäßrige Extrakte aus frischem Mistelkraut enthalten neben **Flavonoiden, Triterpenen** und **phenolischen Pflanzensäuren** eine Reihe **hochmolekularer Verbindungen:** Polypeptide (Viscotoxine), Polysaccharide (Pektine, Arabinogalaktane) und Glykoproteine (Lektine). Lange Zeit wurden die Viscotoxine für die Wirkung verantwortlich gemacht. Bei intrakutaner Injektion rufen sie eine lokale Entzündungsreaktion hervor, wodurch Makrophagen aktiviert werden. In vitro hemmen sie in höheren, therapeutisch nicht relevanten Konzentrationen das Zellwachstum. Erst in den letzten Jahren rückten die **Mistellektine,** die in den Blättern und unverholzten Teilen lokalisiert sind, in den Mittelpunkt des Interesses. Lektine sind eine weitverbreitete Klasse von Proteinen oder Glykoproteinen pflanzlicher oder tierischer Herkunft, die spezifisch mit Zuckerstrukturen reagieren und sich an terminalen Kohlenhydratketten löslicher oder zellmembranständiger Glykoproteine und Glykolipide anlagern. Einige Lektine binden sich an die zellulären Bestandteile des Immunsystems und sind an der unspezifischen Immunabwehr beteiligt. Lektine bestehen aus zwei Untereinheiten A und B, nur die B-Kette kann eine Lektinbindung eingehen. An die A-Untereinheit ist die Toxizität gebunden, sie dringt nach Aufspaltung in die Zelle ein, inaktiviert Ribosomen und blockiert die Proteinsynthese.

Die Lektine der Mistel sind instabile Glykoproteine und wurden aus diesem Grund lange nicht entdeckt. Entsprechend ihrer Zuckerspezifität werden sie in drei Gruppen eingeteilt. Mistellektin 1, ML-1, reagiert spezifisch mit Galaktoseeinheiten, ML-2 ist Galaktosid- und N-Acetylgalaktosamin-spezifisch und ML-3 nur N-Acetylgalaktosamin-spezifisch. Laubbaum-Misteln enthalten mehr ML-1, Misteln auf Nadelbäumen mehr ML-3.

Untersuchungen mit wäßrigen *Mistelextrakten* ergeben **immunmodulierende Wirkungen** auf humorale und zelluläre Komponenten des Immunsystems, die an den *Gehalt* an *Mistellektinen* gebunden sind. In-vitro-Experimente mit ML-1 zeigen eine Aktivierung der Phagozytoseleistung von Granulozyten und eine verstärkte Freisetzung von Zytokinen wie Interleukin-1, Interleukin-6, Interferon-γ und Tumornekrosefaktor-α aus Makrophagen. Weiter wurde eine deutliche **Zunahme der Zahl und Aktivität von natürlichen Killer-Zellen** (NK) beobachtet. Die Mistellektine lagern sich mit ihrer A-Untereinheit an Tumorzellen an und leiten die Apoptose der entarteten Zellen ein. Dabei entstehen apoptotische Vesikel, die Makrophagen aktivieren und die Immunantwort stimulieren. Tierexperimentell sind Hinweise auf antimetastatische Effekte der Mistellektine abzuleiten. In-vivo-Ergebnisse lassen eine Aktivierung der Akute-Phase-Reaktion und eine Steigerung der Aktivität von NK- und zytotoxischen T-Lymphozyten erkennen, die unter anderem auf einer verstärkten Expression von Interleukin-2-Rezeptoren auf Lymphozyten und Monozyten beruht. In einer Studie mit einem auf ML-1 standardisierten Mistelpräparat, in der die Lebensqualität und Angst vor dem nächsten Zyklus der Chemotherapie mittels psychometrischer Verfahren überprüft wurde, konnte eine Erhöhung des Plasmaspiegels an *β-Endorphin* gemessen werden. β-Endorphin ist ein körpereigenes Opioid, das mit Wohlbefinden und Schmerzlinderung korreliert.

Obwohl eine Reihe immunmodulierender Wirkungen des Mistelextrakts bzw. der Mistellektine nachgewiesen sind, fehlt der eindeutige Beleg für einen Einfluß auf das Tumorgeschehen beim Patienten und der Nachweis klinischer Wirksamkeit. Vorhandene Studien sind nicht frei von Mängeln wie unzureichender Patientenzahl, fehlender Randomisierung, Doppelblindführung oder Placebokontrolle und entsprechen damit oft nicht dem wissenschaftlichen Standard. Zudem unterscheiden sich die einzelnen Mistelpräparate hinsichtlich Herstellungsmethoden, Verdünnung und Wirkstärke oder Wirtsbäumen, was unter anthroposophischen Geschichtspunkten von nicht stofflich definierten Wirkprinzipien der Mistel keine Rolle spielt, eine Reproduzierbarkeit klinischer Anwendung nach wissenschaftlichen Aspekten jedoch in Frage stellt.

Nach Vorstellungen der anthroposophischen Medizin werden Mistelzubereitungen verschiedener Wirtsbäume, z. B. Abietis (Tanne), Mali (Apfelbaum), Quercus (Eiche), Pini (Kiefer) bestimmten Tumoren zugeordnet, nach der Herstellerinformation des phytotherapeutischen Präparats Lektinol® ist „für die Therapie ... eine Zubereitungsform von der Pappelmistel ausreichend".

Da der Wirkstoffgehalt stark von saisonalen und regionalen Faktoren abhängt, ist eine Standardisierung der Extrakte auf einen definierten Lektingehalt die Voraussetzung für eine wissenschaftliche Beurteilung der Misteltherapie in randomisierten, placebokontrollierten Studien.

Die Behandlung mit Mistelpräparaten stellt keine Alternative zu den Standardverfahren der onkologischen Primärtherapie dar. Da Tumorpatienten durch Störungen in der Leukozytopoese Immundefizite aufweisen, die durch Chemotherapie und Strahlenbelastung zeitweise noch verstärkt werden, kann eine **adjuvante Misteltherapie** aufgrund der immunmodulierenden Eigenschaften der Mistellektine eine sinnvolle Ergänzung zur Stabilisierung des Immunsystems darstellen. Klinische Studien, die Aussagen über Tumorprogression, Metastasenbildung, Rezidivrate, zur Senkung der Zytostatika-Nebenwirkungen oder Daten zu einer Kombination der Misteltherapie mit anderen Zytostatika liefern, bzw. eine Verbesserung der Lebensqualität belegen sollen, werden durchgeführt.

Eine Therapie mit Mistelextrakten eignet sich nur bei **soliden Tumoren**. Alle lymphatischen Systemerkrankungen oder Hämoblastosen sind explizit ausgeschlossen, da Mistellektine aufgrund immunmodulierender Wirkungen auf Zytokine zu einer Wachstumssteigerung dieser Neoplasien und damit zu einer akuten Verschlechterung führen können. So ist von Interleukin-6 eine tumorstimulierende Potenz bekannt und es scheint ein Wachstumsfaktor bei B-Zell-Neoplasien zu sein.

Dosierung und Anwendung

Mangels beweiskräftiger klinischer Wirksamkeitsstudien, in denen für die Mistel Dosierung, Dosierungsintervall und Applikationsweise definiert werden, erfolgt die Anwendung nach den Angaben der Hersteller fast ausschließlich subkutan, empfohlene Injektionsorte sind Oberschenkel oder Oberarm, keinesfalls tumornah oder in Bestrahlungsfelder. Für die immunmodulierende Wirkung des Mistellektin-1 wurde ein enges Dosisfenster im Bereich von 1 bis 2 ng/kg Körpergewicht bestimmt, höhere Dosierungen von 2,5–5,0 ng/kg zeigen eher einen immunsupprimierenden Effekt. Als optimale Dosierung werden 0,5–1,0 ng ML-1/kg Körpergewicht ein- bis zweimal pro Woche für drei Monate empfohlen, nach einer Pause von vier bis acht Wochen wird die Therapie wiederholt. Als Behandlungszeitraum werden fünf Jahre, bzw. bis zur Überschreitung des für den jeweiligen Tumor veranschlagten Rezidivzeitraums angegeben.

In der **Monographie** wird auf lokale und allgemeine Überempfindlichkeitsreaktionen – Schüttelfrost, Blutdruckabfall, Atemnot oder Schock – bei parenteraler Verabreichung von Mistelextrakten hingewiesen. Nach bisherigen Erfahrungen ist das Risiko akuter schwerer Nebenwirkungen gering, als unerwünschte Wirkungen wurde lokale Rötung oder Anstieg der Körpertemperatur um 0,5–1 °C beobachtet. Als Gegenanzeigen gelten Eiweißüberempfindlichkeit, chronisch progrediente Infektionen, z. B. Tuberkulose oder hochfieberhafte Zustände.

ANHANG

GLOSSAR

aa (ana): ana partes aequales, zu gleichen Teilen.

aa ad: ana partes aequales ad, zu gleichen Teilen bis … (z.B. aa ad 100 g).

ACE-Hemmer: (ACE = Angiotensin converting enzyme), Arzneistoffe, die die Umwandlung von Angiotensin I durch ACE in das blutdruckwirksame Angiotensin II hemmen. Dadurch wir die nachfolgende Freisetzung von Aldosteron verhindert und als Folge nimmt der systemische Gefäßwiderstand ab.

ACTH: adrenocorticotropes Hormon des Hypophysenvorderlappens, beeinflußt die Sekretion von Cortisol in der Nebennierenrinde.

Affektivität: Einheit des Gefühls- und Gemütslebens mit Stimmungen, Emotionen, Affekten und Trieben.

Aktionspotential: Antwort einer erregbaren Nerven- oder Muskelzelle auf einen Reiz mit Änderung der Ionenleitfähigkeit und des Membranpotentials.

allosterische Beeinflussung: Änderung der Konfiguration von Proteinen, Enzymen oder Rezeptoren durch reversible Anlagerung von Arzneistoffen. Es kommt zu einer Änderung der Quartärstruktur mit Auswirkungen auf die Bindungsneigung.

Angiogenese: Neubildung von Blutkapillaren.

Anxiolytika: Arzneimittel, die bei Angst- und Spannungszuständen dämpfend wirken.

Apoptose: programmierter Zelltod, ein genetisches Programm bewirkt den Tod nicht mehr benötigter Zellen. Dieser Zelltod verhindert, daß aus den geschädigten Zellen ein Tumor entsteht, kann durch Medikamente, Immunzellen, Zellalterung ausgelöst werden.

Atherogenität, atherogen: fördert atherosklerotische Gefäßveränderungen.

Atherosklerose: = Arteriosklerose.

Atmungskette: ein in den Mitochondrien lokalisiertes Enzymsystem, das Oxidations- und Reduktionsreaktionen katalysiert, die dabei freiwerdende Energie wird in Form von ATP gespeichert.

ATP: Adenosintriphosphat, energiereiche Verbindung, wichtigster Energielieferant der Zelle und des Stoffwechsels.

Biofeedback-Verfahren: EEG oder Muskelanspannung werden hör- oder sichtbar gemacht und können vom Patienten verändert werden.

biogene Arzneistoffe: werden aus der Natur gewonnen, chemisch weiterverändert und aufbereitet, im Gegensatz zu den Phytopharmaka, die weitgehend im Naturzustand belassen werden.

Biometrie: Theorie und Anwendung mathematischer Methoden in Medizin und Biologie.

Bioverfügbarkeit: das Ausmaß und die Geschwindigkeit, mit der ein Arzneistoff am Wirkort zur Verfügung steht. Die Bioverfügbarkeit ist abhängig von der Freisetzung aus der Arzneiform und der Resorption im Körper.

Cholesterin: = Cholesterol (die Bezeichnung Cholesterol orientiert sich an der chemischen Nomenklatur, in der die Gruppe der Alkohole mit -ol gekennzeichnet ist.

Circulus vitiosus: „Teufelskreis", ein Zusammentreffen verschiedener Krankheitsprozesse, die sich ungünstig beeinflussen.

Cross-over-Studie: (engl. überkreuzen) Studien, bei denen beim Doppelblindversuch im Rahmen der klinischen Arzneimittelprüfung Kontroll- und Versuchsgruppen vertauscht werden. Die Patienten selbst stellen die Kontrolle dar, indem sie zuerst die eine, dann die andere Therapie erhalten.

cyanogen: blausäureabspaltend.

Depolymerisation: Abbau hochmolekularer Substanzen.

Derivate: Abkömmlinge einer chemischen Grundsubstanz.

DEV: Droge Extrakt-Verhältnis, eine Kenngröße, die angibt, wieviel getrocknetes Pflanzenmaterial zur Herstellung des Extrakts eingesetzt wird.

Disposition: die angeborene oder erworbene Anfälligkeit des Organismus für Erkrankungen, Krankheitsbereitschaft.

DNA: desoxyribonucleid acid (= DNS, Desoxyribonucleinsäure), Träger der genetischen Information, ist in den Chromosomen im Zellkern lokalisiert.

Doppelblindversuch: weder der behandelnde Arzt noch der Patient weiß, wer das Verum (wirksame Substanz) und wer das Placebo (unwirksame Scheinsubstanz) erhält.

Dosis-Wirkungs-Beziehung: mit steigender Dosierung werden die Stufen unwirksam – wirksam – toxisch – letal durchlaufen.

Dünnschichtchromatographie: der Drogenextrakt wird auf eine dünn beschichtete Platte punkt- oder strichförmig im Vergleich zu einer Referenzsubstanz aufgetragen. Die Platte wird in ein geeignetes Lösungsmittel eingebracht, die Auftrennung in die einzelnen Inhaltsstoffe erfolgt entsprechend ihrer Löslichkeit = Wanderungsgeschwindigkeit im Lösungsmittel auf der Platte. Anschließend werden die Einzelsubstanzen durch Farbreaktion oder im UV-Licht sichtbar gemacht.

Dyskinesie: Störung im Bewegungsablauf von Gallenblase und Gallenwegen.

Dysmenorrhö: schmerzhafte Regelblutung.

Dyspnoe: Erschwerung der Atemtätigkeit, die mit subjektiver Atemnot verbunden ist.

Eicosanoide: Substanzen mit 20 Kohlenstoffatomen (griech. eikos = zwanzig).

Ekkrine Schweißdrüsen: kleine Schweißdrüsen, die direkt an der Hautoberfläche münden und über den ganzen Körper verteilt sind. Sie sezernieren einen Teil des Zellinhalts ohne Veränderung des Aussehens, im Gegensatz zu den **apokrinen Schweißdrüsen** sind sie nicht für den unangenehmen Körpergeruch verantwortlich.

EPL-Substanz: „Essentielle" Phospholipde. Cholin-Phosphorsäureglyceridester mit überwiegend ungesättigten Fettsäuren.

Formatio reticularis: Hirnnetz, Durchflechtung grauer und weißer Hirnsubstanz, geht von der Medulla oblongata (verlängertes Mark) aus und reicht bis ins Zwischenhirn.

GCP-Richtlinien: Good Clinical Practices, „Gute Klinische Prüfung".

GMP-Richtlinien: Good Manufactoring Practices, „Gute Herstellungspraxis".

hämodynamische Faktoren: Faktoren, die auf den intravasalen Blutfluß einwirken, z.B. Blutdruck, -volumen, -viskosität, Strömungswiderstand, Gefäßelastizität.

Hang-over-Effekt: über den Schlaf hinausgehende Wirkung des Schlafmittels mit Müdigkeit und verminderter Konzentrationsfähigkeit am folgenden Morgen.

Haustorien – Senker, mit denen die Wasserleitungsbahnen der Wirtspflanze, oder im Fall einer Symbiose des Partners, angezapft werden.

Hippocampus: (Seepferdchen) eine wichtige Schaltstelle im limbischen System.

HMG-CoA-Reduktase: Hydroxymethylglutaryl-Coenzym-A-Reduktase, Schlüsselenzym der Cholesterinbiosynthese in der Leberzelle.

Hochdruck-Flüssigkeitschromatographie: HPLC; High Performance Liquid Chromatography.

5-HT-Rezeptoren: (5-Hydroxytryptamin-) = Serotonin-Rezeptoren.

Hyperperfusion: erhöhte Durchströmung.

Hyphen: Pilzfäden, bilden in ihrer Gesamtheit das Pilzmyzel.

Hypnotika: Schlafmittel, Arzneimittel, die zur

Beeinflussung von Schlafstörungen eingesetzt werden, dienen der Einleitung und Aufrechterhaltung des Schlafs.

Hypoperfusion: verminderte Durchströmung.

hypotone Flüssigkeit: Lösung mit einem geringeren osmotischen Druck.

Hypoxie: Verminderung des Sauerstoffgehalts im Gesamtorganismus oder bestimmten Körperregionen.

inflammatorisch: entzündungsauslösend, von lat. inflammatio = Entzündung.

Inhibition/Inhibitoren: Hemmung/Hemmer, Hemmstoffe.

in vitro: „im Reagenzglas", experimentelle Untersuchungen außerhalb des Organismus.

in vivo: „im Leben", im lebenden Organismus.

Inzidenz: Anzahl der Neuerkrankungsfälle einer bestimmten Erkrankung innerhalb eines bestimmten Zeitraums.

Ischämie: Verminderung oder Unterbrechung der Durchblutung eines Organs, Organteils oder Gewebes infolge mangelnder arterieller Blutzufuhr.

Item: Beurteilungsgegenstand.

K-Komplex: typische Wellenform im EEG, definiert zusammen mit Spindeln den Beginn des Schlafstadiums 2: eine scharfe, biphasische Wellenform, der eine hochamplitudige, langsame Welle folgt.

Kambiumring: teilungsfähiges Bildungsgewebe im Randbereich von Sproß und Wurzel der Nadelhölzer, zweikeimblättriger und baumförmiger Liliengewächse.

Kataplasma: Breiumschlag mit pastenförmigen Substanzen.

kompetitive Hemmung: (kompetitiv, auf Wettbewerb beruhend), Blockade von Rezeptoren durch Substanzen, die eine hohe Affinität zum Rezeptor aufweisen, Konkurrenz um einen gemeinsamen Rezeptor.

Komplementsystem: zirkulierendes Enzymsystem, wird durch Antigen-Antikörper-Komplexe oder durch fremde Zelloberflächenmoleküle aktiviert, dient der Zerstörung fremder oder entarteter Zellen und verstärkt die Entzündungsreaktion.

Kongestion: arterielle Blutüberfüllung als Folge von Entzündungsreizen.

konsensuell: gleichsinnig, übereinstimmend.

konservative Therapie: erhaltende, bewahrende Therapie, im Gegensatz zur Operation.

kutiviszerale Reflexe: Reizung von Hautnerven und Weiterleitung der Reize über vegetative und viszerale Nervenbahnen zu anderen Körperregionen oder Organen.

laktotrop: auf die Milcherzeugung gerichtet.

lakunär: von Lakune = Vertiefung, Bucht.

Leitsubstanzen: chem. definierte Inhaltsstoffe oder Stoffgruppen, die zum Zwecke der Qualitätssicherung (Identität, Reinheit, Gehalt, Stabilität) fiktiv die Rolle von wirksamkeitsbestimmenden Inhaltsstoffen übernehmen, dienen zu Kontrollzwecken.

Lipidperoxidation: mehrfach ungesättigte Fettsäuren der Zellmembran werden durch Radikale oxidiert; führt zu Störungen in der Zellfunktion und zur Zerstörung der Zellmembran.

Mastodynie: prämenstruell empfundenes Spannungs- und Schwellungsgefühl in den Brüsten, meist mit diffusen Schmerzen.

Mastopathie: in der Geschlechtsreife auftretende degenerative oder proliferative Umbauprozesse der Brustdrüse.

Median: Mittelwert.

Menorrhagie: verlängerte Menstruation.

Metrorrhagie: Uterusblutung außerhalb der Menstruation, länger als sieben Tage andauernd.

Mitogene: exogene Substanzen, die eine Zellteilung induzieren.

Mitose: Zellteilung, identische Reduplikation des genetischen Materials und Verteilung je eines Chromosomensatzes auf die Tochterzellen, läuft in mehreren Phasen ab.

Multizenterstudie: Studie, die an mehreren Orten gleichzeitig durchgeführt wird.

Nachlast: peripherer Widerstand.

NAD: Nicotinamidadenindinucleotid/NADH reduziertes NAD, wichtige Coenzyme der Dehydrogenasen (Enzyme, die Wasserstoff abspalten). Der Wasserstoff (H) des NADH wird zur Energiegewinnung in die Atmungskette eingeschleust.

nativer Extrakt: stellt den reinen Pflanzenauszug dar, der noch nicht mit Hilfsstoffen versetzt ist.

Neurotransmitter: Substanzen, die in den Synapsen im ZNS und im peripheren Nervensystem die Erregung weiterleiten. Sie werden in der präsynaptischen Nervenendigung in Vesikeln gespeichert und durch ein Aktionspotential freigesetzt. An der postsynaptischen Membran bewirken sie eine Permeabilitäts- und Potentialänderung, die eine Hyper- oder Depolarisation auslösen kann. Bekannte Neurotransmitter sind Adrenalin, Noradrenalin und ihre biochemische Vorstufe Dopamin, Acetylcholin, Seroronin und Gamma-Amino-Buttersäure, GABA. Entsprechend der Spezifität der Neurotransmitter für die jeweilige Nervenzelle erfolgt eine Einteilung in (nor-)adrenerge, cholinerge, dopaminerge, serotoninerge und GABA-erge Neurone.

NK-Zellen: natürliche Killerzellen, werden durch direkte Antigenerkennung oder durch zellgebundene Antikörper aktiviert, lösen in der fremden Zelle die Apoptose aus.

Normierung und Standardisierung: Begriffe zur Qualitätssicherung pflanzlicher Präparate.

Nootropika: Arzneimittel, die den Hirnstoffwechsel fördern.

Nozizeption: Wahrnehmung von Schmerz, wird durch freie Nervenendigungen, den sogenannten Nozizeptoren in der Haut vermittelt.

Nykturie: nächtlicher Harndrang.

Osmolalität: Menge der gelösten Teilchen pro kg Wasser.

Offene Studie: Untersuchende und Patienten kennen die Behandlung.

palliative Therapie/Palliativa: Therapie bzw. Mittel, die gegen die Symptome, aber nicht gegen die Ursachen einer Erkrankung wirken.

Perkolation: Unter Perkolation versteht man eine kontinuierliche, erschöpfende Extraktion: Die Droge wird in einem Perkolator (Glasgefäß mit Porzellanfilter und regulierbarem Abflußhahn) mit dem entsprechenden Lösungsmittel ausgezogen. Man läßt das Perkolat, den filtrierten Drogenauszug, so langsam abtropfen, daß die Droge stets mit der Extraktionsflüssigkeit bedeckt bleibt.

Pharmakodynamik: Teilgebiet der Pharmakologie, das den Einfluß von Arzneistoffen auf den Organismus untersucht (einschließlich Dosis-Wirkungs-Beziehungen, Wirkmechanismen, Nebenwirkungen, Toxikologie).

Pharmakokinetik: Teilgebiet der Pharmakologie, das den Einfluß des Organismus auf Arzneistoffe untersucht, befaßt sich mit der Kinetik der Resorption, Verteilung, Metabolisierung und Ausscheidung von Arzneistoffen.

Pharmakopoe: Arzneibuch, allgemein anerkannte Regeln der pharmazeutischen Wissenschaft, verbindlich für Qualität, Prüfung, Lagerung, Abgabe und Bezeichnung von Arzneistoffen.

Phosphorylierung, oxidative: Anlagerung eines Phosphatrests an organische Verbindungen. Dabei entstehen energiereiche Verbindungen wie ATP, das die bei der Oxidation in der Atmungskette freiwerdende Energie speichert.

Placebo: sogenanntes Scheinmedikament, eine pharmakologisch unwirksame Substanz.

Pollakisurie: häufige Entleerung kleiner Harnmengen.

Prävalenzrate: Anzahl der Erkrankten bzw. Häufigkeit eines Merkmals im Verhältnis zur Anzahl der untersuchten Personen.

Prodrug: Arzneistoff, der als Vorstufe appliziert und erst im Organismus (meist enzymatisch) in die Wirkform umgewandelt wird.

Progressive Muskelentspannung nach Jacobsen: über den Wechsel von Muskelanspannung und -entspannung wird der Muskeltonus erniedrigt und eine allgemeine Entspannung erzielt.

Prolaktin: regt das Wachstum der weiblichen Brust an, setzt die Milchproduktion in Gang.

Proliferation: Wucherung, Zellwachstum.

proteolytische Enzyme = Proteasen: eiweißabbauende Enzyme, katalysieren die hydrolytische Spaltung der Peptidbindung in Proteine und Peptide.

psychodynamisch: Zusammenwirken von Persönlichkeitsanteilen, von Bewußtem und Unbewußtem.

Radikale: äußerst reaktionsfähige Stoffwechselprodukte der Zelle. In der gesunden Zelle werden sie durch verschiedene Radikalenfänger innerhalb von 10 sec inaktiviert.

Randomisierung: (engl. Random = Zufall:) Zufallszuteilung von Patienten auf Behandlungs- und Kontrollgruppen, ein statistisches Verfahren zur Ausschaltung von systematischen Fehlern. Randomisiert = zufallsverteilt.

Responder: Patienten, die im Laufe der klinischen Prüfung eines Arzneistoffs auf die Therapie ansprechen und die erwünschte Wirkung zeigen. Abhängig vom Arzneistoff und der Therapie können unter Umständen auch in der Placebogruppe Responder enthalten sein.

Response-Rate: Die erwartete oder erhaltene Anzahl der Responder in Prozent.

RNA: ribonucleid acid (= RNS Ribonukleinsäure).

Restless-legs-Syndrom: unruhige Beine, meist nachts auftretende Mißempfindungen in den Beinen mit dem Bedürfnis, die Beine zu bewegen, führen zu Weckvorgängen.

schizogene Exkretbehälter: entstehen durch Auseinanderweichen der Zellwände, es bilden sich Interzellularräume, in die die Drüsenzellen das ätherische Öl abscheiden (Beispiel: Ölstriemen bei den Früchten von Anis, Fenchel und Kümmel).

Schlafapnoesyndrom: Schnarchen mit anfallsweisen Atemstillständen von mehr als 10 Sekunden, v. a. während des NREM-Schlafs.

Schlafspindel: EEG-Komplexe aus Sigma-Wellen, die im NREM-Stadium 2 auftreten, sehen durch Zu- und Abnahme der Amplitude wie Spindeln aus.

Score: Bewertungsziffer, Maßzahl, Wertpunkt.

Sedativa: Beruhigungsmittel, Arzneimittel, die eine dämpfende Wirkung auf Funktionen des ZNS haben.

Soziotherapie: Verfahren, mit denen eine Erkrankung durch Veränderung des sozialen Kontexts des Patienten günstig beeinflußt werden soll, u.a. die Einbeziehung der Angehörigen in den therapeutischen Prozeß, Schaffung eines Netzes sozialer Beziehungen, Wohnungs- und Arbeitsplatzsicherung.

spinal: zum Rückenmark gehörend.

Stroma: bindegewebiges Stützgewebe eines Organs bzw. Tumors.

Studiendesign: Anlage oder Konzept einer klinischen Studie in Hinblick auf die zu beweisende Hypothese.

Substanz P (= Neuropeptid P): eine Dekapeptid (deka, griech. = zehn), ist wesentlich an der Schmerzregulierung des trigeminovasculären Systems beteiligt.

systemisch: ein ganzes Organsystem betreffend, i. w. S. den ganzen Organismus.

Tachyphylaxie: Wirkungsminderung bei mehrfacher Applikation eines Arzneistoffs in kurzen Abständen.

Trabekelblase (Balkenblase): stark erweiterte, nicht mehr kontraktionsfähige Harnblase mit kompensatorischer Blasenmuskelhypertrophie.

topisch: örtlich (topische Anwendung eines Arzneimittels).

Tranquilizer: (syn. Tranquillantien) heterogene Gruppe von Substanzen, die je nach Wirkstoff oder Dosierung eine beruhigende, angstlösende, schlaffördernde, zentral muskelrelaxierende oder antikonvulsive Wirkung haben.

Trizyklische Antidepressiva: stimmungsaufhellend wirkende Psychopharmaka, die durch drei Ringe in der Molekülstruktur gekennzeichnet sind, z.B. Amitriptylin, Doxepin, Imipramin.

Verum: (lat. verus = echt, wahr) in klinischen Studien das zu prüfende Medikament.

Vigilanz: Wachheit.

Virion: das für die jeweilige Wirtszelle infektiöse Virus, besteht aus Nukleinsäuren und Proteinmantel.

Vorlast: linksventrikulärer, enddiastolischer Füllungsdruck.

Wirksamkcitsbcstimmende Inhaltsstoffe: chem. definierte Stoffe oder Stoffgruppen, deren Beitrag zur therapeutischen Wirksamkeit einer Droge/Drogenzubereitung bekannt ist.

Zeitgeber: Außenreize, z.B. Licht-Dunkel-Wechsel, Geräusche, Temperaturveränderungen, soziale Kontakte, die die endogenen biologischen Rhythmen mit der Umweltperiodik synchronisieren.

Zellzyklus: Abfolge von Phasen der Zellreifung und Zellteilung. In der G_1-Phase (postmitotische Ruhephase) findet eine kontinuierliche Erhöhung der RNA- und Proteinsynthese statt, in der S-Phase (DNA-Synthesephase, Reduplikation) wird die DNA verdoppelt, die Zelle wird tetraploid.

Zirkadianer Rhythmus: tagesperiodischer, biologischer Rhythmus, der ungefähr mit einem 24-Stunden-Tag synchronisiert ist (zirka = ungefähr). Ohne synchronisierende Faktoren oder Zeitgeber verlängert sich der Rhythmus beim Menschen auf 25 Stunden.

ABKÜRZUNGEN IN DER REZEPTUR

Bezeichnung	lateinische Bedeutung	deutsche Bedeutung
aa, ana	ana partes aequales	zu gleichen Teilen
aa ad	ana partes aequales ad	zu gleichen Teilen bis …
a. c.	ante cenam	vor der Mahlzeit
add.	adde	füge hinzu
ad (pro) us. ext.	ad usum externum	zum äußeren Gebrauch
ad (pro) us. intern.	ad usum internum	zum inneren Gebrauch
anhydr.	anhydricus	wasserfrei
alb.	albus	weiß
Aq. dest.	Aqua destillata	destilliertes Wasser
Aq. pur.	Aqua purificata	gereinigtes Wasser
(cc.), concis.	concisus	zerschnitten, geschnitten
concis. gross.	concisus grosse	grob zerschnitten
cont.	contusus	zerstoßen, zerdrückt
DAB		Deutsches Arzneibuch
DAC		Deutscher Arzneimittelcodex
d. t. d.	dentur tales doses	solche Mengen sollen gegeben werden
Dect.	Decoctum	Abkochung, Dekokt
EAB, Ph. Eur.	Pharmacopoea Europaea	Europäisches Arzneibuch
flav.	flavus	gelb
fluid.	fluidus	flüssig
garg.	gargarisma	Gurgelmittel
gr. pulv.	grosse pulveratus	grob gepulvert
gtt.	gutta, guttae	Tropfen
Inf.	Infusum	Aufguß
Liq.	Liquor, liquidus	Flüssigkeit, flüssig
m.	misce, misceatur	mische! es werde gemischt!
M.D.S.	Misce, Da, Signa	mische, gib, bezeichne
min. concis.	minutim concisus	fein geschnitten
Muc.	Mucilago	Schleim
mund.	mundatus	geschält

Bezeichnung	lateinische Bedeutung	deutsche Bedeutung
n.	noctu	nachts
nigr.	niger, -ra, -rum	schwarz
non rep.	non repetatur	nicht zu wiederholen
Ol.	Oleum	Öl
OTC	over the counter	Handverkauf
p.	pulveratus, pulvis	gepulvert, Pulver
p. c.	post cenam	nach der Mahlzeit
pro ad.	pro adultis	für Erwachsene
pro baln.	pro balneo	für das Bad
pro infant.	pro infantibus	für das Kind
pulv.	pulveratus	gepulvert
rec. par.	recenter paratum	frisch bereitet
Remed.	Remedium	Heilmittel
rep!	repetatur	zum Wiederholen
Rp.	recipe	nimm!
rubr.	ruber, -ra, -rum	rot
S.	signa	bezeichne!
sicc.	siccatus	getrocknet
sine calic.	sine calicibus	ohne Hüllkelche (der Blüte)
sine cop.	sine copia	ohne Rezeptabschrift
Sir.	Sirupus	Sirup
Spec.	Species	Teemischung
spirit.	spirituosus	weingeisthaltig
subt. pulv.	subtiliter pulveratus	fein gepulvert
s.v.	sine vitro	ohne Glas
tal. dos.	tales doses	solche Einzelgaben
Tct., Tinct.	Tinctura	Tinktur
tot.	totus	ganz
Ugt. Ungt.	Unguentum	Salbe
var.	varietas	Varietät (Rasse)

[1] Abeck, D., Cremer, H., Pflugshaupt, C., Ring, J.: Stadienorientierte Auswahl dermatologischer Grundlagen bei der örtlichen Therapie des atopischen Ekzems. In: Pädiatrische Praxis 52, 113–121, 1997.

[2] Blume, J.: Placebokontrollierte Doppelblindstudie zur Wirksamkeit von Ginkgo-biloba-Spezialextrakt EGb 761 bei austrainierten Patienten mit Claudicatio intermittens. In: VASA, Zeitschrift für Gefäßkrankheiten 25 (3), 1996.

[3] Boksch, M.: Das praktische Buch der Heilpflanzen. BLV, München 1996.

[4] Braun, H., Frohne, D.: Heilpflanzenlexikon. 6. Aufl. Gustav Fischer, Stuttgart 1994.

[5] Diagnostisches und statistisches Manual psychischer Störungen DSM-III-R. Beltz, Weinheim 1989.

[6] Dilling, H., Mombour, M., Schmidt, M. H. (Hrsg.): Internationale Klassifikation psychischer Störungen. Forschungskriterien. Huber, Bern 1994.

[7] Evans, D. A. et al.: Prevalence of Alzheimer's disease in a community population of older persons. In: JAMA 262 2551–2556, 1989

[8] Fintelmann, V.: Antidyspeptische und lipidsenkende Wirkungen von Artischockenblätterextrakt. In: Zeitschrift Allg. Med. Extra 72 (Suppl. 2) 3–19, 1996.

[9] Gäbler, H.: Arzneipflanzen in Medizin und Pharmazie. Müller & Steinicke, München 1982.

[10] Gebhardt, R.: Hepatoprotektion durch einen Extrakt aus Artischocken. In: Pharm. Ztg. 140 (43) 34–37, 1995.

[11] Hänsel, R., Hölzl, J.: Lehrbuch der Pharmazeutischen Biologie. Springer, Berlin–Heidelberg 1996.

[12] Hagers Handbuch der pharmazeutischen Praxis. 5. Aufl. Springer, Berlin–Heidelberg 1991.

[13] Hunius, C., Burger, A.: Pharmazeutisches Wörterbuch. Walter de Gruyter, Berlin 1993.

[14] Kanowski, S.: Ginkgo-biloba-Spezialextrakt. In: Münchner Medizinische Wochenschrift 139, 47–50, 1997.

[15] Kirchhoff, R., Beckers, C., Kirchhoff, G., Hinczek-Gärtner, H., Petrowiicz, O., Reimann, H.-J.: Steigerung der Cholerese durch Artischockenextrakt. Ergebnisse einer placebokontrollierten Doppelblindstudie. In: Ärztl. Forsch. 40, 1–12 (1993).

[16] Koch, H. P., Hahn, G.: Knoblauch. Grundlagen der therapeutischen Anwendung von Allium sativum L. Urban & Schwarzenberg, München 1988.

[17] Kompaktwissen Atemwegsinfektionen. 3. Aufl. Fa. Bionorica, 1996.

[18] Leistner, E., Breckle, S.: Pharmazeutische Biologie I: Thieme, Stuttgart 1988.

[19] Loew, D., Rietbrock, N.: Phytopharmaka. Forschung und klinische Anwendung. Steinkopff, Darmstadt 1995.

[20] Lohfink, H.-D.: Konservative Phlebologie. Diagnostik, Therapie, Ratgeber. Schattauer, Stuttgart 1997.

[21] Mader, F. H.: Hyperlipidämie. Behandlung mit Knoblauchdragees. In : Allgemeinarzt 12, 435–440, 1990.

[22] Möller, H. J. (Hrsg.): Therapie psychischer Erkrankungen. Gustav Fischer, Stuttgart 1992.

[23] Müller, W. E.: Allgemeines zur Therapie mit Psychopharmaka. In: Möller, H. J.: Therapie psychischer Erkrankungen. Gustav Fischer, Stuttgart 1992.

[24] Müller, W. E.: Chemische Neurotransmission. 2. Teil: Antidepressiva – verschiedene Wege zu einem Ziel? In: Ärzte-Zeitung 44 (83), 18–20, 1992.

[25] Oestreich, W., Stoeter, M.: Topische Ekzemtherapie mit einem Phytopharmakon. Multizentrische Studie. In: Zeitschrift für Hautkrankheiten, Heft 9, 471–473, 1995.

[26] Pschyrembel, Klinisches Wörterbuch. 257. Aufl. de Gruyter, Berlin–New York 1994.

[27] Reuter, H. D.: Spektrum Ginkgo biloba. In: Arzneimitteltherapie heute, Phytopharmaka Band 5. Hippokrates, Stuttgart 1993.

[28] Rimpler, H.: Pharmazeutische Biologie 2. Biogene Arzneistoffe. Thieme, Stuttgart 1990.

[29] Saller, R., Reichling, J., Hellenbrecht, D.: Phytotherapie. Klinische, pharmakologische und pharmazeutische Grundlagen. Haug, Heidelberg 1995.

[30] Schilcher, H.: Arzneipflanzen in der Urologie. Hoyer u. Co., Neuss 1987.

[31] Schilcher, H.: Pharmakologie und Klinik pflanzlicher Diuretika. In: Schweizer Zeitschrift Ganzheitsmedizin 3 (1990).

[32] Schnieders, B.: Nutzen/Risikobewertung von Arzneimitteln. In: Arzneimitteltherapie Supplement 1, 12–17, 1985

[33] Schulz, V., Hänsel, R.: Rationale Phytotherapie. Springer, Berlin 1996.

[34] Soyka, D.: Kopfschmerz. 2. Aufl. Edition Medizin, VCH Weinheim 1989.

[35] Soyka, D.: Klassifikation von Kopfschmerzen: In: Kassenarzt 32 (1992) 36–48.

[36] Spektrum der Wissenschaft. Spezial 2. Das Immunsystem. Verlagsgesellschaft mbh Heidelberg 1997.

[37] Stein-Kreidelmeyer, M.: Klimakterium der Frau: Milzdialysat als Alternative zu den Östrogenen. In: Apotheker-Journal 3, 58–61; 1986.

[38] Steinegger, E., Hänsel, R.: Pharmakognosie. 5. Aufl. Springer, Berlin–Heidelberg 1992.

[39] Strasburger, E.: Lehrbuch der Botanik für Hochschulen. 34. Aufl. Gustav Fischer Stuttgart 1998.

[40] Teuscher, E.: Pharmazeutische Biologie. 4. Aufl. Vieweg & Sohn, Braunschweig–Wiesbaden 1989.

[41] Teuscher, E.: Biogene Arzneimittel. Wissenschaftliche Verlagsgesellschaft mbH, Stuttgart 1997.

[42] Uehleke, B.: Kneipptherapie in der Urologie. In: Therapeutikon 9, 422–424, 1992.

[43] Vesper, J., Hänsgen, K. D.: Antidepressive Wirksamkeit eines hochdosierten Hypericum-Extraktes. Münchener Medizinische Wochenschrift. 138, 29–33, 1995.

[44] Vogel, G., Gaisbauer, M., Winkler, W.: Phytotherapie in der Praxis. Deutscher Ärzte-Verlag, Köln 1990.

[45] Wagner, H.: Pharmazeutische Biologie 2. Gustav Fischer, Stuttgart 1993.

[46] Wagner, H., Wiesenauer, M.: Phytotherapie. Gustav Fischer, Stuttgart 1995.

[47] Wagner, H.: Pflanzliche Immunstimulanzien. Dtsch. Apoth. Ztg., 131, 117–126, 1991.

[48] Weber, W.: Biologie Teil 1. Botanik. Morphologie, Anatomie, Systematik. Hirthammer, München 1972.

[49] Weiß, R. F.: Lehrbuch der Phytotherapie. 7. Aufl. Hippokrates, Stuttgart 1991.

Sachregister